제7판

비뇨의학

제7판

비뇨의학

대한비뇨의학회 편

일조각

머리말

『비뇨의학』 제7판에 오신 것을 환영합니다. 현재 비뇨의학 분야는 세분화되어 급속히 발전하고 있으며, 새로운 연구 결과와 기술이 끊임없이 등장하고 있습니다. 이번 제7판은 2019년 제6판 출간 이후 나온 진단기법과 치료방법을 반영했을 뿐만 아니라 새로운 주제를 추가하고 구성에도 변화를 주어, 보다 풍부한 내용과 최신 지식을 담았습니다. 특히 비뇨의학의 복잡한 이론과 실무를 보다 명확하게 전달하기 위해 실제 임상에서 유용한 사례와 임상지침을 보강했습니다. 비뇨의학의 근간이 되는 술기들을 동영상으로 확인할 수 있도록 QR코드를 관련 내용에 삽입하여 이론과 실무의 간극을 줄이고자 했습니다.

『비뇨의학』 제7판은 대한비뇨의학회 제44대 집행부(회장 이상돈 교수)의 제안으로 편찬 준비를 시작하여, 제45대 집행부(회장 홍준혁 교수)의 지속적인 지원을 받으며 진행되었습니다. 귀중한 원고와 자료를 제공해 주신 저자분들에게 우선 감사드리며, 저자분들과 소통하며 교과서의 완성도를 높여 주신 감수자분들께도 감사드립니다. 그리고 교과서의 기획과 구성, 저자 및 감수자 선정, 원고 수집과 편집에 많은 도움을 주신 편찬위원분들, 이 모든 과정을 관리해 주신 문경현 부위원장과 간사분들의 노고에 진심으로 감사드립니다. 또한 책의 교정 및 출판 업무를 담당해 주신 일조각 임직원분들께도 감사드립니다. 마지막으로 원활한 진행을 위해 아낌없는 지원을 해 주신 대한비뇨의학회 사무국 담당자분들께도 감사의 마음을 전합니다.

이 책이 의과대학 학생들과 의학전문 대학원생들 및 전공의들에게 비뇨기계의 다양한 질환과 치료법을 습득하여 활용할 수 있는 유익한 교과서가 되기를 바랍니다.

편찬위원장 **김청수**

편찬위원회

편찬위원장 | 김청수(이화여자대학교)

편찬부위원장 | 문경현(울산대학교)

편찬간사 |

김준석(광주기독병원)	신주현(충남대학교)	이기수(동아대학교)
이정우(경희대학교)	정호석(전남대학교)	정홍(연세대학교 미래)
조강수(연세대학교)	최재영(영남대학교)	

편찬위원 |

감성철(경상대학교)	고준성(가톨릭대학교)	김명기(전북대학교)
김용준(충북대학교)	김윤범(중앙보훈병원)	김택상(고신대학교)
박민구(고려대학교)	박성열(한양대학교)	박현준(부산대학교)
배재현(고려대학교)	백민기(아이사랑비뇨의학과의원)	송상훈(울산대학교)
이상욱(강원대학교)	이상철(서울대학교)	장영섭(건양대학교)
정승일(전남대학교)	정재민(부산대학교)	정재영(국립암센터)
최훈(고려대학교)	함원식(연세대학교)	

집필진/감수진

집필진 |

감성철(경상대학교)   강성구(고려대학교)   고동훈(건양대학교)   고준성(가톨릭대학교)

김동석(차의과대학교)   김명기(전북대학교)   김범수(경북대학교)   김수진(가톨릭대학교)

김아람(건국대학교)   김완석(이화여자대학교)   김준석(광주기독병원)   김택상(고신대학교)

나웅(국립의료원)   박민구(고려대학교)   박성찬(울산대학교)   박현준(부산대학교)

배상락(가톨릭대학교)   배재현(고려대학교)   백민기(아이사랑비뇨의학과의원)   송기현(국립암센터)

송상훈(울산대학교)   송승훈(차의과대학교)   신동길(부산대학교)   신유섭(전북대학교)

신주현(충남대학교)   양희조(순천향대학교)   오경진(전남대학교)   오종진(서울대학교)

이상욱(강원대학교)   이상철(서울대학교)   이솔암(연세대학교 미래/피부과)   이영숙(성균관대학교)

이용승(연세대학교)   이원기(한림대학교)   이정우(경희대학교)   이준녕(경북대학교)

임영재(서울대학교)   장영섭(건양대학교)   정성진(서울대학교)   정재민(부산대학교)

정재영(국립암센터)   정재흥(연세대학교 미래)   정태영(중앙보훈병원)   정현진(대구가톨릭대학교)

정호석(전남대학교)   조민철(서울대학교)   조석(인제대학교)   조혁진(가톨릭대학교)

최재영(영남대학교)   함원식(연세대학교)   홍성규(서울대학교)   황의창(전남대학교)

동영상 |
집필진

고광진(성균관대학교)   고동훈(건양대학교)   고영휘(영남대학교)   김동석(차의과대학교)

김완석(이화여자대학교)   김준석(광주기독병원)   김형준(서울대학교)   김환익(한림대학교)

박성찬(울산대학교)   백민기(아이사랑비뇨의학과의원)   성현환(성균관대학교)   송승훈(차의과대학교)

신동길(부산대학교)   이영숙(성균관대학교)   이원기(한림대학교)   이주용(연세대학교)

정재민(부산대학교)   정태영(중앙보훈병원)   조민철(서울대학교)   홍성규(서울대학교)

감수진 |

권태균(경북대학교)　　　김건석(울산대학교)　　　김대경(충주의료원)　　　김선일(아주대학교)
김세웅(가톨릭대학교)　　김수웅(서울대학교)　　　김준철(가톨릭대학교)　　김태형(중앙대학교)
류동수(성균관대학교)　　류지간(인하대학교)　　　문경현(울산대학교)　　　문홍상(한양대학교)
박관진(서울대학교)　　　박성열(한양대학교)　　　박재영(고려대학교)　　　박형근(울산대학교)
배재현(고려대학교)　　　백성현(건국대학교)　　　변석수(서울대학교)　　　서성일(성균관대학교)
서영진(동국대학교)　　　서호경(국립암센터)　　　손환철(서울대학교)　　　양상국(건국대학교)
오승준(서울대학교)　　　유달산(울산대학교)　　　윤석중(충북대학교)　　　윤하나(이화여자대학교)
이규성(성균관대학교)　　이길호(단국대학교)　　　이상돈(부산대학교)　　　이승주(가톨릭대학교)
이정주(부산대학교)　　　이지열(가톨릭대학교)　　전성수(성균관대학교)　　전승현(경희대학교)
정경진(가천대학교)　　　정승일(전남대학교)　　　정재일(인제대학교)　　　정한(가천대학교)
정현철(연세대학교 미래)　조강수(연세대학교)　　　조원열(동아대학교)　　　주관중(성균관대학교)
최종보(아주대학교)　　　최훈(고려대학교)　　　　하유신(가톨릭대학교)　　한덕현(성균관대학교)
한창희(가톨릭대학교)　　허정식(제주대학교)　　　홍준혁(울산대학교)

동영상 |
편집

배상락(가톨릭대학교)　　정홍(연세대학교 미래)

차례

CHAPTER 12

요로감염

CHAPTER 13

요로생식기계의 특이성 감염

CHAPTER 14

성매개감염

CHAPTER 19

하부요로기능이상 총론

CHAPTER 20

요역동학검사

CHAPTER 21

요실금

CHAPTER 22

과민성방광 및 야간뇨

CHAPTER 23

신경인성방광

CHAPTER 28

전립선암

CHAPTER 29

생식계통 종양 및 요도종양

CHAPTER 30

소아비뇨의학 총론

CHAPTER 31

소아의 신장 및 요관 질환

CHAPTER 42

여성의 성생리와 성기능이상

CHAPTER 43

남성호르몬, 남성갱년기

CHAPTER 44

대사증후군과 남성건강

CHAPTER 45

노화와 노인비뇨의학

CHAPTER 46

항노화의 이해 및 치료

CHAPTER 47

외부생식기 피부질환

요로생식기계의 해부

이정우 집필/유달산 감수

비뇨의학은 남성과 여성의 요로계 기관과 남성 생식기의 질병, 그리고 부신*adrenal gland*의 외과적 질병을 다루는 학문이다(그림 1-1).

I 요로계통의 기관

1. 신장*kidney*

(1) 해부학

신장은 횡격막*diaphragm* 아래 복막 뒤에 위치하는 후복막 장기*retroperitoneal organ*이다. 우측 신장은 첫 번째와 세 번째 요추*lumbar vertebra* 사이에, 좌측 신장은 열두 번째 흉추*thoracic vertebra*와 세 번째 요추 사이에 위치한다. 신장의 후내측에는 허리근*psoas muscle*이 있고, 외측에는 복횡근*transverse abdominis muscle*, 뒤쪽에는 요방형근*quadratus lumborum muscle*이 있다(그림 1-2).

신장은 길이가 약 10cm, 폭은 약 6cm, 두께는 약 4cm이며, 무게는 130~150g의 적갈색 강낭콩 모양이다. 치밀결합조직인 피막*capsule*이 신장 표면을 덮고 있고 신주위지방*perirenal fat*이 잘 발달되어 있다. 신장과 신주위지방, 부신은 모두 신장근막*renal fascia*인 Gerota 근막*Gerota's fascia*에 싸여 있다(그림 1-2).

신장은 아래쪽 늑골*lower rib*, 아래쪽 흉추*thoracic vertebra* 및 위쪽 요추*lumbar vertebra*, 후복부근육*posterior abdominal muscle*에 의해 보호되고 있다. 배 안의 여러 장기와 인접하며 자율신경 분포도 함께 받는 부분이 많아 신장에 병이 생기면 흔히 위장관증상이 같이 나타날 수 있다(그림 1-3).

신장은 함몰된 내측 중앙부에 혈관과 신우*renal pelvis*가 위치하며 이를 신문*renal hilum*이라 한다. 신문의 구조물은 앞에서부터 뒤로 신정맥*renal vein*, 신동맥*renal artery*, 신우이다.

신장은 실질*parenchyma*과 집합계*collecting system*로 이루어진다. 실질은 바깥쪽 피질*cortex*과 안쪽 수질*medulla*로 구별되며, 집합계는 신배*renal calyx*와 신우로 구성된다. 수질은 8~18개의 신피라미드*renal pyramid*로 이루어져 있고, 신피라미드 속을 평행하게 가로지르는 집합세관*collecting tubule* 때문에 부챗살 무늬를 띤다. 신피라미드는 역원뿔 모양인데, 첨부*apex*인 신유두*renal papilla*는 소신배*minor calyx*로, 기저부*base*는 피질로 연결된다(그림 1-4). 일부 피질은 신피라미드 사이로 돌출해 있으며 이를 신장기둥*Column of Bertin*이라 한다. 하나의 신피라미드와 이를 둘러싸는 피질은 신장실질*renal parenchyma*의

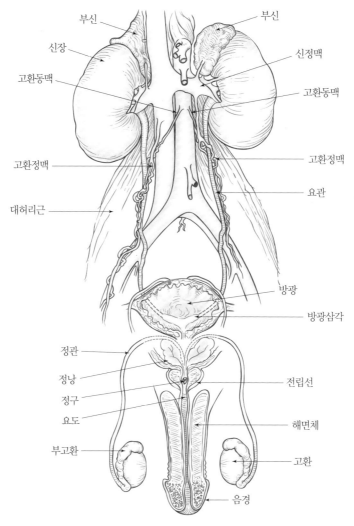

부신	부신
신장	신정맥
고환동맥	고환동맥
고환정맥	고환정맥
대허리근	요관
	방광
	방광삼각
정관	
정낭	전립선
정구	
요도	해면체
부고환	고환
	음경

그림 1-1 남성비뇨생식기관

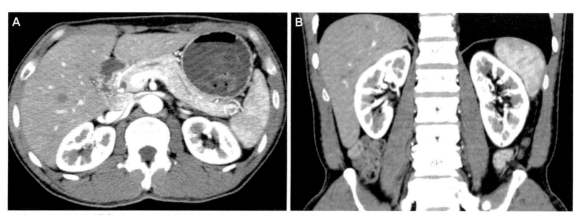

그림 1-2 **컴퓨터단층촬영으로 본 신장 위치의 체부 단면**cross-sectional image through the kidney obtained by computed tomography A. 가로단면transverse section，B. 좌우세로단면coronal section.

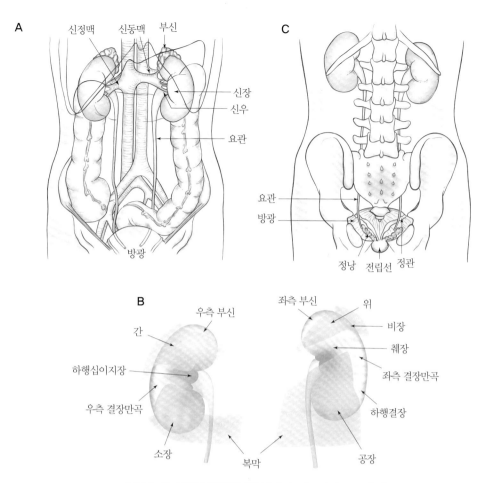

그림 1-3 신장과 인접 장기의 관계 A, B. 전면, C. 후면.

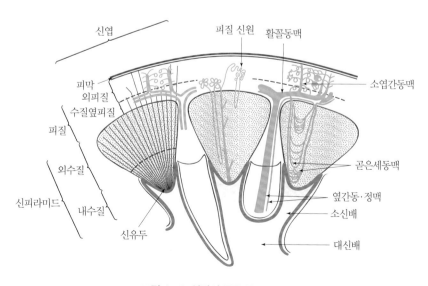

그림 1-4 신장의 주요 구조

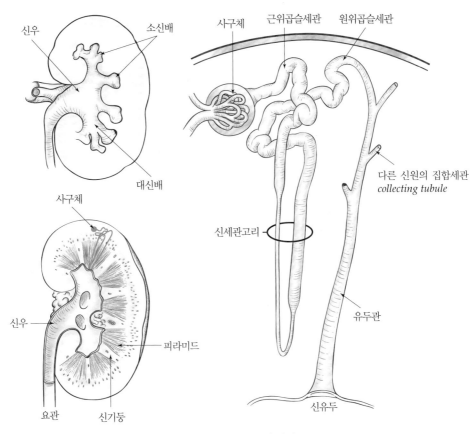

신우 **소신배** **사구체** **근위곱슬세관** **원위곱슬세관**

대신배

다른 신원의 집합세관
collecting tubule

사구체

신세관고리

신우

피라미드

유두관

요관 **신기둥**

신유두

그림 1-5 신장의 외부 구조 및 미세 구조

한 단위로 이를 신엽*renal lobe*이라 한다.

한쪽 신장에는 8~12개의 소신배*minor calyx*가 있고 이 것들이 모여 2~3개의 대신배*major calyx*를 형성하며, 대신배는 다시 합쳐져 신우로 연결된다. 소신배의 첨부는 돌출된 신피라미드 때문에 오목하게 되어 있는데, 소신배의 목 부위를 신누두*renal infundibulum*라 한다. 신우는 첫째와 둘째 요추 사이에 위치하고 신문 신혈관의 뒤쪽에서 요관으로 연결된다(그림 1-5). 신배와 신우의 형태는 변이가 많은데, 이것은 정상적인 현상이다.

(2) 조직학

신장은 소변을 분비하는 일종의 복합 관상선*compound tubular gland*으로, 여러 개의 요세관*uriniferous tubule*과 이를 둘러싼 간질조직*interstitial tissue*으로 되어 있다. 요세관은 신장의 기능적 기본단위인 신원*nephron*과 집합세관으로 구성된다. 신원은 신소체*renal corpuscle*와 세관

*tubule*으로 구성되며 대부분 피질에 위치한다. 신소체는 모세혈관망*capillary network*인 사구체*glomerulus*와 이를 둘러싸는 사구체피막*glomerular capsule*, 즉 Bowman피막*Bowman's capsule*으로 이뤄지며 근위곱슬세관*proximal convoluted tubule*의 상피세포로 연결된다. 근위곱슬세관은 신세관고리*Henle's loop*를 거쳐 원위곱슬세관*distal convoluted tubule*으로 이어지고 집합세관으로 연결된다. 여러 개의 집합세관은 합쳐져서 유두관*papillary duct*을 이룬 후 신유두 체구역*area cribrosa*에 있는 유두구멍*papillary foramen*으로 열린다(그림 1-5).

신원은 대부분 피질에 위치하나, 수질근접부 신장단위*juxtamedullary nephron*는 신장실질에 길게 뻗어 있는 긴 신세관고리와 곧은세동맥*straight arterioles, vasa recta*을 가지며, 이들 사이에서 급속하게 전해질이 교환되어 역류교환이 이루어진다.

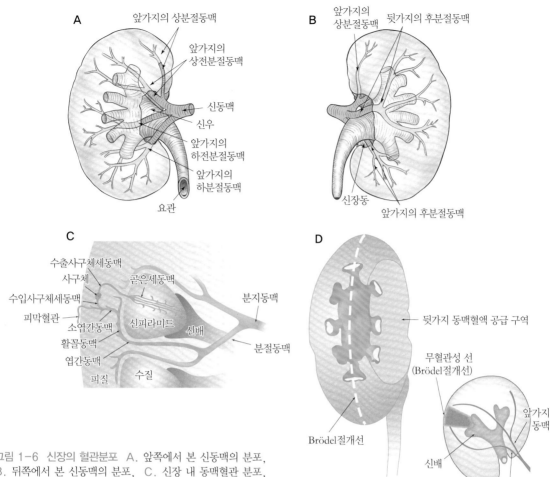

그림 1-6 신장의 혈관분포 A. 앞쪽에서 본 신동맥의 분포, B. 뒤쪽에서 본 신동맥의 분포, C. 신장 내 동맥혈관 분포, D. Brödel절개선.

(3) 혈관분포(그림 1-6)

신동맥은 대부분 단일 혈관으로 복부대동맥*abdominal aorta*에서 분지하고 굵은 앞가지*anterior branch*와 앞가지보다 가는 뒷가지*posterior branch*로 갈라진다. 앞가지에서 나온 분절동맥*segmental artery*이 신장 혈액 대부분을 공급하며, 뒷가지에서 나온 분절동맥은 신장 뒤쪽 가운데에만 혈액을 공급한다. 이 두 동맥이 혈액을 공급하는 부위의 경계에는 일종의 무혈관성*avascular* 선이 존재하는데, 이를 Brödel절개선*Brödel line of incision*이라 한다. 분절동맥은 엽간동맥*interlobar artery*으로 나뉘고 신장기둥을 따라 올라가서 피질과 수질 경계부에서 활꼴동맥*arcuate artery*으로 갈라진다. 활꼴동맥은 신피라미드 기저부에서 활꼴을 이루며 달리다가 소엽간동맥*interlobular artery*으로 갈라지고 다시 수입사구체세동맥*afferent glo-*

*merular arteriole*이 되어 사구체로 연결된다. 수출사구체세동맥*efferent glomerular arteriole*은 신피라미드의 혈관극에서 나와 수질옆신원*juxtamedullary nephron*의 긴 신세관고리에 분포한다.

신장 안의 정맥들은 복잡하게 연결되면서 동맥계와 평행하게 달리고 신정맥은 하대정맥*inferior vena cava*으로 들어간다. 신정맥은 우측 길이가 2~4cm로 좌측(6~10cm)에 비해 훨씬 짧고 곁순환이 적다. 그래서 신세포암*renal cell carcinoma*의 하대정맥 종양혈전은 오른쪽에 더 잘 생기고 신이식을 위한 공여자신절제술*donor nephrectomy*은 주로 좌측 신장을 이용한다.

(4) 림프계통

좌측 신장은 좌외측 대동맥주위림프절*para-aortic*

lymph node로, 우측 신장은 대동맥-하대정맥사이림프절interaortocaval lymph node과 우측 하대정맥주위림프절para-caval lymph node로 배출된다.

(5) 신경분포

신장신경얼기renal nerve plexus에서 나와 신혈관을 따라 신장실질로 들어가며, 교감신경sympathetic nerve은 흉수thoracic segment of spinal cord와 요수lumbar segment of spinal cord(T8-L1)의 지배를 받고, 부교감신경parasympathetic nerve은 미주신경vagus nerve의 지배를 받는다. 신장의 자율신경은 혈관운동vasomotor에 관계한다.

2. 요관ureter

(1) 해부학

요관의 길이는 성인에서 약 22~30cm이며 완만한 S자 곡선을 그리며 아래쪽으로 주행한다. 신우요관이행부ureteropelvic junction, 장골혈관iliac vessel 교차부, 요관방광이행부ureterovesical junction 세 부분의 구경이 작은

데, 요관방광이행부가 2~3mm로 가장 좁다(그림 1-7).

요관은 복부요관abdominal ureter과 골반요관pelvic ureter으로 분류한다. 복부요관은 후복막공간retroperitoneal space에서 허리근psoas muscle 안쪽에 위치하고 성선혈관gonadal vessel과 장골혈관을 가로질러 골반 내로 들어간다. 골반요관 역시 후복막공간에 위치하며 요관방광이행부에서는 혈관이 많은 후복막공간의 지방층으로 싸여 있다. 여성에서 요관방광이행부의 요관은 자궁동맥uterine artery과 인접해 있고 자궁경부uterine cervix에서 바깥쪽으로 2cm 정도 떨어져 있다. 남성에서 방광뒤요관retrovesical ureter은 정낭seminal vesicle의 위쪽 끝 앞쪽으로 지나가며, 정관ductus deferens은 요관 안쪽에 위치한다.

(2) 조직학

신우, 신배, 요관의 점막은 모두 요로상피urothelium로 덮여 있고 상피층은 방광과 후부요도posterior urethra까지 이어진다. 상피 밑에는 얇은 기저판basal lamina이 있고, 그 아래에는 다수의 탄력섬유로 이루어진 치밀 결합조직의 고유판lamina propria이 있다. 고유판 밖에

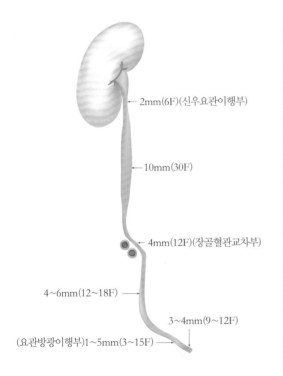

2mm(6F)(신우요관이행부)

10mm(30F)

4mm(12F)(장골혈관교차부)

4~6mm(12~18F)

3~4mm(9~12F)

(요관방광이행부)1~5mm(3~15F)

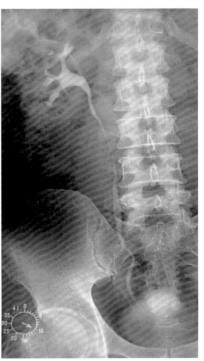

그림 1-7 요관의 주행 및 좁은 부위

는 평활근smooth muscle인 내세로근층inner longitudinal muscle layer과 외돌림근층outer circular muscle layer이 있지만 두 층의 구분은 명확하지 않다. 근육층 밖에는 외막adventitia이 있다. 하부요관에서는 근육층이 외세로근층outer longitudinal muscle layer, 중간돌림근층middle circular muscle layer, 그리고 내세로근층으로 뚜렷이 구분된다. 요관이 방광벽을 통과하는 벽속 부분intramural part에서 중간돌림근층은 소실되고 내세로근층과 외세로근층이 합쳐진다. 소변이 방광 내로 유입될 때 벽속 부분의 세로근층은 요관을 넓혀 주는 역할을 하며, 세로근층의 바깥쪽에는 요관을 따라 내려가는 단단한 근섬유층의 Waldeyer집Waldeyer's sheath이 형성되어 방광삼각부vesical trigone까지 연결된다.

(3) 혈관과 림프계통

신우, 신배, 상부요관은 신동맥으로부터, 중부요관은 성선동맥으로부터, 하부요관은 장골, 방광, 자궁 동맥으로부터 혈액을 공급받는다(그림 1-8).

신우, 신배, 상부요관의 림프계통은 신장의 림프계통과 합쳐져 동측 신장과 동일한 림프절로 배출되며, 골반요관의 림프계통은 내장골림프절internal iliac lymph node, 외장골림프절external iliac lymph node, 총장골림프절common iliac lymph node로 배출된다.

(4) 신경분포

요관은 자율신경이 아주 풍부하며 자율신경은 연동운동과 일부 관련이 있다. 교감신경은 하부흉수thoracic segment of spinal cord와 상부요수lumbar segment of spinal cord(T11-L1)로부터, 부교감신경은 상부 지역은 복강신경얼기celiac plexus를 통한 미주신경으로부터, 하부 지역은 천수sacral segment of spinal cord(S2-4)로부터 지배를 받는다.

3. 방광urinary bladder

(1) 해부학

방광은 속이 빈 주머니 모양의 근육기관으로 성인의 평균 용적은 약 400mL이다. 비어 있을 때는 치골결합pubic symphysis 뒤쪽에 위치하지만, 충만해 있을 때는 치골 위쪽으로 상승하여 쉽게 촉진되거나 타진된다. 성인과 달리 소아의 방광은 주로 치골 위쪽에 위치한다.

방광은 전벽anterior wall, 천장dome, 양쪽의 측벽lateral wall, 방광기저부bladder base, 방광경부bladder neck로 구성된다. 방광천장은 폐쇄된 요막관urachus인 정중배꼽인대median umbilical ligament로 배꼽과 연결되어 있고 방광 윗부분은 방광에서 유일하게 복막으로 덮여 있다. 방광측벽은 치골, 항문올림근levator ani muscle, 내폐쇄근obturator internus muscle과 인접해 있으며, 방광과 치골 사이에는 지방과 정맥얼기venous plexus가 풍부한 치골후공간retropubic space이 있다. 방광기저부와 직장rectum 사이에는 남성에서는 정낭seminal vesicle과 정관ductus deferens이, 여성에서는 자궁과 질이 위치한다. 방광과 치골, 항문올림근 사이에는 근막이 방광을 고정시키고 있는데, 남성에서는 치골전립선인대puboprostatic ligament, 여성에서는 치골방광인대pubovesical ligament라 한다. 남성에서 방광경부는 전립선요도prostatic urethra와 연결된다.

양쪽 요관은 방광 뒤로 비스듬히 들어오며, 벽속 요관

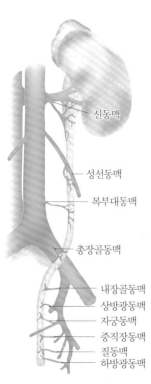

그림 1-8 요관의 동맥혈관 분포

신동맥

성선동맥

복부대동맥

총장골동맥

내장골동맥
상방광동맥
자궁동맥
중직장동맥
질동맥
하방광동맥

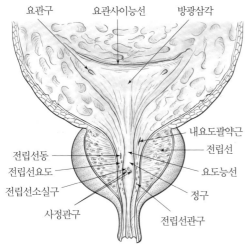

그림 1-9 방광, 전립선, 요도의 해부학적 관계

의 길이는 약 1.5cm로 요관구ureteral orifice를 통해 방광 내로 개구한다. 양쪽 요관구 사이에는 약 2.5cm 길이의 반달 모양의 요관구사이능선interureteric ridge이 있으며, 요관구사이능선과 방광경부가 이루는 삼각형 부위를 방광삼각이라 한다. 방광삼각 표재부는 벽속 요관 내 내세로근층이 연속되어 형성된 것이며, 심부는 방광 근처 요관을 둘러싸는 근섬유층인 Waldeyer집이 연속된 것이다 (그림 1-9).

(2) 조직학

방광은 점막, 점막하조직, 근육층 및 외막의 네 층으로 이뤄져 있고 외막은 치밀한 결합조직으로 되어 있다. 점막상피는 6~8층의 요로상피세포로 구성되어 있고 결합조직 및 탄력조직이 잘 발달된 점막하조직 때문에 쉽게 늘어날 수 있다. 이 때문에 방광점막은 방광이 빈 상태에서는 주름이 생기지만 방광이 충만되면 편평해진다.

방광배뇨근detrusor muscle of bladder은 평활근이고, 방광체부body of bladder 배뇨근은 세로근longitudinal muscle과 돌림근circular muscle이 무질서하게 나선형으로 달리면서 그물같이 방광점막과 점막하층을 둘러싸고 있다.

방광경부는 방광배뇨근 섬유가 연속되어 두꺼워진 것으로 내세로근층, 중간돌림근층, 외세로근층 세 층의 뚜렷한 평활근으로 구성되어 있다. 중간돌림근층이 제일 발달되어 있고 내요도구internal urethral opening 주위에서 기능적인 내요도괄약근internal urethral sphincter을 형

성한다.

(3) 혈관과 림프계통

방광은 내장골동맥에서 나오는 상·중·하 방광동맥vesical artery에서 혈액을 공급받는다. 여성에서는 자궁 및 질 동맥vaginal artery이 방광기저부에 일부 혈액을 공급한다. 정맥 혈류는 방광벽과 외막 사이에 있는 풍부한 방광정맥얼기를 거쳐 내상골정맥으로 배출된다. 림프계통은 내장골림프절, 외장골림프절, 총장골림프절로 배출된다.

(4) 신경분포

천수(S2-4)에서 나온 부교감신경은 골반신경얼기pelvic plexus를 거쳐 방광체부의 배뇨근을 지배한다. 이를 콜린성신경cholinergic nerve이라 하며, 자극 시 배뇨근이 수축되어 소변이 배출된다. 하부흉수(T11-L2), 상부요수(L1-2)에서 나온 교감신경은 하복신경얼기hypogastric plexus를 지나 주로 방광경부와 후부요도에 분포한다. 이를 아드레날린신경adrenergic nerve이라 하고 주된 기능은 배뇨자제urinary continence이다.

4. 남성요도male urethra

(1) 해부학

남성요도는 방광 내요도구에서 음경귀두glans penis 외요도구까지 이어져 있고 성인 평균 길이는 15~20cm이다. 남성요도는 후부요도인 전립선요도prostatic urethra, 막양부요도membranous urethra와 전부요도anterior urethra인 구부요도bulbous urethra, 음경요도penile urethra로 나뉜다(그림 1-10).

전립선요도는 요도 중 직경이 가장 넓은 부위로 평균 길이는 3cm이며 내요도구에서 시작하여 전립선을 통과한다. 아래쪽의 돌출된 정구verumontanum로 양측 사정관ejaculatory duct이 개구하고 정구 가운데는 전립선소실prostatic utricle 구멍이 있다.

비뇨생식가로막urogenital diaphragm을 통과하는 막양부요도는 요도 중 가장 좁고 길이는 2.0~2.5cm이다. 수의외요도괄약근voluntary external urethral sphincter 역할을 하는 횡문근이 막양부요도를 둘러싸고 있다. 또한

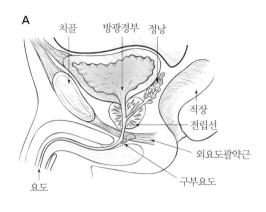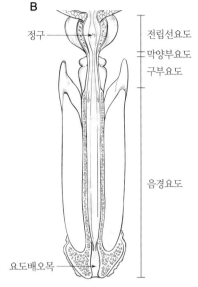

그림 1-10 남성요도의 구조 A. 앞뒤세로면, B. 요도의 구분.

음경해면체신경*cavernosal nerve*이 막양부요도의 3시, 9시 방향을 지나 음경으로 들어간다.

음경요도는 약 15cm로 가장 길고 요도해면체*corpus spongiosum*가 싸고 있다. 음경요도에서 음경구부*bulb of penis*에 싸여 있는 가장 넓은 근위부를 구부요도라 하고, 외요도구 직전에 약간의 확장을 보이는 부위를 요도배오목*fossa navicularis*이라 한다.

(2) 조직학

전립선요도의 정구 위쪽은 방광처럼 요로상피세포로 덮여 있고, 막양부요도 및 음경요도에서는 거짓중층상피세포*pseudostratified epithelium cell*로 변한다. 음경요도 끝인 요도배오목에서 외요도구까지는 중층편평상피*stratified squamous epithelium*로 덮여 있다.

(3) 신경분포

남성 전립선요도와 막양부요도는 자율신경계통 및 체신경계통이 같이 분포한다. 전립선요도와 막양부요도의 평활근은 주로 교감신경인 알파아드레날린성 섬유가 지배하고, 막양부요도의 수의횡문근은 체신경인 음부신경*pudendal nerve*이 지배한다.

5. 여성요도*female urethra*

성인 여성의 요도 길이와 직경은 각각 4cm, 0.6~0.8cm이다. 치골결합의 아래쪽에 위치하고 뒤쪽은 질의 앞쪽 벽에 단단히 부착되어 있다.

여성요도의 상피는 요로상피에서 외요도구로 갈수록 중층편평상피로 바뀐다. 점막하조직은 다수의 결합조직 및 탄력섬유와 정맥얼기로 이루어져 있고, 원위부에는 많은 요도주위선*periurethral gland*이 있다. 대표적으로 남성 전립선에 해당하는 요도선*Skene's gland*이 있고 외요도구 안쪽 요도 기저부로 열린다.

고유판 바깥에 배뇨근에서 연속된 내세로근층과 외돌림근층의 평활근이 있고 불수의내요도괄약근*involuntary internal urethral sphincter*을 형성한다. 요도 원위부 3분의 2 지점 평활근 바깥층에 두꺼운 돌림근이 있는데, 이것이 수의외요도괄약근을 형성한다.

여성요도 동맥혈류는 하방광, 질 및 내음부동맥*internal pudendal artery*이 공급하고, 정맥혈류는 내음부정맥*internal pudendal vein*으로 배출된다. 림프계통은 외요도에서는 서혜림프절*inguinal lymph node* 및 서혜밑림프절*subinguinal lymph node*로, 원위부 요도에서는 내장골림프절로 각각 배출된다.

II 남성 생식계통의 기관

1. 고환testis

(1) 해부학

성인의 고환 크기는 보통 4×3×2cm이며 타원형으로 정삭spermatic cord에 연결되어 있다. 고환은 혼합선기관organ of mixed gland으로 외분비선exocrine gland은 정자sperm를, 내분비선endocrine gland은 테스토스테론testosterone 등을 생산한다.

고환은 두껍고 단단한 섬유조직인 백막tunica albuginea으로 덮여 있고, 백막은 후외측 부위를 제외하고 고환초막tunica vaginalis으로 둘러싸여 있고, 이는 다시 내정삭근막internal spermatic fascia으로 싸여 있다. 고환초막은 내장층visceral layer과 벽쪽층parietal layer이 서로 연결되어 주머니를 형성하며 안에 소량의 윤활액이 있다. 고환초막의 고환쪽층과 백막은 서로 붙어 분리되지 않는다. 백막은 고환 뒤쪽 위에서 두꺼워져 고환종격mediastinum testis을 형성하고 내부에 고환그물rete testis이 있다. 고환종격에서 결합조직 중격septum이 나와 고환을 200~300개의 원추형 고환소엽lobule of testis으로 구분한다. 고환 상극upper pole과 부고환 사이에서 흔히 고환수appendix testis가 발견된다(그림 1-11).

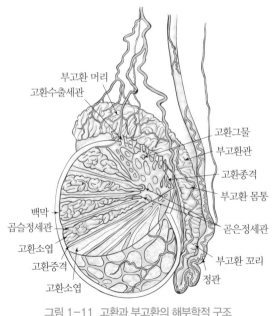

부고환 머리
고환수출세관

고환그물
부고환관

고환종격
부고환 몸통

백막
곧은정세관
곡슬정세관
고환소엽
고환종격
부고환 꼬리
고환소엽
정관

그림 1-11 고환과 부고환의 해부학적 구조

(2) 조직학

고환소엽은 1~4개의 곡슬정세관convoluted seminiferous tubule으로 이뤄지고 곡슬정세관은 곧은정세관straight seminiferous tubule으로 연결된다. 곧은정세관은 고환종격으로 들어가 서로 연결되어 고환그물을 이룬 후 고환수출세관efferent ductile이 되어 부고환 머리와 연결된다(그림 1-11).

고환의 기능적 단위인 정세관은 정세관상피seminiferous epithelium와 기저막basement membrane으로 되어 있다. 정세관상피는 정자를 생산하는 대다수의 생식세포germ cell 또는 정자발생세포spermatogenic cell와 영양-지주세포인 Sertoli세포로 이루어진다.

정세관 사이 간질조직에는 황체형성호르몬luteinizing hormone의 영향으로 테스토스테론을 생성하는 간질세포interstitial cell, 즉 Leydig세포가 존재한다.

(3) 혈관 및 림프계통

고환동맥testicular artery, 즉 내정계동맥internal spermatic artery은 주 동맥으로 신동맥이 분지하는 곳 바로 아래의 대동맥에서 나온다. 고환동맥 흐름의 일부는 고환동맥과 상방광동맥superior vesical artery에서 나오는 정관동맥artery to ductus deferens이 공급한다.

정맥혈류는 정삭 고환동맥 주변의 여러 정맥이 합쳐져 덩굴정맥얼기pampiniform plexus를 형성하고, 덩굴정맥얼기는 2~3가닥으로 합쳐져 고환정맥testicular vein으로 들어가며, 외음부정맥external pudendal vein, 고환올림근정맥cremasteric muscle vein, 정관정맥vasal vein 등과 연결된다. 우측 고환정맥은 하대정맥으로, 좌측 고환정맥은 좌측 신정맥으로 들어간다.

우측 고환의 림프는 우측 하대정맥외측림프절lateral caval lymph node로, 일부는 하대정맥전림프절precaval lymph node로 들어간다. 좌측 고환의 림프는 좌측 허리림프절lumbar lymph node 혹은 대동맥주변림프절paraaortic lymph node로, 일부는 대동맥전림프절preaortic lymph node로 들어간다.

2. 부고환epididymis

부고환은 고환의 후외측에 위치하며, 고환에서 형성된

정자가 이곳을 통과하면서 성숙되고 운동성을 취득한다.

부고환은 머리, 몸통, 꼬리로 이루어져 있다. 고환 상극에 있는 머리는 고환의 고환수출세관이 연결되어 형성되고 꼬리는 고환의 후내측에서 정관과 연결된다. 부고환은 1개의 매우 꼬불꼬불한 부고환관으로 이루어져 있다(그림 1-11). 부고환의 길이는 약 5cm이나 꼬불꼬불한 부고환관을 일직선으로 펼치면 6m가량 된다. 부고환 머리의 상극에서는 흔히 부고환수appendix epididymis가 발견된다.

부고환의 겉은 장막이 덮고 있고 부고환관은 가성중층원주상피세포로 되어 있고 평활근을 포함하고 있다. 부고환의 동맥혈류는 고환동맥과 정관동맥에서 오며, 정맥혈류는 덩굴정맥얼기로 배출된다. 림프관은 외장골림프절과 내장골림프절로 배출된다.

3. 정삭spermatic cord 및 정관vas (dustus) deferens

정삭은 고환으로 출입하는 정관과 고환동맥, 고환올림근동맥cremasteric artery, 동굴정맥얼기, 림프절lymph node, 신경nerve 등으로 구성되어 있다. 정삭은 내서혜륜에서 시작하여 서혜관을 지나 고환까지 이어진다. 정삭의 혈관, 신경 등은 얇은 근막과 고환올림근cremaster muscle에 의해 싸여 보호된다.

정관은 부고환관이 꼬리에서 직선화된 것으로, 정삭안에서 서혜관을 통과한 후 골반 내의 바깥 벽을 따라 후복막공간에 들어가서 방광과 요관 사이로 지나간다. 이곳에서 다시 방광 뒤쪽 벽을 따라 내려오다 전립선 뒷면에서 확장되는데, 이곳을 팽대부ampullary region라고 하며 고환에서 나온 정자는 일단 이곳에서 머문다. 음낭에서 쉽게 촉진되는 정관은 연동운동peristalsis을 하고 내경이 0.5~1mm로 좁지만 점막과 점막하조직, 바깥쪽에 잘

발달된 두꺼운 3층의 평활근으로 벽이 이루어져 있다.

정삭을 싸는 근막은 하복벽동맥inferior epigastric artery의 가지인 외정계동맥external spermatic artery으로부터, 정관은 상방광동맥에서 분지하는 정관동맥으로부터 혈액을 공급받고 정맥혈액은 덩굴정맥얼기를 형성한 후에 고환정맥으로 배출된다. 정삭의 림프는 외장골림프절로 배출된다.

4. 음낭scrotum

음낭피부에는 많은 주름이 있어 신축성이 크다. 주름은 음낭근dartos muscle에 의해 이완되거나 수축하여 열의 발산을 조절함으로써 음낭의 온도가 체온보다 낮게 유지되는 역할을 한다. 음낭피부 가운데에는 생식결절genital tubercle의 융합선인 음낭솔기scrotal raphe가 요도구부터 항문까지 연결되어 있으며, 음낭 안은 중격으로 이분되어 각각 고환과 부고환 등을 감싸고 있다. 음낭벽은 여러 층으로 구성되어 있다. 피부 아래에는 음낭근이 있고 그 안으로는 3개의 근막이 있는데, 이들은 태생기에 고환이 하강할 때 따라 내려오기 때문에 복벽 각각의 해당 근막들과 연결되어 있다. 음낭벽의 구조와 기원은 표 1-1 및 그림 1-12와 같다.

음낭에 분포하는 동맥은 대퇴동맥femoral artery, 내음부동맥, 하복벽동맥이 있고 정맥은 각 동맥과 짝을 지어 분포한다. 음낭림프는 음경의 림프와 같아 표재서혜림프절superficial inguinal lymph node 및 심부서혜림프절deep inguinal lymph node로 배출된다.

음낭 전벽은 장골서혜신경ilioinguinal nerve과 음부대퇴신경genitofemoral nerve이 지배하고 후벽은 회음부혈관perineal vessel과 신경의 지배를 받는다.

표 1-1 음낭의 둘레층과 기원

음낭의 둘레층	복벽
1. 피부	1. 피부
2. 음낭근막(Dartos근막, Colles근막)	2. Scarpa근막
3. 외정삭근막external spermatic fascia	3. 외복사근막external oblique abdominal fascia
4. 고환올림근	4. 내복사근막internal oblique abdominal fascia
5. 내정삭근막internal spermatic fascia	5. 복횡근막transversalis fascia
6. 고환초막	6. 복막

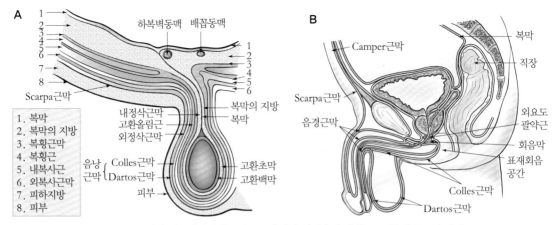

그림 1-12 남성 하부생식기의 근막 A. 음낭과 복벽층의 관계, B. 주변 구조의 관계.

A 영역 라벨:
1. 복막
2. 복막의 지방
3. 복횡근
4. 복횡근
5. 내복사근
6. 외복사근막
7. 피하지방
8. 피부

5. 정낭*seminal vesicles* 및 사정관*ejaculatory duct*

정낭은 정관팽대부 끝에 달려 있는 일종의 게실*diver-ticulum*로 전립선 후상방에 위치한다. 길이는 약 5cm로 정관팽대부와 합쳐져 사정관을 형성한다. 사정관은 전하방으로 전립선을 비스듬히 관통한 후 정구*verumontanum*에서 개구한다.

정낭은 테스토스테론의 영향으로 점성 성분을 분비하고 저장한다. 분비물은 정액량의 50~60%를 차지하며 과당*fructose*이 풍부한데 이것이 정자운동의 1차 에너지원이 된다.

점막은 가성중층원주상피세포와 점막하조직으로 되어 있고 정낭벽은 얇은 근육층과 결합조직으로 이루어져 있다.

정낭 혈류는 상방광동맥에서 분지하는 정관동맥과 하방광동맥에서 분지하는 정낭가지가 공급하고, 림프관 분포는 전립선과 같다. 신경은 하복부 및 전립선 신경얼기로부터 분포한다(그림 1-13).

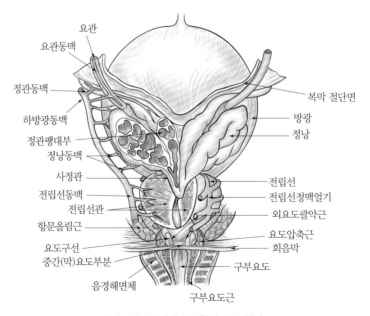

그림 1-13 정낭의 해부학적 구조 뒷면

6. 전립선prostate

(1) 해부학

전립선은 선조직glandular tissue과 이를 둘러싼 섬유근육조직fibromuscular tissue으로 이루어진 부속성선accessory genital gland 기관이다. 성인의 정상 전립선 무게는 약 20g이다. 전립선은 앞으로는 치골전립선인대puboprostatic ligament, 아래로는 비뇨생식가로막urogenital diaphragm에 의해 고정되어 있다. 뒤쪽에는 튼튼한 직장방광중격rectovesical septum인 Denonvilliers' fascia가 있어 직장과 분리되어 있다. 전립선은 내골반근막endopelvic fascia에 싸여 골반바닥pelvic floor에 밀착되어 있다.

전립선은 발생기원을 기초로 한 McNeal의 분류(그림 1-14, 1-15)가 주로 사용된다. 이는 전립선을 중심구역central zone, 주변구역peripheral zone, 이행구역transition zone, 전섬유근육기질anterior fibromuscular stroma, 전전립선괄약근preprostatic sphincter의 다섯 구역으로 분류한다. 전립선비대증benign prostatic hyperplasia은 이행구역 또는 요도주위선구역에서 호발하고, 전립선암prostate cancer은 주변구역에서 호발한다.

(2) 조직학

전립선은 선조직 70%와 섬유근육기질 30%로 구성되며, 전립선의 선조직은 요도를 중심으로 동심원처럼 배열되어 있고, 여기에서 나온 15~30개의 전립선관이 전립선요도에서 개구한다. 방광의 외세로근층에서 연속된 평활근은 전립선괄약근 구역에 풍부하고 정구 위쪽 전립선요도 주위를 둘러싸서 역행사정retrograde ejaculation을 막는 남성생식기조임male genital sphincter 역할을 한다.

(3) 혈관분포 및 림프계통

동맥혈액의 주 공급원은 하방광동맥에서 기원하는 전립선동맥이며, 내음부동맥과 중간직장동맥middle rectal artery도 일부 혈액을 공급한다. 정맥혈액은 전립선정맥얼기prostatic venous plexus를 이루고 내장골정맥으로 배출된다. 앞쪽은 심부음경등쪽정맥, 위쪽은 방광정맥, 뒤쪽은 정낭정맥얼기 및 직장정맥얼기와 연결된다.

림프는 일차적으로 폐쇄림프절obturator lymph node 및 내장골림프절로 배출되고 천골전립프절presacral lymph node 및 외장골림프절로도 배출된다.

7. 음경penis

(1) 해부학

음경은 등쪽dorsal 좌우에 있는 음경해면체corpus cavernosum와 요도 쪽에 있는 1개의 요도해면체corpus spongiosum로 구성되어 있다(그림 1-16). 음경해면체는 아교질collagen이 풍부한 단단한 백막이 둘러싸고 있고 근위

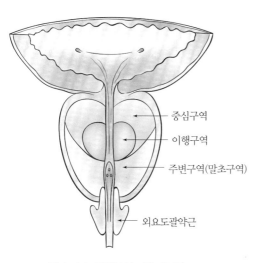

중심구역
이행구역
주변구역(말초구역)
외요도괄약근

그림 1-14 전립선의 좌우세로면

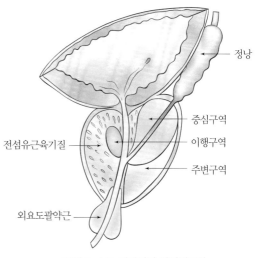

정낭
전섬유근육기질
중심구역
이행구역
주변구역
외요도괄약근

그림 1-15 전립선의 앞뒤세로면

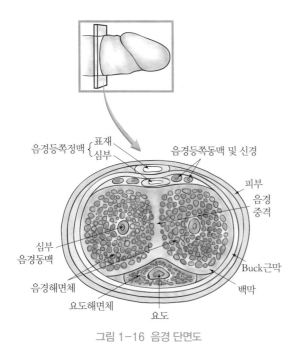

음경등쪽정맥 { 표재, 심부

음경등쪽동맥 및 신경

피부

음경중격

Buck근막

백막

심부음경동맥

음경해면체

요도해면체

요도

그림 1-16 음경 단면도

Scarpa근막*Scarpa's fascia*으로 연속된다. 백막은 양쪽 음경해면체의 가운데에서 음경중격을 이루지만, 중격을 통과하는 혈관들에 의해 양쪽 해면체는 자유롭게 연결된다.

(2) 조직학

백막은 해면체기둥*cavernosum trabecula*으로 연장되어 음경해면체 안으로 들어가고 혈관 내피로 형성된 여러 개의 해면체동굴*cavernosum of corpus spongiosum*을 형성한다. 해면체동굴은 평활근과 발기조직으로 구성되어 있다.

(3) 혈관분포

음경과 음경요도는 한 쌍의 내음부동맥에 의해 혈액을 공급받는다. 내음부동맥에서 음경요도와 요도해면체, 음경귀두에 분포하는 요도동맥*urethral artery*, 발기에 관여하는 심부음경동맥*deep artery of penis* 및 음경등쪽동맥*dorsal artery of penis*과 음경구부동맥*artery of bulb of penis*이 분지된다(그림 1-17).

정맥혈액은 서로 연결이 많으며 Buck근막*Buck's fascia* 안쪽의 심부음경등쪽정맥으로 배출되고 전립선정맥얼기와 합쳐진 후 내음부정맥으로 배출된다.

(4) 림프계통

음경피부에서는 표재서혜림프절과 서혜밑림프절, 음경귀두에서는 서혜밑림프절 및 외장골림프절, 음경몸통과 요도에서는 표재서혜림프절 및 심부서혜림프절을 지나 외장골림프절 및 총장골림프절로 각각 림프가 배출된다.

부는 걸이인대*suspensory ligament*에 의해 앞쪽 치골에 부착되어 있다. 요도해면체는 비뇨생식가로막 아래쪽까지 이르며 음경요도를 둘러싸고 있고, 말단은 술잔 모양으로 확대되어 귀두*glans*를 이루고 있다. 각 해면체는 바깥쪽에서부터 피부, 피부하조직, 음경근막, 백막의 순으로 덮여 있다.

음경피부는 피하지방이 없고 매우 얇아 신축성이 좋고 귀두 외면*external surface*에서 포개져 음경포피*prepuce*를 형성한다. 음경과 음낭은 피부 아래에서 Colles근막*Colles' fascia*으로 같이 싸여 있다. Colles근막은 전복벽의

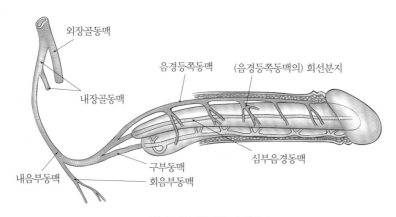

외장골동맥

내장골동맥

음경등쪽동맥

(음경등쪽동맥의) 회선분지

심부음경동맥

내음부동맥

구부동맥

회음부동맥

그림 1-17 음경의 동맥분포

(5) 신경분포

음경에 분포하는 신경은 음경해면체신경*cavernosal nerve*으로 골반신경얼기에서 나온 신경가지이며, 음경해면체와 요도해면체 안으로 들어가고 발기에 관여한다. 음경해면체신경의 끝가지*terminal branch*는 나선동맥과 기둥평활근*trabecular smooth muscle*에 분포하고 음경 팽창과 발기 소실 시 혈관작용에 관여한다. 음경의 체성감각신경은 음경피부와 귀두부의 수용체에서 시작하여 음부신경에 연결되며, 운동신경섬유는 음부신경을 통해 구해면체근*bulbocavernosus muscle*과 좌골해면체근*ischiocavernous muscle*을 지배한다.

III 부신

1. 해부학

부신은 신장 상내측에 모자처럼 얹혀 있는 내분비기관으로 한쪽 부신의 무게는 약 5g, 크기는 3~5cm이다. 우측 부신은 삼각형 모양, 좌측 부신은 반원형 모양이고 신장과 함께 Gerota근막이 싸고 있다.

부신은 조직학적 성분과 발생이 전혀 다른 피질과 수질로 구성되어 있다. 피질은 중배엽성*mesoderm*이며, 수질은 외배엽성*ectoderm*으로 신경능*neural crest* 조직에서 발생하는 교감신경기관*sympathetic nerve organ*이다.

우측 부신 앞면은 간과 하대정맥, 뒷면은 가로막, 아랫면은 우측 신장과 접하며, 좌측 부신은 복부대동맥에 인접해 있고, 앞면의 위쪽은 위*stomach*, 아래쪽은 췌장*pancreas*, 바깥쪽은 좌측 신장과 비장*spleen*, 뒷면은 가로막에 접해 있다(그림 1-18).

2. 조직학

피질은 바깥쪽부터 사구대*zona glomerulosa*, 속상대*zona fasciculate*, 망상대*zona reticularis* 순으로 구성되어 있고 각각 알도스테론*aldosterone*, 코티솔*cortisol*, 여성호르몬 및 남성호르몬을 생성한다. 수질은 크롬친화세포*chromaffin cell*로 이뤄지며 교감신경의 자극을 받아 에피네프린*epinephrine*과 노르에피네프린*norepinephrine*을 생성한다.

3. 혈관분포

아래가로막동맥*inferior phrenic artery*, 복부대동맥, 신동맥 이 3개 동맥으로부터 혈액이 공급된다. 우측 부신과 좌측 부신에서 주된 혈액 공급 동맥은 각각 하부신동맥, 중간부신동맥이다. 정맥혈액은 대부분 하나의 정맥으로 배출되고 우측 부신정맥은 하대정맥으로, 좌측 부신정맥은 좌측 신정맥으로 배출된다.

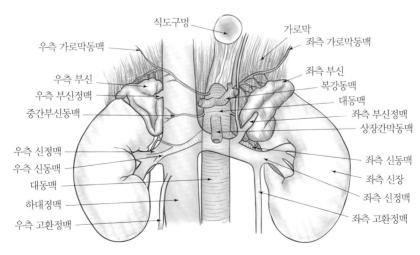

그림 1-18 부신과 주위 조직의 관계

4. 림프계통 및 신경분포

부신의 림프관은 부신정맥을 따라 허리림프절*lumbar lymph node*로 배출된다.

피질에는 혈관운동신경*vasomotor nerve*만 분포되어 있고, 수질은 척수의 흉요추분절 T10-L11에서 나온 신경절전교감신경*preganglionic sympathetic nerve*이 지배한다.

추천문헌

Anderson JE. Grant's atlas of anatomy. 7th ed. Baltimore : Williams & Wilkins, 1979 ; 2-72

Anderson JK, Cadeddu JA. Surgical anatomy of the retroperotonium, adrenals, kidneys, and ureters. In : Wein AJ, Kavossi LR, Norick AC, Partin AW, Peters CA. editors. Campbell-Walsh Urology. 10th ed. Philadelphia : Elsevier Saunders, 2012 ; 25-54

Brooks JD. Anatomy of the lower urinary tract and male genitalia. In : Walsh PC, Retik AB, Vaughan ED Jr, Wein AJ, Kavossi LR, Novick AC, et al. editors. Campbell's urology. 8th ed. Philadelphia : WB Saunders, 2001 ; 41-80

Chung BI, Sommer G, Brooks JD. Anatomy of the lower urinary tract and male genitalia. In : Wein AJ, Kavossi LR, Norick AC, Partin AW, Peters CA. editors. Campbell-Walsh Urology. 10th ed. Philadelphia : Elsevier Saunders, 2012 ; 55-92

Drake RL, Vogl W, Mitchell AWM. Gray's anatomy for students. Philadelphia : Elsevier, 2005 ; 322

Hinman F Jr. Kidney, ureter, and adrenal gland. Atlas of urogenital anatomy. 1st ed. Philadelphia : WB Saunders, 1993 ; 235-307, 472-503

Kabalin JN. Surgical anatomy of the retroperitoneum, kidneys, and ureters. In : Walsh PC, Retik AB, Vaughan ED Jr, Wein AJ, Kavossi LR, Novick AC, et al editors. Campbell's urology. 8th ed. Philadelphia : WB Saunders, 2001 ; 3-40

Omar M, Abdel-Razzak MB. Ureteral anatomy. In : Smith AD, Badlani GH, Bagley DH, Clayman RV, Jordan GH, Kavoussi LR, et al editor. Smith's textbook of endourology. St. Louis : Quality medical publishing, 1996 ; 388-396

Tanagho EA. Anatomy of the ge-nitourinary tract. In : Emil A Tanagho, Jack W. McAninch, eds. Smith's general urology. 16th ed. New York : McGraw-Hill, 2004 ; 1-10

요로생식기계의 발생학

이준녕 집필/정한 감수

요로생식기계의 발생은 일반적으로 임신 초기부터 시작하여 임신 중기 말경에 대부분 완료된다. 요로생식기계는 기능적으로 요로계와 생식계로 나눌 수 있고, 요로계와 생식계는 발생학적으로 매우 밀접한 관계를 가지고 있다. 배아원반*embryonic disc*은 발생 초기에는 외배엽*ectoderm*과 내배엽*endoderm*으로만 구성되어 있다. 발생 15일이 지나면서 내배엽과 외배엽 사이에 중배엽*mesoderm*이 형성되고, 이 중배엽은 점차 축옆*paraxial*, 중간*intermediate*, 외측*lateral* 중배엽으로 분화하게 된다. 요로생식기계의 발달은 중간중배엽*intermediate mesoderm*에서 시작된다. 중간중배엽은 원시대동맥*primitive aorta*의 양쪽에 요로생식능선*urogenital ridge*을 형성하는데, 이 중에서 요로계 발달의 중심이 되는 부분을 신장발생삭*nephrogenic cord* 또는 신장발생능선*nephrogenic ridge*이라 하고, 생식계 발달의 중심이 되는 부분을 성선능선*gonadal ridge* 또는 생식능선*genital ridge*이라 한다.

Ⅰ 요로계통의 발생학

1. 신장 및 요관

신장은 성별에 관계없이 동일한 방식으로 발달한다. 포유류의 신장은 공통적으로 전신*pronephros*, 중신*mesonephros*, 후신*metanephros*의 뚜렷한 3단계를 거쳐 발달한다(그림 2-1). 전신과 중신은 임신 중 퇴화하고 후신이 영구적인 신장으로 발달한다.

전신은 사람을 비롯한 거의 모든 척추동물에서 가장 초기 형태의 신장으로, 일시적이고 기능이 없으며 임신 3주 말경부터 보이기 시작하고 5주가 되면서 퇴화하여 없어진다.

중신은 중배엽과 접하는 중신관*mesonephric duct*에서 형성되며 후신의 기능이 시작되기 전인 발생 4주부터 8주 사이의 주된 배설기관으로, 발생 8주 말에는 전신과 마찬가지로 퇴화하여 소멸된다. 발생 24일경에 신장발생삭과 평행하게 위치하고 있는 중신관을 관찰할 수 있다. 28일경에는 중신관이 배설강*cloaca*과 연결되면서 중신관의 내강이 형성되기 시작하고 배설의 기능을 담당하게 된다. 중신관이 형성되고 나면 중신세관*mesonephric tubule*이 형성되는데, 컵 모양으로 바깥쪽을 향해 성장

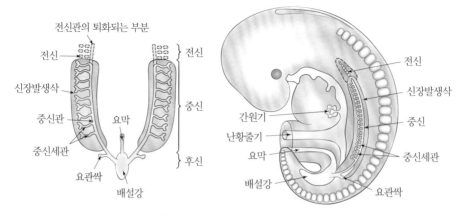

그림 2-1 배아의 배설계 발생 29일째

하여 모세혈관들의 뭉치인 사구체glomerulus를 둘러싸는 사구체피막glomerular capsule을 포함하여 중신원mesonephric nephron을 형성한다. 중신관은 나중에 후신이 발달하면서 신속히 퇴화하여 발생 4개월이 되면 중신관과 중신세관의 일부만 남는다. 남성에서 중신세관은 고환의 수출세관efferent ductile이 되고 중신관은 정관vas deferens과 부고환epididymis이 된다. 여성에서는 중신세관의 흔적기관으로 난소위체epoophoron와 난소곁체paraoophoron가 있다.

신장발달의 최종 단계인 후신은 발생 28일경 원위중신관의 뒤쪽에서 자라기 시작한 요관싹ureteral bud이 후신발생모체metanephric blastema와 결합하면서 이루어진다. 신장 발생분화nephrogenic differentiation 과정을 살펴보면, 요관싹 상피세포와 후신중간엽mesenchymal 세포 사이의 상호작용으로 요관, 신우, 신배 및 집합세관은 요관싹에서 형성되고 신소체renal corpuscle, 근위곱슬세관proximal convoluted tubule, 신세관고리Henle's loop와 원위곱슬세관distal convoluted tubule으로 이루어진 신원nephron은 후신발생모체에서 형성된다(그림 2-2).

골반강 천골 앞쪽에 자리 잡고 있던 후신은 신장의 회전(약 90°), 분지(14~15회) 및 상승이 이어지면서 복강abdominal cavity으로 이동하여 부신과 만나게 된다(그림 2-3). 후신의 기능은 발생 9주째부터 시작되며 이후 발생기 전 기간에 걸쳐 소변을 만들어 양막공간amniotic cavity으로 배출시키며 발생기 36주째까지는 신사구체renal glomerulus가 완전히 발달된다.

신장의 혈관분포는 발생 초기 골반강에 있을 때는 총

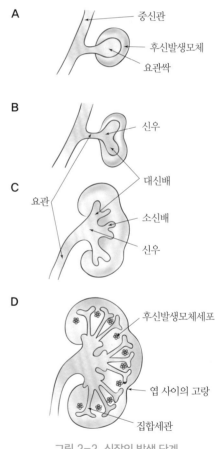

그림 2-2 신장의 발생 단계

장골동맥common iliac artery으로부터 혈액을 공급받고 부신과 만나 상승이 완전히 이루어지는 9주경에는 복부대동맥으로부터 직접 혈액을 공급받게 된다(그림 2-3).

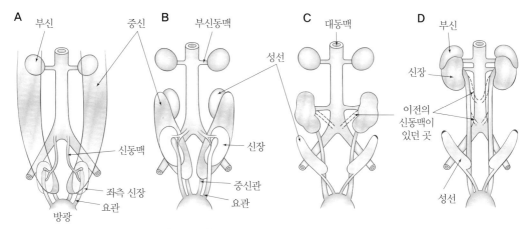

그림 2-3 신장의 상승과 회전 및 혈액 공급의 변화

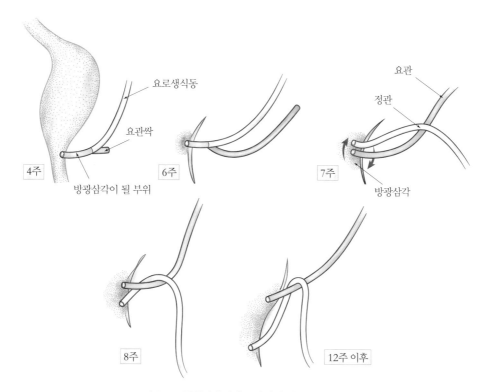

그림 2-4 중신관에서의 요관싹의 발생과 상호관계

2. 방광

발생 3주경 배설강막cloacal membrane은 내배엽층과 외배엽층으로 구성되어 있다가 4주가 되면서 복측으로 향하게 되면서 배설강이 된다. 발생 4~6주가 되면서 앞쪽으로는 요로생식동(비뇨생식동)urogenital sinus, 뒤쪽으로

는 항문직장관anorectal canal으로 분리되고, 배설강막이 파열되면서 요로생식동과 항문직장관은 각각의 출구를 갖게 된다. 요로생식동과 항문직장관으로의 분리는 양쪽 배설강벽의 바깥쪽 능선이 가운데에서 융합되고 요로직장중격urorectal septum이 하강하면서 형성된다.

요막allantois과 연결되는 요로생식동의 상부는 방광이

되고 요막의 원위부는 가늘어지면서 요막관urachus을 형성한다. 발생 15주에 요막이 막히고 18주에는 방광이 하강하면서 요막관을 잡아당겨 20주에는 방광이 배꼽에서 완전히 분리되고 요막관은 방광과 배꼽 부위를 잇는 정중배꼽인대median umbilical ligament가 된다.

요관싹이 발생한 지점에서 원위중신관이 요로생식동으로 흡수되면서 요관과 중신관이 분리되고, 요관이 요

로생식동의 상피세포와 만나면서 요관구ureteral orifice를 형성하게 된다(그림 2-4). 요관싹이 발생한 지점의 원위부가 요로생식동으로 흡수되면서 중신관의 중배엽성 조직이 방광삼각부vesical trigone를 형성한다. 하지만 이와는 달리 방광삼각부가 방광평활근세포에서 형성된다는 주장이 최근 제기되었다.

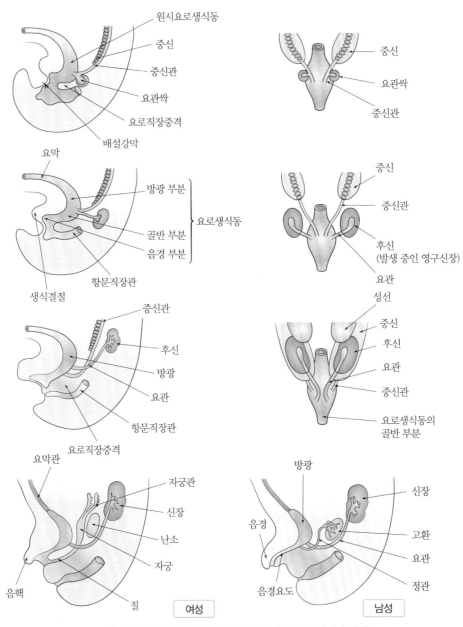

그림 2-5 중신관 및 중신옆관과 관련된 요로와 생식계의 발생

표 2-1 요로계통의 선천기형

종류	발생 기전	예시
신장 및 요관의 선천기형	신장무발생*renal agenesis*	단신*solitary kidney*, 양측 신장 무발생
	신장회전이상*renal malrotation*	융합신*fused kidney*(마제신*horseshoe kidney*)
	신장의 상승이상	골반신*pelvic kidney*, 케이크신장*cake kidney*, 교차신장이소증*crossed renal ectopia*
	중복요관*duplicated ureter*	두갈래요관*bifid ureter*, 이소성신*ectopic kidney*, 이소성요관*ectopic ureter*
	기타	과다신*supernumerary kidney*, 다낭신*multicystic kidney*, 신장형성이상*renal dysplasia*, 신장형성저하증*renal hypoplasia*, 신우요관이행부폐색*ureteropelvic junction obstruction* 등
방광의 선천기형	배설강의 비분리(배설강이 전혀 분리되지 않은 경우)	배설강존속증*persistent cloaca*
	배설강의 불완전 분리	직장방광루*rectovesical fistula*, 직장요도루*rectourethral fistula*, 직장전정루*rectovestibular fistula*
	방광의 불완전 하강 또는 요막관의 기형	요막관루*urachal fistula*, 요막관낭종*urachal cyst*, 요막관동*urachal sinus*, 요막관게실*urachal diverticulum*

3. 요도

요로생식동은 중신관이 연결되는 지점을 기준으로 위와 아래로 나눌 수 있다. 윗부분은 남성에서 정구*verumontanum* 상부의 전립선요도, 여성에서 전체 요도가 되고, 아랫부분은 남성에서 정구 하방의 전립선요도와 막양부요도, 여성에서 질전정*vaginal vestibule*과 질 원위부 1/5을 형성한다(그림 2-5).

4. 요로계통의 선천기형

요로계통의 선천기형을 간략하게 요약하면 표 2-1과 같다.

Ⅱ 생식계통의 발생학

생식계*genital system*는 성선, 내부생식기관 및 외부생식기관으로 이루어진다. 원시성선은 배아 시기에 성결

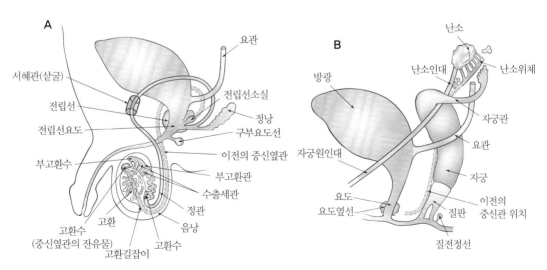

그림 2-6 생식관 및 요로생식동으로부터 남성과 여성 생식계의 발생 A. 남성, B. 여성.

정인자에 의해 고환 또는 난소로 발달하고, 내부생식기관은 남성에서는 중신관에서 부고환, 정관 및 요도가 발생하고 여성에서는 중신옆관paramesonephric(Müllerian) duct에서 자궁관, 자궁 및 질이 발생한다(그림 2-6).

생식기의 발달은 각 개인의 성을 결정하는 성분화sex differentiation 과정이다. 처음에 배아는 하등동물과 같이 형태학적으로는 남성과 여성의 생식구조물들을 모두 갖추고 있고 발생 7주까지는 형태학적 성이 결정되지 않은 상태이다. 따라서 이 시기 이전의 배아의 형태학적 성을 결정하는 중요 표지자는 성염색질sex chromatin(Barr소체)의 존재이다. Barr소체는 X염색체가 2개 이상 존재하는 경우 비활성화된 X염색체로 배아의 성이 XX임을 의미한다.

내부생식기관과 외부생식기관이 발생할 때, 남성 표현형은 고환에서 생성되는 호르몬에 의해 이루어지고, 이러한 고환의 영향이 없거나 호르몬에 대한 반응이 없으면 여성 표현형이 발현된다. 또한 여성 성분화는 호르몬의 영향 없이 일어나는 과정으로 난소가 없어도 여성 성분화는 일어난다(표 2-2).

1. 미분화 성선의 발달

성선은 뒷벽을 덮고 있는 중피mesothelium, 중배엽상피mesodermal epithelium와 그 밑의 중간엽mesenchyme, 그리고 원시생식세포primordial germ cell의 세 가지 기원을 갖는다. 임신 5주 동안 난황막에 위치하고 있던 원시생식세포는 뒤창자의 등쪽장간막dorsal mesentery을 따라 이동하여 중신 내측에서 성선능선을 형성하게 된다. 임신 6주가 되면 성선능선에 있는 세포가 중간엽 안으로 들어가 원시성삭primitive sex cord을 형성하게 된다. 이후 남성과 여성으로 분화하기 전까지는 미분화 성선으로 수질medullary region과 피질cortical region로 나뉘어 존재한다. 같은 시기에 중신관 바깥쪽에서 중신옆관이 형성된다.

2. 내부생식기관의 발달

(1) 남성 내부생식기관의 발달

고환은 SRY(sex determining region of the Y chromosome) 유전자의 영향으로 미분화 성선에서 분화된다. Y염색체의 SRY 유전자의 영향으로 원시성삭의 수질에 있는 세포는 Sertoli세포로 분화가 일어나고 피질에 있는 세포들은 퇴화된다. 발생 7주가 되면서 분화된 Sertoli세포들은 향후 정세관seminiferous tubules이 되는 고환삭testis cord을 형성한다. 분화된 Sertoli세포는 발생 8~10주에 SRY 단백질의 영향으로 Müllerian-inhibiting substance(MIS)를 분비하는데, 이 MIS에 의해 중신옆관은 퇴화된다. 중신옆관의 흔적기관으로는 고환수appendix testis와 전립선소실prostatic utricle이 있다.

태아고환fetal testis의 Leydig세포에서 분비되는 안드로겐androgen은 전립선을 포함한 남성 생식기관의 분화를 유도한다. SRY 단백질에 의해 성선능선에 있는 중간엽세포에서 Leydig세포가 분화되는 임신 8~12주에 Leydig세포에서 분비되는 테스토스테론testosterone에 의해 중신관의 일부가 남성 생식관으로 발전하게 된다. 고환 쪽으로는 부고환과 5~12개의 중신세관이 성삭sex

표 2-2 남성과 여성의 상동구조물

발생기 구조물		남성	여성
중신관		부고환 정관 및 정낭 사정관 부고환수 요관, 신우 방광삼각	난소위체 Gartner관 자궁관술수 요관, 신우 방광삼각
Müller관 (중신옆관)		고환수 전립선소실	자궁관 자궁 질(근위부 4/5)
Müller결절		정구verumontanum	처녀막 부위
동질망울 sinovaginal bulb		전립선소실의 일부	질(원위부 1/5)
동질망울과 요로 생식동의 접합부		자연소실됨	처녀막
요로 생식동	배쪽 및 골반 부분	방광(삼각부 제외) 전립선요도(정구 위쪽)	방광(삼각부 제외) 요도 전체
	음경 또는 요도 부분	전립선요도(정구 아래쪽) 막양부요도	질전정
생식결절		음경	음핵
요도주름		음경요도	소음순
생식부기		음낭	대음순
길잡이		고환길잡이	난소인대 자궁원인대
성선		고환	난소
생식끈		정세관	Pflüger관

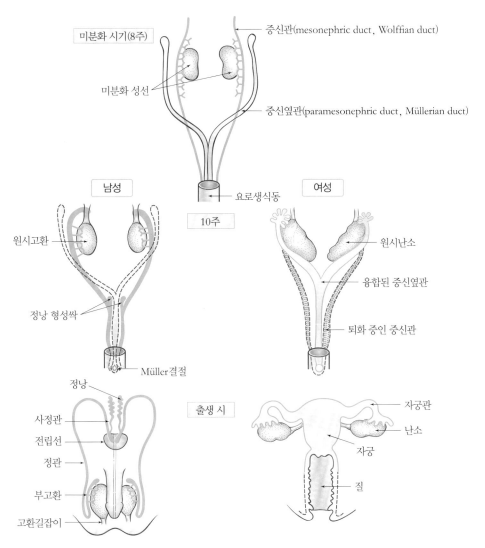

미분화 시기(8주)

중신관(mesonephric duct, Wolffian duct)

미분화 성선

중신옆관(paramesonephric duct, Müllerian duct)

남성

여성

요로생식동

10주

원시고환

원시난소

융합된 중신옆관

정낭 형성싹

퇴화 중인 중신관

Müller결절

정낭

출생 시

자궁관

사정관

난소

전립선

자궁

정관

질

부고환

고환길잡이

그림 2-7 성선 및 중신관과 중신옆관의 변화

cord과 연결되는 고환그물*rete testis*을 형성하고, 꼬리 쪽으로는 정관과 정낭을 형성하게 된다. 중신관 개구부에 가까운 정관*ductus deferens*이 팽대되어 정낭을 형성하며 전립선을 관통하는 사정관*ejaculatory duct*도 형성한다(그림 2-7).

전립선은 임신 10~12주에 요로생식동에서 분화하는데, 전립선의 발달 또한 태아고환에서 분비되는 남성호르몬에 의해 영향을 받는다. 테스토스테론이나 디하이드로테스토스테론*dihydrotestosterone*이 요로생식동중간엽*urogenital sinus mesenchyme*에 있는 남성호르몬 수용체에 결합하면서 전립선으로 분화된다.

(2) 여성 내부생식기관의 발달

여성 배아의 원시성삭에서 피질은 난소로 분화하고 중신관은 MIS와 남성호르몬이 분비되지 않아서 퇴화하고 중신옆관에서 자궁관, 자궁, 질의 상부가 형성된다(그림 2-7). 퇴화된 중신관의 흔적기관으로는 난소위체나 난소곁체, Gartner관낭종*Gartner duct cyst*이 있다.

3. 외부생식기관의 발달

발생 8주 중에 외부생식기관의 분화가 시작되는데, 성별을 분명하게 구분할 수 있는 시기는 발생 3개월 이후이

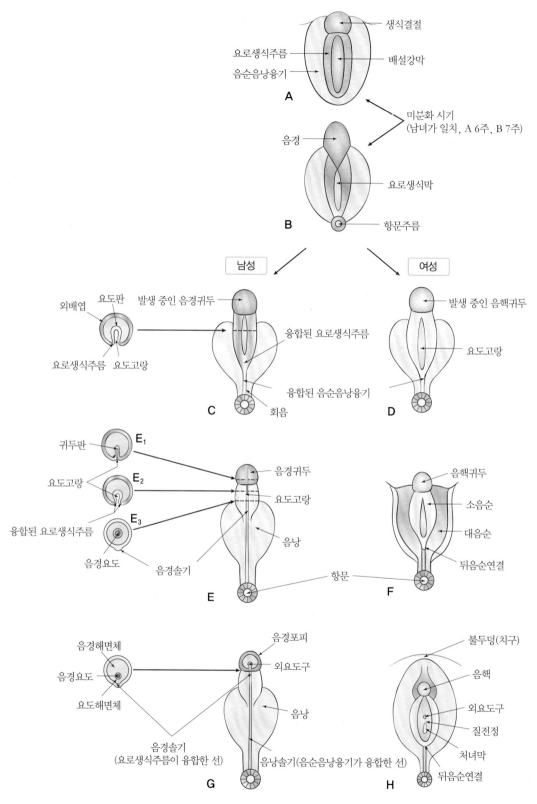

그림 2-8 외부생식기관의 발생

다. 외부생식기관은 발생 5주경에 중간엽세포로부터 배설강막 주위에 융기된 한 쌍의 배설강주름cloacal fold을 형성함으로써 발생된다. 배설강주름은 배설강막 앞쪽에서 만나 생식결절genital tubercle을 형성하게 된다. 발생 7주경 배설강이 앞쪽으로 요로생식동, 뒤쪽으로 항문직장관으로 분리되면서 요로생식동의 구멍 주변은 요로생식주름urogenital fold, 항문직장관의 구멍 주변은 항문주름anal fold이 된다. 요로생식주름의 바깥쪽은 음순음낭주름labioscrotal fold이 된다(그림 2-8).

발생 7주에 생성되는 생식결절은 점차 길어져 원시음경primitive phallus을 형성한다. 남성에서는 이후 고환에서 형성되는 남성호르몬에 의해 더욱 길어져 음경으로 발달하고 끝은 팽대되어 귀두가 된다. 발생 7주에 요로생식막urogenital membrane이 없어지고 내배엽이 두꺼워지면서 요도판urethral plate이 만들어진다. 발생 8주에는 요도판의 표피세포가 소멸되면서 요도고랑urethral groove이 형성되고 요도판의 측면에 위치하고 있는 중간엽이 자라면서 요도주름urethral fold을 형성하게 된다. 발생 10주경부터 요도주름의 융합이 요로생식동 열린 부분으로부터 음경의 끝까지 진행되어 12주째에는 음경요도가 된다. 귀두부요도는 발생 16주경 요도주름이 융합되고 외배엽세포가 안으로 자라 들어오면서 형성되기 시작한다. 따라서 음경요도의 점막은 요로생식동에서 발생한 내배엽 기원과 요도배오목fossa navicularis 부위의 점막을 이루는 외배엽에서 발생한 귀두판의 두 가지 기원을 가지게 된다. 음경해면체corpus cavernosum와 요도해면체corpus spongiosum는 모두 음경에 있는 중간엽에서 발생한다. 발생 3개월 중에 음경귀두 바닥의 피부주름이 원위부 쪽으로 자라나 5개월에는 귀두를 완전히 감싸 음경포피prepuce가 된다. 한편 발생 7주 초 생식주름genital fold 바깥쪽에 형성되기 시작하는 음순음낭융기labioscrotal swelling는 남성에서 꼬리 쪽으로 이동하고 양쪽에서 융합하여 음낭을 만들게 된다.

여성의 외부생식기관은 발생 8주까지 남성과 모양이 비슷하지만 그 후부터는 생식결절이 발달되지 않아 음핵clitoris이 된다. 요로생식동의 마지막 꼬리 부분이 짧아지고 넓어져 질전정을 형성한다. 여성은 요도주름과 음순음낭융기를 융합되지 않고 분리된 채로 남는다. 요도주름은 소음순labium minor이 되고 음순음낭융기는 대음순labium major이 된다.

4. 성선의 하강

발생 5주에서 6주 사이의 초기에 미분화된 성선, 즉 원시성선이 중신과 함께 요로생식능선 안에 나타난다. 7주 중에 성선은 고환 또는 난소의 특징을 갖기 시작하는데, 난소가 고환보다 약간 늦게 분화한다. 미분화된 성선은 신장 근처에서 앞뒤로 머리쪽 지지인대cranial suspensory ligament와 꼬리쪽 지지인대caudal suspensory ligament에 의해 고정되어 있다. 꼬리쪽 지지인대는 향후 길잡이gubernaculum로 발달하는 구조물로 성선의 하극lower pole과 음순음낭융기를 연결하고 있다. 발생

표 2-3 생식계통의 선천기형

종류	발생 기전	예시
성선의 선천기형	성선의 발달 결여 또는 이상	성선무발생증gonadal agenesis
	성분화의 이상	성선발달장애, 난소고환증 성분화이상, 46, XX 성분화이상, 46, XY 성분화이상
	성선의 불완전 발달	성선발생저하gonadal hypogenesis, 과다성선supernumerary gonad
	고환 하강의 이상	잠복고환증cryptorchidism, 이소성고환ectopic testis
외부생식 기관의 선천기형	생식원기genital primordium의 꼬리 쪽 과다 발달	요도상열epispadias
	심한 요도상열로 인한 방광 앞쪽 벽의 균열	방광외번bladder exstrophy
	요도주름의 불완전 융합	요도하열hypospadias
	기타	숨은음경concealed penis, 물갈퀴음경webbed penis, 음경꼬임penile torsion, 음경굽이penile curvature, 음경음낭전위penoscrotal transposition 등

10~15주가 되면 복강이 커지면서 신장은 상승하고 고환은 서혜부가 될 위치로 하강하게 된다. 이 과정에서 길잡이의 확장은 남성호르몬과는 무관하게 Leydig세포 유전자인 insulin-3(INSL3)에 의해 일어나고 머리쪽 지지인대의 퇴화에는 남성호르몬이 관여한다.

발생 7개월이 되면 길잡이는 음낭 위치까지 자라 들어오는데, 초상돌기processus vaginalis가 길잡이를 싸고 있게 된다. 3개월부터 7개월까지 서혜부가 될 위치에 고정되어 있던 고환은 이때부터 신속히 음낭으로 하강하게 된다. 고환이 음낭 내에 자리 잡은 후에는 남성호르몬에 의해 두꺼워진 길잡이가 퇴화하기 시작한다. 난소로 분화된 성선은 머리쪽 지지인대가 발달하고 길잡이는 퇴화하기 때문에 고환보다 위쪽 복강에 위치하게 된다.

5. 생식계통의 선천기형

생식계통의 선천기형을 간략하게 요약하면 표 2-3과 같다.

추천문헌

Baskin L, Cunha GR, Embryology of the Genitourinary Tract. In: Partin AW, Dmochowski RR, Kavoussi LR, Peters CA, Wein AJ, editors. Campbell-Walsh-Wein Urology. 12th ed. Philadelphia: Elsevier; 2021; 305-340

Baskin L, Shen J, Sinclair A, Cao M, Liu X, Liu G, et al. Development of the human penis and clitoris. Differentiation 2018; 103: 74-85

Blaschko SD, Cunha GR, Baskin LS. Molecular mechanisms of external genitalia development. Differentiation 2012; 84: 261-268

Cunha GR, Robboy SJ, Kurita T, Isaacson D, Shen J, Cao M, et al. Development of the human female reproductive tract. Differentiation 2018; 103: 45-65

Cunha GR, Vezina CM, Isaacson D, Ricke WA, Timms BG, Cao M, et al. Development of the human prostate. Differentiation 2018; 103: 24-45

Isaacson D, Shen J, Overland M, Li Y, Sinclair A, Cao M, et al. Three-dimensional imaging of the developing human fetal lower urogenital-genital tract: Indifferent stage to male and female differentiation. Differentiation 2018; 103: 14-23

Shen J, Cunha GR, Sinclair A, Cao M, Isaacson D, Baskin L. Macroscopic whole-mounts of the developing human fetal urogenital-genital tract: Indifferent stage to male and female differentiation. Differentiation 2018; 103: 5-13

Pietila I, Vainio SJ. Kidney development: an overview. Nephron Exp Nephrol 2014; 126: 40

요로생식기계의 증상, 징후

송기현 집필/조강수 감수

비뇨의학과 의사는 환자의 전반적인 건강상태와 더불어 요로생식기 관련 증상을 중심으로 환자가 호소하는 증상을 주의 깊고 정확하게 들은 후, 청취한 병력을 진단 검사와 치료방법을 결정하는 데 잘 반영해야 한다.

Ⅰ 병력청취

병력청취에는 의사가 가진 대화의 기술, 병에 대한 이해, 진료 경험, 환자와의 유대감 형성 및 진료 분위기 등 많은 요인이 연관된다. 따라서 의사는 선입관을 버리고 환자가 정확하고 편안하게 자신의 증상을 잘 표현할 수 있도록 도와야 진단에 필요한 자료를 많이 얻을 수 있다. 병력청취는 비뇨의학과 환자에서 중요한 진단 방법이나 간혹 환자 입장에서는 여러 가지 이유로 밝히기를 꺼릴 수 있으므로 환자에게 따뜻하고 편안한 환경을 제공하도록 노력해야 한다. 그러므로 적절한 질문의 기교와 요령을 터득해 환자의 문제점이 무엇인지를 정확하게 알아내야 한다. 병력청취는 주요 증상, 현재 병력, 과거력, 가족력으로 나눈다.

1. 주요 증상

주요 증상은 환자가 진료를 원하는 가장 중요한 이유이며 의사는 환자의 설명을 직접 들어야 한다. 주요 증상은 가장 처음 얻는 정보인 동시에 환자의 질환과 다른 질환을 구별하는 자료가 되므로 명확하게 정리 또는 기록해야 한다.

2. 현재 병력

현재 병력은 주요 증상과 관련되어 환자가 호소하는 증상의 시작 시점과 심한 정도, 악화 또는 완화시키는 요인, 급성 또는 만성 여부, 반복성 여부, 환자의 생활에 미치는 영향 등 주요 증상에 중점을 두고 통합적으로 가능한 개방형 질문으로 한다.

3. 과거력 및 가족력

많은 질병이 요로생식기계에 영향을 미치므로 환자의 과거력을 자세히 청취 및 기록하는 것이 중요하다. 당뇨, 고혈압, 결핵, 알레르기, 현재 복용 중인 약물 등 내과적 병력과 손상이나 수술력 등의 외과적 병력 및 흡연,

음주, 식습관, 수면습관, 기호식품 등을 포함하는 위험인자 등을 확인한다. 과거 수술력은 새로운 수술을 준비할 때 특히 중요하다. 많은 질병이 유전과 연관되어 있으므로 가족력의 자세한 청취 또한 매우 중요하다.

II 증상

1. 하부요로증상

하부요로증상lower urinary tract symptoms; LUTS은 방광, 전립선, 요도 등의 하부요로와 관련된 증상을 나타내는 증상군으로 저장증상storage symptoms, 배뇨증상 voiding symptoms과 배뇨후증상post micturition symptoms 으로 구분한다(표 3-1).

(1) 저장증상

1) 빈뇨frequency

빈뇨는 가장 흔한 저장증상의 하나로, 정상 성인은 1회 배뇨 시 300mL 정도의 양으로 하루 5~6회 배뇨를 한다. 배뇨 횟수가 비정상적으로 증가하여 하루 8회 이상으로 증가하는 경우에 빈뇨라고 하며, 주로 소변량의 증가(다뇨polyuria)나 방광용적의 감소로 인해 발생한다. 다뇨는 당뇨병, 요붕증 또는 과도한 수분 섭취가 원인이며, 방광용적 감소에 의한 빈뇨는 하부요로폐색, 방광자극, 신경인성방광, 외부로부터의 압박, 불안 등으로 생긴다.

2) 야간뇨nocturia

야간에 잠을 자는 동안main sleep period 1회 이상 소변

을 보기 위해 일어나는 것을 야간뇨라고 하는데, 정상 성인은 밤에 소변을 보기 위해 일어나지 않는다. 대개 야간뇨가 없이 주간에만 나타나는 빈뇨는 정신적 긴장이나 불안 등과 연관성이 높다. 주간빈뇨가 없는 야간뇨는 심부전증이나 말초부종 환자에서, 특히 야간에 취침하기 위해 누워 있을 때 혈관 내 수분용량 증가나 요량 증가로 인해 생길 수 있다. 신장의 요농축 능력은 연령이 증가할수록 감소하므로 노령에서는 밤에 소변량이 증가한다.

3) 요절박urgency

요절박은 요의desire to void가 있을 때 참지 못하고 배뇨를 해야 하는 상태를 말한다. 심한 경우 즉시 요절박을 느끼면서 불수의적으로 배뇨가 일어나게 되며, 이를 절박성요실금urge incontinence이라고 한다. 요절박은 과민성방광, 급성방광염, 급성전립선염, 후부요도염, 전립선비대증 등에서 흔히 나타난다.

4) 배뇨통dysuria

배뇨통은 배뇨 시에 요도 또는 요도구까지 오는 연관통referred pain으로, 화끈감burning on urination 또는 통증을 느끼는 것을 말한다. 배뇨 시 언제 통증이 있는가에 따라 병변의 부위를 유추할 수 있는데, 배뇨를 시작할 때 통증이 있으면 요도에 병소가 있을 가능성이 높고, 배뇨가 끝날 때 통증이 있으면 방광이나 후부요도, 전립선에 병소가 있을 가능성이 높다. 그러나 심한 요도염의 경우 배뇨 시작부터 끝까지 통증을 호소할 수도 있다.

(2) 배뇨증상

1) 약한 요류weak stream

대개 전립선비대증이나 요도협착 등에 의한 방광출구폐색에 의해 일어난다. 전립선비대조직의 후부요도 압박과 전립선평활근의 긴장도, 배뇨근의 수축력 변화에 의해 요류가 약하고 가늘어지는 현상이다.

2) 요주저hesitancy

배뇨의 시작의 어려움으로 인해 배뇨가 지연되는 것을 말한다. 일반적으로 배뇨는 요도괄약근이 이완된 뒤 수초 내에 시작되지만, 전립선비대증과 같은 방광출구폐색이 있을 경우에는 요도저항을 극복하기 위해 보다 강한 배뇨근 수축이 필요하고, 따라서 이에 필요한 시간만큼 배뇨 시도 후 실제 소변이 나오기까지 시간이 지연될 수 있다.

표 3-1 하부요로증상 분류

저장증상	빈뇨 야간뇨 요절박 배뇨통
배뇨증상	약한 요류 요주저 단속뇨 힘주어 소변보기 요저류
배뇨후증상	잔뇨감 배뇨후요점적

3) 단속뇨(간헐뇨)intermittency

소변줄기가 1회 이상 멈추었다가 다시 개시하는 증상이다. 예를 들어 외측 전립선엽lateral lobe of prostate 의해 전립선요도가 간헐적으로 폐색되면 요류가 끊기게 된다.

4) 힘주어 소변보기(복압배뇨)straining

배뇨를 위해 배 근육을 사용하는 것으로, 정상적으로는 배뇨의 끝부분을 제외하고는 Valsalva법을 취할 필요가 없다. 그러나 방광출구폐색이 있을 경우 폐색에 의한 요도의 저항을 극복하기 위해 배 근육을 수축시켜 힘을 주게 되어 이 증상이 발생한다.

5) 요저류(요폐)urinary retention

방광에 저장된 소변을 스스로 배출할 수 없는 상태를 말하며, 증상 발현의 완급에 따라 급성과 만성 요저류로 나눌 수 있다. 요저류는 방광출구폐색이나 배뇨근수축부전에 의해 초래되고, 방광출구저항이 배뇨근수축에 의한 방광내압보다 클 때 발생하며, 흔히 전립선비대증이나 요도협착, 무반사 신경인성방광에서 볼 수 있다.

급성요저류는 방광벽의 과신전에 의해 치골상부에 심한 통증이 있으며 불안을 호소하고 식은땀과 빈맥 등의 전신증상을 동반한다. 반면에 만성요저류는 대개 통증은 없이 치골상부에 불쾌감을 느끼는 정도이며 빈뇨와 약한 요류를 동반하며 극히 소량의 요만 배출한다.

요저류는 이뇨제, 항콜린제, 칼슘통로차단제, 알파작용제, 항히스타민제에 의한 부작용이나 과도한 음주 후나 추위에 노출된 후 또는 오랫동안 배뇨를 참은 후에도 나타날 수 있다.

(3) 배뇨후증상

1) 잔뇨감feeling of incomplete emptying

배뇨 후에도 방광에 소변이 남아 있어 다시 보고 싶은 상태로, 치골상부에 불쾌감이 동반될 수도 있다.

2) 배뇨후요점적post micturition dribble

배뇨가 끝나는 시점에 불수의적으로 소변이 방울방울 새는 것으로, 환자들을 괴롭히는 증상 중 하나이다. 정상적으로는 배뇨 후 방광으로 돌아가야 할 잔뇨가 구부 또는 전립선요도에 남아서 생기게 된다.

(4) 요실금urinary incontinence

여러 원인에 의해 불수의적으로 요가 유출되는 경우를

요실금이라고 한다. 자세한 병력청취로 원인을 찾아낼 수 있으므로 병력청취가 매우 중요하다.

1) 복압성요실금stress urinary incontinence

웃거나 기침, 재채기, 운동과 같이 복압이 증가하는 상황에서 불수의적으로 소변이 유출되는 것으로 복압의 증가가 요도의 압력을 능가하면서 갑작스러운 요의 유출을 보인다. 분만 경험이 많은 중년 여성이나 폐경기 여성에서 가장 흔히 보이며, 질벽과 골반조직의 지지 약화에 의한다. 또한 복압성요실금은 전립선수술을 받은 남성에서도 볼 수 있으며, 특히 외요도괄약근의 손상을 유발할 수 있는 근치적 전립선절제술을 받은 환자에서 흔하다.

2) 절박성요실금urgency incontinence

요절박을 느끼면서 동시에 불수의적으로 요가 유출되는 것을 말한다. 이는 방광, 요도괄약근과 골반저의 지지는 정상이나, 배뇨근불안정detrusor instability과 자발수축이 원인이 되어 나타난다. 주로 방광염, 신경인성방광, 방광유순도가 감소된 심한 방광출구폐색을 가진 환자에서 볼 수 있다. 절박성요실금과 복압성요실금이 모두 있는 경우를 복합성요실금mixed incontinence이라고 한다.

3) 지속성요실금continuous incontinence

아무 때나 어느 자세에서나 불수의적인 요유출이 있는 경우를 말한다. 지속성요실금의 가장 흔한 원인은 요로의 누공fistula이며, 부인과수술이나 방사선치료, 출산 시 손상 등에 의해 생기는 방광질누공vesicovaginal fistula이 가장 흔한 형태이다. 두 번째 흔한 원인은 요도나 질로 연결되는 이소성요관ectopic ureter이다. 대개 이소성요관은 작고 형성이상을 동반한 위쪽 신장 분절에서 유래하며 유출되는 소변의 양은 적다. 이소성요관 환자들의 배뇨 양상은 정상적이기 때문에 지속적인 적은 양의 요유출을 단지 만성적인 질분비물로 오진하는 수가 있다. 남성에서의 이소성요관은 외요도괄약근external urethral sphincter보다 근위부인 방광경부 또는 전립선요도로 개구하므로 요실금을 유발하지 않는다.

4) 범람요실금overflow incontinence

흔히 하부요로폐색이나 신경인성방광 등에서 만성 요저류가 생겨 잔뇨량이 방광용적보다 많아졌을 때 볼 수 있는데, 방광 내 압력이 외요도 저항urethral outlet resistance보다 커져서 소변이 넘쳐흘러 나오게 되는 것이다.

범람요실금은 상당한 시간을 두고 점진적으로 발생하므로 환자는 불완전한 배뇨에 대해 인지하지 못할 수 있어, 요실금이 있는 환자에서 배뇨후잔뇨량을 측정하여 범람요실금을 감별해야 한다.

(5) 야뇨증nocturnal enuresis

잠자는 동안에 불수의배뇨로 요실금이 있는 것을 말한다. 정상적으로 3세까지는 생리적 현상으로 문제가 되지 않으나 5세 이후에도 지속되는 경우를 야뇨증이라 부른다. 소아에서 가장 흔한 비뇨의학과 문제 중 하나로, 5세까지 약 15%, 15세까지는 약 1%의 환자가 지속적으로 야뇨증을 보인다. 기능적으로 혹은 요도방광부의 신경근육neuro-muscular의 발육지연에 속발해서 나타나며, 가족력이 있거나 잠을 깊이 자는 아이들에서 흔히 발생한다. 감정장애emotional disorder 또는 사회 부적응이 원인이 될 수 있다.

2. 성기능장애증상

(1) 남성성기능장애

남성성기능장애는 성sexuality과 관련해 나타나는 장애를 포괄적으로 나타내는 표현이며, 성욕감퇴, 발기부전, 사정불능, 극치감상실, 조루증 등의 감별이 필요하다.

1) 성욕감퇴loss of libido

남성호르몬은 성적 욕망에 영향을 미치는 가장 중요한 호르몬으로 성욕의 감퇴는 뇌하수체 또는 고환의 기능이상으로 인한 남성호르몬의 결핍을 암시할 수 있다. 이는 혈중 남성호르몬을 측정함으로써 확인할 수 있으며, 이상이 있으면 추가적으로 혈중 성선자극호르몬gonadotropin이나 프로락틴prolactin을 측정해 볼 수 있다. 우울증 및 몇몇 약이나 질병에 의해서도 성욕감퇴가 동반될 수 있다.

2) 발기부전erectile dysfunction

발기부전이란 성교 중 충분하게 발기상태에 도달하지 못하거나 유지하지 못하는 상태를 말한다. 이러한 증상은 발기부전의 원인에 따라 다양하게 나타난다. 따라서 병력을 주의 깊게 청취해서 원인이 정신적인지 기질적인지를 감별해 낼 수도 있다.

3) 사정불능failure to ejaculate, anejaculation

사정불능은 남성호르몬 결핍, 교감신경 장애, 약물, 방광경부나 전립선의 수술 등에 기인하며 고환암 치료를 위해 후복막림프절절제술이나 복부대동맥류수술 같은 후복막강수술 시 후복막에 위치한 교감신경섬유손상 시에도 사정불능이 발생할 수 있다. 따라서 환자가 사정장애를 호소한다면 성욕의 감퇴나 남성호르몬 결핍, 약물복용, 당뇨병, 이전의 수술력 등을 반드시 파악해야 한다.

4) 극치감상실absence of orgasm, anorgasmia

극치감장애orgasmic disorders의 원인은 대개 정신적 요인이나 정신병 치료 약물에 의한다. 그러나 때로는 음경신경의 손상으로 인해 음경감각이 저하되어 생길 수도 있다. 극치감장애 환자가 음경의 감각 저하를 호소하면 음경의 진동검사와 다른 신경학적 검사를 시행해야 한다.

5) 조루증premature ejaculation

조루증은 사정장애 중 가장 흔한 증상으로, 연령과 무관하게 남성의 30~50%에서 나타난다. 후천성acquired 혹은 이차성 조루증은 삽입 후 2분 내 사정하는 경우가 많으며, 매우 주관적인 증상으로 조루증을 호소하는 많은 남성은 실제로는 정상적인 성기능을 가지고 있으나 잘못된 성적 기대감으로 이를 증상으로 호소하는 경우가 많다. 지속성lifelong 혹은 일차성 조루증 환자는 대개 성교 시작 1분 이내에 극치감에 도달하고 사정을 하게 되며, 대부분 정신적 원인에 의한다.

(2) 여성성기능장애

여성성기능장애는 그 유형에 따라 증상이 다르게 나타난다. 배우자에 대한 불신, 잘못된 성지식 및 성에 대한 나쁜 기억 등으로 인해 지속적 또는 반복적으로 성적 욕구가 결핍되거나 성적 접촉을 회피하는 증상인 성욕구장애sexual desire disorders, 충분하고 적절한 성적 자극에도 불구하고 성적 흥분이 일어나지 않거나 지속되지 않고 외부생식기관의 윤활이나 팽대 등의 신체적 반응이 결핍되어 장애가 생기는 성각성장애sexual arousal disorders 등이 있다. 또한 충분한 성적 자극과 성각성 반응에도 불구하고 지속적이거나 반복적으로 극치감에 도달하지 못하거나 지연되는 경우가 나타나는 극치감장애, 성행위 직전이나 도중 혹은 직후에 지속적으로 심한 통증으로 인해 성행위를 회피하게 되는 성교통*dyspareunia*과 성행위 시 질 아래쪽 1/3 부분에서 불수의적 질경련*vaginismus* 이 일어나 통증유발 또는 음경의 삽입이 어려운 증상인 성교통장애*sexual pain disorders* 등이 나타날 수 있다.

3. 혈뇨 및 요성분의 변화

(1) 혈뇨*hematuria*

혈뇨는 소변에 혈액이 존재하는 것으로 현미경으로 관찰되는 현미경적 혈뇨와 눈으로 관찰할 수 있는 육안적 혈뇨로 나뉜다. 혈뇨의 흔한 원인은 표 3-2와 같다. 혈뇨는 한 번 나타나더라도 정도와 상관없이 자세한 검사가 필요한 중요하고도 위험한 징후로, 특히 성인에서는 다른 원인이 밝혀질 때까지 악성종양의 가능성을 염두에 두어야 한다. 혈뇨를 평가할 때는 육안적 혈뇨인지 현미경적 혈뇨인지, 배뇨의 어느 시점에 나타나는지, 통증이나 혈종*blood clot*이 동반되는지, 방광자극증상이 있는지 등을 확인한다. 다양한 약제를 복용하거나 색소가 들어 있는 음식물을 섭취했거나 출혈증후군으로 인한 헤모글로빈뇨증*hemoglobinuria*이 있으면 소변이 붉게 관찰될 수도 있다.

1) 육안적 혈뇨 또는 현미경적 혈뇨

육안적 혈뇨는 소변에 육안으로 확인 가능한 피가 섞여 나오는 소변을 말하며, 현미경적 혈뇨는 고배율 현미경에서 3개 이상의 적혈구가 보이는 것으로 정의하고 있다. 육안적 혈뇨를 보이는 환자는 원인이 되는 병변이 발견되는 경우가 많으나 현미경적 혈뇨만을 보이는 환자는 비뇨의학과적 검사에서 특별한 원인을 찾지 못하는 경우도 흔하다. 항응고제를 복용하는 경우나 요로감염치료 후 현미경적 혈뇨가 발견되는 경우에도 현미경적 혈뇨에 준해 검사를 시행해야 한다.

표 3-2 혈뇨의 흔한 원인

급성요로감염
폐색을 유발하는 선천기형
요로결석
종양
전립선비대증
요로손상
혈액질환
약제

육안적 혈뇨를 보이는 성인 환자는 가능한 빨리 방광경검사를 시행하여 혈뇨의 원인이 요도, 방광 또는 요관인지 확인해야 한다. 상부요로가 원인일 경우 요관구에서 붉은 소변이 배출되는 것을 관찰할 수 있다.

출혈성 방광염이 의심되는 젊은 여성 환자를 제외하고는 혈뇨를 보이는 모든 환자에서 비뇨의학적인 검사를 시행해야 한다. 노인 남녀에서 방광자극증상과 혈뇨가 같이 보이는 경우, 괴사된 방광암에 동반된 염증이 있거나 방광의 상피내암이 동반된 것일 수 있다. 50세 이상 환자에서 육안적 혈뇨의 가장 흔한 원인은 방광암이다.

2) 혈뇨의 발생 시점

혈뇨가 소변을 시작할 때 나타나면 요도에, 소변 끝에 나타나면 방광경부나 전립선요도에, 처음부터 끝까지 지속되면 방광이나 요관, 신장에 병변이 있을 가능성이 높다.

3) 통증 동반 여부

혈뇨는 염증이나 폐색이 있을 때 통증을 동반한다. 방광염에 의한 혈뇨를 보이는 환자의 경우 배뇨통을 동반한 방광자극증상을 보이지만, 상부요로에서 발생한 폐색을 동반한 혈뇨의 경우 요로결석과 같은 산통을 유발하여 혈뇨의 원인을 감별하는 데 도움을 준다.

4) 혈종의 동반 여부 및 모양

혈종이 동반되는 경우는 혈뇨의 정도가 심하다는 것을 의미하고, 원인이 되는 병소를 발견할 확률이 증가한다.

(2) 공기뇨*pneumaturia*

공기뇨는 소변에 공기가 섞여 나오는 것으로 최근에 요도카테터를 삽입하거나 방광경검사 등을 시행하지 않았다면 거의 대부분 요로와 장 사이에 누공이 형성되어 발생한다.

(3) 혼탁뇨*turbid urine*

환자들이 흔히 호소하는 혼탁뇨는 인산이 침착하여 생긴 경우가 많다. 요로감염이 있으면 소변이 혼탁해지면서 불쾌한 냄새가 난다. 소변검사로 이상 유무를 찾아내면 된다.

(4) 암죽뇨*chyluria*

림프가 소변에 섞이면 우유 같은 흰 소변이 나온다. 이

것은 요로와 림프관 사이가 연결되어 나타나며, 드물게 장 림프모세관intestinal lymphatic capillary의 폐색으로 인해 원위부 림프관이 확장되고 더 진행하여 신배천장으로 림프관의 파열이 발생하게 되면 신배천장으로 림프누수가 발생할 수 있다. 사상충증filariasis, 외상, 결핵, 후복막종양retroperitoneal tumor이 있을 때 나타날 수 있다.

4. 기타 요로생식기질환에 연관된 증상

(1) 요도분비물urethral discharge

성매개감염sexually transmitted infection; STI의 가장 흔한 증상으로, 급성 및 만성 요도염 환자에서 흔히 볼 수 있는 증상이다. 양이 많고 진한 노란색 또는 회색의 분비물은 임균요도염이 원인일 가능성이 높으며, 비특이요도염의 경우에는 대개 분비물의 양이 적고 색깔이 엷다.

(2) 혈정액hemospermia, hematospermia

혈정액은 사정액에 혈액이 혼입되어 정액이 암갈색으로 보이는 것이며 전립선 또는 정낭의 염증, 종양 또는 결석, 긴 금욕기간 등이 원인이다. 대부분이 전립선이나 정낭의 비특이 염증에 의하며 대개 몇 주 안에 자연적으로 치유된다. 수 주간 증상이 지속되는 경우는 드물지만 결핵, 전립선암, 요로상피암 같은 연관 질환 유무를 확인하기 위해 직장수지검사나 전립선특이항원검사, 요세포검사, 방광경 검사 등을 고려해 볼 수 있다.

(3) 외부생식기 피부 병변

남성 귀두의 궤양은 매독, 연성하감chancroid, 단순포진herpes simplex 혹은 편평상피세포암에서 볼 수 있다.

(4) 부종edema

하지부종은 전립선암의 림프절전이로 장골정맥iliac vein이 압박될 경우 발생할 수 있다. 사상충증이나 만성 복수가 있을 때는 외부생식기관의 부종을 유발한다.

(5) 종물mass

고형종물과 낭종물이 있으며 신장이나 외부생식기관에서 흔히 볼 수 있다. 주의 깊은 신체검사를 통해 종물의 위치, 모양, 특징 등을 파악하고 필요할 경우 영상의

학검사를 시행해야 한다.

(6) 요량의 변화

1) 다뇨polyuria

하루 요량은 대체로 체중에 비례하며, 정상 성인은 하루 약 25mL/kg의 요를 배출한다. 요량은 수분 섭취량, 땀남, 호흡, 구토, 설사 등에 의한 체액의 손실에 따라 변동될 수 있고 기후, 습도 등 환경조건에 따라 변할 수 있다. 정상 요량은 하루 600~2,500mL, 평균 1,200~1,500mL이며, 대개 하루 요량이 40mL/kg를 넘으면 다뇨로 정의한다.

2) 핍뇨oliguria

하루 요량이 감소되어 400mL 이하이거나 성인에서 6시간 넘게 시간당 0.5mL/kg의 요량이 안되는 경우를 말한다. 임상적으로 다뇨보다 중요한 의미를 가지며 중한 신장기능장애를 시사한다. 핍뇨는 소량의 수분 섭취, 탈수, 사구체신염glomerulonephritis, 순환기장애 등에서 올 수 있다.

3) 무뇨anuria

소변이 신장에서 방광으로 배설되지 않아 도뇨를 해도 소변이 없는 상태를 말하고, 신전성prerenal, 신성renal 및 신후성postrenal 무뇨로 분류한다.

신전성 무뇨는 순환기 장애, 출혈성 쇼크, 신혈관혈전증, 내분비 및 간 장애 등이 있을 때 신장의 혈액관류가 저하되어 사구체glomerulus에서 소변의 생성이 이루어지지 못하는 경우이다. 독성물질에 의한 신장손상이나 알레르기, 부조화혈액수혈mismatched blood transfusion 등으로 인해 신장 자체의 기능에 장애가 생겨 소변이 형성되지 않는 경우는 신성 무뇨에 해당한다. 또한 종양, 협착, 요로결석 등 양측의 요관폐색을 일으키는 요로의 병소나 위장관, 골반 내 장기의 악성종양의 진행, 림프절전이 등에 의한 요관의 압박 또는 직접 침윤 등으로 소변이 방광으로 배설되지 못할 때 신후성 무뇨가 생길 수 있다.

5. 통증

요로생식기와 관련된 통증은 국소통증과 연관통증으로 구분할 수 있다. 국소통증은 질병이 생긴 장기나 주변에서 느껴지는 통증으로, 신장에 관련된 통증은 늑골척

추각costovertebral angle이나 옆구리, 12번째 늑골에서 느껴지고, 고환에 염증이 있으면 고환 통증이 생긴다. 연관통증은 병이 있는 장기에서 떨어진 곳에서 느껴지는 통증으로, 대표적인 병이 요관결석ureteral stone이다. 상부요관결석은 같은 쪽 고환에서, 하부요관결석은 같은 쪽 음낭벽에서 연관통증이 생길 수 있다.

(1) 신장통

전형적인 급경련통은 강하고 지속적으로 천골가시근erector spinae muscle 옆 또는 12번째 늑골 아래의 늑골척추각에서 느껴지며 신피막의 급작스런 팽창과 연관되어 생긴다. 통증은 옆구리를 지나 상복부나 배꼽 부위까지 방사될 수 있으며 고환 및 음순까지 방사되기도 한다. 따라서 고환에 통증이 있으나 특별한 이상이 보이지 않는 경우 신장이나 후복막의 질환을 생각해야 한다. 급성신우신염과 요관폐색에 의해 생긴 신장통은 신장의 역압renal back pressure으로 전형적인 급경련통이 생긴다. 암, 만성신우신염, 신장사슴뿔결석(신녹각석), 결핵, 다낭종신, 만성요관폐색으로 인한 수신증 등은 서서히 진행하므로 통증이 없거나 둔통이 생기는 경우가 많다. 신장통은 구역과 구토를 동반할 수 있어 복강 내intraperitoneal 장기에서 발생한 통증과 혼동될 수 있다. 복강 내 장기 통증의 경우 같은 쪽 어깨 통증을 가로막신경phrenic nerve을 통해 유발하는 반면, 신장통은 어깨 통증을 대부분 동반하지 않아 병력청취와 신체검사로 감별할 수 있다.

(2) 요관통

요관통은 요관결석이나 혈종 등으로 인한 급성폐색 때문에 생긴다. 신우 및 요관 근육의 경련으로 인한 심한 급경련통과 함께 신피막 확대로 인한 요통이 나타난다. 이 통증은 늑골척추각에서 아래로 아랫배까지 요관경로를 따라 생긴다. 남성에서는 방광, 음낭, 고환으로, 여성에서는 외음부vulva로 연관통증이 생길 수 있다.

결석이 상부요관에 위치할 때는 같은 쪽 고환에 연관통증이 생긴다. 이는 고환의 신경분포가 신장 및 상부요관의 신경분포와 유사하기 때문이다. 우측 요관 중간에 결석이 있으면 McBurney점에 연관통증이 생기며 충수염과 유사한 증상이 나타나고, 좌측에 결석이 있으면 하행결장이나 S자결장sigmoid colon의 게실염이나 다른 병

과 유사한 증상을 보인다. 요관방광경계부가 막히는 경우에는 자극배뇨증상irritative voiding symptom이 나타날 수 있다.

(3) 방광통

급성요저류acute urinary retention에 의한 방광의 과다 팽창 또는 염증에 의해 치골상부 쪽에 통증이 발생한다. 방광통의 가장 흔한 원인은 감염이다. 세균성방광염 또는 간질성방광염interstitial cystitis에 의한 통증은 방광이 찼을 때 심하며, 배뇨 시 일부 호전된다.

(4) 전립선통 및 골반통

전립선통은 염증으로 인한 이차적인 부종이나 전립선피막의 팽창에 의해 발생한다. 전립선통은 명확하게 국한되지 않으며, 따라서 환자는 하복부, 회음부, 허리, 음경, 직장의 불편감을 느낀다. 전립선통은 배뇨통, 빈뇨와 잘 동반되고, 전립선의 부종이 심한 경우 급성요저류가 발생되기도 한다.

(5) 고환통

고환통은 일차통증과 연관통증으로 나뉜다. 일차통증은 외상, 염증, 정삭의 꼬임 등에 의해 발생한다. 부고환염 및 정삭의 꼬임에 의한 고환의 부종 및 통증은 감별이 어렵다. 음낭 자체의 염증에 의해서도 통증을 유발할 수 있다. 음낭수종hydrocele 및 정계정맥류varicocele와 같은 비염증성 질환은 만성적이고 둔통을 유발한다. 같은 발생학적 기원과 신경로neurogenic pathway로 인해 신장 또는 요관에서 발생한 통증이 고환의 연관통증으로 나타날 수 있다.

(6) 부고환통

부고환의 급성감염은 부고환통을 유발하는 흔한 질환이다. 통증은 음낭에서 시작되며 염증이 주위의 고환으로 파급되어 불편감을 가중시킨다. 부고환염의 초기에는 서혜부inguinal area나 아랫배에서 통증이 생기며 우측에서 느껴지면 통증 양상이 충수염과 비슷하다. 이는 정관의 염증으로 인해 이차적으로 생기는 연관통증의 일종이다.

(7) 음경통

이완기의 음경에서 발생하는 통증은 주로 방광이나 전립선의 염증에 의한 연관통증이며, 감돈포경에서도 음경통이 발생할 수 있다. 발기된 음경에서의 통증은 Peyronie병 또는 지속발기증*priapism*에서 나타난다.

6. 관련 소화기증상

급성신우신염 환자는 국소적인 요통, 방광자극증상, 오한, 고열과 더불어 복통과 복부팽만을 호소하며, 신장이나 요관 결석 환자는 결석이 요관을 따라 배출될 때에는 급성통증뿐만 아니라 혈뇨와 구역, 구토, 복부팽만감 등도 같이 나타난다(표 3-3).

위장증상 같은 유사 증상의 원인은 첫째, 신장창자반사*renointestinal reflex*이다. 자율신경계의 분포가 같으므로, 신피막이나 평활근으로부터의 구심신경*afferent nerve*이 횡문근 경련을 일으키거나 위장관과 부속기의 평활근 긴장도를 변화시켜 위장증상을 일으킨다. 둘째, 장기 인접성이다. 우측 신장은 대장의 우결장굴곡*right colic flexure*, 췌장의 머리, 총담관*common bile duct*, 간, 쓸개와 근접해 있고, 좌측 신장은 대장의 좌결장굴곡*left colic flexure*과 위, 췌장*pancreas*, 비장*spleen*에 가깝게 위치한다. 후복막공간*retroperitoneal space*의 염증이나 종양은 복강 내 장기를 밀거나 위치를 변화시켜 위장증상을 유발할 수 있다. 셋째, 신장의 앞면은 복막이 덮고 있는데, 신장의 염증이 복막을 자극하여 근육강직 및 반동압통

*rebound tenderness*을 일으킨다.

7. 관련 전신증상

발열, 체중 감소, 전신쇠약, 피로 및 근육통 등이 전신증상으로 나타날 수 있다. 요로감염의 증상과 동반된 발열은 요로감염의 원인이 되는 장기의 위치를 찾는 데 도움이 된다. 단순방광염*uncomplicated cystitis*은 열을 동반하지 않으나, 신우신염과 급성전립선염은 40℃에 이르는 고열을 동반할 수 있고 오한이 같이 나타난다. 그러나 열이 없더라도 신장의 감염을 배제할 수는 없다. 원인을 알 수 없는 열이 장기간에 걸쳐 나타나면 비전형적인 신우신염을 고려할 수 있고 신장암도 39℃ 이상의 열을 동반할 수 있다.

체중 감소는 암이 진행된 상태나 신부전에서 나타난다. 소아에서 성장장애(저체중)는 만성적인 요로폐색, 요로감염이 있을 때 나타날 수 있다.

전신쇠약과 피로는 암, 만성신부전 및 신우신염 등에서 나타날 수 있다.

Anastasiadis AG, Davis AR, Ghafar MA, Burchardt M, Shabsigh R. The epidemiology and definition of female sexual disorders. World J Urol 2002;20:74-78

Arlandis S, Bø K, Cobussen-Boekhorst H, Costantini E, De Heide M, Farag F, et al. European Association of Urology Guidelines on the Management of Female Non-neurogenic Lower Urinary Tract Symptoms. Part 2: Underactive Bladder, Bladder Outlet Obstruction, and Nocturia. Eur Urol 2022;82:60-70

Barry MJ, Fowler Jr FJ, O'leary MP, Bruskewitz RC, Holt-grewe HL, Mebust WK, et al. The American Urologlical Association symptom index for benign prostatic hyper-plasia. J Urol 1992;148:1549-1557

Dmochowski, Roger R. Bladder outlet obstruction: etiology and evaluation. Rev Urol 2005;7 Suppl 6:S3-S13

Elsamra SE. Evaluation of the Urologic Patient: History and Physical Examination. In: Partin AW, Peters CA, Kavoussi LR, Dmochowski RR, Wein AJ. editors. Campbell-Walsh-Wein Urology. 12th ed. Philadelphia: Elsevier;2021;1-13

Gacci M, Sakalis VI, Karavitakis M, Cornu JN, Gratzke C, Herrmann TRW, et al. European Association of Urology Guidelines on Male Urinary Incontinence. Eur Urol 2022;82:387-398

Hjalmas K, Arnold T, Bower W, Caione P, Chiozza LM, Von Gontard A, et al. Nocturnal enuresis: an international evidence based management strategy. J Urol 2004;171:2545-2561

Ingelfinger JR. Hematuria in Adults. Reply. N Engl J Med. 2021;385:153-163

Nambiar AK, Arlandis S, Bø K, Cobussen-Boekhorst H, Costantini E, De Heide M, et al. European Association of Urology Guidelines on the Diagnosis and Management of Female Non-neurogenic Lower Urinary Tract Symptoms. Part 1: Diagnostics, Overactive Bladder, Stress Urinary Incontinence, and Mixed Urinary Incontinence. Eur Urol 2022;82:49-59

Shindel AW, Althof SE, Carrier S, Chou R, McMahon CG, Mulhall JP, et al. Disorders of Ejaculation: An AUA/SMSNA Guideline. J Urol 2022;207:504-512

요로생식기계의 신체검사

최재영 집필/김세웅 감수

신체검사는 환자를 진찰하는 데 있어 필수적인 단계로 일반적으로 시진과 촉진, 타진 및 청진을 통해 시행하게 된다. 그중 시진과 촉진은 반드시 필요한 진찰이라 할 수 있으며, 시진을 하면서 동시에 적절한 촉진을 해 보는 것이 좋다. 장기에 따라서는 시진이나 촉진이 불가능한 경우도 있다. 요로생식기계 각각의 장기에 따른 신체검사의 종류와 연관된 질환에 관련된 구체적인 진찰방법을 알아보자.

| 신장검진

1. 시진

정상적인 신장은 외부에서 시진으로 진단될 수 없으며 큰 종물 등에 의해 신장이 커질 경우 같은 쪽 복부에서 팽창을 확인할 수 있는데, 특히 마른 사람의 경우는 현저하다. 신장의 크기가 상당히 커진 경우는 중앙을 넘어 반대쪽에서 관찰될 수도 있다. 수신증, Wilms종양, 신세포암 등 신장종양, 다낭신 등 낭종성 신질환 등을 시진으로 의심해 볼 수 있다.

2. 촉진

신장의 촉진은 환자를 반듯이 눕게 하고 가볍게 무릎을 세워 복부의 긴장을 낮춘 상태에서 시행한다. 한 손을 등쪽 늑골척추각costovertebral angle에 두고 들어 올리듯이 하고 다른 손을 늑골 아래의 배에 두어 신장을 양손 손가락으로 좁혀 나가면서 촉지해 간다. 심호흡을 시키면 흡기 시에 신장이 내려가게 되어 촉지하기 쉬워진다(Guyon방법)(그림 4-1). 반앉은자세에서 양손을 이용하여 신장을 떨어뜨릴 경우 촉지가 쉬워지는 경우도 있다. 신생아나 영아 등의 소아에서는 한 손으로 촉지가 가능한 경우도 있다(Glenard방법). 성인에서는 통상 정상적인 신장의 경우 촉지가 어렵지만 마른 사람의 경우는 가능하다. 주변 조직과 유착이 없는 신장 표면의 종양인 경우 직접 촉지가 가능하다.

수신증의 경우 탄력이 있는 종물로 촉지되는 경우가 있고, 압통을 동반하는 경우도 있다. 신세포암의 경우 딱딱한 종물로 만져지는데, 종종 표면에 불규칙한 요철이 있는 것처럼 촉지되기도 한다. 종양이 주변으로 진행되었을 경우에는 촉진 시 신장의 움직임이 소실되며 거대 신장종양이나 낭종성 신질환의 경우 중앙을 넘어 반대쪽에서 만져질 수도 있다. 신장에 압통이 있거나 늑골

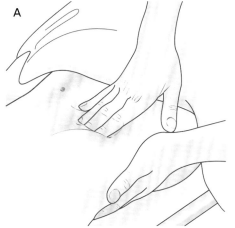

그림 4-1 신장의 촉진방법(Guyon방법) A. 바로누운자세, B. 반앉은자세.

척추각에서 통증이 있는 경우 신농양이나 신우신염 등의 염증성 질환도 의심해 볼 수 있다.

3. 타진

수신증처럼 신장이 커져 있지만 만져지지 않을 때나 신장손상으로 인한 통증 때문에 촉진이 어려울 경우, 앞과 뒤에서 신장을 타진하면 신장의 전체적인 윤곽을 그려 볼 수 있다. 신장 타진 시 검사자의 손 바닥이 늑골척추각에 닿을 때 작은 힘으로도 양성 신호를 이끌어 낼 수 있으므로 과도한 힘을 사용하지 않도록 해야 한다.

4. 청진

신동맥류나 신동정맥 누공 및 협착이 있는 경우 늑골 아래나 늑골척추각 부위에서 혈관의 수축기 잡음을 들을 수 있다.

II 방광검진

1. 시진

정상 방광은 대개 시진으로 확인되지 않지만 마른 사람의 경우 방광이 가득 차면 하복부가 팽창되어 시진이 가능하다. 요폐 등 방광에 소변이 과도하게 축적되는 경우 하복부가 팽창되는데, 거대 방광종양의 경우도 그렇게 보일 수 있으므로 주의해야 한다.

2. 촉진

소변이 차지 않은 방광은 만져지지 않는다. 성인의 경우 500mL 이상의 소변이 차 있을 경우 촉지가 가능해진다. 급성요폐의 경우 아랫배의 팽창과 함께 압통을 동반한다(그림 4-2).

복부팽창으로 타진을 할 때 장내 가스가 찬 경우는 북소리처럼 들리기 때문에 요폐와 감별이 가능하다. 요저류나 염증을 동반하는 경우에는 하복부를 압박했을 때 동통과 함께 요의를 호소하는 경우가 있다. 거대 방광종양의 경우 골반부의 종양으로 촉지되어 진단되기도 한

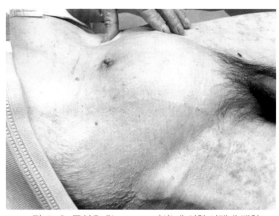

그림 4-2 급성요폐(1,000cc 이상)에 의한 아랫배 팽창

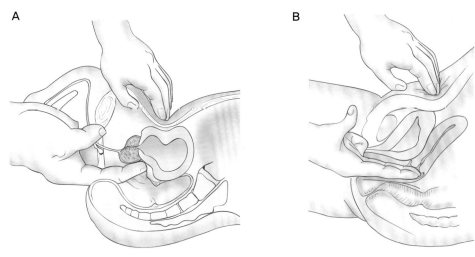

그림 4-3 방광의 양손촉진방법 A. 남성, B. 여성.

다. 방광종양의 경우 양손촉진*bimanual examination*으로 종양의 크기나 모양, 움직임 등을 확인할 수 있다(그림 4-3). 마취하에서는 더 쉽게 촉지를 할 수 있는데, 쇄석위에서 남성은 직장 내에, 여성은 질 내에 한쪽 손 손가락을 넣고, 하복부는 반대 손 손가락으로 눌러서 범위를 좁혀 가며 촉지를 하는데 이때 방광의 이동이 느껴지지 않을 경우 주변 골반강으로의 침윤 가능성을 의심해 볼 수 있다.

III 남성 외성기 검진

1. 음경

시진과 동시에 촉진을 시행한다. 음경의 크기, 굴곡 정도, 결절의 유무, 피부 병변이나 종양의 유무, 모발의 분포, 포피와 귀두부의 상태, 외요도구의 위치나 모양 등을 관찰한다. 포피가 귀두를 덮고 있는 경우는 포피를 뒤로 젖히고 귀두부를 관찰한다. 외요도구는 엄지와 검지로 열어 젖히고 관찰한다. 요도염이 의심되는 경우 외요도구에서 농이 배출되는지 확인한다. 음경암이나 성기사마귀는 귀두 아래 관상고랑*coronary sulcus*이나 포피 안쪽에 호발한다. 소아의 요도하열의 경우 시진으로 충분히 진단이 가능하며 외요도구가 음경줄기의 앞쪽에 위치하고 굴곡을 동반하는 경우가 많다. Peyronie병은 발기

시 음경이 굴곡을 형성하며 통증을 동반하고 촉진 시 결절이 만져질 수 있다. 요도주위염이 있을 시 요도 촉진시 압통이 있다.

2. 음낭, 고환 및 부속기관

음낭 내에는 고환, 부고환, 정삭 및 정관이 있다. 진찰시 시진과 동시에 촉진을 시행한다.

시진 시 음낭 크기의 변화, 음낭표피의 이상, 정맥의 팽창 등을 관찰한다. 양측 고환의 크기는 약간 다를 수 있지만 일반적으로 비슷한 크기이며, 음낭 내 수직 방향으로 위치한다. 음낭 속 기관의 종대의 경우 고환종양, 음낭수종*hydrocele*, 정액류*spermatocele*, 정계정맥류*varicocele*, 고환염, 부고환염 등을 의심해 볼 수 있다. 갑자기 고환통이 동반된 경우는 급성부고환염과 고환꼬임(고환염전)*testicular torsion*을 의심해 볼 수 있다. 고환 통증이 있으면서 정삭의 방향에 수평으로 누워 있는 고환은 고환꼬임을 의심해 볼 수 있다. 음낭 전체를 위로 들어 올리면 급성부고환염인 경우는 통증이 감소하여 고환꼬임과 구별된다.

고환, 부고환, 정삭, 정관 모두 촉지가 가능하다. 고환은 크기, 딱딱한 정도, 모양, 개수, 결절, 종양의 유무, 동통, 압통 등에 유의하여 진찰한다. 소아나 불임환자의 경우 고환의 발육상태를 관찰하는 것이 중요한데 고환의 크기를 측정해야 한다. 정확하게 크기를 측정

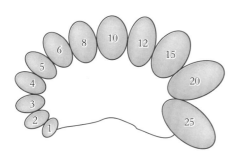

그림 4-4 고환측정기

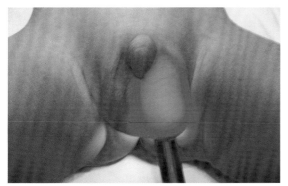

그림 4-5 투과조명법

하기 위해서는 고환측정기*orchidometer*를 사용한다(그림 4-4).

정계정맥류의 경우 서 있는 자세에서 복압을 가하고 진찰하면 정맥류가 뚜렷해져서 쉽게 진단이 가능해진다. 소아의 경우 음낭 내에서 고환이 만져지지 않으면 잠복고환*undescended testis(cryptorchidism)*을 의심해 볼 수 있는데, 이 경우 외서혜륜 주변, 서혜관 내, 내서혜륜 주변 순으로 촉진 범위를 점점 넓혀 가며 찾아보아야 한다. 부고환 역시 종양의 유무나 동통, 압통의 유무를 확인해야 한다. 불임 환자의 경우 정관의 유무에 특히 유의하여 진찰해야 한다.

통증 없이 음낭 및 고환, 부속기관이 커져 있는 경우 고환종양, 음낭수종, 정액류 등을 의심해 볼 수 있다. 고환종양의 경우 딱딱하고 고르지 않게 만져지는 경우가 많다. 음낭수종이나 정액류는 촉진 시 비교적 부드럽고 탄력성이 있다. 투과조명법*transillumination*을 이용해 빛을 비추어 관찰할 경우 고환종양은 빛이 투과되지 않지만 음낭수종은 빛이 투과되어 붉게 보인다(그림 4-5). 초음파검사를 할 경우 좀 더 정확한 진단이 가능하다. 발열

과 동통을 동반하는 음낭종대의 경우 고환이나 부고환의 급성염증을 의심해 볼 수 있는데, 급성부고환염이나 볼거리*mumps*고환염 등이 여기에 해당된다.

Ⅳ 여성 외성기 및 골반 검진

여성의 외성기 및 골반 검진은 대개 내진 진찰대 위에서 행해진다. 대음순, 소음순, 질전정, 음핵, 외요도구 등을 관찰한다. 여성 골반검사는 비교적 침습적이어서 선별검사가 아닌 임상적 의심에 따라 수행되어야 하며 필요에 따라 선별검사를 위해 산부인과 전문의에게 의뢰할 수도 있다.

1. 요도 입구

중년 이후 노년 여성에서 요도 입구의 붉은 종물이 밖으로 나와 있으면 요도카룬클*urethral caruncle*을 의심해 볼 수 있으나, 만약 악성종양이 의심되면 미리 조직검사를 시행해 보는 것이 좋다. 음핵이 커져 있는 경우는 부신성기증후군*adrenogenital syndrome*을 의심해 볼 수 있다.

2. 질벽

질전벽에서 종물이 만져지는 경우는 요도종양이나 요도주위낭종, 요도게실 등을 의심해 볼 수 있다. 골반장기탈출증이 의심되는 경우는 복압을 주게 한 다음 관찰하는 것이 좋으며, 질에서 요누출이 있는 경우 질경을 사용하여 이소성요관이나 방광질누공 등이 있는지 확인한다.

Ⅴ 직장수지검사

이전에는 배뇨증상이 있는 40세 이상 남성의 경우 전립선 진찰을 위해 직장수지검사*digital rectal examination; DRE*를 시행하는 것이 추천되었지만, 최근에는 55~69세의 위험인자를 가진 남성에서 2년 간격으로 시행하도록 권고하고 있다.

직장수지검사 방법은 바로누운자세(앙와위)*supine po-*

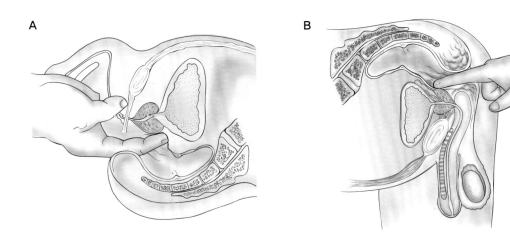

그림 4-6 직장수지검사 A. 바로누운자세에서, B. 엎드린자세에서.

sition에서 무릎을 세워 긴장을 풀거나, 엎드린자세(복와위)*prone position* 또는 무릎가슴자세(슬흉위)*knee-chest position*를 하는 것이 좋다. 검사자는 고무장갑을 착용한 상태에서 윤활액을 검지 또는 중지 끝에 묻히고 항문을 통해 부드럽게 삽입하여 전립선을 촉진한다(그림 4-6).

1. 항문괄약근과 하부직장

직장수지검사 시행 전에 외치핵이나 항문 주위에 사마귀가 있는지 시진으로 미리 확인한 다음 삽입을 한다. 손가락 삽입을 한 다음 항문괄약근의 저항, 구해면체근반사*bulbocavernosus reflex*의 유무, 내치핵이나 직장폴립 등의 유무를 확인한다. 항문괄약근의 조임 정도가 저하되어 있거나 구해면체근반사가 없는 경우 신경계 이상을 의심해 볼 수 있다.

2. 전립선

전립선의 크기, 딱딱한 정도, 결절의 유무, 표면의 상태, 압통의 유무, 중앙고랑 등을 확인한다. 정상 성인의 전립선은 호두 정도의 크기로 가로 3~4cm이며 표면은 부드럽고 중앙고랑이 만져지며 탄성이 있으며 압통은 없다. 전립선암의 경우 표면이 불규칙하며 단단한 결절이 만져진다. 급성전립선염의 경우 전립선마사지를 하게 되면 패혈증으로 진행될 수 있으므로 촉진 시 주의해야 한다. 만성전립선염의 경우는 전립선마사지를 하여 전립선

액을 받아 도말검사를 실시한다.

3. 정낭

정상적인 정낭은 만져지지 않으나 전립선암이 진행되어 침윤이 있는 경우는 단단하게 만져질 수 있다.

VI 림프절검사

림프절종창의 유무, 크기, 압통의 유무 등을 관찰한다. 서혜부림프절은 음경이나 외음부의 감시림프절*sentinel lymph node*로, 음경암이나 외음부암의 경우 림프절종창의 유무를 확인해야 한다. 음경이나 외음부의 감염이나 성매개감염 역시 림프절종창이 나타날 수 있고, 음경암 역시 감염을 동반하는 경우가 종종 있으므로, 통증을 동반하는지 등을 확인하며 주의 깊게 관찰해야 한다.

VII 신경학적 검사

신경계통의 이상이 의심되는 경우는 신경학적 검사를 시행해야 한다. 항문괄약근의 긴장도, 항문 주위 피부의 감각, 고환올림근반사, 구해면체근반사 등을 확인한다. 고환올림근반사는 대퇴 상부 안쪽 피부를 자극할 경우 고환이 위로 올라가는 반사이며, 구해면체근반사는 항문

내에 손가락을 삽입하고 남성은 귀두, 여성은 음핵을 자극할 경우 일어나는 반사로, 정상일 경우 항문 내에 삽입한 손가락에서 항문괄약근의 수축을 느낄 수 있다. 항문괄약근의 수축이 떨어지거나 반사의 소실이 있다면 골반신경의 장애를 의심해 볼 수 있다.

Bickley LS. Bates Guide to Physical Examination and History Taking. 12th ed. Philadelphia: LWW, 2016
Elsamra SE. Evaluation of the Urologic Patient: History and Physical Examination. In: Partin AW, Dmochowski RR, Kavoussi LR, Peters CA, Wein AJ, editors. Campbell-Walsh-Wein Urology. 12th ed. Philadelphia: Elsevier; 2021; 9-12
McGee S. Evidence-Based Physical Diagnosis, 4th ed. Philadelphia: Elsevier, 2017
Meng MV, Tanagho EA. Physical Examination of the Genitourinary Tract. In: Tanagho EA, McAninch JW, editors. Smith's General Urology. 17th ed. New York: McGrawHill; 2012; 39-45
Swartz MH. Textbook of Physical Diagnosis (Swartz). 7th ed. Philadelphia: Saunders, 2014

제4장 요로생식기계의 신체검사 63

요로생식기계의 검사실검사

정호석 집필/정현철 감수

환자의 소변, 혈액, 요로생식기 분비물이나 삼출물에 대한 검사는 요로생식기계 질환을 객관적이고 빠르고 정확하게 진단할 수 있는 검사 방법이다. 의사는 요로생식기계 질환의 진단에 적절한 검사실검사 방법을 선택하고 적절한 검체의 채취방법을 숙지하고, 검사실검사를 통해 빠르고 정확하게 질환을 확진하여 적절한 치료 과정에 도달할 수 있다.

| 소변검사

소변검사는 비뇨기계 환자에게 필수적인 검사로, 비뇨기계 질환의 증상이나 징후를 보이는 모든 환자에서 필요한 검사이다. 비뇨기계 질환의 증상이나 징후를 보이는 환자나 시험지dip-stick검사에서 단백질, 헴heme, 백혈구 에스터분해효소esterase, 질산염 양성 반응을 보인 환자에서는 현미경검사를 포함한 소변검사를 시행해야 한다.

1. 소변의 채취

적절한 채뇨법은 혈뇨나 단백뇨, 그리고 요로감염 등

의 진단에 필수적이다. 배뇨 중 순차적으로 여러 개의 용기로 소변을 채뇨하면 혈뇨나 요로감염의 위치를 파악하는 데 도움이 된다. 식후 바로 채취한 소변이나 채취한 후 몇 시간 방치한 소변은 알칼리화되어 적혈구의 용해, 원기둥 파괴, 세균 증식의 가능성이 있으므로, 식후 수시간 후 소변채취를 하여 1시간 안에 검사를 해야 믿을 수 있는 소변검사의 결과를 얻을 수 있다. 바로 소변검사를 하기 어려우면 냉장고(4℃)에 검체를 보관했다가 검사를 시행한다. 소변채취 시 전립선이나 질 분비물로 인한 오염을 방지하기 위해 직장수지검사나 외부생식기 진찰 전에 소변을 채취해야 한다. 유치 도뇨관이나 콘돔 또는 소변 수집낭에서 채취한 소변은 검사에 부적절하다.

(1) 남성

소변은 피부나 요도구의 세균으로 인한 오염을 방지하기 위해 중간뇨를 채취하며, 포피가 귀두를 덮고 있는 남성은 귀두포피를 귀두 뒤로 젖힌 후 요도에 자극이 없는 소독제로 요도구를 닦고 소변을 채취한다. 중간뇨의 채취방법은 처음 나오는 소변(15~30mL)을 버리고 중간뇨(50~100mL)를 채취용기에 받은 후 바로 덮개를 덮고 배뇨를 마치는 것이다. 남성의 중간뇨를 받는 방법은 어렵지 않으므로 환자에게 채뇨법을 설명한 후 직접 받게 한다. 성인 남성에서 소변의 채취를 위한 도뇨관의 삽입은 요폐가 있는 경우가 아니면 드물다.

(2) 여성

여성에서 깨끗한 중간뇨를 얻는 방법은 남성의 경우보다 추가적인 절차가 필요하다. 환자의 자세를 쇄석위로 하여 요도구 주위를 소독제로 닦는다. 음순을 벌려 소변을 받으며 처음 10~20mL를 버리고 50~100mL의 중간뇨를 소독된 용기로 채취하여 덮개를 덮은 후 배뇨를 마치게 한다. 여성의 경우 중간뇨의 채뇨가 복잡하므로 여성 환자의 처음 요검사는 화장실에서 소독되지 않은 용기를 이용하여 중간뇨 검사를 먼저 시행하여, 결과가 정상이면 더 이상의 검사가 필요치 않고, 이상이 있으면 정확한 방법으로 소변을 채취하여 재검사를 시행한다. 이러한 방법으로 만족할 만한 검체를 얻지 못하면 도뇨관을 이용하여 소변을 채취한다. 도뇨관 이용은 잔뇨의 측정이 가능하고, 혈뇨가 의심되는 여성에서 실제 혈뇨인지 질출혈에 의한 것인지 감별하는 데 유용하다. 도뇨관 삽입으로 인한 방광감염의 가능성은 낮다.

(3) 소아

균배양검사가 아닌 단순 소변검사를 할 때는 남아나 여아의 외요도구 주위를 깨끗이 한 후 비닐주머니를 붙여서 소변을 채취한다. 배양검사를 위해서는 도뇨관의 삽입이나 치골상부천자가 필요하다. 여아는 도뇨관을 삽입하여 소변검체를 얻을 수 있으나 남아는 가능하면 도뇨관 삽입을 하지 않는다. 남아나 여아 모두에서 치골상부천자를 이용할 수 있으며, 그 순서는 먼저 치골상부천자 부위를 알코올로 깨끗이 닦은 후 치골상부 1~2cm 부위(영유아는 치골 바로 위에 방광이 위치)에 국소마취를 하고 10cc 주사기와 22G 바늘을 이용하여 수직으로 찔러 소변을 채취한다.

2. 육안적 검사

소변의 육안적 검사는 소변의 색깔, 혼탁도, 요비중, 산도를 포함한다.

(1) 색깔 및 모양

소변의 옅은 노란색은 요색소urochrome 때문이다. 소변의 색은 다양하게 변화할 수 있는데, 원인으로는 요농축 정도, 다양한 음식, 약물, 대사산물, 감염 등이 있다. 많은 환자가 소변색의 변화를 주 증상으로 내원하므로 의사는 비정상적인 소변의 색을 보일 수 있는 원인을 잘 알고 있어야 한다. 적색뇨를 보일 때는 항상 현미경검사를 하여 혈뇨가 맞는지 확인해야 한다. 탁한 소변은 흔히 농뇨로 여겨지지만 무정형 인산염으로 인한 경우가 더 흔하다. 이 경우 산이나 요산염을 넣으면 바로 맑아진다. 농뇨와 인산뇨의 구별은 농뇨의 자극적인 냄새나 현미경검사를 이용한 백혈구와 인산 결정체의 구별로 가능하다. 일반적으로 소변 냄새는 임상적 의미가 거의 없다.

(2) 요비중 및 삼투질농도

요비중은 시험지검사로 쉽게 측정할 수 있으며 보통 1.001~1.035의 수치를 보인다. 요비중은 환자의 탈수 정도를 나타내나 신장기능이나 소변 내 용해물질 등에 따라 달라진다. 요비중이 1.008 이하이면 희석뇨, 1.020 이상이면 농축뇨로 생각한다. 요비중이 1.010으로 고정되면 급성 또는 만성의 신부전을 생각할 수 있다. 요비중이 감소되는 경우는 수분 섭취의 증가, 이뇨제의 사용, 신농축능의 감소, 요붕증 등이며, 증가되는 경우는 수분 섭취의 감소, 탈수, 당뇨, 혈관 내 조영제나 혈장확장제 주사, 항이뇨호르몬의 비정상적인 분비 등이다. 소변의 삼투질농도osmolality는 보통 50~1,200mOsm/L의 값을 보인다. 삼투질농도는 요비중을 변화시키는 원인들에 영향을 받으며 신장기능의 좋은 표지자이나 시험지검사로는 측정할 수 없다.

(3) 화학적 검사

시험지검사로 소변 내 pH, 단백질, 당, 혈색소, 케톤류, 우로빌리노겐urobilinogen, 빌리루빈, 백혈구 등의 검사를 할 수 있다. 시험지검사법은 간단하고 정확한 소변검사를 할 수 있으나 주기적으로 표준화된 정성검사를 시행해야 한다. 시험지는 유효기간을 넘지 않아야 하며 실내온도에서 검사를 시행해야 한다.

1) pH

시험지검사로 pH 5~9를 측정할 수 있으며, 소변의

pH는 4~8의 값을 보인다. 소변의 pH가 5.5 이하이면 산성으로, 6.5 이상이면 알칼리성으로 여겨진다. 일반적으로 소변의 pH는 혈중의 pH를 반영한다. 하지만 요세관산증renal tubular acidosis에서는 혈중과 요의 pH가 대응되지 않는 소견을 보인다. 소변의 pH는 요로감염과 요로결석의 진단과 치료에 유용한 단서가 될 수 있다. 요로감염이 의심되는 환자에서 소변의 pH가 7.5 이상이면 Proteus 등의 요소분해균의 감염을 시사한다. 요산석이나 시스틴석 환자에서 소변 pH는 산성이며 소변을 알칼리화시킴으로써 치료효과를 기대해 볼 수 있다. 과식한 지 2시간 이내에 채취한 소변이나 채취 후 장시간 실온에서 방치한 소변은 알칼리화된다. 시험지검사를 이용한 소변 pH 검사는 대부분 정확하지만 pH 검사기를 이용한 정확한 측정이 때때로 필요하다.

2) 단백질

소변 내의 단백질은 30%의 알부민, 30%의 혈중 글로불린, 40%의 조직단백질로 구성된다. 시험지검사로 소변 내 10mg/dL 이상의 단백질을 확인할 수 있으나 확진을 위해서는 단백질의 정량검사가 필요하다. 시험지검사는 일차적으로 알부민에 반응하며 Bence-Jones 단백질 Bence-Jones protein에는 민감하지 않다. 다량의 백혈구가 있는 소변이나 상피세포가 많은 질분비물에 오염된 소변에서 단백질의 위양성 소견을 보일 수 있다. 단백뇨는 발열, 오래 서 있기, 심한 운동, 스트레스에서 기인할 수 있으며, 소아에서는 수일 내로 없어지는 일시적인 단백뇨도 있을 수 있다. 하루에 150mg 이상의 지속적 단백뇨는 심각한 병변을 의미하며 소변 내 단백질의 종류에 따라 다양한 질환을 의심할 수 있다. 그러므로 특정 단백질의 정량검사를 통해 질환을 정확히 진단해야 한다.

3) 당과 케톤류

소변검사로 당과 케톤류를 검사하는 것은 당뇨 진단의 유용한 선별검사가 될 수 있다. 정상적으로 신사구체를 빠져나온 당은 근위요세관에서 재흡수되나 혈중 당 농도가 180mg/dL 이상이면 소변에서 당이 검출된다. 아스피린, 비타민 C(ascorbic acid), 세팔로스포린계 항생제를 다량 복용할 경우 위양성의 가능성이 있고, 요 비중이나 온도가 높을 때 요당검사의 민감도가 줄어든다.

케톤류는 정상적인 소변에서 발견되지 않으나 당뇨 환자나 임신, 굶었을 때, 그리고 급격한 체중 감소 시 보일

수 있다. 시험지검사에서 당이 양성이면 케톤류도 확인해야 하며 만약 양성이면 당뇨를 시사한다.

4) 혈색소

시험지검사에서 혈액 양성 반응은 혈뇨, 혈색소뇨 hemoglobinuria, 미오글로빈뇨myoglobinuria 모두에서 보인다. 혈뇨의 확진을 위해서는 원심분리한 소변을 현미경검사하여 적혈구를 확인해야 한다. 요비중이 낮은 희석뇨에서는 적혈구가 융해되어 시험지검사에서는 양성이나 현미경검사에서는 적혈구가 보이지 않는다. 소변의 비타민 C는 시험지 반응을 억제하여 위음성을 보인다.

5) 세균과 백혈구

소변의 아질산염nitrites 양성은 세균뇨를 의미한다. 아질산염은 정상적인 소변에서는 관찰되지 않으나 그람음성균 같은 세균이 질산염nitrate을 아질산염으로 환원시킨다. 질산염이 환원되기 위해서는 소변이 방광에 충분한 시간(4시간) 동안 있어야 하므로 아침 첫 소변에서 높은 양성률을 보인다. 세균에 질산염환원효소가 없거나 식이 질산염이 없으면 위음성을 보이고 비타민 C 복용 환자에서도 위음성이 나온다. 시험지검사를 이용하여 세균뇨를 진단하는 아질산염검사의 특이도는 90% 이상이나 민감도는 35~85%이다. 아질산염검사 양성은 요중 세균집락수 10만 개/mL 이상을 의미하며 그 이하의 집락수에서는 아질산염검사의 정확도가 떨어진다. 백혈구 에스터분해효소 양성 반응은 소변에 백혈구가 있음을 의미한다. 백혈구 에스터분해효소검사는 원심분리 소변의 고배율 시야에서 10~12개 이상의 백혈구가 있을 때 진단의 정확도가 높다. 세균뇨가 있는 환자 모두에서 백혈구가 있는 것은 아니므로 요로감염이 있음에도 불구하고 백혈구 에스터분해효소 음성의 가능성이 있다. 그러므로 아질산염검사를 동시에 시행하여 세균뇨의 가능성을 확인한다. 요비중이 높을 때, 당뇨, 우로빌리노겐이 있을 때, 비타민 C 과다복용 시 등에는 백혈구 에스터분해효소검사에서 위음성이 나올 수 있다.

백혈구 에스터분해효소 위양성의 흔한 경우는 소변이 오염되었을 경우이다. 결론적으로 요로감염 진단에서 시험지검사는 소변의 현미경검사를 대체하는 수단이 되지 못하며, 정확한 진단을 위해서는 원심분리한 소변의 현미경검사와 요배양검사가 필요하다.

6) 빌리루빈과 우로빌리노겐

정상적인 소변에서 빌리루빈은 없으며 미량의 우로빌리노겐은 보일 수 있다. 빌리루빈이 쓸개관을 통해 장으로 배출되어 우로빌리노겐으로 대사되며, 빌리루빈이 소변에 보이면 간질환이나 쓸개관폐색을 의심한다. 간질환이 있거나 용혈*hemolysis*이 있는 경우 소변에서 우로빌리노겐이 보인다.

3. 현미경검사

정확한 검사를 위해 아침 첫 소변을 1시간 이내에 검사하는 것이 좋다. 소변 10mL를 2,000~3,000rpm으로 5분간 원심분리하여 상청액을 버리고 튜브에 남은 1mL의 침전액을 흔들어 섞어서 슬라이드 유리에 한 방울 떨어뜨려 덮개유리를 덮고 저배율(100배)과 고배율(400배)에서 관찰한다. 저배율 시야에서 적혈구, 백혈구, 원기둥*casts*, 시스틴결정, 대식세포, 기생충 등을 관찰한다. 고배율 시야에서는 적혈구의 모양, 다른 형태의 결정, 세균과 효모를 관찰한다.

(1) 염색

현미경검사에서 요침전물의 메틸렌블루*methylene blue* 염색은 진단에 많은 도움이 된다. 메틸렌블루염색 방법은 슬라이드 유리에 요침전물을 한 방울 떨어뜨린 후 공기 중에서 말리고 메틸렌블루를 몇 방울 떨어뜨려 10~20초간 기다린 다음 덮개유리 없이 1,000배의 기름담금*oil immersion* 상태에서 현미경으로 관찰한다. 그람염색은 복잡하며 시간이 많이 걸려 임균검사 시에만 장점이 있다.

(2) 판독

1) 세균
세균뇨는 다음 세균뇨 항목에서 다룬다.

2) 백혈구
백혈구는 저배율 시야에서 보이며, 고배율 시야에서 확진할 수 있다. 백혈구는 남성에서 1~2개/HPF, 여성에서 질분비물의 오염으로 5개/HPF까지는 정상적으로 보일 수 있으나 6개/HPF 이상은 요로의 염증이나 감염을 의미한다. 오래된 백혈구는 작고 주름이 있는 모양으

로 여성의 질 분비의 오염을 시사하고, 신선한 백혈구는 크고 둥근 모양이며 요로계 질환을 의미한다. 환자가 요로감염증상과 농뇨와 세균뇨를 모두 보인다면 요로감염으로 진단하고 경험적 치료를 시작한다. 하지만 요로감염증상이 있는 여성의 61%에서 무균성 농뇨를 보인다는 보고도 있다.

요로결핵은 무균성 산성 농뇨를 보이므로 지속적인 농뇨를 보이는 환자에서 세균배양검사가 음성이면 요로결핵을 의심해야 한다. 결핵균은 항산균염색(Ziehl-Neelsen 염색)을 이용하여 검사할 수 있으나, 일반적인 소변검사에서 50%만이 양성으로 나오며 24시간 소변을 이용하면 양성률이 70~80%로 증가한다. 포경 환자의 소변에서는 *Mycobacterium smegmatis*가 정상적으로 발견될 수 있어 항산균염색에서 위양성의 결과를 보일 수 있다. 요로결석도 농뇨를 초래할 수 있으므로 지속적인 농뇨를 보이는 환자는 단순요로촬영*kidney, ureter, and bladder; KUB*이나 배설성요로조영술을 시행해야 한다. 방광 내 이물이나 요관부목 등도 농뇨의 원인이 될 수 있다.

3) 적혈구
고배율 시야의 현미경검사에서 3개 이상의 적혈구가 있다면 요로계의 이상을 의심하고 추가적인 검사를 시행해야 한다. 적혈구의 모양은 고배율 시야의 현미경이나 위상차현미경*phase contrast microscopy*으로 검사한다. 신사구체질환으로 인한 혈뇨의 적혈구는 이상 형태의 모양을 보이나, 요세관간질질환이나 비뇨기질환으로 인한 혈뇨의 적혈구는 정상적인 둥근 모양이다.

신장학적 원인의 혈뇨는 현미경검사에서 적혈구 원기둥이나 단백뇨가 동반되는 경우가 많다. 혈뇨 환자의 소변에서 100~300mg/dL 이상(시험지검사에서 2+ 또는 3+)의 단백뇨를 보인다면 신사구체나 요세관간질 질환이 있을 가능성이 높음을 시사한다. 장거리 달리기 같은 운동이나 여성 외부생식기 출혈, 요로계 주위 장기의 염증(충수염, 게실염) 등도 혈뇨의 원인이 된다. 현미경적 혈뇨의 경우 3배분 소변검사로 출혈 부위를 알아볼 수 있다. 환자에게 3개의 컵을 준 후, 각각 첫 소변, 중간뇨, 마지막 소변을 받게 한다. 각각의 소변을 현미경검사를 시행하여 첫 소변에만 적혈구가 보이면 출혈 부위가 전부요도일 가능성이 높고, 마지막 소변에서만 적혈구가 있으면

출혈의 부위가 방광경부나 후부요도일 가능성이 높다. 세 가지 소변 모두에서 적혈구가 있으면 방광경부의 상부(방광, 요관, 신장)에서의 출혈일 가능성이 크다. 육안적 혈뇨를 보이는 남성의 경우는 문진을 통해 배뇨의 어느 단계에서 혈뇨를 보이는지 확인할 수 있다. 항문검사와 직장수지검사 등의 신체검사 후의 혈뇨 위양성을 방지하기 위해 신체검사 전에 소변을 채취하여 검사한다.

4) 상피세포

상피세포는 요침전물에서 흔히 관찰할 수 있다. 편평상피세포는 소변채취 시 남성의 전부요도나 여성의 질구에서 소변이 오염된 경우를 의미하며 특별한 의미를 두지 않는다. 요로상피세포는 방광이나 상부요로에서 기원하며 정상적으로 관찰될 수 있으나, 수가 많거나 종물로 나오거나 세포의 거대 핵, 다핵, 핵 대 세포질 비의 증가 등 이상 조직 소견이 보이면 요로상피종양을 의심한다.

5) 원기둥

원기둥은 원위세관이나 유두관에서 형성되며 기질 내에 관 모양의 내용물을 포함하는 구조이다. 모든 원기둥의 기본 기질은 요세관상피에서 기원한 Tamm-Horsfall단백Tamm-Horsfall protein이다. 만약 원기둥이 Tamm-Horsfall단백으로만 형성되어 있다면 이는 유리질원기둥hyaline cast이며 적은 양이 나오면 병적으로 여기지 않으나, 과도한 운동 후나 신우신염 또는 만성신질환에서도 관찰된다.

백혈구원기둥은 급성사구체신염, 급성신우신염, 급성요세관간질성신염 등에서 볼 수 있으나 확진의 근거는 아니며 상피세포원기둥과의 구별이 필요하다. 상피세포원기둥도 비특이적인 신장손상을 의미한다. 적혈구원기둥은 사구체성 혈뇨를 의미하며 사구체염이나 혈관염의 병변을 의미한다. 과립성원기둥granular cast은 파괴된 상피세포, 백혈구 및 단백질을 의미하며 요세관 병변을 시사한다.

6) 기타

일반적으로 소변 내 결정의 존재가 질환을 의미하지는 않으나 결석 환자의 소변에서 결정의 확인, 특히 시스틴결정의 경우에는 시스틴석의 성분 확인에 도움이 된다. 산성뇨에서 침착되는 결정은 수산칼슘결정, 요산결정, 시스틴결정 등이며, 알칼리성뇨에서는 인산칼슘결정, 삼인산결정 등이다. 요침전물에서 칸디다Candida 같

은 효모형 진균이나 세모편모충Trichomonas이 진단되어 치료가 필요할 수도 있다.

4. 세균뇨

(1) 현미경검사

정상 소변에는 세균이 포함될 수 없으며, 적절히 채취하여 오염되지 않은 소변에서 세균이 보이는 경우는 요로감염을 의미한다. 즉 남성의 깨끗하게 채취된 중간뇨나 여성에서 카테터 삽입이나 치골상부방광천자로 얻은 소변의 고배율 현미경검사에서 세균이 보이면 요로감염으로 진단하고 경험적 치료를 시행한다. 하지만 확진을 위해 세균배양이 필요하다. 여성에서 배뇨로 얻은 소변의 세균뇨는 반드시 임상적 의미가 있는 것은 아니다. 적절하게 채취된 소변의 현미경검사에서 5개/HPP의 세균이 보이면 배양검사의 세균집락수 10^5개/mL를 의미한다.

(2) 세균배양

소변의 현미경검사로 진단되는 요로감염은 세균배양검사를 통해 확진한다.

1) 적응증 및 판독

소변의 세균배양으로 감염된 균의 종류와 수, 그리고 항생제 감수성을 알 수 있다. 배양검사는 재발성 또는 지속적인 감염, 신장기능상실 및 약제에 대한 과민반응이 있는 경우 중요하다. 배양을 위한 소변은 채취 즉시 냉장보관을 하며 24시간 이내에 배양해야 한다. 환자가 요로감염증상이 있다면 소변 배양검사에서 세균집락수가 10^5/mL 이하라도 요로감염을 배제할 수 없다. 여러 종류의 세균이 동시에 배양된다면 검체의 오염을 의심한다. 소변배양의 세균의 수는 채취방법, 환자의 수분 공급 정도, 항생제 사용 여부에 영향을 받는다. 소변의 비중이 낮은 검체에서 배양검사가 양성을 보일 경우가 높은 비중에서의 양성보다 더 의미가 있는데, 이는 낮은 비중이 소변이 희석된 상태임을 의미하기 때문이다. 약제 감수성 검사는 감염의 상황에 따라 시행하는데, 요로감염 원인균의 80%를 차지하는 대장균은 많은 약제에 감수성이 있으나 패혈증, 신장기능상실, 당뇨 등이 동반된 경우나 녹농균Pseudomonas 같은 장내간균 감염의 경우에는 균에 대한 감수성이 있는 항생제를 찾는 것이 중요

하다. 중증 환자나 입원 환자에서는 공인된 정확한 배양 검사를 요하나 일반적인 외래 환자에서는 좀 더 간단하고 비용 효과적인 방법으로 균검사를 시행할 수 있다.

2) 결핵균 염색 및 배양

소변의 항산균염색으로 요로결핵을 진단하더라도 결핵의 확진과 결핵균의 종류를 확인하기 위해 3~5회의 배양검사를 해야 한다. 결핵균의 배양을 위해서는 아침 첫 소변을 채취하는 것이 좋다. 결핵균이 모든 항결핵제에 감수성을 가지고 있는 것이 아니므로 내성검사도 필요하다. 결핵균의 느린 성장 속도로 인해 결과를 얻기 위해 6~8주 이상의 시간이 필요하다. 소변의 PCR검사는 배양검사와 비슷한 민감도를 보인다.

5. 기타 소변검사

(1) 요로상피암검사

1) 요세포검사

요로상피암을 진단하기 위해 배뇨한 소변이나 방광 세척뇨를 검사하는 것은 고등급*high grade* 요로상피암의 진단에 유용하다. 방광암의 진단에서 요세포검사의 민감도는 40~62%이고 특이도는 94~100%이다. 저등급*low grade* 요로상피암은 비정상적인 세포를 소변으로 배출하는 경우가 많지 않으므로 방광암의 진단이나 추적에서 방광경검사를 기본으로 해야 한다.

2) 기타 요로상피암검사

요로상피암 진단에서 요세포검사의 긴 검사시간과 높은 위음성률을 보완하기 위한 여러 검사법이 사용되고 있다. nuclear matrix protein 22(NMP 22)는 방광암 환자의 소변에 정상인보다 20배 이상 존재한다. 하지만 급성요로감염이나 심한 혈뇨를 보이는 환자에서 위양성의 가능성이 있다. 방광암항원검사*bladder tumor antigen test; BTA*는 소변의 방광암 항원을 정성적으로 검출하기 위한 라텍스응집반응검사법이다. 그 외 BTA stat검사, Lewis 혈액군항원X*Lewis blood group antigen X*검사, FISH, 섬유소/섬유소원 분해산물*fibrin/fibrinogen degradation product; FDP*검사, 컴퓨터를 이용한 DNA 핵영상분석 등이 있다. 다양한 소변을 이용한 표지자를 방광암의 진단에 이용하고 있으나 아직 방광경검사를 대체할 수 있는 검사는 없다.

(2) 호르몬검사

부신종양이 의심될 때는 부신호르몬 분비검사를 한다. 갈색세포종이나 신경모세포종은 소변 중의 반닐릴만델산*vanillylmandelic acid*을 측정하여 진단하는데, 갈색세포종은 소변의 카테콜아민 대사산물인 메타네프린, 에피네프린, 노르에피네프린의 측정으로 더 정확히 진단할 수 있다. 소변 중에 알도스테론이 높게 나타나면 알도스테론 분비 종양을 의심한다. 다른 부신피질종양을 진단하기 위해 소변 중의 유리코티솔*free cortisol*, 17-케토스테로이드*Ketosteroid*, 17-hydroxycorticosteroid, 11-deoxycortisol 등을 측정한다.

(3) 요로결석 성분검사

재발성 요로결석 환자의 24시간 소변의 칼슘, 인산, 수산, 요산, 마그네슘, 구연산 배설을 검사하여 결석을 형성하는 대사이상을 확인할 수 있다. 시스틴뇨가 있을 경우 시스틴*cystine* 정성 선별검사인 나이트로프러사이드*nitroprusside*검사를 시행한다. 요로결석의 성분검사를 시행하여 재발 방지를 위한 환자 상담에 이용한다.

(4) 기타 검사

요로와 장의 누공이 의심될 때 페놀레드*phenol red*와 같은 소화기관으로 잘 흡수되지 않는 색소를 먹고 나서 착색된 소변이 나오면 진단할 수 있다. 요로-장 누공 진단의 다른 방법은 환자에게 과립성 숯으로 된 젤라틴 캡슐을 먹이고 며칠 후 소변을 채취하여 원심분리하여 침전물에서 검은 과립이 있으면 누공을 진단할 수 있다.

II 요도 및 질 분비물 검사

1. 요도분비물

하부요로감염이 의심되는 환자에서 요도분비물의 검사는 진단에 도움이 된다. 다음 방법으로 세균뇨나 농뇨의 원발 부위를 어느 정도 알 수 있다. 방광뇨*voided bladder urine 1; VB1*, VB2, 전립선 추출액*expressed prostatic secretion; EPS*, VB3 4개의 용기를 준비한다. 요도구를 깨끗이 한 후 첫 번째 소변을 VB1 용기에 10mL, 중간뇨를 VB2 용기에 15~30mL 받은 후 전립선마사지를 하여 전립선 추출액을 EPS 용기에 받고 VB3 용기에 마지막 소변을 받는다. 소변을 원심분리한 후 현미경검사를 시행하고 필요 시 배양검사를 한다. 백혈구 및 세균이 첫 소변(VB1)에만 있으면 전부요도염을 의심하며, VB1, VB2, VB3 모두에서 발견되면 방광염이나 상부요로의 감염을 의미한다. EPS와 VB3에만 백혈구나 세균이 있으면 전립선염을 의미한다. 이러한 방법이 오래 이용되어 왔으나 시간이나 비용 문제로 외래에서 시행하기가 쉽지 않다. 중간뇨를 먼저 채취하고 전립선마사지 시행 후의 소변을 10mL 정도 채취하는 방법이 간단하고 비용적인 장점이 있어 전립선염이 의심되는 환자에서 많이 이용된다.

요도구에 진하고 노란 분비물이 보이면 임질을 의심하고 그람염색을 하여 세포 내 그람음성 쌍구균을 확인한다. 음경포피의 귀두지에 기생하는 균 때문에 위양성을 보일 수 있으므로 주의한다. 요도구에서 맑고 흰색의 분비물이 보이면 요도를 짜서 분비물의 도말표본을 얻어 메틸렌블루염색이나 그람염색을 해서 현미경검사를 한다. 세모편모충이나 효모형 진균, 세균 등이 보이면 그에 따른 치료를 한다. 급성전립선염이나 급성부고환염 등도 소변검사나 소변배양검사를 하면 진단에 도움이 된다. 요도분비물이나 소변에 대한 중합효소연쇄반응 *polymerase chain reaction; PCR*검사를 이용하면 정확한 진단이 가능하다.

2. 질분비물

질염의 원인은 세균, 바이러스, 진균, 원충, 이물질 등 다양하다. 면봉으로 질분비물을 채취하여 염색하거나 하지 않은 상태로 검사한다. 염색하지 않고 도말검사를 시행할 때는 식염수를 한 방울 섞어서 젖은 도말검사*wet smear*를 하여 진균 및 세모편모충 등을 발견한다.

질 내에는 세균이 상존하므로 일반 세균의 발견은 의미가 없다. 여성에서도 요도나 질분비물에 대한 PCR검사를 이용하면 정확한 진단을 할 수 있다.

III 신장기능검사

1. 요비중

신장기능의 감소에 따라 신장의 요농축 능력도 감소되어 요비중이 1.006~1.010까지 떨어진다. 그러나 요희석 능력은 신장기능이 극도로 악화될 때까지 잘 유지된다. 신장기능 측정을 위해 소변의 삼투질농도*osmolality*를 측정하는 것이 더 정확하지만 외래에서 시행하기는 어렵다.

2. 혈중 크레아티닌

혈중 크레아티닌 측정은 사구체여과율을 측정하기 위해 가장 흔히 이용되는 검사이다. 크레아티닌*creatinine*은 골격근 내의 크레아틴*creatine*의 최종대사산물로 신장을 통해 배설된다. 크레아티닌은 신체 내에서 매일 일정량씩 생성되므로 혈중 크레아티닌 농도는 신장기능을 직접적으로 반영한다. 하지만 신장기능이 50%까지 상실되어도 근위요세관에서 크레아티닌 분비가 증가하여 혈중 크레아티닌 농도는 정상치(성인 0.8~1.2mg/dL, 소아 0.4~0.8mg/dL)를 보일 수 있다. 대부분의 다른 배설물과는 달리 혈중 크레아티닌 농도는 음식물이나 수분 섭취 상태에 영향을 받지 않는다. 간경변증 환자에서는 크레아티닌 생산이 감소되어 신장기능이 저하된 경우에도 혈중 크레아티닌은 정상값을 보일 수 있다.

3. 혈중요소질소

혈중요소질소*blood urea nitrogen; BUN*는 혈중 요소를 측정하는 것으로, 요소는 간에서 아미노산과 암모니아에서 생성된다. 이렇게 생성된 요소는 신장을 통해 배설되므로 이 혈액 농도가 신장기능을 판단하는 지표로 사용될 수 있다. 하지만 혈중요소질소는 크레아티닌과 달리 신장기능 이외에 수분 공급, 식이, 간기능 변화 등에 따라서도 수치가 달라질 수 있으므로 혈중요소질소만 가지고 신장기능을 평가하기는 어렵다. 하지만 혈액 내 혈중요소질소-크레아티닌 비는 진단적 의미를 제공할 수 있다. 정상적으로는 10:1이나, 탈수, 양측 요관폐색, 요누출의 경우 20:1에서 40:1까지 증가하며, 간부전이나 수분 과잉 공급 시에는 혈액 내 혈중요소질소치와 혈중요소질소-크레아티닌 비가 낮아진다. 신부전 환자에서 혈중요소질소치는 매우 높은데, 단백질 섭취의 감소로 부분적으로 조절할 수 있다.

4. 크레아티닌청소율 *creatinine clearance rate*

사구체여과율을 직접 측정할 방법이 없기 때문에 신장을 통해 배설되는 혈중의 물질을 이용하여 간접적으로 측정한다. 크레아티닌은 비교적 일정한 생산속도와 혈중 농도를 보이고 신사구체를 통해 대부분 배설되고 신장에서 분비나 재흡수, 신생성 또는 대사를 보이지 않으므로 사구체여과율의 측정에 적합하다. 그러므로 크레아티닌청소율 측정은 이눌린 *inulin*이나 방사성핵종 등의 외부물질의 주입 없이도 사구체여과율을 알 수 있는 정확하고 믿을 만한 신장기능검사법으로 가장 흔히 이용한다. 하지만 약간의 크레아티닌은 근위요세관 분비로 혈청에서 제거되므로 크레아티닌청소율을 이용하여 사구체여과율을 측정하는 것은 10~20% 과측정이 된다. 따라서 크레아티닌청소율을 이용한 사구체여과율의 값은 실제치의 최고값으로 볼 수 있다.

크레아티닌청소율을 구하기 위해 일정 시간(대개 24시간) 동안 수집한 소변과 혈청이 필요하며 계산 공식은 다음과 같다.

청소율 = UV/P
U: 소변 내의 크레아티닌(mg/dL)
P: 혈중 크레아티닌(mg/dL)
V: 배설된 소변량(mL, 24시간)

청소율의 결과값은 mL/min으로 나타나며, 정상치는 90~110mL/min이다. 개인마다 근육량이 다르기 때문에 표준화를 위해 다음의 공식을 사용한다.

UV/P×1.73m²/측정된 체표면적 = 교정된 청소율

교정된 청소율의 정상 범위는 70~140mL/min이다.
24시간 소변을 채취할 경우, 가능한 카페인 함유 물질

이나 약물 복용은 삼가고 격렬한 운동을 하지 않는다. 용변 중의 소변도 모두 모아야 한다.

크레아티닌청소율을 혈액과 24시간 소변을 이용하여 측정하는 것은 신장기능의 검사에 유용하지만, 일반적인 환자에게 시행하는 것은 번거롭고 복잡한 일이다. 그래서 혈중 크레아티닌 농도와 나이, 성별, 체중 등의 변수를 이용하여 크레아티닌청소율을 바로 추정하는 방법이 흔히 사용된다.

가장 흔히 이용되는 것은 Cockcroft-Gault법으로 공식은 다음과 같다.

$$\text{CrCl} = [140 - \text{age(yr)} \times \text{weight(kg)}] / [72 \times \text{serum Cr(mg/dL)}] \times 0.85 \, (\text{in women})$$

IV 혈액검사

1. 전혈구계산 *complete blood count*

만성신부전 환자에서 정상 색소의 정상 적혈구 빈혈이 흔히 보인다. 육안적 혈뇨는 빈혈을 초래할 수 있지만 현미경적 혈뇨로 인한 만성혈액유출은 빈혈을 일으키지 않는다. 혈색소와 적혈구용적률의 증가를 보이는 적혈구증가증은 신세포암에 동반된 부종양증후군 *paraneoplastic syndrome*증상 중 하나이며, 남성갱년기 환자의 남성호르몬보충요법 중에도 나타날 수 있다. 백혈구가 심하게 증가된 경우 백혈병을 의심할 수 있으며, 요로계 증상의 원인이 될 수 있다.

2. 혈액응고검사

원인 불명의 혈뇨가 있는 환자에서 von Willebrand병, 간질환 또는 살리실산염 *salicylate* 과민성 등이 의심될 때 외에는 혈액응고검사가 필요하지 않으며, 이 병이 의심될 경우 프로트롬빈시간 *prothrombin time*과 출혈시간 *bleeding time*을 측정한다. 혈소판 측정은 항암화학요법이나 광범위 방사선치료를 받는 환자에서 시행한다.

3. 전해질검사

항이뇨호르몬제나 이뇨제, digitalis 계통의 약물을 복용하거나 경요도전립선절제술후증후군이 의심되는 환자에서 혈중 나트륨과 칼륨을 측정할 수 있다. 칼슘석 환자에서 혈중 칼슘 측정이 필요하다. 신장암 환자에서 혈중 칼슘 농도 증가는 부종양증후군을 암시한다.

4. 전립선암 표지자검사

전립선특이항원prostatic specific antigen; PSA은 전립선암의 선별검사, 병기 진단, 치료효과 판정 및 조기 재발 판정에 널리 사용되고 있다. 보통 혈중 농도가 2.5 또는 4.0ng/mL 이상으로 상승되어 있을 때 전립선암을 의심하여 조직검사를 시행할 수 있다. 혈중 전립선특이항원 농도는 전립선 특이적이며 전립선암 특이적이지는 않으므로, 전립선암이 없는 경우 나이나 인종, 전립선의 크기나 전립선 내 염증의 유무에 따라 다양한 값을 보일 수 있다. 혈중 전립선특이항원 수치가 2.5(또는 4.0)~10.0ng/mL의 회색지대인 경우 전립선조직검사의 시행 여부를 결정하기 위해 혈중 유리전립선특이항원 퍼센트(유리PSA/총 PSA), 전립선특이항원 밀도, 전립선특이항원 증가 속도, 나이 보정 전립선특이항원 값 등을 이용할 수 있다.

5. 호르몬검사

혈중 부갑상선호르몬 측정은 다발성 요로결석 환자나 혈중 칼슘치가 높은 환자에서 부갑상선 선종 확인에 유용한 검사이다. 그러나 이 검사가 부갑상선 선종의 유일한 선별검사법은 아니며, 요로결석 환자에서 일상적으로 시행해서도 안 된다. 혈중 레닌 농도는 신장고혈압에서 증가할 수 있으나 여러 상황에서 위양성을 보일 수 있다. 알도스테론, 코티솔, 에피네프린, 노르에피네프린 등 부신 스테로이드 호르몬은 부신기능이나 부신종양 진단에 유용하다. 고환종양의 진단이나 치료 후 추적검사에서 베타-hCG나 알파태아단백을 측정한다. 혈중 테스토스테론, 유리형 테스토스테론, 에스트로겐, 황체형성호르몬LH, 난포자극호르몬FSH 등은 남성불임, 발기부전, 남성갱년기 진단에 도움을 준다.

V 노인 환자의 검사실 값

여러 검사실 값은 나이에 따라 변하는 것과 변하지 않는 것이 있다. 나이에 따라 변하지 않는 검사실 값에는 전혈구계산(적혈구용적률, 혈색소, 적혈구지표, 혈소판), 혈중 전해질, 혈중 총단백, 칼슘, 인, 크레아티닌, 간기능검사(혈중 빌리루빈, AST, ALT, 감마GTP) 등이다. 나이에 따라 변하는 값은 크레아티닌청소율, 혈중 알칼리인산분해효소alkaline phosphatase, 요산, 콜레스테롤, 알부민, 혈당 등이 있다. 특히 크레아티닌청소율은 30대 중반부터 감소하기 시작하며 10년에 6~12mL/min/1.3m^2 정도씩 떨어지며, 85세가 되면 25세 때의 50% 정도로 감소한다.

Castle EP, Wolter CE, Woods ME. Evaluation of the Urologic Patient: Testing and Imaging. In: Partin AW, Dmochowski RR, Kavoussi LR, Peters CA, Wein AJ, editors. Campbell-Walsh-Wein Urology. 12th ed. Philadelphia: Elsevier; 2021; 14-27

Cavalieri TA, Chopra A, Bryman PN. When outside the norm is normal: interpreting lab data in the aged. Geriatrics 1992; 47: 66-70

Elkoushy MA, Andonian S, Weiss DA, Weiss RM. Renal physiology and pathophysiology In: Partin AW, Dmochowski RR, Kavoussi LR, Peters CA, Wein AJ, editors. Campbell-Walsh-Wein Urology. 12th ed. Philadelphia: Elsevier; 2021; 1865-1904

Konety BR, Getzenberg RH. Urine based markers of urological malignancy. J Urol 2001; 165: 600-611

Kreder KJ, Willams RD. Urologic laboratoy examination. In Tanagho EA, McAninch JW, editors. Smith's general urology. 17th ed. New York: McGraw-Hill, 2008

Pels RJ, Bor DH, Woolhandler S, Himmelstein DU, Lawrence RS. Dipstick urinalysis screening of asymptomatic adults for urinary tract disorders. II. Bacteriuria. JAMA 1989; 262: 1221-1224

Saad A, Hanbury DC, McNicholas TA, Boustead GB, Morgan S, Woodman AC. A study comparing various non-invasive methods of detecting bladder cancer in urine. BJU Int 2002; 89: 369-373

Stevens LA, Levey AS. Measured GFR as a confirmatory test for estimated GFR. J Am Soc Nephrol 2009; 20: 2305-2313

Van Nostrand J, Junkins A, Bartholdi R. Poor predictive ability of urinalysis and microscopic examination to detect urinary tract infection. Am J Clin Pathol 2000; 113: 709

06
CHAPTER

요로생식기계의 영상검사

고동훈 집필/이길호 감수

비뇨기계의 많은 임상상황은 단순 신체검사를 통해 정확히 평가하기 어려운데, 방사선촬영과 컴퓨터단층촬영술*computed tomography; CT*의 발달, 정맥을 통한 조영제의 사용으로 구조, 기능, 생리 정보를 얻을 수 있게 되었다. 또한 초음파촬영술과 자기공명영상*magnetic resonance imaging; MRI*의 발달로 연조직*soft tissue*에 대해 높은 해상도와 다평면의 영상을 촬영할 수 있게 되어 비뇨영상의학 분야에 많은 발전을 가져왔다.

I 방사선촬영

1. 방사선촬영과 조영제 사용

조직마다 방사선 흡수도가 다르기 때문에 방사선촬영으로 조직 간의 구분이 가능한데, 연조직 간의 대조를 높여 주기 위해 방사선 비투과성 조영제를 흔히 사용한다. 이때 위험과 효용성을 잘 고려하여 사용하도록 하며 조영제를 사용하지 않는 다른 방법이 있는지 잘 고려해야 한다. 특히 과거에 조영제 부작용이 있었거나 신장기능부전, 심부전이 있는 환자, 베타차단제를 사용하고 있거나 천식, 당뇨가 있는 환자의 경우에 더욱 주의해야 한다. 비뇨방사선 분야의 전통적인 검사로는 단순요로촬영*kidney, ureter, and bladder; KUB*, 배설성요로조영술*excretory urography*, 역행성요로조영술*retrograde urography*, 경피요로조영술*percutaneous urography* 또는 선행성요로조영술*antegrade urography*, 방광요도조영술*cystourethrography*, 요도조영술*urethrography*, 혈관조영술*angiography* 등이 있다.

방사선 조사량은 측정하기가 간단하지 않으며 상대적 방사선 레벨*relative radiation level*로 계산한다. 보통 복부 컴퓨터단층촬영에는 10~15mSv가 조사되며, 투시검사*fluoroscopy*의 경우 1분 조사량은 대개 일반적 방사선촬영의 10배 정도 된다. 의료진의 방사선 조사량을 줄이기 위해서는 조사 시간을 최소화해야 하고 방사선원으로부터 최대한 멀리 떨어지며 적절한 차폐물을 사용하는 것이 중요하다.

2. 단순요로촬영

단순요로촬영은 조영제 사용 이전에 시행하며 요로조영상*urogram*과의 차이를 비교한다. 대개 바로누운자세*supine position*에서 촬영하고 위쪽은 양측 신장, 아래쪽은 치골궁*pubic arch*과 전립선 부위를 포함한다. KUB에

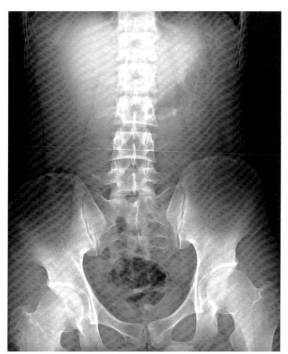

그림 6-1 정상 단순요로촬영상 신장 윤곽과 양쪽 큰허리근의 음영이 나타나고 골반, 척추의 이상도 없다.

서는 신장, 간, 비장, 허리근*psoas muscle*의 윤곽이 뚜렷이 나타난다(그림 6-1). 특히 신장 주위에는 대개 지방이 많아 신장의 영상이 잘 나타나므로 KUB에서 신장의 크기, 모양, 위치 등을 확인할 수도 있다. KUB에서 성인의 신장 장축*long axis* 길이는 12~13cm이다. 2세 이상 소아에서 신장의 크기는 대략 제1요추에서 제4요추 거리에 해당한다. 또한 KUB에서는 신장 부위와 요관 주행을 따라 요로결석을 의심하게 하는 석회화 음영의 유무, 척추측만증 등 뼈 이상 여부, 큰허리근*psoas major muscle*의 음영, 연조직 종양 음영 유무를 보아야 한다. KUB에 석회화 음영이 나타났을 때 그것이 요로결석인지 요외의 석회화 음영인지 구별하는 것은 임상적으로 매우 중요하다(그림 6-2). 대개 요로결석은 영상의 밀도가 균일하고 경계가 선명하나 연조직의 석회화 음영은 밀도가 균일하지 않으며 경계가 선명하지 않다. 요로결석과 감별해야 할 석회화 음영으로는 신석회증*nephrocalcinosis*, 장간막림프절의 석회화, 정맥석*phlebolith*, 동맥판*arterial plaque*, 신낭종*renal cyst*, 신장암, 부신, 간, 췌장, 비장의 석회화 등이 있다. 또한 척추와 골반에서도 외상, 결핵, 관절염 또는 악성종양의 전이 등에 의한 뼈의 변화

를 보아야 한다. 노인에서는 전립선의 석회화 음영이 보일 수 있으며 방광암에서도 석회화가 관찰될 수 있다. 요로의 악성종양 중 전립선암과 신세포암이 뼈에 잘 전이되는데, 전자는 골형성*osteogenesis*을 일으켜 X선상에 상아와 같은 음영을 보이고 후자는 주로 골용해*osteolysis*를 일으켜 X선 밀도가 낮아진다(그림 6-3). 그 밖에도 담석, 자궁내피임장치*intrauterine device; IUD*, 난관결찰고리*tubal ligation ring*, 최근에 복용한 알약 등과 구별해야 한다.

3. 배설성요로조영술

정맥신우조영술*intravenous pyelography; IVP*은 배설성요로조영술의 잘못된 용어이지만 아직도 관용적으로 사용되고 있다. 배설성요로조영술은 단순요로촬영 후 수용성 조영제를 정맥주사한 다음 조영제가 신장의 사구체여과*glomerular filtration*를 통해 배설되는 것을 일정 시간이 경과함에 따라 조영되는 요로를 방사선으로 촬영하여 알아보는 방법이다. 신장기능과 요로의 형상을 동시에 알 수 있어 비뇨의학과 영역에서 널리 이용되던 검사법이다. 그러나 최근에는 컴퓨터단층촬영과 자기공명영상으로 대체되어 많이 시행되고 있지는 않다.

검사를 시행할 때 신장의 윤곽은 정맥으로 조영제를 주입한 후 30초에서 1분 지연영상에 가장 잘 나타나며, 이때 양쪽 신음영은 대칭적이고 균질하며 부드럽고 선명한 경계를 나타내야 한다. 5분 지연영상에서는 신배를 포함한 집합계가 조영되어야 하고 한쪽 또는 양쪽에서 조영지연이 있는지 확인해야 한다. 이때 신배들은 선명한 경계와 함께 곡선이 유지되어야 한다. 15분에서 30분까지의 지연영상에서는 요관과 방광이 보이며 요관은 요관신우경계, 허리근과 교차하는 부위, 장골혈관과 교차하는 부위, 요관방광경계에서는 좁아져 있다(그림 6-4). 요관은 연동운동에 의해 수축과 이완을 반복하므로 요관전장이 보이는 경우에는 요관폐쇄를 의심해야 한다.

4. 역행성요로조영술

역행성요로조영술은 방광경검사와 요관카테터 삽입이 필요한 침습적인 방법으로, 요관카테터를 통해 조영제를

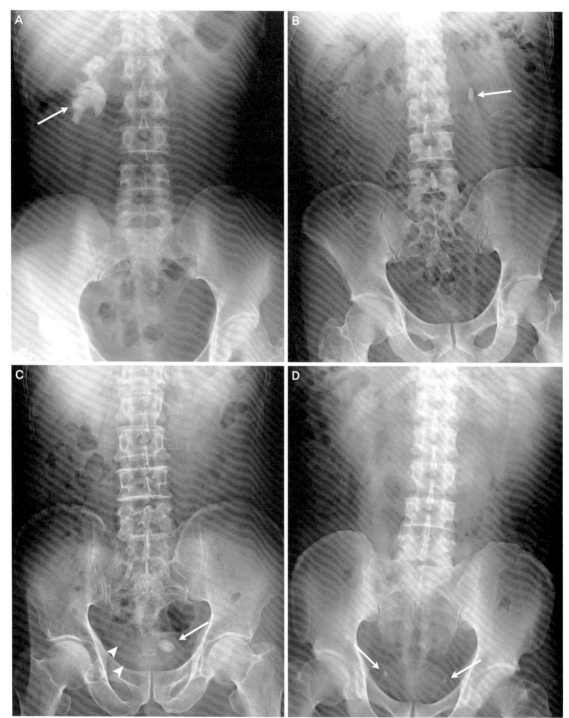

그림 6-2 단순요로촬영상   A. 우측 신장에 신배와 신우를 채우고 있는 사슴뿔결석(녹각석)*staghorn calculi*(화살표)이 보인다.
B. 좌측 제2, 제3 요추 사이에 요관결석(화살표)이 보인다.   C. 좌측 골반 속에 방광결석(화살표)이 보이며 우측 골반 속에는 정맥
석(화살촉)이 보인다.   D. 양측 골반 속에 정맥석(화살표)이 보인다.

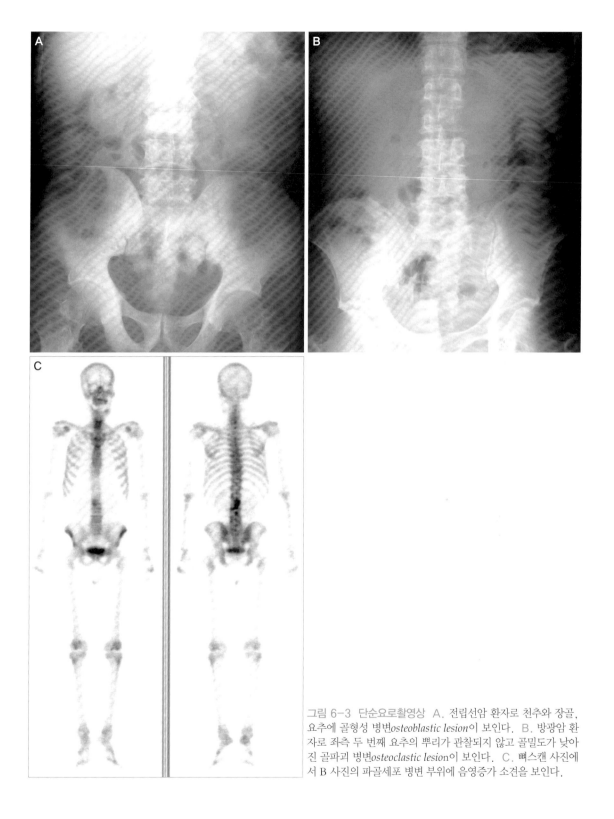

그림 6-3 단순요로촬영상 A. 전립선암 환자로 천추와 장골, 요추에 골형성 병변*osteoblastic lesion*이 보인다. B. 방광암 환자로 좌측 두 번째 요추의 뿌리가 관찰되지 않고 골밀도가 낮아진 골파괴 병변*osteoclastic lesion*이 보인다. C. 뼈스캔 사진에서 B 사진의 파골세포 병변 부위에 음영증가 소견을 보인다.

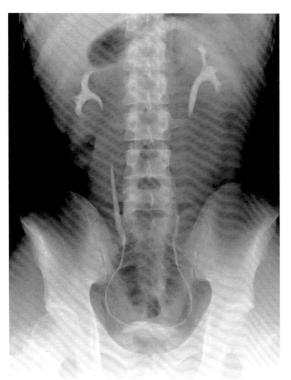

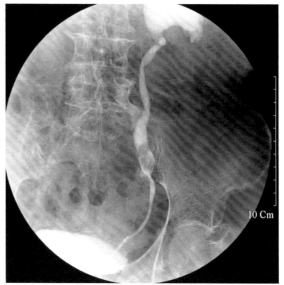

그림 6-5 역행성요로조영상 중간에 요관종양으로 생각되는 충만결손이 보이고 상부요관과 신우가 확장되어 있다.

그림 6-4 정상 배설성요로조영상 신우, 신배 및 요관에 변형이 없고 방광 가장자리도 부드럽다.

요관과 신장의 집합계에 주입하여 촬영한다. 요관손상이나 요로감염이 발생할 위험이 있기 때문에 시술 전 소변검사와 필요 시 감염에 대한 전처치가 중요하다.

역행성요로조영술은 배설성요로조영술이나 컴퓨터단층촬영에서 집합계가 선명하게 나타나지 않을 때나 조영제에 대한 과민성의 과거력이 있는 환자, 신장기능이 감소되어 있는 환자에서 요로계를 관찰할 필요가 있을 경우에 시행하는데, 배설성요로조영술에 비해 형태적인 변화는 잘 알 수 있으나 신장기능을 알 수 없는 단점이 있다.

시행방법은 모든 요로조영술에서와 마찬가지로 단순요로촬영을 먼저 시행한 다음 방광경하에서 요관카테터를 요관에 삽입하고 이를 통해 조영제를 서서히 주입한다. 이때 조영제는 15~45%로 희석하여 사용한다. 주입하는 동안 옆구리 통증이나 팽만감이 일어나면 주입을 중단하고 촬영한다. 방사선 투시하에 시행하면 보다 정확히 요로조영상을 얻을 수 있고 집합계의 과신전이나 조영제의 누출을 줄일 수 있다(그림 6-5). 이때 요관카테터를 제거한 다음 지연촬영을 시행하여 상부요로에서부터 조영제가 잘 배설되는지 여부를 확인한다.

5. 선행성요로조영술 또는 경피요로조영술

선행성요로조영술은 배설성요로조영술이 부적당하여 역행성요로조영술을 시도했으나 요관카테터를 삽입하는 데 실패했거나, 방광경검사가 금기인 경우에 상부요로의 변화를 알기 위해 신우나 신배를 직접 천자한 후 조영제를 주입하여 상부 집합계의 영상을 얻는 방법이다. 또한 요관 부위에 폐색이 있을 경우 천자 후 이 경로를 통해 카테터를 삽입해 신루설치술nephrostomy을 시행함으로써 임시적 또는 영구적으로 요로를 전환할 수 있다. 기왕에 신루설치술이 되어 있는 경우에는 이 길을 통해 선행성요로조영상을 얻을 수 있다(그림 6-6).

선행성요로조영술은 요관폐쇄 부위 진단 등에 도움이 되고, 또한 신루설치술이나 경피신석제거술의 기본 술기이다. 천자방법은 환자를 엎드리게 하고 갈비척추각에서 약간 바깥 부위를 국소마취한 후 초음파나 방사선 투시하에 금속 탐색자probe가 있는 침을 신배나 신우에 천자하여 삽입한다. 삽입 후 금속 탐색자를 제거하고 소변을 뽑아 삽입이 완전한 것을 확인한 후 조영제를 주입하여 촬영한다.

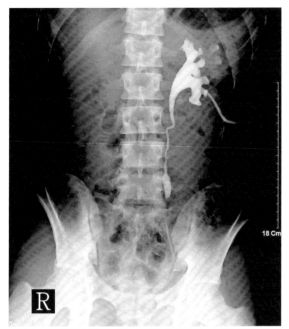

그림 6-6 **선행성요로조영술** 신루설치술 카테터를 통해 조영제를 주입했을 때 좌측 중간요관 아래 부위의 폐쇄 소견과 상부요관의 부분적인 확장 소견이 관찰된다.

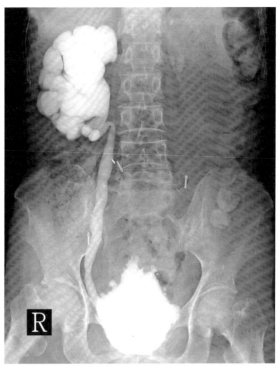

그림 6-7 **역행성방광조영술** 우측 요관으로 방광요관역류가 있다. 방광벽은 불규칙하고 방광게실이 있다.

6. 방광조영술*cystograhpy*

방광과 요도는 내시경으로 내부의 변화를 관찰할 수 있으므로 상부요로의 방사선조영술처럼 방광조영술은 중요하지 않다. 그러나 내시경검사가 불가능하거나 내시경검사로 진단할 수 없는 질환에서는 필요하다. 방광요관역류, 방광파열, 방광게실 등은 방사선영상으로 확인하는 것이 쉽고 염증, 종양, 요로결석, 특히 방사선투과 요로결석 등은 방광경검사가 더 정확하다.

(1) 배설성방광조영술*excretory cystography*

배설성요로조영술을 시행할 때 상부요로의 촬영이 끝난 즉시 300~500mL의 물을 먹게 하고 30~60분 후에 촬영하여 적절한 방광영상을 얻을 수 있다.

요로손상이 의심되거나 신이식 환자에서 림프낭종*lymphocele*이나 소변종*urinoma*이 의심될 때 배설성방광조영술이 도움이 되며 전립선비대증이나 방광암의 진단에도 도움이 된다.

(2) 역행성방광조영술
retrograde cystography

먼저 단순요로촬영을 시행한 후 무균적으로 방광에 카테터를 삽입하여 25~30% 조영제 200~300mL를 45cm 높이에서 주입한 후 바로누운자세와 비스듬한자세에서 촬영한다. 소아에서는 방광 용적에 따라 조영제의 양을 조절해야 하고, 방광의 크기, 형태, 게실, 천공 또는 누공*fistula*, 방광요관역류 등을 알기 위해서는 높은 농도의 조영제를, 종양 등에서와 같은 충만결손영상을 얻기 위해서는 낮은 농도의 조영제를 쓰는 것이 좋다(그림 6-7).

잔뇨, 게실, 방광의 천공 또는 누공 등이 의심되는 경우에는 배뇨시킨 다음 다시 한 장을 촬영한다. 그 밖에 복압성요실금에서도 방광과 후부요도의 각을 측정해 볼 수 있고 방광탈출증*cystocele*의 진단에도 이용할 수 있다. 방광에 조영제를 채우고 골반컴퓨터단층촬영을 하면 방광의 파열 여부를 진단할 수 있다.

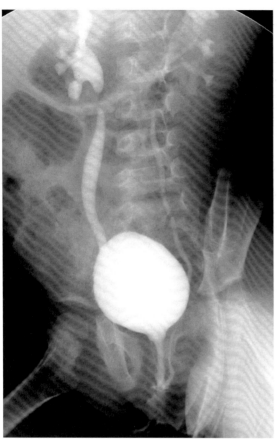

그림 6-8 배뇨방광요도조영술 방광과 요도가 조영되고 있으며 양측 요관으로 조영제가 역류하고 있다.

(3) 배뇨방광요도조영술

voiding cystourethrography; VCUG

배뇨방광요도조영술로 방광요관역류와 후부요도판막을 진단할 수 있다. 촬영방법은 역행성방광조영술과 같은 방법으로 조영제를 주입하여 단순방광조영술 및 지연방광조영술을 실시하고 이어 배뇨를 시키면서 방사선 투시하에 순간촬영사진*spot film*이나 투시영화촬영술*cine-fluorography*로 촬영한다(그림 6-8). 방광요관역류, 후부요도판막의 진단과 배뇨 과정에서의 방광경부의 변화를 관찰할 수 있으며 배뇨가 끝난 후 다시 한 장을 촬영하면 잔뇨의 유무도 알 수 있다. 소아 등에서 요도카테터에 의한 요도손상을 주의해야 하며, T6 이상의 척수손상 환자에서는 자율신경반사기능이상*autonomic dysreflexia*을 조심해야 한다.

7. 역행성요도조영술 *retrograde urethrography*

역행성요도조영술은 요도의 손상, 폐쇄, 게실, 누공, 결석, 염증, 종양, 기형과 방광경부의 변화를 알아낼 수 있는 검사이다. 음경*penile*, 구부*bulbous*, 막양부요도*membranous urethra*의 형태학적 소견은 잘 보이나 외요도괄약근과 방광경부 때문에 전립선요도의 이상 여부는 잘 알 수 없다. 전립선요도는 배뇨방광요도조영술에서 더 잘 나타난다. 따라서 요도폐쇄 등 전부요도*anterior urethra*의 병소를 알기 위해서는 역행성요도조영술로 진단적인 도움을 얻을 수 있으나, 후부요도판막 등을 진단하기 위해서는 선행성*antegrade*으로 배뇨방광요도조영술을 시행한다.

촬영방법은 Foley카테터를 요도에 삽입하고 풍선을 요도배오목*fossa navicularis*에서 팽창시킨다. 환자를 오른쪽으로 약 30° 기울이고 오른쪽 다리를 90° 굽히고 왼쪽 다리는 바로 뻗게 한 다음 음경을 오른쪽 다리에 평행하게 당기면서 Foley카테터를 통해 조영제를 서서히 주입하면서 촬영한다. 조영제는 배설성요로조영술에서 사용하는 조영제의 농도를 절반으로 희석하여 사용한다. 방사선 투시하에 시행하면 보다 정확한 요도조영상을 얻을 수 있다.

여성에서는 방광경부와 외요도구를 막을 수 있는 이중풍선카테터를 사용하여 역행성요도조영술을 시행하면 요도게실을 진단하는 데 도움이 된다.

조영제가 요도를 통과하는 동안 요도가 관상으로 팽대되는데, 생리적으로 좁은 부분과 넓은 부분이 있다. 전부요도에서는 거의 비슷한 내강*lumen*으로 가다가 구부요도에서 크게 팽대되고 그 후부터는 점점 가늘어져서 외요도괄약근이 있는 막양부요도에서 가늘어졌다가 다시 내강이 넓어지면서 방광경부에서 좁아져 전립선요도는 방추형을 나타낸다. 전립선요도의 중앙에는 약 1cm 길이의 충만결손이 나타나는데, 이것은 정구*verumontanum*에 해당된다. 배뇨방광요도조영상은 외요도괄약근의 저항으로 배뇨방광요도조영술에서는 후부요도가, 역행성요도조영술에서는 전부요도가 많이 확장된다(그림 6-9).

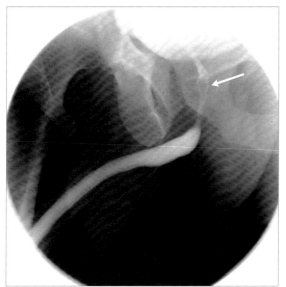

그림 6-9 정상 역행성요도조영상 조영제의 주입으로 팽대된 전부요도와 내강이 넓은 구부요도가 관찰되고 외요도괄약근과 방광경부에 의해 요도가 좁아진 부위 사이의 전립선요도가 관찰된다. 전립선요도 중앙에 정구에 의한 충만결손이 관찰된다 (화살표).

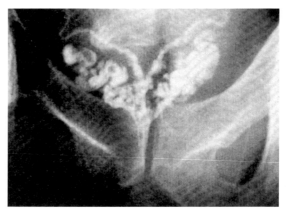

그림 6-10 정상 정낭조영상 양쪽의 구불구불한 관 모양의 정낭이 관찰되며, 정관의 팽대부와 정낭이 만나 사정관을 이룬다.

8. 정낭조영술 *seminal vesiculography*

정낭의 조영술은 주로 정로*seminal tract*의 폐쇄 유무를 알기 위해 사용된다. 특히 무정자증이 있는 남성불임증 환자에서 고환생검으로 정자 발생이 정상으로 밝혀지면 정로의 폐쇄가 의심되는데, 이러한 경우에 진단적 가치가 높다. 이 외 정로의 염증, 종양 등의 진단에 이용된다.

촬영방법은 요도경하에서 사정관에 카테터를 삽입하여 조영제를 주입하거나 음낭을 절개해 정관을 노출시킨 뒤에 조영제를 정낭 방향으로 2mL, 부고환 방향으로 1mL를 직접 주사하는 방법이 있는데, 전자는 기술상 어려움이 많아 후자가 더 많이 이용된다. 최근에는 음낭을 절개하지 않고 직접 정관에 가는 침을 삽입하여 조영제를 주입하기도 한다.

정낭은 꾸불꾸불한 관상의 장기로 치골상부에서 시작하여 좌우에 각각 1개씩 외상방으로 뻗어 V자 형태로 배열되어 있다(그림 6-10). 그 위쪽은 맹단*blind end*으로 끝나고 하단은 사정관을 통해 전립선요도에 연결된다. 정낭에 염증이 있으면 윤곽이 불규칙하고 뻣뻣해지며 유착으로 뭉쳐서 굴곡이 자연스럽지 않게 된다.

정관의 팽대부*ampullary region*는 굴곡된 관으로 좌우 정낭의 안쪽에 접해 있는데, 상단은 정관이 계속되고 하단은 정낭관과 만나 사정관을 이룬다. 정상적으로 정낭과 팽대부 사이에는 작은 간격이 있으나 염증으로 유착되면 간격이 없어진다.

9. 신동맥조영술 *renal arteriography*

신동맥조영술로 신혈관성고혈압*renovascular hypertension*, 신동정맥루*renal arteriovenous fistula*, 동맥류*aneurysm*, 결절다발동맥염*polyarteritis nodosa* 등 신혈관의 이상이나 기형을 발견할 수 있다. 또한 신이식에서 공여자 신절제술*donor nephrectomy*을 시행할 때 신동맥조영술을 통해 수술 전에 신혈관의 구조를 파악할 수 있다(그림 6-11).

신장종양 수술 시 종양의 출혈을 최소화하기 위해 종양색전술*tumor embolization*을 시행하거나 신세포암이나 신혈관근지방종에서 출혈이 있는 경우 이를 치료하기 위해 이용될 수 있다. 그러나 최근에는 초음파촬영과 컴퓨터단층촬영의 발달로 신종물이나 신장손상에 대한 신동맥조영술의 역할은 과거에 비해 진단적 적용 범위가 축소되고 있다.

조영제의 주입 경로는 허리동맥경유*translumbar*, 대퇴동맥경유*transfemoral*, 상완동맥경유*transbrachial* 등이 있으나 현재는 대퇴동맥경유조영술을 주로 시행한다.

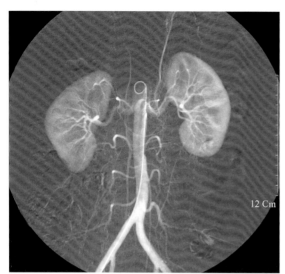

그림 6-11 정상 신동맥조영상 좌우 신동맥은 각각 1개로 대동맥에서 분지하는 것이 보이며 엽간동맥이 보인다.

10. 하대정맥조영술 및 선택신정맥조영술
inferior venacavography and selective renal venography

신동맥조영술과 같은 방법으로 대퇴정맥을 경피적으로 천자하여 카테터를 하대정맥과 신정맥에 삽입하여 하대정맥 영상과 신정맥 영상을 얻는다. 이 방법으로 색전증, 악성종양의 침범, 곁순환 등을 알 수 있다. 또한 신정맥과 대정맥의 혈액에서 레닌을 측정하여 신혈관성고혈압을 진단할 수 있다. 부신질환의 진단 시 부신정맥에서 혈액을 채취하여 부신호르몬치를 측정할 때도 정맥조영술을 이용할 수 있다. 또한 좌측 신정맥이 상장간막동맥과 대동맥 사이에 끼여 눌려서 배출장애를 초래하여 혈뇨 및 좌측 고환 주변에 정계정맥류를 초래할 수 있는 호두까기현상*nutcracker phenomenon*을 진단하는 데도 신정맥조영술이 유용하다. 최근에는 하대정맥이나 신정맥의 병변을 발견하는 데 초음파촬영이나 컴퓨터단층촬영술, 자기공명영상으로 많은 정보를 얻을 수 있어 하대정맥조영술 시행이 줄어드는 추세이다.

ll 컴퓨터단층촬영술

요로계와 주변 조직의 세밀한 해부학적 평가에 컴퓨터

단층촬영은 매우 유용하다. 장점은 짧은 시간에 각 조직의 미묘한 선형감쇠계수*linear attenuation coefficient*의 차이를 알 수 있고, 공간적 해상도가 좋으며, 단층영상을 얻을 수 있고, 3차원으로 영상을 재구성할 수 있으며, 혈관의 재구성이 가능하다는 점이다. 조영증강 후 초기지연영상에서는 신피질과 신수질이 잘 구분되고 이후 평형에 이르게 되면 구분되지 않는다. 조영제가 집합계에 이르면 신배, 신우, 요관, 방광 내부가 조영되어 내부의 충만결손*filling defect*이 잘 보인다. 또한 단순X선촬영술에서 잘 보이지 않던 석회화*calcification*나 결석도 컴퓨터단층촬영술에서는 쉽게 찾을 수 있다.

1. 부신

부신은 균질한 연조직 음영을 보이며 컴퓨터단층촬영은 부신질환을 진단하는 데 가장 좋은 일차적 진단법이다(그림 6-12). Cushing증후군*Cushing's syndrome*, Conn증후군*Conn's syndrome*, 갈색세포종*pheochromocytoma* 같은 기능항진 부신질환에서 부신종물을 90% 이상 정확하게 진단할 수 있다. 갈색세포종은 컴퓨터단층촬영에서 내부에 괴사 또는 낭성 변화가 흔히 보이며 조영증강이 강하게 되는 경향이 있다.

2. 신장

신장은 신장근막 내에 위치하며 신장 주변 지방에 의해 둘러싸여 있다. 신장 주변 지방은 신장동*renal sinus*에 연결되며, 저음영을 나타내어 신혈관과 집합계를 뚜렷하게 볼 수 있다. 신피질은 신피막 바로 아래에 있으며 신피라미드 사이로 뻗어 있다. 신피라미드 끝은 신장동으로 향하고 신배로 돌출되어 있다. 신동맥은 대동맥의 옆에서 나오며 상장간막동맥*superior mesenteric artery*의 바로 아래에 위치한다. 우측 신동맥은 하대정맥의 뒤쪽으로 주행하여 신장으로 들어가며, 좌측 신동맥은 좌측 신정맥의 뒤쪽으로 주행하여 신장으로 들어간다. 신정맥은 신동맥의 앞쪽에 위치하며 좌측 신정맥이 우측 신정맥보다 더 길다. 좌측 신정맥은 대동맥의 앞을 지나 하대정맥으로 들어가며, 우측 신정맥은 경사져서 하대정맥으로 들어간다. 신장실질은 조영제를 주입하기 전에는 균질성

연조직 음영을 보이며, 조영제 주입 후 신혈관과 신피질은 높은 음영 농도를 보여 조영제 주입 후 첫 60초 내에 신피질과 신수질이 뚜렷하게 구분되고, 그 후 신피질은 균등하게 음영 농도가 증가하며 시간이 경과되어 지연기에는 조영제가 집합계로 배설되어 집합계에도 높은 음영 농도를 나타낸다(그림 6-13).

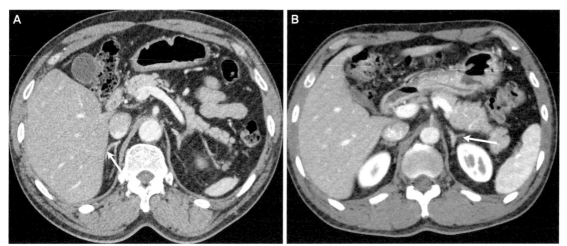

그림 6-12 정상 부신의 컴퓨터단층촬영 A. 우측 부신의 모습으로 대정맥 뒤쪽에서 역V 자 모양으로 보인다(화살표). B. 좌측 부신의 모습으로 좌측 신장 안쪽 앞쪽에 역Y 자 모양으로 보인다(화살표).

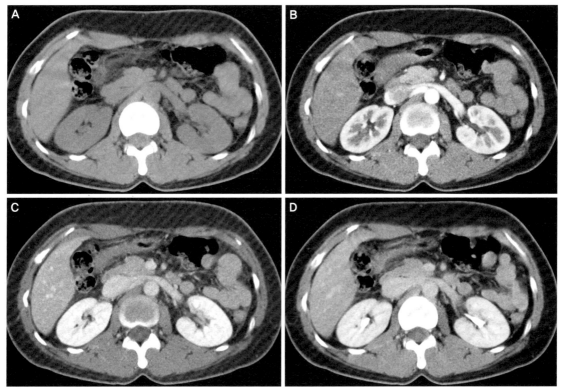

그림 6-13 정상 신장의 컴퓨터단층촬영의 각 시기에 따른 분류 A. 비조영증강영상, B. 피질수질기, C. 신실질조영증강, D. 배설기.

컴퓨터단층촬영술은 급성신우신염의 중증도, 파급 범위, 합병증 병발 유무를 평가하는 데 가장 효과적인 검사법이며, 신우신염의 진행에 따른 신장의 육안적·기능적 변화를 가장 잘 보여 줄 수 있다. 간혹 신유두에서 신피막으로 뻗어 나가는 양상의 쐐기 모양이나 줄무늬 저감쇠 병변들이 다수 보이고, 이 병변들이 지연기 컴퓨터단층촬영 영상에서 뒤늦게 조영증강되는 것을 볼 수 있다. 이것은 국소적 허혈, 신요세관의 폐색과 간질 부종 등으로 인한 외부압박 때문에 조영제의 배출이 지연되어 나타나는 현상이며 비특이적 소견이다.

3. 신종물 *renal mass*

컴퓨터단층촬영술은 신장종양의 유무와 성격을 평가하는 데 정확하고 우수한 검사이다. 성인에서 발생하는 신종물은 대부분 단순 신낭종이거나 신세포암이며 그 밖에 신농양이나 드물게 양성신장종양 등이 있다. 단순 신낭종의 특징적 소견은 얇은 벽을 가진 균질한 물과 같은 낮은 음영의 원형 종물을 보이며 신장실질과의 경계가 분명하고 조영제 주입 후 낭종 내 음영의 변화가 없다.

조영제 주입 전 컴퓨터단층촬영상에서 신세포암은 주위 정상 신장실질과 비슷하거나 약간 낮은 음영 또는 비균질성 음영을 보인다. 조영제 주입 후 피질수질기 *corticomedullary phase*에는 주변 정상실질보다 높게 조영증강 *contrast enhancement*되고 신실질조영증강 *nephrogram*

*phase*에는 정상실질보다 낮게 조영증강된다(그림 6-14). 괴사나 출혈이 종물 내에 있으면 비균질 조영증강을 나타내고 주위 신장실질과는 경계가 대체적으로 잘 구분되나 경우에 따라서는 불분명하게 보일 수도 있다. 종물 내에 반점 모양의 석회화를 보일 수 있다.

컴퓨터단층촬영술은 수술 전 신세포암의 정확한 병기를 결정하는 데 가장 적절한 영상진단법이다. 종양의 크기와 신피막의 침범 여부, 국소림프절 및 다른 장기로의 전이, 신정맥이나 하대정맥 내 종양혈전을 파악하는 데 유용하다. 또한 근치적 신절제술 후 신절제 부위, 간, 대측 *contralateral* 신장, 부신 및 후복막강 *retroperitoneum* 등에 암이 재발했는지 여부를 조사하는 데도 유용하다.

성인형 다낭성신질환 *polycystic kidney disease*은 양측 신장에서 크고 다양한 크기의 수많은 낭종이 관찰되며, 신장 외에도 간, 췌장, 비장 등에 낭종을 동반할 수 있다. 혈관근지방종 *angiomyolipoma*은 종물 내에 지방조직을 가지고 있기 때문에 특징적인 낮은 감쇠계수를 보여 정확하게 진단할 수 있다.

신농양이나 신주위농양 *perinephric abscess*, 기종성신우신염 *emphysematous pyelonephritis*, 황색육아종신우신염 *xanthogranulomatous pyelonephritis* 같은 염증성 신질환의 진단과 치료경과 판정에도 컴퓨터단층촬영술이 유용하다.

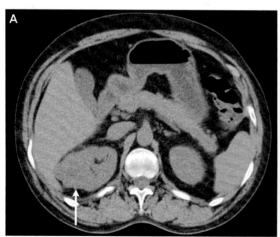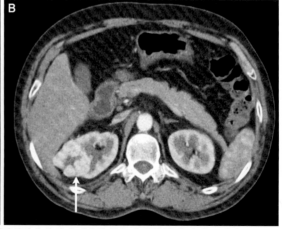

그림 6-14 신장암의 컴퓨터단층촬영 A. 우측 신장 바깥쪽에 신장실질과 음영이 비슷한 돌출된 종물(화살표)이 보인다. B. 종물은 불규칙한 조영증강을 보이고 내부에 세포괴사로 인한 낮은 음영이 관찰되며 경계가 뚜렷하다(화살표).

4. 신장손상

컴퓨터단층촬영술은 신장손상의 정도를 분류하는 데 매우 정확하며 중증 신장손상의 경우 가장 효과적인 진단방법이다(그림 6-15). 신장파열의 정도와 부위, 신주위혈종, 집합계의 손상으로 인한 요누출 및 주위 장기의 동반 손상 여부를 정확하게 알 수 있다. 또한 심한 신장손상에서는 10분 지연영상 등의 지연기 컴퓨터단층촬영상을 얻어서 집합계나 요관의 열상을 간과하지 않도록 해야 한다.

5. 요로결석

대부분의 요로결석은 방사선 비투과성이기 때문에 단순요로촬영에서 발견되고 배설성요로조영에서 확인할 수 있다. 그러나 요산결석이나 잔틴*xanthine*결석 같은 방사선 투과성 결석은 단순요로촬영에서 나타나지 않아 초음파검사가 도움이 된다. 조영제를 주입하지 않은 나선컴퓨터단층촬영술은 급성옆구리 통증을 호소하는 환자에서 결석을 진단하는 데 배설성요로조영술보다 더 민감한 진단법이다. 나선컴퓨터단층촬영술은 스캔속도가 빠르고, 급성옆구리 통증과 유사한 증상을 일으키는 다른 복강 내 질환과 감별진단할 수 있는 장점이 있다. 비조영 나선컴퓨터단층촬영술을 이용한 요로결석의 진단 시 요로폐색*urinary obstruction*으로 인한 신주위지방의 비대칭

선상음영, 신장 내 집합계 확장, 수뇨관증, 일측신장비대 등의 이차징후를 볼 수 있다. 배설성요로조영술에서 방사선 투과성 결석은 충만결손으로 보이는데, 컴퓨터단층촬영은 방사선 투과성 결석, 혈종*blood clot*, 요로상피종양을 감별하는 데 유용하다. 비조영증강 컴퓨터단층촬영술에서 HU(hounsfield unit)는 수산칼슘결석(옥살산칼슘석)이 500~1,000HU, 요산결석이 300~500HU이며, 요로상피암 또는 응고된 혈액이 20~75HU이기 때문에, 요로조영술에서 발견한 방사선 투과성 충만결손의 감별진단에 도움이 될 수 있다.

6. 방광

컴퓨터단층촬영술은 방광종양을 직접 발견할 수 있을 뿐만 아니라 방광암의 병기 결정을 위한 진단법이다. 방광암은 목 없는 종물*sessile mass* 또는 방광 속으로 돌출하는 목 있는 종물*pedunculated mass*의 형태로 보이거나 국소적*focal* 또는 광범위한*diffuse* 방광벽 비후 형태로 보일 수 있다. 컴퓨터단층촬영술이 방광암의 근육층 침범 유무나 침범의 정도는 정확하게 평가하기 어렵지만 방광 주위 조직 침범이나 림프절전이 여부를 알 수 있다. 방광 주위 침범에 대한 정확도는 65~85%, 림프절전이의 정확도는 70~90%이다. 방광암이 주위 조직을 침범하면 연조직의 경계면이 흐려지고, 더 진행하면 인접 조직으로 돌출하는 연조직 종양의 형태로 나타난다. 컴퓨터단

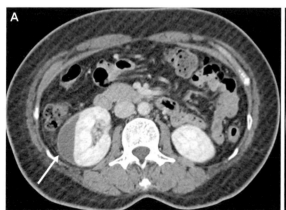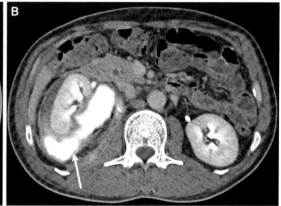

그림 6-15 **신장손상의 컴퓨터단층촬영** A. 우측 신장에 신피막하혈종이 발생했으나(화살표) 신장실질의 열상은 보이지 않는 가벼운 신장손상의 소견이다. B. 우측 신장의 실질에 열상 및 신주위혈종을 보이며(화살표) 조영제가 신주위 공간으로 유출되고 있는 중등도의 신장손상이 있다.

층촬영술은 복부나 골반 외상 환자의 초기검사로 시행되기 때문에 컴퓨터단층촬영 방광조영술은 방광손상을 진단할 수 있다. 이때 방광을 신장으로부터 배출되는 조영제로 수동적으로 채우는 것이 아니라, 도뇨관이 유치되어 있는 경우 방광에 조영제를 직접 주입하여 확장시킨 후 촬영하는 것이 중요하다. 조영제의 방광 내 주입 시 일반적으로 조영제 50mL와 생리식염수 450mL를 혼합한 후 최소 350mL는 주입한다.

7. 전립선 및 정낭

전립선은 방광 바닥에 위치한 4cm 정도의 둥글고 균질한 연조직 기관이며, 한 쌍의 정낭은 나비넥타이 모양의 연조직으로 방광 아래와 요관방광경계 근처에 있는 하부 요관의 뒤에 위치한다. 컴퓨터단층촬영술은 정낭의 선천성 이상, 낭종과 농양 및 전립선농양을 진단할 수 있다. 전립선암을 진단하거나 전립선암에서 전립선 피막이나 정낭의 침범 여부는 알기 어렵지만 전립선암 환자에서 림프절전이 여부를 진단하는 데 주로 이용된다.

8. 후복막공간

컴퓨터단층촬영술은 후복막종양, 후복막섬유화증 및 후복막림프절병증 같은 후복막질환을 평가하는 데 유용하다. 후복막림프절병증은 컴퓨터단층촬영에서 림프절의 크기에 의해 진단되며 림프절 직경이 10mm 이상일 때 이상 소견으로 간주한다. 1개의 림프절이 커진 경우보다 여러 개의 커진 림프절이 뭉쳐 있으면 전이암일 가능성이 훨씬 더 높다. 고환암의 경우 후복막림프절로 잘 전이되므로 병기 결정에 컴퓨터단층촬영술이 유용하다. 후복막섬유화증은 대동맥과 대정맥 주위에 섬유조직의 증식을 일으키는 질환으로, 섬유증식이 대동맥과 장골혈관을 따라 진행되며 옆의 요관을 둘러싸서 수신증을 일으킨다.

Ⅲ 자기공명영상

자기공명영상은 가로면, 앞뒤세로면*sagittal plane*, 좌우세로면*coronal plane* 등 원하는 단면의 영상을 얻을 수 있고, 방사선의 노출이 없으며, 연조직의 해상력이 뛰어나고, 혈류와 고인 액체에 대해 컴퓨터단층촬영보다 많은 정보를 제공하며, 조영제 없이 혈관과 요로계를 조영할 수 있다는 장점이 있다. 그러나 촬영시간이 길고, 컴퓨터단층촬영보다 영상의 전반적인 해상력이 떨어진다는 단점이 있다. 자기공명영상의 절대적인 금기증은 금속성의 뇌 동맥류 클립(티타늄 같은 비자성체 제외), 안구속 금속물질, 전기적·기계적 또는 자기적으로 작동되는 이식물(심장박동기, 신경자극기, 인공달팽이이식, 보청기)을 착용하고 있는 환자들이다. 조직 특성은 다른 파장 시퀀스 파라미터(T1 강조영상, T2 강조영상)를 사용하는 것에 의하는데, T1 강조영상은 장기의 해부학적 구조를 보는 데 이상적인 반면, T2 강조영상은 공간점유병변, 혈종, 염증 과정을 잘 보여 준다(표 6-1).

표 6-1 신체 조직에서 T1 강조영상과 T2 강조영상의 신호강도

	조직	T1WI	T2WI
	지방	High	Less high
	근육	Low	Low
	간	Medium	Medium
부신	정상	Medium	Medium
	낭종	Low	High
	갈색세포종	Medium	Very high
신장	피질	Medium	High
	수질	Medium (less than cortex)	High
	낭종	Low	High
	출혈성 낭종	High	High
	종양	Medium	Higher(variable)
	소변	Low	High
	방광벽	Low	Low
전립선	이행구역	Medium	Low
	주변구역	Medium (higher than TZ)	High
	종양	Medium	Lower than PZ
	정낭	Low	High
뼈	피질	Low	Low
	수질	Very high	High
	전이	Medium	Low
혈액	빠른 혈류	Low	Low
	느린 혈류	Medium to high	High
	암성혈전	Medium	Medium
	림프절	Medium	Medium

T1WI: T1-weighted imaging, T2WI: T2-weighted imaging
고신호강도: 흰색, 중간 신호강도: 회색, 저신호강도: 검정색

Gadolinium과 같은 상자성 조영제paramagnetic contrast agent는 해상도를 높여 주며 좋은 혈관영상을 만들 수 있고 빠른 연속영상을 통해 신장의 해부학적 구조와 기능을 평가할 수 있다.

신장의 자기공명영상 촬영 시 T1 강조영상에서 신피질은 근육보다 약간 높은 고신호강도로, 신수질은 근육과 같은 신호 강도로 보여 구분이 가능하지만, T2 강조영상에서는 신피질과 신수질의 신호 강도가 모두 증가해서 구분되지 않는다. 신장동은 지방으로 인해 T1과 T2 강조영상에서 모두 고신호강도로 보이며, 소변이 차 있는 신우는 T1 강조영상에서 저신호강도를, T2 강조영상에서 고신호강도를 보인다. 신혈관은 느린 정맥혈류를 제외하고는 T1과 T2 강조영상에서 모두 저신호강도로 보인다. 요관폐쇄가 있는 경우 고신호강도의 확장된 요관이 T2 강조영상에서 보이는 자기공명요로조영술 magnetic resonance urography이 유용하다.

1. 부신

부신종양의 악성 여부를 결정하는 데 자기공명영상이 중요한 역할을 한다. 특히 부신의 경우 갈색세포종의 진단과 양성선종adenoma과 전이를 구분할 때 유용하다. 갈색세포종은 T2 강조영상에서 흔히 물과 비슷한 고신호강도를 보이지만 일부에서는 오래된 출혈 또는 석회화로 인해 저신호강도를 보일 수 있다.

2. 신장

신장실질의 이상을 확인할 때 컴퓨터단층촬영이 선호되지만, 요오드계 조영제에 과민반응이 있거나 신부전이 있는 환자의 경우 자기공명영상이 컴퓨터단층촬영을 대신할 수 있다.

급성신우신염에서 자기공명영상은 컴퓨터단층촬영이나 초음파검사보다 진단효과가 더 뛰어나지는 않지만, 조영제 부작용이 우려되는 환자나 방사선 피폭을 피해야 하는 소아 환자에서 사용할 수 있다. 또한 출혈낭종 hemorrhagic cyst처럼 가끔 신장 병소가 조영증강 컴퓨터단층촬영과 초음파 소견에서 진단이 모호하거나 서로 모순되는 경우, 그리고 신장실질의 작은 종양의 진단에는 자기공명영상이 유용하다. 신장종물을 검사할 때는 조영제(컴퓨터단층촬영술에 사용하는 조영제와 다름) 투여 전후의 T1 강조영상을 시행해서 병소의 조영증강을 확인한다. 낭종은 T1 강조영상에서 조영증강이 되지 않고 조영제 주입 전후에 지속적인 낮은 신호강도를 보이는 반면, 신장암과 같은 고형종물은 조영제 주입 후 신호강도가 증가한다. T2 강조영상에서는 드문 몇 가지의 종양이나 출혈을 제외하고는 낭종은 대체적으로 높은 신호강도를 보인다(그림 6-16). 신장암의 정맥침범을 확인하는 데 자기공명영상이 유용하다. 조영증강 컴퓨터단층촬영에서 신정맥이나 대정맥 내 혈전이 확실하지 않은 경우 자기공명영상은 혈전을 진단할 수 있고 90~100%의 양성 예측치를 보인다. 자기공명혈관조영술magnetic resonance

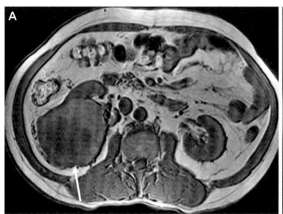
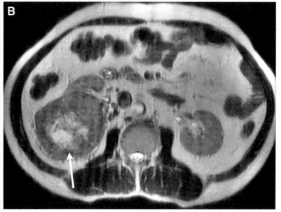

그림 6-16 신장암의 자기공명영상 A. T1 강조영상에서 우측 신장 앞쪽에 낮은 신호강도의 큰 종물(화살표)이 관찰된다. B. 같은 환자의 T2 강조영상에서 불규칙한 높은 신호강도를 보이고 경계가 불명확한 종물(화살표)이 보인다.

표 6-2 전립선 자기공명 기능적 영상

구분	원리	전립선암 특징	장점	단점
T2WI	조직의 물 함량	저신호강도	높은 해상도	중심대 종양 발견 어려움
DWI	양성자 확산 특성	DWI에서 고신호강도 ADC map에서 저신호강도	중심대 종양 발견, 암 악성도 판별	낮은 해상도와 왜곡
DCEI	T1WI와 조영제	조영제의 빠른 섭취와 제거	국소치료 후 재발 확인	긴 획득시간 필요
MRSI	대사산물 농도	choline과 creatinine/citrate 상승	암 악성도 판별	긴 획득시간과 전문성 필요

T2WI: T2-weighted imaging, DWI: diffusion-weighted imaging, ADC: apparent diffusion coefficient, DCEI: dynamic contrast enhanced imaging, T1WI: T1-weighted imaging, MRSI: magnetic resonance spectroscopic imaging

angiography; MRA은 신이식의 혈관 평가나 신동맥협착, 신경색증의 진단에 유용하다.

3. 요관 및 방광

자기공명요로조영술을 통해 요관의 협착, 폐쇄, 그리고 결석이나 종양에 의한 충만결손을 확인할 수 있다. 특히 소아나 임신부와 같이 방사선의 노출을 피해야 할 경우 유용하다. T2 강조영상으로 요관의 좌우세로면 영상을 얻거나 gadolinium 조영제를 주사한 후 T1 강조영상으로 요관을 조영할 수 있다.

방광질환에서 자기공명영상의 일상적인 역할은 제한적이나 방광암의 병기 결정에 도움이 된다. 복압성요실금이 있는 여성 환자에서 골반근육의 이완 정도와 지지근막의 이상을 확인할 수도 있다.

4. 전립선

최근 자기공명영상이 발전하면서 전립선암의 발견과 병기 예측에 많이 사용되고 있다. 직장내코일endorectal coil을 사용하여 전립선의 표면과 내부 구조의 더 나은 고해상도 영상을 얻을 수 있다. 또한 젊은 남성에서 사정량 감소, 사정통, 혈정액, 정낭폐쇄, 정낭결석, 정낭염 등의 진단에 중요한 정보를 얻을 수 있다. 구조적 영상은 T1, T2 강조영상으로 볼 수 있으며, 기능적 영상은 확산강조영상diffusion-weighted image; DWI, 현성확산계수 apparent diffusion coefficient; ADC maps, 역동적조영증강영상dynamic contrast enhanced image; DCEI, 자기공명분광법영상magnetic resonance spectroscopic imaging; MRSI으로 볼 수 있다(표 6-2).

정상 T1 강조영상에서는 전립선 내부는 대부분 균일한 낮은 신호강도를 나타내지만 주변의 지방조직과 경계가 뚜렷하게 나타나고, 5시와 7시 방향에 양쪽 신경혈관다발neurovascular bundle이 관찰된다. T2 강조영상에서 전립선의 구획이 비교적 명확하게 나타나는데, 주변구역에서 가장 강하고, 다음으로 중심구역, 이행구역, 전섬유근육구역anterior fibromuscular zone의 순서로 나타난다. 전립선, 정낭, 사정관, 요도와의 관계는 T2 강조 가로세로면 및 앞뒤세로면 영상에서 잘 나타난다. 정낭과 사정관 내강이 가장 강한 신호를 나타내고 정낭벽과 전립선은 비슷한 강도의 불규칙한 신호를 나타낸다.

전립선비대증에서는 고강도의 결절들이 이행구역 전반에 걸쳐 나타난다. 전립선암은 T2 강조영상에서 잘 보이는 것으로 알려져 있는데, 주변구역에서 정상적인 고신호강도 대신 저신호강도의 병소로 보이게 된다. 주변구역에서 저신호강도를 보이는 경우는 전립선암 외에도 전립선염, 출혈, 방사선치료나 호르몬치료 등으로 인한 변화 등이다. 특히 전립선생검으로 생긴 출혈은 자기공명영상의 신호에 영향을 주어 위양성이나 위음성의 결과를 보이기도 하므로 판단에 주의해야 한다. 전립선암의 병기 결정에 중요한 전립선피막과 신경혈관다발의 침범 여부도 T2 강조영상에서 알 수 있다.

5. 고환, 음낭, 음경, 요도

신체검사와 초음파촬영을 통해 대부분의 고환이상을 진단할 수 있기 때문에 일상적으로 많이 이용되지는 않으나, 조영증강자기공명영상은 음낭이나 고환에 종양이 의심될 경우 종양을 감염, 경색증, 혈종 등의 질환과 감별할 때 도움이 된다. 음경의 지속발기증, 음경골절,

Peyronie병 등에도 이용될 수 있다. 요도의 종양과 게실의 진단에도 자기공명영상이 유용하다.

IV 초음파촬영술

초음파는 비침습적이고 상대적으로 저렴하며 방사선에 노출되는 위험을 피해 안전하게 다양한 비뇨기계 문제를 평가할 수 있다. 진단에 이용되는 주파수는 3.5MHz에서 15MHz이며, 주파수가 높을수록 초음파의 감쇠가 심해져 심부로 갈수록 초음파가 도달하기 힘들어진다. 즉 주파수가 높아질수록 음속의 방향성이 생기고 해상력은 증가하지만 투과력이 작아져 검사할 수 있는 깊이가 얕아진다. 초음파영상을 나타내는 방법은 세 종류가 있는데, A모드*amplitude mode*는 인체 내부에 있는 조직에서의 에코를 진폭에 따라 스파이크*spike*로 나타낸 것이고, B모드*brightness mode*는 인체 내부에 있는 조직의 에코를 회색조 단계로 표현한 방법으로 대부분의 해부학적 영상에서 이 방법을 이용하고 있다. M모드*motion mode*는 B모드 영상을 움직이는 상태로 나타낸 것으로 심장초음파촬영에 사용된다.

혈관 속의 혈액과 같이 움직이는 구조물에 의해 반사되는 초음파는 도플러효과로 주파수가 변형된다. 이를 이용하여 혈액의 흐름의 방향과 속도를 측정하여 색으로 나타낸 것이 색도플러*color doppler*이다.

1. 신장방광초음파촬영술
kidney and bladder ultrasonography

신장방광초음파촬영술은 재발성 요로감염, 하부요로증상, 신결석, 상부요로종물, 혈뇨를 보이는 환자에서 우선 사용할 수 있는 유용한 검사이다(그림 6-17). 실질조직구조와 낭종 및 고형종물을 포함하는 공간점유병변, 수신증에 대한 좋은 정보를 주며 집뇨계의 해부학적 구조를 잘 확인할 수 있다. 그러나 직경 5mm 이하의 작은 병변은 구분하기 어려울 때가 있고 혈류 확인 이외 기능에 대한 정보가 제한적이다. 일반적으로 요관은 초음파에서 보이지 않지만 확장된 요관은 관찰할 수도 있으며, 특히 방광 뒤쪽은 더 잘 보일 수 있다. 방광에서는 방광

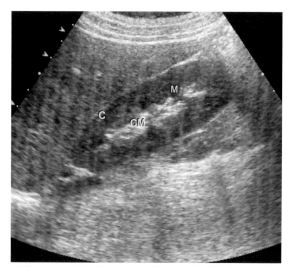

그림 6-17 정상 신장의 초음파영상 C: 신피질, CM: 중심반향복합체, M: 신수질.

벽의 두꺼워짐, 종양, 게실, 요관류, 이물질과 방광결석 등을 발견할 수 있다.

2. 경직장초음파촬영술 *transrectal ultrasonography*

경직장초음파촬영술은 주로 전립선검사에 이용되며, 이 밖에 방광, 정낭 및 사정관 등의 병소 평가에도 유용하다(그림 6-18). 또한 여성의 질경유초음파촬영술*transvaginal ultrasonography*은 복압성요실금 진단과 자궁경부암의 방광침범 여부를 결정하는 데 도움이 된다. 경직장초음파촬영술은 좋은 전립선 영상을 얻을 수 있고, 전립선의 부피를 측정할 수 있으며, 전립선의 병소를 알 수 있어 전립선질환의 진단에 유용하다. 일반적으로 전립선의 부피는 전후 길이×상하 높이×좌우 직경×C(C=Coefficient 통상 0.523)의 공식을 사용하여 구하는데, 전립

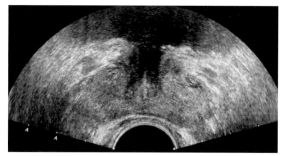

그림 6-18 정상 전립선의 경직장초음파영상

선의 비중이 1.05gm/cc이므로 전립선의 무게도 구할 수 있다.

경직장초음파촬영 시 환자는 옆누운자세*full lateral position*, 무릎가슴자세*knee chest position*, 쇄석위*lithotomy position*, 바로누운자세, 앉은자세*fowler's position* 등을 취할 수 있다. 경직장초음파촬영에 이용되는 탐색자는 가로단면의 영상을 얻을 수 있는 방사상 탐색자와 앞뒤세로면의 영상을 얻을 수 있는 선형 탐색자로 대별할 수 있으며, 최근 두 가지 기능을 겸비한 탐색자도 사용되고 있다. 탐색자를 항문으로부터 8~10cm 위쪽의 직장에 삽입한 후, 탐색자의 끝에 부착시킨 고무주머니에 물을 주입하면 결합매체*coupling media*를 만들어 양질의 영상을 얻을 수 있고 검사 도중 직장점막의 손상을 방지할 수 있다.

경직장초음파촬영을 할 때 검사자는 전립선과 정낭을 전체적으로 관찰하면서 전립선과 정낭의 모양, 대칭성, 내부 에코 및 전립선피막의 연속성을 관찰한다. 내부 에코의 정도는 주변구역(말초구역)에 있는 실질의 정상적인 에코 형태를 동일에코*isoechoic*라 하고, 이를 기준으로 하여 반향이 떨어지는 것을 저에코*hypoechoic*라 하며, 반향이 강한 것을 고에코*hyperechoic*라고 한다. 정상 전립선은 모양이 삼각형 또는 반달 형태로 나타나며, 증가된 에코를 보이는 피막은 얇으며 잘 유지되어 있고 내부 에코도 일정하다. 전립선 전부에는 외요도괄약근*exteranal urethral sphincter*에 의해 둘러싸인 요도주위선구역*peri-urethral gland zone*이 주위 조직에 비해 감소된 에코로 나타난다. 전립선은 바닥에서 꼭대기로 갈수록 점점 가늘어진다. 저에코의 전립선 내부가 근위부 요도를 둘러싸며 방광경부*bladder neck*와 연결된다.

3. 음낭초음파촬영술*scrotal ultrasonography*

음낭초음파촬영술은 고환, 부고환, 주위 조직과 음낭피부 등을 잘 관찰할 수 있고 또한 신속하고 정확도가 높기 때문에 음낭 내 질환의 진단에 유용하다. 음낭초음파촬영술은 음낭종물의 평가, 고환의 크기 측정, 고환 외상과 음낭통의 평가, 잠복고환과 고환종양의 진단, 고환종양과 고환을 침범한 백혈병 또는 림프종 환자의 추적검사, 고환 또는 부고환의 감염 추적검사에 유용하게 쓰

이고 있다.

4. 음경이중초음파촬영술*penile duplex sonography*

최근 음경 발기에 대한 신경생리학적·혈류역학적·약리학적 진단방법의 혁신적인 개발로 과거에는 원인불명 또는 심인성으로 생각되던 발기부전의 많은 예가 기질성으로 판정되었다. 그중에서도 혈관성 발기부전이 가장 많은 원인을 차지하고 있다. 고해상도의 초음파영상과 도플러검사를 동시에 시행할 수 있는 음경이중초음파촬영술로 음경해면체의 형태학적 상태뿐만 아니라 음경동맥의 기능적 상태를 평가할 수 있다. 해면체동맥의 최고 혈류속도 및 내경은 prostaglandin 주사 후 음경동맥으로부터의 혈액 유입이 가장 많은 잠재기*latent phase*와 팽창기*tumescent phase*에 측정한다. 해면체동맥의 평균 내경 증가는 prostaglandin 주사 전에 비해 119~131%이며, 평균 최고 혈류속도는 39~42cm/sec이다. 해면체동맥 내경의 75% 이상 증가와 최고 혈류속도의 25cm/sec 이상을 정상으로 간주한다.

V 핵의학 영상

신장, 방광의 기능을 평가하거나 비뇨기계 종양의 진단과 병기, 재발과 전이를 평가하는 데 다양한 방사성추적자*radiotracer*를 이용한 핵의학 영상이 사용되고 있다(표 6-3).

1. 신장과 부신의 기능 및 요배설 검사

^{99m}Tc-MAG3(Tc-99m mercapto acetyl triglycine)는 혈관에서 신장으로의 흡수, 신장실질 내의 분포, 신장으로부터의 배설에 대한 정보를 제공하여 신장의 기능성 질환을 평가하는 데 선택적으로 쓰이는 방사성추적자이며, 상부요로의 폐색을 평가하거나 일측성 신혈관성고혈압*renovascular hypertension*, 급성신부전, 신이식 관류검사 등에 이용된다. ^{99m}Tc-MAG3는 ^{99m}Tc-DTPA(diethylenetriaminepentaacetic acid)보다 추출효율*extraction efficiency*과 단백결합이 높아 주위 조직에 분포되는 것이

표 6-3 비뇨의학과 영역에서 사용되는 방사성추적자

방사성물질	작용기전	용도와 장점
^{99m}Tc-DTPA	사구체여과	관류 측정, 사구체여과율, 전이시간, 배설 및 요폐 평가
^{99m}Tc-GHA	복합적*	관류 측정, 신장의 기능 및 형태 평가
^{99m}Tc-DMSA	복합적	각 신장의 기능 및 형태 평가
^{99m}Tc-MAG3	세관분비	각 신장의 기능 및 형태 평가
^{99m}Tc-TcO$_4$	복합적	관류 측정
^{123}I 또는 ^{131}I-OIH	세관분비 80%, 사구체여과 20%	각 신장 및 전체의 유효 신혈류량 측정, 전이시간 평가
^{123}I 또는 ^{131}I-labeled NP-59		부신수질(갈색세포종)
^{123}I 또는 ^{131}I-MIBG		부신피질(Cushing증후군)
^{99m}Tc-MDP	복합적	뼈스캔
^{67}Ga-citrate	복합적	신감염 및 염증

*사구체여과 및 요세관분비

적고 주사된 양의 대부분이 혈관 내에 존재하므로 배후 방사능이 낮아 신영상이 선명하게 나타난다.

사구체여과율 측정에 유용한 DTPA는 혈장에서 적혈구 내의 확산은 없으나 5% 정도가 혈중 단백과 결합하고 대부분은 사구체여과에 의해 배설된다. 주입량의 반은 2~3시간 안에 배설되며 24시간 경과하면 95% 이상이 소변으로 배설된다. 추출효율이 20%로 낮고 단백결합능력도 낮아 주위 조직으로 분산되어 배후 방사선영상이 높게 나타나므로 신장기능이 저하된 경우에는 요배설기능을 평가하기가 어렵다(그림 6-19).

^{99m}Tc-DMSA(dimercaptosuccinic acid)와 같은 신피질 제제는 신장손상, 신종물, 신피질반흔 등의 이상을 평가하는 데 좋다. 특히 소아에서 방광요관역류*vesicoureteral reflux*에 의한 신흉-터(신반흔)*renal scar* 평가에 많이 사용된다(그림 6-20). 정상 기능의 신스캔 소견은 한쪽이 전체 기능의 45~55%를 담당하고 5분 이내에 최고치에 달하며 25분치가 최고치의 33% 이하이다. 정상 신장기능은 효과적 신혈류가 분당 420mL 이상이며 30~35분까지 66% 이상이 배설된다.

Cushing증후군 등 부신피질종양이 의심되는 경우

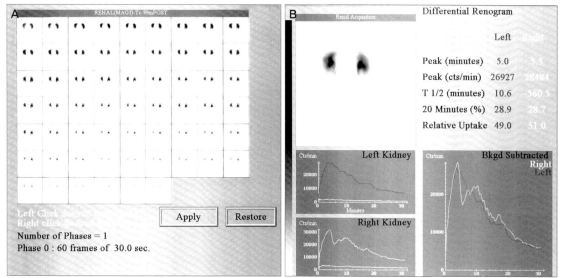

그림 6-19 ^{99m}Tc-DTPA를 이용한 신스캔 A. 신관류 및 신장의 배설기능: 양측 신장이 비슷한 관류와 배설기능을 보이며 집합 세관으로 배설되는 방사능을 보여 준다. B. 신동위원소조영상: 각각의 신장이 서로 비슷한 관류곡선과 배설곡선을 보여 준다.

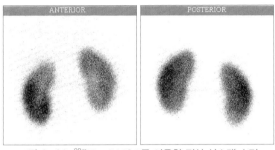

ANTERIOR   POSTERIOR

그림 6-20 ^{99m}Tc-DMSA를 이용한 정상 신스캔 소견

^{131}I-iodocholesterol, 갈색세포종과 같은 수질종양이 의심되는 경우 ^{131}I-MIBG(metaiodobenzylguanidine)를 이용한 검사가 사용된다.

2. 뼈스캔, 양전자방출단층촬영

뼈스캔은 악성종양 환자의 병기 결정이나 치료 도중

의 추적검사에 쓰인다. 방사성추적자로는 ^{99m}Tc-MDP (methylene diphosphonate)가 많이 쓰인다. MDP는 골 추출률이 높기 때문에 혈류가 증가된 전이성 뼈암에서 열성병터*hot uptake foci*가 나타난다(그림 6-21). 뼈에 전이된 신세포암이나 전립선암에 대한 뼈스캔의 민감도는 95% 이상으로 진단에 유용하나, 정상 뼈 부위나 양성뼈 질환에서도 열점*hot spot*이 출현할 수 있는 낮은 특이도로 인해 뼈전이가 의심스러운 경우에는 단순X선촬영으로 확인할 필요가 있다.

양전자방출단층촬영*positron emission tomography; PET*은 인체의 생화학적 대사 이상을 영상화하는 첨단기법이다. 암을 비롯한 대부분의 질병은 해부학적인 형태의 변화가 생기기 전에 기능적·생화학적인 변화가 나타나고, 양전자방출단층촬영은 이러한 생화학적 변화를 영상화할 수 있어 암을 조기에 진단하고 미세한 변화를 찾을 수 있는 장점이 있다. 암세포에서는 혐기성 포도당대사

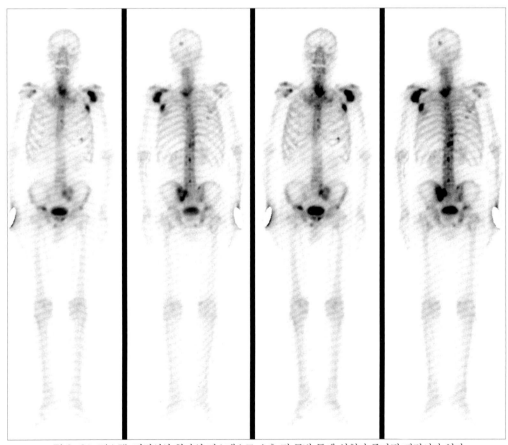

그림 6-21 뼈스캔 전립선암 환자의 뼈스캔으로 요추 및 골반 등에 섭취가 증가된 뼈전이가 있다.

가 정상 세포보다 항진되어 있어 포도당 유도체인 F-18 FDG(fluorodeoxyglucose)의 PET/CT(positron emission tomography/computed tomography) 촬영이 암 환자에서 유용하게 이용되고 있다.

여러 가지 추적자를 이용한 PET/CT는 비뇨기계 종양의 여러 분야에서 유용하게 사용되며 다양한 추적자를 개발하여 임상적으로 영역을 넓혀 가고 있다.

추천문헌

대한비뇨생식기영상의학회 편. 비뇨생식기영상진단: 비뇨기영상. 제2판. 일조각, 2019

오기근, 최규옥, 이종태, 유형식, 김기황 등. 진단방사선과학. 고려의학, 1998

Gerber GS, Brendler CB. Evaluation of the urologic patient: history, physical examination, and urinalysis. In: Wein AJ, Kavoussi LR, Partin AW, Peters CA, editors. Camp-bell-Walsh urology. 11th ed. Philadelphia: Elsevier, 2016;26-84

Kreder KJ, Willams RD. Urologic laboratoy examination. In Tanagho EA, McAninch JW, editors. Smith's general urology. 17th ed. New York: McGraw-Hill, 2008;58-104

카테터 삽입 및 경요도시술

김준석 집필/배재현 감수

소변은 신장에서 만들어져 신우, 요관을 거쳐 방광에 저장이 되고 요도를 통해 배출된다. 해부학적으로 요도, 방광, 요관과 신우는 연결되어 있어 요도를 통한 접근이 가능하기 때문에 카테터와 내시경을 이용하여 관련 질병을 진단하고 치료할 수 있다. 카테터 또는 내시경 시술을 할 때는 먼저 시술의 적응증과 비뇨기계 해부학적 특징을 정확히 이해하고 있어야 하며, 카테터의 종류와 특징 및 내시경 기구와 장비에 대해서도 숙지해야 한다.

I 카테터삽입술

1. 요도카테터삽입술

(1) 적응증

요도카테터삽입술은 비뇨의학과뿐만 아니라 다른 과에서도 흔하게 시행되는 기본적인 시술이다. 요도카테터삽입술의 일반적인 적응증은 급성 또는 만성 요폐가 있는 환자에서 요배출을 위한 것이며, 중환자의 요량 확인, 수술 중이나 수술 후에 요량을 측정하기 위한 목적으로 사용되기도 한다. 또한 요검사와 요배양을 위한 요채취 또는 잔뇨량 측정을 위해 시행되기도 하며 요역동학

검사나 방광조영술과 같은 영상진단검사를 위해서도 사용된다. 그 밖에 요도손상이나 요도수술 후 요도부목의 목적으로 사용되고, 방광암 환자에서 방광 내 약물 도포를 위해 시행되기도 하며, 심한 혈뇨가 있는 환자에서 방광 내 세척 및 혈종 제거를 위해 사용되기도 한다.

(2) 카테터 종류

카테터는 크기, 형태, 재질, 내강의 크기와 유치 방식에 따라 여러 종류가 있다. 카테터의 크기는 통상 외경으로 표시하는데, 단위는 Fr(French scale)로 표시되며 1Fr는 0.33mm로 30Fr는 10mm 정도의 외경이 된다. 성인에서 통상적인 도뇨를 목적으로 사용하는 카테터는 14~16Fr가 사용되며 환자의 상태와 사용 목적에 따라 다양한 내강의 카테터를 이용할 수 있다. 내강이 큰 카테터는 주로 방광 내 혈종을 제거하기 위한 목적으로 사용되고, 개방적 요도성형술 후 이식편을 안정화하는 용도나 협착 부위에 대한 내시경적 절개술 후 요도부목 용도로 사용되기도 한다.

재질이 직선으로 된 고무나 라텍스인 카테터는 주로 1회용 도뇨를 위해 사용된다. 이러한 카테터는 방광 내 세척이나 혈종 제거, 또는 방광 내 약물 도포를 위해 쓰이는데, 실리콘 재질에 비해 내구성이 약하고 장기간 유치

시 요로감염이 발생할 위험이 높다는 단점이 있다.

Foley카테터는 요도를 통해 장기간의 요배출이 필요할 때 사용된다. 사용되는 카테터의 크기는 환자의 연령에 따라 달라지는데, 대개 1세 미만의 영아에서는 3~5Fr의 feeding tube를 사용하고, 1~5세에서는 6~8Fr, 5~10세에서는 8~10Fr, 10~14세에서는 10Fr, 15세 이상에서는 10~14Fr, 성인에서는 보통 16~18Fr의 카테터를 사용한다. 카테터의 말단부에 풍선이 달려 있어 도뇨관 삽입 후 풍선을 증류수로 부풀려 방광경부에서 요도로 카테터가 빠지는 것을 방지한다. 풍선의 크기는 3~30mL로 다양하며 일반적으로 카테터 끝에 내강 크기(Fr)와 함께 표시되어 있다. 카테터는 내강이 2개인 두길카테터two-way catheter와 내강이 3개인 세길카테터three-way catheter가 있는데, 두길카테터는 풍선을 부풀리는 물을 주입하는 작은 내강과 요배출을 위한 큰 내강으로 이루어져 있고, 세길카테터는 이 2개의 내강 외에 방광 세척을 위한 관류액을 방광 내로 주입할 수 있는 작은 내강이 추가로 있다. 일반적으로 요배출을 위한 도뇨 시에는 두길카테터를 사용하고, 전립선이나 방광의 출혈로 혈종이 형성되어 카테터가 막힐 위험이 있는 경우 방광 내 세척과 요배출을 동시에 하기 위해 세길카테터를

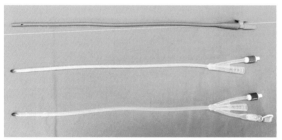

그림 7-1 요도카테터urethral catheter A. Nelaton카테터, B. 두길카테터, C. 세길카테터.

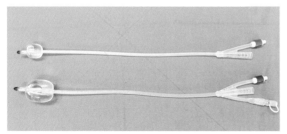

그림 7-2 요도카테터 풍선 팽창 후 모습 A. 10mL 풍선 팽창 시, B. 30mL 풍선 팽창 시.

사용한다(그림 7-1, 그림 7-2).

(3) 도뇨 준비

시술 전에 환자에게 시술의 목적과 방법을 자세히 설명하고 동의를 얻어야 하며 환자의 병력, 특히 이전에 요도카테터삽입 또는 경요도시술을 시행받은 적이 있는지 확인한다. 요로감염을 예방하기 위해 모든 과정은 무균 상태에서 이루어져야 하며, 도뇨관, 멸균 증류수가 들어 있는 주사기, 소독제, 겸자, 친수성 윤활제, 멸균포 및 멸균된 방포 등이 필요하다. 친수성 윤활제를 카테터에 충분히 바르거나 요도에 미리 충분량을 주입하여 카테터와 요도점막의 마찰을 줄이고 삽입이 부드럽게 이루어지도록 한다. 특히 윤활제에 국소마취제가 섞여 있는 것을 사용하면 시술 중의 통증과 불편감을 줄일 수 있다. 시술에 필요한 기구들은 모두 멸균포 위에 개봉하여 준비한다.

(4) 카테터 삽입 방법

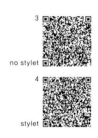

준비된 소독제로 귀두와 음경 전체와 그 주위를 넓게 소독한 후 멸균된 방포를 덮는다. 카테터의 끝부분부터 5~8cm 부위까지 윤활제를 충분히 바른다. 시술자가 오른손잡이일 경우 환자의 오른쪽에 서서 왼손으로 음경을 가볍게 잡아 수직으로 세워 요도가 반듯하게 펴지도록 한 후 오른손으로 카테터를 잡고 부드럽게 삽입한다. 대개의 경우 카테터가 음경요도를 지나 외요도괄약근이 있는 막양부요도를 지날 때 약간의 저항이 느껴지나 이 부위를 통과하면 쉽게 방광 내로 들어간다. 따라서 외요도괄약근 부위를 통과할 때 환자에게 서서히 심호흡을 하게 하여 이완을 유도하면 카테터 삽입을 용이하게 할 수 있다. 방광이 완전히 비워져 있는 상태가 아니라면 카테터의 말단부가 방광 내로 진입한 후 요배출이 이루어지는 것을 확인할 수 있고, 카테터를 끝까지 삽입해도 요배출이 이루어지지 않는다면 아랫배를 눌러보거나 카테터를 통해 멸균식염수를 소량 주입한 후 배액하여 카테터가 정상적으로 방광 내에 유치되었는지 확인할 수 있다.

이러한 과정을 통해서도 요배출이 확인되지 않는다면 카테터가 방광 내에 제대로 삽입되지 않았을 가능성이

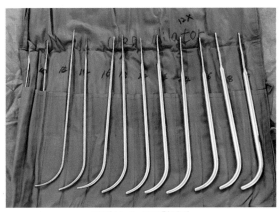

그림 7-3 요도확장기

높다. 카테터 삽입 시 심한 저항으로 더 이상 진입이 되지 않는다면 요도협착이나 전립선비대로 인한 폐색을 의심하여 무리하게 밀어 넣지 말아야 한다. 요도협착이 의심되는 경우에는 역행성요도조영술을 시행하여 협착의 부위와 정도, 길이 등을 평가할 수 있다. 심하지 않은 요도협착의 경우 요도확장기urethral sound(그림 7-3)를 이용하여 요도를 확장할 수 있고, 이 방법으로도 카테터의 삽입이 이루어지지 않고 방광이 과도하게 팽창된 경우에는 치골상부카테터설치술을 고려한다. 방광경부의 해부학적 구조가 언덕모양으로 상승되어 있거나 전립선비대증의 경우 중엽median lobe이 과도하게 커져 있는 경우에도 카테터가 들어가지 않을 수 있는데 카테터속침stylet을 이용하여 삽입을 시도할 수 있다.

여성에서 요도카테터 삽입은 비교적 간단하다. 여성의 요도는 남성에 비해 길이가 짧고 직선 구조로 되어 있어 요도구의 위치만 확인되면 쉽게 카테터를 유치할 수 있다. 대부분의 경우 개구리다리자세frog-leg position에서 음부를 소독한 후 무균적인 방법으로 카테터를 4~5cm만 전진시키면 방광 안으로 들어간다. 요도암이나 자궁암의 요도침윤 등과 같은 특수한 경우에는 요도구 확인이 어려워 카테터 삽입이 어려울 수 있다.

(5) 카테터 삽입 시 주의 사항과 관련된 합병증

카테터 말단부의 풍선 부위가 방광 내에 들어가지 않은 상태에서 풍선을 부풀릴 경우 요도손상이 발생할 수 있으므로, 반드시 카테터를 끝까지 넣은 다음 Foley카테터를 통해 소변이 배출되는 것을 확인한 후에 풍선을 부

풀려야 한다. 음경포피의 환상절제술을 시행하지 않은 환자의 경우에는 귀두의 요도구를 노출시키기 위해 포피를 뒤로 젖혀야 할 때가 있는데 카테터삽입술이 끝난 후 반드시 포피를 원래대로 되돌려야 한다. 그렇지 않은 경우에는 감돈포경paraphimosis이 발생하여 음경에 울혈이나 괴사가 발생할 수 있다.

요도카테터를 삽입한 환자들은 요로감염의 위험을 줄이기 위해 폐쇄식 배출장치closed drainage system를 사용하는 것이 권장되고, 남성에서 장기간 카테터 유치가 필요한 경우에는 카테터를 복부 쪽으로 고정시켜 구부요도에 가해지는 압박을 방지해야 한다. 구부요도의 압박은 요도에 허혈성 손상을 초래하여 요도협착이나 요도피부루urethrocutaneous fistula의 원인이 될 수 있다. 또한 외요도구를 청결하게 관리하여 요도분비물의 배출을 쉽게 하고 감염을 막도록 해야 한다.

카테터 삽입과 관련한 합병증으로는 카테터 외부로의 요누출, 카테터 빠짐, 카테터 막힘, 혈뇨, 방광결석, 요로감염 및 방광암 등이 있으며, 카테터를 제거하고자 할 때 풍선이 꺼지지 않는 경우도 발생할 수 있다. 풍선에서 먼 쪽의 폐색일 때는 외요도구 부근에서 카테터를 자르면 풍선 내부의 물이 배출되어 카테터를 제거할 수 있지만, 대개는 풍선 자체의 배출구 폐색인 경우가 많다. 이 때는 유도철선guidewire을 풍선과 연결된 내강으로 밀어넣어 풍선에 작은 구멍을 냄으로써 풍선을 꺼지게 할 수 있고, 이 방법이 실패한다면 초음파 유도하에 긴 주사침을 회음부를 통해 요도와 평행하게 찔러 넣거나 치골 위에서 방광경부로 풍선을 향해 찔러서 터뜨릴 수 있다. 풍선과 연결된 내강을 통해 계속 물을 집어넣어 풍선에 과도한 압력을 주어 터뜨리는 방법은 풍선이 터지면서 발생하는 조각들이 방광 내 잔존할 수 있기 때문에 시도하지 않는 것이 좋다.

2. 요관카테터삽입술

(1) 적응증

요관카테터삽입술은 역행성신우조영술과 같은 영상의학적 검사 혹은 상부요로의 요세포검사나 요배양검사를 위한 요채취를 목적으로 시행하기도 하고, 내인성 또는 외인성 압박에 의한 요관폐색 시 요배출을 위한 치료목적

으로 시행한다. 그 외 요관손상이나 요관수술 후에 요관부목ureteral stent의 역할을 위해서 시행하기도 한다.

(2) 요관카테터 삽입 방법

semi-rigid

요관카테터 삽입은 방광에 위치한 요관구를 통해 이루어지기 때문에 요관구의 해부학적 위치를 알아야 한다. 요관구는 방광의 후벽 좌우에 각각 위치하는데, 방광삼각부vesical trigone 상방의 요관구사이능선interureteric ridge을 따라가면 확인할 수 있다. 장기간의 요도카테터 유치, 요로감염, 요관방광재연결술ureteroneocystostomy 및 신이식술의 과거력이 있는 경우에는 요관구를 확인하는 것이 어려울 수 있으며, 이때는 메틸렌블루methylene blue를 정맥주사 후 요관구에서 파란색 소변이 배출되는 것을 확인하여 찾을 수 있다.

요관구가 확인되면 대개는 카테터를 쉽게 삽입할 수 있으나 하부요관의 협착, 전립선비대증 등으로 인한 하부요관의 심한 굴곡, 후복막수술이나 요관방광재연결술의 과거력 또는 하부요관결석으로 인한 요관구의 부종 등이 있을 경우에는 삽입이 어려울 수 있다. 이러한 경우에는 먼저 요관구에 유도철선의 부드러운 끝을 삽입해 보고, 진행이 원활하지 않은 경우 친수성 유도철선hydro-philic guidewire으로 교체해서 시도해 보거나, 유도철선 끝을 요관구에 위치시킨 상태에서 방광경의 끝을 반대쪽 요관구 쪽으로 향하게 하여 유도철선을 방광벽을 바라보며 진행시키면 효과적으로 힘의 방향을 바꿀 수 있기 때문에 요관굴곡 부위를 통과할 수 있다. 유도철선이 요관 내로 진입하면 유도철선을 따라 요관카테터를 진입시키고 유도철선을 제거한다.

요관부목은 유도철선을 신우 또는 신배까지 진입시킨 후 유도철선을 통해 삽입하며, 유도철선을 제거하면 양쪽 끝부분이 J 모양으로 구부러진 형태가 된다. 그래서 신우와 방광 내에 위치한 끝부분이 구부러진 모양으로 유지되면서 요관부목이 움직이는 것을 방지한다. 요관부목을 삽입한 후에는 방사선 장치를 이용한 투시촬영이나 단순복부촬영을 시행하여 부목이 적절한 위치에 있는지 확인해야 한다. 임신부의 경우에는 초음파를 이용하여 신우 및 방광 내에 요관부목의 끝이 잘 유치되어 있는지 확인한다. 요관부목의 양쪽 끝이 제대로 유치되어 있지 않은 경우에는 원활한 요배출이 이루어지지 않을 수 있으므로 위치 조정이 필요하다.

환자가 체내 요관부목의 존재를 잊고 제거하지 않는 경우가 발생할 수 있으므로 환자에게 요관부목을 유치한 사실을 알려주고 제거 시기를 미리 통보해야 한다. 요관부목이 체내에 장기간 유치되어 있으면 가피가 형성되어 요배액이 원활하지 않게 되고 요로감염이나 요로결석의 발생원인이 될 수 있고 제거도 어려울 수 있다. 그러므로 장기간 유치가 필요한 환자는 2~3개월마다 주기적으로 교체해야 한다.

II 치골상부카테터설치술

1. 치골상부카테터 설치의 적응증

치골상부카테터설치술은 급성요폐가 발생한 환자에서 요도카테터 삽입이 실패한 경우, 급성전립선염이나 전립선농양 환자에서 배뇨곤란이 있을 때, 요도손상으로 인한 배뇨 문제가 있을 때에 단기간 유치를 목적으로 시행하기도 하지만, 중추신경계 질환으로 발생한 신경인성방광에서 간헐적자가도뇨를 시행하기 어려운 환자에서 장기간 유치를 목적으로 시행한다.

2. 치골상부카테터설치술

치골상부카테터를 설치하기 전 가장 중요한 점은 방광이 충분히 충만된 것을 확인하는 것이다. 신경인성방광 등의 원인으로 방광용적이 작아 방광의 충만이 잘 되지 않는다면 절대 무리해서 시술을 시행해서는 안 되며, 꼭 시술이 필요한 경우라면 방광경하 또는 개복하에 카테터를 설치하는 것이 바람직하다. 방광충만이 덜 된 상태에서 시행할 경우 장손상 및 복막염 등의 치명적인 합병증이 발생할 수 있다.

시술 과정은 충분한 방광충만을 확인한 후 치골상부 부위를 넓게 멸균제로 소독한 후 멸균된 방포를 덮는다. 치골에서 한두 손가락 너비 위에 작은 절개를 한 다음 피하조직을 충분히 박리한다. 투관침trocar을 수직 또는 약간 아래쪽으로 향하게 하여 예상된 깊이 정도로 찔러 넣는다. 투관침이 들어가면서 방광은 뒤로 밀리기 때문에 투관침이 예상보다 깊게 들어가는 경우가 있다. 투관침 외피는 반투명으로 되어 있고 투관침과 함께 일체를 이루고 있는데, 충분히 방광 내로 들어갔다고 판단되면 투관침 외피는 그대로 두고 투관침만 제거한다. 이때 소변이 투관침 외피를 통해 분출되는데, 소변이 다 배출되고 나면 방광이 수축하게 되어 도뇨관의 삽입이 어려울 수 있으므로 재빨리 도뇨관을 삽입한다. 도뇨관이 방광 내에 잘 삽입되면 풍선을 부풀려 빠지지 않도록 하고 투관침 외피를 제거한다. 복벽의 절개 부위를 봉합하고 도뇨관을 고정한다.

III 경요도시술

1. 요도확장

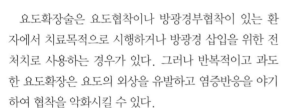

요도확장술은 요도협착이나 방광경부협착이 있는 환자에서 치료목적으로 시행하거나 방광경 삽입을 위한 전처치로 사용하는 경우가 있다. 그러나 반복적이고 과도한 요도확장은 요도의 외상을 유발하고 염증반응을 야기하여 협착을 악화시킬 수 있다.

요도확장술은 요도확장기, 부지, 요도카테터, Amplatz dilators 등의 기구를 이용하여 작은 외경부터 점차적으로 외경 크기를 늘려 가면서 반복적으로 삽입하는 방법과 풍선카테터*balloon catheter*를 삽입한 후 풍선을 부풀리는 방법으로 시행할 수 있는데, 일반적으로 요도확장기가 이용된다. 요도확장기는 구부요도와 방광경부를 쉽게 통과하기 위해 말단부 모양이 휘어져 있다(그림 7-3). 요도확장기를 이용한 요도확장술 방법은 요도구를 통해 외경이 작은 확장기부터 단계적으로 넓은 외경의 확장기를 부드럽게 삽입해 가면서 확장을 시행하는데, 요도구부터 음경요도를 통과하는 동안은 음경을 복부와 수직이 되도록 세워서 요도가 반듯하게 펴진 채로 삽입하고 구부요도를 통과하면서부터는 전립선요도와 방광경부로 자연스럽게 들어가도록 음경을 눕혀서 부드럽게 삽입한다. 요도확장기를 이용한 요도확장술 시 무리한 진행은 요도손상을 야기할 수 있으므로 저항이 느껴지면 시술을 더 이상 시행하지 않는 것이 좋다.

2. 요도방광경검사*cystourethroscopy*

(1) 적응증

요도방광경은 비뇨의학 영역에서 가장 많이 시행되는 시술 중 하나로, 외래 또는 수술실에서 하부요로계 질환의 진단과 치료목적으로 시행한다. 또한 상부요로계에 대한 검사나 처치 시에도 요도방광경을 이용하기도 한다.

요도방광경의 대표적인 적응증은 현미경 또는 육안적 혈뇨가 있는 경우로, 요도나 방광 내부를 육안으로 확인하고 요세포검사와 조직검사도 같이 시행할 수 있다. 또한 요도암이나 방광암의 추적검사를 위해, 비정상 요세포검사 소견이 있을 때, 상부요로의 요로상피암의 추적검사를 위해 시행하기도 한다. 그 외 재발성 요로감염이 있을 때 요도협착이나 방광경부협착을 확인하기 위해 시행하기도 하며, 만성하부요로증상 등과 같은 배뇨장애가 있을 때도 시행할 수 있다.

(2) 내시경장비

요도방광경은 경성 요도방광경*rigid cystourethroscopy*(그림 7-4)과 연성 요도방광경*flexible cystourethroscopy*(그림 7-5)이 있다. 경성 요도방광경은 금속성의 내시경 외피*sheath*가 일직선의 모양이고 보조기구들을 삽입할 수 있는 통로가 굵어서 보조기구들을 이용한 시술이

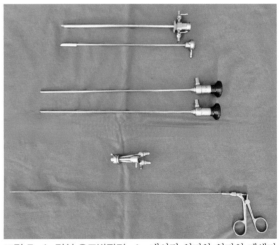

그림 7-4 경성 요도방광경 A. 내시경 외피와 외피의 폐쇄기*obturator*, B. 망원렌즈*telescope*, D. 렌즈 연결장치*bridge*, E. 조직생검겸자*biopsy forcep*.

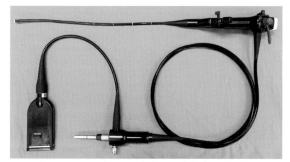
그림 7-5 연성 요도방광경

용이한 장점이 있으나 양다리를 벌려야 하는 쇄석위*lithotomy position*로 시행해야 하는 점과 요도 통증이나 불편감이 연성 요도방광경보다 더 하다는 단점이 있다. 연성 요도방광경은 바로누운자세로도 시행이 가능하고 환자의 통증이나 불편감이 경성 요도방광경보다 덜하다는 장점이 있고 렌즈의 방향이 자유로이 돌아가서 렌즈를 바꿀 필요 없이 방광 내부 구조를 골고루 관찰할 수 있다.

요도방광경의 크기는 기구의 외경을 French scale(Fr)을 이용하여 표시하며 경성 요도방광경의 경우 소아용(8~12Fr)과 성인용(16~25Fr)이 있다. 검사만 하는 경우 성인에서는 16~17Fr면 충분하며, 절제 등의 조작 시에는 24Fr 이상의 것을 사용한다. 경성 요도방광경의 렌즈는 관찰 부위에 따라 다른 각도의 렌즈를 사용하는데, 0° 렌즈는 직선 방향을 보여 주기 때문에 주로 요도를 관찰할 때 사용하고, 30° 렌즈는 방광 전벽과 기저부를 관찰할 때 사용하며, 70°와 90° 렌즈는 방광경부 쪽을 관찰하는 데 사용한다.

연성 요도방광경은 16~18Fr가 주로 사용되며, 빛을 비추는 광케이블 및 광학섬유로 이루어진 굴절성 렌즈와 외피가 일체형으로 이루어져 있다. 렌즈의 굴곡은 연성 요도방광경의 손잡이 레버 조작으로 가능하며 120~220°까지 굴절된다. 보조기구들을 삽입할 수 있는 통로가 있으나 경성 요도방광경에 비해 구경이 작고 굴곡져 있기 때문에 굵은 기구나 경성 기구는 삽입이 불가능하며, 연성 요도방광경에 맞는 특수 기구로 시술이 가능하다.

(3) 시술 준비

시술 전에 시행의 목적 및 방법에 대해 환자에게 충분히 설명하고 동의를 얻어야 하며, 모든 시술은 무균 상태에서 시행한다. 남성의 경우는 시술 전에 국소마취제가

섞인 윤활제를 5~10mL 요도 내로 주입하고 몇 분 뒤에 시행하면 통증이나 불편감이 줄어든다. 광범위한 내시경적 시술을 시행하거나 시술시간이 길어질 때 혹은 침습적인 시술이 필요한 경우에는 척수마취나 전신마취가 필요하며, 소아에서는 전신마취하에 시행한다. 시술은 무리한 힘이 가해지지 않도록 부드럽게 시행되어야 하며, 환자가 과도하게 움직인다거나 힘을 쓰는 경우 요도나 방광의 손상 위험이 있어 환자의 상태를 살피면서 시행해야 한다.

5

7

semi-rigid   flexible

(4) 시술 방법

요도방광경을 삽입하기 전에 외부생식기와 요도구를 확인해야 하며, 만약 요도구의 직경이 내시경이 들어가기에 좁은 경우에는 요도확장기를 이용한 확장이 필요하다. 요도확장 시에는 삽입하고자 하는 요도방광경의 외경보다 최소 2Fr 더 굵은 구경까지 확장하는 것이 좋다. 요도방광경 삽입 시 친수성의 윤활제를 요도방광경의 외피에 충분히 도포하여 요도손상을 최소화하고 요도의 해부학적 구조를 생각하면서 천천히 통과시킨다.

남성의 경우 음경을 복부와 거의 직각이 되도록 해서 요도가 반듯하게 펴지도록 잡아당긴 상태에서 전부요도를 관찰하면서 부드럽게 통과시킨다. 만약 요도방광경이 통과할 때 저항이 있다면 더 작은 구경의 내시경을 이용하거나 요도를 확장시킨 후 내시경을 다시 진입시킨다. 요도방광경이 구부요도에 도달하면 음경과 요도방광경을 눕혀서 바닥과 평행하게 진입시키는 것이 막양부요도를 통과하는 데 용이하며, 이때 환자에게 심호흡을 하게하여 이완을 유도하면 삽입을 좀 더 부드럽게 할 수 있다. 이후 내시경을 더 진입시키면 전립선요도 및 방광경부를 확인할 수 있고, 최종적으로 방광 내에 진입하게 된다. 여성의 경우 경성 요도방광경을 사용할 경우 내시경 외피 내에 폐쇄기*obturator*를 넣은 상태에서 요도구를 통과하는 것이 안전하며, 요도 통과 시에 요도방광경의 끝이 종종 복부 쪽을 향하게 하도록 해야 할 때가 있다.

요도방광경이 방광 내로 진입하면 방광 내부를 체계적으로 확인해야 한다. 먼저 방광을 관류액으로 천천히 채우면서 30° 렌즈를 이용하여 방광삼각부를 따라 요관구사이능선과 양쪽의 요관구를 확인하고 양측 요관구에서 정상적으로 소변이 유출되는 것을 살펴본다. 이후

70~90° 렌즈를 이용하여 요도방광경을 앞쪽에서 뒤쪽으로 이동시키면서 방광 외측벽을 관찰한 후 방광의 전벽과 천장dome을 관찰한다. 방광 전벽을 관찰할 때는 치골 상부를 누르면 좀 더 자세히 볼 수 있고, 방광을 너무 많이 채우면 관찰이 어려울 수 있다. 요도와 방광을 다 확인한 뒤에는 방광을 비우고 부드럽게 요도방광경을 제거한다.

연성 요도방광경의 경우 요도카테터 삽입과 비슷한 방법으로 하면 된다. 내시경을 들고 있지 않은 손의 셋째, 넷째 손가락으로 음경을 고정하고 첫째, 둘째 손가락으로 요도방광경의 끝을 잡아서 요도구에 삽입한 후 요도를 관찰하면서 부드럽게 진입한다. 구부요도를 지나 막양부요도를 지나갈 때 약간의 저항감이 있는데, 환자에게 심호흡을 하게 하여 이완을 유도하고 내시경 굴곡을 조정하면 부드럽게 통과할 수 있다. 방광 내로 진입하면 내시경의 굴곡을 조정해 가면서 방광 내부 전체를 체계적으로 확인한다.

3. 역행성요로조영술

경요도적 방법으로 요도, 방광, 요관 및 신우 등 요로계에 대한 영상의학적 검사를 조영제를 이용하여 시행할 수 있는데, 역행성요도조영술, 방광조영술 및 역행성신우조영술이 대표적이다.

(1) 역행성요도조영술
역행성요도조영술은 요도의 손상이나 협착, 게실 등과 같은 요도의 질환 및 상태를 평가하기 위한 검사법이다. 시행방법은 환자를 오른쪽으로 30° 정도 기울이고 오른쪽 다리를 90° 정도 굽힌 상태에서 음경을 오른쪽 다리 대퇴부에 평행하게 당긴다. 요도카테터를 요도구에서 3~4cm 진입시킨 후 조영제를 요도카테터를 통해 서서히 주입하면서 전체 요도 부위를 연속해서 촬영한다.

(2) 방광조영술
방광조영술은 방광파열, 누공 또는 방광게실 등의 진단에 사용되며, 방광에 요도카테터를 삽입하여 25~30%의 조영제 200~300mL를 천천히 주입하면서 바로누운 자세와 비스듬한자세(반측와위)semi lateral position에서 연속해서 촬영한다. 방광을 충만하면서 촬영한 후에는 배뇨시킨 다음 한 장을 더 찍어 잔뇨의 유무와 방광충만 시 발견하지 못했던 외부의 잔존 조영제 유무를 확인한다. 그 외 복압성요실금에서도 방광과 후부요도의 각을 측정해 볼 수 있고 방광탈출증cystocele의 진단에도 이용할 수 있다.

(3) 역행성신우조영술
역행성신우조영술은 요관을 통해 조영제를 투여함으로써 요관과 신장의 집합계(신우, 신장누두, 신배)를 확인할 수 있는 영상검사이다. 다른 검사법의 발전으로 역행성신우조영술의 시행은 줄어들었으나 시행이 필요한 경우가 있다. 역행성신우조영술을 시행하는 일차적인 이유는 다른 영상검사에서 얻을 수 있는 정보가 불충분한 경우에 요관이나 신장의 집합계를 보다 자세히 확인하기 위함이다. 역행성신우조영술의 일반적인 적응증은 혈뇨 환자에서 상부요로계의 병변 유무를 조사하거나, 요관협착, 요관의 손상이나 누공, 요관 및 신우의 종양을 확인하기 위해 시행한다. 조영제가 통과되는 부위가 좁아져 있는 경우에는 협착을 의심할 수 있고 손상이나 누공이 있는 경우는 조영제의 누출이 확인되며, 종양의 경우는 종양이 위치하는 부위에 충만결손의 형태가 관찰된다.

역행성신우조영술은 요도방광경을 이용하여 시행이 가능하므로 검사 준비 및 시술 진행은 요도방광경 시행법과 동일하며, 방사선 촬영장비를 환자의 상부요로를 촬영할 수 있도록 준비한다. 요도방광경 시술 후 병변이 의심되는 쪽의 요관구를 확인하고 요도방광경의 보조기구 삽입 통로를 통해 요관카테터를 삽입한다. 이때 카테터의 공기방울을 완전히 배출시킨 뒤 요관구에 요관카테터를 삽입한다. 요로에 공기가 들어가면 공기방울이 충만결손으로 보이기 때문에 감별진단이 어려워진다. 조영제 투여 전 방사선촬영을 시행하여 요관카테터의 위치를 확인하고, 병변이 의심되는 부위의 하부에 요관카테터의 끝을 위치시킨다. 통상적으로 비뇨기계 검사에 사용되는 조영제의 50% 희석액을 주사기에 채워 요관카테터에 연결한 후 5~10mL를 천천히 투여한다. 상부요로가 확장되어 있는 경우에는 추가적으로 조영제가 필요할 수도 있다. 조영제를 투여한 후에 앞뒤anteroposterior와 비스듬한oblique 각도의 영상을 찍어 요관과 신장의 집합계를 확인한다. 추후 지연영상을 찍어 상부요로의 배출 여부를 확인할 수 있다. 환자를 15분 정도 앉아 있거나 서 있게 한 뒤 추가적 영상을 찍었을 때 조영제가 상부요로에 계속 남아 있다면 이는 요로폐색을 시사한다. 상부요로폐색이 있는 환자의 지연영상에서 조영제의 배설이 부적절하다면 요관부목을 유치시켜 상부요로를 감압해 줄 필요가 있다.

추천문헌

Bloom DA, McGuire EJ, Lapides J. A brief history of urethral catheterization. J Urol 1994;151:317-325

Brocklehurst JC. The management of indwelling catheters. Br J Urol 1978;50:102-105.

Finney RP. Double-J and diversion stents. Urol Clin North AM 1982;9:89-94

Gibbons RP, Correa RJ Jr, Cummings KB, Mason JT. Experience with indweeling ureteral stent catheters. J Urol 1976;115:22-26

Huffman JL, Bagley DH, Lyon ES. Ureteral catheterization, retrograde ureteropyelography and self retaining ureteral stents. In: Bagley DH, Huffman JL, Lyon ES, edtors. Urologic Endoscopy: A Manual and Atlas. Boston: Little Brown, 1985

Madsen FA, Bruskewitz RC, Cystoscopy in the evaluation of benign prostatic hyperplasia. World J Urol 1995;13:14-16

Partin AW, Dmochowski RR, Kavoussi LR, Peters CA, Wein AJ, editors. Campbell-Walsh-Wein Urology. 12th ed. Philadelphia: Elsevier; 2021

Reichman EF, Simon RR. Emergency medicine procedures. New York: McGraw-hill, 2004

Soloway MS. Diagnosis and management of superficial bladder cancer. Semin Surg Oncol 1989;5:247-254

Willams JC, Doebler RW, Curtis MR, Richardson JR. Deflation techniques for faculty Foley catheter balloons: Presentation of a cystoscopic technique. Tech Urol 1996;2:174-177

CHAPTER

08

관혈수술

신유섭 집필/전성수 감수

┃ 수술 전 기본 평가 및 준비

비뇨의학과의 수술은 노인 환자에게 시행하는 경우가 많고, 수술 전후 요로감염의 위험이 높기 때문에 수술 전 평가와 적절한 처치가 중요하다.

1. 수술 전 평가

전신마취 수술의 경우 마취에 관한 기본 평가는 주로 마취의에 의해 이루어지지만 기본적인 기초 평가는 술자에 의해 시행되어야 한다. 또한 국소마취의 경우에도 쇄석위*lithotomy position*나 엎드린자세*prone position*로 수술을 할 경우에는 심폐기능이 저하된 경우에는 문제가 될 수 있다.

기본적인 수술 전 평가는 전혈구계산*complete blood count; CBC*, 일반화학검사, 일반소변검사, 혈액응고검사, 심전도검사, 일반흉부사진 촬영 등이 있으며, 수술 전 한 달 이내에 시행하는 것이 원칙이다.

2. 수술 관련 감염과 항생제 사용

수술 전 항생제 예방법은 국소 또는 전신 마취 수술 후

감염을 예방하기 위한 수술 전 및 치료 후 최소한 시간 동안의 항생제 투여를 말한다. 대부분의 수술에서 예방적 항생제 투여는 시술 전 30분에서부터 120분 사이에 시작해야 하고 수술 후 24시간 이내로 투여해야 한다. 비뇨의학과 수술의 특성상 소아에서 고령까지 다양한 연령의 환자가 수술을 받게 되며, 여러 가지 동반 질환이 있는 경우가 많기 때문에 예방적 항생제 사용은 신중하게 판단하여 시행해야 한다. 세균뇨 또는 균혈증 및 감염의 후유증에 반응하는 환자의 능력은 항생제 예방의 필요성을 평가할 때 중요한 고려사항이다. 감염에 반응하는 환자의 능력에 영향을 미치는 요인에는 나이, 해부학적 이상, 불량한 영양상태, 흡연, 만성스테로이드 사용, 다양한 약물 사용 및 치료되지 않은 HIV 감염과 같은 면역결핍 등이 있다. 또한 장기간의 체내 카테터 유치, 감염의 원인이 되는 요로결석, 다른 장기 감염 및 장기간 입원은 국소세균의 농도를 증가시키고 체내 세균의 구성을 변경시켜 감염 합병증의 위험을 증가시킬 수 있다. 인공 심장판막이나 인공 관절이 있는 경우 상대적으로 감염의 위험이 높아지기 때문에 환자의 전신감염의 후유증을 증가시킬 수 있다. 따라서 철저한 병력청취 및 수술 전 검사는 비뇨기 수술 전에 예방적 항생제 사용을 결정하는 데 매우 중요하다. 수술 유형에 따라 적절한 예방적

항생제의 투여 시기, 기간을 결정할 수 있다.

II 기본 절개 및 접근법

비뇨의학과 수술에서 복강경 및 로봇수술의 보편화로 관혈수술의 비중이 줄고 있다. 특히 로봇의 도입은 점점 비뇨의학과 수술에서 최소침습수술기술의 발전을 이끌고 있다. 하지만 비관혈수술이 적합하지 않은 경우에 대비하여 비뇨의학과 전문의는 관혈수술에 대한 전반적인 이해가 필요하다. 각 장기는 고유한 주변 구조물과 유기적으로 연결되어 있기 때문에 적절한 절개 및 접근을 통해 원하는 관혈수술을 진행할 수 있다.

1. 신장

후복막의 안쪽은 복막과 접해 있고, 바깥쪽은 복횡근막transversalis fascia과 같은 체강 내의 근육 표면과 연결되어 있다. 후복막은 위로는 가로막diaphragm과 아래로는 장골과 골반 근막과 이어져 있다. 신장 및 인접 구조물을 감싸고 있는 Gerota근막(신장근막)은 후복막 내에서 비뇨기기관과 관련된 층에서 파생되어 연결된다. 신주위지방을 포함하는 Gerota근막은 앞쪽으로 신장과 부신의 전방 표면을 덮고, 뒤쪽으로는 허리근psoas muscle과 구분되며, 뒤쪽이 앞쪽보다 좀 더 두껍다. 수술에 따라 신

장으로 접근하는 다양한 절개법이 있지만, 후복막강으로 접근하면서 신절제술, 신우성형술, 각종 상부요관수술에 적용할 수 있는 경늑골절개법transcostal incision을 소개하면 다음과 같다(그림 8-1).

환자를 옆누운자세를 취하게 한 후 수술 테이블을 꺾어서 후복막강이 확장되도록 체위를 유지한다. 11번째 또는 12번째 늑골을 따라서 배꼽 방향으로 복직근까지 직선으로 절개를 가한다. 근육층은 외복사근, 내복사근, 복횡근 순서로 절개하여 후복막강을 노출시킨다. 필요 시 늑골을 절단하여 공간을 넓힐 수 있다. 근육층을 모두 절개하고 나면 복막을 후복막과 분리하여 Gerota근막까지 박리하여 신주위지방을 확인하고 신장을 노출시킨다.

2. 요관

상부요관수술의 경우 신장과 마찬가지로 경늑골절개법을 사용하여 접근이 가능하며, 하부요관의 경우에는 후복막강으로 접근하는 Gibson절개법을 사용할 수 있다. 환자는 바로누운자세를 취하게 하고 상전장골극anterior superior iliac spine의 2cm 안쪽에서 비스듬하게 치골 방향으로 복직근의 경계까지 절개한다. 외복사근건막external oblique aponeurosis을 절개하여 하부 근육층을 확인하고 내복사근, 복횡근 순서로 근층을 방향에 맞추어 분리한 후 후복막강으로 진입하여 장골혈관이 보일 때까지 박리한다.

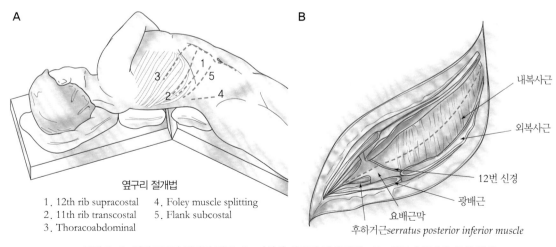

A

옆구리 절개법

1. 12th rib supracostal   4. Foley muscle splitting
2. 11th rib transcostal   5. Flank subcostal
3. Thoracoabdominal

B

내복사근
외복사근
12번 신경
광배근
요배근막
후하거근serratus posterior inferior muscle

그림 8-1 신장으로의 외과적 접근 A. 다양한 옆구리 절개 방법, B. 옆구리 근육을 통한 절개.

3. 방광

일반적으로 방광으로 접근을 할 때는 하부정중절개로 복막외 접근법을 사용한다. 방광의 앞쪽은 Retzius 공간이라고 불리는 복막외 공간이다(그림 8-2).

환자는 바로누운자세를 취하고 치골상부에서 배꼽 직하방까지 정중선을 따라 절개를 가한다. 전방복직근막을 절개하여 복직근의 중앙을 확인하여 복직근을 벌리면 쉽게 방광 앞 공간으로 진입할 수 있다. 방광의 앞면으로 진입할 때 복직근 아래에 위치한 하복벽동맥을 손상시킬 수 있기 때문에 주의해야 한다. 방광의 옆면에는 지방층이 있는데, 외장골혈관과 폐쇄 신경 및 혈관이 존재하기 때문에 박리할 때 주의하여 진행해야 한다.

4. 전립선

전립선으로 접근하는 방법은 방광으로 접근하는 방법과 동일하다. 방광까지 접근을 하고 나면 전립선과 방광의 경계를 확인할 수 있다. 전립선 앞쪽의 지방은 방광과는 달리 잘 제거되기 때문에 경계를 확인할 때 이용할 수 있다. 도뇨관의 풍선을 당겨 보면서 전립선과 방광의 경계를 손으로 만져 확인할 수도 있다. 전립선의 양 옆에는 내골반근막이 있고, 이를 절개하면 항문올림근과 전립선근막이 있어 이를 박리하면 전립선을 노출시킬 수 있다. 전립선의 첨부에는 배부정맥총이 지나가는데, 이를 손상시키면 많은 출혈이 발생할 수 있기 때문에 조심

해야 한다.

5. 부신

부신은 신장보다 위쪽에 위치하기 때문에 일반적인 신장접근법보다 위쪽으로 절개를 가해야 한다. 경늑골절개법과 비슷하게 절개를 하지만 배꼽 방향으로 절개를 가하는 것이 아니라 수평으로 복직근 경계까지 절개한다. 근육층을 절개하여 후복막강까지 접근하는 신장의 절개와 같다. 우측 부신은 간과 접해 있고 좌측 부신은 췌장과 접해 있기 때문에 수술을 할 때 인접 장기가 손상되지 않도록 주의해야 한다. 특히 좌측 부신은 췌장과 색, 모양이 비슷하기 때문에 더욱 주의를 해야 한다.

6. 음낭

한쪽 음낭을 수술할 때는 음낭주름에 맞추어 횡절개를 가한다. 양측 음낭을 수술할 때는 양측 음낭의 정중앙에 종절개를 가한다. 음낭을 절개할 때는 손가락으로 음낭을 단단히 고정하고 절개를 가한다. 음낭의 층이 구별되도록 각 층을 확인하고 박리하여 층을 구분하여 절개한다. 음낭을 절개하고 나면 아래의 고환초막tunica vaginalis을 확인하고 절개하여 고환을 노출시킨다(그림 8-3).

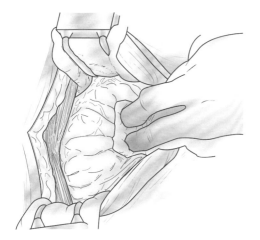

그림 8-2 방광으로의 복막외 접근 시 Retzius 공간의 확장

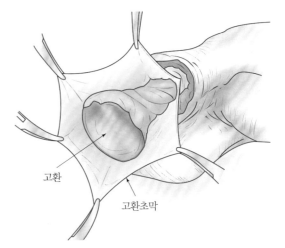

고환

고환초막

그림 8-3 고환초막의 개방

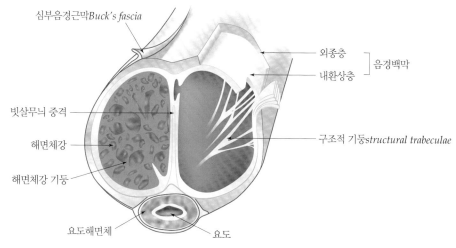

심부음경근막*Buck's fascia*

외종층
음경백막
내환상층

빗살무늬 중격

해면체강

구조적 기둥*structural trabeculae*

해면체강 기둥

요도해면체

요도

그림 8-4 음경의 해부학적 구조

7. 음경

음경은 음경피부, dartos근막*dartos fascia; tela sub-fascialis*, 심부음경근막*Buck's fascia*, 음경백막*tunica albuginea*의 5층으로 구성되어 있다(그림 8-4). 음경을 수술할 때는 출혈이 많기 때문에 음경의 뿌리 쪽에 넬라톤 *nelaton*카테터 등을 이용한 지혈대를 유치하고 수술을 진행한다. 음경을 따라 종절개를 하면 심부음경근막이 나오고 이를 절개하면 해면체의 음경백막이 나온다. 이 층이 음경의 고유층이며 이를 절개하여 음경해면체로 접근할 수 있다. 음경의 등 쪽에는 혈관이 풍부하기 때문에 절개할 때 이 혈관들을 처리하고 수술을 진행한다.

III 기본 수술 술기

1. 근치적 신절제술 및 부분신절제술

근치적 신절제술이나 부분신절제술은 신장암의 기본적인 수술치료방법이다. 신장은 많은 혈류를 가진 장기이기 때문에 항상 출혈에 주의해야 한다.

신장을 수술할 때는 신동맥과 신정맥의 처리가 가장 중요하다. 신장의 혈관들은 지방 및 림프 조직으로 덮여 있기 때문에 완전하게 박리하여 처리하는 것이 수술의 가장 중요한 부분이다. 우측 신장의 혈관은 십이지장

에 덮여 있는데, 십이지장을 신장혈관으로부터 안전하게 박리하여 분리하는 과정을 Kocher maneuver라고 한다. 이 과정을 통해 우측 신장의 혈관을 안전하게 노출시킬 수 있다. Gerota근막을 열면 신정맥을 덮고 있는 얇은 지방층을 확인할 수 있고, 지방층을 제거하면 신정맥을 노출시킬 수 있다. 신정맥 후면 주변에서 신동맥을 확인하고 주변 조직을 완전히 박리하여 제거한다.

근치적 신절제술을 시행할 때는 신동맥을 먼저 결찰한 다음 신정맥을 결찰해야 한다. 2개 이상의 봉합사 결찰이나 클립 결찰을 이용한다. 간혹 신극으로 가는 동맥이 있는 경우가 있기 때문에 주의해야 한다. 신장의 혈관을 처리한 다음 요관을 결찰하여 처리한다.

부분신절제술을 시행할 때에는 신장 주변에 얼음을 위치시켜 냉허혈을 유지하는 것이 좋다. 신동맥만 일시적으로 결찰하거나 동맥과 정맥을 모두 일시적으로 결찰하고 수술을 진행한다. 신혈관을 일시적으로 결찰할 때에는 Bulldog clamp와 같은 혈관 클램프를 이용한다. 신장의 냉허혈은 가능한 짧을수록 좋으며 되도록 30분 이내에 마치는 것이 바람직하다. 종양을 절제할 때에는 1cm 정도 정상조직을 포함하여 수술칼을 이용하여 절제한다. 집뇨계가 개방될 가능성이 있는 경우에는 미리 요관카테터를 삽입하고, 수술 중 인디고카민*indigo carmine*을 주입하면서 집뇨계의 개방 여부를 확인할 수도 있다. 집뇨관이 열린 경우에는 4-0 흡수성 봉합사를 이용하여 집뇨계를 따로 봉합해야 한다. 집뇨계를 봉합하고 나서 신

장실질을 봉합하는데, 3-0 흡수성 봉합사를 이용하여 신피막을 포함하여 봉합한다. 신장실질까지 봉합하고 나면 신혈관의 결찰을 풀어서 출혈 부위가 없는지 확인하고 출혈 부위가 있으면 추가 봉합을 시행한다.

2. 신우성형술 및 요관요관문합술

신우와 요관, 또는 요관과 요관을 문합할 때는 반드시 지켜야 할 중요한 원칙이 있다. 첫 번째는 정상조직끼리 문합을 하는 것이다. 협착이 있던 부위는 혈류가 적고 조직이 딱딱하기 때문에 문합을 하더라도 잘 아물지 않는다. 따라서 협착이 있는 부위는 충분히 제거하고 정상적이고 혈류가 충분한 요관끼리 문합을 해야 추후에 문합 부위 협착이나 유합 지연을 줄일 수 있다. 두 번째 원칙은 문합 부위를 주걱 모양으로 넓혀서 문합해야 하는 것이다(spatulated suture). 문합 부위는 아물면서 좁아지는 경향이 있기 때문에 원래 요관의 직경보다 더 넓게 만들어서 문합을 해야 한다. 세 번째 원칙은 물이 새지 않도록 문합을 하는 것이다(water-tight suture). 촘촘하게 문합을 하는 것을 의미하는 것이 아니라 문합 면을 정확하게 층에 맞추어 봉합하는 것을 의미한다. 마지막으로 장력이 가해지지 않도록 문합하는 것이다(tension-free suture). 무리하게 장력을 받는 상태에서 문합을 하면 문합 부위 협착이나 유합 지연이 발생할 가능성이 높아진다. 따라서 문합 부위에 장력이 가지 않도록 충분히 요관의 길이를 확보하고 신장이 아래로 내려올 수 있도록 박리하는 것이 좋다.

문합을 할 때는 4-0 또는 5-0 흡수성 봉합사와 같이 비교적 가는 실을 사용하는 것이 유리하다. 만약 문합 부위 주변에 혈관이 있을 경우 혈관의 앞쪽으로 요관이 가도록 하여 문합을 시행하고, 신우가 많이 늘어난 경우에는 신우를 적당히 줄여서 문합을 해야 한다.

3. 요관방광재문합술

하부요관의 협착이나 손상이 있을 때 주로 요관방광재문합술을 시행한다. 요관방광재문합술은 방광 내, 방광 외 방법 등 다양한 술식이 있지만 방광요관역류가 발생하지 않도록 문합하는 것이 중요하다. Paquin의 원칙에 따라 요관 직경의 5배 길이의 점막하 터널을 만들어야 역류를 막을 수 있다. 요관방광재문합술을 할 때에도 요관요관문합술과 같은 원칙이 적용된다.

요관이 짧아서 방광까지 닿지 않으면 병변 쪽의 방광 혈관을 절단하여 방광의 움직임을 확보하고, 그래도 요관의 길이가 모자라면 방광을 당겨 허리근 또는 요근막에 고정시키는 요근견인술Psoas hitch을 이용하여 안정적인 문합을 위한 여유를 확보할 수 있다. 요근견인술에도 불구하고 요관과 방광의 문합이 어려울 경우에는 방광의 일부를 이용하여 피판술을 시행할 수 있다(Boari flap).

4. 근치적 방광절제술

근치적 방광절제술은 방광 및 부속기를 모두 제거하는 수술로, 남성에서는 전립선과 정낭, 여성에서는 자궁 및 부속기를 포함하여 절제한다. 내장골 혈관에서 방광으로 가는 모든 혈관을 결찰 및 절제하여 방광절제술을 시행한다. 양측 원위부 요관 및 요도의 절제 면은 반드시 동결절편검사를 통해 종양이 없는지 확인해야 한다. 방광절제술을 할 때는 소변이 복강 내로 새지 않도록 주의해야 한다. 방광절제술 후에는 다양한 형태의 요로전환술이 동반되며 요관요관문합술과 같은 원칙을 적용하여 시행한다. 방광암에서는 림프절절제술이 예후에 매우 중요하기 때문에 방광절제술 전후로 세밀하게 골반림프절절제술을 시행해야 한다. 림프절절제술은 최소한 폐쇄 신경 부위부터 대동맥분기점까지 시행하는 것이 원칙이다.

5. 근치적 전립선절제술

근치적 전립선절제술은 전립선, 정낭, 정관의 일부를 제거하는 수술이다. 개복 근치적 전립선절제술을 할 때에는 전립선의 첨부에서 배부정맥총을 잘 결찰해야 출혈을 줄이고 좋은 시야를 확보할 수 있다. 전립선 후면에는 전립선과 직장을 구분하는 Denonvilliers' fascia가 있는데, 이 근막을 잘 박리해야 직장의 손상 없이 전립선을 안전하게 절제할 수 있다. 성기능을 보존하기 위한 신경보존술을 시행할 때에는 되도록이면 전기소작을 하지 않고 작은 클립이나 봉합으로 지혈해야 한다. 성기능과 관계 있는 신경혈관관다발이 전립선의 5시, 7시 방향으로 지나가기 때문에 이 부분을 수술할 때는 장력과 전기소작을 최소화해야 한다. 전립선을 제거하고 나서 방광의 절단면과 요도를 비슷한 직경으로 만들어 소변이 새지 않도록 문합하는 것이 중요하다. 요도괄약근을 최대한 보존하여 요도방광문합술을 시행하는 것이 수술 후 요실금을 예방하는 데 도움이 된다.

6. 부신절제술

부신절제술에서 가장 중요한 부분은 부신정맥의 결찰이다. 우측 부신정맥은 하대정맥에, 좌측 부신정맥은 좌측 신정맥에 연결되는데, 특히 갈색세포종을 수술할 때는 제일 먼저 부신정맥을 결찰해야 혈압이 갑자기 상승하는 것을 막을 수 있다. 우측 부신절제술을 할 때는 간손상이 생기지 않도록 주의하고, 좌측 부신절제술을 할 때는 췌장손상이 생기지 않도록 주의해야 한다. 부신을 쉽게 찾기 위해서는 신정맥을 먼저 확인하고 이를 따라서 부신을 찾는 것이 좋다. 부신 주위 혈관은 전형적이지 않고 변수가 많기 때문에 혈관 하나하나를 처리하면서 수술하는 것이 출혈을 줄일 수 있다.

7. 음낭수종절제술

음낭수종은 소아에서는 대부분 교통성이고 성인에서는 대부분 비교통성이다. 교통성음낭수종은 정삭을 따라 복강까지 탈장낭patent processus vaginalis이 연결되기 때문에 서혜부에 절개를 가해 정삭을 찾아 탈장낭을 결찰한 후 제거해야 한다. 이때 정관이 손상되지 않도록 주의하고, 탈장낭은 복강 쪽에서 단단히 봉합해 준다. 비교

통성음낭수종은 음낭에 직접 절개를 가해 음낭수종을 제거한다. 커다란 음낭수종은 지연 출혈이 발생할 수 있기 때문에 지혈에 신경 써야 하고 음낭수종을 충분히 절제하여 재발하지 않도록 해야 한다. 한편 정액종절제술을 할 때에는 정로가 새지 않도록 부고환쪽을 완전하게 결찰하는 것이 중요하고, 수술 도중에 정액종이 터질 경우 구분이 어렵기 때문에 정액종이 터지지 않도록 조심해서 수술해야 한다.

8. 포경수술

환상절제술circumcision이라고도 불리는 포경수술은 할례라는 종교적 의식의 하나로 고대부터 시행되어 왔으며, 비뇨의학과 외래 수술 중 가장 흔히 시술되는 수술이다. 시기적으로는 신생아로부터 성인까지 다양한 연령에서 시행되지만, 대부분이 사춘기 이전에 시행된다. 정상인을 대상으로 한 포경수술의 의학적 필요성에 대해서는 많은 논란이 있지만, 포경수술이 음경의 청결이나 암의 예방적 측면에서는 긍정적인 역할을 하는 것으로 알려져 있다. 포경수술 시 절개 전에 귀두를 확인하는 것이 중요하다. 요도하열이 있는 것을 모르고 수술을 하다 요도를 절개하는 경우도 있다. 절개는 음경의 등 쪽에서부터 시작하여 요도 쪽으로 진행한다. 수술 중 반복적으로 귀두와 요도를 확인하여 손상을 주지 않도록 해야 한다. 피부를 과도하게 제거하면 피부 분리가 생기거나 피부가 부족하여 발기되면서 통증을 유발할 수 있기 때문에 피부는 약간 넉넉하게 남기는 것이 좋다. 피부의 길이는 요도 방향ventral side으로 넉넉하게 하여 배 쪽으로 음경만곡이 생기는 것을 예방해야 한다(그림 8-5).

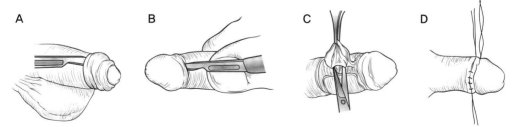

그림 8-5 포경수술 A, B. 포피가 완전히 귀두를 덮은 상태(근위부)와 포피가 귀두 뒤로 당겨진 상태에서 음경체부와 귀두부의 경계 부위인 고랑을 따라 피부에 절제할 부위(원위부)를 환상으로 표시하고 표시한 선을 따라 포피를 환상으로 절개한다. C. 두 절개선 사이 등쪽 피부를 음경의 길이 방향으로 자른 후 두 절개선 사이 피부를 박리하여 제거한다. D. 출혈 부위를 결찰하거나 지혈한 후 피부를 봉합한다.

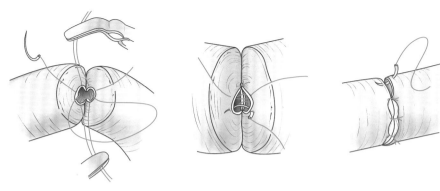

그림 8-6 미세수술정관정관연결술(이층연결술)

9. 정관수술

정관을 노출시키고 박리하여 절개하고 정관 양쪽 끝을 막는 기본적인 3단계를 포함하는 다양한 정관절제술의 술기가 있다. 절개 부위는 음낭의 정중앙에 단일절개를 가하여 양측 정관을 처리하는 방법과 양측 정관을 각각 처리하는 방법이 있다. 정관수술을 할 때는 정관을 놓치지 않도록 주의하고, 출혈이 생길 경우 정관을 확인하기 어려울 수 있기 때문에 출혈이 생기지 않도록 세심하게 지혈하는 것이 좋다. 정관수술을 하고도 15~20회 사정을 해야 기존에 나와 있던 잔여 정자가 완전히 소실되기 때문에 환자에게 이를 교육하고 가능하면 정액검사를 시행하여 정자가 없음을 확인하는 것이 안전하다.

10. 정관복원술

정관수술을 한 부위를 확인하고 음낭의 정중앙에 단일 절개를 가하여 양측 정관을 노출한다. 양측 정관의 끝을 통로가 잘 유지되는지 확인하고 점막 대 점막으로 단단문합술을 시행한다. 문합을 하기 전에 고환 쪽 정관에서 정자가 나오는지 확인하는 것이 중요하다. 9-0 또는 10-0 비흡수성 봉합사를 이용하여 점막을 6~8군데 봉합하고 장막도 같은 방법으로 문합한다(그림 8-6).

IV 요로전환술

하부요로의 악성종양을 갖고 있는 환자 또는 방광의 심각한 기능적·해부학적 이상이 있는 환자 중에는 요로전환술urinary diversion을 필요로 하는 경우가 있다. 이론적으로 요로전환술에는 모든 종류의 장관을 사용할 수 있다. 하지만 다루기 쉽고 길이가 충분하고 혈관 분포가 좋으며 요흡수에 의한 대사성 합병증의 빈도가 낮은 회장이 주로 사용된다.

요로전환술은 회장도관으로 대표되는 요루와 외부집뇨기가 필요한 실금성 피부요로전환, 복강 내 요저장소를 만들고 환자가 복부 피부의 연결통로를 통해 간헐적 자가도뇨를 시행하는 비실금성 피부요로전환, 원래 방광의 위치에 장관을 이용한 요저장소를 만들어 요도와 연결하여 비교적 정상적인 자가배뇨가 가능한 동소성 신방광조형술로 나눌 수 있다.

요로전환술의 방법을 선택할 때에는 성별, 나이, 전신상태, 병기, 림프절 유무, 요도 재발 가능성, 방사선치료의 기왕력, 신장기능, 심리적 요인 등 다양한 기준을 평가해야 한다.

1. 요로전환술을 위한 수술 전 장처치

충분하고 효과적인 수술 전 장처치는 수술 도중 발생 가능한 분변에 의한 수술 부위의 감염을 예방하는 데 효과적인 것으로 알려져 있다. 수술 전 장처치는 크게 기계적 처치와 항생제 처치가 있다. 기계적 처치는 대변의 양을 줄이는 반면, 항생제 처치는 박테리아 수를 감소시킨다. 기계적 처치를 위한 장정결제로는 Colyte®와 같은 PEG-electrolyte lavage solution이나 Coolprep™과 같은 magnesium citrate이나 sodium phosphate 경구제가 많이 쓰인다. 경구 항생제 처치는 최근에는 유효성 부족 및 부작용으로 인해 시행하지 않는 경우가 많다.

2. 요로전환술의 종류

(1) 실금성 피부요로전환

실금성 피부요로전환은 일반적으로 회장을 사용한다. 대사이상을 피하기 위해 적어도 회맹판으로부터 10~15cm 떨어진 15~20cm 길이의 회장분절을 사용한다. 이전에 방사선치료를 받은 환자는 방사선 영향을 받지 않은 회장 부위를 주의 깊게 선택하거나 대장을 이용한다. 요관과 회장을 연결하기 위한 다양한 회장요관문합법이 사용된다.

(2) 비실금성 피부요로전환

비실금성 피부요로전환은 복강 내 요저장소를 만들고 환자가 복부 피부의 연결통로를 통해 간헐적자가도뇨를 시행하여 소변을 배출하는 방법이다. 비실금성 피부요로전환에서 사용되는 요자제 기전 중에 가장 많이 사용되는 세 가지 방법으로 충수를 이용하는 Mitrofanoff 방법과 Kock pouch의 nipple valve, 회장 말단의 회맹판주름형성 등이 있다. 비실금성 피부요로전환으로 가장 많이 이용되는 방법으로는 Kock pouch, Indiana pouch, Mainz pouch 등이 있다.

(3) 동소성 신방광조형술

동소성 신방광조형술은 원래 방광의 위치에 장관을 이용한 요저장소를 만들어 요도와 연결하여 비교적 정상적인 자가배뇨가 가능하기 때문에 환자의 삶의 질을 개선시킬 수 있다는 장점이 있다. 처음에는 남성에만 시행되었으나 최근에는 여성에도 시행되고 있다. 동소성 신방광조형술은 지속적으로 소변이 배출되는 회장도관과는 달리 소변이 저장소 내로 저장되기 때문에 요자제기전 및 항역류기전이 매우 중요하다. 신방광조형술에 사용되는 요저장소는 적절한 용적과 낮은 내압을 지녀야 하며, 신장으로의 요역류가 없어야 하고, 높은 유순도를 유지해

야 한다. 수술 후 요실금을 줄이기 위해 수술 중 외요도 괄약근이 보존되어야 한다. 가장 많이 사용되는 술식은 Studer pouch, Mainz pouch, Ghoneim pouch 등이다.

3. 요로전환술의 대사 및 신경역학적neuromechanical 문제

회장이 많이 손실되면 비타민 B_{12} 흡수 부족과 담즙염 재흡수 부족으로 인한 설사 및 지방 흡수장애로 인해 영양 문제가 발생할 수 있다. 신방광조형술의 경우 정상 신장기능 환자에서는 대사성 이상은 잘 나타나지 않는다. 위장을 사용한 경우에는 소변을 통한 수소와 염소의 소실로 저염소성 알칼리증이 나타날 수 있다. 공장을 사용한 경우에는 저나트륨성, 저염소성, 고칼륨성 산증이 발생할 수 있다. 회장과 대장의 경우에는 암모늄의 재흡수로 인한 고염소성 산증이 발생할 수 있다. 회장을 이용한 경우 정도의 차이는 있으나 약 50%에서 대사성 산증이 발생하며 그 정도는 사용한 회장의 길이에 비례한다.

신방광조형술 직후 기능적 방광용적은 100~150mL로, 앉은자세(좌위)fowler's position에서 골반저근육을 이완하고 2시간 간격으로 배뇨를 할 수 있도록 교육하고 복부에 힘을 줘서 복압을 상승시켜 배뇨하도록 배뇨 훈련을 한다. 수술 후 시간이 경과할수록 방광용적이 증가하여 12개월째에는 500mL까지 확장된다. 용적이 너무 작으면 요실금이 심하게 되어 삶의 질을 떨어뜨린다. 용적이 클수록 요자제에는 유리하지만, 너무 용적이 큰 경우에는 오히려 잔뇨가 많아져서 신장기능의 이상을 초래할 수 있고 잔뇨를 제거하기 위해 자가도뇨가 필요할 수 있다. 따라서 적절한 방광용적을 얻기 위해 적당한 길이의 회장을 사용하는 것이 중요하다.

V 수술 후 기본관리

1. 창상관리

대부분의 피부 창상은 비흡수성 봉합사나 외과용 스테이플러로 봉합되어 있다. 피부 창상은 절개 면이 벌어지지는 않았는지, 삼출액은 없는지 확인이 필요하다. 보통

창상의 봉합은 수술 후 7~10일에 제거한다. 봉합사를 제거하고 벌어진 부분이 있을 경우, 재봉합을 하거나 바닥에서 저절로 살이 차 올라오도록 드레싱을 한다. 복강 내 수술을 한 창상은 탈장이 일어나지 않는지 확인이 필요하다.

배액관을 설치할 때에는 신우성형술 부위나 전립선절제술 시 요도방광문합부와 같은 요로문합을 한 부분은 피해 설치해야 한다. 배액관의 색이 소변과 비슷하고 양이 많이 증가한다면 요누출을 의심하여 배액액으로 크레아티닌검사를 하여 확인하거나 인디고카민을 주사하여 배액액의 색 변화를 확인한다. 배액관을 제거할 때에는 중간에 끊어지지 않도록 부드럽게 제거하고, 배액관이 완전히 제거되지 않은 것이 의심되면 방사선촬영으로 남은 배액관이 없는지 확인한다.

2. 통증관리

적절한 수술 후 통증 조절은 환자의 회복에도 매우 중요하다. 진통제의 필요성은 수술 종류 및 환자 특성, 필요에 따라 크게 다르다. 일반적으로 진통제의 종류와 투여 방법에 따른 부작용을 고려하되 환자가 편안하게 회복할 수 있도록 충분한 진통제를 제공한다.

경구 진통제는 보통 아세트아미노펜이나 마약성 진통제와 아세트아미노펜 복합제를 사용한다. 비스테로이드소염진통제는 통증을 완화시키지만 출혈 위험을 증가시킬 수 있다. 아스피린을 함유한 진통제는 수술 후에는 피하는 것이 좋다. 경구 진통제를 사용할 수 없을 때에는 정맥 투여용 마약성 진통제 또는 유사마약성 진통제를 사용한다. 마약성 진통제는 효과적이지만 수술 후 장마비나 호흡곤란을 유발할 수 있기 때문에 조심해서 사용해야 한다. 환자가 조절하여 사용 가능한 PCA(patient-controlled analgesia)도 효과적이다. 마약성 진통제 사용 중간중간에 ketorolac과 같은 소염진통제를 섞어 사용하면 마약성 진통제의 사용량을 줄일 수 있다.

추천문헌

대한남성과학회. 남성과학. 제3판. 군자출판사, 2016;491-492
Park JK, Doo AR, Kim JH, Park HS, Do JM, Choi H, et al. Prospective investigation of penile length with newborn mal circumcision and second to fourth digit ratio. Can Urol Assoc J 2016;10:E296-299
Partin AW, Dmochowski RR, Kavoussi LR, Peters CA, Wein AJ, editors. Campbell-Walsh-Wein Urology. 12th ed. Philadelphia:Elsevier;2021
Smith JA, Howards SS, Preminger GM, Dmochowski RR. Hinman's Atlas of Urologic Surgery. 4th ed. Philadelpia: WB Elsevier, 2017;35-36, 288-293, 425-430

CHAPTER

09

경요도 및 경피 수술

김택상 집필/권태균 감수

경요도수술*transurethral surgery*

내시경기구의 발달로 경요도수술기법 및 수술적응증이 많이 발전했다. 요도를 통한 접근으로 가능한 수술방법으로는 내시경을 장착한 10~30Fr의 절제경을 이용하여 하부요로계인 요도와 방광에 접근하여 수술하는 방법과 경성 및 연성 요관경을 이용하여 요도를 거쳐 요관구를 통과하여 상부요로계인 요관 및 신장 내부로 접근하여 수술하는 방법 등이 있다. 방광경, 요관경 등의 발달로 비뇨기계 질환의 치료로 내시경수술이 발달함에 따라 특수장비, 기구 등의 사용법을 숙지하여 적절히 사용해야 한다. 시술 시 발생할 수 있는 요로감염 및 요로손상

을 예방하기 위해 예방적 항생제 및 친수성 윤활제 등을 적절히 사용하는 것이 좋다.

1. 내요도절개술*visual internal urethrotomy*

남성요도협착이나 방광경부협착에서 요도절개경에 장착된 요도절개도*urethrotome*(그림 9-1)로 협착되어 있는 흉터조직의 모든 층을 절개하는 것이다. 모든 시술 과정 동안 내시경을 통해 조직을 직접 보면서 시술하며, 협착부위가 좁아서 정확한 절개가 어려울 때는 유도철선*guide wire*을 삽입하여 방광 내 통로를 확보한 후 시술하기도 한다. 주로 요도의 배부 쪽 12시 방향을 절개하는

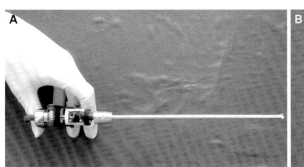
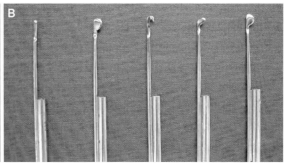

그림 9-1 요도절개경(A)과 요도절개도(B)

것이 요실금, 요누출, 출혈 등의 합병증이 적지만 필요에 따라 여러 곳을 절개하기도 한다. 22Fr 절제경이 충분히 삽입될 정도로 절개를 한 후 출혈과 통증이 좋아질 때까지 단기간 요도카테터를 유치해 놓는다. 내요도절개술의 단기 효과는 70~80% 정도로 만족스러운 편이다. 하지만 장기적 효과는 낮다. 내요도절개술의 장점은 비침습적으로 척추마취 또는 국소마취로 수술이 가능하며, 재발 시 쉽게 재시행할 수 있으며, 합병증이 매우 적은 안전한 수술이라는 점이다. 내요도절개술은 요도확장술보다 주변 조직손상이 적어서 더 선호되고 있다. 최근에는 절개도 외에 레이저를 이용하여 좋은 결과를 보이고 있다.

2. 경요도절제술 *transurethral surgery*

하부요로에 발생한 병소를 절제하기 위해 제작된 경요도절제경(그림 9-2)의 절제루프*loop*에 고주파 교류전류를 흐르게 하여 조직을 기화*vaporization*, 절제, 응고한다. 경요도절제경은 관류액을 효과적으로 주입하고 배출시키기 위한 절제경집*resectoscope sheath*과 절제루프, 전류에너지케이블, 광원케이블, 비디오장치케이블 등이 연결되어 있으며 손잡이에 의해 작동되는 working element로 구성된다. 절제루프로 절제할 때, 사인형 전류 *sine waveform*는 조직의 빠른 기화를 유발하여 절제경이 조직 사이를 최소의 저항으로 움직이면서 조직을 절제한다. 반면 절제경으로 응고 및 소작을 할 때는 약한 진동형*oscillating waveform* 전류로 기화의 속도를 느리게 함으로써 조직의 분리를 느리게 하여 응고 및 소작한다. 요도가 좁거나 요도협착이 있는 경우에는 절제경을 수술부위에 잘 위치시키기 힘들 수 있다. 이러한 경우 다양한 크기의 요도확장기*urethral sound*를 이용하여 요도를 확장할 수 있다. 내시경을 보면서 요도를 진입하고, 원하는 부위에 수술기구를 위치시킬 수 있으나, 숙련된 술자의 경우이거나 출혈로 시야 확보가 잘 되지 않는 경우는 폐쇄기*obturator*(그림 9-2B)를 이용하여 비디오를 보지 않고 위치시킬 수도 있다. 구형 기구는 관류액이나 혈액 등이 방광에 차게 되면 절제경집에서 working element를 분리하여 관류액을 배출해야 하나, 현재 사용되는 내시경 수술기구는 지속적인 수술을 위해 절제경집 내에 관

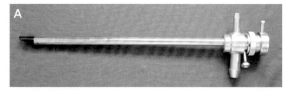

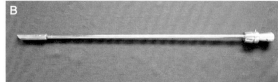

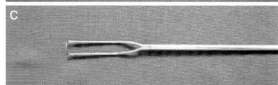

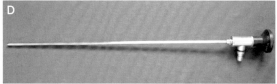

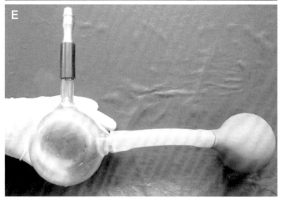

그림 9-2 경요도절제경 A. 절제경집, B. 폐쇄기, C. 절제고리, D. 망원렌즈, E. Ellik 흡인기.

류액 배출을 위한 추가 채널이 구성되어 있다. 이 추가 채널로도 관류액 및 혈액 배출이 원할하지 않은 경우 치골상부천자술을 시행하여 배출시킬 수도 있으나, 방광의 악성종양수술일 경우는 종양파종의 위험이 커서 시행하면 안 된다. 절제경을 진입한 후 정구, 양측 요관구 등의 해부학적 랜드마크를 확인해야 수술 후 발생할 수 있는 합병증을 최소화할 수 있다.

(1) 단극성 및 양극성 경요도절제술

monopolar and bipolar transurethral resection

전통적인 단극성 전기에너지를 이용한 절제경의 경우, 조직절제가 잘 되지 않을 때 절제루프나 케이블의 단선이 있는지, 에너지 생성기*generator*에 이상이 없는지, 접지 플레이트가 피부에 잘 부착되어 있는지, 비전도성 관류액을 적절히 사용했는지 등을 확인해야 한다. 경요도전립선절제술 시에 수술이 길어지면 관류액의 흡수로 인해 저나트륨혈증 등이 발생하며 구역, 구토, 고혈압, 서맥, 의식장애, 시야혼탁 등이 발생하는 경요도전립선절제술후증후군*post-TURP syndrome*이 발생할 수 있다. 반면 양극성 절제경을 이용한 경우는 전기에너지가 내시경의 한쪽 끝에서 다른 쪽 끝으로 흐르도록 되어 있어서 전기에너지가 절제루프에만 머무르게 되고 절제루프가 조직에 닿으면 단극성 절제경에 비해 더욱 효과적으로 기화작용을 하게 된다. 또한 생리식염수와 같은 전도성 관류액을 사용할 수 있어서 경요도전립선절제술후증후군이 발생하지 않아 시간에 쫓기지 않고 수술할 수 있는 장점이 있다.

(2) 경요도방광종양절제술

transurethral resection of bladder tumor; TURBT

방광종양의 일차적인 처치, 조직학적 진단 및 종양의 절제는 내시경적으로 이루어진다. 비근육침윤성 방광암의 경우는 대부분 경요도방광종양절제술로 완전 절제 및 조직학적 진단이 이루어질 수 있지만, 침윤성 방광암의 경우는 먼저 내시경적 절제로 조직학적 진단 및 종양용

적을 감소시킨 후 방광전적출 또는 방사선치료와 항암치료를 시행할 수 있다. 방광종양을 절제할 때는 방광이 과충만되어 있는 상태에서 시행하면 방광파열의 위험이 증가되므로 주의해야 한다. 방광측벽의 종양을 절제할 때에는 폐쇄공신경반사에 의한 방광손상을 주의해야 한다. 방광천공이 있을 때에는 복막 내 천공인지 복막 외 천공인지를 빨리 감별하여 복막 내 천공일 경우에는 빠른 개복 전환이 필요하다. 방광경부에 가까운 쪽일수록 절제루프의 각도를 직각 이하로 꺾어 절제하는 것이 편하며, 방광천정부 쪽으로 갈수록 술자의 선호도에 따라 차이는 있지만 절제루프의 각도를 직각 이상으로 펴서 수술하는 것이 편리하다. 방광종양을 절제한 후에는 상피내암 동반 여부 및 근육침윤 여부를 확인하기 위해 종양 주변, 방광종양의 기저부 등을 절제하는 것이 중요하다. 전립선요도 및 기질 침범 등을 확인하기 위해 필요에 따라 전립선요도 등의 생검을 함께 시행할 수도 있다. 종양 절제 과정에서 생기는 부유종양세포*floating tumor cell*의 방광점막재침착*reimplantation*을 줄이기 위해서 레이저 등을 이용한 en-bloc절제술 등도 시행되고 있으나 크기가 작은 종양에 제한되어 시행되고 있다.

(3) 경요도전립선절제술

transurethral resection of prostate; TURP

경요도전립선수술은 방광경부폐색을 유발하는 전립선을 절제할 때, 전립선농양을 배농시킬 때, 드물게 사정관 폐색을 개통할 때 시행된다. 이 중 가장 많이 시행되는 경요도전립선절제술(그림 9-3)은 전립선비대증 또는

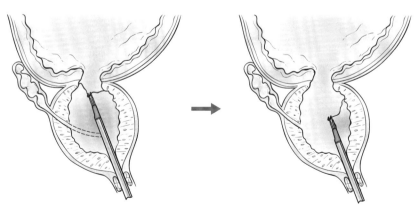

그림 9-3 경요도전립선절제술

전립선암에 의한 전립선폐색에 의한 하부요로증상에 대한 가장 대표적인 내시경적 수술방법이다. 대부분 척추마취 또는 전신마취로 시행되며 수술 후 혈뇨를 모니터링하기 위해 입원이 요구된다. 현재까지 어떤 최소침습적 치료보다 국제전립선증상지수와 최대요속의 호전이 크고 오래 유지되어 전립선비대증 수술의 가장 표준적인 치료로 받아들여지고 있다. 하지만 다른 시술에 비해 입원기간이 길며 사정장애(75%), 발기부전(5~10%), 요실금(>1%) 등의 합병증 위험이 있으며, 단극성 경요도전립선절제술을 시행할 때 경요도전립선절제술후증후군의 위험이 있다. 80mL 이상의 용적을 가진 큰 전립선비대증의 경우 숙련된 술자가 아니면 효과가 제한될 수 있다.

(4) 홀뮴레이저전립선절제술

holmium laser enucleation of the prostate; HoLEP

Holmium:YAG레이저를 이용하는 수술이다. 홀뮴레이저는 Nd:YAG레이저*Neodymium:Yttrium-Aluminum-Garnet laser*에 비해 조직에 침투하는 깊이가 500μm로 얕아 조직손상 위험이 적고 물에 잘 흡수되어서 레이저파가 발생할 때마다 증기기포가 레이저광학섬유 앞에서 생성되어 응고작용을 일으켜 에너지가 일부 소모되기도 하지만, 기화가 일어나기 직전에 광기계적 효과*photomechanical effect*를 유발하여 조직을 파괴시킨다. 홀뮴레이저전립선절제술은 비대해진 전립선조직과 이를 둘러싸고 있는 피막조직 사이를 박리하여 비대해진 선종을 제거하여 방광 안으로 통째로 밀어 넣고 분쇄기*morcellator*를 이용해 조직을 분쇄 및 흡인한다. 장기간 결과는 경요도전

립선절제술에 필적하며, 특히 경요도전립선절제술의 효과를 보기 힘든 80mL 이상의 큰 전립선비대증에서도 효과가 좋은 것으로 알려져 있다. 수술이 숙달되기까지 경요도전립선절제술에 비해 오래 걸리는 단점이 있다.

(5) 경요도전립선절개술

transurethral incision of the prostate; TUIP

30mL 이하의 작은 전립선비대증에서 방광경부의 상승이 심하고 양측 외측엽으로 인한 폐색이 심하지 않을 때 시행할 수 있다(그림 9-4). 특수하게 디자인된 절제루프인 Collin's knife나 레이저로 요관구의 직하방부터 절개를 시작해 방광경부, 전립선요도를 거쳐 정구*verumontanum*까지 5시, 7시 방향에 절개를 가한다. 경요도전립선절제술에 비해 시술시간이 짧으며 사정장애는 적은 것(25%)으로 보고되고 있고, 수술 적응증을 잘 선정하면 경요도전립선절제술에 필적할 만한 배뇨증상 호전의 효과가 있다.

(6) 경요도전립선기화술

transurethral vaporization of the prostate; TUVP

비대해진 전립선조직을 기화시키는 수술방법으로 KTP레이저*potassium-titanyl-phosphate laser*와 Nd:YAG레이저 등을 이용할 수 있으며, 최근에는 KTP레이저가 주로 이용된다. KTP레이저를 이용한 기화술의 장점은 KTP레이저의 파장이 532nm로 헤모글로빈에 잘 흡수되어 출혈의 최소화에 유리하다. 단점으로는 병리조직이 채취되지 않으므로 전립선암을 완전히 배제한 후 수술해야 하며

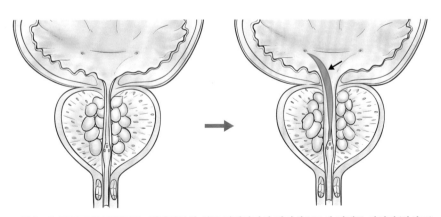

그림 9-4 경요도전립선절개술 방광경부와 정구 직전까지의 전립선요도에 절개를 가한다(화살표).

수술 후 단기간에는 일시적인 방광자극증상이 있다.

(7) 전립선결찰술*prostatic urethral lift; Urolift*

하부요로증상이 전립선외엽의 비대로 인한 증상일 때 양쪽 외측엽에 임플란트를 심어 외측엽을 압박함으로써 요도폐쇄를 경감시켜 주는 시술방법이다. 국소마취로도 시행할 수 있고 시술시간이 짧으며 회복기간이 거의 없어서 전신상태가 나쁜 환자에게도 시행할 수 있는 장점이 있지만, 조직을 충분히 절제 또는 기화해 제거하는 다른 수술법보다 효과의 지속기간에 의문이 있으며 전립선중엽이 클 때, 방광경부의 상승이 심할 때, 심한 전립선비대증인 경우에는 효과가 충분하지 않으므로 다른 치료방법을 적용해야 한다.

(8) 기타

전신상태가 나쁜 환자, 기대수명이 짧은 환자, 적극적인 수술을 원하지 않는 환자 등에서 온열치료법, 요도스텐트설치술, 전립선요도풍선확장술 등의 방법이 시행되기도 하며, 수압을 이용한 전립선기화술*Water vapor therapy; Rezum™; Aquablation®* 등의 새로운 치료법도 도입되고 있다.

3. 경요도방광결석제거술

방광결석은 주로 요도협착, 전립선비대증, 신경인성방광 등으로 요로폐쇄가 동반되어 있고 잔뇨량이 많을 때 발생하며, 이런 근본적 원인이 해결되지 않으면 재발률이 높다. 1cm 이하의 작은 방광결석인 경우 방광경과 집게*forcep*로 제거할 수 있고, 큰 경우에는 기계적 힘으로 분쇄*litholapaxy*하거나 경요도로 접근하여 방광 내에서 쇄석기로 쇄석하여 잘게 만든 후 제거하는 방법*cystolithotripsy*이 있다. 레이저로 쇄석하여 제거하는 경우가 방광점막손상이 적으므로 많이 시행된다.

4. 역행성요관신장수술*retrograde ureterorenal surgery*

(1) 진단적 요관경

요관경(그림 9-5)은 주로 요도를 통하여 역행적으로 진입하여 요관구, 하부, 상부요관, 신우 등을 관찰할 수 있다. 진단을 위해서 요관의 종물을 확인하고 조직검사할 때, 혈뇨의 원인을 조사할 때, 요관의 해부학적 이상을 내시경적으로 확인할 때 시행할 수 있다. 하부요관의 경우 일부에서 국소마취로 시행할 수도 있으나 관류액에 의한 수신증 연관 통증, 기구 조작의 통증 등으로 척추마

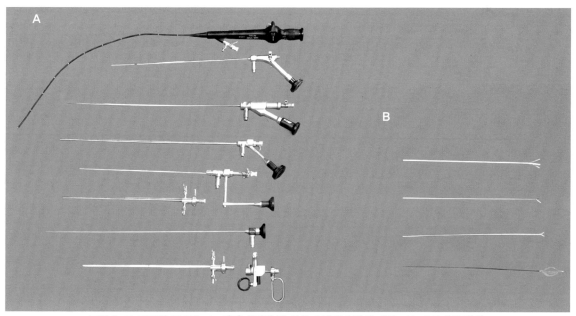

그림 9-5 다양한 요관경 A. 경성 요관경 및 연성 요관경과 작업 기구. B. 요로결석 집게.

취 또는 전신마취 후 시행하는 것이 일반적이다. 경성 요관경rigid ureteroscopy으로는 요관, 신우 등은 관찰할 수 있으나 신우보다 상부 쪽인 신배 등은 시야각이 나오지 않아서 연성 요관경이 필요하다.

(2) 요관결석

경성 또는 연성 요관경으로 요로결석을 확인하고 요관경의 내경으로 쇄석기를 진입하여 요로결석을 쇄석한다. 쇄석된 결석은 결석바스켓stone basket으로 포획하여 체외로 끄집어 낸다. 상부요관결석 쇄석 시에는 결석이 관류액의 흐름 및 파쇄 시의 에너지에 의하여 신우 쪽으로 쉽게 이동할 수 있어서 결석바스켓으로 잡거나 풍선카테터 등을 결석 상방에 삽입하여 위쪽으로 이동할 경로를 차단 후 시술을 시행하기도 한다. 시술 후 요관부종에 의한 수신증을 최소화하고 파쇄된 결석조각들을 잘 배출시키기 위해 일시적으로 요관스텐트를 설치한다.

(3) 신결석

연성 요관경 구경의 소형화, 고해상도 비디오시스템의 적용, 일회용 내시경기구 개발, 각종 요관경 접근통로집access sheath의 개발 등으로 이전에는 접근이 어려웠던 신결석도 역행성신장내수술retrograde intrarenal surgery; RIRS로 치료가 가능하게 되었다(그림 9-6). 하지만 경피

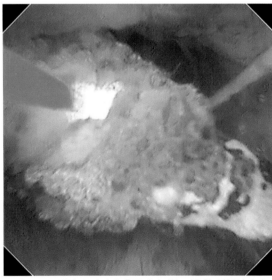

그림 9-6 연성 요관경과 홀뮴레이저를 이용한 역행성레이저 신결석제거술

적신루설치술에 비해 적은 구경인 요관을 통해 수술하므로 신결석을 밖으로 빼내기 위해서는 더욱 작은 크기로 분쇄해야 하며 하부신배 등 레이저쇄석기의 접근이 어려운 위치의 신결석은 접근이 용이한 신배나 신우로 이동시켜 수술하는 것이 추천된다.

(4) 요관종물

요관경으로 요관종양을 확인하고 레이저 등으로 절제하는 요관경하 요관종양제거술을 시도할 수 있다. 하지만 주로 양성종양일 경우에 좋은 적응증이 되며 악성일 경우는 재발, 종양파종 등의 위험이 있으므로 저등급, 저병기의 요관종물이 좁은 종양목stalk을 가지고 있는 경우, 신장과 요관 등을 보존해야 할 경우 등으로 제한되어 시행된다.

(5) 요관협착

요관협착은 복강경 또는 개복요관협착절제술, 요로

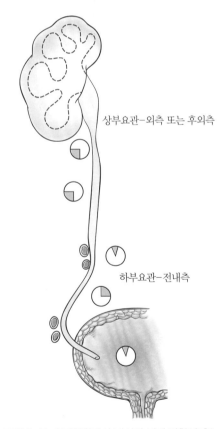

상부요관-외측 또는 후외측

하부요관-전내측

그림 9-7 요관협착에서 내시경 절개 방향(우측)

전환술, 풍선확장술 등 다양한 방법으로 치료할 수 있으나 요관경을 이용한 최소침습적 방법으로 내요관절개술 *visual internal ureterotomy*을 많이 시행하고 있다. 요관경으로 협착 부위를 확인한 후 유도철선을 통과시키고, 레이저 등으로 협착부위를 절개하는 방법으로 요관 외부의 조직이 보일 때까지 섬유성 변화 조직을 충분히 절개해야 하며 재협착을 방지하기 위해 시행 후 요관스텐트를 4~6주 정도 유치하는 것이 일반적이다. 협착의 위치에 따라 요관주변 혈관이 다치지 않게 절개의 방향을 주의해야 하는데, 요관구에서 가까운 요관에서는 12시 방향, 하부요관에서는 장골혈관을 피하는 전내측 방향, 상부요관에서는 신주위 혈관을 피하는 후외측 방향으로 절개한다(그림 9-7). 그 외 치료방법으로 요관경으로 협착부위를 확인하기보다는 요관 내부로 요관카테터를 이용해 조영제를 주입한 후 방사선투시기로 협착부위를 확인한 후 풍선카테터를 유치하고 풍선을 확장해 협착을 치료하는 풍선확장술도 많이 시행되고 있다. 상부요관의 경우 선행성으로 신루를 통하여 요관경하 내요관절개술 또는 풍선확장술을 시행할 수 있다. 주위 조직의 섬유성 변화가 심한 요관협착의 경우 재발률이 높아 성공률이 떨어지며, 특히 장기간의 협착, 외부압박에 의한 협착, 방사선치료 후 협착, 요관주변의 수술 후 허혈에 의한 협착 등은 치료결과가 좋지 않다.

II 경피수술 *percutaneous renal surgery*

비뇨기내시경 시술로 신장에 접근하는 방법은 크게 두 가지로, 선행성*anterograde* 접근법과 역행성*retrograde* 접근법이 있다. 역행성 접근법은 요관경*ureterorenoscopy*을 이용해 요도와 요관을 거쳐 접근하는 방법이며, 선행성 접근법은 옆구리 피부를 통해, 즉 경피적으로*percutaneous* 신장으로 바로 접근하는 방법이다. 두 방법 모두 개복수술이 가능할 정도의 해부학적 이해를 필요로 하며 시술의 안전성과 정확성을 위해 실시간 영상검사가 필요하다.

1. 경피적 신장접근 및 신루설치
percutaneous approach and nephrostomy

안전하고 정확한 경피적 신장접근을 위해서는 신천자 *renal puncture*(그림 9-8)를 목표물 또는 목표 방향으로 정확하게 해야 하며, 이 신천자를 통해 최소한의 출혈로 수술기구들이 접근할 수 있어야 한다. 출혈 경향이 있거나 혈액응고 관련 질환이 있는 경우는 교정 후 시행해야 하며, 단순한 신천자 및 신루설치술(그림 9-9)의 경우 국소마취만으로 시행 가능하다.

(1) 초음파를 이용한 접근
방사선투시기*fluoroscopy*를 이용한 접근보다 익히기 쉬우며, 조영제 주입 및 방사선조사가 필요 없다는 장점이

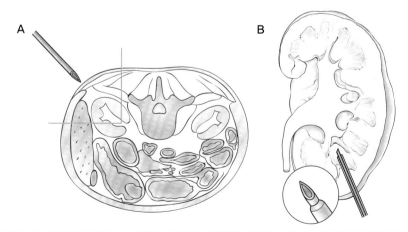

그림 9-8 경피천자 방법 A. 수평과 수직선의 45° 방향에서의 천자, B. 신장하극을 통한 신천자.

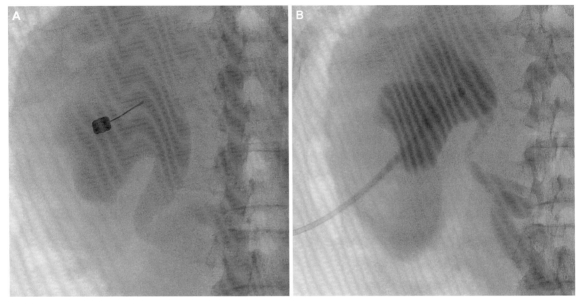

그림 9-9 경피적 신천자 및 신루설치술 A. 신천자, B. 경피적신루설치술 및 선행성신우조영술.

있다. 그리고 방사선투과성 물질과 주변 장기들도 확인이 가능해 천자바늘을 안전하게 진입할 수 있다.

(2) 방사선투시기를 이용한 접근

수신증이 없거나 사슴뿔결석이 있을 때는 초음파보다 접근이 쉽다. 역행성으로 요관을 통해 조영제를 주입하거나, 정맥으로 조영제를 주입하여 해부학적 구조를 보고 천자바늘을 이용해 뒤쪽 신배posterior calyx를 천자하는 것이 안전하다. 그리고 일단 신천자에 성공하면 천자바늘집puncture needle sheath을 통해 방사선비투과성인 유도철선과 확장기dilation instrument 삽입을 영상으로 보면서 시행할 수 있어서 시술이 수월하다.

(3) 선행성신우조영술anterograde pyelography; AGP

선행성신우조영술은 진단을 주목적으로 하는 시술이며 침습적이므로 자주 시행되는 검사는 아니다. 다른 영상의학검사(초음파, 컴퓨터단층촬영, 자기공명영상, 경정맥신우조영술)로도 상부요로가 명확하게 조영되지 않을 때나 요로의 경로가 명확하지 않을 때 시행한다. 신천자 후 희석된 조영제를 주입하여 요로계를 촬영하며 추가적인 카테터 유치나 수술 후 추적검사를 위해서도 이용된다. 하지만 상부요로계 종양이 의심될 때는 천자된 통로로 종양 파종을 일으킬 수 있으므로 역행성신우조영술retrograde

pyelography 등 다른 방법을 먼저 시행해야 한다.

(4) 경피적신루설치술percutaneous nephrostomy; PCN

요로폐색으로 소변이 신우에서 방광으로 원활히 배출이 되지 않으면 수신증이 생기면서 요로감염이 될 수 있고, 신장내부 압력이 올라가서 신장실질의 허혈과 위축을 유발하게 된다. 이는 신장기능의 저하를 초래하게 되므로 일차적으로 보다 덜 침습적인 역행성 접근에 의한 요관스텐트설치술 등을 고려하게 되지만 요정체에 의한 요로감염 등을 빨리 해결해야 할 때나 역행성요관스텐트설치술이 어려울 때 경피적신루설치술을 시행한다. 또한 최근 비뇨내시경수술이 보편화되고 발전함에 따라 수술기구의 신장 내부로의 접근 통로를 확보하기 위해서도 많이 시행된다. 국소마취로 시행 가능하며 옆누운자세나 엎드린자세prone position에서 초음파나 방사선 투시로 신천자 후 갈비뼈 밑의 후액와선posterior axillary line에서 원하는 신배로 천자한다. 천자 후 천자바늘을 통한 유도철선과 신루카테터 진입은 방사선투시를 이용해서 시행해야 정확한 위치에 신루 유치가 가능하다. 비뇨기계 시술을 위해 일시적으로 유치할 때는 작은 구경의 신루카테터를 설치해도 되나 장기간 유치 때는 카테터폐색 등을 줄이기 위해 8~10Fr 이상 큰 구경의 신루카테터를 유치하는 것이 좋다. 경피적신루설치술의 합병증으로 출혈, 감염, 소변유출 등이 일어날 수 있으며, 드물게 기흉, 장손상, 장과의 누공fistula 등 심각한 합병증도 있을 수 있다.

(5) 경피천자percutaneous aspiration **및 생검**biopsy

대부분의 신낭종 또는 후복막의 낭종성 병변은 컴퓨터단층촬영과 초음파로 진단이 가능하므로 진단 목적만으로 경피천자를 시행하지는 않는다. 하지만 옆구리 통증 같은 국소증상이 있거나 낭종의 압박으로 요로폐색 등이 유발될 때 증상 호전 등의 치료목적으로 낭종천자를 시행할 수 있다. 또한 낭종 내 액체의 검사가 필요할 때도 시행할 수 있다. 단순방사선촬영으로는 방사선투과성의 양상을 띠며, 경정맥조영술 주입으로도 조영이 되지 않아 확인하기 어렵다. 신낭종의 경우 단순배액만 할 경우 다시 낭종 내에 액체가 쉽게 다시 찰 수 있으므로 95% 에탄올 등을 주입해 30분간 유치시킨 후 다시 배액시키는 경화요법sclerotherapy을 시행할 수 있다. 하지만 낭종이 큰 경우에는 신우 또는 신배와 가깝다면 낭종제거술 등을 시행한다. 신장 또는 후복막에 혈액이나 농양 등의 체액 축적이 있을 때 후복막으로 경피천자를 시행할 수 있다. 신장종양 또는 사구체질환의 조직학적 확인이 필요할 때는 경피적 생검을 시행하여 조직을 채취할 수 있다. 경피천자 및 생검의 합병증으로 신주위 혈종, 혈관손상 등이 있으며 출혈이 심한 경우 혈관색전술이 필요할 수 있고 심한 경우는 개복수술이 필요할 수 있으므로 주의를 요한다.

2. 경피적 신장 및 요관 수술

(1) 경피적신절석술percutaneous nephrolithotomy; PCNL

일반적으로 체외충격파쇄석술로도 신결석을 치료할 수 있다. 하지만 하부요로계로 결석을 배출시키기 힘든 요로계협착이 있는 경우, 쇄석술 이후 원활한 결석 배출을 위한 환자의 움직임이 제한되는 경우, 신결석이 큰 경우(2cm 이상), 쇄석을 해도 결석조각의 배출이 힘든 하부신배 또는 신배게실 내 결석인 경우, 초음파유도 체외충격파쇄석술이 어려운 상황에서 방사선투과성의 신결석인 경우, 근골격계 장애 또는 고도비만 등으로 체외충격파쇄석술이 힘든 경우 등에서 경피적신절석술을 시행하

여 제거하는 것이 좋다. 술자의 선호도에 따라 경성 또는 연성 신장경nephroscope을 이용할 수 있다. 시술과정은 신장경이 들어갈 통로를 확보하는 경피적신루설치술 및 신루확장술, 신장경을 통해 진입된 쇄석기로 결석을 파쇄하는 제석술, 파쇄된 결석조각들을 확장된 신루를 통해 제거하는 결석제거술 등으로 이루어진다. 표준 접근통로관access tract의 굵기는 24~30Fr이며, 18Fr 미만의 접근통로집access sheath은 처음에는 소아에만 사용되다가 최근에는 성인에서도 많이 쓰이고 있다. 적은 구경의 신장경 등 수술시스템의 소형화는 신장실질손상의 위험이 적은 장점은 있을 수 있지만, 수술시간이 길어지는 등 표준 경피적신절석술에 비해서 아직 다른 장점은 증명되지 않고 있다. 수술자세는 전통적으로는 엎드린자세였으나 요즘은 바로누운자세에서도 안전하게 시행하고 있다. 하지만 결석의 위치에 따라 접근통로관을 추가로 설치하기 용이한 엎드린자세가 선호된다. 시술 전 반드시 혈액응고장애 등이 있으면 교정해야 하며 요로감염이 동반되어 있는 경우나 감염석의 경우에는 항생제치료 후 시행해야 한다. 최근 비뇨내시경기구와 연관된 술기의 발달로, 이 같은 전통적인 경피적신절석술의 적응증에 해당하는 경우에도 경피적 접근 및 신장실질의 천자 및 확장이 필요 없는 연성 요관경flexible ureteroscopy을 이용한 역행성신장내수술로 신결석을 많이 치료하고 있다. 하지만 하부신배결석, 크기가 큰 사슴뿔결석, 하부요로계의 협착이 있어서 역행성 접근이 어려운 경우, 수신증으로 인해 신장 내부 공간의 확장이 큰 경우 등에서는 여전히 경피적신절석술이 많이 시행된다. 합병증으로는 출혈, 신주위 혈종, 요로감염 등이 있을 수 있고 드물게 패혈증, 장천공, 기흉 등이 발생할 수 있다. 대장이 접근통로관의 경로에 위치한 경우 천자 시 장손상의 위험이 크므로 술전 영상검사를 충분히 숙지하여 피부와 신장 사이의 장 위치를 파악하고 접근통로관을 형성할 때 장손상이 되지 않게 주의해야 한다.

(2) 신우종양

신우나 신배에 종물이 발견되면 진단과 치료를 위해 신루를 통한 종양생검 및 절제술이 이루어지기도 한다. 하지만 신루를 통한 전이의 위험이 있기 때문에 일반적으로 시행되지는 않으며, 종양을 포함한 일측신장절제

시 투석의 위험이 큰 양측 신장기능 저하 환자, 단일신, 종양의 분화도가 좋고 저병기로 생각되는 환자에서 제한적으로 시행될 수 있다.

(3) 신누두infundibulum, 신우요관이행부ureteropelvic junction, 상부요관의 협착

신누두, 신우요관이행부, 상부요관 등에 협착이 있을 때 역행성 접근법으로도 협착부 절개술을 시행할 수도 있으나 선행적percutaneous으로 접근하면 역행성보다 좀 더 넓은 공간에서 내시경의 이동거리도 짧게 접근하여 쉽게 시행할 수 있는 장점이 있다(그림 9-10). 신누두부협착의 경우 협착이 있는 신배에 정확한 경피적신루설치술이 이루어져야 시술을 시행할 수 있으며, 신우요관이행부협착의 경우는 신상극이나 중간신배에 신루를 설치하고 접근해야 협착부위 접근 및 시술이 용이하다. 신우요관이행부협착의 경우 협착의 길이가 길거나, 협착부주변에 이행혈관aberrant vessels이 있는 경우, 협착부분 근위부의 확장된 신우가 너무 큰 경우 등은 수술 성공률이 낮기 때문에 내시경적 시술보다는 개복, 복강경 또는 로봇보조 신우성형술을 시행하는 것이 좋다.

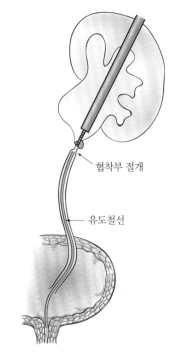

협착부 절개

유도철선

그림 9-10 상부요관협착의 선행성 내시경절개술endoscopic ureterotomy 신루를 통해 선행성으로 상부요관협착을 cold knife로 절개한다.

추천문헌

Bagley DH. Ureteroscopic surgery: Changing times and perspectives. Urol Clin North Am 2004;31:1-4

Isac, W, Rizkala E, Liu X, Noble M, Monga M. Endoscopic-guided versus fluoroscopic-guided renal access for percutaneous nephrolithotomy: a comparative analysis. Urology 2013;81:251-256

Korean Endourology Society: Guidelines on Urolithiasis. 2016

Krambeck AE, Murat FJ, Gettman MT, Chow GK, Patterson DE, Segura JW. The evolution of ureteroscopy: a modern singleinstitution series. Mayo Clin Proc 2006;81:468-473

Lima, A, Reeves T, Geraghty R, Pietropaolo A, Whitehurst L, Somani BK. Impact of ureteral access sheath on renal stone treatment: prospective comparative non-randomised outcomes over a 7-year period. World J Urol, 2020;38:1329-1333

Mendez-Torres FR, Urena R, Thomas R. Retrograde ureteroscopic endopyelotomy. Urol Clin North Am 2004;31:99-106

Reuter MA, Reuter HJ. The development of the cystoscope. J Urol 1998;159:638-640

Richter F, Irwin RJ, Watson RA, Lang EK. Endourologic management of benign ureteral strictures with and without compromised vascular supply. Urology 2000;55:652-657

Savage SJ, Streem SB. Simplified approach to percutaneous endopyelotomy. Urology 2000;56:848-850

Türk C, Petřík A, Sarica K, Seitz C, Skolarikos A, Straub M. EAU Guidelines on Diagnosis and Conservative Management of Urolithiasis. Eur Urol 2016;69:468-474

Azwadi IZK, Norhayati MN, Abdullah MS. Percutaneous nephrostomy versus retrograde ureteral stenting for acute upper obstructive uropathy: a systematic review and meta-analysis. Sci Rep 2021;11:6613

10
CHAPTER

복강경 및 로봇 수술

조혁진 집필/전승현 감수

전 세계적으로 최소침습수술인 복강경수술과 로봇수술은 비뇨의학과 영역에서도 꾸준히 발전하면서 개복수술을 대체하고 있는 추세이다. 비뇨의학에서 복강경수술은 1970년대 중반에 복강 내 잠복고환의 진단 목적으로 처음 도입되었으며, 복강경신절제술을 성공적으로 시행한 이후에 보편화되기 시작했다. 이후 복강경 및 로봇수술은 빠르게 발전하여 개복수술과 동일한 수술목표를 달성하면서도 최소 절개로 흉터가 작아 미용 측면에서 만족도가 높을 뿐만 아니라 수술 후 통증 경감, 재원기간의 감소, 장기능의 조기 회복, 일상생활로의 빠른 복귀 등 많은 장점을 보이고 있다. 또한 장비 및 복강경기술의 발전으로 최소침습수술은 소아수술에서 표준치료의 일부가 되고 있다. 하지만 복강경수술, 특히 로봇수술은 술자의 손(촉각)을 통해 얻는 해부학적 정보를 이용할 수 없고, 손을 이용한 견인, 압박, 박리 등을 할 수 없으며, 술기를 익히는 데 어느 정도의 학습곡선learning curve이 필요하다는 단점이 있다. 그러나 어느 정도의 학습곡선을 극복한 이후에는 개복수술과 비교하여 수술시간에 큰 차이가 없으며 적은 출혈량 및 조기 회복 등 최소침습수술의 장점으로 환자에게 많은 이득을 줄 수 있다.

고환고정술, 정계정맥류절제술, 신낭종주머니제거술marsupialization, 신우성형술, 부신절제술, 근치적 신절제술, 부분신절제술, 신요관절제술, 공여자신적출술, 근치적 전립선절제술, 후복막림프절절제술, 근치적 방광절제술 등 대부분의 후복막강이나 골반강 장기의 단순한 수술에서부터 복잡하고 난이도가 높은 술기까지 복강경 및 로봇수술로 가능하다. 특히 좁은 골반강이나 후복막 수술의 경우 개복수술 시 접근하기 불편하고 수술시야를 확보하는 것이 어려웠으나, 복강경 및 로봇시스템은 이를 극복하고 가능하게 해 주었다. 복강경 및 로봇수술의 절대적 금기증은 일반적으로 교정되지 않은 혈액응고장애, 장폐색, 복벽의 감염, 심한 혈복강, 범복막염, 악성복수가 있거나 호흡기능이나 심기능이 심하게 저하되어 있는 경우 등이다(표 10-1).

표10-1 복강경 및 로봇 수술의 금기증

상대적 금기증	절대적 금기증
중등도 비만	교정되지 않은 혈액응고
이전의 복강 내 또는 골반 내 수술	장애
골반 내 섬유성 변화	장폐색
복수	복벽감염
임신	심한 혈복강
서혜부탈장, 대동맥류	범복막염
	악성복수 의심 시

I 생리학적 변화

기복*pneumoperitoneum*으로 인한 복압상승은 심폐기능의 생리학적 변화를 유의미하게 일으킬 수 있다. 기복의 영향은 체액 및 수액 공급 상태에 따라 다르게 나타나는데, 수술 시 출혈로 체액이 감소하여 우심방압이 낮으면 하대정맥이 기복압 때문에 눌리게 되어 정맥환류는 감소하는 반면, 수액 공급으로 체액이 많아진 경우에는 우심방압이 높아지고 기복압에 영향을 덜 받는다. 이러한 원칙은 복압이 20mmHg 이내일 경우에 적용되는데, 만일 복압이 40mmHg까지 올라간다면 정맥환류가 현저히 줄어들게 된다. 또한 하지에서 올라오는 정맥혈의 흐름도 둔화됨으로써 심부정맥혈전증이 더 쉽게 발생할 수 있게 된다. 그러므로 복강경수술 중 복강내압을 장시간 동안 20mmHg 넘게 유지시키는 것은 피해야 하며 일반적인 수술에서는 복압을 12mmHg 내외로 유지하는 것이 좋다. 또한 복강 내 압력이 12mmHg 이상 되면 소변량과 크레아티닌 청소율이 유의하게 감소하는데, 이는 하대정맥과 대동맥이 눌려 발생한 신허혈에 의한 결과로 생각되며, 복강 내 압력이 낮아지면 2시간 이내에 대부분 호전된다. 이산화탄소CO_2 가스에 의한 고탄산혈증(arterial $CO_2 > 60mmHg$)은 빈맥이나 부정맥을 발생시킬 수 있으며, 복막을 자극함으로써 미주신경이 활성화되어 저혈압과 서맥이 초래될 수 있고, 심각할 경우 심정지의 위험이 있다. 이때는 수술을 멈추고 신속하게 가스를 제거해야 하며 아트로핀을 투여함으로써 교정할 수 있다. 또한 호흡기 계통의 변화도 초래할 수 있는데, 복압이 상승함으로써 횡경막이 상승하므로 흉강의 압력이 상승하고 기능적 호흡용적과 폐의 순응도는 감소한다. 따라서 폐환기의 감소, 이산화탄소의 축적, 폐포수축 등의 현상이 나타날 수 있어 만성폐질환을 가진 환자에서는 주의해야 한다. 상체가 낮은 Trendelenburg자세나 옆누운자세에서는 폐기능이 감소될 수 있다.

II 수술 장비 및 기구

1. 가스 및 주입 장비

혈중 용해도가 낮은 일반 공기는 공기색전증을 일으킬 위험이 있어 복강 내 주입 가스는 이산화탄소를 가장 많이 사용한다. 이산화탄소는 혈중 용해도가 높으므로 혈전증의 가능성이 낮고 폭발 위험이 없다는 장점이 있다. 반면 복막을 자극하여 통증을 유발하므로 전신마취가 요구되며 많은 양이 체내로 흡수되면 심한 산증을 일으키는 단점이 있다. 기복 형성 시에는 가스 주입 바늘을 사용하는데, 이는 복벽천자에 사용하는 기구인 직경 6Fr, 14G의 Veress 바늘로, 1938년 헝가리의 내과의사 Veress가 결핵 환자에서 안전하게 기흉을 만들기 위해 고안한 것이다. 일반적으로 압력은 15mmHg 이하로 유지하는 것이 가스 주입으로 인한 여러 가지 합병증을 예방하는 데 도움이 된다.

2. 트로카*trocar*

트로카는 복강경수술 시 수술에 필요한 장비들을 복강 내로 삽입할 때 필요한 기구이다. 기본적으로 근막절개형, 근막분리형, 내경확장형의 3종류로 구분된다. 근막절개형과 내경확장형은 수술 후 근막을 봉합할 필요가 없으며 근육과 표층의 혈관 손상을 최소화할 수 있다. 최근에는 복강경을 삽입하여 직접 보면서 트로카를 삽입하는 Visiport™도 개발되었다. 트로카는 용도에 따라 내경과 길이가 다양하며(2~30mm, 5~15cm), 5mm 트로카는 겸자기구 및 절개기구, 10~12mm 트로카는 복강경, 클립기, 봉합기*stapler* 등의 삽입 시 이용한다.

3. 옵틱시스템*optic system*

(1) 복강경

0°와 30° 렌즈를 많이 사용하고, 렌즈의 직경이 클수록 더 넓은 시야와 더 좋은 영상을 얻을 수 있으므로 대부분 직경 10mm의 복강경을 사용한다. 30° 렌즈는 축전위*angulation*가 가능하여 신동맥 및 신정맥을 박리하거나 요도방광을 문합할 때 시야 확보에 유리하다. 소아수술

이나 단일공 복강경수술 시에는 5mm 렌즈를 주로 사용한다.

(2) 카메라/비디오시스템

내시경용으로 개발된 초경량 CCD(charge coupled device)카메라를 복강경렌즈에 부착하여 사용함으로써 고해상도의 영상을 보면서 수술을 진행함과 동시에 비디오 녹화기에 연결시켜 수술 장면을 기록으로 남긴다. 다양한 종류의 카메라가 개발되어 사용되고 있는데, three-chip CCD카메라가 single-chip CCD카메라에 비해 훨씬 좋은 영상을 제공하고 해상도는 HD급 이상이 사용되고 있다.

(3) 광원

지금까지는 할로겐, 수은 또는 제논 등의 광원을 사용하여 250~300W를 출력했다. 최근에는 출력이 높아 보다 밝은 시야를 확보할 수 있는 고출력의 제논 광원을 선호하는 편이다.

4. 수술기구

(1) 겸자기구

겸자기구는 대부분 5mm 기구를 사용하는데, 3~12mm까지 기구 끝 모양과 집게 표면의 특성 및 손잡이 모양, 전기 조작 유무에 따라 다양한 종류가 있다. 집게 표면에 따라 비외상성과 외상성 집게 형태로 나뉜다. 조직에 손상을 주지 않는 비외상성 집게는 미세한 잡기 및 섬세한 박리에 사용하고, 외상성 집게는 섬유성 변화 조직을 견고하게 잡을 때 유용하다. 원하는 방향으로 접근하기 어려운 경우 집세의 축을 돌릴 수 있는 징치가 되어 있어서 손잡이를 돌리지 않아도 원하는 방향으로 수술을 진행할 수 있다.

(2) 절개와 지혈기구

절개기구로는 가위, 칼, 전기수술기구, 레이저 등이 있으며, 가위 끝은 용도에 따라 톱니, 반달, 갈고리 모양 등 다양하다. 전기로 작동하는 기구는 단극성 또는 양극성 전극을 이용하며 갈고리 모양의 기구는 혈관 주변의 조직을 섬세하게 박리하는 데 유용하다. 양극성은 약

한 에너지를 사용하며, 기구의 양쪽 끝 사이로만 전류가 지나므로 주변 다른 조직에 대한 손상이 적어 단극성에 비해 더 안전하게 박리할 수 있다. 단극성 전기지짐기구는 주변 조직이나 기관으로 전류가 흐르기 때문에 원치 않는 주변 조직, 특히 장의 손상이 발생할 수 있다. 최근에는 Ligasure™ 같은 양극성 기구, 초음파를 이용하는 Harmonic scalpel, 그리고 양극성 및 초음파를 동시에 사용하는 Thunderbeat™ 같은 기구들이 많이 사용된다. 이는 지혈과 동시에 비교적 안전한 박리가 가능하여 수술시간을 단축시키는 장점이 있다.

(3) 견인기구

좋은 시야를 위해서는 견인기구를 이용하여 공간을 확보해야 하는데, 이상적인 견인기구는 구경이 작아야 하고, 장기를 손상시키지 않으며, 원하는 장기를 선택적으로 견인하되 일정한 자세를 유지하기 용이해야 한다. 대부분 둥글고 손상을 주지 않는 끝을 가진 견고한 금속 바 *solid metal bar*로 장이나 간 끝을 고정시킬 수 있다.

(4) 봉합기구

봉합바늘을 잡는 기구의 끝은 봉합바늘을 쉽고 튼튼하게 잡을 수 있도록 되어 있는데, 경첩형*hinged type*은 하나의 입이 고정되어 움직이지 않게 되어 있어서 봉합바늘을 쉽게 잡을 수 있는 장점이 있으며, 미끄럼집형*sliding sheath type*은 바늘을 일정한 방향으로 강력하게 고정할 수 있어서 술자의 기호에 따라 선택할 수 있다. 또한 배 안의 봉합을 쉽게 하기 위해 Endo Stitch™가 개발되었는데, 바늘이 겸자기구의 손잡이를 따라 양쪽으로 이동하며 봉합하는 방식으로 연속적인 봉합에 적합하다.

(5) 스테이플러 및 클립기구

수술 중 절단 및 봉합을 신속하게 시행할 수 있는 기구로는 Endo GIA™가 대표적이다. 주로 신장수술 시 신정맥 등의 큰 혈관을 처리할 때나 요로전환술 시 소장의 절제 및 문합에 사용한다. 최근에는 관절형, 전동식 등 다양한 형태의 스테이플러 기구가 개발되어 접근성과 용이성이 향상되었다(그림 10-1). 복강경수술 시에는 혈관을 결찰하기 위해 대부분 클립을 사용하는데, 재질에 따라 titanium과 흡수성 polydioxanone으로 만들어진 클립

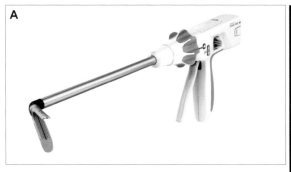

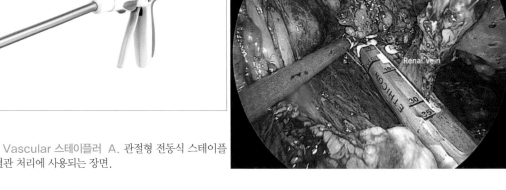

그림 10-1 Vascular 스테이플러 A. 관절형 전동식 스테이플러, B. 신혈관 처리에 사용되는 장면.

들이 있으며, 크기는 5~12mm까지 다양한 종류가 있다.

(6) 기타

복강경수술 시에는 절제한 조직을 몸 밖으로 빼낼 때 크기가 작은 조직은 트로카를 통하여 체외로 빼낼 수 있으나 일반적으로 조직을 담는 주머니 형태의 기구가 필요하며 크기별로 여러 종류가 있다. 신장과 같이 크기가 큰 조직은 배 안에서 주머니에 넣고 적절한 크기의 피부절개를 통해 꺼내며, 양성 조직의 경우 잘게 쪼개거나 분쇄기morcellator로 갈아서 제거하기도 한다. 수술 중 출혈 등으로 인해 시야가 좋지 않을 때는 시야 확보를 위한 흡인 및 세척 기구를 사용한다. 최근에는 흡인관 끝에 전기소작이 가능한 갈고리모양의 기구가 결합되어 있는 형태를 많이 사용한다.

5. 로봇수술시스템

현재 널리 사용되고 있는 로봇수술시스템은 Master-Slave 형태로, 술자의 수술동작을 로봇시스템이 재현하는 형태이다. 보편적으로 쓰이고 있는 기기는 Intuitive Surgical사의 Da Vinci Robotic Surgical System(Intuitive Surgical, Sunnyvale, CA, USA)이다. Da Vinci system은 크게 통합된 3차원 영상입체모니터를 탑재한 주조절 장치surgeon console, 카트에 장착된 4개의 로봇팔(하나는 카메라를 설치, 나머지 셋은 8mm 기구에 장착)을 가진 로봇 조작기, 입체영상을 만들기 위한 장치 및 다른 부속 장비를 위한 카트 등 세 가지로 구성되어 있다. 로봇수술시스템은 자유도 7의 움직임을 가지는 도구, 고화질의 3차원적 입체영상, 직관적 움직임, 자연스러운 손

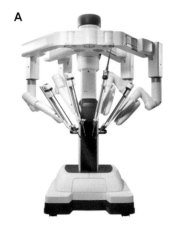

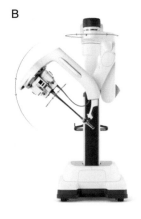

그림 10-2 로봇수술시스템 A. Da Vinci Xi 시스템, B. Da Vinci SP 시스템.

떨림 제거의 특징을 가지고 있어, 복강경에 비해 박리, 절제나 봉합을 섬세하고 정확하게 할 수 있는 장점이 있다. 그러나 촉각 피드백tactile feedback이 없으며 설치시간이 오래 걸리고 고가라는 점, 그리고 술자가 무소독 상태로 술장에서 떨어져 있기 때문에 응급상황에 빠르게 대처하기 어렵다는 단점이 있다. 그럼에도 불구하고 로봇의 도입은 점점 확대되어 비뇨의학과의 전반적인 최소침습수술 기술의 발전을 이끌고 있다.

최근 개발된 단일공 로봇시스템(Da Vinci SP)은 1개의 절개창을 이용한 로봇수술시스템으로 수술 공간이 좁을 수밖에 없는 후복막수술을 멀티포트로봇시스템보다 비교적 용이하게 접근할 수 있다. 도킹시간이 짧아 수술시간을 줄일 수 있는 것도 장점이다. 하지만 로봇팔의 힘이 약하여 장기를 견인하기에는 어려움이 있으며 첫 번째 관절이 수술 부위로부터 비교적 멀리서 꺾이기 때문에 수술 시 불편함이 있을 수 있다. 따라서 수술 장기의 종류, 해부학적 위치, 병의 진행 정도와 술자의 선호도에 따라 적합한 로봇시스템을 선택하는 것이 중요하다(그림 10-2).

III 수술 준비

1. 술전 준비

(1) 환자의 선택과 평가

복강경수술의 상대적 혹은 절대적 금기증에 해당하는지 주의 깊게 살피고 술자의 능력, 환자의 건강상태 및 수술의 난이도 등을 고려하여 결정한다. 복강경수술은 접근법에 따라 경복막 혹은 후복막강 접근법을 선택할 수 있으며, 술자가 익숙한 접근법으로 결정하면 되지만 과거 복부수술 병력이 여러 차례 있거나 복막염의 병력이 있는 경우는 후복막강 접근법이 유리하다. 수술 종류, 난이도, 술자의 숙련도, 수술 비용 등 여러 여건을 고려하고 환자와의 상담을 통해 일반적인 복강경수술이나 손보조(손을 이용한) 복강경수술 또는 로봇보조 복강경수술을 선택한다. 이 외에도 미세복강경수술, 단일공 복강경수술이나 로봇보조 단일공 복강경수술 등도 선택적으로 고려할 수 있다.

(2) 동의서

복강경수술과 로봇수술이 통증과 이환율을 감소시키는 덜 침습적 수술이지만 수술 과정은 개복과 동일하기에 개복수술에서 발생할 수 있는 심각한 합병증의 발생 가능성에 대해 충분한 설명이 필요하다. 혈관의 손상으로 인한 다량의 출혈, 장손상, 개복수술로의 전환 가능성, 가스 주입으로 인해 발생할 수 있는 가스색전증, 기흉, 종격기종 등과 로봇기구의 오류나 결함으로 인한 로봇수술 실패 등 복강경수술과 로봇수술에서 발생할 수 있는 합병증에 대해서도 충분한 설명과 동의가 필요하다.

(3) 술전 장처치

최근에는 기존 술전 장처치의 필요성에 의문이 제기되었다. 근치적 방광절제술 및 요로전환술의 경우, 장처치 유무에 따른 장 내용물 누출, 감염 위험성, 사망률에 차이가 없다는 것이 다양한 대규모 연구에서 발표되었으며, 장처치를 한 경우 재원기간이 길어지거나 장마비가 지속되었다는 보고도 있다. 이런 흐름을 반영하듯이 최근 가이드라인에서는 술전 장처치를 권장하지 않는 추세이다.

2. 수술실에서의 환자 준비

환자의 자세는 복강경수술 종류에 따라 달라진다. 바로누운자세supine position로 수술할 때에는 술자의 움직임을 자유롭게 하고 환자의 상완신경총 손상의 위험을 최소화할 수 있도록 환자의 팔은 양 옆에 위치시킨다. Trendelenburg자세나 옆누운자세full lateral position로 수술할 때는 겨드랑이, 엉덩이, 다리 사이 등 압력이 높아질 수 있는 부위에는 쿠션을 이용하여 압박손상의 위험을 줄여야 한다.

IV 기본술기

1. 기복 형성

기복 형성은 Veress 바늘을 이용하는 비개방형 접근 closed access과 Hasson cannula를 통한 개방형 접근open

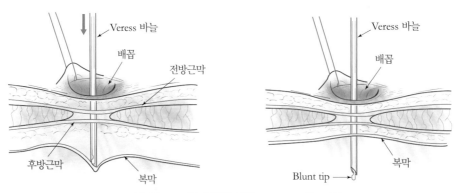

그림 10-3 기복 형성을 위한 Veress 바늘 삽입

access의 두 가지 방법을 통해 이루어진다. 비개방형 접근에 이용하는 Veress 바늘은 직경 2mm, 14G로 스프링에 연결된 끝이 무딘 부분이 주사침 내부 바늘 속에 위치하고 있다가 바늘의 끝이 복막을 통과하는 순간 튀어나와 장기 손상을 방지하게 되어 있다. Veress 바늘이 복강 내에 제대로 유치되었는지는 aspiration/irrigation/aspiration test, hanging drop test와 advancement test를 통해 확인할 수 있다(그림 10-3). Hasson cannula를 통한 개방형 접근은 복부수술의 과거력이나 심한 유착이 예상되는 경우에 할 수 있는 방법으로, 유치하고자 하는 부위의 피부에 절개를 가한 후 근막과 복막을 열고 구조물을 확인하며 복강 내로 직접 Hasson cannula를 삽입한다.

2. 트로카 유치

트로카는 복강경수술 시 수술기구가 드나드는 통로 역할을 하며 가스 주입관을 연결하는 기구이다. 트로카의 삽입 위치는 수술 부위 및 종류에 따라 각각 다르지만 트로카의 위치가 너무 가까우면 수술기구끼리 서로 방해하거나 수술 시야를 가려 불편하므로 트로카 사이의 거리를 적당히 두는 것이 중요하다. 일반적으로 수술 부위를 향해 카메라 포트를 중심으로 좌우 트로카가 삼각형의 형태를 이루는 것이 이상적이다.

3. 복강경하 박리 및 봉합

예전 복강경 수술기구는 관절운동이 되지 않기에 다양한 각도로 접근하기가 쉽지 않았는데, 최근에는 이를 보완하기 위해 관절운동을 지원하는 수술기구가 개발되었다. 복강경하 봉합을 좀 더 손쉽게 하기 위해 Endo Stitch™, SILS™ Stitch 등과 같은 봉합기구와 다양한 종류의 클립clip 및 클립기clip applier가 개발되어 있다. 로봇수술시스템은 술자의 손목 관절의 움직임을 거의 완벽하게 재현하여 복잡한 박리나 봉합의 과정도 비교적 쉽게 할 수 있어 부분신절제술이나 근치적 전립선절제술 이후의 방광요도문합술, 신우성형술 등에 적극 활용되고 있다.

V 복강경수술 접근방식

1. 경복막복강경수술

가장 일반적인 복강경 접근 방식이며 수술 범위가 넓고 해부학적 수술 지표가 확실하여 가장 익숙한 접근법이다. 단점으로는 복강 내 장기가 가스 및 수술 범위에 노출되기에 복막자극증상이나 장손상, 수술 후 장마비와 같은 합병증이 올 수 있다. 기복을 형성하는 방법은 전술한 바와 같이 Veress 바늘을 이용한 비개방형 접근법과 Hasson cannula를 통한 개방형 접근법이 있다. 비개방형 접근법은 절차가 쉽고 수술할 때 가스가 새지 않는 장점이 있으나 장천공 등의 합병증이 발생할 수 있고, 개방형 접근법은 안전하지만 절차가 복잡하며 수술 중 가스가 유출되어 복압을 유지하기 어려울 수 있다. Veress 바늘을 삽입할 때는 미용적인 효과와 함께 배꼽 주위의 복막이 피부와 가장 가깝기 때문에 배꼽에 삽입한다. 배꼽 주변으로 1.5cm가량 크기로 피부를 절개하여 포겸자 towel Clamp를 이용하여 피부를 들어올리고 직각 방향으로 Veress 바늘을 삽입한다. 이때 Anterior fascia, Posterior fascia, peritoneum 3 layer를 모두 통과하는지 클릭음으로 확인한다. Veress 바늘이 복강 안에 잘 위치해 있는지 확인하는 방법은 다음과 같다. 첫째, 10mL 주사기에 5mL 생리식염수를 채워 Veress 바늘에 연결하고 흡인했을 때 혈액이나 장 내용물이 나오지 않아야 한다. 둘째, 생리식염수를 주사했을 때 저항감이 없어야 한다. 셋째, 주사기를 다시 흡인했을 때 생리식염수가 되돌아오지 않아야 하고, 주사기를 바늘에서 분리시키면 바늘에 남아 있던 소량의 생리식염수가 복강 내로 쉽게 흘러 들어 가야 한다. 이 검사법을 통해 Veress 바늘의 위치를 확인하고 이산화탄소를 주입한다.

가스 주입관을 Veress 바늘에 연결하고 처음에는 이산화탄소를 1L/min의 속도로 주입한다. 가스 주입 초기부터 압력이 높거나 주입되지 않는다면 바늘을 천천히 돌려서 바늘 끝이 복벽이나 장에 닿지 않도록 해 보고 약간 뒤로 빼 보기도 한다. 그러나 압력이 여전히 높으면 바늘이 장유착 부위나 그물막omentum 또는 복벽 밖에 있을 가능성이 높으므로 바늘을 빼고 다시 찌른다. 이산화탄소 1L의 복강 내 유입에 문제가 없으면 주입속도를 6L/min 이상으로 증가시킨다. 복압이 15~20mmHg가 되면 기복이 충분히 형성된 것으로 생각하고 다음 과정을 시행한다.

복강 내 심한 유착이 의심되거나 안전한 방법을 선호하면 개방형 접근법이 권장된다. 배꼽 주위나 예전 복부 수술 부위에서 멀리 떨어진 부위에 1.5~3cm 크기로 피부를 절개한다. 겸자로 절개 부위 양측을 잡고 복직근의 앞근막, 복근막, 복막 순서로 절개한다. 손가락을 복막 안으로 넣어 장이나 큰 그물막이 복막에 붙어 있지 않은지 확인한 뒤 끝이 무딘 덮개가 든 Hasson cannula를 복막 안으로 밀어 넣는다.

기복을 완성한 후에 첫 번째 트로카 삽입은 'blind' 술기이므로 합병증 발생 가능성이 높아 주의를 요한다. 최근에는 카메라를 삽입하여 모니터를 확인하면서 트로카를 삽입할 수 있는 기구가 있으므로 안전을 위해 보면서 삽입하는 것을 추천한다. 첫 번째 트로카를 삽입하기 전에 환자는 10~30°로 trendelenburg자세를 취하고 복압을 일시적으로 20~25mmHg로 증가시켜 배 안을 팽팽하게 하여 트로카가 복벽을 잘 통과하도록 한다. 포겸자로 절개 부위의 피부를 고정시키고, 손바닥에 트로카를 꽉 쥐고 중지나 검지를 쭉 펴서 삽입할 때 안전장치 역할을 하도록 한다. 카메라를 삽입한 후에는 전체 복강 내를 관찰하여 Veress 바늘과 첫 번째 트로카의 삽입에 따른 장간막과 소장의 손상 유무를 확인한다. 만일 장간막이 올바르게 보이지 않거나 폐쇄기obturator로부터 수술 시야에 피가 떨어지면 장간막이나 장을 손상시켰을 가능성이 있다. 이 경우에는 두 번째 트로카를 삽입한 후 이 트로카로 복강경을 옮겨 넣어 첫 번째 트로카의 삽입구를 관찰할 필요가 있다.

복강의 전반적인 관찰을 마친 후에는 2~4개의 트로카를 추가로 삽입해야 하며, 복강경을 통해 직접 보면서 삽입한다. 추가 트로카의 삽입 위치는 수술 부위 및 종류에 따라 다르지만 너무 가까우면 수술기구끼리 방해하거나 수술 시야를 가려 불편하다. 일반적으로 수술하는 표적 장기 부위를 향해 카메라 포트와 좌우의 트로카가 삼각형의 형태를 이루면서 트로카 간의 거리를 충분히 확보하는 것이 이상적이며 견인 등의 목적으로 트로카를 추가 삽입하기도 한다. 하복벽혈관inferior epigastric vessel의 손상을 조심하며 사용하는 기구에 따라 트로카의 크기를 결정한다.

복강경수술이 끝나면 수술 시야에 출혈이 있는지, 거즈 등 남아 있는 것이 없는지 확인한다. 복압을 5mmHg로 낮추어 관찰하면 정맥의 출혈 여부를 확인할 수 있다. 또한 복강경으로 트로카 삽입 부위에 출혈이 없는지 확인해야 하며, 첫 번째 트로카를 제거할 때 손가락 1개로 구멍을 막아 기복 상태를 유지한 채로 복막 절개창에 출혈이 있는지 확인한다.

트로카 부위 탈장은 지름 10mm 이상의 트로카에 의해 근막이 절개되었을 때 발생 위험이 증가하므로 이 이상의 직경을 갖는 트로카를 사용한 경우 근막을 봉합한다. 근막을 봉합할 때 장이나 장간막이 끼지 않도록, 또한 탈장이 생기지 않도록 주의한다. 소아가 아닌 경우 5mm 트로카 삽입 부위의 근막은 봉합할 필요가 없으나 출혈이 없는지 확인해야 한다. 최근에는 복강 내 근막을 봉합하고 확인할 수 있는 장치들이 개발되어 이를 이용하여 봉합하는 것도 좋은 방법이 될 수 있다.

2. 후복막 및 복막외 복강경수술

(1) 후복막경수술

비뇨기계 장기들은 대부분 후복막공간에 위치하기 때문에 후복막공간을 통해 수술하는 것이 이상적이다. 그러나 후복막공간은 해부학적으로 확립된 공간이 아니라 앞의 복막과 뒤의 근육 사이에 결합조직으로 채워진 잠재적 공간이고 경복막 접근법에서 쉽게 확인되는 해부학적인 지표가 없기 때문에 후복막경수술은 널리 시행될 수가 없었다. 그러나 특수 고안된 풍선확장기를 이용하여 복막뒤 장기에서 지방조직과 복막을 신속하고 안전하게 박리함으로써 후복막공간을 확보하고 이 공간에 가스를 주입하면서 신장, 요관, 부신 등에 대한 후복막경수술을 시행할 수 있게 되었다. 하지만 후복막공간은 복강강에 비해 시술 공간이 절대적으로 좁다. 복강의 잠재적 공간은 6~8L인 반면 후복막공간은 1~1.5L로 알려져 있으며, 늑골과 장골능선이 각각 위아래 경계를 이루고 있기 때문에 트로카의 위치가 경복막수술을 할 때보다 서로 근접하여 위치할 수밖에 없다. 이로 인해 각 포트를 통한 기구의 조작이 경복막수술보다 쉽지 않다는 기술적인 어려움이 있다. 그러나 후복막경수술의 장점은 다음과 같다. 첫째, 수술 시 장이 노출되지 않고 장을 조작할 필요가 없기 때문에 수술 후 마비성 장폐색증이 적고 입원기간을 줄일 수 있어 빠른 일상생활 복귀가 가능하다. 또한 수술 후 일어날 수 있는 수술창을 통한 탈장의 가능성도 매우

낮다. 둘째, 수술 초기에 신혈관 부위에 쉽게 접근할 수 있어 신혈관을 조기에 처리할 수 있어 위험 부담률을 줄일 수 있다. 셋째, Broad ligament를 비롯한 여성 생식기관의 절제 없이 요관, 방광에 접근할 수 있다.

후복막강 접근 시에 트로카의 삽입은 피부를 2cm 정도 절개하고 지혈겸자*hemastatic forceps*를 이용하여 근육과 근막을 뚫고 후복막공간으로 접근한 뒤 손가락으로 작은 공간을 만든다. 첫 번째 트로카의 삽입 위치는 술자에 따라 선호하는 위치가 다르지만 대개 12번째 늑골 끝 부분이나 아래쪽 허리삼각*lumbar triangle* 부위가 많이 이용된다. 손가락 박리 후 수술에 필요한 후복막공간을 만들기 위해 다양한 풍선확장기구를 사용할 수 있는데, 10mm 트로카에 투명한 실리콘 풍선이 부착되어 있으며, 트로카 내에 복강경(내시경)을 삽입하여 박리 과정을 직접 관찰하면서 후복막강 내 구조물을 살필 수 있다 (그림 10-4).

충분한 후복막강의 확장 후에는 풍선확장기를 제거하고 첫 번째 트로카를 삽입하는데, 가스 누출을 막기 위해 Hasson형 트로카를 삽입한다. 풍선트로카*balloon trocar*의 경우 이산화탄소를 주입하여 공기후복막증을 만드는 과정에서 밀봉이 되도록 도움을 줄 수 있다. 이후 복강경으로 관찰하며 추가 트로카를 삽입한다. 이때 트로카를 너무 가까이 위치시켜 서로 방해되거나 수술 시야를 가리지 않도록 하고, 특히 장골능선에서 2~3cm 위로 떨어지도록 해야 한다.

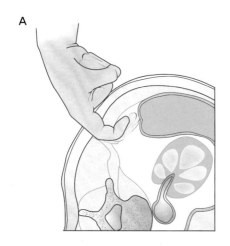
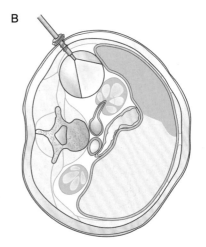

그림 10-4 후복막경 접근법 A. 손가락 박리를 이용한 후복막강 공간 확보, B. 풍선확장기를 이용한 후복막강 공간 확장.

성공적인 후복막경수술을 시행하기 위해서는 후복막 공간의 해부학적 수술 지표를 확인하는 것이 중요하다. 먼저 후복막공간을 충분히 박리하여 복강경 시야에서 요근psoas muscle을 확인하는 것이 필수적이며, 하대정맥, 신동맥의 박동, 요관 및 lateral peritoneal reflection 등을 파악해야 한다. 직접 신장을 파악하기 어려울 때는 먼저 요관을 박리한 다음 요관을 따라 신근renal pedicle으로 박리해 올라가도록 한다. 신장 주위 조직을 박리하는 과정에서 복막이 열리게 되면 복강 내로 이산화탄소가 누출되어 복압이 높아짐에 따라 후복막공간의 수술 공간이 좁아지게 되는데, 이 경우에는 복막을 밀거나 복막을 추가로 절개, 혹은 복강 내 별도의 카테터angiocatheter를 삽입하여 복강과 후복막공간 사이의 압력을 같게 하면 좁아진 후복막공간이 넓어지게 되므로 수술에 필요한 공간을 다시 확보할 수 있다.

(2) 복막외 골반경수술

기존의 복막 경유를 통한 골반접근은 직장방광공간 및 장골동정맥으로 쉽게 접근할 수 있고 수술 공간도 크지만, Retzius공간이나 전립선 쪽으로 접근하려면 양측 내측제인대를 절제하고 방광을 떨어뜨려야 접근할 수 있으며, 이 과정에서 장손상이 발생할 수 있고 또 환자를 심한 trendelenburg자세를 취하게 하거나 이차적인 장의 견인이 필요했다. 그러나 복막외접근법은 이와 같은 복막 경유 접근의 단점을 피할 수 있다. 우선 배꼽 주위를 따라 1.5cm 정도의 크기로 피부를 절개한 후 복직근집

의 앞층을 1.5cm 수직으로 절개하여 복직근을 중앙에서 분리시킨다. 복직근과 복직근집의 뒤층 사이를 손가락으로 박리하여 복막외강에 풍선확장기를 삽입할 공간을 확보한다. 풍선확장기 및 복강경을 삽입하고 직시하에 풍선확장을 하여 충분한 공간을 확보한다. 확보된 Retzius 공간에 10mm Hasson형 트로카를 설치하고 이산화탄소를 주입한다. 이렇게 만들어진 Retzius공간에 추가로 트로카를 삽입하고 수술을 진행한다.

3. 기타 복강경수술

(1) 손을 이용한 복강경수술

순수 복강경수술의 어려움을 극복하기 위해서 1997년 손을 이용한 복강경수술hand-assisted laparoscopic surgery; HALS이 처음으로 시행되었고, 이후 다양한 비뇨의학과 수술 영역에서 HALS가 시도되어 그 적응증이 확대되고 있는 추세이다. 이 술기의 장점은 손을 복강 내로 삽입하여 손을 이용한 박리, 견인 및 지혈 등을 할 수 있고 촉감을 통해 얻어지는 정보를 통해 신속하게 수술을 진행할 수 있으면서 절개창을 줄일 수 있다는 것이다. 손을 삽입하기 위한 절개창의 위치는 수술의 종류 및 좌우에 따라 달라질 수 있으며 복부 중앙의 백색선 절개창 혹은 복직근 외측을 주로 사용한다. 그러나 정해진 부위에 7~8cm 의 다소 큰 절개가 필요하고, 특수 고안된 손삽입기구를 별도로 이용한다는 점, 술자의 손이 쉽게 피로해지는 단점이 있다. 비뇨의학과 영역에서는 근치적 신절제술, 공

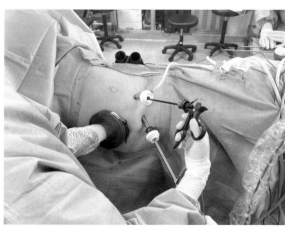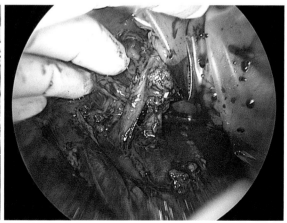

그림 10-5 손을 이용한 복강경 수술

여자신절제술, 부분신절제술과 같은 신장수술에서 널리 사용되고 있다(그림 10-5).

(2) 단일절개 복강경수술

단일절개 혹은 단일공 복강경수술laparoendoscopic single site surgery; LESS은 하나의 절개창을 만들고 그 절개창을 통해 장갑을 이용한 단일포트 혹은 특수 고안된 단일공 기구를 삽입한 후 이를 통해 카메라 및 수술기구를 삽입하여 수술을 진행하는 방식을 말한다. 장점은 수술 상처가 2~3cm로 거의 남지 않는다는 것이다. 하지만 복강경수술기구 간의 거리가 좁기에 많이 부딪힐 수밖에 없고 따라서 관절운동이 적용되는 기구를 사용해야 하나 이 또한 조작이 쉽지 않아 정교한 술식을 진행하기에 어려움이 있다. 신낭종주머니형성술, 부신절제술, 신우성형술, 부분신절제술 등에 선택적으로 시행할 수 있다.

VI 로봇보조 복강경수술

로봇수술시스템을 이용한 로봇보조 복강경수술은 많은 장점을 가지고 있기에 비뇨의학과 전 영역에서 널리 이용되고 있다. 하지만 기본적으로 복강경수술에 기반을 둔 시스템이며 Master-Slave의 형태로 구동되는 것이기에 술자의 기본 술기가 여전히 중요하며, 또한 술자가 환자 테이블과 떨어져 있기에 응급상황이 발생했을 때 일차적인 조치를 취할 수 있는 능력을 가진 조수가 필요하다. 기본적인 수술실 준비나 기복 형성 과정 등은 복강경수술과 동일하며 포트의 유치는 일반적으로 카메라 포트를 중심으로 좌측과 우측에 8cm 이상의 간격을 두고 로봇 전용 8mm 트로카를 유치한다. 그 밖에 흡인, 견인 및 봉합사 등의 삽입을 위한 조수 포트를 1~2개 삽입하게 된다. 로봇 포트 사이의 간격이 너무 좁으면 수술 시 로봇 팔이 서로 충돌하여 수술 동작의 제한을 초래할 수 있기에 로봇 포트 사이에 충분한 간격을 두는 것이 중요하다. 로봇 전용 기구는 박리, 절개, 견인, 봉합 등의 다양한 용도의 기구가 개발되어 있으며, 에너지기구는 단극성, 양극성, 초음파 절삭기를 선택해 사용할 수 있으며, 클립 적용 기구 및 스테이플러 역시 로봇 전용으로 개발되어 있어 용도에 따라 적절히 선택해 사용할 수 있

다. 로봇수술은 섬세한 박리 및 봉합의 과정이 필요한 비교적 난이도가 높은 수술에서 그 장점이 충분히 부각될 수 있다. 비뇨의학과 영역에서는 근치적 전립선절제술, 부분신절제술, 근치적 방광절제술 및 방광대치술, 신우성형술 및 항역류수술 등에서 널리 사용되고 있으며 점차 적응증을 넓혀 가고 있는 추세이다. 대부분 경복막적 접근법으로 시행되지만 후복막적 접근 및 복막외 접근법도 시행되고 있으며 각각의 장단점은 복강경의 경우와 유사하다.

VII 주요 복강경 및 로봇 수술

1. 근치적 전립선절제술

근치적 전립선절제술은 좁은 골반강 안에서 섬세한 전립선의 적출과 함께 방광과 요도를 문합해야 하는 과정을 포함하는 비교적 난이도가 높은 수술로 대부분 개복으로 시행되어 왔다. 복강경수술에 대한 관심도가 높아지면서 기능 및 종양학적 결과 면에서 성공적인 근치적 전립선절제술이 가능해졌으며, 개복수술과 적응증이 유사하고 복강경수술과 금기증이 유사한 특징을 갖는다. 복강경 전립선절제술은 1992년 Schuessler에 의해 처음 시행되었지만 이 당시에는 술기적으로 매우 어려웠기에 널리 보급되지 않았다. 하지만 1999년 Guillonneau 등에 의해 술기의 개선이 이루어졌고 이후 많은 센터에서 복강경 전립선절제술의 성공적인 결과를 보고했다. 개복수술에 비해 적은 출혈량과 작은 창상 등 최소침습수술의 장점을 유지하면서도 종양학적 관점에서 유사한 성적을 보여 주었다. 하지만 복강경 전립선절제술은 여전히 난이도가 높은 편이며 이로 인해 널리 보급되지는 못했다. 로봇보조 복강경 근치적 전립선절제술은 이러한 복강경수술의 단점을 극복할 수 있는 좋은 대안으로 복강경수술 경험이 적은 술자라 하더라도 비교적 빠른 술기 습득이 가능하다(그림 10-6). 로봇보조 복강경 근치적 전립선절제술의 장점으로 섬세한 박리 및 정교한 방광요도 문합술, 향상된 신경혈관다발의 보존, 이로 인한 요자제 능력의 조기 회복과 성기능의 보존 등이 보고되었다. 전통적인 경복막 접근법뿐만 아니라 복막외 접근법, 그리

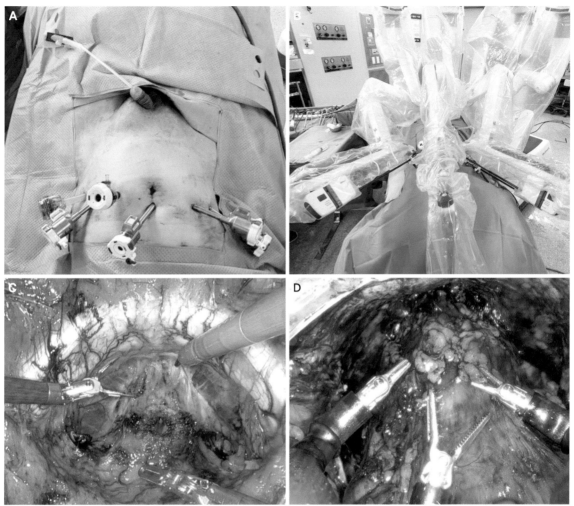

그림 10-6 로봇보조 복강경 근치적 전립선절제술 A. Port configuration for Robot-assisted laparoscopic radical prostatectomy (RALRP), B. Robot docking, C. Procedures of RALRP (Da Vinci Xi 시스템), D. Procedures of RALRP (Da Vinci SP 시스템).

고 최근에는 Retzius-sparing 접근법도 이루어지고 있으며 우리나라에서는 이미 근치전립선절제술의 과반수 이상이 로봇시스템을 이용해서 이루어지고 있다.

2. 근치적 신절제술

1991년 최초로 복강경하 신절제술이 시행되면서 신장에 대한 수술은 최소침습적인 추세로 전환되었으며, 근치적 신절제술의 경우 개복수술에 비해 종양학적 결과에 차이가 없으면서 적은 출혈량이 보고되었다. 복강경 근치적 신절제술은 4cm 이상의 국소성 신세포암의 표준치료로 자리 잡았으며 다양한 접근 방식의 복강경 근치적 신절제술이 가능하다(그림 10-7). 이전에는 7cm 이상 종양의 크기가 큰 경우 복강경수술의 금기로 여겨 왔으나 경험이 축적되면서 큰 문제가 되지 않고 있다. 학습곡선을 극복하는 것이 필요하고 신정맥혈전을 동반하는 경우에도 선택적으로 복강경신절제술을 고려할 수 있다. 상대적인 금기로는 신장 주변으로 심한 염증에 의한 유착이 있거나, 림프절종창이 심하여 신동맥 및 정맥으로 접근이 어려운 경우, 정맥혈전이 큰 경우, 주변 장기를 침범한 경우 등이다.

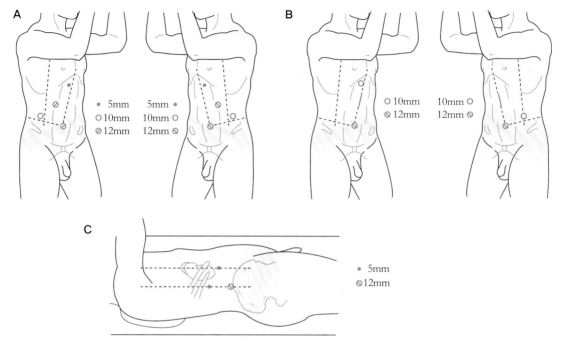

그림 10-7 복강경 근치적 신절제술 시 트로카의 위치 A. Pure laparoscopic, B. Hand assisted laparoscopic, C. Retroperitoneoscopic.

3. 부분신절제술

최대한 정상 신장조직을 보존할 수 있으나 출혈이나 요누출, 절단면 양성 등의 위험성을 동반하기 때문에 부분신절제술은 1993년 처음 시행되었음에도 천천히 파급되었다. 수술 술기 및 기구가 발달하면서 복강경부분신절제술이 안전하고 합병증의 위험성이 낮다는 보고가 있었으나, 상대적으로 종양의 절제와 봉합의 어려움으로 신허혈 시간이 길어지는 단점이 있다. 이를 극복하기 위해 손을 이용한 복강경부분신절제술 또는 로봇보조 복강경부분신절제술이 적극적으로 시행되고 있다. 최근 로봇을 이용한 부분신절제술이 빠르게 증가하고 있으며 7cm 이상의 큰 종양과 해부학적으로 접근이 어려운 부위의 종양 수술에도 많이 이용되고 있다, 이는 자유로운 관절운동으로 종양의 절제 및 신장실질의 재건봉합을 좀 더 빠르고 정밀하게 할 수 있다는 큰 장점이 있다(그림 10-8). 온허혈 시간은 신장 기능의 보존을 위해 중요한 요소로 보통 30분 이내가 가장 이상적이며, 동시에 정상 신장조직을 최대한 보존하며 신장종양을 적출enucleation하는 방법도 소개되었으며, 최근에는 선택적 증례에서 무

허혈수술도 종종 시도되고 있다. 로봇보조 복강경부분신절제술의 단점은 술자가 무소독 상태로 수술 테이블에서 떨어져 있어 신동맥이나 신정맥, 하대정맥 손상에 의한 갑작스러운 다량 출혈에 빠르게 대처하기 어렵다는 점이며, 따라서 능숙한 조수를 필요로 한다. 또한 조절되지 않는 다량의 출혈 발생 같은 예기치 못한 상황에서 개복 가능성 또는 근치적 신절제술로의 전환에 대해 수술전에 설명 및 동의가 필요하다.

4. 근치적 신요관절제술 및 방광소매절제술

신요관절제술과 방광소매절제술을 위한 개복수술의 경우, 하나의 긴 절개 또는 두 군데의 복부절개가 필요하기 때문에 수술 후 통증이 심하고 회복이 늦은 단점이 있다. 반면 복강경수술은 복강경하에서 방광을 봉합하는 술기가 어려워 시간이 오래 소요되는 경향이 있다. 로봇보조 복강경신요관절제술 및 방광소매절제술 robot-assisted laparoscopic nephroureterectomy with bladder cuff excision은 개복술이나 복강경수술과 비교했을 때 최소침습성을 유지하면서 방광소매부 절개 및 봉합이 쉽다

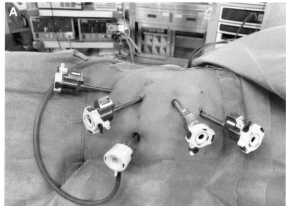
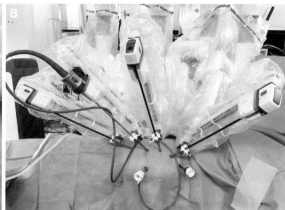
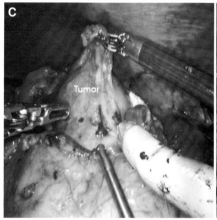
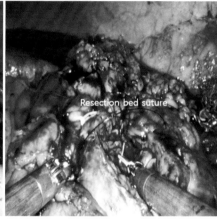

그림 10-8 로봇보조 복강경 부분신절제술 A. Port Configuration for Robot-assisted laparoscopic partial nephrectomy(RALPN), B. Robot docking, C. Procedures of RALPN.

는 장점이 있다.

5. 근치적 방광절제술 및 요로전환술

복강경방광절제술은 1992년 최초로 보고되었으나 술기 및 기구의 한계점과 오랜 수술시간, 복잡한 요로전환술이 필요하여 보편화되지 못했다. 이에 작은 절개창을 통해 장을 꺼내어 요로전환술을 시행하는 경우가 많다. 로봇수술을 적용하면 개복수술과 동일하게 광범위한 림프절절제술을 시행할 수 있으며 하복부에 작은 절개창을 통해 절제한 검체를 빼내고 요로전환술을 시행할 수 있다. 이후 정위성방광대치술을 시행하는 경우는 다시 로봇을 연결하여 신방광요도문합술을 시행한다. 최근에는 요로전환술과 신방광요도문합의 모든 과정을 다 체내에서 진행하는 로봇술식도 소개가 되어 일부 센터에서 활발하게 시행 중이다. 로봇보조 복강경 근치적 방광절제술은 개복수술과 마찬가지로 종양학 원칙을 지키면서 출혈량을 줄여 이에 따른 수술의 위험도를 낮출 수 있는 장점이 있다. 최초의 무작위 대조 연구에서는 검체에서의 절단면 양성, 절제한 림프절 수, 재원기간, 합병증 등을 개복수술과 비교했을 때 유의한 차이가 없다는 결과가 발표되기도 했다.

6. 신우성형술

복강경신우성형술은 경복막 혹은 후복막강을 이용하는 방법, 손보조 복강경수술을 하는 방법 등이 소개되었고, 모든 접근법은 복강경하에 원활하게 봉합할 수 있는데 초점이 맞춰져 있는데, 최근 로봇보조 수술이 각광받는 이유이기도 하다. 복강경신절제술과 유사하게 포트를 삽입하며, 상황에 따라 신우요관이행부의 박리와 재건을 시행한다. 기존 개복으로 시행하는 다양한 재건 술기들은 복강경으로도 가능한 술기임이 보고되었고, 영유아에서 노인에 이르기까지 다양한 연령대를 대상으로 적용할 수 있다. 복강경수술은 술후 통증 경감과 조기 회복을 기대할 수 있고, 장폐색 등의 합병증을 줄이는 효과를 기대할 수 있으며, 내시경신우절개술이나 풍선확장술에 비해 결과가 우수하다. 하지만 복강경신절제술에서의 합병증들이 나타날 수 있으며 추가적으로 소변의 누출이나 폐색 교정이 실패할 위험성을 동반한다.

7. 소아 수술

복강경 수술과 로봇수술이 비뇨기과 영역에서 사용되기 시작하면서, 소아의 수술에도 표준으로 자리 잡았다. 그러나 소아 수술에 적용 시 최소침습수술을 시행하면서 발생하는 위험과 이득, 소아의 생리학적 특징을 고려해서 적절한 환자를 선택해야 한다. 로봇수술은 기존 복강경수술로 정립된 소아 수술 대부분에 적용할 수 있다. 하지만 성인에 비해 체내 수술 공간이 좁고 더 작은 수술 기구들이 필요하며 영유아를 대상으로는 수술하기 어렵다는 제한이 있다. 수술 후 회복이나 이환율이 성인에 비해 상대적으로 떨어질 수 있고, 신우성형술의 경우 개복과 비교하여 수술 후 만족도가 높았으나 기대치만큼은 아니라는 연구 결과도 있다. 상극신부분절제술, 요관재이식술, 방광확대성형술에도 로봇수술이 적용되고 있으며, 부신절제술과 근치적 신절제술의 경우 기존 복강경수술에 비해 로봇수술이 갖는 이점에는 이견이 있다.

Ⅷ 수술의 합병증과 처치

복강경수술의 합병증을 크게 분류하면 복강경을 이용한 접근과 관련된 합병증과 각각의 특정 술기와 관련된 합병증으로 나눌 수 있는데, 후자의 경우 개복수술과 큰 차이가 없다. 전체적으로 비뇨의학과 수술 중 합병증의 발생은 학습곡선을 극복한 이후라면 약 5% 이내로 보고되고 있다. 사전에 수술과 관련해 발생 가능한 합병증에 대해 환자에게 충분히 설명을 해야 하며 이에 대비하여 언제든지 신속하게 개복수술로 전환할 수 있도록 수술 부위 소독 및 기구 준비가 선행되어야 한다. 복강경수술은 장시간 수술과 함께 과도한 옆누운자세나 trendelenburg자세 등이 필요한 경우가 많아 압박에 의한 근육과

신경의 손상이 발생할 수 있기 때문에 이에 대한 예방조치 또한 필수적이다.

1. Veress 바늘 삽입 및 기복 형성과 관련된 합병증

(1) 피하기종
Veress 바늘이나 첫 번째 트로카를 삽입할 때의 합병증 발생률은 약 0.27%로 보고되었다. Veress 바늘을 너무 기울여 삽입하면 바늘이 복막을 뚫지 못하고 바늘의 끝이 복막 밖에 위치하면서 합병증이 발생한다. 피하기종은 Veress 바늘이 부정확하게 위치하거나 트로카 삽입 부위로 이산화탄소가 새어 나와 피하조직으로 스며들어 발생하게 되는데, 비대칭적인 복부팽만, 피하마찰음, 복벽을 쥐었을 때 급격한 압력 상승 등으로 쉽게 알 수 있다. 피하기종은 대부분 자연적으로 소멸되며, 피하기종이 발생한 것으로 의심되면 이산화탄소 주입을 즉시 멈추고, 복강 내 접근 방법을 Hasson technique으로 전환한다.

(2) 장손상
장손상은 복강경수술 중 1% 미만에서 발생하는 합병증이지만 복강경수술과 관련된 사망의 세 번째 원인이다. 장손상은 대부분 배 안의 유착에 의해 발생하며, 50% 이상에서 복강 내 접근 과정에서 발생한다. 삽입한 Veress 바늘을 흡인하여 장내 가스가 나오거나 냄새가 나는 탁한 액체가 나올 경우 장손상을 시사하는데, 이때 즉시 가스 주입을 중단하고 가스 주입관을 개방하여 장 속의 가스가 새어 나오도록 해야 한다. 만약 장손상이 발생하면 Veress 바늘을 즉시 제거하고 새 바늘을 이용하여 기복을 형성한 후 꼭 장손상 부위를 확인해야 한다. 개복하여 장손상을 복구해야 하는 경우는 많지 않으나 광범위한 장손상이 있는 경우는 개복이 필요하다. 수술 중에 발견된 장손상의 경우 적절히 조치되면 이상반응을 일으키는 경우는 많지 않지만, 수술 후 24시간이 지나서 발견된 경우 이환율, 치명률이 높아지는 원인이 된다.

(3) 혈관손상
혈관손상은 주로 트로카 또는 Veress 바늘이 복강 내로 진입할 때 발생된다. Veress 바늘이 장간막의 혈관 또

는 배, 골반부의 큰 혈관에 손상을 줄 수 있으며, 특히 마른 체형이나 소아에서 발생하기 쉽다. 보통 대동맥 및 하대정맥이 장골혈관으로 나뉘는 위치가 배꼽 부위쯤이므로 Veress 바늘을 삽입할 때 방향을 골반부로 약간 기울여서 삽입해야 대혈관이 손상되는 것을 줄일 수 있다. 혈관손상 시에는 출혈 정도에 따라 개복수술로의 전환, 묶기, 지짐술 또는 관찰 등을 시행한다.

(4) 가스 주입 관련 합병증

가스 주입과 관련된 합병증의 빈도는 3.5% 정도로 보고되고 있다. 가스색전증 빈도는 0.001%로 매우 드물지만 치명적일 수 있다. 색전증 때 나타나는 증상은 급작스러운 심한 저혈압과 청색증, 빠른맥, 심장잡음, 폐부종, 돌연사 등이다. 가스색전증이 발생한 것으로 의심되면 즉시 기복을 제거하고, 머리의 위치를 낮추고, 환자를 왼쪽으로 돌려 가스색전증 발생 위험이 적은 우심실에 가스가 모이도록 한다. 또한 100% 산소를 공급하고 과환기를 시켜 주도록 한다. 이산화탄소는 건조하고 차가운 상태로 배 안으로 주입되어 배 안의 열손실을 유발하기 때문에 체온저하가 발생할 수 있고 가로막 자극으로 어깨 통증이 생길 수 있다. 수술 후 배 안의 이산화탄소를 완전히 배출시키면 통증의 발생과 정도를 줄일 수 있다.

2. 트로카 손상

대부분 첫 번째 트로카를 삽입할 때 발생한다. 두 번째 트로카부터는 복강경 시야를 통해 확인하면서 삽입하기 때문에 문제가 되는 경우가 거의 없다. Veress 바늘과는 달리 크기가 비교적 큰 트로카에 의한 혈관 또는 장천공은 즉각적인 개복술로의 전환이 필요할 수 있다. 그럴 경우 개복 시까지 복강경과 기복압을 유지한 채 트로카를 그 위치에 그대로 두고 개복수술로 진행해야 대량 출혈을 막고 손상 부위를 쉽게 찾아 처치할 수 있으며, 경미한 경우에는 복강경 자체로 해결이 가능할 수 있다. 카메라를 삽입할 수 있는 트로카를 이용하면 복벽을 관통하는 동안 구조물을 확인할 수 있기에 장손상 등을 예방할 수 있다.

3. 수술 중 인접 장기 손상

복강경수술 기구들은 대부분 길이가 길고 가늘어 시야에서 벗어날 경우 배 안 장기에 쉽게 손상을 줄 수 있기 때문에 수술 중 전기지짐을 할 때는 반드시 기구의 끝 전체가 시야에 있어야 하며, 절연되지 않은 금속성 기계가 장기에 닿아 있는지 꼭 확인해야 한다. 전기지짐에 의한 장손상은 모두 개복수술이 필요한 것은 아니며, 장막이 분리되거나 근육 또는 점막층이 노출되었으면 개복수술의 적응증이 된다. 수술 중 발견되지 않은 장손상이 있다면 대개 복통과 미열이 나타나고, 백혈구증가증은 미약하거나 없을 수도 있다. 또한 호중구의 증가가 특징적이다. 장손상이 의심되면 조영제를 복용하고 지연 컴퓨터단층촬영술을 시행하거나 하루나 이틀 후에 컴퓨터단층촬영술을 실시하는 것이 좋다. 수술 후에 항생제치료에 잘 반응하지 않고 복막염 징후가 관찰되면 즉시 개복수술을 시행해야 한다. 단극성 지짐술에 의해 장이 손상되었을 때는 손상 부위 주변의 조직도 영향을 받으므로 손상 부위에서 충분한 안전마진의 경계를 두고 절제한 다음 단단연결술을 시행하며, 양극성 지짐술에 의한 경우는 주로 육안으로 관찰되는 손상 부위를 절제한 후 봉합한다.

4. 요로손상

복강유착으로 방광의 위치가 변경되면 방광손상이 발생할 수 있으며, Veress 바늘에 의한 손상은 대부분 Foley 카테터 유치로 치유되나, 트로카에 의한 손상이나 박리 중 기구에 의한 손상은 복강경을 이용한 방광봉합이나 개복수술이 필요한 경우가 종종 있다. 수술 중에 발견된 요관손상 중 물리적 손상은 요관스텐트 설치 후에 단순봉합하고, 단극성 지짐술에 의한 요관손상은 요관을 절제한 후 요관단단연결술이나 요관방광재문합술을 시행한다. 수술 중에 손상을 발견하지 못한 경우 수술 후 2~3일 내에 옆구리 통증, 열, 복막염증상, 백혈구 증가증이 나타날 수 있고, 배액관의 크레아티닌 수치를 확인하여 의심할 수 있으며, 배설성요로조영술이나 역행성요로조영술로 요관손상 부위를 확인한다. 일차적으로 요관스텐트를 6~8주 동안 유치하여 치료할 수 있다.

5. 탈장

포트 부위 탈장은 3%가량에서 발생할 위험이 있고, 포트 부위 탈장이 발생할 경우 장의 폐색이나 감돈을 예방하기 위해 교정이 필요하다. 복벽탈장은 성인에서는 대개 10mm 이상의 트로카 부위에서 발생하지만, 소아에서는 5mm 트로카에서도 발생할 수 있으므로, 성인에서는 10mm, 소아에서는 5mm 이상의 트로카 부위는 근막을 봉합해 주어야 한다.

추천문헌

대한비뇨기과학회. 비뇨기과학. 제5판. 일조각, 2014:290-321

문영태. Laparoscopy in Urology I: Instrumentation and basic techniques. 대한비뇨회지 1999;40:403-410

Challacombe BJ, Bochner BH, Dasgupta P, Gill I, Guru K, Herr H, et al. The role of laparoscopic and robotic cystectomy in the management of muscle-invasive bladder cancer with special emphasis on cancer control and complications. Eur Urol 2011;60:767-775

Clayman RV, Kavoussi LR, Soper NJ, Dierks SM, Meretyk S, Darsy MD, et al. Laparoscopic nephrectomy: initial case report. J Urol 1991;146:278-282

Gill IS, Clayman RV, Albala DM, Aso Y, Chiu AW, Das S, et al. Retroperitoneal and pelvic extraperitoneal laparoscopy: an international perspective. Urology 1998;52:566-571

Merseburger AS, Herrmann TR, Shariat SF, Kyriazis I, Nagele U, Traxer O, et al. EAU guidelines on robotic and single-site surgery in urology. Eur Urol 2013;64:277-291

Ng AM, Shah PH, Kavoussi LR. Laparoscopic partial nephrectomy: A narrative review and comparison with open and robotic partial nephrectomy. J Endourol 2017;31:976-984

Novara G, Ficarra V, Rosen RC, Artibani W, Costello A, Eastham JA, et al. Systemic review and meta-analysis of perioperative outcomes and complications after robot-assisted radical prostatectomy. Eur Urol 2012;62:431-452

Parra RO, Hagood PG, Boullier JA, Cummings JM, Mehan DJ. Complications of laparoscopic urological surgery: experience at St. Louis University. J Urol 1994;151:681-684

Rassweiler JJ, Autorino R, Klein J, Mottrie A, Goezen AS, Stolzenburg JU, et al. Future of robotic surgery in urology. BJU Int 2017;120:822-841

혈뇨

김완석 집필/배재현 감수

| 혈뇨의 정의 및 분류

1. 정의

혈뇨란 일반적으로는 소변색이 붉게 나타나는 경우를 말하지만 의학적인 정의는 소변으로 비정상적인 양의 적혈구가 섞여 배설되는 것을 말한다. 특별한 병소를 찾을 수 없는 경우도 있지만, 중요한 내과적 또는 비뇨의학적 질환의 주요 증상이 되기도 하여 그 원인 규명이 매우 중요하다.

2. 분류

혈뇨는 육안으로 볼 수 있을 정도의 육안적 혈뇨gross hematuria와 현미경에 의해서만 보이는 현미경적 혈뇨 microscopic hematuria로 나눌 수 있다. 육안적 혈뇨의 경우 방광암, 신세포암 등 비뇨기암 환자에서 주 증상으로 호소하는 경우가 있어 현미경적 혈뇨에 비해 그 원인에 대해 자세한 진단적 검사가 필요하다. 현미경적 혈뇨의 경우에는 최근 건강검진으로 발견되는 경우가 많으며 검진 환자의 6.5%를 차지하는 흔한 문제임에도 불구하고 명확한 원인이 확인되지 않은 경우가 많다.

혈뇨는 사구체 모세혈관부터 원위부 요로 말단까지 어디에서든 기원할 수 있다. 사구체 혈뇨는 사구체 모세혈관 벽의 작은 손상이나 연속성의 소실에서 기원한다. 혈중 단백질과 같은 다른 순환물질도 보우만Bowman 공간을 통해 소변으로 나올 수 있어서, 비정상 단백뇨가 동반된 비정형 적혈구 혈뇨는 사구체질환의 징후이다. 반면 세관 주위 모세혈관과 같은 세관 조직의 파괴는 세관 주위 모세혈관에서 세관 내강으로 적혈구가 이동하여 혈뇨를 일으킨다. 이러한 상황에서는 단백뇨가 두드러지지 않고, 흔히 세뇨관에서 기인한다. 요로이상(신우에서 원위부 요로까지)은 현미경적 혹은 육안적 혈뇨를 일으키지만 적혈구 모양은 정상이다. 혈중 단백은 출혈 정도에 비례하여 배설되므로 좀처럼 심한 단백뇨를 만들지는 않는다.

육안적 혈뇨의 경우 시점에 따라 감별진단이 가능한데, 혈뇨가 소변을 시작할 때 나타나면 요도에 병소가 있을 가능성이 높고, 소변 끝에 나타나면 방광목이나 전립선요도에, 처음부터 끝까지 지속되면 방광이나 요관, 신장에 병소가 있을 가능성이 높다.

II 현미경적 혈뇨의 평가 및 관리

육안적 혈뇨는 비뇨의학적 검사가 필요하지만, 현미경적 혈뇨, 특히 무증상의 현미경적 혈뇨의 경우에는 아직까지 확립된 진단적 절차는 없어 여러 가이드라인에서 진단 절차를 소개하고 있다.

1. 진단기준

북미가이드라인에서는 시험지*dipstick*검사만 단독으로 양성인 경우는 현미경적 혈뇨 진단으로 부족하며, 정확히 배뇨되고, 깨끗이 수집된 중간뇨에서 고배율현미경검사 결과 3개 이상의 적혈구가 관찰되는 경우를 혈뇨로 정의하고 있다. 일본가이드라인에서는 고배율현미경검사 결과 5개 이상의 적혈구가 관찰되는 경우로 정의하고 있다.

2. 평가

현미경적 혈뇨를 보이는 환자의 1/3~2/3에서 원인이 발견된다(표 11-1). 이러한 비율은 전립선비대증 (12.9%), 요로결석(6.0%), 요도협착(1.4%)의 순으로 나타나며, 현미경적 혈뇨를 호소하는 환자에서도 비뇨기종양이 1.8~4.3%의 비율로 보고된다. 비뇨기계 종양은 현미경적 혈뇨가 고배율현미경검사에서 적혈구가 25개 이상 관찰되거나, 육안적 혈뇨, 남성, 고령, 흡연력 등 위험인자가 있을 때 발견될 가능성이 높다.

(1) 병력청취 및 신체검사

혈뇨 환자에서는 세심한 병력청취와 신체검사가 시행되어야 한다. 다른 원인을 배제하기 위하여 감염, 월경 여부, 최근의 급격한 신체적 움직임, 신질환, 외상, 바이러스성 질환, 비뇨기계의 이물질, 비뇨기과적 처치가 있었는지를 확인하고, 흡연력, 직업, 방사선치료 병력, 약물 복용력 등의 위험인자에 대한 병력도 확인해야 한다(표 11-2).

염료나 방향제 등에 노출되기 쉬운 가죽이나 고무 생산 공장에서의 근무 여부 등을 확인해야 하며, 출혈성 방광염을 유발할 가능성이 있는 사이클로포스파마이드*cyclophosphamide*나 마이토탄*mitotane* 등의 항암제 사용 여

표 11-1 무증상 현미경적 혈뇨의 감별진단

분류	질병	임상양상 및 위험인자
종양	방광암	고령, 남성, 흡연력, 직업적 노출
	신우요관암	가족력, 옆구리 통증
	신세포암	가족력, 옆구리 통증, 옆구리 종물
	전립선암	고령, 가족력
	요도암	요폐색증상, 통증
감염	방광염	여성, 배뇨통
	신우신염	발열, 옆구리 통증, 당뇨, 여성
	요도염	성매개감염, 배뇨통, 요도분비물
	결핵	결핵의 과거력
	주혈흡충증	여행력
	출혈성방광염	방사선 치료력, 항암화학요법 치료력
요로결석	신요관결석	옆구리 통증, 가족력, 결석 과거력
	방광결석	배뇨장애
전립선비대증		남성, 고령, 배뇨증상
내과적 신질환	신염	고혈압, 고질소혈증, 단백뇨, 비정형적혈구
	IgA 신증	적혈구원주
요로기형	다낭성신질환	가족력
	신우요관협착	옆구리 통증, 요로감염, 요로결석
	요관협착	수술이나 방사선치료의 과거력, 옆구리 통증, 수신증
	요도게실	요도분비물, 성교통, 요로감염, 여성
	누공	공기뇨, 배변뇨, 복부 통증, 재발성 요로감염
기타	운동 유발 혈뇨	최근의 격렬한 운동
	자궁내막증	폐경 전의 여성에서 주기적 혈뇨
	혈액질환	출혈이나 색전증의 가족력
	동정맥기형	
	신정맥혈전	
	간질성방광염	조절되지 않는 배뇨증상
	외상	
	최근 비뇨기수술	

부, 유두괴사 및 요로상피세포의 악성형질 전환의 위험인자로 알려져 있는 비스테로이드성 소염제의 만성복용 여부, 알려진 간질성 신장염 유발 위험성이 있는 페니실린*penicillin* 및 세팔로스포린*cephalosporin* 같은 항생제 복용 여부 및 항응고제 복용 등에 대한 병력청취도 이루어

표 11-2 비뇨기암의 위험인자

위험 인자	나이 남성 흡연력 현미경적 혈뇨의 정도 지속되는 현미경적 혈뇨 육안적 혈뇨의 과거력

추가적
위험
인자
	과민성 하부요로증상
	골반 방사선치료의 과거력
	이전에 사이클로포스파마이드*cyclophosphamide*/
	  아이소파마이드*ifosfamide*를 이용한 항암화학요법
	비뇨기암의 가족력이나 린치증후군
	벤젠이나 아로마틱아민에 대한 직업적 노출(고무,
	  석유화학제품, 염료)
	만성이물질 보유 과거력

져야 한다. 와파린 같은 항응고제는 약제 단독으로는 혈
뇨를 유발하지 않는 것으로 알려져 있으며, 항응고제를
복용하는 환자에서도 혈뇨가 발생할 경우 중요한 비뇨기
계 질환이 있는 경우가 13~45% 정도로 보고되고 있다.

신체검사 시 복부검진에서 복부의 종물 유무, 잡음,
박동성 대동맥류 등을 확인해야 하며, 늑골척추각압통
등도 반드시 확인해야 한다. 외부생식기 및 직장수지검
사 등을 통해 전립선염, 전립선암, 부고환염 등의 존재
여부를 확인하고, 여성에서는 요도 및 질의 이상 병변 유
무도 반드시 확인되어야 한다. 그 밖에 말초부종은 신증
후군*nephrotic syndrome*을, 심방 세동 등의 심박동이상은
신동맥색전 등을 의심하게 해 주는 소견으로 확인할 필
요가 있다.

(2) 검사실검사

혈뇨 환자는 혈청검사를 통한 신장기능검사(혈중 크레
아티닌과 혈중요소질소)와 요침사검사를 기본으로 시행하
며, 단백뇨검사를 시행하는 것도 도움이 된다. 요로감
염이 의심되는 경우 요배양검사를 시행해야 한다. 신장
기능을 평가하는 것은 특정 영상의학검사(예: 조영제 사
용 여부)를 시행할지 결정하는 데 도움이 되며, 내과적
접근이 필요할지를 결정하는 데도 도움이 될 수 있다.
또한 단백뇨 유무도 이러한 결정을 하는 데 도움이 될
수 있다.

(3) 방광경검사

현미경적 혈뇨 환자에서 방광경의 시행 여부는 아직
논란이 많다. 그렇지만 방광암과 같은 방광 표면의 이상
소견에 대한 정확한 정보를 얻는 데에는 영상검사로는
한계가 있으므로 방광암을 배제하고 요도에 대한 평가를
하기 위해 방광경검사가 필요하다. 따라서 35세 이상이
거나 비뇨기계 종양의 위험 인자가 있는 경우에는 방광
경검사를 시행해야 한다.

(4) 영상검사

대부분의 가이드라인에서 상부요로기관을 평가하기
위한 영상의학적 검사를 추천하고 있다. 특히 미국과 유
럽 가이드라인에서는 비뇨기계 다위상 컴퓨터단층촬영
요로조영술*computed tomography(CT) urography*을 추천하
고 있는데, 이는 상부요로기관의 질환을 평가하는 데 민
감도와 특이도가 높다. 특히 유럽가이드라인에서는 비근
육침윤성 방광암에서도 시행할 것을 권유하고 있다.

CT 시행에 적응증이 아닌 환자의 경우에는 비뇨기계
자기공명영상촬영*MR urography*이 추천되며, CT와 MRI
모두 시행하기 어려운 경우에는 조영제를 사용하지 않는
CT 혹은 신장초음파를 시행하고 동시에 역행성 조영술
을 시행할 것을 권유하고 있다.

(5) 요세포검사 및 기타 표지자검사

요세포검사나 다른 표지자(예: NMP22, UroVysion
FISH)검사는 현미경적 혈뇨의 첫 번째 검사로 사용하기
에는 효용성이 낮고 위양성 가능성이 높아 대부분의 가
이드라인에서 추천되지 않는다. 다만 일부 가이드라인에
서는 육안적 혈뇨나 증상을 동반하는 현미경적 혈뇨에서
는 사용할 수 있다고 제시했다. 유럽가이드라인에서는
고등급의 요로상피암과 상피내암에서는 도움이 되나, 방
광경을 대체할 수는 없다고 제시했다.

(6) 위험군에 따른 현미경적 혈뇨의 분류 및 평가

미국의 현미경적 혈뇨가이드라인에서는 비뇨기암의
위험군에 따른 혈뇨의 분류 체계를 만들었으며, 분류에
따라 현미경적 혈뇨를 평가하는 데 다른 기준을 제시하
고 있다(표 11-3). 여러 분류 체계에 기반하여 비뇨기암
의 위험도가 1% 미만인 경우를 저위험군, 1~2%인 경우

표 11-3 미국비뇨의학회 현미경적 혈뇨 위험도 분류체계

저위험군	중등도위험군	고위험군
여자 50세 미만, 남자 40세 미만 평생 금연 혹은 10년 미만 흡연력 3~10 RBC/HPF 비뇨기암의 위험인자 없는 경우	여자 50~59세, 남자 40~59세 10~30년 흡연력 11~25 RBC/HPF 저위험군이면서 이전에 검사를 시행하지 않았고, 추가검사에서 　3~10 RBC/HPF 추가적 비뇨기암 위험인자	60세 이상 30년 초과하는 흡연력 >25 RBC/HPF 육안적 혈뇨의 과거력

를 중등도위험군, 10% 이상인 경우를 고위험군으로 분류했다. 먼저 성별에 따른 위험도가 중요하며 남성의 경우 젊어도 여성에 비하여 위험도가 높은 것으로 평가된다. 다음으로 혈뇨의 정도가 중요하며 현미경에서 관찰되는 적혈구의 수가 많을수록 위험도가 높은 것으로 평가된다. 또한 흡연력도 중요한 위험인자로 흡연에 노출된 기간과 강도가 높을수록 위험도가 증가했다.

저위험군의 경우 6개월 이내에 요검사를 다시 시행하거나 방광경과 신장초음파검사를 바로 선택할 수 있다. 저위험군에서 검사를 시행하지 않은 환자의 추가검사에서 혈뇨가 다시 관찰된 경우는 중등도위험군 이상으로 분류되어 방광경과 상부요관에 대한 검사를 시행해야 한다. 중등도위험군의 경우 방광경과 신장초음파검사를 시행한다. 고위험군의 경우 방광경과 상부요관에 대한 검사를 시행하며 CT 시행에 문제가 없는 경우 다위상 컴퓨터단층촬영을 시행한다. CT 시행이 불가한 경우 앞에서 언급된 영상검사의 원칙에 따른다.

(7) 추적관찰

혈뇨검사에서 진단이 되지 않은 환자는 12개월 이내에 요검사를 추적관찰해야 한다. 추적관찰 요검사가 음성인 경우에는 추가적인 검사를 중단할 수 있다. 추적관찰 요검사에서 혈뇨가 지속되는 경우 추가 검사를 고려할 수 있으며, 육안적 혈뇨, 현미경적 혈뇨의 정도가 심해진 경우 비뇨기적 증상이 동반된다면 즉각적으로 추가 검사를 시행해야 한다.

Ⅲ 육안적 혈뇨의 평가

1. 중요성

육안적 혈뇨의 감별진단은 현미경적 혈뇨와 비슷하지만, 혈뇨의 정도가 증가할수록 임상적으로 의미 있는 질병이 발견될 가능성이 높다. 특히 육안적 혈뇨를 호소하는 환자의 50%에서 그 원인질환이 발견되고, 20~25%에서 방광암, 신세포암 등 비뇨기 종양이 발견되기 때문에 현미경적 혈뇨에 비해 그 원인에 대해 자세한 검사가 필요하다.

2. 평가*evaluation*

육안적 혈뇨를 나타내는 환자에서는 이전에 외상을 당했거나 요로감염의 증거가 없으면 요세포검사, 방광경, 상부요로영상검사를 시행해야 한다. 대개 요로감염이 있는 경우 요로감염을 치료한 후 요침사검사를 반복적으로 시행한다.

육안적 혈뇨 환자는 현미경적 혈뇨 환자에서 시행되는 검사 외에도 혈역학적 안정성, 활력 징후, 빈혈 유무 등을 꼼꼼히 살펴야 하고, 항응고제를 복용하는 환자의 경우에는 응고인자들이 치료범위 내에 있는지 확인해야 한다.

Ⅳ 혈뇨 관련 질환

무증상의 현미경적 혈뇨에 대해 요검사를 시작하여 요세포검사, 영상검사 등 비뇨기계에 대한 전반적인 검사를 시행할 경우 1/3 이상에서 혈뇨의 원인이 발견된다.

혈뇨의 원인이 신장인 경우 사구체신염과 유전성 신염, 신장종양renal tumor, 신우신염, 신결석 등 다양한 질환이 원인이 될 수 있고, 혈뇨의 원인이 신장 이외의 경우는 방광염, 방광종양, 요도염, 요로결석 등이 있다. 이외에 남성의 경우 전립선질환이나 출혈성 경향이 있는 경우에도 혈뇨가 발생할 수 있다. 여성에서는 자궁이나 질에서 발생하는 출혈을 혈뇨로 오인하는 경우가 있으므로 감별진단이 필요하다.

1. 출혈성방광염

출혈성방광염hemorrhagic cystitis은 방광점막의 미만성 염증과 출혈로 특징지을 수 있다. 다양한 원인이 존재하는데, 그중 세균감염이 육안적 혈뇨의 흔한 원인으로 알려져 있으며, 적절한 치료로 증상이 호전될 수 있다. 그렇지만 바이러스성 출혈성방광염의 경우에는 소아나 신장 또는 골수 이식을 받은 면역력이 저하된 환자에서 발생할 수 있고, BK바이러스와 아데노바이러스(11형, 35형)가 흔한 원인으로 알려져 있다. 출혈성방광염은 또한 항암화학요법 후 발생할 수 있는데, 특히 사이클로포스파마이드와 이포스파마이드 사용 후 발생하는 것으로 알려져 있다. 실제로 사이클로포스파마이드 사용 후 2~40%의 비율로 발생하는 것으로 보고되었고 사용량이 많을수록 높은 비율로 발생한다. 한편 골반 장기의 악성종양으로 인한 방사선치료도 중요한 원인이다. 골반 방사선치료를 시행받은 5%의 환자에서 출혈성방광염이 발생할 수 있으며, 발생 시기는 치료 후 6개월에서 10년까지 다양하게 보고되고 있다. 방사선치료는 혈관 내벽을 파괴하고 이로 인하여 염증반응, 섬유성 변화, 허혈을 일으키며 진행성 폐쇄동맥내막염을 반복하며 조직 괴사와 점막 탈피를 일으키는 것으로 병태생리를 설명할 수 있다.

일반적으로 출혈성방광염의 치료는 원인적 치료 이외에도 수액요법, 이뇨, 지속적 방광세척, 수혈 등 일반적인 치료를 진행해야 하며, 혈뇨가 지속되고 혈종으로 인한 막힘 증상이 반복될 경우 마취하에 방광경하 혈종제거술이나 지혈소작 등을 시행할 수 있다. 이러한 치료에도 반응하지 않을 경우 다양한 치료방법들이 시도되고 있으나, 아직 확립된 치료법은 없다. 증상 조절을 목표

로 포르말린formalin, 질산은silver nitrate, 프로스타글란딘prostaglandin, 아미노카프론산aminocaproic acid 등의 약물로 방광세척을 하기도 하고, 고압산소요법 등을 시행하는 방법도 보고되었다. 이러한 치료에도 반응이 없는 경우 색전술을 시행하거나 요로전환술 등을 고려할 수 있다.

2. 전립선 기원의 혈뇨

출혈성방광염과 마찬가지로 전립선 기원의 혈뇨도 다른 육안적 혈뇨의 원인이 없다면 고려해야 한다. 가장 흔하게는 전립선비대증, 전립선염, 전립선암이 원인이 될 수 있다.

전립선비대증은 60대 이상 남성에서 전립선 기원의 혈뇨 중 가장 흔한 원인으로 보고되고 있다. 이는 비대해진 전립선 조직에서 미세혈관의 농도가 증가하는 것으로 설명되고 있으며, 미세혈관의 증가는 혈관내피성장인자vascular endothelial growth factor; VEGF와 연관성을 나타낸다.

전립선비대증과 관련된 혈뇨는 대부분 심하지 않고 저절로 좋아지는 경우가 많다. 과거에는 전립선비대증과 관련된 혈뇨의 경우 수술적 치료의 적응증으로 생각되었으나, 최근 혈뇨의 병태생리에 대한 경부 이해와 더불어 내과적 치료도 각광받고 있다. 전립선비대를 억제하는 5알파환원효소억제제의 이용은 VEGF의 발현을 억제하고, 전립선 미세혈관 농도를 낮추며 결론적으로 전립선의 혈류를 낮추는 역할을 한다고 보고되었다. 임상적으로도 전립선 기원 혈뇨의 경우, 항응고제를 복용하는 환자군을 포함하더라도 90%의 환자에서 증상 호전을 보이는 것이 확인된다.

전립선비대증으로 인한 출혈로 소변 배출이 되지 않거나 혈종 배출이 안 되는 경우 큰 구경의 도뇨관 삽입과 방광세척을 시행해야 하며, 이러한 처치에도 불구하고 혈뇨가 지속될 경우에는 내시경적 소작술이나 경요도전립선절제술 등을 사용할 수 있다. 경요도전립선절제술로 해결되지 않는 출혈은 색전술이나 전립선적출술, 방광전립선적출술을 고려할 수도 있다.

전립선염으로 인한 출혈은 대부분 세균성 전립선염에서 기인한다. 일부 보고에서는 혈뇨를 보이는 경우가

2.5% 내외라고 했으며, 대부분의 경우 항균요법에 반응한다고 알려져 있다.

전립선암으로 인한 출혈은 특징적으로 국소진행성 암에서 발생한다.

3. 요도출혈

요도출혈은 외요도괄약근 원위부 요도에서 기인하여 배뇨와 분리되어 발생하는 출혈로 정의된다. 병력과 신체검사로 어느 정도의 감별이 가능하다. 예를 들어 요의 없이 요도 입구에 출혈이 있는 경우, 배뇨 초기 혈뇨 등은 외요도괄약근 아래 부위의 출혈로 설명될 수 있다. 여성의 경우에는 병력만으로는 감별이 어려워 반드시 내진이 동반되어야 한다. 남성에서는 주로 외상에 의한 출혈이 요도출혈에서 가장 흔하며, 외상에 의한 요도출혈이 의심되는 경우에는 역행성요도조영술을 시행해야 한다.

4. 상부요로 기원의 혈뇨

상부요로에서 발생하는 혈뇨는 대부분 증상이 없으나, 때로는 지속적 혈뇨를 보이며 기다란 혈전이 요도를 통하여 배출되는 경우도 있다. 다양한 원인들이 존재하지만 요로결석, 외상, 요로계 종양 등이 흔한 원인이다.

5. 내과적 신질환

사구체질환은 후천성 혹은 유전적 요인으로 사구체가 손상되어 발생하는 질환군이다. 사구체 손상은 여러가지 증상과 증후를 초래하는데, 모세혈관벽의 투과성이 변하면서 나타나는 단백뇨, 모세혈관벽의 파열로 인한 혈뇨, 노폐물들의 여과장애에 의한 고질소혈증, 소변 생성의 감소로 인한 핍뇨 또는 무뇨, 염분과 수분의 저류로 인한 부종, 수분저류와 신장의 혈압조절능의 이상으로 인한 고혈압 등이 있다.

사구체질환은 요검사에서 적혈구 원주와 비정형적혈구, 단백뇨가 관찰되는 것이 특징이다.

6. 혈관질환에 의한 혈뇨

다양한 형태의 혈관질환도 혈뇨의 원인이 될 수 있다. 신동정맥기형은 신장 내의 동맥과 정맥의 비정상적인 흐름으로 나타난다. 후천성 기형이 75%를 차지하며 주로 신장조직검사, 신장수술(부분신절제술, 신결석제거술), 외상으로 인해 발생하는 것으로 알려져 있다. 신혈관조영술과 선택적 색전술이 진단, 치료에서 훌륭한 선택이 될 수 있다.

또한 호두까기증후군nutcracker syndrome은 좌측 신정맥이 대동맥과 상부장간동맥 사이에서 눌리는 것으로 정의된다. 좌측 신정맥의 압력이 증가하여 모세혈관의 파열이 발생하여 이로 인해 집합관에 혈뇨가 발생되는 것으로 설명된다. 좌측 신정맥교차술, 상부장간동맥교차술, 신절제술 등이 수술적 치료방법으로 제시되어 왔지만, 최근에는 신정맥의 강도를 유지하기 위해 혈관 내 스텐트를 유치하는 방법도 시행되고 있다. 이 외에도 요관장골동맥누공 등 다양한 원인질환으로 혈뇨가 발생할 수 있다.

Culclasure TF, Bray VJ, and Hasbargen JA: The significance of hematuria in the anticoagulated patient. Arch Int Med 1994;154:649-652

Barocas DA, Boorjian SA, Alvarez RD, Downs TM, Gross CP, Hamilton BD, Kobashi KC, et al. Microhematuria: AUA/SUFU Guideline. J Urol 2020;204:778-786

Davis R, Jones JS, Barocas DA, et al. Diagnosis, evaluation and follow-up of asymptomatic microhematuria (AMH) in adults: AUA guideline. J Urol 2012;188:2473-2481

Elias K, Svatek RS, Gupta S, et al. High-risk patients with hematuria are not evaluated according to guideline recommendations. Cancer 2010;116:2954-2959

Foley SJ, Soloman LZ, Wedderburn AW, et al. A prospective study of the natural history of hematuria associated with benign prostatic hyperplasia and the effect of finasteride. J Urol 2000;163:496-498

Linder BJ, Bass EJ, Mostafid H, Boorjian SA, Guideline of guidelines: asymptomatic microscopic hematuria. BJU Int 2018;121:176-183

Loo RK, Lieberman SF, Slezak JM, et al. Stratifying risk of urinary tract malignant tumors in patients with asymptomatic microscopic hematuria. Mayo Clin Proc 2013; 88:129-138

Mishriki SF, Aboumarzouk O, Vint R, et al. Routine urine cytology has no role in hematuria investigations. J Urol 2013;189:1255-1258

Muraoka N, Sakai T, Kimura H, et al. Rare causes of hematuria associated with various vascular diseases involving the upper urinary tract. Radiographics 2008;28:855-867

Perimenis P, Gyftopoulos K, Markou S, et al. Effects of finasteride and cyproterone acetate on hematuria associated with benign prostatic hyperplasia: a prospective, randomized, controlled study. Urology 2002;59:373-377

12
CHAPTER

요로감염

양희조 집필/김태형 감수

요로감염은 신장, 요관, 방광, 요도와 전립선 등 요로계에 미생물이 침입하여 염증성 반응을 초래하고 균 증식에 의한 세균뇨와 인체의 반응으로 인한 농뇨 및 다양한 증상이 발생하는 질환이다. 요로감염은 매우 흔한 감염성 질환의 하나로 모든 연령대에 영향을 준다. 임상양상은 무증상 농뇨부터 치명적인 패혈쇼크까지 다양하고, 삶의 질에도 큰 영향을 미친다. 많은 경우에서 항생제를 이용하여 치료하는데, 요로감염에 대한 더 나은 이해는 합병증 발생을 줄이고 빠른 완화를 가져올 수 있다.

Ⅰ 요로감염의 발병기전

1. 경로

요로감염의 경로는 상행성, 혈행성, 림프성 전파로 나눈다. 그중 가장 흔한 경로는 장내세균*Enterobacteriaceae*에 의한 상행성 전파이고, 신농양, 신주위농양 등은 혈행성으로 발생하기도 한다. 요로감염균인 장내세균이 어떠한 이유로 방광 내에 들어왔을 때 많은 균은 숙주(인체)의 방어기전 중 하나인 수세*washing* 등의 기전을 통해 소변으로 방출되는데, 방광점막에 성공적으로 부착된 일부

균은 세균과 숙주의 상호작용*bacteria-host interaction*에 의해 국소적인 염증반응을 일으키고 감염된 세포의 탈락 및 사멸 과정을 통해 제거된다. 하지만 일부 세균이 세포 안에서 생존이 가능하게 되면서 급격한 증식이 이루어져 의미 있는 요로감염이 발생한다. 일부에서는 상행성 균 전파로 상부요로감염이 발생한다.

2. 유발인자

(1) 세균인자

장내세균이 유전자의 돌연변이나 외부로부터의 유전자 제공을 통해 독성인자*virulence factor*를 갖는 요로감염균이 된다. 요로병원성대장균*uropathogenic Escherichia coli; UPEC*은 표면에 돌출되어 있는 세 가지 부속기를 갖고 있는데, 운동을 담당하는 편모*flagella*, 다른 균과 유전물질의 상호교류에 사용되는 접합통로*conjugal transfer* 역할을 하는 연결부위, 숙주세포와 결합을 담당하는 섬모*fimbriae or pili*가 그것이다. 대장균의 요로상피세포에 대한 부착력은 대장균 표면의 섬모 수와 기능에 좌우되며, 독성은 용해소와 같은 독소에 의해 결정된다.

제1형*type 1* 섬모는 요로의 집락 형성에 가장 중요한 요소로 방광점막 표면의 요로상피세포의 수용체뿐만 아

144

표 12-1 요로감염에 대한 인체의 방어기전

소변의 항균작용		낮은 pH 삼투압농도*osmolarity* 요소*urea* 유기산*organic acid* lactoferrin oligo당류*oligosaccharide* Tamm-Horsfall 단백질
요로계 구조와 기능	물리적 기전	주기적인 요배설 요관의 연동운동 방광요관이행부 항역류기전
	생물 화학적 기전	감염된 세포나 조직의 능동적인 탈락 요로점막의 점액다당류*mucopolysaccharide* 정상균 무리*normal flora*
인체 면역기전		secretory IgA T-림프구 B-림프구

니라 질점막 수용체에도 부착을 가능하게 하여 대장균의 중간 기착지 역할에 관여한다. 대장균뿐만 아니라 대부분의 요로감염균은 제1형 섬모를 가지고 있다. p섬모*P-fimbriae*는 신장의 집합계 점막 수용체에 잘 부착된다.

독성인자로는 α-용혈소와 세포독성 괴사성 요소 1 등이 있다. α-용혈소는 요로병원성 대장균의 약 50%에서 발현되며 요로감염 환자들에서 임상증상을 심하게 만든다. α-용혈소는 숙주세포에 구멍을 뚫어 세포 용해를 초래한다. 이는 병원균이 요로에서 집락화하는 데 필수적인 철분과 영양분을 세포 외부로 빠져나오게 만들어 병원균이 획득할 수 있도록 한다. 세포독성 괴사성 요소 1 중 하나인 세포독성괴사인자*cytotoxic necrotizing factor*-1는 방광상피세포의 세포사멸을 촉진하여 조직으로부터 상피를 박리시켜 세균의 접근성을 높인다.

(2) 숙주인자

요로감염균의 숙주 내 침입과 이에 대항하는 숙주의 방어기전 등 체내에 일어나는 일련의 모든 반응은 환자의 선천적인 유전 정보에 따른 각종 단백질 발현 양상에 따라 다르게 표현되므로 사람마다 다양한 반응이 관찰된다. 그중 Toll 유사 수용체*toll like receptor*는 감염이 있음을 인지하는 중요한 감지자이며 다양한 숙주 면역 방어를 조절한다.

(3) 방어기전

요로감염에 대한 인체의 방어기전에는 소변의 항균작용, 요로계의 구조 및 기능에 의한 방어, 면역 기능에 의한 방어 등이 있다(표 12-1).

II 요로감염의 원인균

요로감염을 일으키는 원인균은 주로 호기성 또는 조건 혐기성 그람음성 장내세균이다. 요로감염 환자의 소변에서 가장 많이 배양되는 세균은 *E. coli*로 지역사회에서 발견된 요로감염 환자의 85%, 병원 내 환자의 50%에서 나타나며, *Enterococcus species*, *Klebsiella pneumoniae*, *Pseudomonas aeruginosa*, *Proteus*, *Enterobacter*, *Citrobacter*, *Serratia* 등도 원인균으로 발견된다. 그 밖에 그람양성균으로 *Staphylococcus*, *D-Streptococcus* 등이 있고, *Acinetobacter*, 진균인 *Candida* 등이 요로감염을 일으킬 수 있다. 발전된 소변배양기술과 차세대염기서열분석*next generation sequencing; NGS* 방법으로 마이크로바이옴*microbiome*이 발견되면서 *Aerococcus urinae* 같은 새로운 균들이 확인되었다.

III 항생제 사용 및 내성

1. 항생제 사용 원칙

요로감염의 치료는 세균배양검사를 통해 정확한 병원균과 항생제 감수성 결과를 알고 이를 근거로 짧은 시간 안에 적절한 항생제를 사용하는 것이 원칙이다. 하지만 실제 임상에서 검사를 시행하지 않았거나 검사 결과가 나오기 전에는 광범위 항생제 또는 임상양상에 따라 원인균으로 추정되는 미생물에 대한 경험적 항생제를 사용하기도 한다. 또한 요로감염균에 대한 항생제 내성률은 지역마다 다르고 계속 변하므로 이를 고려해야 한다.

2. 요로감염의 항생제치료

일반적으로 요로감염에서 항생제치료의 효과는 소변 내의 항생제 농도와 감염균에 대한 최소억제농도 이상을 유지하는 시간에 따라 결정된다. 항생제의 혈중 농도는 균혈증이나 신장, 전립선의 열성 요로감염 같은 전신 감염에서는 매우 중요하다. 전립선은 조직 내 항생제 농도가 상대적으로 떨어지는 장기이므로 만성전립선염의 치료에서는 항생제의 조직 내 침투력이 중요하다.

3. 예방적 항생제치료

요로감염에서 예방적 항생제치료는 성인 여성의 반복되는 방광염 등에서 고려해 볼 수 있고, 소아의 방광요관역류에서는 장기적인 예방적 항생제치료가 필요한 경우가 있다. 또한 요로생식기계의 수술, 침습적 처치나 검사 전후에 국소적 또는 전신적 감염을 예방하기 위해 예방적 항생제를 투여할 수 있다.

4. 항생제 사용 관리

항생제 사용이 주는 이점은 분명하지만, 항생제 사용으로 인한 내성 증가 문제가 발생했다. 항생제 사용 관리antimicrobial stewardship는 항생제 사용의 의도하지 않은 결과를 최소화하면서 임상결과를 최적화하는 것이 목표이다. 현재 가능한 항생제를 효과적으로 사용함으로써 내성의 발생을 늦춰 항생제를 더 오래 사용하기 위함이다. 이를 위해 정기적인 교육, 국제 지침의 준수, 정기적인 전염병 전문의와의 상담, 약제 처방 및 항생제 내성에 대한 정기적인 감시 및 되먹임feedback을 시행하고 있다.

표 12-2 전통적인 요로감염의 분류

분류 기준	분류	설명
위치	상부요로감염	신장, 신우, 요관의 감염
	하부요로감염	방광, 요도의 감염
	남성생식기감염	전립선, 정낭, 정관, 부고환, 고환 등의 감염
합병 위험인자 유무	단순요로감염	합병이나 위험인자 없음
	복잡요로감염	합병이나 위험인자 존재
발생 시기 및 경과	일차감염	배양검사에 최초로 병원균 동정
	미해결세균뇨	배양검사에 동일균 지속
	지속성세균뇨	배양검사 음성 전환 후 동일균 재동정
	재감염	배양검사에 새로운 병원균 동정

Ⅳ 요로감염의 분류

요로감염은 다양하게 분류되어 왔다(표 12-2). 2011년 유럽비뇨의학회에서는 감염의 위치, 중증도, 위험인자, 병원균의 항생제 감수성 등을 반영한 ORENUC 분류법을 권장한다(표 12-3). 현재의 요로감염 지침은 위험인자 유무에 따른 방법인 단순uncomplicated/복잡complicated 요로감염 개념을 사용한다. 단순요로감염은 비임신 여성에서 동반질환이 없고, 해부학적·기능적 이상이 없이 발생한 급성, 재발성 하부·상부 요로감염을 의미한다. 복잡요로감염은 단순요로감염이 아닌 경우이다. 이 장에서는 감염부위에 따라 질병을 분류하여 기술했다.

표 12-3 요로감염의 ORENUC 분류법

감염 위치	중등도	위험인자(ORENUC)	병원균 및 항생제 감수성
UR: 요도염 CY: 방광염 PN: 신우신염 US: 요로패혈증 MA: 남성생식기감염	1: 방광염 2: 중등도의 신우신염 3: 심한 신우신염 4: 전신염증반응증후군 5: 장기기능이상 6: 장기부전	O: 위험인자 없음no risk factor R: 재발성recurrent 요로감염 위험인자 E: 비요로생식기extra urogenital 위험인자 N: 신장병증적nephropathic 위험인자 U: 비뇨기계urological 위험인자 C: 카테터catheter	병원균 종류 (a): 감수성 (b): 감수성 저하 (c): 다중내성

V 무증상세균뇨

1. 정의 및 빈도

무증상세균뇨*asymptomatic bacteriuria*는 요로감염 증상이나 징후 없이 소변에 세균이 의미 있는 정도로 존재하는 것을 의미하며, 여성에서 2회 연속 채취한 청결 채취 중간뇨에서 세균집락수가 10만 개/mL 이상, 도뇨검체에서는 100개/mL 이상 배양되는 것으로 정의한다. 무증상세균뇨는 공생 집락형성*commensal colonization*인 경우가 많으며, 빈도는 건강한 폐경 전 여성에서는 약 1~5%이고, 건강한 노년 여성에서는 4~19%로 증가하며, 임신한 여성에서는 2~10%이다. 젊은 남성에서는 비교적 드물지만 만성세균성전립선염이 있는 경우 발견되기도 한다.

2. 검사

임산부를 제외한 성인에서는 일반적으로 무증상세균뇨의 원인이 명확하지 않고 일시적인 경우가 많아 별다른 추가검사가 필요하지 않다. 그러나 증상을 표현하는 능력이 떨어지는 소아는 해부학적 이상이 있을 확률이 비교적 높고 원인에 대한 조기진단이 중요하므로 증상이 없더라도 요로계 초음파검사 등의 영상검사를 시행해야 한다. *Proteus mirabilis*같은 요소분해효소*urease* 생산균이 지속적으로 관찰되는 경우 요로결석 여부를 확인해야 한다. 남성에서는 전립선질환의 가능성에 대한 조사가 필요하다.

3. 치료

무증상세균뇨는 증상이 있는 요로감염의 발생을 예방하는 효과가 있고 불필요한 치료는 오히려 항생제 내성이 유발되고 약제 부작용이 나타날 수 있기 때문에 무증상세균뇨의 항생제치료는 뚜렷한 이득이 밝혀진 사람으로 제한해야 한다. 경요도전립선절제술 같은 요로점막손상과 출혈이 예상되는 비뇨기계 수술이나 처치 등을 받을 경우에는 시술 전에 무증상세균뇨를 치료할 것을 권장한다.

VI 방광의 감염

1. 급성방광염

(1) 병인 및 임상소견

급성방광염은 하부요로의 해부학적·기능적 이상 없이 방광에 세균이 침입해 생긴 단순 감염이다. 여성에서 더 많이 나타나며, 매년 전체 여성의 10% 정도에서 발생하고 여성의 60%가량이 평생 한 번 이상의 방광염을 경험한다. 결혼 초기나 성생활을 시작한 시기에 처음 급성방광염을 경험하는 경우가 많은데, 사춘기 이전에는 발생이 드물지만 이후 빈도가 증가하여 20~30대에 호발한다. 요도작열감 같은 배뇨통, 빈뇨와 요절박 같은 방광자극증상, 치골상부*suprapubic* 통증이 특징적 증상이며, 때로 혈뇨, 소변의 악취, 혼탁뇨를 호소하기도 한다.

가장 흔한 감염경로는 대변의 세균이 회음부-요도-방광으로 옮겨 가는 상행성 감염이다. 여성은 요도길이가 남성보다 짧고 곧으며, 남성과 달리 항균효과를 가지는 전립선액이 없고, 항문으로부터 회음부 및 질 입구에 쉽게 세균이 집락화할 수 있어 급성방광염이 더 호발한다. 대부분의 급성방광염은 *E. coli*에 의해 발생한다. 위험인자는 성관계, 살정자제*spermicide*의 사용, 새로운 성파트너, 어머니의 요로감염 과거력, 어린 시절의 요로감염 과거력 등이다.

(2) 진단검사

대부분의 진단은 임상증상에 기초하여 이루어진다. 소변검사에서는 농뇨, 세균뇨를 보이며 종종 혈뇨가 나타난다. 요배양검사는 성인 여성의 단순 급성방광염 진단 검사로 필수적인 것은 아니지만 진단이 불분명할 때, 임신 중, 당뇨병 환자, 최근 항생제를 투여한 병력이 있거나 적절한 치료에 반응하지 않는 경우에는 시행해야 한다. 또한 소아나 남성, 65세 이상 고령자에서는 반드시 요배양검사와 항생제 감수성 검사를 실시해야 한다. 최근 국내에서는 급성방광염에 주로 사용하는 경험적 항생제에 대한 내성이 증가하고 있어서 치료 전 요배양검사 시행을 권장한다.

영상검사는 대부분 필요 없으나 요로계 이상이 의심될 경우, 적절한 치료에 신속하게 반응하지 않거나 자주 재발할 때는 영상검사를 시행할 수 있다. 또한 초기 임상양상이 매우 심한 경우에는 드물지만 기종성방광염emphysematous cystitis을 의심하여 방광초음파나 CT scan 등을 통해 방광 내 가스나 공기음영을 확인한다. 혈뇨가 심할 때는 출혈의 원인을 확인하기 위해 방광경검사가 필요하지만 급성기는 피하고 적절한 치료 후에도 혈뇨가 지속되면 시행한다.

(3) 감별진단

여성에서는 질염, 성매개감염에 의한 요도염, 생식기 포진genital herpes, 요도카룬클urethral caruncle 등 다른 감염 및 염증성 질환과 감별해야 하고, 방광통증후군bladder pain syndrome; BPS, 요도협착, 정신신체병psychosomatic diseases 등 기타 비염증성 질환도 배뇨통이 생길 수 있으므로 감별이 필요하다. 남성은 급성방광염이 드물기 때문에 먼저 요도염, 전립선염 등을 배제해야 한다. 남녀 모두 치료에 대한 반응이 좋지 않을 경우 심한 방광자극증상을 유발할 수 있는 방광상피내암carcinoma in situ; CIS도 염두에 두고 요세포검사 등을 고려해야 한다.

(4) 치료

단순 급성방광염은 대부분 원인균을 예상할 수 있으며 치료에 대한 반응이 좋기 때문에 임상적으로 진단할 수 있고 경험적 경구 항생제치료를 바로 시작한다. 항생제의 약물 특성, 국내 급성방광염 원인균의 항생제 감수성 결과와 식품의약품안전처 허가사항 및 국민건강보험 급여기준 등을 감안할 때 현재 국내에서 사용 가능하고 권장하는 1차 경험적 항생제치료는 표 12-4와 같다. 일반

적으로 항생제치료 시작 후 72시간 내에 90%에서 증상이 사라지며, 방광에 영구이상이 남는 경우는 드물다. 단순 급성방광염의 경우 치료 후 추적 요배양검사는 권장되지 않는다. 요즘 국내 지역사회 획득 급성방광염에서도 extended-spectrum beta-latamase(ESBL) 생성균의 발견이 증가하고 있는데, carbapenem계 항생제를 제외한 대부분의 항생제에 내성을 보이는 경우가 많아 치료에 어려움을 겪을 수 있다. 이런 경우에 권장되는 경구 항생제는 fosfomycin trometamol이다. 충분한 수분 섭취가 치료에 도움이 되며, 방광자극증상이나 통증을 제거하기 위해 항콜린제, 소염진통제 등을 투여할 수 있다.

2. 재발성방광염

(1) 병인 및 임상소견

재발성방광염은 급성방광염 치료 후 6개월 이내 두 번, 1년 이내에 세 번 이상 재발하는 경우이다. 성인 여성에서 흔히 발생하는데 방광염의 재발은 반복되는 하부요로증상 등으로 육체적·정신적 고통을 겪으며 삶의 질에도 큰 영향을 미친다. 재발성방광염의 대부분은 세균의 재감염이 원인이며 지속성세균뇨는 드물다. 재감염은 세균뇨가 완전히 소실된 후 새로운 균주에 감염된 것을 뜻하며, 지속성세균뇨는 치료 후 소변배양검사에서 무균뇨로 전환된 후 단기간 내에 같은 균에 의해 감염이 재발되는 경우를 가리킨다. 재감염은 대부분 초기 감염 후 첫 3개월 이내에 발생하는데 UPEC이 요로상피에 침입하여 잠재적으로 세포 내부에 콜로니colony를 형성하고 숨어 있다가 다시 박테리아가 출현해 발생하거나, 분변총

표 12-4 단순 급성방광염의 경험적 항생제요법 *감수성 확인 후 사용, 임신부 사용 주의

항생제		용법(경구)	기간
fosfomycin trometamol		3g 1회	1일
Nitrofurantoin macrocrystal		100mg 하루 2회	5~7일
β-Lactams	amoxicillin/clavulanate	250mg 하루 3회	7일
		500mg 하루 2회	
	cefaclor	250mg 하루 3회	7일
	cefdinir	100mg 하루 3회	5~7일
	cefcapene pivoxil	100mg 하루 3회	5~7일
	cefpodoxime prexetil	100mg 하루 2회	5~7일
Trimethoprim/sulfamethoxazole(TMP/SMX)*		160/800mg 하루 2회	3일

fecal flora에서 UPEC이 상행하여 발생할 수 있다.

(2) 진단과 평가

재발성방광염 환자에서는 보다 세밀한 병력청취와 신체검사가 필요하며, 이를 통해 동반된 기형이나 교정 가능한 위험인자를 우선 확인해야 한다. 이러한 인자로는 과거 요로감염의 횟수, 빈도, 폐경 여부, 최근 항생제 복용, 성생활 습관, 피임방법 등이 있다. 신체검사에서는 질 내 상태, 골반장기 탈출 여부, 요도게실, Skene선의 낭종이나 감염 여부 등을 확인한다.

소변검사와 요배양검사는 필수적이다. 과거력이나 신체검사에서 복잡요로감염을 의심하는 소견이 있을 경우 복부단순촬영, 정맥신우조영술, 요로계 초음파, CT 등의 영상검사를 시행한다. 하부요로증상이 있는 경우 요류검사uroflowmetry와 배뇨후 잔뇨post-void residual urine검사 등이 필요하며, 상황에 따라 방광경검사도 고려한다.

(3) 치료 및 예방법

재발성방광염 환자는 그 원인을 찾아 해결해야 하고, 원인을 찾지 못하고 자주 재발하는 경우에는 약제 투여가 예방에 도움이 될 수 있다. 여성에서 활발한 성적 활동, 살정제의 사용, 피임기구 사용, 성매개감염 병력 등의 재발성요로감염의 위험요소는 가능한 모두 교정하고 기저질환을 치료해야 한다.

재발성방광염을 예방하기 위한 행동요법으로는 충분한 수분 섭취와 함께 규칙적인 배뇨가 있다. 충분한 수분 섭취는 소변을 자주 배출함으로써 세균이 부착된 요로상피세포를 씻어 내어 면역력을 높여 준다. 성관계는 세균뇨를 일시적으로 증가시키므로 성교 후 방광을 비우는 것은 일시적으로 발생한 세균뇨가 요로감염으로 진행될 가능성을 최소화하는 데 도움이 된다.

비항균적 예방치료로는 면역예방치료제, 여성호르몬, 크랜베리cranberry, 디만노스D-mannose, 프로바이오틱스, 방광 내 약물주입술 등이 있다. 면역예방치료제는 방광염의 흔한 원인균인 E. coli에 대한 내성을 늘리기 위한 면역예방치료제로 현재 국내에서는 OM-89(유로박솜Uro-vaxom®)가 이용 가능하다. 이 약제는 E. coli에 대한 특이 항체 분비를 촉진하여 숙주의 점막 면역계 활성화는 물론 선천적인 면역에 관여하는 면역인자들을 활성화한다고 알려져 있다. 폐경기 여성에서 질 내 국소적 에스트로겐 도포는 재발성요로감염의 예방에 효과적이고 안전한 방법이다. 이를 통해 정상 질 환경의 회복을 돕고 정상 유산균Lactobacilli 집락 형성을 유도하여 재감염의 빈도를 낮출 수 있다. 크랜베리 성분 중 proanthocyanidin은 요로상피세포에 대한 대장균의 부착과 탈착에 영향을 주는 것으로 알려져 있다. 디만노스D-Mannose는 세균이 요로상피에 부착되는 것을 경쟁적으로 막아 주는 역할을 한다. 프로바이오틱스를 주 1~2회 질 내 투여하거나 경구 제품을 매일 복용하는 것을 고려해 볼 수 있다. 또한 폐경 전 여성에서 Lactobacillus crispatus를 질 내 처치하는 것도 재발성요로감염 예방에 사용될 수 있다. Hyaluronic acid+chondroitin sulphate의 방광 내 주입요법은 방광점막의 glycosaminoglycan(GAG)층을 유지하여 요로감염을 예방할 수 있다.

재발성요로감염의 항생제 예방요법은 재발 빈도 감소 효과가 크다는 것이 입증되었다. 장기간 저용량의 항생제를 복용하는 방법, 성교 전후에 항생제를 복용하는 방법, 그리고 요로감염이 있을 때 스스로 복용하는 방법 등이 있다. 특히 장기간의 항생제치료는 항생제 내성을 증가시킬 수 있으므로 충분히 환자와 상담 후, 행동요법 및 비항균요법이 실패했을 때 권유해 볼 수 있다. 장기간 저용량 항생제 복용은 우수한 효과에 대해서는 동의하지만, 어느 정도 동안 항생제를 지속해서 사용하는지에 대한 결론은 내리지 못했으며, 약제 중지 후 재발이 약제 투약 이전만큼 흔하게 발생했다. 성관계 후 예방적 항생제 복용postcoital prophylaxis은 성관계 이후에 재발하는 여성에서 성관계 전이나 직후 소변을 본 후 항생제를 투여하며 명확한 인과관계가 있는 환자에서 유효한 치료법이다. 장기간 저용량 항생제 투여와 유사한 효과를 갖는다. 항생제 자가치료법self-start therapy은 환자들에게 증상이 발생할 경우 스스로 진단 및 치료를 할 수 있는 지침과 약제를 제공하는 것이다. 반복적인 단순 재발성방광염 환자 중 동기가 충분하고 자가진단 및 치료방법을 숙지하고 있는 경우에 고려할 수 있으며, 자가진단의 정확도와 치료효과도 높다. 이 방법은 지속적인 예방적 항생제 투여continuous antibiotic prophylaxis에 비해 높은 재감염률을 보이지만, 만족도는 더 높고 부작용의 발생은 더 적다.

Ⅶ 신장의 감염

1. 급성신우신염

급성으로 발생하는 신우-신배계pelvicalyceal system와 신장실질renal parenchyma의 세균감염에 의한 요로감염증이다. 국내 발생률은 인구 만 명당 35.7명 정도로, 이로 인한 입원 환자 수는 여자가 남자에 비해 5배 더 많다. 급성신우신염이 의심되는 모든 환자는 세심한 병력 청취를 통해 단순 급성신우신염과 합병인자가 있는 복잡 급성신우신염의 구분이 필요하며, 이에 따라 항생제 선택 및 투여 기간, 그 밖의 치료 필요 여부가 달라진다. 폐색요로병증obstructive uropathy 등과 동반된 복잡신우신염은 치료가 힘들고 때로는 세균혈증을 일으키며 패혈쇼크로 진행될 수 있다.

(1) 발생경로와 원인균

대부분 방광 내 세균의 상행성 감염에 의해 발생한다. 요관폐색과 방광요관역류는 상행성 감염을 더욱 촉진시키는데, 신장까지 소변의 역류가 있을 때 더욱 뚜렷하게 나타난다. 원인균으로는 E. coli 가 가장 흔하고 그 밖에 대부분의 요로병원균과 Candida 등의 진균감염도 원인이 될 수 있다. 특히 요로계의 구조 이상이 있거나 카테터 같은 이물질이 있을 때 발생하는 신우신염은 Proteus, Klebsiella, 녹농균Pseudomonas, 장내구균Enterococcus 같은 요소분해효소 생산균에 의한 경우가 많다. 포도구균Staphylococcus의 세균혈증이나 Candida의 진균혈증이 있는 환자에서 드물게 혈행성 경로를 통한 이차적 신장감염을 일으킬 수 있다. 이 경우 세균뇨, 신우신염 및 신농양 등이 발생하기도 한다. 심한 위장관 감염이나 후복막강 농양이 있는 경우처럼 주변 장기로부터 직접적으로 세균이 전파되어 신우신염이 발생할 수 있다.

(2) 임상소견

일반적으로 갑자기 발생하는 고열(>38℃)과 오한, 전신 무력감 등의 전신 염증반응증상과 국소증상으로 지속적인 옆구리 통증과 빈뇨, 요절박 등의 방광자극증상 및 배뇨곤란 등이 나타난다. 신장창자반사renointestinal reflex로 인한 구역, 구토, 마비성 장폐색 등의 위장관 증상도 흔히 볼 수 있다. 신체검사에서 타진 시 병소 쪽의 늑골척추각에 나타나는 심한 압통costovertebral angle tenderness; CVAT이 뚜렷하며 이는 신장실질의 부종으로 신피막이 팽창되어 발생한다. 패혈증, 패혈쇼크로 진행하면 혈압저하가 나타날 수도 있다. 영유아의 경우 식욕 부진, 체중 감소가 주 증상일 수 있으며, 소아의 경우에도 부위가 불명확한 복통과 발열만 호소하는 비특이적인 증상을 보이는 경우가 많아 진단과 치료가 지연되는 경우가 있다.

(3) 진단
1) 검사실검사

소변검사에서 심한 농뇨와 세균뇨, 단백뇨를 보이며 혈뇨가 흔히 관찰된다. 모든 환자에게 반드시 항생제 투여 전 소변배양검사와 항생제감수성검사를 동시에 시행한다. 보통 1.0×10^5CFU/mL 이상의 세균이 배양될 때 양성으로 판단하며 약 80% 환자에서 균이 배양된다. 일부 환자에서는 $10^2 \sim 10^4$CFU/mL의 세균이 배양되는 경우에도 임상적 의미가 있다. 일반혈액검사에서 백혈구의 증가가 뚜렷하며 C반응단백C-reactive protein; CRP이 증가한다. 적혈구침강속도erythrocyte sedimentation rate; ESR는 특이도가 낮고 회복반응이 느리게 반영되는 단점이 있다. 임상양상이 심하여 세균혈증, 패혈증 등이 의심되면 혈액배양검사를 시행한다.

2) 영상검사

단순요로촬영KUB이나 정맥신우조영술intravenous pyelography; IVP은 급성신우염에 특이적인 소견이 없어 얻을 수 있는 정보는 제한적이다. 배뇨방광요도조영술voiding cystourethrography; VCUG은 급성신우신염의 위험요소인 방광요관역류를 진단하기 위한 검사로 재발성 신우신염 환자에서 고려할 수 있으나, 감염이 소실된 후 시행해야 한다.

신장초음파는 요로결석의 과거력, 신장기능 저하, 요산도 증가가 관찰되는 경우 결석이나 요로폐색을 감별하기 위해 시행해야 한다. 조영증강 복부컴퓨터단층촬영은 복잡요로감염에서 일차적으로 시행하거나, 72시간의 치료에도 반응하지 않는 환자들에게 시행한다. 컴퓨터단층촬영에서 신장실질의 조영강도 감소를 볼 수 있으며 다양한 형태의 관류결손perfusion defect도 나타난다(그림

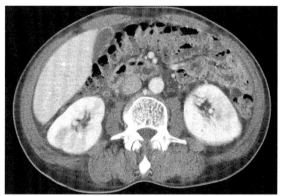

그림 12-1 급성신우신염의 CT 소견 복부컴퓨터단층촬영에서 우측 신장의 관류결손 부위가 관찰된다.

12-1). 병증이 심한 경우 신주위지방층에 지저분한 선형 침습striated infiltration 소견이나 Gerota근막의 비후 등이 관찰되기도 한다.

3) 감별진단

급성췌장염, 충수염, 담낭염, 게실염 등 복강 내 급성 질환은 통증의 위치와 양상 때문에 초기에 감별이 어려우나 이런 경우 대개 소변배양검사는 정상으로 나타난다. 골반내감염은 특징적 신체검사 소견으로, 기저폐렴basal pneumonia은 흉부영상검사로 감별할 수 있다. 신장 및 신주위농양, 신유두괴사는 임상증상이 더 심하며 영상검사를 통해 급성신우신염과 감별할 수 있다.

(4) 치료

환자 상태 및 병증의 정도에 따라 치료법을 고려하며 치료 흐름은 그림 12-2와 같다. 단순 급성신우신염의 증상이 가벼울 경우에는 경구 항생제 투여와 통원 치료를, 증상이 심하거나 임신, 당뇨가 동반된 경우 등은 입원 치료 및 비경구용 항생제치료를 고려한다. 항생제는 소변배양검사 결과가 나오기 전에 경험적 항생제치료를 시작하는 것이 더 효과적이고 경제적이다. 그러나 항생제 내성이 꾸준히 증가하고 있으며, 이러한 항생제 감수성의 변화는 지역과 시간에 따라 다르게 나타나므로 초기 경험적 항생제의 선택은 그 지역사회의 항생제 감수성을 고려하여 결정해야 한다. 경증 및 중증 단순 급성신우신염에서 사용하는 항생제요법은 표 12-5에 정리했다. 카테터, 비뇨의학적 수술이나 처치 또는 요로의 이상과 관련이 있는 복잡 급성신우신염은 대부분 입원치료가 필요하며 비경구 항생제를 우선적으로 고려하고 간기능과 신장기능 이상 유무, 패혈증 동반 여부에 따라 항생제 선택이 달라진다. 혈액배양검사에서 양성을 보이는 균혈증의 경우에는 비경구적 항생제치료를 7~10일간 지속한다. 중증 패혈증이나 패혈쇼크 등으로 중환자실 입원이 필요한 급성신우신염 환자 또는 원인균에서 ESBL 양성 균주 빈도가 높은 곳에서는 국내 내성률 등을 고려하여 piperacillin/tazobactam 또는 carbapenem계 항생제를 초기 경험적 치료로 고려할 수 있다.

적절한 치료를 시행하면 2~3일 안에 차츰 호전을 보인다. 하지만 치료에 대한 반응이 늦고 72시간 이상 발열이 지속되는 경우 등에는 즉시 재평가를 시행해야 한다. 소변과 혈액에 대한 배양검사를 다시 시행하고 감수성 검사 결과에 기초하여 항생제를 적절한 것으로 바꾼다. 요로폐색은 항생제치료 효과를 감소시키므로, 요로폐색이 동반된 경우에는 우선적으로 폐색을 해결하기 위한 요로전환술을 시행한다. 요관폐색 시 요관부목삽입

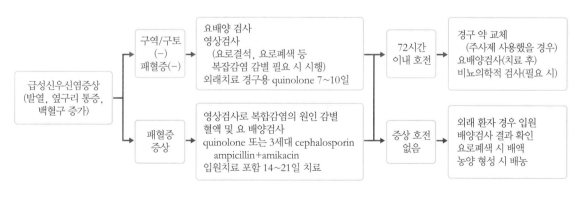

그림 12-2 급성신우신염의 치료 흐름

표 12-5 단순 급성신우신염의 항생제요법

경증 단순 급성신우신염의 경구 항생제요법			중증 단순 급성신우신염의 비경구 항생제요법	
항생제	용량/용법	기간	항생제	용량/정맥주사
Ciprofloxacin	500mg 하루 2회	7~10일	Ciprofloxacin	400mg 하루 2회
	1000mg 하루 1회	7일	Levofloxacin	500~750mg 하루 1회
Levofloxacin	250~500mg 하루 1회	7~10일	Cefuroxime	750mg 8시간마다
	750mg 하루 1회	5일	Ceftriaxone	1~2g 하루 1회
Ceftibuten	400mg 하루 1회	10일	Cefepime	1g 하루 2회
Cefpodoxime proxetil	200mg 하루 2회	10일	Amikacin±ampicillin	15mg/kg 하루 1회±1~2g 6시간마다
Trimethoprim-sulphamethoxazole	160/800mg 하루 2회	14일	Piperacillin-tazobactam	3.375g 6시간마다
			Meropenem	500~1000mg 8시간마다
			Imipnem-cilastatin	500mg 6~8시간마다
			Doripenem	500mg 8시간마다
			Ertapenem	1g 하루 1회

술ureteral stent이나 경피신루설치술을 고려할 수 있으며, 방광출구폐색에 의한 급성요폐 시에는 도뇨관을 유치한다.

(5) 합병증과 예후

성인에서 발생한 단순 급성신우신염은 신속한 진단과 적절한 항균요법만으로 대부분 합병증 없이 완치된다. 반면 소아에서는 쉽게 만성으로 진행하며, 4세 이하에 발생한 경우에는 영구적 신흉터와 신부전을 초래할 수 있다. 성인에서도 급성신우신염이 적절하게 치료가 되지 않을 경우 신농양, 패혈쇼크, 급성신부전을 포함한 신장손상 등 중증 질환으로 진행할 수 있다.

2.기종성신우신염

기종성신우신염emphysematous pyelonephritis은 가스 형성균에 의해 신장실질과 신장 주위에 급성괴사가 일어나는 중증 요로감염으로 응급질환이다. 당뇨가 있는 환자에서 흔하게 발생되며 요로결석, 신유두괴사renal papilla necrosis 등에 의한 요로폐색이 있는 경우에 발생한다. 증상은 급성신우신염과 비슷하지만 신속하게 치료하지 않으면 패혈증에 의한 사망률이 높다.

(1) 임상소견 및 원인균

증상은 심한 급성신우신염으로 나타나는데, 발열, 옆구리 통증, 구토 이 세 가지 증상을 보이며 심한 경우에는 의식 혼미, 쇼크 및 혼수상태 등 패혈증 증상이 나타날 수 있다. 주로 여성에서 발생한다. E. coli가 가장 흔한 원인균이며 드물게 Klebsiella, Proteus, Pseudomonas, Acrobacter, Candida가 원인일 수도 있다.

(2) 진단

영상검사로 진단할 수 있다(그림 12-3). 단순복부촬영이나 정맥신우조영술에서 신장 위의 가스음영을 관찰할 수 있다. 이러한 소견은 장내 가스로 오인될 수 있으므로 주의가 필요하다. 복부초음파에서는 신장실질 내부의 가스에 의한 음영증가가 관찰된다. 컴퓨터단층촬영은 기종성신우신염의 정도를 가장 정확하게 평가할 수 있는 방법으로 신장 주위의 염증 파급 정도에 대한 해부학적 정보를 제고하기 때문에 정확한 진단뿐만 아니라 배액술의 접근 경로를 선택하는 데도 도움이 된다. 또 치료반응에 대한 경과를 파악하는 데도 유용하다.

(3) 치료

대부분의 환자는 당뇨 환자이며 패혈증이 있기 때문에 적극적인 혈당 조절, 수액 공급, 광범위항생제 투여 등의 치료가 즉각 이루어져야 한다. 요로폐색이 존재하면 경피신루설치술이나 요관부목 설치 등으로 즉각적으로 요로전환을 하는 것이 중요하다. 가스 형성이 신우에 국한되고 신장실질 침범이 없는 경우는 항생제만으로 치료

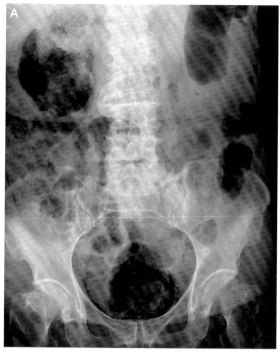
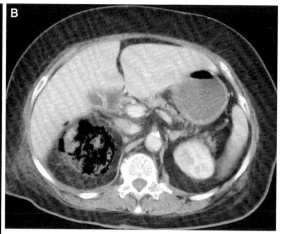

그림 12-3 기종성신우신염 A. 단순요로촬영상 가스가 우측 신장과 방광 주위에 보인다. B. 컴퓨터단층촬영상 우측 신장 및 신장 주변 조직에서 가스가 관찰된다.

되기도 하나, 신장실질을 침범하는 경우에는 항생제 투여와 함께 경피배농술을 고려한다. 가스 형성이 신장 주변부까지 광범위하게 침범한 경우와 경피배농술에도 호전이 없는 경우에는 신장절제술을 고려한다. 무엇보다 빠른 진단과 치료가 기종성신우신염의 진행을 막는 데 중요하다.

3. 신농양 및 신주위농양

신농양은 신장실질 내에 화농성 물질들이 모인 것으로, 심각한 감염으로 인해 발생한다. 그람음성균이 성인 신농양에서도 가장 흔한 원인으로 *E. coli*, *Klebsiella*, *Proteus*, *Pseudomonas* 등이 대표적이다. 그람음성균에 의한 신농양은 이전의 감염이나 결석으로 인해 발생한 세관폐색*tubular obstruction*에 상행성 감염이 발생한 것으로 생각된다.

(1) 병인과 임상양상

신농양은 신장실질이 심하게 감염된 상태이며 신주위(신피막과 Gerota근막 사이)로 파열되어 신주위농양으로 진행한다. 당뇨, 요로폐색, 혈액투석, 면역억제, 정맥주사 약물 남용 환자에서 호발하며, 옆구리 외상, 신장생검 등에 의해서도 발생할 수 있다. 심한 복강 내 장기 감염에서 직접 전파에 의한 이차성 신농양도 드물게 발생할 수 있다. 발열, 오한, 복통 혹은 옆구리 통증을 호소할 수 있으며, 때때로 체중 감소, 권태감 및 방광염증상을 호소하기도 하지만 이러한 증상이 매우 경미하여 진단이 지연되는 경우도 있다.

(2) 진단

일반적으로 혈액검사에서 심한 백혈구 증가를 보이며, 혈액배양검사의 26~32%에서 원인균이 배양되는 경우가 많다. 소변검사에서 농뇨와 세균뇨는 신농양이 요집합계와 교통이 이루어지기 전까지는 관찰되지 않을 수도 있다.

초음파검사나 컴퓨터단층촬영은 질병의 정확한 조기 진단을 가능하게 하고, 신장 및 신장 주위의 해부학적 구조를 명확히 알 수 있어 경피배농술 등의 치료에 도움이 된다. 복부초음파검사에서는 내부 바닥에 저에코*low echogenicity*를 가진 복합에코*complex echogenicity* 낭종 형태의 원형 종양으로 나타난다. 조영증강 컴퓨터단층촬영이 가장 정확한 진단법으로, 농양이 형성되면 종물 중심

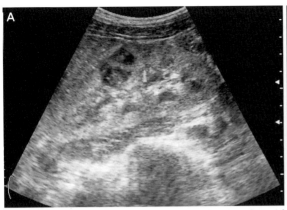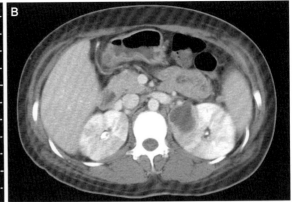

그림 12-4 신농양의 초음파와 컴퓨터단층촬영 검사 소견 A. 당뇨 환자의 복부초음파촬영상 신장실질 내에 저에코의 병변이 관찰되며 내부 사이막*septum*과 두꺼운 낭벽이 보인다. B. 복부컴퓨터단층촬영상(조영제 주입 후) 좌측 신장의 내부에 조영되지 않는 액체로 차 있고 여러 층의 다양한 조영증강 정도를 보이는 두꺼운 벽을 가진 농양이 관찰된다.

의 액체성 농과 종물 주위 조영증강*ring sign*이 나타난다 (그림 12-4).

급성신우신염과 증상이나 검사실검사 결과가 비슷한 경우에는 조기감별이 어려울 수 있으나 보통 신농양은 증상이 심하며 항생제치료에 잘 반응하지 않는다. 신종양과는 영상검사에서도 감별이 어려운 경우가 있으며 때때로 천자, 흡입생검, 경피적 생검 등이 필요할 수 있다.

(3) 치료

모든 환자는 진단 즉시 경정맥 항생제치료를 시행해야 하며, 경험적 항생제의 선택은 감염원과 원내감염의 내성균 특성에 따라 결정하는 것이 바람직하다. 크기 3cm 이하의 신농양은 적절한 항생제 투여만으로 대부분 치유되지만, 치료 48시간 이내에 반응이 없거나 농양이 5cm 이상인 경우에는 초음파나 컴퓨터단층촬영 유도하에 경피배농술을 시행한다. 농양이 광범위하게 신장실질을 파괴했거나 심한 신주위농양이 관찰되면 절개 배출이나 신절제술을 고려한다.

4. 농신

농신*pyonephrosis*은 요로폐색에 화농성 감염이 동반된 상태를 말하며, 단순한 수신증에 세균감염이 동반된 감염수신증*infectious hydronephrosis*부터 신장실질이 파괴되어 신장기능이 상실된 무기능신까지 다양한 상태를 보인다. 빠른 진단과 치료가 신장기능 악화 및 패혈증 발생을 막는 데 중요하다.

(1) 병인과 증상

대부분 만성요로폐색으로 인해 발생하며 반 이상의 환자는 사슴뿔결석(녹각석)*staghorn calculi*을 포함한 여러 형태의 요로결석을 가지고 있고 이전에 요로결석, 요로감염 또는 요로계 수술의 과거력을 가지고 있는 경우가 흔하다. 환자는 보통 매우 아파 보이며, 고열, 오한, 옆구리 통증, 늑골척추각압통을 호소한다. 요관이 완전히 막힌 경우 소변에서 세균뇨가 관찰되지 않는 경우도 있다.

(2) 진단

신장초음파검사가 진단에 유용하며 팽창된 집뇨계와 함께 아래쪽에 농 침전물들로 인한 에코가 관찰되고 액체-조직파편층*fluid-debris levels*이 자세에 따라 변하는 것이 특징이다. 복부컴퓨터단층촬영 소견은 비특이적이나 요관폐색의 원인을 감별하거나 신장 주위 상태를 판별하는 데 유용할 수 있다(그림 12-5).

(3) 치료

신장기능의 악화를 막기 위해 적절한 항생제를 조기 투여하고 즉시 농 침전물을 배출시켜야 한다. 요관부목 삽입이나 경피신루설치술을 시행한 후 환자가 혈역학적으로 안정되면 요로폐색에 대한 근본적인 치료를 시행한다.

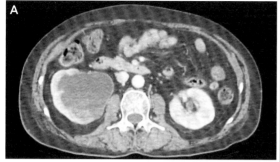

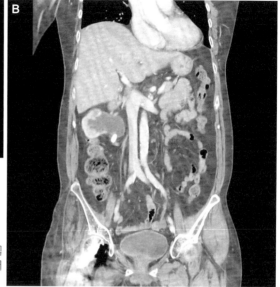

그림 12-5 농신 환자의 복부컴퓨터단층촬영 A. 우측에서 심한 수신증과 내부에 농 침전물이 관찰된다. B. 같은 환자에서 결석에 의한 우측 신우요관이행부폐색이 관찰된다.

5. 황색육아종성신우신염

황색육아종성신우신염xanthogranulomatous pyelone-phritis은 만성세균성신우신염의 드문 형태로, 주로 중년 이후 여성과 당뇨 환자에서 발생한다. 요로결석, 폐색, 감염의 순서로 질병이 발생한다. 대개 일측성이며, 신우와 신배에서 시작되어 신장실질 및 주변 조직으로 퍼져간다. 임상양상, 진찰, 영상검사 소견 등으로는 농신, 신장결핵, 신장종양 등과 감별하기 어렵다. 신절제술 후 병리조직 소견에서 거품세포foam cell, 즉 지방을 함유한 대식세포lipid laden macrophage의 광범위한 침윤을 관찰함으로써 확진된다.

(1) 임상양상

옆구리 통증, 고열, 오한, 혈뇨, 잦은 배뇨 등의 증상을 보이며 신체검사 시 옆구리에서 종물이 만져지기도 한다. 일반혈액검사에서 빈혈과 백혈구 증가 소견을 보인다. 드물게 고혈압, 혈뇨, 간비대가 관찰되기도 한다. 소변검사 소견은 거의 대부분 환자에서 요당, 혈뇨 및 세균뇨 등을 보인다. Proteus가 가장 흔한 원인균이며 E. coli도 흔하게 관찰된다.

(2) 진단

영상검사에서 흔히 요로결석과 폐색, 신장실질 파괴를 볼 수 있으며 신장 침범 정도가 다양하게 나타난다. 보통 신장은 매우 커져 있으나 윤곽은 정상적으로 보여진다. 초음파검사에서는 신장의 크기가 커지고 만성신우신염과 섬유성 변화에 의해 신우의 위축을 보인다. 컴퓨터단층촬영(그림 12-6)이 황색육아종신우신염의 진단과 병

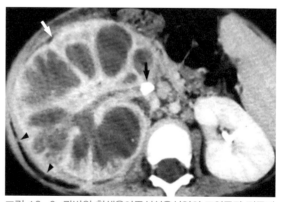

그림 12-6 광범위 황색육아종성신우신염의 조영증강 컴퓨터단층촬영 소견 우측 신장은 신우의 결석(검은색 화살표)으로 신배가 확장되고 고름으로 가득 차 있어 신장실질이 얇아지고 Gerota근막이 두꺼워져 있으며(흰색 화살표) 신장 주위로 감염이 확산(검은색 화살촉)되는 양상을 보인다. 좌측 신장의 정상 실질은 정상적으로 조영증가되어 있으나, 우측 신장의 실질은 조영증가 정도가 저하되어 있고 낮은 감쇠계수를 나타내고 있다.

의 정도를 평가하기에 가장 좋은 검사법이며, 광범위 병변은 중심부의 결석, 조영증강되는 주변부를 가진 다발성의 저음영low density 병변, 신장의 외형을 유지한 신비대, 신주위 염증, 조영제가 배설되지 않는 모습을 보인다. 국소병변으로 결석이나 폐색을 동반하지 않은 경우에는 신장종양과 감별하기 어려운 경우가 많다.

(3) 치료

적절한 치료를 위해서는 정확한 진단이 필요하지만, 영상검사로 신장종양과 감별이 쉽지 않고, 동결절편frozen section검사로도 신세포암과 구별이 힘들며, 신세포암, 유두상 요로상피암, 침윤성 편평상피세포암과 연관이 있는 경우가 많아 대부분 신절제술을 시행해야 한다. 수술 후 예후는 양호하다.

VIII 기타 감염

1. 급성세균성전립선염

전립선염은 감염성 또는 비감염성 염증에서부터 전립선의 만성통증증후군에 이르는 다양한 질병군을 말한다. 유병률은 매우 높지만 8~10%만 세균감염이 증명되는 세균성전립선염이며, 나머지 대부분은 요로감염이 확인되지 않는 만성비세균성전립선염 또는 만성골반통증후군이다. 전립선염증후군은 통상 미국국립보건원National Institutes of Health; NIH의 분류에 따라 네 가지 범주로 나눈다(표 12-6). NIH 카테고리 I 인 급성세균성전립선염은 세균에 의한 원인이 확실하고 증상이 심해 다른 범주와는 뚜렷이 구분된다.

(1) 역학과 병인

급성세균성전립선염의 원인균은 요로병원균이며 E. coli가 약 80%로 가장 많고, 그 외 Pseudomonas, Serratia, Klebsiella, Proteus 속의 균들이 10~15%, Enterococci가 5~10%를 차지한다. 감염경로는 직장 내 균들의 직장으로부터의 직접 전파, 림프관을 통한 감염, 혈행성 감염, 요도를 통한 상행성 감염 등이 있으며, 요도카테터 관련 감염도 있으나 이 중 요도로부터의 상행성 감염이 가장 많다. 위험인자는 요도카테터 삽입, 경직장전립선 생검 등과 같은 요로생식기의 시술 또는 전립선비대증과 같은 하부요로의 구조적·기능적 이상 등이 있다.

(2) 임상증상

급성세균성전립선염은 급성 중증 전신질환이며 요로 감염에 의한 배뇨통, 빈뇨, 요절박, 배뇨곤란, 때로는 급성요폐 등의 배뇨증상과 회음부 통증, 성기 통증, 하복부 통증, 요통, 직장 통증 등 전립선통과 연관된 증상,

표 12-6 전립선염의 분류(NIH category, 1999) 및 임상양상

구분	명칭	임상양상과 하부요로 병소 국소화 검사 결과
카테고리 I	급성세균성전립선염	급성세균감염, 대부분 VB2 세균 +
카테고리 II	만성세균성전립선염	만성세균감염 VB2: 세균 +/-, WBC +/- EPS, VB3, 정액: 세균 +, WBC +
카테고리 III	만성골반통증후군 (만성비세균성전립선염)	만성요로생식기 통증 표준배양법: 세균 -
IIIA	염증성 만성골반통증후군	EPS, VB3, 정액: WBC +
IIIB	비염증성 만성골반통증후군	EPS, VB3, 정액: WBC +/-
카테고리 IV	무증상 염증성전립선염	무증상 EPS, VB3, 정액: WBC + 전립선 조직검사: 염증 소견

VB2: 중간뇨
WBC: 백혈구white blood cell
EPS: 전립선액expressed prostatic secretion
VB3: 전립선마사지 후 첫 소변

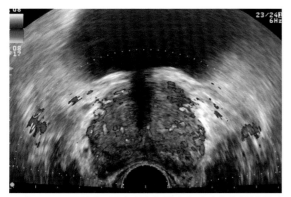

그림 12-7 급성세균성전립선염 환자의 경직장전립선초음파 색도플러초음파 영상에서 전립선 이행대와 주변부의 광범위한 비정상적 혈류 증가가 관찰된다.

그리고 갑자기 발생하는 고열, 오한, 관절통, 근육통 등의 세균혈증에 의한 증상이 나타날 수 있다. 따라서 체온, 혈압, 맥박 등 생체활력 징후도 잘 확인해야 한다. 증상과 징후만으로도 진단이 가능하다.

(3) 진단검사

특징적인 임상증상과 함께 중간뇨에서 세균성전립선염의 병원균이 발견되는 경우 임상적 진단이 가능하다. 직장수지검사digital rectal examination에서 전립선 부위의 열감이 느껴지고 붓고 단단한 전립선이 촉지되면서 환자는 압통을 느낀다. 이런 경우 전립선마사지는 심한 통증을 유발하고 세균혈증을 일으킬 수 있어 절대 금기이다. 중간뇨 소변검사에서 농뇨, 세균뇨를 확인할 수 있으며, 요배양검사가 반드시 필요하다. 고열이 있는 경우 세균혈증 진단을 위해 혈액배양검사도 시행한다. 혈중에서 전립선특이항원prostate specific antigen; PSA의 증가 소견이 보이지만 이는 항생제치료 후 감소된다. PSA는 전립선염의 정도와 비례하지 않기 때문에 지표로 이용하는 데는 문제점이 있다. 경직장전립선초음파를 조심스럽게 시행하여 전립선의 종창 정도 및 색도플러에서 혈류 증가를 확인할 수 있다(그림 12-7). 적절한 치료에도 반응이 좋지 않은 경우 전립선농양 유무를 확인하기 위해 경직장전립선초음파검사나 조영증강 컴퓨터단층촬영검사가 필요하다.

(4) 치료

급성세균성전립선염은 급성중증 감염성 질환이므로

입원 치료를 요하는 경우가 많으며, 즉각적이고 경험적 항생제치료가 필요하다. Fluoroquinolone은 전립선조직 침투력이 매우 우수하여 혈중 농도보다 전립선조직 내의 항생제 농도가 높아 전립선염에서 우선적으로 사용하는 약물이다. 하지만 최근 국내 요로감염 원인균의 항생제에 대한 내성을 고려할 때 정주용 3세대 cephalosporin, 광범위 β-lactam/β-lactamase 억제제, carbapenem 등을 권장한다. 패혈증이 의심되는 중증 감염이나 재발이 많았던 경우는 beta-lactam계 항생제와 aminoglycoside계 항생제 병합 투여를 고려할 수 있고, 국내 항생제 내성률을 감안하면 amikacin을 권장한다.

정주용 항생제 투여 후 증상이 호전되면 경구 항생제로 전환한다. 급성기 이후 만성으로 이행되는 것을 막기 위해서는 항생제 투여 기간이 충분해야 하는데, 유럽비뇨기과학회 지침에서는 2~3주 투여를 권장했고, 다른 보고에서는 통상 4주 정도 투여를 권고했다. 따라서 만성세균성전립선염 발생 예방을 위해 2~4주간 경구 항생제요법을 지속한다.

보조치료로 적절한 수분을 공급하고 안정을 취하며, 통증과 염증 완화를 위해 비스테로이드성 항염제 사용을 권장한다. 다량의 배뇨 후 잔뇨가 확인되거나 배뇨증상을 호소하는 경우 알파차단제를 사용한다. 잔뇨가 증가하거나 급성요폐가 의심되는 경우에는 단기간 요도카테터 유치 또는 자가청결도뇨 등을 고려할 수 있지만 장기간의 유치가 필요한 경우 치골상부카테터가 권장된다.

(5) 경과 및 합병증

급성세균성전립선염은 대부분 잘 치료된다. 그러나 적절한 초기 치료가 이루어지지 않을 경우 패혈증, 패혈쇼크로 진행할 수 있고, 충분한 치료가 안 될 경우 부고환염, 만성세균성전립선염으로 진행할 수 있다. 전립선농양prostatic abscess이 2~18%에서 발생하며, 요로생식기 시술 후에 발생한 전립선염에서 더 흔하다. 직장수지검사에서 농양 부위의 파동감각fluctuation을 확인할 수 있고, 농양이 요도 내로 파열되면 진한 요도분비물이 보인다. 경직장초음파검사나 조영증강 컴퓨터단층촬영검사로 확진이 가능하다. 전립선농양은 적절한 항생제 투여로 호전되기도 하지만 직장이나 회음부를 통한 경피적 흡인천자법으로 배농을 시도할 수 있고, 충분히 배농되지 않는 경우에는 경요도 절개술이나 절제술이 필요하다.

2. 만성전립선염/만성골반통증후군

(1) 만성전립선염의 정의

만성세균성전립선염chronic bacterial prostatitis(NIH category Ⅱ)은 미생물학적으로 증명된 균이 전립선에 감염된 상태가 3개월 이상, 즉 만성적으로 지속될 때로 정의할 수 있다. 증상은 종종 없을 수도 있다. 전립선의 병리조직에서 관찰되는 염증세포의 종류에 따라 만성전립선염을 정의하지만, 병리학적인 소견이 임상증상이나 전립선액expressed prostatic secretion; EPS 등의 검사 소견과 일치하는 경우가 드물어 큰 의미가 없다. 비뇨의학과에서는 전통적인 4배분뇨법검사Meares-Stamey 4-glass test(그림 12-8) 결과로 NIH category Ⅱ와 ⅢA, ⅢB로 구분하는데(표 12-6), 증상을 호소하는 환자의 10% 이하에서만 세균성전립선염으로 진단되고, 나머지 대부분은 요로감염이 확인되지 않는 비세균성 만성전립선염/만성골반통증후군이다. 또 세균성과 비세균성을 구분하기 어려우며 염증의 유무를 확실하게 밝힐 수는 없다. 정액에서 백혈구가 증가된 농정액증pyospermia 소견이 보이면 만성전립선염, 정낭염 등을 의심할 수 있으나 진단의 정확도가 높지는 않다.

(2) 임상증상

만성세균성전립선염증상은 만성골반통증후군과 구분되지 않으며, 3개월 이상의 통증이나 불쾌감, 배뇨 증상, 성 관련 증상 등이 다양하게 나타난다. 이 중에서 골반 및 회음부 통증이 가장 흔하다. 발열 등의 전신증상은 나타나지 않으며, 직장수지검사에서도 특이한 소견은 없

다. 이러한 증상들은 치료 후에도 증상들이 악화와 호전을 반복하고, 매번 다른 증상을 호소하기도 하며, 일부 환자들은 매우 심한 정신적·육체적 고통을 느끼므로 진단과 치료에서 환자의 증상 확인이 매우 중요하다.

(3) 카테고리 분류에 따른 병인

만성세균성전립선염은 대부분 급성세균성전립선염 치료가 완전하지 않을 때 이환되는 것으로 알려져 왔으나, 최근에는 급성염증 에피소드 없이 진단되는 경우도 종종 관찰된다. 남성에서 지속성세균뇨와 재발성하부요로감염의 주 원인이다. 만성세균성전립선염의 원인균은 급성세균성전립선염과 동일하며, 일반적으로 해부학적 이상이 없는 재발요로감염 환자의 전립선에서 동일한 균이 검출된다. 원인균으로는 E. coli가 가장 흔하며, Staphylococus, Enterococcus faecalis 같은 그람양성균도 원인이 되는데, 그람음성균과 그람양성균이 복합감염 형태로 나타나기도 한다.

그동안 전통적인 표준배양검사에서 확인된 요로병원균만을 원인균으로 생각했고 균이 검출되지 않는 경우에는 카테고리 Ⅲ으로 분류했으나, 최근에는 중합효소연쇄반응polymerase chain reaction; PCR검사 등 새로운 진단법에 의해 세균들이 확인된 경우도 만성세균성전립선염으로 생각하는 추세이다. 가능한 원인균들은 표 12-7에 정리했다.

염증성 만성골반통증후군inflammatory chronic pelvic pain syndrome; CPPS(NIH category ⅢA)의 원인은 아직까지 명확하지 않으나 전립선관 내로의 소변 역류, 자가면역질환, 바이러스 등 다양한 가설이 제시되고 있고 여러

표 12-7 급성 및 만성 세균성전립선염 원인균

흔한 원인균	흔하지 않은 원인균
Escherichia coli	Neisseria gonorrhoeae*
Enterococcus faecalis	Chlamydia trachomatis*
Klebsiella pneumoniae	Trichomonas vaginalis*
Pseudomonas aeruginosa	Mycoplasma genitalium*
Proteus mirabilis	Ureaplasma urealyticum*
Streptococcus	Mycobacterium tuberculosis
Staphylococcus spp.	Serratia
	Salmonella
	Fungi(Candida, Histoplasma, Aspergillus, Cryptococcus)

*성매개감염 원인균

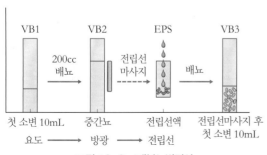

그림 12-8 4배분뇨법검사

다양한 요소가 서로 복합적으로 작용하여 발생한다고 생각된다.

비염증성 만성골반통증후군non inflammatory chronic pelvic pain syndrome; CPPS(NIH category ⅢB)의 병인에 대해서는 더 복잡한 가설들이 있으며, 방광경부와 전립선요도의 기능 이상이나 골반긴장성 근육통 또는 스트레스 등도 원인으로 생각한다. 이런 많은 요소에 의한 다인성 병인multifactorial etiology과 매우 다양하게 나타나는 CP/CPPS 표현형 중심의 새로운 분류법인 UPOINT 체계가 소개되었고, 이에 따른 다양한 치료법이 새로이 제시되고 있다.

무증상 염증성전립선염asymptomatic inflammatory prostatitis; AIP(NIH category Ⅳ)은 전립선비대증 또는 전립선암 환자에서 조직검사나 수술 후 우연히 진단되는 경우와 정액검사에서 발견된 농정액증이 포함된다.

(4) 진단

진단 과정에서 중요한 점은 치료가 어려운 만큼 비슷한 증상을 유발할 수 있는 치료 가능한 다른 원인들을 철저히 감별해야 한다는 것이며, 진단 과정의 흐름은 그림 12-9와 같다.

1) 필수검사

세심한 증상 청취가 가장 중요하며, 재발이 잦은 질환이므로 과거 전립선염 치료 병력도 중요하다. 소변을 오래 참는 등의 배뇨 습관이나 오래 앉아서 근무하는 직업인지 등도 확인한다. 증상과 관련하여 하복부, 서혜부, 외부생식기, 회음부, 항문 주위 등을 확인해야 하고 특징적인 소견은 없으나 다른 전립선질환의 감별을 위해 직장수지검사도 필요하다. 소변검사, 소변배양검사를 시행한다.

2) 권장검사

4배분뇨법검사는 만성전립선염을 다른 부위의 하부요로감염과 구별하기 위한 병소국소화검사localization test

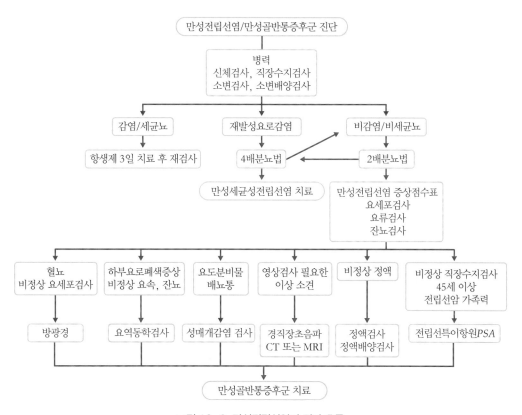

그림 12-9 만성전립선염의 진단 흐름

표 12-8 미국국립보건원 만성전립선염 증상점수표

통증 또는 불쾌감

1. 지난 일주일 동안에 다음의 부위에서 통증이나 불쾌감을 경험한 적이 있습니까?   예   아니오
   가. 고환과 항문 사이(서혜부)   □ 1   □ 0
   나. 고환   □ 1   □ 0
   다. 성기의 끝(소변 보는 것과 관계없이)   □ 1   □ 0
   라. 허리 이하의 치골(치골상부) 또는 방광 부위(아랫배)   □ 1   □ 0

2. 지난 일주일 동안에 다음의 증상이 있었습니까?   예   아니오
   가. 소변을 볼 때 통증이나 뜨끔뜨끔한 느낌   □ 1   □ 0
   나. 성관계 시 절정감을 느낄 때(사정 시) 또는 그 이후에 통증이나 불쾌한 느낌   □ 1   □ 0

3. 위의 부위에서 통증이나 불쾌감을 느낀 적이 있다면 지난 일주일 동안에 얼마나 자주 느꼈습니까?
   □ 0 전혀 없음   □ 1 드물게
   □ 2 가끔   □ 3 자주
   □ 4 아주 자주   □ 5 항상

4. 지난 일주일 동안에 느꼈던 통증이나 불쾌감의 정도를 숫자로 바꾼다면 평균적으로 어디에 해당됩니까?
   0   1   2   3   4   5   6   7   8   9   10
   □   □   □   □   □   □   □   □   □   □   □
   ↑   ↑
   전혀 없음   상상할 수 있는 가장 심한 통증

배뇨

5. 지난 일주일 동안에 소변을 본 후에도 소변이 방광에 남아 있는 것같이 느끼는 경우가 얼마나 자주 있었습니까?
   □ 0 전혀 없음   □ 1 5번 중에 한 번 이하
   □ 2 반 이하   □ 3 반 정도
   □ 4 반 이상   □ 5 거의 항상

6. 지난 일주일 동안에 소변을 본 뒤 2시간이 채 지나기도 전에 또 소변을 본 경우가 얼마나 자주 있었습니까?
   □ 0 전혀 없음   □ 1 5번 중에 한 번 이하
   □ 2 반 이하   □ 3 반 정도
   □ 4 반 이상   □ 5 거의 항상

증상들로 인한 영향

7. 지난 일주일 동안에 상기 증상으로 인해 일상생활에 지장을 받은 적이 어느 정도 됩니까?
   □ 0 없음   □ 1 단지 조금
   □ 2 어느 정도   □ 3 아주 많이

8. 지난 일주일 동안에 얼마나 자주 상기 증상으로 고민하였습니까?
   □ 0 없음   □ 1 단지 조금
   □ 2 어느 정도   □ 3 아주 많이

삶의 질

9. 만약 지난 일주일 동안의 증상이 남은 평생 지속된다면 이것을 어떻게 생각하십니까?
   □ 0 매우 기쁘다   □ 1 기쁘다
   □ 2 대체로 만족스럽다   □ 3 반반이다(만족, 불만족)
   □ 4 대체로 불만족스럽다   □ 5 불행하다
   □ 6 끔찍하다

만성전립선염 증상점수
통증: 1~4 질문의 점수 합계   = _____
배뇨증상: 5~6 질문의 점수 합계   = _____
삶의 질에 대한 영향: 7~9 질문의 점수 합계   = _____

방법이다(그림 12-8). 실제 진료실에서는 전립선마사지 전후의 소변검사 및 세균배양검사를 시행하는 2배분뇨법을 많이 시행하고, 경우에 따라서는 VB1과 정액검체를 이용한 대체 2배분뇨법을 시행하기도 한다. 중간뇨보다 10배 이상의 세균 또는 백혈구가 검출될 때 진단한다. 최근에는 분자생물학적 검사 방법을 이용한 균검사도 많이 시행되고 있다. 이 검사는 대부분 DNA 중합효소의 연속적인 반응을 이용하여 단기간에 소량의 DNA를 대량으로 증폭하는 중합효소연쇄반응검사를 사용한다. 이러한 방법은 민감도가 높기 때문에 균의 여부를 쉽게 알 수 있지만 가양성의 가능성이 높다는 단점이 있다. 만성전립선염 증상점수표(NIH CPSI)는 환자의 증상 정도와 삶의 질을 평가하고 치료 후 반응을 보기에 유용하다(표 12-8). 방광종양, 특히 상피내암에 의한 빈뇨, 요절박, 방광통 등 증상을 감별하기 위해서는 요세포검사가 권장된다. 요류검사 및 배뇨후잔뇨량검사는 세뇨, 잔뇨감 등의 배뇨증상이 있을 때 객관적 확인을 위해 시행한다.

3) 선택검사

혈뇨가 동반되거나 난치성 전립선염인 경우에 방광암이나 간질성방광염 등을 감별하기 위해 방광경검사를 고려한다. 비염증성 만성골반통증후군에서 배뇨근괄약근협조장애에 의한 통증을 감별하기 위해서는 요역동학검사를 고려한다. 적절히 치료되지 않은 요도염에서 전립선염이 초래되기도 하고, 성매개감염 병력이 없는 만성전립선염 환자에서도 최근 중합효소연쇄반응검사를 통해 성매개감염균이 확인되는 경우가 있으므로 성활동이 왕성하거나 성매개감염 가능성이 있는 사람에서는 성매개감염 원인균검사를 고려한다. 젊은 환자들에서 치료반응이 좋지 않을 경우 비정상적인 다른 병변을 확인하기 위해, 중년 이후 환자들에서는 전립선비대증이나 전립선암 감별에 경직장초음파검사가 도움이 될 수 있다. 드물게 만성전립선염이 불임의 원인이 되기도 하므로 불임환자에서는 정액검사가 필요한 경우도 있다. PSA는 전립선암 의심 소견들이 있을 때 감별을 위해 시행하지만 전립선염에서도 PSA가 상승하는 경우가 흔하므로 주의하여 판정하고, 실제 임상에서 전립선염 환자의 PSA가 높은 경우 4~8주간 항생제를 투여한 후 PSA를 다시 측정하여 지속적으로 증가한 경우에만 전립선조직검사

를 시행함으로써 불필요한 생검을 줄이는 시도를 하기도 한다.

(5) 치료

증상, 표현형 및 병인이 복잡하여 치료에 있어서도 매우 다양한 치료법이 고려되는데, 전통적으로 권장되는 단계별 치료법들은 그림 12-10에 소개되어 있다.

1) 약물요법

배양검사를 통해 세균감염이 확인된 만성세균성전립선염에서는 항생제치료가 우선이다. 전립선의 모세혈관에는 항생제에 대한 능동 수송 기전이 부족하다. 따라서 전립선으로의 항생제 침투는 수동 수송에 의존하며, 이에 미치는 요인은 약물의 농도, 지질 용해도, 이온화 또는 전하 정도, 단백질 결합 정도, 분자의 크기와 모양이다. Fluoroquinolone은 전립선조직으로의 침투력이 높고 경구 복용 시 생체이용률이 높으므로 일차 항생제로 적합하다. 보통 4~6주 이상의 경구 복용이 권장된다. 하지만 fluoroquinolone에 대한 내성이 확인되거나 치료에 대한 반응이 좋지 않을 경우에는 경구 cephalosporin제나 trimethoprim/sulfamethoxazole(TMP/SMX) 등의

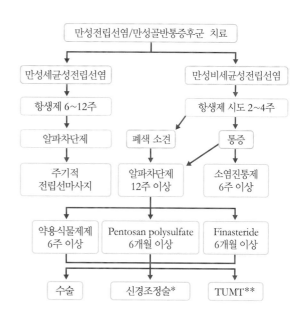

*amitriptyline, gabapentin, biofeedback, massage therapy, acupuncture, neuromodulation
**transurethral microwave thermotherapy

그림 12-10 만성전립선염의 치료 흐름

다른 약제로의 전환을 고려해야 하고, 이 경우에는 더 장기간의 투여가 필요할 수 있다. 4주간의 치료에도 재발성 요로감염이 발생하면 원인 규명을 위한 추가 검사를 고려해야 한다. 항균제감수성검사 후 재치료를 시작하는데, 3~6개월의 항생제치료가 권장되기도 하지만 연구 결과는 제한적이다. 환자들이 배뇨 시 방광경부 평활근 이완장애로 배뇨통과 하부요로증상을 호소하는 경우가 많으므로 알파차단제가 도움이 될 수 있다. 전립선의 부종 및 통증을 줄이기 위해 소염진통제를 사용하지만, 단일치료로는 증상 개선 효과가 기대에 미치지 못하므로 항생제 및 알파차단제와의 병합요법(triple-A therapy; antibiotics, alpha-blockers, anti-inflammatories)을 고려한다. 또한 만성골반통증후군 환자에서 회음부 평활근과 골격근의 조절 불균형이 관찰될 경우 근육이완제의 사용이 고려되며 benzodiazepine 계통의 diazepam, alprazolam 등과 baclofen이 유용하다. 5알파환원효소억제제 *5α-reductase inhibitor*, 항콜린제, amitriptyline 같은 항우울제 등도 증상 완화를 위해 사용된다. 약용식물제제의 작용기전은 명확히 알려지지 않았지만 면역시스템의 활성화, 항염, 진통, 진경 등의 효과가 있다고 알려져 치료제로 사용되고 있다. 톱야자열매*saw palmetto berry*, 안젤리카나무 뿌리*Dong Quai*, 마늘줄기, 호박씨, 아프리카 상록수 껍질*pygeum*, 꽃가루 추출물 등이 사용되고 있으나 확실한 효과는 불분명하다.

2) 대증요법과 물리적 요법

배뇨 시에 여유를 가지고, 힘을 주거나 급하게 배뇨하지 않도록 하고, 규칙적인 성생활이나 사정을 통해 정액의 일부분인 전립선액을 배출하는 것이 치료에 도움이 될 수 있다. 성관계 시 억지로 사정을 참지 않도록 한다. 자전거 타기 등의 딱딱한 자리에 오래 앉아 있는 행동을 피하고, 의자나 운전석에 쿠션을 두어 회음부에 과도한 압박이 가지 않도록 하는 것이 좋다. 과도한 음주, 커피 등 자극적인 음식을 자제하고 과로와 같은 스트레스를 피하도록 한다. 온좌욕 또는 반신욕은 전립선과 회음부 근육을 이완시켜 통증을 완화시키고 염증 분비물의 배설을 촉진하며 혈액순환을 증가시켜 치료에 도움이 된다. 압통을 느끼는 회음부를 중심으로 근육마사지치료를 시행하여 통증을 경감시킬 수도 있고, 전립선마사지를 통한 전립선액 배출도 치료에 도움이 될 수 있다. 바이오피드백*biofeedback*치료, 전기자극치료 및 자기장치료는 골반근의 긴장 완화와 이완이 목적이다.

3) 침습적인 치료법

열요법*thermotherapy*, TUNA(transurethral needle ablation)는 전립선조직을 일부 괴사시켜 치료하는 방법이며, 감염에 의해 통증이 더 악화될 수 있고 성기능 감퇴, 사정액 감소로 인한 극치감 감소, 사정통 등이 생길 수 있어 만성전립선염/만성골반통증후군의 치료목적으로는 권장되지 않는다. 전립선 내 보툴리눔독소 Onabotulinumtoxin A의 효과도 최근 보고되었다. 심한 통증이 다른 방법으로 조절되지 않을 때에는 엉치신경자극*Sacral nerve stimulation* 같은 신경자극술*Neurostimulation*도 선택적으로 고려될 수 있다.

3. 급성부고환염

(1) 병인

급성부고환염은 하부요로감염의 이차감염으로 주로 발생하며, 요도나 전립선에 있는 세균들이 소변에 포함되어 배출될 때 역행성으로 사정관, 정관을 거쳐 부고환에 도달하거나 때로는 정관 주위의 림프관을 따라 부고환에 도달하여 발생한다고 생각된다. 원인균은 환자의 나이에 따라 다르다. 일반적으로 35세 이상의 남성과 소아에서는 *E. coli* 같은 요로감염을 일으키는 원인균과 유사하지만, 성적 활동이 왕성한 남성에서는 성매개감염인 경우가 많으며, *Chlamydia trachomatis*와 *Neisseria gonorrhoeae*가 흔한 원인균이다. 요도를 통한 기구삽입, 전립선 등 요로의 수술, 외상이나 선천적 요로기형 등이 유발요인이 되기도 한다. 드물지만 결핵성부고환염이 급성부고환염으로 발현되기도 한다. 이런 경우에는 요로생식기 결핵으로부터 오기도 하고 폐결핵에서 혈행성으로 오기도 한다.

부고환염의 염증 소견은 보통 근위부 정관으로부터 부고환 꼬리 쪽으로 진행되면서 부종과 경화*induration*가 나타나고 부고환 머리 부위로 파급된다. 혈행성 전파인 경우에는 머리 쪽에서 바로 발생할 수도 있다. 부고환 농양이 형성되기도 하며, 고환초막의 염증 반응에 의해 음낭수종이 나타날 수 있다. 정삭은 굵어지고, 고환은 울혈로 인해 이차적으로 부종을 일으킨다. 심한 경우 고환을 침범하여 부고환-고환염epididymo-orchitis이 발생할 수 있고, 만성부고환염으로 진행되기도 한다. 질병이 더 진행하면 부고환관 주위에 섬유성 변화와 부고환관의 폐색이 나타나므로 양측성 부고환염은 드물지만 폐쇄성 남성불임을 초래할 수 있다.

(2) 임상소견 및 감별진단

음낭에 심한 통증이 갑자기 발생(급성음낭증acute scrotum)하고, 서혜부를 따라 하복부 및 옆구리까지 통증이 파급되기도 한다. 부고환 촉진 시 경결이 만져지며 매우 민감하고 압통이 심하며, 종창이 심하면 고환과 부고환의 구별이 안 되어 하나의 큰 종물로 촉지되기도 한다. 고열이 발생하기도 하고 요도염, 방광염, 전립선염의 증상이 같이 나타나기도 한다. 혈액검사에서 백혈구가 증가하고 소변검사 및 요배양검사에서 농뇨, 세균뇨 등 의미 있는 소견을 관찰할 수 있지만 검사실 소견이 모두 정상인 경우도 있다. 성매개감염이 의심될 경우 소변 PCR 검사를 시행하며 결핵성부고환염이 의심되면 요로결핵에 대한 검사가 필요하다.

급성음낭증인 경우 고환염전testicular torsion과의 감별이 매우 중요하다. 일차적인 감별법으로 고환염전의 초기에 음낭을 들어 올리면 통증이 더 심해지고 부고환염인 경우에는 통증이 감소하는 소견Prehn's sign으로 확

인할 수 있으나 확실한 감별법은 아니므로, 가급적 빨리 음낭 색도플러초음파검사나 고환 스캔scan을 시행하는 것이 좋다. 특징적인 초음파 소견은 그림 12-11과 같다. 확진이 어려운 경우에는 음낭의 시험절개exploratory incision를 고려한다. 고환수염전testis appendix torsion과도 감별이 필요한데, 고환수염전의 경우 증상이 다소 경미한 편이다. 고환종양, 고환염, 만성부고환염의 급성 발현 등과도 감별이 필요하다. 경미한 양상의 급성부고환염인 경우 만성전립선염 환자에서 나타날 수 있는 고환이나 음낭의 통증과 구분하기 어려운 경우가 있다.

(3) 치료

대부분 급성부고환염은 신속한 진단과 적절한 치료로 합병증 없이 치료된다. 증상 완화를 위해 침상 안정, 부고환의 부종을 줄이기 위해 얼음주머니를 음낭에 대고, 통증을 줄이고 혈행을 촉진하기 위해 음낭을 올려 주는 것이 도움이 된다. 통증은 대개 2주 정도 지속되고 부고환의 크기가 정상으로 돌아오는 데에는 상당한 시간이 소요된다. 간혹 섬유성 변화 경결이 지속적으로 남는 경우도 있다. 고열 등 전신증상이 동반되거나 심한 감염 소견이 보이면 입원치료를 권한다. 급성기 초기에는 활동제한이 치료에 도움이 되므로 3~4일간 안정이 필요하다. 통증을 줄이기 위해 진통제를 사용하며, 심한 경우

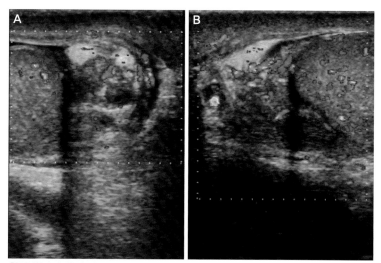

그림 12-11 급성부고환염 환자의 음낭 색도플러초음파검사 소견 A. 부고환 꼬리 부위의 종창에 의한 비대, 비정상적 혈류의 증가, 일부 저에코 발생 및 무혈류를 보이는 농양 형성 소견이 관찰된다. B. 부고환 머리 부위의 비대 및 혈류 증가와 함께 고환 내부의 비정상적 혈류 증가를 보이는 부고환-고환염이 관찰된다.

에는 고환 위쪽 정삭에 1% lidocaine을 약 20mL 주사하는 정삭신경차단술도 고려할 수 있다.

요로감염균에 의한 부고환염은 일반적인 경험적 항생제치료를 하고, 성매개감염이 의심되는 경우 원인균에 따른 항생제를 사용한다. 부고환 부종이 심한 경우 부고환백막절개술을 시도할 수 있으며, 부고환농양이 합병된 경우에는 배농술이 필요하다.

4. 만성부고환염

부고환의 염증과 통증이 6주 이상 지속되면 통상 만성부고환염으로 명명한다. 대부분 급성부고환염의 후유증으로 발생하므로 일반적으로 부고환에 부종이 없고 섬유성 변화가 진행되어 부고환 세관의 폐색과 경화 소견 등이 동반된다. 우리나라에서는 결핵성부고환염도 가끔 발견되는데, 이런 경우에는 임상적으로 구분이 어려우므로 필요 시 요로생식기 결핵검사를 시행한다. 이전에 정관수술을 시행받은 사람에서 재발성 만성부고환염이 종종 나타난다. 이는 정관폐색에 따른 부고환 내부의 압력 증가 및 정자에 대한 자가면역반응(항정자항체)으로 인한 비감염 염증 과정 등이 원인이 되어 발생한다.

임상적으로 심한 통증은 없고 병변 부위의 불쾌감과 음낭 내 종물을 호소하는 경우가 가장 많다. 촉진 시 부고환은 약간 비대해져 있고 압통이 간혹 있으며 대부분 고환과 경계가 분명하므로 구별이 가능하다. 가끔 정삭이 비대해져 있고 정관은 비교적 굵게 만져질 때가 있다.

세균감염에 의한 만성부고환염은 항생제로 치료한다. 흉터조직은 항생제가 환부 내로 침투하는 것을 약화시켜 치료효과가 떨어질 수 있다. 전립선염이나 기타 요로감염이 원인인 경우에는 정관결찰이 재발을 방지하는 데 도움이 되기도 한다. 재발성이나 대증요법으로 개선되지 않는 만성음낭통 환자에서는 부고환절제술을 고려한다.

5. 비특이성고환염

고환은 인체 중에서 단위 무게당 혈액과 림프액을 가장 많이 공급받는 장기에 속하고, 매우 특수한 고환백막으로 보호받고 있으며, 정세관에는 혈액고환장벽체계 blood-testis barrier system가 있어서 감염에 대한 저항체계가 강하기 때문에 일차적으로 고환만 침습된 고환염은 드물다. 따라서 고환의 감염은 다른 장기의 감염병이 혈관, 림프관, 정관 등을 따라 감염되는 이차감염이 대부분이며 부고환염에서 진행되거나 동시에 오는 경우가 많다. 결핵성고환염은 폐로부터 직접 혈행성으로 오기도 하지만 결핵성부고환염의 직접 전파가 흔한 원인이며, 드물게 육아종성고환염granulomatous orchitis이 정관수술 후 발생하기도 한다.

고환염이 부고환염과 동반되어 오는 경우 초기에는 촉진으로 고환과 부고환의 구분이 가능하지만 진행이 되어 고환에 부종이 동반되면 구분이 어렵다. 비특이육아종성고환염과 고환종양의 감별은 어려워서 근치적 고환절제술 후 조직병리검사를 통해서 확진이 가능하다. 고환의 외상성 파열 및 가벼운 외상에 의한 고환혈종도 고환염과 감별해야 한다. 특히 자연발생적인 혈종은 고환염, 고환종양과 감별이 어렵다. 고환 색도플러초음파검사가 진단 및 감별진단에 유용하다. 고환염의 치료는 급성부고환염의 치료에 준한다.

6. 볼거리고환염

바이러스성 고환염 중 가장 흔한 볼거리고환염은 부고환염 없이 고환염이 오는 경우에서 가장 흔한 원인으로 청소년기부터 청장년층까지 호발한다. 볼거리 환자의 20~35%에서 10일 이내에 돌발적으로 발생한다. 소아백신이 일반화되기 전에 흔했던 질환으로, 백신접종이 일반화되면서 유병률이 감소했으나 최근 다시 증가하는 추세이다. 음낭 피부가 붉어지면서 부종을 보이고 심한 압통을 호소하며 촉진으로 고환과 부고환이 구분되지 않고 급성음낭수종 소견을 보이기도 한다. 대개 고열과 전신피로가 나타나고 고환염 발생 후 7~10일 지나면 모든 증상이 서서히 자연소실된다. 회복기에 들어가면서 약 30%에서 고환위축이 발생하는데, 신체검사에서 작고 말랑말랑한 고환이 촉진되며 조직 소견에서 심한 정세관의 퇴화를 보이고 외형이 남아 있는 정세관에서도 정자 발생 과정은 소실되어 있다. 따라서 볼거리고환염의 가장 큰 합병증은 감염된 고환에서 정자 생산이 영구히 중단되는 것이며, 양측 고환위축이 발생하면 영구불임이 될 수 있다. 하지만 남성호르몬의 생산은 계속되므로 성생활은 가능하다.

볼거리 바이러스백신에 의해 예방이 가능하지만 백신 접종자에서도 발생할 수 있다. 볼거리가 의심되는 초기나 잠복기에 볼거리 바이러스 면역글로불린을 투여하면 고환염의 발생빈도를 줄일 수 있다. Interferon-α가 고환손상과 정자 발생 저하에 대한 예방으로 사용될 수 있으나, 고환위축을 완전히 막지는 못했다고 보고되었다.

IX 요로패혈증

패혈증이란 감염의 임상적인 증거가 있으면서 전신 염증반응증후군systemic inflammatory response syndrome; SIRS이 동반된 상태로, 심한 경우 패혈쇼크가 발생하여 사망에 이를 수 있다. 요로패혈증urosepsis은 요로가 감염원이거나 감염원으로 강하게 의심되는 패혈증을 말하며, 전체 패혈증의 약 9~31%를 차지한다. 패혈증의 발생빈도는 매년 증가하지만 환자 관리가 점점 효율적으로 이루어지고 있기 때문에 사망률은 감소하고 있다.

1. 정의

(1) 세균혈증bacteremia과 임상적 요로패혈증

세균혈증은 혈액배양 양성으로 혈액 내에 살아 있는 세균이 있음을 의미한다. 요로감염이 발생한 후 진단이 늦어지거나 적절한 치료가 이루어지지 않을 경우 감염은

급격하게 진행하여 요로감염균이 혈액 내에도 존재하게 되고, 이로 인해 전신적인 염증반응이 유발된 경우를 요로패혈증이라 한다.

(2) 전신염증반응증후군

systemic inflammatory response syndrome; SIRS

전신염증반응증후군은 감염 또는 비감염에 의해 다양한 임상경과가 초래되는 반응으로, 체온이 38℃ 이상 또는 36℃ 이하, 심장박동 수 분당 90회 이상, 분당 호흡 수 24회 이상, 백혈구 수 12,000개/mm³ 이상 또는 4,000개/mm³ 이하이거나 미성숙 백혈구가 10% 이상 등의 항목 중 2개 이상을 의미한다(표 12-9).

(3) 패혈쇼크 septic shock

적절한 수액이 들어갔음에도 불구하고 저혈압이 지속되는 상태를 말하며, 수축기 동맥압 <90mmHg, 평균 동맥압 <60mmHg, 또는 기준선에서 40mmHg만큼 수축기 혈압이 감소한 경우 진단할 수 있다.

2. 병태생리

(1) 요로패혈증의 원인균

요로패혈증은 30~80%에서 그람음성 요로병원균에 의해 발생하고, 이 중 E. coli가 가장 흔하며 Klebsiella, Proteus, Enterococci 등과 매우 드물게 진균도 원인이 된다. 요로결석, 요로계 기형, 종양이나 협착 같은 요로

표 12-9 패혈증과 패혈쇼크의 진단기준

구분	정의
Criteria I	세균혈증 증거 또는 임상적 패혈증 의심
Criteria II 전신염증반응증후군SIRS	체온: >38℃ 또는 <36℃ 빠른 맥박: >90회/분 빠른 호흡: >24회/분 또는 호흡성알칼리증: PaCO₂ <32mmHg 혈구 수치: >12,000개/mm³ 또는 <4,000개/mm³ 백혈구 immature forms ≥10%
Criteria III 다장기기능부전증후군MODS	순환기계: 동맥혈 수축기압 <70mmHg(1시간 이상의 적절한 수액과 승압제를 사용한 경우) 신장: 적절한 수액 공급에도 소변량 0.5mL/Kg/hr 이하 폐: PaO₂ <75mmHg(breathing room air) 또는 PaO₂/FiO₂ <250(assisted respiration) 혈소판수치: <80,000/mm³ 또는 3일 내 >50% 감소 대사성산증: 혈중 pH <7.3, base excess 0.5 mmol/L 혈중 젖산치: 정상(0.5~2.2mmol/L)의 1.5배 이상

폐색이 주요 유발 인자이며, 수술에 의한 손상이나 장기의 실질 감염에 의해 직접적으로 발생하기도 한다. 고령, 당뇨 등의 만성질환자, 악성종양 환자 또는 항암요법 중인 환자, 장기이식 환자나 후천성면역결핍증 환자 등 면역력이 감소된 경우에는 국소감염으로 인해서도 패혈증이 쉽게 발생할 수 있고 사망률도 높기 때문에 주의가 필요하다.

(2) 패혈증의 병인

패혈증은 세균 또는 세균에서 분비되는 내독소endotoxin에 대한 숙주의 다양한 염증반응이 조절되지 않거나 과다하게 활성화되어 나타난다. 하지만 아직까지 장기부전이나 사망에 이르는 기전은 완전히 밝혀지지 않았다. 우선 그람음성균의 세포벽 성분인 지질다당질lipopolysaccharide; LPS이 숙주의 면역반응을 유발하는 내독소로 작용하고 단핵세포와 대식세포, 내피세포를 자극하여 다양한 사이토카인을 분비한다. 사이토카인은 인체의 면역반응의 규모와 지속시간을 조절하는데, 사이토카인 생산은 CD4+ T helper cell이 조절한다. 이들은 대식세포, 내피세포에서도 생산되면서 '사이토카인 폭풍cytokine storm'이 일어난다.

혈관내피세포에서는 혈소판활성인자platelet activating factor; PAF와 일산화질소nitric oxide; NO가 생산되어 혈관 긴장이 저하되면서 저혈압이 유발됨과 동시에 혈관투과도가 증가해 조직의 부종이 발생한다. 보체계complement system도 과활성되어 혈관내피세포 표면의 수용체가 상향 조절되고, 이로 인해 상호 점착성이 증가된다. 또한 내피세포의 친응고적인 활동과 플라스미노겐활성화억제인자plasminogen activator inhibitor의 합성이 증가하고 항응고 기전은 억제됨에 따라 혈액 응고계가 활성화된다. 이로 인해 혈전생성과 파종혈관내응고병증disseminated intravascular coagulation; DIC이 발생한다. 이는 조직과 세포의 저산소증을 유발한다.

3. 패혈증의 임상양상

패혈증의 전형적인 증상은 발열, 오한, 저혈압 등이나 매우 다양하게 나타나며, 어떤 환자에서는 오한이나 발열 없이 과다호흡에 의한 호흡성알칼리증만 관찰되기

도 한다. 또한 신생아, 고령자, 신장기능 상실 및 알코올중독 환자 등에서는 발열증상이 서서히 나타나기도 하고 증상 발현이 확실하지 않은 경우도 있어 진단에 주의가 필요하다. 발열은 세균 산물, 독소 및 균주 등 외인성 인자와 이로 인한 단핵세포나 대식세포에서 분비되는 내인성 인자에 의해 발생하는데, 면역기능을 항진시키고 균의 성장을 억제하는 역할을 하므로 체온저하를 보이는 경우보다는 예후가 좋은 것으로 알려져 있다. 다른 유형의 패혈쇼크와 구별되는 소견으로는 발열이 있어 피부가 따뜻하고, 모세관 충만 시간이 짧고, 말초혈관 확장, 감소된 전신혈관 저항이 있다. 환자는 종종 과호흡을 시작하는데, 이로 인해 초기에 호흡성알칼리증이 나타난다.

패혈증과 패혈증 초기에는 혈당이 높아지지만 쇼크가 진행되면서 저혈당 소견을 나타낸다. 여러 경로로 체내에 젖산이 축적되어 대사성산증이 나타나며 특히 예후가 불량한 환자에서 젖산과 케톤의 증가 정도가 심하다. 혈액학적 변화로 흔히 중성구증가증이 관찰되고 심한 감염이 지속되면 중성구는 감소된다. 급성감염 시 단핵세포 감소가 흔히 관찰된다. 패혈증에 빈혈도 발생하는데, 감염에 의한 빈혈은 대부분 서서히 진행되지만 신속히 진행되는 경우에는 출혈, 적혈구의 직접 감염, 미세혈관병용혈성빈혈microangiopathic hemolytic anemia, 약제에 의한 용혈성빈혈 등을 의심해야 한다. 혈소판 감소도 흔히 관찰된다. 폐와 심혈관계 기능 이상도 발생하여 체내는 저산소증에 빠지고 급성호흡곤란증후군이 발생하기도 한다. 초기에는 심장박출량이 정상으로 유지되거나 증가할 수 있으나 쇼크가 지속되면 심근기능이 저하되고 심장박출량이 저하되므로 심장기능을 정확하게 파악하기 위해서는 심초음파검사가 필요하다. 패혈증 때 나타나는 가장 흔한 형태의 신장손상은 급성요세관괴사acute tubular necrosis이며 소변량 감소, 신장기능 저하, 단백뇨 등이 관찰되고 일시적인 다뇨증이 발생하기도 한다. 또한 패혈증에서 간실질 손상이 진행될 수 있다.

4. 진단

패혈증의 적절한 치료를 위해서는 최대한 빠른 진단과 감염 원인의 규명이 이루어져야 한다.

(1) 병력청취 및 신체검사

패혈증의 36%는 정상 체온, 40%는 정상 호흡 수, 10%는 정상 맥박 수, 33%는 정상 백혈구 수가 관찰되므로 패혈증을 진단하기 위해서는 철저한 병력청취와 신체검사가 중요하다. 환자가 감염에 노출될 위험인자들, 즉 수술, 이식, 화상, 외상, 항암화학요법, 내원 1개월 전 이내의 항생제치료, 몸속 인공삽입물prosthesis, 당뇨, 면역억제제 투여, 환자의 면역상태가 저하될 만한 기저질환 여부 등의 파악에 중점을 둔다. 특히 요로패혈증의 원인을 찾기 위해 옆구리 통증, 늑골척추각압통, 신산통, 배뇨통, 요폐, 고환통 등의 요로생식기계 증상과 징후들에 주의를 기울여야 하며 급성전립선염을 배제하기 위해서는 직장수지검사가 필요하다.

(2) 균 배양검사 및 진단검사

패혈증이 의심되는 환자는 혈액배양 및 감수성 검사를 즉시 시행해야 하고, 카테터를 가지고 있는 경우 카테터감염 확인 목적이 아니면 오염의 가능성을 줄이기 위해 카테터에서의 채혈이나 검체 채취를 피한다. 패혈증은 초기 사망률이 매우 높으므로 균 배양검사 및 내성검사 결과를 조기에 확인하는 것이 중요한데, 패혈증에서 혈액배양 양성률은 17%, 심한 패혈증에서는 25%, 패혈쇼크가 동반된 경우는 69% 정도이다. 그 밖에 필요에 따라 객담, 소변, 뇌척수액 등의 배양을 시행하고 방형성액loculated fluid, 농양 등은 천자하여 배양검사를 시행한다. 전혈구검사, 혈중 전해질, 동맥혈검사, 간기능검사, 신장기능검사, 프로트롬빈시간 등의 검사실검사와 심전도, 흉부단순촬영 등은 반드시 시행하고 반복해서 검사해야 한다. C-반응단백이나 프로칼시토닌procalcitonin과 같은 급성반응기 단백은 치료효과를 판정하는 데 이용할 수 있다. 프로칼시토닌은 건강한 사람에서는 감지할 수 없지만, 전신증상이 있는 심각한 감염 동안에 상승한다. 심각한 바이러스감염이나 비감염성 염증의 경우 프로칼시토닌은 중간 정도로 증가하거나 전혀 증가하지 않아 감염의 원인 감별에 도움이 된다. 혈중 젖산치(정상: 0.5~2.2mmol/L)는 장기 기능장애의 지표이며 패혈증 사망률과 관련이 있다. 그 밖에 소변검사, 혈중 섬유소원 분해산물fibrinogen degradation product, 혈중 항생제 농도, 심장효소, 심초음파 등은 임상적으로 판단하여

시행한다. 요로패혈증 의심 환자에서는 전립선을 포함한 비뇨기계 장기에 대한 초음파검사나 컴퓨터단층촬영 등 영상검사를 통해 환자의 감염원을 찾기 위한 노력이 필요하다.

5. 치료

패혈증 치료원칙은 적절한 보존요법, 즉각적인 경험적 광범위 항생제 투여, 요로폐색 등의 감염 원인 제거 등의 적절한 조합이다. 치료 과정에서 합병증을 최소화하기 위한 노력과 집중치료실 환자 감시체계하의 치료가 필요하며, 여러 과 전문의들의 협조가 필요하다.

(1) 패혈쇼크의 치료

패혈쇼크 환자의 치료는 적극적인 수액 공급으로 순환 혈액량을 유지하고, 호흡관리로 적절한 조직 내 산소를 유지하며, 주요 장기의 관류와 기능을 보존하기 위해 혈압을 상승시키는 것을 우선 목표로 한다. 보통 산소 투여가 필요할 수 있지만 과도한 산소 공급은 도움이 되지 않는다. 조직관류를 최적화하기 위해 수액과 전해질 균형 관리가 매우 중요하다. 주로 생리식염수나 링거액 같은 등장액isotonic solution이나 정질액crystalloid solution을 사용하며 보통 1~2시간에 걸쳐 1~2L를 주사하는데, 대부분의 환자는 정질액 투여만으로 혈압이 상승하고 조직 내 관류가 이루어진다. 다만 다량의 수액을 투여하면 패혈증으로 인해 혈관 투과성이 증가된 상황에서 폐부종이나 전신부종을 일으킬 수 있으므로 주의가 필요하다. 또한 생리식염수나 링거액에 함유되어 있는 염화물에 의해 과염소성산증hyperchloremic acidosis이 유발될 수 있다. 필요한 경우에 알부민, 젤라틴gelatin, 덱스트란dextran 등의 콜로이드액을 투여하는데, 정질액에 비해 빠르게 혈관 내 부피를 증가시킬 수 있으나 일반적으로 정질액을 충분히 투여한 후 세포 외부로 빠져나간 수액을 끌어들이기 위해 사용하는 것이 바람직하다. 동맥혈의 pH가 7.2 미만으로 감소할 경우 대사성산증을 치료하기 위해 중탄산염bicarbonate을 투여한다. 수액 공급은 중심정맥압 8~12mmHg, 평균 혈압 65~90mmHg, 수축기 혈압 90mmHg 이상이 될 때까지 시행하며, 이에 이르지 못할 경우 혈압상승제를 적절히 투여한다(표

표 12-10 패혈쇼크에 사용하는 승압제

약물	약물학적 역할	효과	용량
Epinephrine	알파, 베타 아드레날린 촉진제	혈압 상승, 심장박출량 증가, 심장동맥관류 증가, 말초혈관 수축	5~20μg/min
Norepinephrine	알파, 베타 아드레날린 촉진제	혈압 상승, 심장박출량 증가, 심장동맥관류 증가, 말초혈관 수축	5~20μg/min
Dopamine	베타 아드레날린 촉진제	혈압 상승, 소변량 증가, 의식 호전	2~20μg/kg/min
Dobutamine	베타 아드레날린 촉진제	혈압 상승, 소변량 증가, 의식 호전	5~15μg/min
Phenylephrine	알파 아드레날린 촉진제	말초혈관 수축	2~20μg/min

12-10). 보통 도파민이 처음 사용되고 반응이 좋지 않을 경우 노르에피네프린을 사용하거나 추가하며, 상황에 따라 phenylephrine hydrochloride, 에피네프린, 도부타민 등을 사용한다. 신장 보호를 위한 저용량 도파민 투여는 권장되지 않는다. 패혈쇼크 치료 과정 동안 맥박산소측정기pulse oximeter를 이용한 심장박동 수, 말초산소포화도, 그리고 폐동맥과 전신동맥 카테터를 이용한 혈관 내 혈액량 등을 감시해야 한다. 항상 패혈증에 의한 급성 호흡곤란증후군 발생에도 주의를 기울여야 한다.

(2) 항생제요법

항생제요법을 시작하기 전에 해당 체액 또는 혈액에서 감염의 추정 원인을 확인해야 한다. 치료받지 않은 그람음성균 패혈증 환자는 감염 2일 내 사망률이 가장 높으므로 원인균 확인을 위한 균 배양검사 검체를 채취한 후 즉시 경험적 항생제를 투여해야 하고 가능한 허용된 용량 내에서 최대량을 사용하며 두 가지 이상의 항생제를 병용 투여한다. 항생제는 예상되는 세균 균주, 병원 내의 내성균 현황, 환자의 특별한 상황 등을 모두 고려하여 선택해야 한다. 요로감염에서는 많은 수의 세균이 소변 내에 존재할 수 있으므로 일차적으로 신장으로 배설되어 소변 내에서 높은 항생제 농도에 도달하는 약제가 이상적이며, 조직 내에서 충분한 항생제 농도를 유지하는 것도 중요하다. 배양검사 결과가 나오는 즉시 적합한 최소한의 약제로 전환해야 하고, 항생제치료 기간은 최소 일주일 이상으로 환자가 3~4일 동안 열이 없고 임상적으로 안정될 때까지 혈액검사 결과와 환자의 반응을 보면서 계속되어야 한다.

(3) 감염원 제거

패혈증의 원인 병소를 제거해야 한다. 신농양으로 패혈증이 발생하면 경피흡인술을 시행하거나 수술적인 방법 등으로 배출해야 한다. 만일 패혈증의 유발인자가 될 수 있는 요로계의 구조적 이상이 있을 경우 도뇨관, 요관부목설치술, 경피신루설치술 등 덜 침습적 방법을 우선 시행하고, 패혈증 증상이 없어지면 근본적인 치료를 시행하는 것이 좋다. 특히 상부요로계의 급성폐색이 있으면 신우 내 압력이 증가해서 약물이 원활히 요로계에 이르지 못하여 항생제치료 효과가 떨어지므로 폐색을 해소하는 것이 가장 중요하다.

(4) 파종혈관내응고병증의 치료 및 수혈

파종혈관내응고병증disseminated intravascular coagulopathy; DIC의 치료는 혈소판, 동결침전제제cryoprecipitate preparation, 신선냉동혈장fresh frozen plasma; FFP으로 한다. 헤파린 처치는 쇼크와 감염에 대한 적절한 치료임에도 불구하고 파종혈관내응고병증의 증거가 남아 있거나 폐색전증 등이 나타나는 경우에만 사용을 고려한다. 혈중 혈색소가 8g/dL 이하이면 적혈구를 수혈하고, 적혈구용적률hematocrit이 30% 이상 유지되도록 한다.

(5) 급성신부전의 치료

비소변감소 급성요세관괴사가 소변감소 급성요세관괴사에 비해 관리가 쉽고 생존율이 높으므로 적절한 이뇨제 사용으로 소변량을 시간당 30mL 이상으로 유지한다. 소변량 감소를 막기 위한 약물로 furosemide, mannitol 등을 사용한다.

X 임신 중 요로감염

임신한 여성에서는 요로감염이 흔히 발생하는데, 무증

상세균뇨나 급성방광염과 같은 하부요로감염부터 신우신염과 같은 상부요로감염까지 다양하게 나타난다. 임신에 따른 해부학적·생리학적 변화는 임신기 세균뇨의 경과를 변화시킨다. 이는 임신부와 태아에게 심각한 위협이 되며, 조산이나 저체중아를 출산할 위험이 증가된다.

1. 임신 중 요로감염의 항생제치료

일반적으로 aminopenicillin 계열과 cephalosporin 계열 항생제는 임신 동안 안전하게 사용할 수 있다. 니트로푸란토인*nitrofurantoin*은 임신부에서 일차로 사용할 수 있으며, 페니실린 알러지가 있는 경우 이차로 사용할 수 있으나 Glucose-6-phoaphate dehydrogenase 결핍이 있는 산모에서는 용혈성빈혈을 야기할 수 있다. 포스포마이신*fosfomycin*은 다른 약물에 내성을 가진 경우 안전하게 사용할 수 있다. 임신 중에 fluoroquinolone, chloramphenicol, erythromycin 및 tetracycline 등은 절대 금기 약물이다.

2. 임신 중 무증상세균뇨

임신한 여성의 2~7%에서 무증상세균뇨가 나타나며, 비임신 여성에서보다 신우신염으로 진행하는 경향이 더 높고 태아의 조기출산, 저체중아 및 주산기 사망의 위험성을 증가시킬 수 있다. 그러므로 임신 초기 12~16주 또는 첫 산전 진찰 시에 요배양검사를 통해 선별검사를 시행하여 무증상세균뇨가 확인되면 치료를 한다. 치료는 태아의 항생제 노출을 최소화하기 위해 3~5일 동안의 단기요법이 효과적이다. 사용 가능한 항생제에는 니트로푸란토인, 포스포마이신 등이 있다. 단기요법 후에도 30% 정도가 치료에 실패하므로 치료 종료 일주일 후에는 요배양검사를 실시하여 완치 여부를 확인해야 하며, 이후 출산 때까지 매달 요배양검사를 실시해야 한다. 적절하게 항생제치료를 했음에도 불구하고 세균이 지속적으로 배양될 경우에는 장기간 치료하거나 다른 항생제로 바꾸어 치료해야 한다. 니트로푸란토인 50~100mg/일이나 세팔렉신 250mg/일이 효과적인 예방요법이다.

3. 임신 중 급성방광염

임신 중 급성방광염은 1~2%에서 발생한다. 일반적으로는 복잡요로감염으로 간주하지만 치료를 하면 합병증 발생 위험도가 증가하지는 않는다. 증상이 나타나면 즉시 소변검사와 요배양검사를 실시하고 치료와 추적검사는 무증상세균뇨와 동일하게 한다.

4. 임신 중 급성신우신염

임신 중에는 커진 자궁이나 확장된 난소 혈관의 압박 등 생리적 요인에 의해 발생할 수 있는 요관의 폐쇄로 급성신우신염의 발생빈도가 높아지며, 1~4%에서 발생한다. 임신한 여성의 신우신염은 합병증 발생률이 높기 때문에 조기에 적극적인 치료가 필요하다. 임신 중 신우염의 재발은 6~8%에서 발생하며, 이 경우에는 저용량 항생제를 예방적으로 출산할 때까지 투약하는 것을 고려할 수 있다. 사용 가능한 항생제로는 세프트리악손*ceftriaxone*, 아즈트레오남*aztreonam*, 피페라실린*piperacillin*/타조박탐*tazobactam*, 이미페넴*imipenem*/실라스타틴*cilastatin* 등이 있다.

XI 카테터 관련 요로감염

카테터 관련 요로감염은 현재 카테터가 삽입되어 있거나, 지난 48시간 이내 카테터를 사용한 사람에서 발생한 요로감염을 말한다.

1. 병인

유치카테터와 관련된 세균뇨는 가장 흔한 병원획득감염 원인으로, 병원감염의 20%를 차지한다. 요도카테터를 유치하고 있는 환자에서 세균뇨 발생은 유치기간에 비례하여 증가하는데, 그 외 위험인자로는 여성, 부적절한 카테터 관리가 있다. 카테터를 삽입하면 숙주의 방어체계를 교란시키고, 요로병원균이 방광에 더 쉽게 접근할 수 있게 한다. 또 요로카테터는 요로병원균의 집락 형성을 촉진한다. 균막 내에 들어 있는 세균집락은 항생제

저항성이 크기 때문에 이를 제거하기 위해서는 적정 용량보다 높은 농도의 항생제를 사용해야 한다. 카테터 관련 요로감염의 주요 원인 미생물은 B형 연쇄구균*Strepto-coccus* 집락이나 *Klebsiella*, 진균 등으로 종종 복합균인 경우가 많고 다제내성 요로병원균에 의해 발생한다.

2. 평가와 치료

대부분의 카테터 관련 세균뇨는 무증상이나 10~25%에서 급성요로감염이 발생한다. 장기간 요도카테터 유치 환자에서 무증상세균뇨를 평가하기 위한 요배양검사는 임신 중이거나 비뇨기계 시술이 필요할 때 외에는 시행하지 않는다. 카테터 관련 요로감염의 증상에는 발열, 오한, 의식 변화, 불쾌감, 다른 원인이 없는 무기력증, 옆구리 통증, 급성혈뇨, 골반 불편감이 있다. 카테터를 삽입한 환자에서의 농뇨만으로 카테터 관련 요로감염을 진단하지 못한다. 치료는 증상이 있는 경우에만 항생제를 투여하며, 카테터 관련 세균뇨의 발생을 감소시키기 위한 예방적 항생제의 사용은 필요하지 않다.

3. 예방

카테터 관련 세균뇨의 발생을 최소화하기 위해서는 요도카테터를 무균적으로 삽입하고 폐쇄배출장치*closed drainage system*를 유지하는 것이 중요하다. 또한 카테터 관련 세균뇨나 요로감염이 있는 환자에서 유치가 꼭 필요한 경우 외에는 가능한 빨리 유치카테터를 제거해야 한다.

XII 요로생식기 시술·수술 전후의 예방적 항생제

요로생식기에서 진단이나 치료목적의 검사, 처치, 수술을 시행하는 경우 국소적 또는 전신 감염성 합병증이 발생할 수 있고, 이를 예방하기 위해서는 시술 전후 적절한 준비와 세심한 무균 관리 등의 주의가 필요하며 경우에 따라 예방적 항생제를 투여한다. 수술 전후 항생제의 사용으로 인한 수술 후 감염 합병증의 발생을 감소시키는 효과는 잘 알려져 있다. 그러나 항생제 내성의 증가와 가용 항생제가 제한적인 현재에는 꼭 필요한 경우에만 항생제를 사용해야 한다. 예방적 항생제는 보통 검사나 시술 전 30분에서 2시간 이내에 투여하며, 추가 투여를 하더라도 수술 후 24시간 이내에 중단한다.

요로생식기계를 절개하는 수술, 장을 이용한 재건수술 등 개복수술이나 이에 상응하는 복강경수술, 질수술, 보형물삽입술, 경요도전립선수술이나 경요도방광수술과 같은 하부요로에 대한 내시경수술, 요관경을 이용한 검사와 수술, 경피신루설치술이나 경피신결석제거술 같은 상부요로에 대한 경피적 시술 등을 시행할 경우에는 모든 환자에게 예방적 항생제를 투여한다. 체외충격파쇄석술은 뚜렷한 요로감염을 동반하지 않는 경우라면 항생제 투여를 권하지 않는다. 방광경검사, 요역동학검사의 경우도 예방적 항생제 사용은 권하지 않고 있으나 경직장전립선생검을 시행할 경우에는 모든 환자에게 예방적 항생제를 투여한다.

대한요로생식기감염학회. 요로생식기감염. 제2판. 군자출판사; 2022:109-132, 139-165, 195-205, 323-346, 349-374, 382-398

Bonkat G, Baritoletti R, Bruyère F, Cai T, Geerlings SE, Köves B, et al. EAU Guidelines on Urological Infections. Amsterdam: European Association of Urology 2022

Choe HS, Lee SJ, Chang IH, Kim TH, Chung H, Chung JM, et al. The Antibiotic Susceptibility of Escherichia coli from Community-Acquired Uncomplicated Urinary Tract Infection: A Focused on Fosfomycin. Urogenit Tract Infect 2017;12:77-81

Choe HS, Lee SJ, Yang SS, Hamasuna R, Yamamoto T, Cho YH, et al. Summary of The UAA-AAUS guidelines for urinary tract infections. Int J Urol 2018;25:175-185

Cooper KL, Badalato GM, Rutman MP. Infections of the Urinary Tract. In: Partin AW, Dmochowski RR, Kavoussi LR, Peters CA, Wein AJ, editors. Campbell-Walsh-Wein Urology. 12th ed. Philadelphia: Elsevier; 2021:1129-1201

Kang CI, Kim J, Park DW, Kim BN, Ha US, Lee SJ, et al. Clinical Practice Guidelines for the Antibiotic Treatment of Community-Acquired Urinary Tract Infections. InfectChemother 2018;50:67-100

Kim KH, Kim JH, Lee SJ, Chung H, Chung JM, Jung JH, et al. The Clinical Guidelines for Acute Uncomplicated Cystitis and Acute Uncomplicated Pyelonephritis. Urogenit Tract Infect 2017;12:55-64

Kim KH, Lee SJ, Cho YH, Choe HS, Na YG, Kim JH, et al. 2017 Guidelines of The Korean Association of Urogenital Tract Infection and Inflammation: Acute Uncomplicated Cystitis. Urogenit Tract Infect 2017;12:3-6

Lee SJ, Choe HS, Na YG, Kim KH, Kim JH, Chung H, et al. 2017 Guidelines of The Korean Association of Urogenital Tract Infection and Inflammation: Recurrent Urinary Tract Infection. Urogenit Tract Infect 2017;12:7-14

Nguyen HT. Bacterial Infections of the Genitourinary Tract. In: Tanagho EA, McAninth JW, editors. Smith's General Urology. 17th ed. San Francisco: Mc Graw Hill, 2008;193-218

Nickel JC. Inflammatory and Pain Conditions of the Male Genitourinary Tract: Prostatitis and Related Pain Conditions, Orchitis, and Epididymitis. In: Partin AW, Dmochowski RR, Kavoussi LR, Peters CA, Wein AJ, editors. Campbell-Walsh-Wein Urology. 12th ed. Philadelphia: Elsevier; 2021:1202-1223

Ryu JW, Jung SI, Ahn JH, Hwang EC, Yu HS, Kang TW, et al. Povidone-iodine rectal cleansing and targeted antimicrobial prophylaxis using rectal swab cultures in men undergoing transrectal ultrasound-guided prostate biopsy are associated with reduced incidence of postoperative infectious complications. Int Urol Nephrol 2016;48:1763-177

13
CHAPTER

요로생식기계의 특이성 감염

정현진 집필/이승주 감수

특정 미생물에 의한 요로생식기계의 특이성 감염은 독특한 조직 병변을 동반하는 임상적 질환을 일으킬 수 있다. 결핵균, 진균, 방사선균 같은 미생물에 의한 감염이나 비뇨생식기계를 침범하는 다양한 기생충질환 등이 여기에 포함된다. Fournier괴저*Fournier's gangrene*는 흔하지는 않지만 면역력이 떨어진 환자에서 외성기 부위, 회음부, 항문주위 부위에 발생하는 세균에 의한 괴사성 근막염으로 적극적으로 빠른 조치를 취하지 않으면 생명을 위협할 수 있는 응급질환이다.

Ⅰ 요로생식기결핵

결핵균은 요로생식기의 모든 기관을 침범하여 만성 육아종성 감염을 일으킬 수 있다. 요로결핵*urinary tuberculosis*은 젊은 성인에서 발생하는 질환으로 20~40대에서 발생하는 비율이 전체 요로생식기결핵 환자의 60%를 차지한다. 여성보다 남성에서 흔하게 발생한다.

1. 결핵균의 전파 및 발병

결핵균*Mycobacterium tuberculosis*은 폐에서 혈행성 전파로 요로생식기관에 도달한다. 하지만 일차 병소인 폐는 무증상이거나 병변이 없는 경우가 많다.

요로생식기관 중에서는 신장과 부고환이 가장 흔한 감염부위이다. 상행성(전립선에서 방광) 또는 하행성(신장에서 방광, 전립선에서 부고환) 전파를 통해 다른 요로생식기관을 침범한다. 부고환에서 고환으로의 직접 전파도 가능하다.

신장을 침범한 결핵은 15~20년에 걸쳐 신장을 서서히 파괴한다. 결핵균이 신피질을 통해 처음 침범하여 감염이 신우나 신배를 침범하기 전까지는 통증이나 불편감이 없다. 이때부터 결핵균과 농이 소변에 검출될 수 있다. 요관을 침범하여 요관협착과 수신증을 유발할 수 있는데, 상부요관과 방광 근처 하부요관에 특히 잘 발생한다. 신장결핵이 진행하면서 신장 조직에 치즈괴사*caseation necrosis*가 발생하여 치즈 같은 물질로 바뀌면서 파괴되어 공동을 형성하고 상대적으로 정상적인 조직에서는 작은 농양을 형성한다. 섬유성 변화와 반흔을 남기며 치유되고 신우나 신배의 벽은 두꺼워진다.

감염된 결핵균과 농이 방광에 차기 시작하면서 초기 증상으로 방광자극증상이 발생한다. 방광을 심하게 침범하면 섬유성 변화가 발생하고 수축방광*contracted bladder*이 되어 심한 빈뇨를 초래한다.

감염된 소변이 전립선요도를 지나면서 전립선과 정낭을 침범하지만 국소적인 증상은 없다. 가끔 혈행성 전파를 통해 전립선에 일차적인 감염이 발생하고, 방광으로의 상행성 감염이나 정관, 정관주위 림프관을 통해 부고환으로의 하행성 감염이 발생한다. 부고환결핵은 심해질 경우 농양을 형성하며 음낭 피부를 통해 터지면서 피부누공을 형성하기도 하고 직접 고환을 침범하기도 한다.

여성생식기결핵감염은 주로 혈행성 전파지만 드물게 감염된 남성과의 성접촉으로도 전파될 수 있으며, 자궁관 감염, 경부염, 부속기 종물을 초래할 수 있다.

2. 분류 및 임상양상

신장결핵은 특징적인 증세가 없고 대부분은 진행되었을 때 방광염의 증상으로 나타난다. 비특이적 증상으로 전신쇠약감, 체중 감소, 피로, 지속적인 미열감, 야간발한이 나타날 수 있다.

(1) 신장과 요관결핵

요로생식기 결핵 중 80%가 신장에서 발생한다. 서서히 진행하기 때문에 감염된 신장은 일반적으로 무증상이다. 가끔 옆구리에 묵직한 통증이 있을 수 있다. 혈종, 이차적으로 발생한 결석, 염증 찌꺼기 등이 요관을 통과할 때 산통이 발생할 수 있다. 상당히 진행되어 신장의 기능이 없어진 경우를 자가적출신autonephrectomy이라고 부른다.

(2) 방광결핵

신장결핵이 이차적으로 방광을 침범하면 배뇨통, 빈뇨, 야간뇨 등이 나타날 수 있다. 혈뇨는 방광이나 신장에 병변이 있는 경우 자주 발생한다. 말기에 이르면 방광자극증상이 더욱 심해진다. 방광에 궤양이 발생한 경우에는 소변이 찰 때 치골상부 통증이 발생한다.

(3) 생식기결핵

전립선과 정낭의 결핵은 대개 증상이 없으며 전립선 촉진에서 경결이나 결절의 소견을 보일 수 있다. 부고환결핵은 무통성 또는 경미한 통증이 있는 부고환 종물로 나타난다. 가끔 정관이 두꺼워지고 염주알 모양으로 만

져지기도 한다. 결핵성 부고환염이 심해져 농양을 형성할 수 있고 음낭벽이 터지면서 자연배농이 되는 경우도 있다.

3. 진단

소변검사가 요로생식기결핵의 진단에 가장 중요한 단서가 된다. 배양검사에서 음성인 지속적인 농뇨는 다른 질환으로 증명되기 전까지는 결핵을 의심해야 한다. 24시간 소변으로부터 농축된 요침사 항산균염색에서 약 60%의 양성률을 보인다. 하지만 결핵균배양검사 acid-fast bacilli; AFB culture를 통해 확인해야 한다. 세균감염에 대한 적절한 항생제치료가 실패하고 농뇨가 지속된다면 세균검사와 영상검사를 통해 결핵의 여부를 확인해야 한다.

아침 첫 소변으로 시행한 결핵균배양검사가 양성률이 높다. 만일 배양검사가 양성이면 약제내성검사를 실시한다. 배양검사가 음성이라도 임상적으로 결핵이 강하게 의심되면 3~5회 반복 시행한다.

일단 결핵이 의심되면 과거에는 전통적인 검사로 투베르쿨린검사tuberucullin test를 시행했지만 최근에는 결핵이 의심되는 모든 환자에서 결핵균 핵산증폭검사를 시행하는 것이 권장된다.

배설성요로조영술은 과거 표준검사법으로 요로계의 특징적인 변화를 관찰할 수 있다. ① 집뇨계에 발생한 궤양성 병변으로 좀먹은 모양mouth eaten appearance의 집뇨계, ② 1개 이상의 집뇨계의 폐쇄 소견, ③ 요관의 섬유성 변화 협착으로 집뇨계의 확장, ④ 집뇨계와 연결되는 농양강, ⑤ 요관의 다발성 협착과 동반된 확장 및 요관단축으로 인한 요관의 전체적인 일자 변형, ⑥ 요관의 완전폐쇄와 신장파괴로 인한 신장기능의 상실 등이다. 최근에는 컴퓨터단층촬영 영상이 요로생식기 결핵진단에서 배설성요로조영술과 대등하거나 더 나은 진단 가치를 가진다. 컴퓨터단층촬영은 앞에 언급한 소견뿐 아니라 배설성요로조영술에서 확인이 어려운 전립선이나 정낭, 부신 등의 괴사 소견도 확인할 수 있는 장점이 많다.

소변에서 결핵균이 검출되거나 영상의학적으로 신장결핵의 특징적 병변이 보일 때 방광경검사를 시행하여 진행 정도를 확인한다. 특징적인 결핵결절과 결핵궤양이

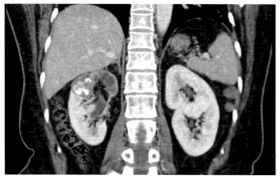

그림 13-1 신장결핵의 컴퓨터단층촬영　우측 상극신의 석회화 공동이 관찰된다.

관찰될 수 있다(그림 13-1).

4. 약물치료

요로생식기결핵은 폐외결핵의 치료에 준하며 일차적으로 약물치료를 시행한다. 결핵치료에 일차적으로 사용되는 약물의 종류 및 용량은 표 13-1과 같다. 항결핵치료는 병합요법을 시행하는 것이 원칙이다. Isoniazid(INH), Rifampin(RMP), Pyrazinamide(PZA), Ethambutol(EMB)의 4제를 2개월간 집중 투여하고, 이후 4개월간 INH와 RMP 두 가지 약제를 복용하는 것이 주로 권장된다.

5. 수술치료

수술적 치료가 보편적으로 시행되지는 않으나 방광에 발생한 결핵성 궤양이 약물치료에 반응하지 않으면 경요도전기소작술을 시행할 수 있다. 방광에 심한 구축이 있는 경우 요로전환술 또는 회장이나 결장을 이용한 방광확대성형술이 필요하다. 약물치료 이후에도 부고환결핵

에 농양이 있거나 피부루에서 배농이 된다면 부고환절제술을 시행한다. 전립선과 정낭결핵에 대한 수술적 제거는 잘 시행하지 않고 대개 약물치료를 한다. 신장이 파괴되면서 신주위농양이 발생하면 배농을 실시하고 이후 만성누공을 막기 위해 신장절제술을 시행한다. 요관협착에 의한 신장기능 손상을 방지하기 위해 경우에 따라 요관확장술 또는 요관카테터삽입술과 같은 중재적 시술을 할 수 있으나 요관협착의 섬유성 변화가 비가역적 변화 양상을 보이기 때문에 성공률은 50% 내외이다.

II 요로생식기 진균감염

1. 원인균

칸디다Candida albicans는 효모형 진균yeast-like fungus으로 호흡기관, 소화기관, 질 등에 정상적으로 상재하는 미생물이다.

2. 발병기전

강한 항생제의 과도한 사용으로 정상 상재균과 비정상 상재균의 균형이 깨지면서 Candida 같은 진균류가 신체여러 기관에서 번식할 수 있다. 비뇨기계에서는 신장과 방광이 진균감염에 취약하고 칸디다혈증candidemia을 일으킬 수 있다. 칸디다요증candiduria과 임상적으로 연관있는 유발요인은 표 13-2와 같다.

3. 임상양상

대개의 경우에는 무증상칸디다요증을 보이지만 증상

표 13-1 일차 항결핵제의 종류 및 용량

일차 약물	용량
Isoniazid(INH)	200~300mg 1일 1회 경구
Rifampin(RMP)	600mg 1회 1일 경구
Ethambutol(EMB)	첫 2개월간 1일 25mg/kg 경구, 이후 1일 15mg/kg 경구
Streptomycin	1g 1일 1회 근주
Pyrazinamide(PZA)	1.5~2g 1일 1회 경구

표 13-2 요로생식기 진균감염의 위험인자

도뇨관 유치
항생제 사용
당뇨
면역력 약화: 암, 스테로이드 복용, 영양 결핍
요로생식기계의 구조적·기능적 이상
요로감염
고령
장기 입원 환자

표 13-3 증상이 있는 요로생식기 진균감염의 치료

임상양상	치료
방광염/신우신염	Fluconazole 400mg 경구 2~4주 Flucytocin 25mg/kg 경구 1일 4회 2~4주 Amphotericin B 0.3~1mg/kg 정주 1회 또는 1회 이상
곰팡이 덩어리 *fungus ball*	Fluconazole 400mg 경구 4주 Flucytocin 25mg/kg 경구 1일 4회 2~4주 Amphotericin B 0.3~1mg/kg 정주 1회 또는 1회 이상 외과적 배농
전립선염/ 부고환-고환염	Fluconazole 400mg 경구 4주 외과적 배농

이 있는 경우 방광염과 신우신염 증상을 보일 수 있다. 곰팡이 덩어리*fungus ball*가 요로계에 만들어져 소변으로 빠져나올 수 있다. 생식기감염으로 전립선염 및 부고환-고환염을 일으킬 수 있다.

4. 진단

소변 현미경검사로 곰팡이의 균사체 확인이 가능하고, 소변 진균배양검사를 통해 확진한다. 곰팡이 덩어리가 형성된 경우 배설성요로조영술이나 컴퓨터단층촬영에서 신우에 조영충만결손이나 요관폐색 소견을 보일 수 있다.

5. 치료

무증상의 칸디다요증은 대개 치료가 필요 없다. 여러 종류의 비뇨기계 카테터를 유치 중인 환자라면 가능하면 카테터를 제거하거나 교체해 주는 것이 좋다. 임상증상이 있는 경우, 호중구 감소증이 있는 환자, 신이식 환자, 비뇨기계 시술이 예정된 경우에는 치료가 필요하다(표 13-3).

증상이 있는 칸디다방광염에서는 플루코나졸이 1차 약제로 사용되며 플루코나졸에 과민반응이 있거나 플루코나졸 치료에 실패한 환자에서는 플루시토신 경구 투여 또는 암포테리신 B의 전신 투여 혹은 방광세척을 고려할 수 있다.

III 방선균증

방선균증*actinomycosis*은 그람양성 간균인 *Actinomyces israelii*에 의해 발생하는 만성육아종성 질환으로, 심한 섬유성 변화와 누공 형성을 일으킨다. *Actinomyces israelii*는 질, 결장, 구강에 존재하는 정상 상재균이지만, 구강 및 위장관 시술로 인해 점막보호충이 파괴되거나 흡인, 게실염 등이 있을 때 기회감염을 일으킬 수 있다. 드물지만 일차감염 부위로부터 신장, 방광, 고환 등으로 혈행성 전파가 가능하다. 특징적인 증상은 없고 신우를 침범했을 때 신장결핵이나 신우종물과 같은 영상의학적 소견을 보일 수 있다.

IV 기생충감염

1. 주혈흡충증*schistosomiasis*

주혈흡충*schistosoma*에 의해 발생하는 기생충성 질병으로 주로 열대 지역에서 발생한다. 우리나라에는 흔하지 않지만 말라리아에 이어 세계에서 두 번째로 감염률이 높은 기생충질병이다. *Schistosoma mansoni*는 아프리카, 남아메리카, 중앙아메리카, 인도, 파키스탄에, *Schistosoma japonicum*은 극동아시아 지역에, *Schistosoma haematobium*은 북부아프리카, 사우디아라비아, 요르단, 레바논, 시리아 등에서 발견된다. 이 중 *Schistosoma haematobium*은 요로생식기계 주혈흡충증을 일으키는데 특히 방광, 요관, 정낭, 남성요도, 전립선 등을 침범한다. *Schistosoma mansoni*와 *Schistosoma japonicum*은 주로 대장을 침범한다.

몸속에 있는 우렁이 같은 담수패류*freshwater snail*가 주혈흡충의 중간 숙주 역할을 한다. 주혈흡충의 유충이 기생하는 달팽이가 사는 물에서 일하거나 목욕 또는 수영할 때 감염되며 위생 수준이 낮은 시골 지역에 널리 퍼져 있다. 포크 같은 꼬리가 달린 꼬리유충*cercariae*이 달팽이로부터 나와 물에 살다가 포유류의 피부와 접촉하게 되면 피부를 뚫고 침입한 후에 감염이 일어난다.

처음에는 알레르기성 피부반응을 일으키고 림프관과 말초정맥을 통해 폐로 들어간다. 감염이 심한 경우 폐렴을 일으킬 수 있다. 전신순환을 통해 퍼져 나가면서 대부분의 다른 곳에서는 기생충이 죽지만 방광전립선정맥총vesicoprostatic plexus of veins에 이르러 생존 및 성숙한다. 성숙한 성체 주혈흡충은 세정맥을 일부 뚫고 감염시킨 방광의 상피하층이나 간질층에 알을 낳는다. 살아 있는 주혈흡충 알은 상피하층과 간질층의 조직을 용해시키면서 요로상피를 침범하고 소변으로 배출된다.

꼬리유충이 피부를 뚫고 들어오면 알레르기 피부반응을 일으켜 충혈 및 가려움증을 일으킨다. 전신순환 시기에는 무기력증, 피로, 나른함, 미열, 발한, 두통, 요통 같은 증상이 생긴다. 주혈흡충 알이 방광벽에 쌓이면서 요로상피를 뚫고 소변으로 배출되기 시작하면 약간의 통증을 동반한 배뇨 후반부 혈뇨를 오랜 기간 동안 호소한다. 시간이 지나 이차감염, 방광궤양, 방광의 편평상피세포암 등의 합병증이 발생하면서 심한 빈뇨, 치골상부 및 허리 통증과 요도 통증이 발생하고 지속적 혈뇨 및 농뇨, 소변에 괴사조직 등이 보인다. 요관협착, 방광요관역류 또는 결석 등이 발생하면서 신장 통증을 유발할 수 있다.

소변에서 알이 검출되고 혈뇨, 농뇨, 세균뇨, 악성편평상피세포가 보일 수 있다. 혈액검사에서 백혈구 증가와 호산구 증가를 보인다. 주혈흡충 노출 여부에 관한 다양한 면역학적 검사를 통해 확진이 가능하다. 단순영상촬영에서 방광벽과 요관벽에 선상의 석회화 병변이, 정낭에 벌집모양의 석회화 병변이 보일 수 있다. 신장, 방광, 요관에 결석 병변이 보이기도 한다.

주혈흡충증에 대한 일차적인 치료는 기생충 치료제의 경구요법으로 praziquantel은 모든 주혈흡충에 사용 가능하고 20mg/kg을 1일 3회 투여한다. Metrifonate는 *Schistosoma haematobium*에만 효과적이고 *Schistosoma mansoni* 또는 *Schistosoma japonicum*에는 효과가 없다. 용량은 7.5~10mg/kg(최대 600mg)을 한 번 투여하고 2주 후 한 번 더 투여한다. 이차감염이 있는 경우는 적절한 항생제치료를 시행해야 하고 방광요관역류, 요관협착, 악성종양 발생 등의 구조적 문제가 발생한 경우 수술적 처치를 시행해야 한다.

2. 포충증Echinococcosis; Hydatid disease

포충증은 조충tapeworm; Echiococcus granulosus에 의해 발생하는 인수 공통 감염증이다. 조충은 개과동물이 주요 숙주로 소장에서 기생한다. 대변으로 배출된 기생충 알을 양, 소, 돼지, 인간 같은 중간 숙주가 섭취하고 알에서 부화된 유충이 소장벽을 뚫고 전신순환을 통해 신체의 다른 곳에 정착할 수 있다. 유충은 주로 간(70~80%)과 폐(10~20%)에서 포충낭hydatid cyst을 일으킨다. 비뇨기계에서는 신장(3%)과 후복막이나 방광 뒤 공간에 포충낭을 만들기도 한다.

신장에 발생한 포충증은 대개 발견되기 전까지 무증상이다. 낭종이 신우와 연결될 경우 방광염증상이나 산통이 발생할 수 있다. 단순촬영에서 낭종의 벽에 석회화 병변이 보일 수 있다. 초음파와 컴퓨터단층촬영에서 낭종성 병변과 낭종벽의 석회화 병변을 관찰할 수 있다.

방광 뒤에 발생한 경우 방광염증상이나 압박으로 인해 요폐증상을 보이기도 한다. 방광으로 파열되면서 포충뇨hydatiduria를 초래하기도 한다. 의심되는 경우 반드시 혈청학적 검사를 시행해서 확진한다.

치료는 albendazole 400mg을 1일 2회 또는 praziquantel 40mg/kg을 1일 투여 후 신장절제술 같은 수술적 처치를 시행한다.

3. 사상충증filariasis

사상충증은 열대지방에 발생하는 기생충에 의한 림프관감염질환이다. 원인 기생충인 *Wuchereria bancrofti*는 길이가 5mm 이상의 실 모양의 선충으로 인간의 림프관에서 기생한다. 중간 숙주인 모기에 의해 유충의 형태로 피부를 뚫고 전파된다. 인간의 림프관에서 성숙하여 성체 암컷 사상충은 *microfilariae*를 만들고 이것이 림프관과 혈관계로 이동하여 다시 모기가 물었을 때 중간 숙주인 모기 안으로 들어간다. 모기 안으로 들어간 *microfilariae*는 유충으로 성장해 다른 사람에게 전파된다.

성숙한 사상충은 림프관을 침범하고 폐색을 일으켜 림프관염과 림프절염을 일으킨다. 오랜시간이 경과하면 림프관이 두꺼워지고 섬유성 변화가 일어난다.

열과 전신피로감과 함께 반복적인 림프관염과 림프절

염을 일으키는데 부고환, 고환, 음낭, 정삭 등에 주로 발생한다. 이 장기들에 부종이 생기면서 드물게 통증이 발생하고 음낭수종이 흔하게 발생한다. 많이 진행된 경우에 주요 림프 채널들의 폐색이 생기면서 암죽뇨*chyluia*와 음낭과 하지의 코끼리피부병*elephantiasis*이 발생한다.

치료로는 diethylcarbamazine 0.5~2g/kg을 3주간 치료하거나 albendazole 400mg을 경구로 2회 복용한다. 이차감염이 있는 경우 항생제치료가 필요하다. 외성기의 코끼리피부병은 외과적인 절제가 필요할 수 있다.

4. 고충증*sparganosis*

고충증은 만손열두조충*spirometra*의 유충에 감염되어 발생하는 기생충 질환이다. 일반적으로 피하조직을 침범하여 피하결절의 형태로 다양한 신체 부위에서 나타난다. 그 외 안구, 뇌, 척수, 폐, 뼈 등을 침범하기도 한다. 비뇨기계 고충증은 주로 서혜부, 음순, 음낭 부위의 피하결절 형태로 발생한다. 드물지만 고환암과 유사하게 고환에 발생하기도 하고 정삭 수종의 형태로 발생하기도 한다. 개구리나 뱀을 생식하거나 이것들의 껍질을 치료 목적으로 피부에 접촉한 경우나 오염된 물벼룩을 마셨을 때 인간에게 감염을 일으킨다.

혈액검사에서 호산구가 증가되고 혈청학적인 진단으로 확진이 가능하다. 약물치료는 없고 외과적인 적출이 치료법이다.

V Fournier괴저

Fournier괴저는 외성기 부위, 회음부, 항문 주위에 발생하는 괴사성 근막염이다. 비교적 드물게 발생하지만 20~30%의 높은 사망률을 보이는 응급질환이다.

1. 원인

항문−직장(30~50%), 요로생식기(20~40%), 외성기 피부(20%)의 감염으로부터 괴사성 근막염이 시작하는데, 이 부위의 시술 또는 사고와 연관된 손상이 감염의 원인이 될 수 있다. Fournier괴저는 임상적으로 당뇨, 만성 알코올중독, 인간면역결핍바이러스, 림프세포증식질환, 만성적인 스테로이드 사용, 항암제 사용 등과 같은 신체의 면역력 감소화와 연관되어 있다.

2. 발병기전

포도상구균이나 대장균 같은 정상 상재균이 국소적인 감염을 일으키고 주변 혈관의 혈전을 형성하면서 조직의 허혈이 발생한다. 감염된 조직의 산소분압이 감소하면서 혐기성 세균이 증식하고 근막의 괴사가 발행한다. 괴사는 상부 몸통 쪽과 하부 대퇴부까지 근막을 타고 진행할 수 있다. Colles근막은 전방 복벽의 Scarpa근막과 음경과 음낭의 Buck근막, Dartos근막에 연결되어 있어 감염은 이 경로를 타고 전파된다. 고환은 혈액 공급이 다르기 때문에 침범은 매우 드물다.

3. 임상양상

Fournier괴저의 가장 흔한 임상증상으로 음낭 통증, 부종발적과 함께 전신증상으로 열, 오한, 빈맥이 발생한다. 대개 처음에는 서서히 진행하기 때문에 진단과 치료가 늦어지는 경우가 많다. 시간이 지나면서 부종 주위로 화농성 분비물과 괴사된 근막조직 덩어리 등이 보인다. 증상이 진행하면서 패혈증과 함께 의식 혼탁, 쇼크 등을 초래할 수 있다.

4. 진단

혈액검사에서 백혈구 증가 등 감염표지자가 증가되어 있다. 동맥혈검사를 통해 대사성산증의 정도를 확인하고 혈액배양검사를 한다.

단순촬영에서 서혜부, 회음부, 외성기 주변에 피하기종 소견이 보일 수 있다. 초음파 역시 피하기종 확인 및 비후된 부종성 음낭벽의 소견을 확인할 수 있다. 초음파 검사는 환자의 침대 옆에서 음낭연부조직 괴사감염과 다른 음낭질환을 감별할 수 있다는 장점이 있다. 컴퓨터단층촬영에서 연부조직의 비후, 염증, 피하기종 등의 소견을 확인할 수 있다(그림 13-2). 특히 감염의 시작 부위와 진행의 정도를 확인할 수 있다. 자기공명영상촬영은 긴

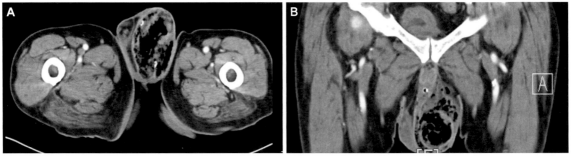

그림 13-2 Fournier괴저의 컴퓨터단층촬영 좌측 음낭의 괴사성 병변이 보인다.

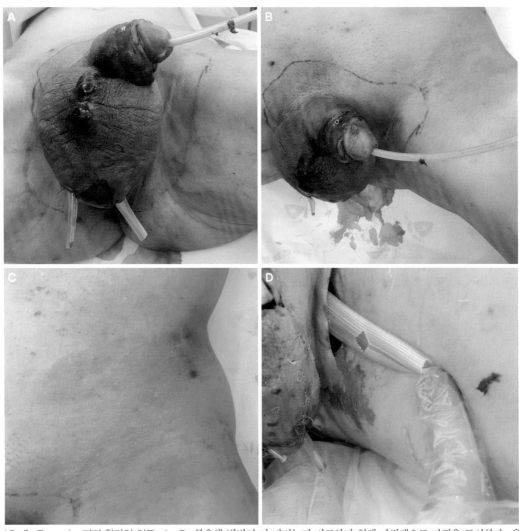

그림 13-3 Fournier괴저 환자의 치료 A, B. 붉은색 병변이 더 퍼지는지 비교하기 위해 마킹펜으로 마진을 표시한다. 응급 배농관 삽입 상태. C. 붉은 부분이 상부로 타고 가는 양상이 관찰된다. D. 괴사가 진행된 회음부, 음낭, 대퇴, 복벽을 절개하고 괴사조직을 제거한 후 배농관을 삽입한다.

촬영시간 등 임상적 제한성이 있어 많이 이용되지는 않는다. 하지만 연부조직을 더 잘 볼 수 있고 감염의 진행 정도 평가에 좋은 장점이 있다.

5. 치료

Fournier괴저는 생명을 위협하는 상황으로 즉각적인 광범위 비경구 항생제 투여가 필요하다. 그람음성균, 그람양성균, 혐기성세균 모두를 고려하여 지역적 상황에 맞는 복합항생제요법을 실시한다. 이후 세균배양검사 결과에 따라 항생제를 조절한다.

괴사된 조직의 빠른 외과적 제거가 환자의 회복에 가장 중요하다(그림 13-3). 병변을 주의 깊게 관찰하면서 상황에 따라 조직제거술을 반복해서 시행한다. 이후 발생한 음낭, 회음부, 복부 결손은 크기, 위치, 깊이 등으로 고려하여 피부피판술이나 피부이식술 같은 재건술을 시행한다. 회음부를 침범하여 대변의 오염이 문제가 되는 경우에는 결장루설치술colostomy을 시행할 수 있고, 소변의 오염이 문제가 되는 경우는 도뇨관 삽관이나 방광루설치술을 시행한다.

추천문헌

Barsoum RS. Urinary schistosomiasis: review. J Adv Res 2013;4:453-459

Cek M, Lenk S, Naber KG, Bishop MC, Johansen TE, Botto H, et al. EAU guidelines for the management of genito-urinary tuberculosis. Eur Urol 2005;48:353-362

Figueiredo AA, Lucon AM, Srougi M. Urogenital Tuberculosis. Microbiol Spectr 2017;5;1-16

Fisher JF, Sobel JD, Kauffman CA, Newman CA. Candida urinary tract infections-treatment. Clin Infect Dis 2011;52 Suppl 6:S457-466

Kauffman CA, Fisher JF, Sobel JD, Newman CA. Candida urinary tract infections-diagnosis. Clin Infect Dis 2011;52 Suppl 6:S452-456

Kehinde EO, Anim JT, Hira PR. Parasites of urological importance. Urol Int 2008;81:1-13

Lim Dh, Kim CS, Kim SI. Sparganosis presenting as spermatic cord hydrocele in six-year-old boy. Urology 2007;70:1223.e1-2

Singh A1, Ahmed K, Aydin A, Khan MS, Dasgupta P. Fournier's gangrene. A clinical review. Arch Ital Urol Androl 2016;88:157-164

Smego RA Jr, Foglia G. Actinomycosis. Clin Infect Dis 1998;26:1255-1261

Tanagho EA, Kane CJ. Specific Infections of the Genitourinary Tract. In: McAninch JW, Lue TF, editors. Smith & Tanagho's General Urology, 18th ed. USA:McGraw Hill Professional, 2012

14
CHAPTER

성매개감염

배상락 집필/정경진 감수

인간의 생활에서 성행위는 빼놓을 수 없는 삶의 일부분이다. 이러한 성행위가 일부에서는 병원체를 전달하여 질병을 유발하기도 한다. 성접촉에 의해 전파되는 성매개 감염은 완벽하게 예방하고 통제하는 것이 불가능하기 때문에 꾸준히 증가하는 추세이며, 전 세계의 공통된 문제이다. 용어의 변천을 보면, 1980년대까지 성병 *venereal disease*이라 불리던 것이 1990년대에는 성전파성 질환*sexually transmitted disease*이라는 보다 의학적인 용어로 바뀌었고, 최근에는 성매개감염*sexually transmitted infection*이라는 용어가 사용되면서 보다 포괄적이며 전파와 감염이라는 공중보건학적 의미가 강조되었다. 약 30가지 이상의 세균, 바이러스 또는 기생충이 성접촉으로 전파될 수 있으며, 그로 인한 생식기 감염질환을 일으킨다.

ㅣ 요도염, 자궁경부염

요도염은 요도분비물, 배뇨통, 요도 끝부분의 소양감을 보이는 요도의 염증성 질환이다. 일반적으로 요도염은 남성의 요도염을 일컬으며, 여성의 경우에는 자궁경부염이 남성의 요도염에 대응되는 질환이다. 대부분의

요도염은 요도점막의 세균감염에 의해 일어나며, 자궁경부염은 성접촉으로 여성의 자궁경부에 전파되는 성매개감염이다. 요로계 검사, 요도카테터 삽입, 외상 등에 의한 요도의 염증은 성매개감염과 구별되어야 하며, 이 장에서는 성매개감염만을 다룬다.

1. 원인균

요도염의 원인균으로 가장 중요하고 흔한 것은 *Neisseria gonorrhoeae*와 *Chlamydia trachomatis*이며, *Mycoplasma genitalium*은 그 다음으로 흔히 분리되는 원인균이다. 기타 남성 요도염의 원인 미생물들은 표 14-1

표 14-1 성접촉을 매개로 요도염을 일으키는 원인 미생물

임균성 요도염	*Neisseria gonorrhoeae*
비임균성 요도염	*Chlamydia trachomatis* *Mycoplasma genitalium* *Ureaplasma urealyticum(biovar 2)* *Trichomonas vaginalis* *Haemophilus species* *Candida species* *Herpes simplex virus 1* *Herpes simplex virus 2* *Adenovirus*

표 14-2 요도염의 임상양상

구분	잠복기	요도분비물		증상 발현
		색깔	양상	
임균성	2~7일	황색	화농성이며 양이 많음	갑자기
비임균성	2~3주	투명하거나 흰색	점액성이며 양이 적음	서서히 또는 무증상(50%)

과 같다.

2. 발병기전

*Neisseria gonorrhoeae*의 섬모가 요도점막의 상피세포에 부착한 후 세포 내로 유입되면 액포를 형성하며 증식한다. 이는 백혈구 및 화학매개체(항체, cytokines 및 interleukins)의 축적을 포함하는 염증성 변화를 일으켜 부종, 분비물 및 통증을 유발한다. *Chlamydia trachomatis*는 세포 내 기생성*intracellular parasitism*을 가지며, 그물소체*reticular body*와 전염력을 갖는 기본소체*elementary body*를 순환하는 특유의 생활사를 가진다.

3. 임상양상

성접촉에 의한 감염 이후 증상이 나타날 때까지 잠복기가 있다. 임균성 요도염은 보통 2~7일 이내로 짧고, 비임균성 요도염은 2주 이상으로 길다. 요도분비물과 배뇨통 또는 요도 가려움증이 가장 흔한 증상이며, 임균성 요도염은 표 14-2와 같이 비교적 증상이 뚜렷하여 임상양상만으로도 원인균을 예측할 수 있다(그림 14-1). 그러나 *Chlamydia trachomatis*와 *Mycoplasma genitalium* 등에 의한 비임균성 요도염은 증상이 경미하거나 무증상인 경우가 많아 장기 보균자가 발생할 수 있다(그림 14-2). 여성에서는 임균성과 비임균성 성매개감염 모두 무증상인 경우가 많아 주의를 요하며 진단검사가 필요하다.

4. 진단

성매개감염이 의심되는 요도염은 진단적 검사가 필요하다. 소변 현미경검사나 분비물의 그람염색 현미경검사로 염증세포 및 세균을 확인하는 것은 신속검사로 활용될 수 있지만, 증상이 경미하거나 없는 경우 민감도

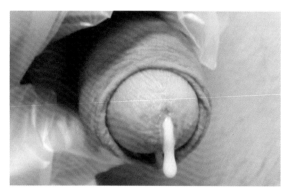

그림 14-1 임균성 요도염 환자의 화농성 요도분비물

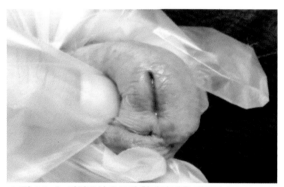

그림 14-2 비임균성 요도염 환자의 맑은 점액성 요도분비물

가 낮아지므로 단독검사로는 권장되지 않는다. 남성 요도도말검체나 첫 소변을 통한 핵산증폭검사*nucleic acid amplification test; NAAT*가 요도염의 진단검사로 권장된다. 여성에서는 자궁경부의 도말검체 또는 질도말검체가 NAAT를 위해 적합하다. NAAT는 민감도와 특이도가 매우 높으며, 중합효소연쇄반응*polymerase chain reaction; PCR*과 실시간 중합효소연쇄반응*real-time PCR*이 가장 널리 이용된다. 임균에 대한 항생제 감수성을 알고자 할 때는 남성 요도나 자궁경부 도말검체를 통한 배양검사가 필요하다.

5. 치료

확진된 요도염의 치료는 적절한 항생제, 성파트너 공지, 완치 판정까지의 금욕 유도, 교육 등으로 이루어진다. 성매개감염 원인균에 대한 항생제 감수성이 치료약제의 선택에 있어서 가장 중요한 결정인자이다. 특히 임균의 경우에는 항생제 내성 균주가 증가하고 있으므로 치료 시점에서 항생제 감수성에 대한 국가 또는 지역 모니터링 결과를 참고하여 항생제를 선택해야 한다. 원인균별 권장 치료약제는 표 14-3과 같다. 임균성 요도염의 경우 ceftriaxone과 spectinomycin이 현재 우리나라에서 감수성이 높다. 구강 성교를 통한 인두의 임균 감염이 의심되는 경우에는 ceftriaxone으로 치료해야 한다. 임균에 대한 항생제 내성 발생을 예방하고 *Chlamydia trachomatis*의 동시감염을 고려하여 azithromycin을 동시에 투여하는 것이 권장되었다. 그러나 2021년 CDC 성매개감염 진료지침 및 2023 국내 성매개감염 진료지침 등에 따르면 *Chlamydia trachomatis*와 *Mycoplasma genitalium*에서 azithromycin의 급작스러운 내성 증가 등이 확인되어 일차 약제로 권고하지 않고 대체 처방으로 권고되는 상태이다.

II 매독

매독은 *Treponema pallidum*에 의한 성매개감염 질환이다. 선천 매독을 제외하고 대부분 성접촉에 의해 전염되고, 증상이 나타났다가 사라지는 것을 반복하는 특이한 임상경과를 가지면서 세균이 수십 년간 숙주의 면역반응을 피할 수 있다.

표 14-3 남성 요도염과 여성 자궁경부염의 치료약제

원인균	치료제
Neisseria gonorrhoeae	• 권장: Ceftriaxone 500mg or 1g IV/IM once • 대체: Spectinomycin 2g IM once
Chlamydia trachomatis	• 권장: Doxycycline 100mg PO BID for 7 days or minocycline 100 mg PO BID for 7 days • 대체: azithromycin 1 g PO once or levofloxacin 500 mg PO QD for 7 days
Mycoplasma genitalium	• 권장: Azithromycin 500mg PO QD, followed by azithromycin 250mg PO QD for 4 days (Total 1.5g) • 치료 실패 시에는 macrolide(azithromycin)에 대한 내성 검사 필요 • Macrolide 감수성 시: Doxycycline or minocycline 100mg PO BID for 7 days, azithromycin 1g PO QD, followed by azithromycin 500mg PO QD for 3 days (Total 2.5g) • 약물 복용 완료 21일 후 완치 여부 검사 시행 • Macrolide 내성 시: Doxycycline or minocycline 100mg PO BID for 7 days, 이어서 moxifloxacin 400mg PO QD for 7 days
Ureplasma urealyticum	• 성매개감염 병원균의 역할을 한다는 보고가 있지만 세균 수가 아주 많을 때에만 증상을 일으킴. 환자의 성접촉 여부를 확인할 필요가 있고, 증상 여부를 확인할 필요가 있음. 대부분은 질병을 일으키지 않기 때문에 치료가 필요 없음 • 치료 시 권장: Doxycycline or minocycline 100mg PO BID 7days • 대체: Azithromycin 1g PO Once
Trichomonas vaginalis	• 남자: Metronidazole 2 g PO Once • 여자: Metronidazole 500mg PO BID for 7 days • 대체: tinidazole 2 g PO Once
Mycoplasma hominis	• 성매개감염이 아닌 공생균으로 간주되어 치료가 필요 없으나, 임신 관련 합병증과 연관성이 의심될 경우에만 치료를 고려 • 치료 시 권장: Doxycycline or minocycline 100mg PO BID 7days • 대체: Clindamycin 또는 Fluoroquinolone
Ureaplasma parvum	• 성매개감염이 아닌 공생균으로 간주되어 치료가 필요 없으나, 임신 관련 합병증과 연관성이 의심될 경우에만 치료를 고려 • 치료 시 권장: Doxycycline or minocycline 100mg PO BID 7days

1. 원인균

매독균은 *Spirochaetaceae*과에 속하며, 속명은 *Trepo-nema*, 종명은 *Treponema pallidum*이다. 나선형의 코르크따개 모양으로 길이는 10~14μm, 지름은 0.1~0.2μm로 매우 가늘고 길어 광학현미경의 해상도를 넘어서기 때문에 암시야현미경검사를 통해서만 관찰이 가능하다. *Treponema pallidum*이 다른 균종과 구별되는 특징은 불완전한 대사능력과 느린 증식률이다. 또한 생체 밖에서는 증식되지 않아 배양검사를 통한 진단이 불가능하다.

2. 발병기전

주요 감염경로는 성접촉이다. 그러나 다양한 병기를 가진 매독에서 모든 환자가 전파자가 되는 것은 아니다. 점막이나 피부에 병변을 가지고 있는 1기 또는 2기 매독 환자와의 접촉을 통해서만 *Treponema pallidum*은 전파된다. 조기 매독이라 분류되는 감염 후 1~2년 이내에는 1기매독의 하감*chancre*이 나타나고 2기매독의 피부 병변이 나타났다가 사라지는 것을 반복할 수 있다. 따라서 치료받지 않은 매독 환자에서 이러한 병변이 나타나는 감염 후 1~2년이 바로 전염력을 가지는 시기이다. 감염된 성파트너와의 접촉에 의해 매독이 전염되는 확률은 성접촉 1회당 30~60%이다.

3. 임상양상

(1) 1기매독

매독의 첫 번째 병변은 성접촉에 의한 균의 침입 부위에 나타나는 구진이며, 감염 후 10~90일(평균 3주)의 잠복기를 거친 다음 나타난다. 구진*papule*은 지름이 0.5~1.5cm까지 자라며, 1주일 정도 후에 궤양이 발생하면서 1기매독의 특징적인 증상인 하감이 나타난다(그림 14-3). 하감은 궤양 바닥이 삼출물 없이 깨끗하고 경계가 단단하며 통증이 없는 것이 특징이다. 하감은 보통 1개가 관찰되지만, 때로 여러 개의 하감이 동시에 관찰되기도 한다.

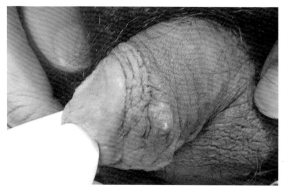

그림 14-3 남성 성기에 나타나는 전형적인 1기매독의 하감

(2) 2기매독

감염 후 수 주에서 수개월 내에 미열, 권태감, 인후통, 두통, 선병증*adenopathy*, 그리고 피부 또는 점막의 발진 등 다양한 전신증상이 나타나게 된다. 이러한 2기매독의 병변은 혈액과 림프를 통한 *Treponema pallidum*의 파종을 의미하며, 전신성 구진 발적이 몸통 전체와 손바닥, 발바닥을 포함한 사지까지 나타나는 것이 특징이다(그림 14-4). 편평콘딜로마*condyloma lata*는 2기매독의 가장 심한 형태이며, 전염력이 가장 큰 병변이다(그림 14-5).

(3) 잠복매독

잠복매독의 정의는 과거 매독진단을 받았거나 혈청학적 검사 결과 매독감염이 추정되지만 치료받은 적이 없고, 현재 임상적으로 아무런 증상이나 징후가 나타나지 않은 상태이다. 잠복매독은 감염 시점으로부터의 기간에 따라 조기잠복매독과 후기잠복매독으로 나누며, 그 기준은 1년(또는 2년)이다. 조기잠복매독에서는 2기매독이 재발할 수 있고, 따라서 성접촉에 의해 전염될 수 있다.

(4) 3기매독

치료받지 않은 매독은 20년 이상에 걸쳐 임상소견이 나타날 수 있는 만성감염질환이다. 조기매독에서 나타날 수 있는 1기, 2기 매독증상은 치료받지 않아도 저절로 사라지며, 성인 매독 환자들은 대부분의 시기를 잠복상태로 보내게 된다. 따라서 실제 주된 이환과 사망은 3기매독 때문에 발생하며, 피부, 뼈, 중추신경계, 내장, 특히 심장과 큰 혈관들이 이환을 나타내는 주요 부위이다. 항생제의 사용으로 현재에는 일부 저개발국가를 제외하

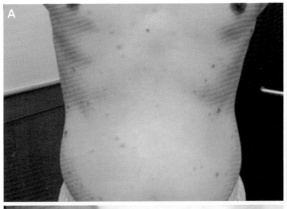

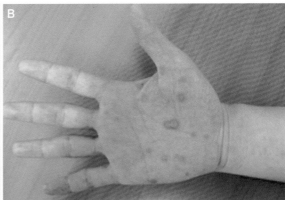

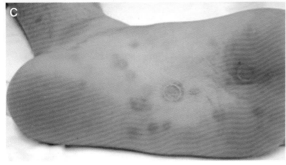

그림 14-4 몸통(A)과 손바닥(B), 발바닥(C)에 나타난 2기매독의 구진

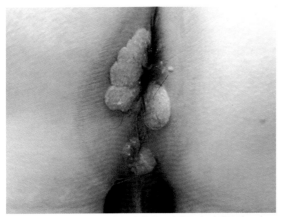

그림 14-5 항문 주위에 나타난 2기매독의 편평콘딜로마

고는 신경매독 이외의 다른 3기매독 증후군들은 보기 힘들다.

4. 진단

(1) 암시야현미경검사

*Treponema pallidum*을 직접 확인할 수 있는 직접 검사이며, 검사 방법 중 특이도가 가장 높다. 병변에서 삼출물을 얻어야 검사가 가능하기 때문에 1기매독의 하감과 2기매독의 편평콘딜로마가 거의 유일한 검체이다.

(2) 혈청학적 검사

매독의 혈청학적 진단은 항원 항체의 반응에 따라 Treponema검사treponemal tests와 비treponema검사non-treponemal tests로 나눈다. Treponema검사는 *Treponema pallidum*의 표면 노출 단백을 항원으로 하여 매독 특이항체를 검출하는 방법이다. Fluorescent treponemal antibody absorbed(FTA-ABS), Treponema pallidum microhemagglutination(TPHA), Treponema pallidum particle agglutination(TPPA), Treponema pallidum latex agglutination(TPLA), Enzyme immunoassay(EIA) 등이 있다. 매독 특이항체는 면역기억반응 때문에 매독에 한 번 감염되면 Treponema검사는 평생 양성을 보이게 된다. Treponema검사의 역가는 매독의 활성도와 치료에 대한 반응을 반영하지 않기 때문에 치료 후 환자의 모니터링에 사용할 수 없다. 따라서 Treponema검사와 동시에 Non-treponema검사를 시행하여 매독의 활성도를 알아봐야 한다. Non-treponema검사인 RPR(Rapid

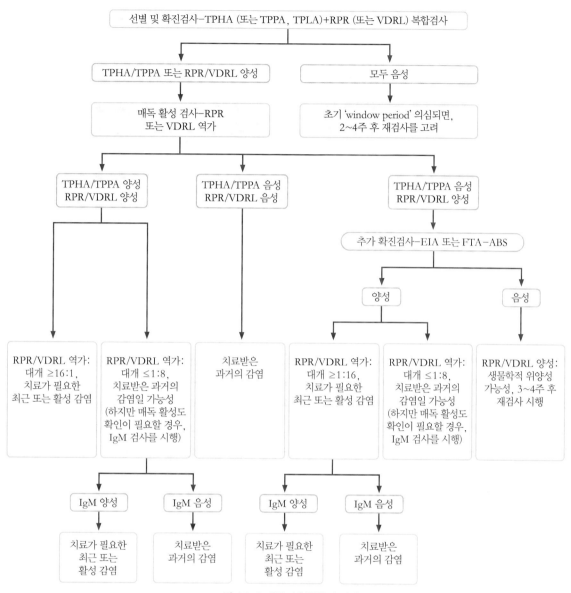

그림 14-6 매독의 혈청학적 검사

Plasma Reagin) 또는 VDRL(Venereal Disease Research Laboratory)의 역가는 매독의 활성도를 반영하며, 전염력과 관계가 있다. RPR/VDRL의 역가가 1:16 이상인 경우 조기 매독일 가능성이 높으며, 전염력이 있는 활동성 매독을 의미한다. 매독의 혈청학적 검사를 흐름도에 따라 정리하면 그림 14-6과 같다. 표 14-4는 Treponema검사와 비treponema검사 결과에 따른 임상적 해석이다.

(3) 치료 후 반응 검사

매독 치료에 대한 반응은 RPR/VDRL의 역가감소로 나타난다. 성공적인 치료의 기준은 RPR 또는 VDRL이 음성으로 전환하거나 치료 후 6개월에 역가가 4배 이상 감소하는 경우이다.

5. 치료

매독 치료의 첫 번째 선택약제는 페니실린 주사제이다

표 14-4 매독 혈청학적 검사의 임상적 해석

Treponemal (TPHA/TPPA)	Non-treponeamal (RPR/VDRL)	RPR or VDRL titer	해석
음성	음성		병력과 임상소견이 존재할 때는 1기매독 초기를 배제할 수 없음(Window period) 다른 treponemal test(FTA-ABS) 시행하여 확진
양성	양성	>1:8	1기, 2기, 조기잠복매독 전염력이 있는 활동성 매독
		<1:8	과거 치료받은 매독(serofast state) 치료병력 확실하면 치료는 불필요
양성	음성		대개는 치료받은 매독 치료병력이 확실치 않을 경우에는 유병기간을 모르는 후기잠복매독에 준하여 치료 1기매독 초기(Window period) 이를 배제할 수 없을 때는 2~4주 후 재검사 시행
음성	양성		생물학적 위양성 3~4주 후 재검사 시행

표 14-5 병기에 따른 매독의 권장치료

병기	권장요법	대체요법
조기매독 (1기, 2기 조기잠복매독)	Benzathine penicillin G 240만 IU 근육주사 1회 요법	Doxycycline 100mg 1일 2회 또는 200mg 경구 1일 1회 14일 요법
후기잠복매독, 지속기간을 모르는 잠복매독, 심혈관매독	Benzathine penicillin G 240만 IU 근육주사 1주일 간격으로 3회 요법	Doxycycline 100mg 1일 2회 또는 200mg 경구 1일 1회 28일 요법
신경매독	Penicillin G potassium crystal 300~400만 IU 정맥주사 4시간 간격으로 18~21일 요법(1일 투여량 1,800~2,400만 IU)	페니실린 탈감작 후 페니실린 투여를 우선 고려 Doxycycline 200mg 경구 1일 2회 28일 요법 Ceftriaxone 2g 정맥주사 1일 1회 14일 요법
임신부 조기매독 (1기, 2기 조기잠복매독)	Benzathine penicillin G 240만 IU 근육주사 1회 요법 임신으로 인한 약물역동학의 변화가 예상되는 임신 20주 이상의 조기매독에서는 benzathine penicillin G 240만 IU 근육주사 1주일 간격으로 2회 요법	임신부에서는 대체치료제 없음 페니실린 탈감작 후 페니실린 투여
임신부 후기잠복매독, 지속기간을 모르는 잠복매독, 심혈관매독	Benzathine penicillin G 240만 IU 근육주사 1주일 간격으로 3회 요법	임신부에서는 대체치료제 없음 페니실린 탈감작 후 페니실린 투여

(표 14-5). 페니실린에 대한 과민반응 등으로 다른 약제들이 대체약제로 추천되고 있지만 페니실린을 제외한 다른 약제의 효과는 아직 검증이 부족한 상태이다. 전체적인 치료의 흐름도는 그림 14-7과 같다.

III 외성기 궤양

외성기 궤양은 대부분 성매개감염에 의하며, 성기단순

포진, 1기매독의 하감, 연성하감, *Chlamydia trachomatis*(LGV 혈청형 L1, L2 또는 L3)가 원인이다. 외성기 궤양의 임상적인 감별점은 표 14-6과 같다.

1. 성기단순포진

성기단순포진 감염의 약 85%는 제2형 *herpes simplex virus*(HSV-2)가 원인이며, 나머지는 HSV-1이다. HSV 감염자는 피부나 점막 표면 또는 질분비물이

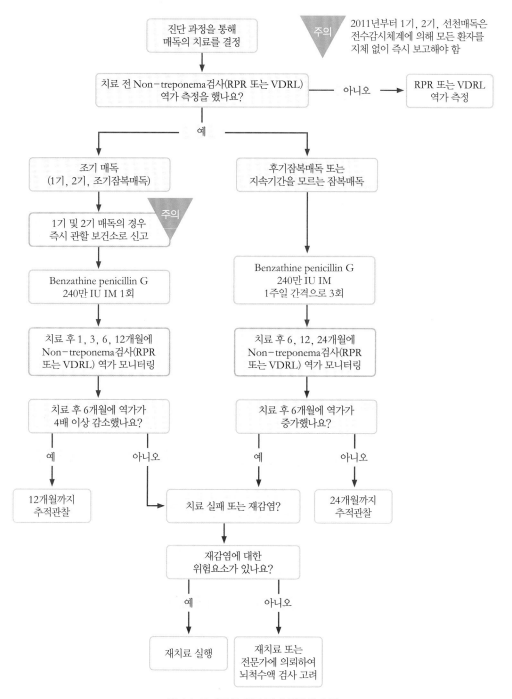

그림 14-7 매독의 치료 및 추적관찰 흐름도

나 타액 등으로부터 바이러스를 흘릴 수 있으며, 비감염자가 이러한 감염자와 접촉했을 때 HSV의 전파가 이루어진다. 감염은 바이러스가 피부의 상처나 자궁경부, 인두중앙부, 결막과 같은 민감한 점막 등에 부착함으로

써 이루어진다. 재발성 만성질환이며 평균 잠복기는 6일(1~26일)이다. 혈청검사로 새로 진단된 HSV-2 환자의 약 60%는 무증상이고 약 40%는 증상이 있다. 특징적인 병변은 홍반성 병변 위의 수포성 군집이며, 농포와 궤양

표 14-6 외성기 궤양의 감별진단

구분	성기단순포진	1기매독	연성하감
잠복기	6일(1~26일)	3주(3~90일)	5~14일
궤양	상피에 국한 얕고 가려움	경화*induration* 단단함	침식된 경계 깊고 부드러움
개수	여러 개가 군집	대부분 1개(70%)	2개 이상(50%)
크기(평균 직경)	≤1cm	1.5~2cm	2cm
압통	중간 정도	없음	심함
농 형성	심하지 않음	심하지 않음	심함

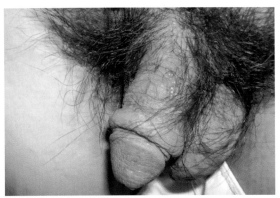

그림 14-8 단순포진바이러스에 의한 수포

및 최종 단계로 딱지의 형성까지 병변이 진행된다. 증상이 있는 군의 약 80%가 전형적인 생식기 증상 및 징후가 나타나지만, 20%는 생식기에 단순포진바이러스*Herpes Simplex Virus*의 병소 없이 성기 통증이나 요도염, 무균수막염, 자궁경부염과 같은 초감염의 합병증으로 알려진 비특이적 증상을 보인다.

단순포진바이러스는 최초 감염 후 무증상으로 오랜 기간 동안 신경절에 잠복했다가 감염자의 면역력이 저하될 경우 재활성화되어 신경섬유를 타고 피부 병소에서 바이러스 증식에 의해 수포를 형성한다(그림 14-8). 재발성 감염의 병변은 최초 발현 감염에 비해 주로 생식기 주위

표 14-7 성기단순포진 권장치료

구분	권장 요법
최초 발현 성기단순포진	Acyclovir 400mg PO TID for 7~10 days or Famciclovir 250mg PO TID for 7~10 days or Valacyclovir 1g PO BID for 7~10 days
재발성 성기단순포진	Acyclovir 800mg PO BID for 5 days or Famciclovir 125mg PO BID for 5 days or Valacyclovir 1g PO BID for 5 days
HIV 감염자의 재발성 성기단순포진	Acyclovir 400mg PO TID for 5~10 days or Famciclovir 500mg PO BID for 5~10 days or Valacyclovir 1g PO BID for 5~10 days
재발성 성기단순포진의 항바이러스 억제 요법	Acyclovir 400mg PO BID or Valacyclovir 500mg PO QD or Valacyclovir 1g PO QD (in case of ≥10 episodes/year) or Famciclovir 250mg PO BID
임신부의 항바이러스 억제 요법	Acyclovir 400mg PO TID or Valacyclovir 500mg PO BID
HIV 감염자의 항바이러스 억제 요법	Acyclovir 400~800mg PO BID-TID or Famciclovir 500mg PO BID or Valacyclovir 500mg PO BID

로 국소화되어 수포, 농포, 표재성 궤양으로 발생하며, 평균 원발성 성기단순포진 병변의 10% 정도 크기로 나타난다. 동통은 보통 심하지 않고, 전신증상은 5~10%에서 일어나며 자궁경부 병변은 12% 정도로 드물게 일어난다. 증상은 보통 7일경에 가장 심하고 9~10일에 소실되어 평균 9.3~10.6일의 짧은 임상경과를 보인다. 일반적으로 최초 발현 감염 후 1년 이내에 50~80%에서 일어나며, 1년에 3~4회 재발한다. 평균적으로 매년 약 0.8%씩 재발률이 감소하는 양상을 보인다.

다수의 군집을 이루는 성기궤양이 있는 경우 임상적으로 성기단순포진으로 진단할 수 있다. 그리고 성기단순포진 병변의 경우 접촉 시 대부분에서 통증이 동반되므로, *Treponema pallidum* 등에 의한 무통성 궤양 병변과 감별하는 데 도움이 될 수 있다. 하지만 동일 병변에 성기단순포진 바이러스와 *Treponema pallidum*이 동시에 존재할 수 있다는 점도 명심해야 한다. 진단을 위한 검사로는 수포의 삼출액을 이용한 바이러스 배양검사, PCR 검사, Tzanck 도말검사와 혈청학적 항체검사가 있다. 성기단순포진의 권장치료는 표 14-7과 같다.

2.1기매독

1기매독의 하감은 외성기궤양의 원인이며, 자세한 내용은 앞의 'Ⅱ 매독'(182~186쪽)을 참고한다.

3. 연성하감

원인균은 *Haemophilus ducreyi*이며, 배양조건이 까다로운 그람음성 막대균이다. 잠복기는 5~14일이며, 처음 구진이 발생하고, 빠르게 1개 또는 더 많은 농포로 발전한다. 이것이 파열되면 급속히 출혈되고 고통스러우면서 고름이 있는 육아종염증을 가진 얕은 궤양을 형성한다. 남성에서는 음경의 포피, 귀두의 관상고랑, 음경몸체에 주로 궤양이 발생한다. 여성에서는 외부 생식기에 넓게 궤양이 발생할 수 있으며, 다발성 궤양이 흔히 관찰된다. 질이나 자궁경부에는 드문 편이며, 환자의 30%는 통증이 있는 서혜부림프절염이 발생되고 자연적으로 파열될 수도 있다. 연성하감은 다른 성기궤양질환, 특히 1기매독과 비슷한 양상을 보이지만, 연성하감 병변

은 통증이 있는 것에 반해 전형적인 1기매독의 병변은 통증이 없다. 연성하감은 생식기로부터 거의 확대되지 않고 전신질환을 일으키지 않는다. 궤양 삼출물을 이용하여 *Haemophilus ducreyi*를 배양하거나 PCR과 같은 핵산증폭검사가 진단검사로 이용된다. 연성하감의 치료는 azithromycin 1g 경구 1회 요법, ceftriaxone 250mg 근육주사 1회 요법, ciprofloxacin 500mg 경구 1일 2회 3일 요법, 또는 erythromycin 500mg 경구 1일 3회 7일 요법 등이 권장된다. 치료 후 3~7일에 추적관찰한다. 치료 후 3일 이내에 주관적인 호전, 7일 이내에 객관적인 호전을 보인다. 궤양 크기가 크다면 회복은 2주 이상 걸릴 수 있으며, 포경수술을 받지 않은 사람에서 포피에 궤양이 생긴 경우 회복이 느리다. 림프절병증은 궤양보다 회복이 느리다. 증상 발현 이전 2주 동안의 모든 성파트너는 치료를 받게 하는 것이 권장된다.

Ⅳ 성기사마귀

인간유두종바이러스*human papillomavirus; HPV* 감염에 의해 일어나는 성기사마귀를 뾰족(첨규)콘딜로마*condyloma acuminatum*라고 한다.

1. 인간유두종바이러스

HPV는 남성과 여성에서 여러 질환을 일으키는 원인 바이러스이며, 성적인 접촉에 의해 전파되는 가장 흔한 성매개감염 중 하나이다. 평생 동안 HPV 감염의 위험도는 약 50%이다. HPV는 200여 종 이상의 아형이 존재하는 바이러스로, double-stranded DNA virus로 편평상피세포*squamous epithelial cell* 또는 편평상피세포로의 변화를 겪는 상피세포에 감염이 된다. 생식기 감염을 일으키는 40여 종의 HPV형 중 저위험군인 HPV 6, HPV 11은 성기사마귀를 일으키며, 고위험 바이러스인 HPV 16, HPV 18 및 이들과 유사한 HPV 31, 33, 35, 52, 58, 39, 45, 59, 56, 66, 51 등은 자궁경부암을 일으킨다. 국내 연구에 따르면 2010년 이후 25~29세에서 가장 흔하게 발생하며, 또한 여성보다 남성에서 증가세가 뚜렷하다.

2. 발병기전

HPV 감염은 물리적인 외상이나 염증에 의해 손상된 편평상피세포층의 맨 아래에 있는 기저세포에서 일어나 바깥쪽으로 증식하게 되며, HPV 자체가 진피 내의 혈관으로 들어가지는 않는다. 이들 바이러스는 *Chlamydia trachomatis*처럼 전형적인 염증반응을 보이지 않는다. 바이러스가 세포에 들어가서 세포의 핵으로 들어가게 되면 숙주의 핵 내 물질들을 자신의 증식을 위해 사용하게 된다. HPV 감염은 매우 전염성이 강하며, 미세조직 미란에 의해 조직-조직 간에 직접적으로 전파된다.

3. 임상양상

뾰족콘딜로마는 90%가 HPV 6, 11에 의하며, 대부분 자각 증상이 없고 무증상이다. 외성기와 항문 주위의 피부 혹은 점막에서 구진성으로 성장하여 바깥으로 자라는 양치잎 모양 혹은 꽃양배추*cauliflower* 모양으로 나타난다 (그림 14-9). 대부분 다발성, 비대칭성과 다형성*polymorphic*을 보이며 때로 출혈, 가려움증, 국소분비물의 원인이 된다. 요도구에는 남성의 20~25%, 여성의 4~8%에서 발생한다(그림 14-10). HPV 16은 고위험 바이러스이며, bowen양 구진증*bowenoid papulosis*과 Bowen병*Bowen's disease*을 일으킨다.

4. 진단

새롭게 생긴 다발성, 첨규 형태는 생검이 필요하지 않다. 그러나 비전형인 경우에는 감별진단을 위해 생검이 요구된다. 생식기 피부에 5% acetic acid 용액을 1~3분 동안 도포하면 HPV에 감염된 상피는 백색화가 일어난다. 그러나 이 검사는 남녀 모두 높은 위양성률을 보인다. 색소침착이나 지속적인 궤양 및 출혈, 경화*induration*가 발생하는 경우, 기저조직에 고정되는 경우, 치료에 반응하지 않는 경우에는 생검(조직검사)이 필요하다.

5. 치료

HPV 박멸을 보장하는 치료법은 없다. 사마귀는 대체

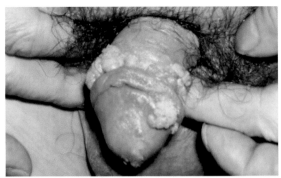

그림 14-9 뾰족콘딜로마

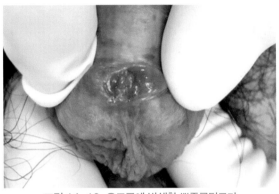

그림 14-10 요도구에 발생한 뾰족콘딜로마

로 지속률과 재발률이 높지만 성기 사마귀 환자의 90% 이상은 치료에 관계없이 2년 이내에 완전히 사라진다. 그러나 사마귀의 소멸이 HPV 박멸을 뜻하는 것은 아니다. 눈에 보이는 성기 사마귀 치료의 일차 목표는 사마귀의 제거이다. 치료방법은 imiquimod 5% 크림이나 podofilox/podophyllotoxin 0.5% 용액 또는 젤*gel*을 이용한 환자 직접 치료법과 냉동치료, podophyllin 10~25%, Bi-or trichloroacetic acid(BCA or TCA) 80~90%를 이용한 시술자 치료법이 있고, 국소마취하에 전기, 레이저 또는 수술기구를 이용한 수술적 치료법이 있다. 2016년 이후 청소년기 여아에 대한 국가예방접종프로그램*National Immunization Program; NIP*에 포함되어 접종을 하고 있으나 남아는 제외되어 있다. 남녀 모두에서 HPV 감염을 예방하기 위해서는 백신 투여가 권장된다.

V 기타 성매개감염

1. 사면발이증

*Phthirus pubis(crab louse)*에 의한 성매개감염으로 인간이 유일한 보균자이다. 머릿니보다 생존기간이 더 짧고(24시간) 대부분 음모와 사타구니에 존재하지만 가슴, 겨드랑이, 속눈썹 혹은 안면의 털에서 관찰되는 경우도 있다. 전염은 직접적인 성접촉뿐만 아니라 성접촉이 아닌 경우에도 일어날 수 있다. 음모 부위의 가려움증이 가장 흔한 증상이며 가려움, 긁힘, 홍반, 피부자극, 염증 모두 이에 물린 반응으로 나타난다. 긁으면 2차 세균성 피부감염으로 이어질 수 있다. 털에 붙어 있는 이 또는 서캐를 직접 관찰함으로써 진단이 가능하고, 확실한 진단이 어려운 경우는 용기에 이나 서캐를 담아 현미경검사를 시행한다. Permethrin, pyrethrin, lindane, crotamiton 등의 외용제를 이용하여 치료한다. 의복 및 침구류와 같은 매개물은 뜨거운 물(50℃ 이상)로 세탁하거나 드라이클리닝을 해야 하며, 침대이불은 진공청소기를 사용한다.

2. 옴

*Sarcoptes scabiei*에 의한 성매개감염이다. 잠복기는 2~6주이지만 재감염은 즉시(1~3일 이내) 증상을 일으킨다. 성접촉이 아닌 직접적인 신체접촉을 통해서도 전염될 수 있다. 옴진드기는 1시간 이내에 접촉한 사람의 외피 가장 바깥층에 굴을 파고 들어간다. 심한 야간 가려움증이 나타나며, 옴진드기에 감염된 피부에는 평균 0.5cm 길이의 은색 피부선이 관찰된다. 가려움증의 결과로 구진 또는 결절들이 외성기 주변에 생기기도 하고, 성기의 고름피부증이 발생한다. 병력청취와 의심되는 부위를 검사하여 진단한다. 필요한 경우 현미경검사를 위해 피부의 구멍을 긁어 옴진드기나 알을 얻는다. Permethrin, lindane, crotamiton 등의 외용제를 이용하여 치료한다. 약물은 모든 굽힘부위, 회음부, 배꼽, 외성기, 그리고 손발톱 아래의 피부를 포함한 목 아래 모든 피부에 도포해야 한다. 의복 및 침구류와 같은 매개물은 뜨거운 물(50℃ 이상)로 세탁하거나 드라이클리닝을 해야 하며, 침대이불은 진공청소기를 사용한다.

대한요로생식기감염학회. 성매개감염 진료지침. 제3판. 질병관리청, 2023

대한요로생식기감염학회. 요로생식기감염. 제2판. 군자출판사, 2022

Garnett GP, Aral SO, Hoyle DV, Cates W Jr, Anderson RM. The natural history of syphilis. Implications for the transmission dynamics and control of infection. Sex Transm Dis 1997;24:185-200

Horner P, Donders G, Cusini M, Gomberg M, Jensen JS, Unemo M. Should we be testing for urogenital Mycoplasma hominis, Ureaplasma parvum and Ureaplasma urealyticum in men and women?-a position statement from the European STI Guidelines Editorial Board. J Eur Acad Dermatol Venereol 2018;32:1845-1851

Jensen JS. Mycoplasma genitalium: yet another challenging STI. Lancet Infect Dis 2017;17:795-796

Lee H, Unemo M, Kim HJ, Seo Y, Lee K, Chong Y. Emergence of decreased susceptibility and resistance to extended-spectrum cephalosporins in Neisseria gonorrhoeae in Korea. J Antimicrob Chemother 2015;70:2536-2542

Ratnam S. The laboratory diagnosis of syphilis. Can J Infect Dis Med Microbiol 2005;16:45-51

Takahashi S, Hamasuna R, Yasuda M, Ishikawa K, Hayami H, Uehara S, et al. Nationwide surveillance of the antimicrobial susceptibility of Chlamydia trachomatis from male urethritis in Japan. J Infect Chemother 2016;22:581-586

Wagenlehner FM, Brockmeyer NH, Discher T, Friese K, Wichelhaus TA. The Presentation, Diagnosis, and Treatment of Sexually Transmitted Infections. Dtsch Arztebl Int 2016;11;113:11-22

Kim EJ, Lee JC, Lyu DH, Choi U, Choi JB, Kim KS, et al. Trends of genital wart in Korea according to treatment method classification: Big data analysis of health care in 2010-2019. Investig Clin Urol 2023;64:56-65

Workowski KA, Bachmann LH, Chan PA, Johnston CM, Muzny CA, Park I, et al. Sexually Transmitted Infections Treatment Guidelines, 2021. MMWR Recomm Rep 2021;70:1-187

15
CHAPTER

상부요로폐색

고준성 집필/윤석중 감수

신장에서 생성된 소변은 대단히 능동적인 과정에 의해 몸 밖으로 배출된다. 넓은 의미의 요로폐색이란 요로계가 단순히 구조적으로 좁아지는 현상을 지칭하는 것뿐 아니라 신우, 요관, 방광, 요도를 통하여 소변을 배출하는 일련의 과정에서 소변의 정상적인 흐름이 방해되고 있는 상태이며, 또한 치료하지 않고 방치했을 경우에 점진적으로 진행하는 비가역적인 신장손상을 동반할 수 있는 상태를 지칭한다. 이러한 폐색이 방광의 상부인 요관에서 나타나는 경우를 상부요로폐색*Upper urinary tract obstruction*이라 하고, 방광을 포함한 하부 폐색을 하부요로폐색이라 한다.

I 상부요로폐색의 분류 및 병태생리

1. 요로폐색의 분류

요로폐색은 원인(선천성 또는 후천성), 부위(상부요로 또는 하부요로), 정도(완전 또는 불완전, 일측성 혹은 양측성), 시간(급성 또는 만성) 등에 따라 분류할 수 있다(표 15-1).

표 15-1 요로폐색의 다양한 분류

분류 기준	종류
원인	기능적 또는 기계적 폐색 선천성 또는 후천성 폐색 양성 또는 악성 원인 외인성 또는 내인성 폐색
부위	상부요로 또는 하부요로 폐색
정도	완전 또는 불완전 폐색 일측성 또는 양측성 폐색
경과된 시간	급성 또는 만성 폐색

2. 기능적 폐색과 기계적 폐색

해부학적·물리적 폐색 없이도 소변의 흐름에 장애가 있을 수 있는데, 이를 기능적 폐색이라고 한다. 대표적으로 요관의 연동운동장애를 원인으로 하는 선천성 거대요관*congenital megaureter*이나 요관의 역류하는 흐름이 생기는 방광요관역류*vesicoureteral reflux* 등이 이에 해당한다.

요로폐색은 기계적 폐색이 더 흔하게 발생하며 요관내부와 외부의 물리적 요인에 의해서 소변의 흐름이 방해받는 상태를 의미한다. 대표적 질환으로 요관결석 또는 종양에 의한 협착, 요관 주위 이행혈관*aberrant vessel*

193

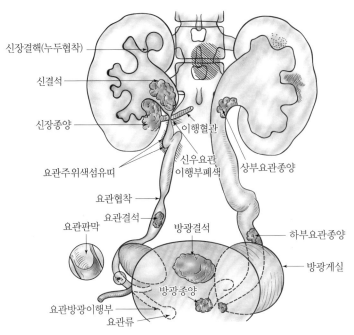

그림 15-1 상부요로폐색의 호발 부위와 원인질환

으로 인한 요관폐색, 후복막섬유화증retroperitoneal fibrosis; RPF 등이 있다. 기계적 폐색은 여러 영상검사를 통해 폐색 부위를 특정할 수 있으며, 그림 15-1에 호발하는 요로폐색질환을 모식화했다.

3. 폐색에 따른 혈류학적 변화

정상적인 신우renal pelvis 내 압력은 0에 가까우나, 폐색이 있으면 점차 압력이 높아지며 신우에서 신장실질로의 역압backward pressure이 형성하게 된다. 이 역압으로 인하여 엽간동맥interlobar artery과 활꼴동맥arcuate artery이 압박되어 국소적인 압박위축compression atrophy이 발생한다. 수신증의 초기 형태학적 변화인 신배renal calyx의 확장과 신유두renal papilla의 평탄화flattening, 천장fornix의 곤봉화clubbing가 이러한 기전에서 유래한다.

폐색이 진행함에 따라 나타나는 신장실질renal parenchyme의 전반적인 위축은 이러한 압박위축으로만 설명하기에는 부족하며, 신장실질 전체에 전반적인 혈류 변화가 있을 가능성을 시사한다. 이를 입증하기 위한 일측성 요관폐색을 유발시킨 동물실험에서는 폐색에 따른 요관압과 신장혈류renal blood flow; RBF의 관계를 크

게 3단계로 구분했다. 1단계는 폐색 이후 1~2시간 이내의 단계로, 증가된 역압으로 감소된 신사구체여과율glomerular filtration rate; GFR을 보상하고자 프로스타글란딘 E2prostaglandin E2; PGE2와 산화질소nitric oxide; NO와 같은 혈관 확장 인자가 작용하여 수입세동맥afferent arteriole을 확장시켜 RBF가 증가하는 단계이다. 2단계는 폐색 이후 3~5시간이 지난 단계로 요관 내 압력은 여전히 높으나 PGE2, NO의 보상성 혈관 확장 작용이 감소하면서 RBF가 감소하기 시작하는 단계이다. 3단계는 폐색 이후 5시간 이상 경과한 상태로, RBF의 감소와 요관 내 압력이 모두 감소하며 신장기능이 점진적으로 감소하기 시작하는 단계이다.

4. 폐색에 따른 신장기능의 변화

요관폐색은 역압을 일으켜 신사구체여과율을 감소시킬 뿐만 아니라, 신장의 근위세뇨관의 조절장애를 일으켜 요농축 능력을 현저하게 감소시킨다. 이러한 요농축 능력의 감소는 폐색이 해소된 뒤에도 한동안 지속될 수 있으며, 양측성으로 발생한 폐색에서 더욱 두드러진다. 폐색의 위치가 상부일수록, 신우의 위치가 신장외신우

*extrarenal pelvis*일 때보다 신장내신우-*intrarenal pelvis*일 때 신장실질에 주는 압력이 더 크고 신장손상을 빨리 진행시킨다.

폐색이 해소된 이후 신장기능의 회복은 폐색의 기간, 정도, 환자 개개인의 연령 및 기저 신장기능, 감염의 동반 여부에 따라 현저하게 달라지며, 일측성 폐색인 경우 반대쪽 신장의 보상비대*compensatory hypertrophy*를 일으켜 전체적 신장기능을 보존할 수 있으나, 환자의 연령이 많은 경우에는 기대하기 어렵다.

5. 폐색에 따른 신장 및 요관의 병적 변화

앞서 혈류의 변화가 신장기능의 저하 및 신장실질의 위축을 초래하는 것을 혈류학적인 모델로 알아보았다. 이를 거시적으로 적용시켜 전체 신장을 두고 보면 다음과 같은 변화가 시간순으로 일어나게 된다. 동물실험에서는 성숙한 신장에 폐색이 일어난 지 42시간이 지나면 신배와 신우의 확장과 신유두의 평탄화가 발생하기 시작한다. 폐색으로부터 7일이 지나면 이러한 집합계*collecting system*의 확장과 더불어 신장실질의 부종으로 인해 신장의 무게가 증가하게 된다. 21~28일이 경과하면 신장의 피질과 수질이 얇아지기 시작하고, 폐색으로부터 6주가 지나면 폐색된 신장은 낭성으로 변하고 대측에 비해 크기는 크지만, 무게는 줄어드는 위축이 선명하게 확인된다.

폐색 초기에 요관은 역압을 극복하려는 요관근육의 비대로 인해 두꺼워지고 길어지며 심한 굴곡을 보인다. 폐색이 진행되면 역압에 대응하지 못하고 수축력을 상실하며, 심하게 확장되어 마치 창자처럼 보이기도 한다.

II 상부요로폐색의 평가 및 진단

1. 병력 및 증상

요로폐색의 병력 및 증상은 폐색이 일어난 장소, 정도, 경과된 시간에 따라 매우 다양하게 나타난다. 가장 흔한 증상으로 신우 및 요관의 급격한 팽창으로 인한 옆구리 통증이 나타날 수 있으나, 폐색이 일어난 위치에 따라 등쪽 통증에서부터 음낭 혹은 대음순까지도 방사통을 느끼는 경우도 있다. 오심과 구토와 같은 소화기증상도 흔히 동반되며, 요로감염이 동반되어 발열과 오한을 보이기도 한다. 원위부 요관의 폐색이 있는 경우 하부요로 증상이 동반될 수 있으며, 급성신부전이 동반되어 소변량의 감소가 나타나기도 한다. 만성적인 폐색은 대개 통증이 경미하거나 없는 경우가 많으며, 원인 불명의 고혈압, 점진적으로 진행하는 신장기능 저하에 대한 평가 중 우연히 발견되는 경우도 많다. 비뇨기계의 암 환자 이외에도, 대장암, 자궁 및 난소암 환자에서 진행된 병기, 수술 및 방사선 치료로 인해 외인성 요로폐색이 나타날 수 있으므로 해당 과거력을 지닌 환자에 대해서는 더욱 정밀한 병력청취와 적극적 평가가 필요할 수 있다.

2. 징후 및 신체진찰

급성기에는 늑골척추각압통*costovertebral angle tenderness* 여부를 확인해야 하며, 감염을 동반할 경우 빈맥*tachycardia*과 혈압저하, 호흡곤란 등의 패혈증상이 발현되는지 유심히 지켜 봐야 한다. 만성폐색에서는 상복부 촉진을 통해 종물 유무를 확인해야 한다.

3. 검사실검사

급성감염이 동반된 경우 혈액 내 호중구성 백혈구 증가*neutrophil dominant leukocytosis* 소견이 있으며 신장기능 저하가 동반된 만성폐색에서는 신장에서 분비하는 적혈구형성인자*erythropoietin*의 감소로 만성적 빈혈이 동반될 수 있다. 만성폐색 혹은 양측성 폐색으로 신장기능이 감소하면 혈중요소질소*BUN* 수치 및 크레아티닌*creatinine* 수치가 증가하고 신사구체여과율이 감소한다. 소변검사는 대개 혈뇨, 농뇨, 단백뇨, 세균뇨 등이 동반될 수 있으나 폐색의 정도와 소변검사 결과의 이상은 비례하지 않는다.

4. 영상진단

단순요로촬영*kidney, ureter and bladder; KUB*에서는 신장의 크기와 위치, 요관주행 부위에서의 석회화, 뼈의

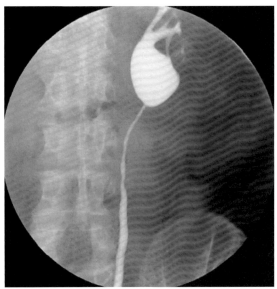

그림 15-2 역행성요로조영술(신우요관이행부폐색)

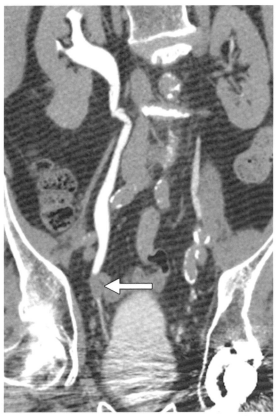

그림 15-3 CT 요로조영술(하부요관의 요로상피암)

전이 음영을 관찰해야 한다. 폐색으로 인한 수신증을 관찰하기에는 초음파가 유용하며 방사선 위해가 없다는 장점이 있으나, 정확한 폐색 부위를 관찰하기가 어려운 경우가 많다. 신장기능의 악화가 없으면 정맥신우조영술(배설성요로조영술)*intravenous pyelography; IVP*을 통해 요로폐색의 부위와 정도를 관찰할 수 있다. 신장기능의 악화가 있거나, 다른 조영제 사용 검사 등의 이유로 정맥신우조영술을 사용할 수 없는 경우 역행성요로조영술*retrograde pyelography; RGP*을 시행할 수 있다(그림 15-2). 실시간으로 폐색 부위를 정확하게 특정할 수 있는 장점이 있으나, 방광경 삽입 등의 조작이 필요하며 요로감염을 유발할 수 있으므로 발열 환자들에 시행함에 있어 주의해야 한다. 경피적신루*percutaneous nephrostomy; PCN*가 설치된 경우에는 신루를 통하여 조영제를 주입하는 선행성요로조영술*antegrade pyelography; AGP*을 시행하여 RGP를 대체할 수 있다. 최근에는 컴퓨터단층촬영*computed tomography; CT*을 통해 요로 부위 및 주위 병소까지 가장 잘 관찰할 수 있는 방법이 대중적으로 많이 쓰이고 있으며, 조영제를 주입 후 시간을 연장하여 배출기*excretory phase*에 촬영하는 컴퓨터단층촬영 요로조영술*CT urography*도 널리 쓰이고 있다(그림 15-3).

5. 핵의학검사

요로폐색에서는 크게 두 종류의 핵의학검사가 사용될 수 있다. 개별 신장의 각각의 분리 기능*split function*을 정확하게 측정하기 위하여 ^{99m}Tc-dimercaptosuccinic acid(DMSA) 신스캔을 시행할 수 있다. 폐색을 보다 직접적으로 알 수 있는 검사로는 이뇨성 핵의학검사인 ^{99m}Tc-mercaptoacetyltriglycin(MAG$_3$) 신스캔이나 ^{99m}Tc-diethylene triamine pentaacectic acid(DTPA) 신스캔이 있다. 이뇨기에 이뇨제를 주사하고 신우 내 음영이 절반 이하로 감소하는 반감기($T_{1/2}$)가 10분 이내이면 정상을 의미하고, 반감기가 20분 이상이면 폐색을 의미한다.

6. 신우관류검사*pelvis perfusion test; whitaker test*

다른 검사들로 폐색의 여부를 확진하기 어려운 경우

시도해 볼 수 있는 검사로, 경피적신루를 통하여 일정한 속도(10mL/min)로 관류액을 주입하여 신우와 방광의 압력 차이를 실시간으로 측정하는 검사이다. 압력 차이가 15cm H_2O 이하이면 정상, 22cm H_2O 이상이면 폐색으로 진단할 수 있다. 현재는 다른 진단방법의 발전으로 자주 쓰지 않는 검사이다.

III 상부요로폐색의 관리 및 치료

1. 통증 조절

상부요로폐색의 많은 환자들은 급성신장산통*renal colic*을 주소로 내원하게 되며 적절한 통증 경감이 반드시 필요한 경우가 많다. 통증의 특성상 심한 통증이 파도처럼 밀려오는 시기가 있는데 적절한 경구 약제로 조절이 되지 않는다면, 주사 약제 또한 적극적으로 고려해야 한다. 비스테로이드성 진통제*Non-Steroidal Anti Inflamma-tory Drugs; NSAIDs*의 경우 진통효과뿐 아니라 신장혈류와 신우내압을 감소시켜 요로폐색에서 효과적인 진통효과를 가져올 수 있다. Meperidine, morphine과 같은 마약성 진통제들은 빠른 진통작용이 있으나 구역, 구토를 유발하거나 과량 투여 시 진정, 의식 저하 등이 발생할 수 있으며, 중독이 발생할 위험성이 있다. 여러 임상적 연구에서 비스테로이드성 진통제들이 신장산통에서는 마약성 진통제들에 비하여 진통효과가 탁월하며, 구역, 구토와 같은 부작용도 적은 것으로 알려져 있다. 그러나 신장기능이 악화된 환자에서의 사용이 금지되어 있으며, 위장관 출혈, 급성심근경색, 급성뇌졸중의 위험이 있는 환자들에서 사용에 주의해야 한다. 이 외에 Tamsulosin과 같은 선택적 알파-1차단제*selective α1-blocker*의 경우 요관결석의 배출을 돕고 진통제의 사용을 줄여 주는 보조적 요법으로 효과가 있으며, 급성신장산통에서 항진경제 효과는 확실하게 입증되지 않았다.

2. 폐색의 제거

요로폐색의 치료목적은 폐색의 원인이 되는 질환을 제거하거나, 이를 제거할 수 없는 경우 소변을 다른 방법으로 배출시켜 신우내압을 감소시키고 신장기능을 보존하는 데 있다. 각각의 요로폐색에 대한 치료법은 개별 질환에서 다루고 있으므로 여기서는 기본 치료방침만 기술한다.

3. 요로전환술*urinary diversion*

상부요로폐색의 원인질환에 대한 근본적 치료가 이루어지기 전, 감염이나 신장기능 감소로 환자 상태가 좋지 않은 경우 먼저 일시적인 요로전환술을 시행하여 전신상태를 안정시킬 수 있다. 환자 상태나 컨디션에 따라 PCN 혹은 요관부목*ureteral stent* 설치를 선택할 수 있으며, 각각의 시술 시에 선행성 혹은 역행성 요로조영술을 동시에 시행하여 진단과 치료를 동시에 실시할 수 있다. 또한 기저질환이 많아 전신마취하에 근본적인 치료가 어려운 환자에게서도 최소한의 마취와 진정으로 소변을 배출시킬 수 있는 장점이 있다.

폐색의 부위가 광범위하여 원인질환을 치료할 수 없는 경우 영구적 요로전환술을 시행하는데, 가장 대표적으로 피부요관회장연결술*cutaneous ureteroileostomy*(ileal conduit)이나 회장요관대체술*ileal ureteral substitution* 등이 있다.

4. 폐색 후 이뇨*post obstructive diuresis*

양측성 요관폐색에서 폐색이 풀린 후 심한 다뇨현상이 일어나는 것을 의미하며, 드물지만 일측성 폐색에서도 나타날 수 있다. 발생기전은 폐색으로 인하여 축적된 수분, 요소, 나트륨을 배출하려는 생리적 반응과 폐색으로 인한 사구체요세관 손상으로 인한 수분 농축 능력의 감소 및 나트륨 소실에 의한 병적 반응에 의해 발생한다. 대부분의 환자에서 생리적인 수준의 다뇨현상이 나타나다가 정상으로 회복되며, 경구 수분 섭취만으로 충분한 경우가 많다. 그러나 단일신의 폐색이나 양측성 신장의 폐색이 심한 경우, 시간당 200mL 이상의 소변 배출이 지속되는 경우에는 경구 및 정맥을 통한 수분 손실 보충과 전해질 교정 등을 시행하며 주의 깊게 살펴야 한다.

5. 신절제술

폐색이 발생한 신장이 비가역적 손상으로 기능이 회복될 가능성이 적으며, 전체 신장기능의 10% 미만으로 기능이 적으며, 수신증이 심하며 지속적인 염증의 원인이 되는 경우, 반대측 신장의 기능을 고려하여 신절제술을 시행할 수 있다.

Ⅳ 상부요로폐색을 유발하는 질환

상부요로폐색을 유발하는 질환은 크게 선천성과 후천성으로 나눌 수 있으며, 선천성 질환의 대표적 질환은 신우요관이행부폐색ureteropelvic junction obstruction; UPJO, 하대정맥후요관retrocaval ureter, 방광요관역류vesicoureteral reflux; VUR 등이 있으며 각각의 질환은 이 책의 다른 장에서 자세히 다룰 예정이다.

후천성 질환으로 가장 대표적인 것이 요관결석ureter stone, 후복막섬유화증retroperitoneal fibrosis; RPF, 요관협착ureteral stricture, 요관-장문합부위협착uretero-enteric anastomosis 등이 있으며, 이 중 요관결석은 이 책의 다른 장에서 다룰 예정이다.

1. 후복막섬유화증

후복막섬유화증은 원인 미상으로 후복막 공간의 염증성, 섬유성 변화 과정이 진행되는 질환이다. 이로 인하여 후복막에 위치한 요관 등의 구조물들이 압박을 받으며 요로폐색을 일으키게 된다. 주로 40~60대에 발생하며, 남성에서 2~3배가량 더 많이 발생하는 것으로 알려져 있다. 호발하는 부위는 L4-5 부위의 대동맥 근처이며, 요관을 감싸는 섬유성 변화 조직이 발생하여 요관 자체를 외인성으로 누르거나, 요관의 연동운동을 방해하게 된다. 만성적 증상 또는 옆구리 통증이 있으며, 하대정맥을 누르게 되는 경우 심부정맥혈전증deep vein thrombosis이나 하지부종을 유발할 수 있다. 70%의 환자들에서 원인 미상으로 발생하며, 현재 후복막섬유화증은 자가면역성 질환인 만성대동맥주위염chronic periaortitis이나 큰 혈관에 발생하는 혈관염large vessel vasculitis의 연장선으

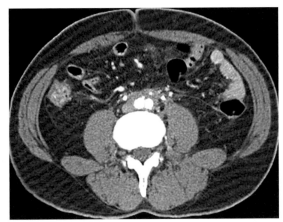

그림 15-4 후복막섬유화증의 CT 소견

로 해석된다. 30% 정도에서는 편두통 치료제로 사용되는 methysergide와 같은 맥각알칼로이드ergot alkaloid 계열의 약제나 베타차단제beta-blockers, phenacetin 같은 약물에 의해 발생하는 것으로 알려져 있으나 정확한 기전은 아직까지 밝혀지지 않았다.

진단을 위하여 요로조영술이나 컴퓨터단층촬영(그림 15-4) 등을 시도할 수 있으며, 자기공명영상에서 T1 저신호음영을 특징적으로 하는 대동맥, 대정맥, 요관을 감싸는 듯한 연조직종물soft tissue mass을 확인할 수 있다. 진단을 위한 조직검사는 대개 후복막섬유화증 자체를 진단하는 것보다는 악성종양과의 감별을 위하여 시행하는 경우가 많으며, 후복막섬유화증의 주된 치료는 steroid를 포함한 내과적 치료이다.

이 질환에서 비뇨의학과 의사의 역할은 내과적인 치료를 시행하여 일시적 요로전환술로 요로폐색을 해소해 주고, 약물치료에 반응하지 않는 경우 적절한 수술적 개입을 통한 요로폐색을 해결해 주는 것이다. 대부분의 환자에서 요관부목 설치가 가능하나, 외부에서의 압박이 심한 경우에는 신루 설치를 고려할 수 있다. 요로전환술 이후 폐색 후 이뇨post obstructive diuresis에 반드시 주의해야 한다. 약물치료에 반응하지 않는 경우 요관을 섬유화증 부위로부터 박리ureterolysis하는 것을 고려할 수 있다.

2. 요관협착

요관협착의 원인은 종양 및 요관결석, 수술 당시 직접

적 손상 및 허혈로 인한 간접적 손상, 감염, 방사선치료 등 다양하다. 진단 과정은 일반적 요관폐색에서의 과정과 동일하나 협착의 길이와 위치, 정도를 파악하는 것이 치료방향을 결정하는 데 중요하다. 일반적으로 협착 길이가 2cm 이상인 경우 내시경적 치료보다는 수술적 접근이 우선시된다(그림 15-5). 협착 부위의 잔여 신장기능 또한 치료 결정의 중요한 요소로, 25% 이상의 기능이 있어야 요관부목, 풍선확장술, 요관협착 절개 등의 내시경적 치료에 성공률이 높다. 요관부목은 많은 요관협착에서 증상을 완화시켜 주고, 그 자체가 치료적 효과를 갖는 경우가 많다. 그러나 협착 부위가 매우 길거나, 종양이나 후복막섬유화증과 같이 요관 외부에서의 압박인 경우 요관부목이 기능을 하지 못하는 경우도 있어 주의를 요한다. 풍선확장은 현성 감염이 있거나 협착 부위가 2cm 이상인 경우 권고되지 않는다. 풍선확장의 성공률은 50~85%로 보고되고 있으며, 의인성 손상이며 비문합non-anastomotic협착의 경우 치료반응이 좋으며, 문합anastomotic과 동반된 협착에는 성공률이 50%로 비교적 낮게 보고되고 있다. 요관경을 통한 요관내절개endouret-

erotomy는 풍선확장보다 높은 성공률을 보이고, 요관경과 cold-knife 혹은 홀뮴레이저Holmium laser 사용이 요관협착의 치료로 점점 더 각광받고 있는 추세이다. 치료 원칙으로 협착 부위의 근위부 및 원위부 2~3mm의 정상 요관을 포함하여 절개가 필요하며, 요관내경으로부터 요관주위지방조직periureteral fat까지 전 층을 포함해 절개해야 한다. 협착 부위의 위치에 따라 주위 혈관 및 구조물의 손상을 피하고자 한다. 일반적으로 하부요관은 장골혈관ilial vessel을 피하기 위해 전내측anteromedial을 절개하고, 상부요관은 대동맥과 대정맥을 피하기 위해 외측이나 후외측posterolateral을 절개한다.

3. 요관-장문합부위협착

요로전환술을 시행하고 나서 발생한 요관-장문합부위에서의 협착은 약 4~9%에서 발생하며 좌측 요관문합부위에서 더 잘생기는 것으로 알려져 있다. 협착 발생을 최소화하기 위하여 수술 시 문합부위의 긴장을 최소화해야 하며, 장과 요관의 혈관을 최대한 보존해야 한다. 사용한 장의 종류, 역류교정술 시행 여부, 기존의 방사선치료 유무, 문합부위, 요관부목 삽입 등이 수술 후 협착 발생에 영향을 미친다. 문합부위협착은 수술 이후 2년 안에 대부분 발생한다. 검사는 일반적인 요관협착검사와 마찬가지로 진행하나, 역류가 잘 일어나는 요관-장문합부위의 특성상 수술 이후 오랜 시간이 지난 환자들은 많은 수에서 약간의 수신증을 보일 수 있어 결과 해석에 주의해야 한다. 옆구리 통증과 더불어 반복되는 요로감염, 신장기능의 점진적 악화 등 환자의 증상 및 징후를 고려하며, 필요 시에는 핵의학검사 등의 도움을 받아 폐색 여부를 감별해야 한다.

치료는 내시경적 접근을 첫 번째로 고려하되, 수술적 치료보다 협착 재발률이 높으며, 특히 협착 길이가 1cm 이상일 경우 실패 가능성이 높다. 내시경적 치료 중 요관내절개술이 치료성적이 가장 우수하며, 연성 요관경flexible ureteroscopy과 홀뮴레이저를 통한 선행성 접근antegrade approach이 가장 선호된다. 내시경적 치료에 실패한 경우 개복 혹은 로봇 수술을 이용한 문합부위 재건을 시행할 수 있다.

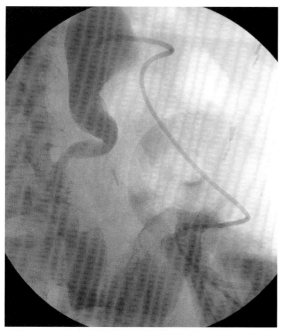

그림 15-5 요관-장문합부위협착 환자에서 선행성요로조영술 소견 추후 신루를 통해 연성 요관경과 홀뮴레이저를 이용하여 선행성으로 협착을 절개하거나 풍선확장을 시도할 수 있다.

대한비뇨의학회. 상부요로폐색. 비뇨의학. 제6판. 일조각, 2019;164-169

Anderson CB, Morgan TM, Kappa S, Moore D, Clark PE, Davis R, et al. Ureteroenteric anastomotic strictures after radical cystectomy—does operative approach matter? J Urol 2013;189:541-547

Butani RP, Eshghi M. Cold knife retrograde endopyelotomy: a long-term follow-up. J Endourol 2008;22:657-660.

Choi YJ, Baranowska-Daca E, Nguyen V, Koji T, Ballantyne CM, Sheikh-Hamad D, et al. Mechanism of chronic obstructive uropathy: increased expression of apoptosis-promoting molecules. Kidney Int 2000;58:1481-1491

Gerber GS, Kim JC. Ureteroscopic endopyelotomy in the treatment of patients with ureteropelvic junction obstruction. Urology 2000;55:198-202

Gomez FD, Thomas A, Sempels M, Nechifor V, Hubert C, Leruth J, et al. Outcomes following first-line endourologic management of ureteroenteric anastomotic strictures after urinary diversion: a single-center study. Urology 2017;102:38-42

Jadhav KK, Kumar V, Punatar CB, Joshi VS, Sagade SN. Retroperitoneal fibrosis-clinical presentation and outcome analysis from urological perspective. Investig Clin Urol 2017;8:371-377

Klahr S, Morrissey J. Obstructive nephropathy and renal fibrosis. Am J Physiol Renal Physiol 2002;283:F861-F875

O'Brien T, Fernando A. Contemporary role of ureterolysis in retroperitoneal fibrosis: treatment of last resort for first intent? An analysis of 50 cases. BJU Int 2017;120:556-561

Richter F, Irwin RJ, Watson RA, Lang EK. Endourologic management of benign ureteral strictures with and without compromised vascular supply. Urology 2000;55:652-657

Stoller ML. Urinary Obstruction&Stasis. In: Tanagho EA, Lue TF editors. Smith&Tanagho's General Urology. 18th ed. Newyork: McGrawHill; 2013;170-181

Vaughan ED Jr, Gillenwater JY. Diagnosis, characterization and management of post-obstructive diuresis. J Urol 1973;109:286-292

Zhang PL, Peters CA, Rosen S. Ureteropelvic junction obstruction: morphological and clinical studies. Pediatr Nephrol 2000;14:820-826

16
CHAPTER

하부요로폐색

김아람 집필/이지열 감수

ㅣ 하부요로폐색 총론

요로계는 소변을 생성하는 신장, 소변을 이동시키는 요관, 소변을 저장하고 배출하는 방광, 소변의 배출 통로인 요도와 전립선으로 구성된다. 그중 방광 이하를 하부요로로 정의한다. 하부요로폐색은 방광 이하의 기관에서 소변의 흐름을 방해하는 상태, 즉 소변줄기가 약화되고 소변의 배출을 어렵게 하는 상태로 정의할 수 있다.

1. 원인

하부요로폐색의 원인은 기능적 폐색과 기계적 폐색으로 나눌 수 있는데, 해부학적 폐색이 있는 것을 기계적 폐색, 기능이상성배뇨*dysfunctional voiding*에 의한 것을 기능적 폐색이라고 한다. 기능적 폐색의 대표적인 예로 가성협조장애*pseudodyssynergia*, 배뇨근괄약근협조장애*detrusor-sphincter dyssynergia; DSD*, 기능이상성배뇨*dysfunctional voiding*가 있다. 남성은 주로 전립선비대증에 의한 기계적 폐색이 많지만 여성의 경우는 복합적일 수 있다. 하부요로폐색의 원인을 그림 16-1에 모식도로 나타냈다.

먼저 남성 하부요로폐색의 원인을 기계적 폐색과 기능

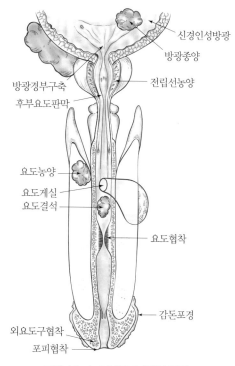

신경인성방광
방광종양
방광경부구축
전립선농양
후부요도판막
요도농양
요도게실
요도결석
요도협착
감돈포경
외요도구협착
포피협착

그림 16-1 하부요로폐색의 원인

성 폐색으로 나누어 살펴보면, 대부분의 하부요로폐색은 기계적 폐색이다. 호발 부위는 방광경부, 외요도구 등이다. 가장 흔한 원인질환은 전립선비대증이며, 방광종양,

201

방광출구폐색, 요도협착, 요도결석 등 원인이 다양하다.

기능적 폐색은 신경손상이나 골반저이상을 생각할 수 있는데, 신경손상의 경우는 척수손상이나 선천성 척수 이상 등의 이유로 천수배뇨중추상부의 신경손상이 발생해 배뇨근괄약근협조장애가 생겨 기능적 폐색이 일어난다고 할 수 있다. 정상적인 배뇨 상태에서는 방광배뇨근의 수축과 요도괄약근의 이완이 자연스럽게 협조하며 소변이 배출되나, 배뇨근괄약근협조장애는 방광배뇨근이 수축할 때 요도괄약근이 이완하지 않거나 같이 수축하여 소변의 배출에 장애를 초래하는 것을 말한다.

여성의 경우도 기계적·기능적 폐색이 있을 수 있다. 가장 흔한 기계적 폐색의 경우는 요실금수술 후 발생한 요도협착이나 방광류로 인한 요도의 압박을 들 수 있다. 요실금 수술 후 발생하는 여성방광출구폐색의 빈도는 아주 다양할 수 있는데, 5~20% 보고되고 있고 수술의 종류에 따라서도 다르게 나타날 수 있다. 요실금 수술은 대부분 중부요도슬링으로 이전 수술법에 비해 요폐 등의 발생빈도가 현저히 낮아졌다고 보고된다. 방광류의 경우는 그 정도에 따라 폐색이 다르게 나타날 수 있고 자궁이나 질, 자궁경부의 종양, 요도게실도 방광경부를 압박해 폐색을 보일 수 있다. 이 외에도 요도의 콘딜로마, 요도종양, 요도카룬클*urethral caruncle*, 요도판막도 드물게 폐색을 나타낼 수 있다. 여성의 기능성 하부요로폐색은

남성과 동일하게 배뇨근괄약근협조장애를 들 수 있는데 외요도괄약근 경직은 그 주변의 염증이나 감염으로 발생할 수 있다.

2. 병태생리

하부요로폐색이 발생한 후 폐색 부위 상부의 요로의 점진적인 확장과 소변의 정체 및 이로 인한 요로 및 신장의 손상이 있을 수 있다. 방광하부폐색의 초기에는 소변의 배출 기능 부전을 극복하기 위해 방광의 수축력을 높이려고 방광의 근육이 두꺼워진다. 폐색이 해결되지 않으면 방광근육은 비대해지고 방광 내의 압력은 올라가게 된다. 이로 인해 방광의 점막이 비대해진 방광근육 사이로 나가게 되는데, 이때 비대해진 방광근육이 돌출되는 것을 육주형성이라고 하며(그림 16-2), 방광점막이 방광근육층 없이 바깥쪽으로 나가서 커지면 게실이라고 한다. 또한 방광근육의 비대로 방광의 유순도*compliance*가 감소하여 방광용적이 감소하게 된다. 이러한 상태가 지속되면 방광이 심하게 확장되고 방광의 수축력은 상실될 수 있다. 따라서 소변의 배출이 완전하게 되지 않아 다량의 잔뇨가 남게 된다. 이러한 변화를 방광벽의 개조*remodel*라고 표현하기도 하며, 콜라겐 성분의 축적 비율이 높아지고 무스카리닉 수용체인 CHARM 2와 3의 과

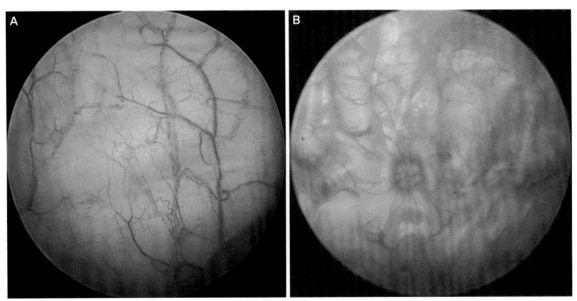

그림 16-2 정상 방광(A)과 육주형성 방광(B)

발현이 유도되기도 하며, 혈관내피성장인자*vascular en-dothelial growth factor; VEGF*도 높게 나타나는 것으로 보고된다. 방광삼각부의 비대와 방광 내 압력의 증가로 요관에서 방광으로의 소변 흐름에 장애가 발생하며, 이런 폐색이 지속되면 수신증이 발생하여 상부요로의 손상으로 진행하게 된다.

3. 증상 및 진단

(1) 증상

하부요로폐색은 요절박, 빈뇨, 야간뇨와 같은 저장 증상과 약뇨 등의 배뇨증상도 모두 나타날 수 있다. 심할 경우 소변이 나오지 않는 급성요폐가 나타날 수도 있고 수신증이 나타날 수 있으나 만성으로 진행하기 때문에 옆구리 통증은 흔하지 않다.

(2) 진단
1) 병력청취

하부요로폐색이 의심되는 환자의 병력청취 시 하부요로증상에 대해 알아보도록 하고, 이를 위해 국제전립선증상 설문지를 이용하여 객관적인 증상 정도를 평가한다. 3일간 배뇨일지를 쓰도록 해 환자의 평상 시 수분 섭취 및 배뇨 습관과 양상을 파악하는 것이 중요하다. 과거력 및 가족력을 확인할 필요도 있다.

2) 신체검사

하복부와 치골상부를 촉진하여 요폐를 시사하는 팽만이 있는지 확인해야 하며, 외성기, 회음부 및 서혜부를 진찰해 요도분비물, 외요도구협착, 감돈포경, 요도하열, 음경종물 등이 있는지 확인해야 한다. 남성의 경우 포경수술 시행 여부와 외요도구협착 및 요도구 위치의 이상 여부를 확인해야 한다. 직장수지검사를 통해 전립선의 크기, 굳기, 표면 상태, 결절 유무, 압통 유무 및 항문괄약근의 긴장도에 대해 검진한다. 여성은 골반 진찰을 통해 자궁, 질, 요도의 이상 유무를 확인한다.

3) 검사실검사

요검사를 시행하여 혈뇨, 농뇨, 단백뇨 및 세균뇨가 있는지 확인한다. 혈중요소질소 수치 및 크레아티닌 수치를 검사하여 신장기능 이상 여부를 확인해야 한다. 중년 이상 남성의 경우 전립선특이항원*PSA* 수치를 검사해야 한다. 요류검사 및 잔뇨검사를 시행하여 요속과 잔뇨량을 확인해야 하는데, 이 검사로 폐색의 정도를 간접적으로 알 수 있다.

4) 영상검사

요도협착 등을 평가하기 위해서는 역행성요도조영술

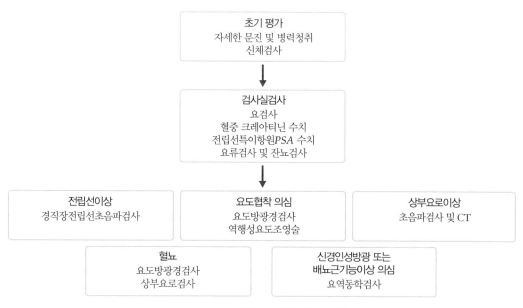

그림 16-3 하부요로폐색의 진단 전략

*retrograde urethrography*을 시행하고, 소아의 후부요도판막이나 방광요관역류 현상을 진단하기 위해서는 배뇨방광요도조영술*voiding cystourethrography; VCUG*을 시행한다. 전립선 이상이 의심될 때는 경직장전립선초음파검사를 시행한다. 상부요관 이상이 의심되면 초음파검사 또는 컴퓨터단층촬영술을 시행해야 한다.

5) 정밀검사

현미경적 혈뇨, 육안적 혈뇨가 있거나 요도협착, 방광암 등이 의심되면 요도방광경검사를 시행한다. 요도방광경검사는 하부요로폐색의 위치도 확인할 수 있다. 요역동학검사는 하부요로폐색이 의심되며 하부요로증상을 가진 남성 환자들에 수술적 치료가 필요하다면 반드시 필요하다. 신경학적 원인을 동반한 경우에도 반드시 요역동학검사가 시행되어야 한다. 배뇨근수축력 저하와 하부요로폐색을 감별할 수 있고 배뇨근괄약근협조장애를 진단할 수 있다(그림 16-3).

4. 합병증

(1) 감염

하부요로폐색은 잔뇨량의 증가나 요폐 위험성을 높이게 되고, 이는 요로감염의 위험성을 증가시킨다. 단순히 요로감염만 치료하는 것으로는 계속 재발할 위험성이 높다. 하부요로폐색을 치료하지 않으면 항생제치료에 잘 반응하지 않으며 쉽게 재발할 수 있어서, 요로감염이 항생제치료에 잘 반응하지 않는다면 하부요로폐색에 대한 검사 및 치료가 필요하다.

(2) 결석

하부요로폐색으로 잔뇨량이 증가하게 되면 방광 내 소변 저류 시간이 길어지며 요소분해균 감염 위험성이 높아진다. 이로 인해 소변의 pH가 높아져서 결석이 잘 생성된다.

(3) 방광기능손상

하부요로폐색이 치료되지 않고 반복되고 진행되면 방광이 과도하게 차고 비워지는 과정이 지속되는데, 이로 인해 방광은 기능적 손상을 입게 된다. 방광이 과도하게 차면 방광으로의 혈액 공급이 차단되게 되고 동시에 산소 공급도 줄어들게 된다. 다시 방광이 비워지면 혈액 공급이 급격히 늘고 산소 공급도 늘게 된다. 이를 관류-재관류*perfusion-reperfusion*라 하며 이 과정이 반복되면 산화스트레스*oxidative stress*가 축적된다는 보고들이 있다. 이 산화스트레스가 방광조직에 손상을 주게 되고 이로 인해 방광의 기능적 손상이 생겨 방광수축력이 없어지는 무긴장*atony* 상태가 생길 수 있다. 이는 다량의 잔뇨가 남게 되며, 심한 경우 급성요폐가 나타나게 된다. 이러한 방광기능손상은 하부요로폐색을 치료해도 대부분 남아 있다.

(4) 신장기능손상

하부요로폐색이 지속되면 앞에서 설명한 감염, 결석, 방광기능손상이 발생할 수 있을 뿐 아니라, 상부요로에도 압력이 증가하여 수신증과 신장손상이 발생할 수 있다. 신장손상이 지속되면 만성신질환이 발생하고 투석이 필요하게 될 수도 있다.

급격히 발생한 심한 정도의 하부요로폐색을 치료하면 폐색 후 이뇨가 발생할 수 있다. 이는 폐색 후 심한 다뇨현상이 나타나는 것을 말하며, 폐색으로 인해 축적된 요소, 나트륨과 수분에 의한 생리적 반응이라 할 수 있다. 즉 사구체요세관손상에 의한 수분 농축능의 장애나 나트륨 소실에 의한 병리학적 반응인 것이다. 하부요로폐색의 경우 폐색 해소 후에 생리적 반응의 다뇨현상이 나타나다가 자연적으로 회복되는 경우가 많다. 따라서 적절한 수분 공급만으로 충분한 치료가 되지만, 시간당 200mL 이상의 소변이 나올 경우에는 저나트륨혈증 등의 전해질 이상이 발생할 수 있으므로 주의가 요구된다.

II 방광출구폐색

1. 개념

방광출구폐색은 소변이 방광에 저장된 후 요도를 통해 배출되는 과정에서 방광 출구 저항 증가로 인해 소변 배출에 문제가 생긴 것을 의미한다. 국제요실금학회*International Continence Society; ICS*에서는 배뇨근의 압력이 증가되어 있고 요속이 감소되어 있는 상태로 정의

하고 있다. 하부요로폐색과 거의 유사한 개념으로, 방광출구폐색을 진단하기 위해서는 요역동학검사 중 압력요류검사가 필요하다.

유럽비뇨의학회나 미국비뇨의학회의 하부요로증상 진료지침서에 따르면, 요역동학검사는 침습적 검사이므로 일차치료에 실패하거나 반응하지 않을 때, 원인이 명확하지 않을 때 시행하라고 권고하고 있다. 그러나 압력요류검사는 배뇨 문제를 가진 환자를 진단하는 과정에서 원인이 방광의 기능 문제인지 방광 출구의 해부학적 문제인지 감별하는, 즉 방광출구폐색 여부 판단 및 배뇨근 수축력 평가에 가장 중요하고 정확한 검사이다.

2. 남성 방광출구폐색

해부학적 원인과 기능적 문제가 남성의 방광출구폐색의 원인이 될 수 있다. 해부학적 원인으로는 가장 흔한 전립선비대증과 요도협착, 방광경 수술 후 발생할 수 있는 요도 섬유성 변화를 들 수 있다. 기능적 문제라 함은 척수 손상 후 발생한 배뇨근괄약근협조장애나 골반저이상(Hinman 증후군) 등을 들 수 있다.

진단은 앞서 기술된 하부요로폐색의 진단과 유사하다. 요역동학검사는 침습적이어서 일차적으로 사용하지는 않지만 환자의 임상적 증상과 다른 검사 소견이 일치하지 않는 경우에 시행해 볼 수 있다. 예를 들면 크기가 작은 전립선에서 하부요로증상이 심한 경우, 척수손상 이후 배뇨 문제가 발생한 신경인성방광이 의심되는 경우, 골반 근치적 수술의 과거력이 있는 경우, 과거 전립선의 수술적 치료 후 효과가 없었던 경우에 선별적으로 시행할 수 있다.

압력요류검사에서 폐색을 진단할 수 있는 압력과 요속에 대한 절단치에 대해서는 일치된 의견은 없으나, 여러 가지 노모그램이 압력과 요속 데이터를 이용하여 방광출구폐색의 진단을 돕기 위해 고안되어 사용되어 왔다. 대표적인 것으로 Abrams-Griffiths 노모그램, Schefer 노모그램이 있다. 현재 ICS 노모그램이 다른 노모그램들을 대체할 표준으로 채택되었으며, 방광출구폐색지수 bladder outlet obstruction index; BOOI(PdetQmax−2Qmax)로 폐색의 정도를 정량화할 수 있다. 방광출구폐색지수가 40 이상이면 폐색이고, 20 이하이면 비폐색, 20~40

사이면 모호군으로 분류한다.

3. 여성 방광출구폐색

여성의 방광출구폐색은 다양한 기능적 문제나 해부학적 원인으로 발생할 수 있는데, 해부학적 원인으로는 요실금수술이나 골반장기탈출증수술 후 발생한 의인성 폐색이나, 요도협착, 요도게실 등이 있을 수 있다. 기능적 폐색의 경우는 쉽게 감별진단이 되지 않을 수 있어 주의를 요한다. 요역동학검사에 근거한 방광출구폐색의 빈도는 하부요로증상을 가진 여성의 2.7~29%로 다양하게 보고되고 있는데, 그 이유는 여성의 방광출구폐색에 대한 정립된 기준이 없어 설문지에 따른 다양한 진단기준에 맞추어 여성의 방광출구폐색을 진단하기 때문이다.

방광출구폐색을 진단하기 위해 요역동학검사가 일반적으로 시행되는데, 남성 환자에서의 진단기준을 여성 환자에 그대로 적용해서는 안 된다. 여성의 배뇨 생리는 남성과는 완전히 다르기 때문이다. 여성은 배뇨근 압력의 증가 없이도 정상적인 배뇨가 가능한 경우가 많으므로, 방광출구폐색을 보이는 남성 환자에서 나타나는 배뇨근압보다 낮은 압력으로 배뇨를 했다고 해서 여성의 방광출구폐색을 진단할 수는 없다.

임상증상으로 전형적인 배뇨증상, 즉 소변줄기 약화, 잔뇨감, 배뇨통, 배뇨 시 복부 힘 주기, 요주저 등의 폐색과 관련된 임상증상만을 호소하는 경우는 많지 않고, 대부분 빈뇨, 야간뇨, 요절박, 절박성요실금 등의 저장증상과 반복적인 요로감염 등의 비전형적인 증상도 동반한다. 임상증상에 대한 문진 외에 진단을 위해 방광경이나 배뇨방광요도조영술 같은 영상검사, 신체검사 등을 실시할 수 있지만 진단에 효과적인 정보를 제공하지 못하는 경우가 많다.

일반적으로 방광출구폐색의 치료는 그 유발 원인에 초점을 맞추어 이루어져야 한다. 골반장기탈출증에 의한 여성의 방광출구폐색은 그 원인의 수술적 교정을 통해 폐색의 해소가 가능하며 요실금수술 후 발생한 경우에는 요도박리술이 필요할 수 있다. 요도협착의 경우 요도확장기 urethral sound를 이용한 확장술을 시행할 수 있으나, 과도한 확장은 오히려 폐색이 심해질 수 있다는 점을 유념해야 한다. 요도게실의 경우 환상형인 경우 폐색이 발생할 수 있고 게실절제술을 통해 폐색을 해소할 수 있다. 기능성 문제에 의한 것일 경우 알파차단제나 경요도방광경부절개술, 방광경부성형술을 시행해 볼 수 있으며, 배뇨근괄약근협조장애의 경우 자가도뇨, 약물치료, 방광내 보툴리눔독소주입술, 천수신경조정술, 바이오피드백 등이 도움이 될 수 있다. 가성협조장애*pseudodyssynergia*의 경우 골반저이완을 시행해 보고 천수신경조정술도 도움이 될 수 있다. 약물은 주로 알파차단제가 주로 사용되며 알파1a, d 수용체에 결합해 소변의 배출을 돕는 데 사용된다.

4. 방광출구폐색과 과민성방광

과민성방광은 빈뇨, 야간뇨를 호소하며 소변을 참기 힘든 요절박을 동반한다. 심한 요절박은 요실금을 동반할 수 있으며 이런 증상은 환자의 삶의 질을 무너뜨리는 과민성방광의 핵심 증상이다. 과민성방광은 방광출구폐색에 의해 이차적으로도 발생할 수 있다. 전립선비대로 인한 방광출구폐색 환자의 경우 50~75%에서도 발생할 수 있으며, 폐색을 제거한 후에도 약 30~40%에서는 증상이 지속될 수 있다. 방광출구폐색에 의해 발생되는 과민성방광은 연령이 높고 배뇨량이 적고 폐색의 정도가 심할수록 빈발한다. 여러 연구를 통해 신경의 변화에 따른 원인과 배뇨근의 변화에 따른 원인이 복합적으로 작용할 것으로 추정하고 있다(그림 16-4). 방광출구폐색은 관류-재관류 현상을 통한 허혈 효과, 이로 인한 산화 스트레스, 조직손상, 탈신경화 및 방광근의 콜라겐 비정상적 축적으로 인한 비대, 이로 인한 비정상적인 방광 수축력 유도로 설명할 수 있다. 방광출구폐색에 대한 동물실험에 따르면 방광출구폐색 이후 방광평활근 세포의 수보다는 크기의 증가가 뚜렷하고, 방광평활근의 비후*hyperplasia*보다는 비대*hypertrophy*가 뚜렷하게 관찰된다고 보고하고 있다. 또한 수축력의 변화에 있어서는 무스카리닉 수용체의 구성 비율의 변화를 주목했는데, 방광출구폐색 이후 방광평활근은 정상적인 방광평활근의 M2와 M3 수용체 발현 정도를 뛰어넘어 발현되는 것을 보고했다. 콜라겐의 축적 이후 방광평활근의 비후는 방광내압을 증가시키는 보상 기전으로 작용해 요류 속도를 유지하는 것으로 작용할 수 있으나 배뇨근 불안정을

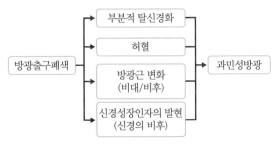

그림 16-4 방광출구폐색에 의한 과민성방광 발생기전

유발할 수 있고 방광의 신경성장인자*nerve growth factor; NGF* 생성을 증가시킬 수 있다. 이는 척수의 배뇨 반사를 항진시킬 수 있어 과민성방광증상 유도의 원인이 될 수 있다.

방광출구폐색과 동반된 과민성방광의 평가 과정은 하부요로폐색의 일반적인 진단 과정과 크게 다르지 않다(그림 16-5). 요역동학검사는 소변줄기의 약화가 있는 경우에 방광출구폐색과 배뇨근저활동성을 감별하기 위해 시행하는 경우가 많으며, 과민성방광의 경우에는 요역동학검사를 시행하지 않고도 대부분 진단이 가능하다. 그러나 배뇨근과활동성에 의해 발생하는 과민성방광의 경우에는 요역동학검사로 확진이 가능하다. 또 일반적인 치료에 반응하지 않는 경우나 배뇨후잔뇨량이 많은 경우, 소변줄기의 약화와 과민성방광증상이 함께 나타나는 비전형적인 패턴을 보이는 경우, 신경학적 질환이 동반되어 있는 경우에 요역동학검사를 시행할 수 있다. 요역동학검사 결과와 환자의 증상의 연관성을 확인해 치료계획을 정하고 치료반응에 대한 객관적 평가를 할 수 있다.

알파차단제의 사용은 폐색증상의 호전 및 방광자극증상도 일부 호전시킬 수 있다. 그러나 과민성방광증상이 심한 경우 알파차단제 단독 치료만으로는 효과가 부족할 수 있다. 과민성방광의 약물치료로는 항무스카린제를 일차적으로 사용한다. 이는 방광출구폐색이 있는 경우 잔뇨량을 늘리거나 급성요폐 등을 일으킬 수 있으나, 남성 과민성방광 환자들을 대상으로 한 여러 연구에서 항무스카린제의 유효성과 안전성이 입증되고 있다. 경도나 중등도의 방광출구폐색을 동반한 남성 과민성방광에서 항무스카린제 사용은 배뇨후잔뇨량이나 급성요폐의 위험성을 크게 증가시키지는 않으면서 증상을 개선시킨다. 그러나 중증의 방광출구폐색이 있거나 배뇨근 수축력이

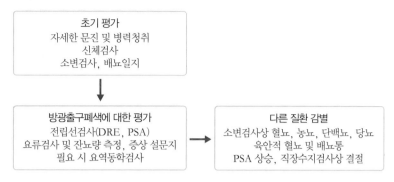

| 초기 평가 |
| 자세한 문진 및 병력청취 |
| 신체검사 |
| 소변검사, 배뇨일지 |

방광출구폐색에 대한 평가		다른 질환 감별
전립선검사(DRE, PSA)		소변검사상 혈뇨, 농뇨, 단백뇨, 당뇨
요류검사 및 잔뇨량 측정, 증상 설문지		육안적 혈뇨 및 배뇨통
필요 시 요역동학검사		PSA 상승, 직장수지검사상 결절

그림 16-5 방광출구폐색에 의한 과민성방광의 진단 알고리즘

약한 환자에서는 배뇨증상을 악화시키거나 급성요폐를 일으킬 수 있기 때문에 항무스카린제 투여 시 유의해야 하며, 구갈 및 변비로 인한 장기간 치료 순응도가 높지 않을 수 있다는 점도 고려되어야 한다.

이런 부작용을 극복하기 위한 대안으로 베타 3 항진제인 미라베그론이 출시되었으며, 3상 임상연구 및 메타분석 결과까지 거쳐 효능 및 안전성에서 좋은 결과를 인정받아 사용되고 있다.

방광출구폐색 및 과민성방광증상을 동반한 경우 알파차단제 및 항콜린제의 병합요법이 시도되고 있는데 대단위 무작위 연구에서 우수한 치료 성적을 보고했다. 이러한 병합요법은 과민성방광증상도 호전시킴과 동시에 폐색증상도 악화시키지 않아 환자의 삶의 질 향상에 더 효과적일 것으로 생각된다. 그러나 최근 노인에서 항무스카린제 장기간 사용에 따른 인지기능 부작용에 대한 경고가 가이드라인에 명시되었다. 또한 2022년 남성 배뇨장애 가이드라인에는 알파차단제와 미라베그론의 병합요법에 대한 순서가 새로 구성되기도 했다. 이는 최근 보고된 이 병합요법의 우수한 효능 및 안전성에 대한 대단위 무작위 연구 결과에 따른 것이라 할 수 있다. 아시아와 유럽에서 각각 시행된 이 연구에서는 알파차단제를 복용 중이지만 과민성방광증상을 보이는 환자에 미라베그론을 투여해 관찰한 이중 맹검 위약 대조군 연구로 총 12주간 관찰하여 치료군의 우수한 치료성적 및 안전성을 입증했다.

III 요폐

요폐는 자발적으로 방광의 소변이 완전하게 비워지지 않은 상태를 말한다. 완전히 배출 능력이 소실되었는지, 급성으로 발생했는지, 통증이 동반되었는지, 폐색에 의한 것인지, 요역동학검사상 압력의 높낮이 등으로 분류할 수 있다.

1. 원인

요폐의 원인은 다양하다. 하부요로폐색, 감염, 약물, 신경이상 등에 의해 발생할 수 있다.

하부요로폐색의 내인성 원인으로 전립선비대증, 방광결석, 요도협착, 요도결석 등이 있으며, 외인성 원인으로 골반장기 및 소화기계 종양이 방광경부를 압박하는 경우가 있다. 그중 요폐를 일으키는 가장 흔한 원인은 전립선비대증이다. 남성에서 요폐의 다른 원인으로는 전립선암, 감돈포경, 포피협착 등이 있으며, 여성의 경우에는 골반장기탈출증이 있다. 요폐의 원인이 되는 가장 대표적인 감염은 전립선염이다. 요도염, 성매개감염, 외음질염 등이 요도의 부종edema을 유도해 요폐를 유도할 수 있으며, 대상포진herpes zoster 바이러스가 천수의 신경에 감염되면 수일-수주 후 무반사성방광으로 인한 요폐로 나타나는 경우도 있다. 여성의 외음부 염증이 요도의 부종 및 통증을 유도해 요폐를 유도할 수도 있다.

항무스카린제는 배뇨근수축을 억제함으로써 요폐를 억제할 수 있다. 항정신성약물이나 호흡기약물에 그런 특성이 많다. 추운 겨울에 감기약을 먹은 전립선비대증

표 16-1 요폐를 유발할 수 있는 약물

분류	약물
Antiarrhythmics	Disopyramide, procainamide, quinidine
Anticholinergics	Atropine, glycopyrrolate, oxybutynin
Antidepressants	Amitriptyline, imipramine, amoxapine, nortriptyline
Antihistamines	Brompheniramine, chlorpheniramine, hydroxyzine
Antihypertensives	Hydralazine, nifedipine
Antiparkinsonian agents	Benztropine, bromocriptine, levodopa
Antipsychotics	Chlorpromazine, haloperidol, thiothixene
Hormonal agents	Estrogen, progesterone, testosterone
Muscle relaxants	Baclofen, cyclobenzaprine, diazepam
Sympathomimetics(alpha-adrenergic agents)	Ephedrine, phenylephrine, pseudoephedrine
기타	Amphetamines, dopamine, nonsteroidal anti-inflammatory drugs, opioid analgesics

표 16-2 요폐의 신경학적 원인의 예

위치	원인
자율신경계 또는 말초신경계	자율신경계이상, 당뇨, Guillain-Barré증후군, 대상포진바이러스, Lyme병, 소아마비, 골반강 내 근치적 수술 시 골반신경총손상, 척수신경손상
뇌	뇌혈관질환, 다발성경화증, 뇌종양, 수두증, 파킨슨병, Shy-Drager증후군
척수 또는 척수 신경	추간판탈출증, 척수수막류, 다발성경화증, 이분척추증, 척추의 혈종 및 농양, 척수손상, 마미증후군

환자가 요폐로 응급실을 내원하게 되는 경우가 이 때문임을 쉽게 유추할 수 있다(표 16-1).

배뇨는 대뇌, 자율신경계, 체성신경계의 아주 복잡한 상호 작용에 의해 이루어진다. 이러한 상호 작용 과정의 아주 작은 문제로도 배뇨에 문제가 생길 수 있고 심한 신경학적 문제는 신경인성 요폐로 나타날 수 있다(표 16-2).

여성은 임신 16주경 자궁이 커지면서 요도가 압박되어 요폐가 발생할 수 있다. 또한 경막외마취를 한 산모의 경우 요폐 발생률이 높다고 보고되어 있다.

2. 증상 및 진단

요폐를 정의하는 정확한 방광 내의 잔뇨량, 혹은 배뇨를 못한 시간이 정해져 있지는 않다. 다만 일반적인 진료 환경에서 보통 비뇨의학과 이외의 수술 후 요폐는 수술 후 방광이 충만되어 있으나 정상적 배뇨가 불가능한 것을 말하며 400mL 이상의 소변이 차거나, 수술 후 8시간 이내에 배뇨를 하지 못한 것으로 말한다.

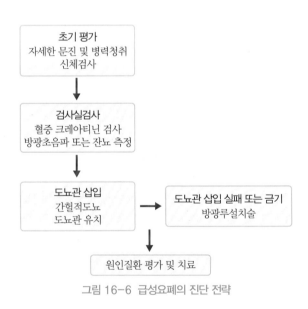

그림 16-6 급성요폐의 진단 전략

급성요폐의 경우 하복부 팽창과 통증이 있으면서 배뇨가 되지 않는 증상이 나타난다. 만성요폐의 경우 다양한 하부요로증상이 있으면서 다량의 잔뇨가 있어 하복부에서 방광이 촉진된다. 급성요폐의 진단은 그림 16-6과 같다. 만성요폐의 진단 과정은 하부요로폐색의 진단 과정과 유사하다.

3. 급성요폐

급성요폐는 갑자기 배뇨가 되지 않는 상태로 응급상황이다. 방광의 과팽창으로 인해 심한 하복부 통증이 유발된다. 신체검사상 하복부 팽창을 확인할 수 있다. 초음파 방광스캔을 이용해 방광 내 요량을 측정할 수 있으며, 정확한 진단을 통해 불필요한 도뇨관 삽입을 피할 수 있다. 그러나 하복부의 과팽창이 육안으로 확인되고 환자가 심한 통증을 호소하고 몇 시간 동안 소변이 안 나온다고 호소하면 급성요폐로 생각하고 최대한 빨리 도뇨관을 삽입해 소변을 배출하여 완전히 방광을 비워야 한다. 도뇨관을 삽입하는 데 실패하거나 도뇨관 삽입에 금기증이 있으면 방광루설치술을 시행해야 한다. 급속히 방광을 비우면 혈뇨, 저혈압, 폐색 후 이뇨가 합병증으로 발생할 수 있다. 하지만 서서히 방광을 비워도 합병증의 발생이 감소한다는 증거는 없다. 따라서 급성요폐의 경우 신속히 완전하게 방광을 비우는 것이 최우선이다. 일차적 치료 후 급성요폐의 원인을 확인하고 치료해야 한다.

4. 수술 후 급성요폐

수술 후 급성요폐의 빈도는 4~25%로 보고되고 있다. 수술 후 통증이나 방광의 과팽창, 마취약물로 인한 증상도 고려해 볼 수 있다. 수술의 종류나 환자의 나이 성별, 수술 전 배뇨장애의 유무가 중요하며 서혜부탈장수술, 항문직장수술, 부인과 수술 후 흔히 나타날 수 있다. 신경외과, 정형외과의 척추수술 후에도 나타날 수 있다. 이에 관여하는 인자로 ① 손상을 유발하는 기구의 사용, ② 방광의 과팽창, ③ 방광감각 인지의 감소, ④ 방광용적 감소, ⑤ 방광출구 저항의 증가, ⑥ 배뇨반사활동성의 감소, ⑦ 통각 억제반사, ⑧ 기존의 하부요로폐색질환 등이 있다. 그중 ②, ③, ④, ⑥의 경우는 마취와 관계된다. 또한 요폐를 유발하는 약제를 사용하는 경우 수술 후 급성요폐를 야기할 수 있다. 수술 후 18~24시간 이내에 방광을 비우면 수술 후 급성요폐를 감소시킬 수

있다고 하며, 알파차단제 사용이 예방과 치료에 도움이 된다는 보고가 있다. 실제 수술 후 알파차단제 투여가 수술 후 요폐의 빈도 및 도뇨관 유치 기간을 감소시킨다.

5. 만성요폐

국제요실금학회에서는 만성요폐에 대한 정의를 다루고 있는데, "소변을 배출 후 하복부에 소변이 촉지되거나 타진이 가능한 상태나 통증이 동반되지 않는 상태"라고 했다. 일반적으로 방광 내 300mL 이상의 소변량이 남아 있는 것이 6개월 이상 지속되는 상태를 말하며, 요실금수술 후 일시적 배뇨 곤란 상태는 포함하지 않는다. 하지만 여러 연구에서는 400mL로 표기하는 등 정의는 다르게 사용되고 있다는 점은 고려해야 할 점이다. 복부 촉진만으로는 진단하기 어렵고 반복적인 초음파방광스캔을 통해 배뇨후잔뇨량을 체크하는 것이 중요하다.

원인질환으로 파킨슨병, 뇌졸중, 다발성경화증, 치매, 당뇨병성방광병증, 전립선비대증, 요도협착 등이 있다. 다양한 하부요로증상이 나타날 수 있는데, 소변줄기의 약화, 잔뇨감, 하복부 통증 및 불편감, 반복되는 요로 감염 등이 나타날 수 있다. 최근에는 저활동성방광에 대한 연구가 주목을 받으면서 만성요폐도 고압요폐 및 저압요폐로 분류하기도 한다. 배뇨후잔뇨량이 300mL 이상 되는 환자들 중 방광충전기말압filling pressure 25cmH$_2$O 기준으로 분류하며, 두 군 다 약뇨와 잔뇨감을 호소하나 고압군은 주로 요절박, 저압군은 요주저를 더 호소했다. 반면 고압군에서 상부요로 확장, 혈중 크레아티닌 수치의 상승, 그리고 방광벽비후, 방광요관역류 등이 관찰된다는 점이 임상적 의의라고 할 수 있다.

고압요폐의 경우는 원인질환인 폐색을 해결함으로써 치료가 가능하지만, 저압요폐의 경우 아직까지 효과적인 치료법은 제시되지 않고 있다. 청결간헐적자가도뇨clean intermittent self catheterization; CIC가 가장 중요한 보완적 치료라고 할 수 있다. 만성요폐 환자에서 이 보존적 치료가 방광기능 회복에 유용하고 하부요로증상 완화에 효과적이며 삶의 질 향상에 도움을 준다.

6. 폐색 후 이뇨

급성요폐 치료 후에 이뇨 현상이 발생하는지 반드시 관찰해야 한다. 폐색 후 이뇨가 발생하면 활력징후를 관찰하면서, 시간 당 소변량을 계산하며 우선 경구로 수분을 보충해 준다. 전해질검사를 하면서 관찰하다가 부종, 울혈성심부전, 고혈압 등의 체액 과잉 증상이 있거나 의식의 변화, 신장손상 등의 증상이 나타나면 정맥 주입을 통해 이뇨 현상으로 빠져나가는 소변량을 보충해 주며 전해질이상 소견을 면밀히 관찰해야 한다. 혈중 전해질검사는 12시간마다 하거나 더 짧게 하는 것을 권고하고 있다.

Ⅳ 요도협착

요도상피, 요도해면체 손상, 흉터의 회복 과정은 섬유성 변화가 진행되는 과정으로 요도협착urethral stricture을 유도하게 된다. 이로 인해 하부요로폐색이 발생할 수 있다.

1. 원인

요도협착은 요도가 상대적으로 긴 남성에서 호발하며 여성에게는 드물다. 염증이나 감염으로 발생하는 협착과 요도를 통한 수술, 시술, 기구 삽입 등과 연관된 의인성 협착으로 나눌 수 있다. 요도카테터를 장기간 유치했을 때 감염에 따른 염증으로 협착이 생기는 경우, 카테터의 구경이 클수록 허혈성 괴사나 요도손상 위험성이 커져 요도협착 가능성이 커진다. 최근은 드물지만 임균성 요도염의 합병증으로 요도협착이 발생하기도 한다. 외상에 의한 요도협착은 주로 회음부의 기마손상straddle injury에 의한 구부요도의 협착이 주로 생긴다.

2. 증상 및 임상경과

하부요로폐색과 흡사한 증상을 보인다. 약뇨, 배뇨후 요점적, 잔뇨감과 요도 내 이물감을 호소한다. 감염이나 전립선폐색이 동반되면 요폐가 나타날 수도 있다. 빈뇨나 가벼운 배뇨통이 초기 증상으로 나타날 수 있다.

3. 진단

증상이나 과거력만으로 요도협착 진단은 어려울 수 있다. 방광출구폐색이나 요도협착이 의심되면 요류를 측정한다. 대개 요도협착에 따른 폐색인 경우에는 최대 요속이 10mL/s 이하(정상 20mL/s 이상)이다(그림 16-7). 역행성요도조영술과 배뇨방광요도조영술로 협착의 위치와 정도를 평가한다. 요도누공과 요도게실이 종종 발견되며 방광결석, 육주 형성 등이 관찰될 수도 있다. 요도경으로 협착 부위를 관찰할 수 있는데, 이는 흉터의 위치, 정도, 범위를 결정하는 데 도움을 준다(그림 16-8).

4. 감별진단

전립선수술 후 방광경부구축도 같은 증상을 보인다. 이는 요도경검사로 구분할 수 있다. 요도종양이 협착을 초래할 수 있으며, 이는 내시경검사와 생검으로 확인한다.

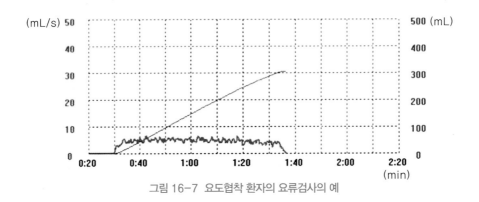

그림 16-7 요도협착 환자의 요류검사의 예

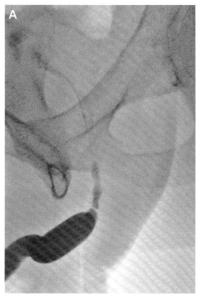
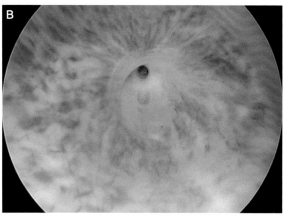

그림 16-8 요도협착의 역행성요도조영술(A) 및 요도경검사(B) 소견

5. 합병증

방광출구폐색의 합병증과 흡사하게 나타날 수 있다. 방광근육이 비후되고 잔뇨가 증가할 수 있다. 폐색이 장기간 지속되면 요로감염이 잘 생기며 방광요관역류, 수신증 등이 발생할 수 있고 심해지면 신장기능 상실로 진행한다. 또한 오래되고 심한 요도협착 환자에게는 요도누공이나 요도주위농양, 방광결석이 호발할 수 있다.

6. 치료

길이가 짧은(< 1~2cm) 요도협착의 경우는 요도확장술이나 내요도절개술이 비교적 덜 침습적으로 사용될 수 있다. 협착 부위가 흉터 조직으로 단단하게 고정되어 있을 때는 내요도절개술을 시행한다. 시술 전에 먼저 요도협착 부위에 유도철선을 통과시켜 놓고 내시경을 통해 바로 보면서 예리한 칼로 협착 부위를 절개한다. 절개는 요도의 배부 쪽 12시 방향에 시행하며 경우에 따라 여러 곳을 절개하기도 한다. 협착 부위 흉터 조직의 절개는 정상 조직이 나타날 때까지 충분히 깊게 해야 한다. 내요도절개 후에는 요도카테터를 유치한다. 70~80%의 환자에서 성공적인 결과를 보인다. 이 방법의 장점은 협착이 재발해도 반복해서 시행할 수 있고 안전하다는 것이다. 최근에는 레이저를 이용하여 흉터 조직을 제거하는 방법으로 좋은 결과를 보이고 있다.

그러나 흉터 조직을 파괴하여 요도구경을 넓히게 되므로 다시 흉터 조직이 형성되면서 협착이 재발하는 경우가 많아 급성기 문제 해결에 좋은 방법이라 할 수 있다. 최근 연구 결과는 이러한 치료방법이 해면체 섬유성 변화를 악화시켜 추후 필요한 요도성형술의 성적을 떨어뜨린다는 보고가 주를 이루고 있다.

협착 부위가 길거나 정도가 심하여 이 방법으로 안 되면 외과적 교정술을 시행한다. 전부요도의 2cm 이하 짧은 협착은 요도해면체 섬유성 변화 부위를 포함하여 가능하면 병소 원위부 및 근위부 1cm까지 완전하게 절제한 후 요도단단연결술을 시행한다. 협착 부위의 길이가 2cm를 넘으면 피판 또는 이식편을 이용해 요도성형술을 한다(그림 16-9). 막양부요도의 심한 협착은 2단계 수술법을 이용하거나 치골절제술을 포함한 경치골요도성형술을 시행하기도 한다.

치료방법 및 수술방법의 결정은 협착의 발생 부위, 원인, 길이 등 특성을 정확히 파악하고 분석한 후 결정해야 한다. 1단계 수술을 원칙으로 하나 음경 피부나 요도판의 상태가 좋지 않은 경우에는 여러 단계 수술이 고려될 수 있다. 길이가 2cm 이상인 협착치료를 위하여 볼점막 이식편이 요도성형술에 주로 사용된다. 채취가 쉽고 제

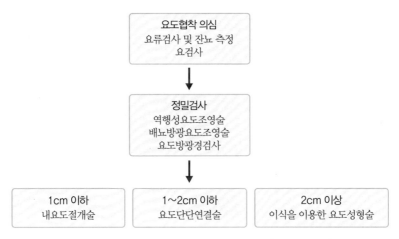

그림 16-9 요도협착의 진단 및 협착 부위 길이에 따른 치료 전략

공 부위 합병증도 적고 조직 특성도 유사한 것으로 보고
된다.

7. 예후

수술 후 합병증 및 재발을 발견하기 위한 주기적인 검
사가 필요하다. 필요한 검사 주기는 시행한 수술에 따
라 다를 수 있다. 요도성형술은 아주 높은 성공률을 보일
수 있지만, 합병증 역시 높을 수 있다는 점을 잊지 말아
야 한다. 요도협착 치료 후 1년 동안은 주기적인 요도방
광경검사 및 역행성요도조영술과 배뇨방광요도조영술을
시행하며 면밀히 관찰할 필요가 있다.

대한비뇨기과학회. 폐색성요로질환. 비뇨기과학. 제5판. 일조각, 2014;137-144

Brown ET, Wein AJ, Dmochowski RR. Pathophysiology and Classification of Lower Urinary Tract Dysfunction: Overview. In: Partin AW, Dmochowski RR, Kavoussi LR, Peters CA, Wein AJ, editors. Campbell-Walsh-Wein Urology. 12th ed. Philadelphia: Elsevier; 2021: 2514-2524

Gratzke C, Bachmann A, Descazeaud A, Drake MJ, Madersbacher S, Mamoulakis C, et al. EAU Guidelines on the Assessment of Non-neurogenic Male Lower Urinary Tract Symptoms including Benign Prostatic Obstruction. Eur Urol 2015;67:1099-1109

Herschorn S, McVary K, Santos JC, Foley S, Kristy RM, Choudhury N, et al., Mirabegron Vs Placebo Add-on Therapy in Men With Overactive Bladder Symptoms Receiving Tamsulosin for Underlying Benign Prostatic Hyperplasia: A Safety Analysis From the Randomized, Phase 4 PLUS Study. Urology 2021;147:235-242

Hoffman DS, Nitti VW. Female bladder outlet obstruction. Curr Urol Rep 2016;17:31

He W, Xiang H, Liu D, Liu J, Li M, Wang Q, et al. Changes in the expression and function of the PDE5 pathway in the obstructed urinary bladder J Cell Mol Med 2020;24:13181-13195

Kakizaki H, Lee KS, Yamamoto O, Jong JJ, Katou D, Sumarsono B, et al. Mirabegron Add-on Therapy to Tamsulosin for the Treatment of Overactive Bladder in Men With Lower Urinary Tract Symptoms: A Randomized, Placebo-controlled Study(MATCH). Eur Urol Focus 2020;6:729-737

Rademakers K, Drake MJ, Gammie A, Djurhuus JC, Rosier PFWM, Abrams P, et al. Male bladder outlet obstruction: Time to re-evaluate the definition and reconsider our diagnostic pathway? ICI-RS 2015. Neurourol Urodyn 2017;36:894-901

Van Kerrebroeck P, Chapple C, Drogendijk T, Klaver M, Sokol R, Speakman M, et al. Combination Therapy with Solifenacin and Tamsulosin Oral Controlled Absorption System in a Single Tablet for Lower Urinary Tract Symptoms in Men: efficacy and safety results from the randomised controlled NEPTUNE trial. Eur Urol 2013;64:1003-1012

Yao W, Tai LW, Liu Y, Hei Z, Li H. Oxidative stress and inflammation interaction in ischemia reperfusion injury: Role of Programmed Cell Death. Oxid Med Cell Longev 2019;2019:6780816

요로결석

김범수, 오경진 집필/
박성열, 박형근, 백성현, 한덕현 감수

요로결석urinary stone or urolithiasis은 소변이 만들어져서 지나가고 저장되고 배설되는 요로urinary tract에 발생하는 결석을 말한다. 발견되는 위치에 따라서 신결석, 요관결석, 방광결석 및 요도결석으로 분류된다. 요로결석은 심한 통증을 유발하고 감염이나 요폐색, 신장기능 상실 등을 유발하여 환자의 삶의 질에 심각한 영향을 줄 수 있다. 요로결석은 재발이 흔한 질환으로 생성 원인과 위험인자를 이해함으로써 환자를 적절하게 치료하고 예방하는 노력이 중요하다.

Ⅰ 역학

1. 요로결석의 유병률

요로결석은 북미에서는 7~3%, 유럽에서는 5~9%, 아시아에서는 1~5%의 유병률이 보고되고 있으며, 요로결석의 발생율은 전 세계적으로 꾸준히 증가하는 추세이다. 요로결석의 발생은 나이, 성별, 지리적 특징, 기후, 식이, 수분 섭취, 유전인자, 위험질환 등 다양한 요인에 영향을 받는다. 결석 환자의 약 50%는 평생 한 번 정도 재발하고 약 10%에서는 여러 차례 재발한다. 국민건강

보험공단의 표준 코호트를 이용하여 진행된 국내 역학조사에서도 요로결석의 평생 유병률은 1998년 3.5%에서 2013년 11.5%로 증가하고 있다.

2. 요로결석 발생의 위험인자

(1) 유전 및 인종, 민족

요로결석의 형성과 관련된 유전병으로는 가족신세관산증familial renal tubular acidosis; RTA, 시스틴뇨증cystinuria, 유전뇨증hereditary xanthinuria 등이 알려져 있다. 유전 관련 질환들은 매우 드물게 나타나며 환경적 요인과 유전자 사이의 상호 작용과 같은 여러 요인에 의해 발생하는 것으로 알려져 있다. 인종 및 민족에 따라서도 발병률의 차이가 있는데, 백인의 빈도가 가장 높고 다음으로 히스패닉, 아시아인, 아프리카 흑인 순으로 발생한다.

(2) 연령과 성별

요로결석은 유소년기와 노년기에는 잘 발생하지 않으며 30~50대에서 호발하는 것으로 알려져 있다. 국내 연구에서도 45~49세 연령구간에서 발생률이 가장 높다고 보고되었다. 여성보다 남성에서 1.5~2.5배 결석이 잘

생긴다고 알려져 있다. 국내 연구에서도 1998년 평생 유병율의 남녀 성비가 3.33:1로 남성에서 높았지만 2013년 1.44:1로 줄어들고 있으며, 이는 식습관과 생활습관 변화로 인한 비만 및 대사질환 증가와 연관이 있을 것으로 추측된다.

(3) 지리적 조건

요로결석은 산악 지역이나 사막, 열대지방과 같은 덥고 건조한 기후에서 많이 발생한다. 미국, 영국, 스칸디나비아와 지중해, 북부 인도, 파키스탄, 북부 오스트레일리아, 중부 유럽, 말레이시아 일부 등에서 높은 유병률을 보이며, 미국 내에서도 동남부 지역으로 갈수록 요로결석 환자의 비율이 높아지는 것으로 보고된다. 연평균 온도가 높은 지역에서 결석의 위험성이 증가한다. 미국 남동쪽 지역은 연평균 기온이 북서쪽보다 8℃가 높고 2배 이상의 높은 결석 유병률을 보여 결석지대stone belt라고 불린다. 하지만 이러한 차이는 지리적 영향 외에도 유전적 또는 식습관 등의 다양한 환경적 요인에 의해 나타난 결과로 보인다.

(4) 기후 및 계절

요로결석의 계절적 발병률 차이는 기온과 관련이 있는데, 연평균 기온이 가장 높은 시기 1~2개월 후에 많이 발생한다. 땀을 많이 흘려 수분 소실이 일어나고 햇빛에 노출되어 비타민 D의 생성이 많아져서 요로결석의 발생을 증가시킬 수 있다. 우리나라도 30℃ 이상의 고온의 여름 기후가 있어 계절인자가 요로결석 발생에 영향을 준다. 요로결석으로 인한 응급실 방문 빈도 분석에서 8월에 응급실 내원 환자가 가장 많았고 2월에 가장 적었다고 보고되었다.

(5) 수분 섭취

수분 섭취 감소나 탈수는 요로결석 발생의 주요한 위험인자이다. 더운 기후에서 생활하거나 고온의 작업환경에 지속적으로 노출되는 경우 수분 섭취가 충분치 않다면 만성 탈수를 일으킬 수 있다. 평소 다량의 수분 섭취를 하면 요량이 증가하여 요로결석의 결정 성분을 희석시키고 작은 결정들이 빨리 배설되어 결석의 형성을 억제하는 예방효과를 낼 수 있다.

(6) 식습관

식습관은 요 성분에 영향을 주어 요로결석의 발생에 중요한 역할을 한다고 알려져 있다. 과거에는 결석 예방을 위해 칼슘 섭취 제한을 권유하기도 했지만, 1990년대 이후 연구에서는 적절한 칼슘 섭취를 했을 때 오히려 결석 예방효과가 있음이 입증되었다. 일반적으로 과도한 나트륨 섭취는 결석 발생의 위험인자로 알려져 있다. AUA 진료지침에서는 칼슘수산결석 환자에서 수산 섭취를 제한할 것을 권고하고 있고, 건강한 성인에서의 수산 제한의 결석 예방효과는 정확히 규명되어 있지 않다. 동물성 단백질 섭취는 결석 형성의 주요 식이 위험인자 중 하나로 알려져 왔지만, 최근에는 상반되는 연구 결과가 발표되고 있다. 식습관이 요로결석에 미치는 영향은 복잡하고 다양해서 연구 결과가 일관적이지는 않기 때문에 환자의 개별 상황에 맞는 위험인자 판단이 필요하다.

(7) 위험질환

비만, 심혈관질환, 당뇨, 대사증후군, 통풍 등 다양한 질환에서 요로결석과 연관성이 보고되고 있다. 요로결석의 발생은 체중 및 체질량지수body mass index; BMI와 직접적인 연관성이 있다. 체질량지수가 높을수록 소변에서 옥살산, 요산, 나트륨, 인산의 배설이 증가된다. 비만은 요 pH를 감소시켜 일차적으로 요산석uric acid stone의 형성에 영향을 준다. 고혈압이 있는 경우 요로결석의 위험도가 1.34배 증가한다. 당뇨가 있는 경우에도 위험도는 1.24배 증가한다. 대사증후군 환자에서는 지속적으로 소변 산성화를 유발하여 결석의 발생이 1.68배 증가된다. 요로결석과 통풍은 병태생리가 유사하여 통풍 환자에서는 요산석 발생이 증가한다.

II 요로결석의 형성기전 및 병태생리

요로결석은 다양한 유기질, 무기질의 혼합용액인 소변 내에서 복잡한 물리화학적 과정의 결과로 만들어진다. 결석의 형성기전에 대한 여러 학설이 제시되고 있지만 아직까지 완전하게 규명되어 있지는 않다.

1. 물리화학적 기전

(1) 포화 및 과포화

소금물을 만들 때 소금을 물에 넣다가 어느 시점이 되어 소금이 더 이상 녹지 않고 침전이 일어나게 되면 이때를 용액이 포화되었다고 한다. 포화되었을 때 용액 내에서 용질 구성 성분들의 농도의 곱을 용해도곱상수*solubility product; Ksp*라고 하는데, 이 상수는 같은 온도와 pH에서는 항상 일정하다. 여기에 용질(예를 들어 소금)을 더 많이 첨가하게 되면 더 이상 녹지 않고 결정체를 이루게 되며, 이를 과포화상태*supersaturation state*라 한다(그림 17-1). 그러나 소변은 순수한 소금물과 달리 무기질과 유기질이 혼재하는 혼합 용액으로 여러 다양한 결정 형성 억제제*inhibitor*가 존재하기 때문에 단순 용액의 Ksp와는 달리 과포화상태라 할지라도 결정이 이루어지지 않고 더 많은 양의 특정 물질이 녹을 수 있다. 하지만 특정 물질의 농도가 계속 증가하게 되면 더 이상 용해되지 않고 결정체를 형성하게 되는데, 이때의 용질 구성 성분들의 농도의 곱을 그 결정염의 형성상수*formation product; Kf*라 한다. Ksp와 Kf 사이의 영역을 준안정영역*metastable zone*이라고 하며, 사람의 소변 내에서 요로결석과 관련된 물질은 거의 대부분 과포화상태 영역에 속해 있다. 준안정영역에서는 비록 균질성 핵화*homogeneous nucleation*는 일어나지 않더라도 이미 존재하는 결정이 성장하고 서로 응집될 수 있으며 비균질성 핵화*heterogeneous nucleation*가 일어나 칼슘석의 발생을 촉진할 수 있다.

(2) 핵화*nucleation*, 결정성장*crystal growth*과
결정응집*crystal aggregation*

정상인의 소변에서 옥살산칼슘 용해도는 물 속에서보다 4배가량 높다. 이는 소변 내에 포화도를 감소시키는 물질이 존재하기 때문이다. 실제로 소변에서 옥살산칼슘의 침전은 정상 용해도의 7 내지 11배의 과포화상태에서 나타나며 이때 핵이 형성되는데, 이를 균질성 핵화라 한다. 이 핵은 용해되지 않고 결정의 특징적인 격자 모양을 지니는 초기 구조를 가지게 된다. 하지만 요로결석의 생성에 있어서 순수한 균질성 핵화에 의한 경우는 드물며 대부분 결정체가 상피세포, 세포조각, 요원기둥*urine cast*, 다른 성분의 결정체, 적혈구 등과 같은 물질의 표

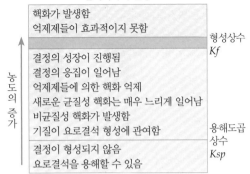

그림 17-1 소변포화도와 물리화학적 현상

면에서 성장하게 되는 비균질성 핵화가 일어나게 되는데, 이는 균질성 핵화보다 훨씬 낮은 포화도에서 발생한다. 이런 이유 때문에 상피세포가 손상되면 훨씬 낮은 농도에서 요로결석 결정이 형성된다. 이렇게 생성된 핵은 지속적으로 과포화되어 있는 상태에서 성장이 이루어지며 서로 충돌하는 과정에서 들러붙게 되는데, 이를 응집*aggregation; agglomeration*이라 한다.

(3) 결정의 정체*crystal retention*

초기의 요로결석 결정이 소변으로 씻겨 내려오지 않고 일정한 크기로 커져 결석을 형성하기 위해서는 집합계에 일정 기간 동안 정체해야 한다. 결정의 정체 기전으로는 유리입자기전*free particle mechanism*과 고정입자기전*fixed particle mechanism* 두 가지가 있다. 유리입자기전은 신원*nephron*에서 생성된 소변 내에서 핵화와 초기 결정의 성장이 매우 빠른 속도로 이루어져 씻겨 내리지 않을 정도로 커져 신유두*renal papilla* 집합계에 정체하게 되고 이로 인해 요로결석이 형성된다는 이론이다. 두 번째 고정입자기전은 칼슘결정이 신유두의 점막하층에 침착되어 있는 상태로, 이때 판*plaque*을 덮고 있는 상피세포가 탈락하게 되면 판이 소변에 노출되어 결정이 성장하고 요로결석이 될 수 있다는 이론으로 'Randall's plaque' 학설이 대표적이다.

(4) 결정형성의 억제제*inhibitors*와 촉진제*promotors*
1) 억제제

요로결석의 대부분을 차지하는 칼슘, 수산, 인산 등은 소변에서 대부분 과포화상태로 존재하고 언제든지 결정

을 형성할 수 있는 조건을 가지고 있다. 그러나 소변에 존재하는 다른 물질들은 이러한 결정의 생성과 성장, 응집을 억제하여 결정형성을 저해함으로써 과포화의 수준을 높이는 작용을 한다. 지금까지 알려진 소변 내 억제물질로는 pyrophosphate, 구연산citrate, 마그네슘과 같은 저분자 물질과 glycosaminoglycan, Tamm-Horsfall glycoprotein(THG), nephrocalcin, uropontin(osteopontin), urinary prothrombin fragment 1(UPTF1), uronic acid rich protein(UAP) 등과 같은 고분자 물질이 있다.

2) 촉진제

요로결석에서 순수한 촉진제는 드물지만 어떤 물질들은 결정형성의 특정 단계에서는 촉진제로 작용하고 또 다른 단계에서는 억제제로 작용한다. Glycosaminoglycan은 핵화를 촉진시키지만 성장이나 응집 과정은 억제하고, Tamm-Horsfall glycoprotein은 응집된 상태에 따라 촉진제 또는 억제제로 작용한다.

(5) 기질matrix

요로결석의 기질은 비결정단백non-crystalline protein 유사물질로 소변과 혈중에 존재하는 여러 당단백의 유도체이다. 성분은 결석마다 다르나 결석에서 기질이 차지하는 무게 비율은 약 2.5%이다. 그러나 기질석matrix stone인 경우 전체의 65%를 차지한다.

2. 결석의 성분에 따른 분류

(1) 칼슘석

칼슘석은 요로결석의 80~85%를 차지하며 옥살산칼슘석calcium oxalate stone, 인산칼슘석calcium phosphate stone, 또는 이들의 복합 형태로 존재하는데, 옥살산칼슘석은 monohydrate, dihydrate 또는 혼합 형태로 존재한다. 인산칼슘석도 apatite($Ca_{10}[PO_4]_6[OH]_2$) 형태나 brushite($CaHPO_4 \cdot 2H_2O$) 상태로 존재한다. 칼슘석의 원인요소로는 고칼슘뇨증hypercalciuria, 고옥살산뇨증hyperoxaluria, 고요산뇨증hyperuricosuria, 저구연산뇨증hypocitraturia 등이 있다. 그러나 환자의 약 1/3에서는 대사장애를 발견할 수 없으며 이와 같은 대사장애는 동일 환자에서 중복되어 나타나는 경우가 많다.

1) 고칼슘뇨증

고칼슘뇨증은 칼슘석에서 가장 흔한 대사이상 소견이다. 칼슘석 환자의 30~60%에서 고칼슘혈증hypercalcemia 없이 고칼슘뇨증을 보인다. 요중 칼슘배설량은 섭취한 칼슘양에 따라 변한다. 고칼슘뇨의 병인은 흡수성고칼슘뇨, 신성고칼슘뇨, 골흡수성고칼슘뇨 세 종류로 나뉜다. 이러한 고칼슘뇨증의 분류를 위해서는 공복 및 칼슘부하 시험fast and calcium load test이 필요하다. 이 검사로 인한 고칼슘뇨증의 분류는 원인이 되는 병태생리를 잘 나타내고 있기 때문에 과거부터 광범위하게 사용되어 왔지만, 최근에는 이러한 분류가 검사의 복잡성에 비해 치료적인 측면에서 이점이 적기 때문에 시행 빈도가 줄어들고 있다. 특이적 약물요법을 위해 고칼슘뇨증을 세부적으로 분류할 필요가 있을 경우에는 공복 및 칼슘부하 시험 등을 시행한다.

2) 고옥살산뇨증

고옥살산뇨증에는 여러 가지 형태가 있는데, 드문 유전병인 원발고옥살산뇨증primary hyperoxaluria은 간에서 옥살산의 생산이 증가하여 나타난다. 두 번째는 장인성고옥살산뇨증enteric hyperoxaluria으로, 짧은장증후군short bowel syndrome과 같은 흡수장애병malabsorption disorder에서 옥살산의 흡수가 증가되어 나타나는 형태이다. 셋째는 옥살산 함량이 높은 음식의 과다 섭취로 인한 고옥살산뇨증dietary hyperoxaluria 형태이며, 장에서 옥살산 분해균Oxalobacter formigenes이 옥살산의 흡수에 밀접하게 관여한다고 밝혀졌다.

3) 고요산뇨증

고요산뇨증은 칼슘석의 주요 병인 중 하나이다. 옥살산칼슘석 환자의 4~8%는 요로결석 성분에 요산이 포함되어 있고, 많은 경우에 옥살산칼슘석과 요산석을 교대로 배출한다. 칼슘석 환자의 1/4~1/3에서 고요산뇨증을 보인다. 요산은 자체에서 핵을 형성하여 옥살산칼슘의 결정화를 촉진한다. 고요산뇨증의 기전으로는 과다한 퓨린purine 섭취가 주원인이며 그 밖에 요산의 체내 생산이 증가되어 고요산뇨증을 일으키기도 한다. 대부분의 환자에서 혈중 요산 농도는 정상 범위이다. 고요산뇨증을 보이는 칼슘석 환자의 80~90%는 남성이며, 고칼슘뇨증 환자에 비해 재발이 많고 고요산뇨증이 없는 환자에 비해 증상이 심하다.

4) 저구연산뇨증

요로결석 환자의 15~63%에서 저구연산뇨증을 보인다. 10%에서는 다른 이상 없이 저구연산뇨증만 나타난다. 저구연산뇨증의 원인으로는 산증acidosis이 가장 중요한데, 만성설사나 염증성 장질환으로 인해 대변으로 알칼리 소실이 생기는 대사성산증, thiazide 사용에 의한 저칼륨혈증과 이로 인한 세포내산증intracellular acidosis 등이 있다. 동물성 단백질의 섭취, 심한 운동, 나트륨의 과다 섭취, 요로감염 등도 저구연산뇨증을 일으킨다. 드물지만 원위신세관산증distal renal tubular acidosis의 경우 심한 저구연산뇨증을 유발하여 빈번한 요로결석의 재발을 일으킨다. 요로결석 환자에서 저구연산뇨증은 장에서 흡수가 감소되어 유발되는 것이 아니라 신장에서 구연산의 흡수가 증가되어 나타난다.

(2) 요산석

요산석은 요로결석의 5~10%를 차지하는데, 75~80%는 순수한 요산석이고 나머지는 옥살산칼슘석과 혼합되어 있다. 요산은 아데닌adenine과 구아닌guanine의 주 대사산물로 음식, 조직의 분해대사, 체내 합성으로부터 나오는 퓨린의 비가역적 산화에 의해 형성된다. 요산석 형성의 세 가지 주요 인자는 낮은 요 pH, 소변량 감소, 고요산뇨증이다. 소변의 pH가 높을수록 소변 내 용해될 수 있는 요산의 양이 증가하므로 요산의 비해리 농도를 결정하는 가장 중요한 요인은 요 pH이다. 식사 후에 위에서 염산이 많이 분비되면 일시적으로 염기 과다 상태에 이르러 신장으로 염기가 분비되어 소변의 pH가 상승함으로써 요산결정을 용해한다. 요산석 환자에서는 요 pH가 지속적으로 감소되어 있으며, 이는 요산석 생성의 가장 중요한 원인이다. 그 밖에 요산석 환자나 통풍 환자에서 나타나는 대사장애로는 요산의 생산 증가, 요산의 배설 장애, 소변량의 감소 등이 있으며 통풍, 골수증식질환에 의해 이차적으로도 발생한다.

(3) 감염석

Struvite결석이라고도 하며 전체 요로결석의 2~20%를 차지한다. 구성 성분은 마그네슘, 암모늄, 인산, 탄산염carbonate 등이다. 주로 여성에서 발생하고 자주 사슴뿔결석staghorn calculi 형태를 이룬다. 소변에 있는 요소가 요소분해균urea splitting organism에 의해 분해되면 암모니아, 중탄산염, 탄산염이 발생하고 소변을 알칼리화(pH >7.2)시킴으로써 소변에 있는 칼슘, 마그네슘, 인산과 결정을 이뤄 struvite나 탄산염인회석carbonate apatite을 형성한다. 감염석이 형성되기 위해서는 요소분해효소를 생산하는 세균이 필수적인데, 이는 대부분 장내 세균군이며 대표적인 균으로는 Proteus, Klebsiella, Pseudomonas, Staphylococcus 등이 있고 Proteus mirabilis가 가장 흔하다. 감염에 인한 요로결석 형성의 또 다른 기전은 암모늄이 glycosaminoglycan층을 손상시킴으로써 결정 유착crystal adhesion이 증가하는 것이다.

(4) 시스틴석cystine stone

시스틴석은 요로결석의 약 1%를 차지하고 시스틴뇨cystinuria를 갖는 환자에서만 발생한다. 다발성이며 때로는 사슴뿔결석을 이루고 소아에서 요로결석을 일으킬 수 있는데, 10~20대에서 주로 나타난다. 시스틴뇨는 SLC3A1이나 SLC7A9 유전자 돌연변이에 의해 신장이나 장에서 시스틴cystine을 포함하는 2가 염기아미노산의 수송에 장애를 초래하는 상염색체 열성유전질환이다. 시스틴의 용해도는 pH에 따라 변하며 요 pH의 증가에 따라 용해도도 서서히 증가하나 pH 7.5 이상에서 용해도가 급격히 증가한다. 시스틴석이 있는 경우에는 빈번한 수술이 필요할 수 있고, 만성신질환으로 진행될 위험성이 높다.

(5) 기타

드물지만 어떤 물질이 소변에서 과포화를 이루는 상황에서는 모두 요로결석을 형성할 수 있다. 잔틴xanthine결석은 고요산혈증의 치료에 사용되는 allopurinol 투여 후에 발생할 수 있으며, 암모늄산 요산염ammoniuim acid urate석은 주로 특정한 지역에 풍토적으로 나타난다. 그 외에도 기질석matrix stone이 있으며 약물에 의한 직접적인 것으로는 indinavir석, triamterene석, guaifenesin석, silicate석 등이 있다.

Ⅲ 요로결석의 진단 및 평가

1. 병력

요로결석은 대부분의 경우 여러 요인이 복합되어 발생하기 때문에 자세한 문진이 중요하다. 직업과 거주 환경, 음식과 수분 섭취 형태, 약물 복용, 요로감염 여부, 육체적인 활동 정도, 전신질환 여부, 유전질환 및 요로결석의 가족력, 후천적 또는 선천적 요로의 해부학적 이상, 수술력 등에 관한 상세한 문진이 필요하다.

2. 영상의학적 진단

요로결석 환자에서 신체진찰 및 요검사, 신장기능검사, 전신염증검사, 전해질 등의 혈액검사를 포함한 검사실검사는 요로결석을 추정하고 전신상태를 평가하는 데 도움을 줄 수 있다. 하지만 요로결석을 진단하기 위해서는 영상의학적 검사가 필수적이다. 적절한 영상의학적 검사법은 환자의 임상적 특징에 따라 결정할 수 있다.

(1) 단순요로촬영kidney, ureter, and bladder; KUB

요로결석은 대부분(90% 이상) 방사선 비투과성이므로 단순요로촬영으로 신장, 요관, 방광 부위의 요로결석을 확인할 수 있다. 인산칼슘석calcium phosphate stone이 비투과성이 가장 강하며, 그 다음 옥살산칼슘석, 마그네슘암모늄인산석, 시스틴석 순서로 단순요로촬영에서 뚜렷하게 관찰된다(그림 17-2A). 요산석, 잔틴결석, 기질석은 방사선 투과성radiolucent이기 때문에 단순요로촬영에서 잘 나타나지 않는다.

(2) 배설성요로조영술excretory urography

배설성요로조영술을 시행하면 신장기능과 상부요로의 해부학적 구조 및 결석에 의한 요로폐색의 위치를 알 수 있다. 즉 요로결석으로 인해 요로에 급성폐색이 일어나면 신장실질조영증강nephrogram이 먼저 나타나고 집합계 조영이 늦게 나타나며, 요로폐색이 지속되면 신배, 신우와 요관의 확장 소견을 볼 수 있고, 심지어는 요관의 꼬임kinking 소견도 나타날 수 있다(그림 17-2B). 체외충격파쇄석술을 시행할 때 조영제 주사를 통한 실시간 배설성요로조영술을 동시에 촬영하면 정확한 시술이 가능하고 쇄석술의 효과 판정에 도움을 줄 수 있다.

(3) 선행성 또는 역행성 요로조영술

방사선 투과성 결석이나 만성신부전 등 배설성요로조

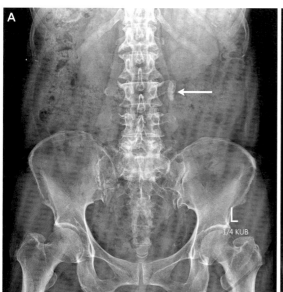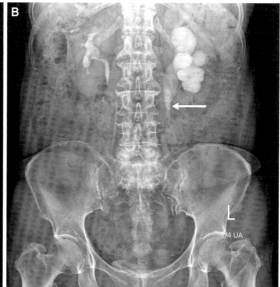

그림 17-2 단순요로촬영(A) 및 배설성요로조영술(B) A. 좌측위 요관 부위에 결석 의심 음영이 관찰된다(화살표). B. 결석(화살표) 상부로 수신증이 관찰된다.

영술만으로는 확진이 어려운 경우, 또는 조영제에 과민 반응을 일으키는 환자에서는 선행성 또는 역행성 요로조영술이 진단에 많은 도움을 준다(그림 17-3, 그림 17-4). 폐색이 동반된 경우에 감압술을 시행하면서 동시에 영상진단을 할 수 있다. 이때 나타나는 요로결석의 음영은 조영제가 강한 흰색을 띠기 때문에 대개 충만결손*filling defect*으로 나타나며 요로결석이 방사선 투과성일 때 더욱 뚜렷하게 보인다.

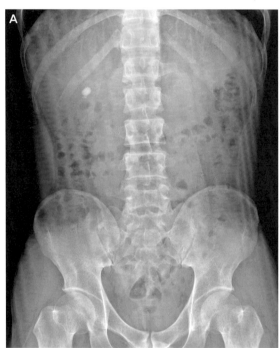
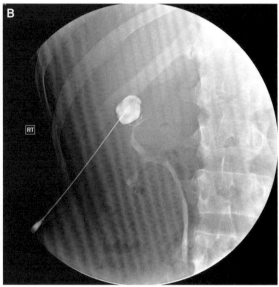

그림 17-3 선행성요로조영술 우측 상부신배에 결석(A)과 신배게실(B)이 관찰된다.

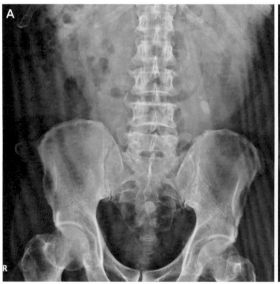
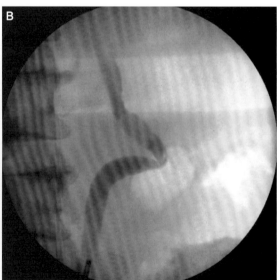

그림 17-4 역행성요로조영술 좌측위 요관 부위에 결석(A)과 충만결손(B)이 관찰된다.

(4) 초음파촬영술

초음파검사는 요로결석과 수신증을 확인할 수 있는 비침습적인 검사이다. 신장기능이 저하된 환자에서 조영제를 사용하기 어렵거나 조영제에 과민반응을 보이는 환자, 방사선촬영을 할 수 없는 임신부에서 결석진단에 도움이 된다. 치료의 효과 판정을 위한 추적관찰에서 방사선 노출의 위험도를 줄이기 위해서도 초음파를 사용한다. 소아 환자에서도 초음파를 진단과 추적관찰에 적극적으로 사용해야 한다. 초음파영상에서 요로결석 뒤쪽으로 나타나는 음향음영acoustic shadow으로 진단하고 수신증의 유무도 확인할 수 있다. 도플러모드를 활용하여 방광에서 요관분출ureteral jet을 확인하여 요관의 폐색 여부를 확인할 수 있다(그림 17-5).

(5) 컴퓨터단층촬영술computed tomography; CT

비조영증강CT는 요로결석을 진단하는 가장 정확한 검사이다. 결석의 크기, 밀도 및 내부 구조와 피부에서 결석까지의 거리 등 많은 정보를 제공할 수 있으며, 조영제 사용이 필요하지 않고 방사선 투과성 결석의 진단에도 용이하다(그림 17-6). 최근에는 저선량비조영증강CT를 통해 방사선 노출의 위험성도 줄이고 있다. 옆구리 통증 환자에서 CT를 시행하면 요로결석의 진단뿐만 아니라 다른 원인을 감별할 수 있다. 신장 뒤 대장retrorenal colon이나 복부대동맥류abdominal aortic aneurysm 같은 신장과 요관 주변의 해부학적 정보를 제공하여 치료방법 결정에 도움을 준다. 비조영증가CT로 결석의 단단한 정도Hounsfield Unit(HU)와 이질성heterogeneity 및 피부

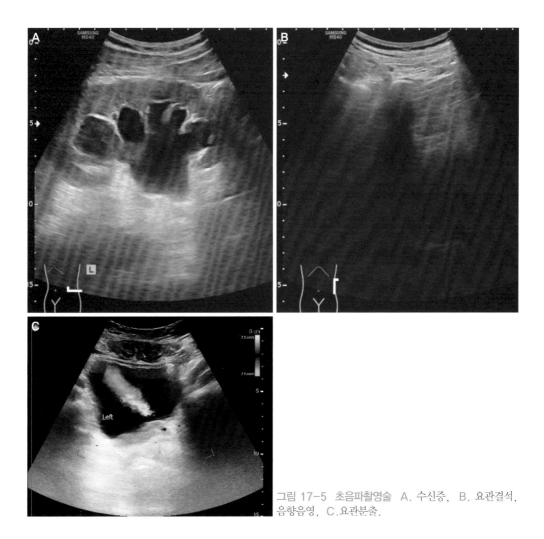

그림 17-5 초음파촬영술　A. 수신증，　B. 요관결석，음향음영，　C.요관분출.

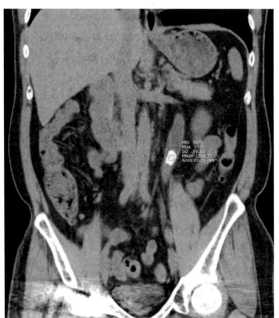

그림 17-6 비조영증강CT 좌측 상부요관결석과 요관확장이 관찰된다. 1,268HU의 결석 밀도와 이질성 98의 결석 정보가 확인된다.

에서 결석까지의 거리 등의 정보를 추가하여 체외충격파쇄석술Extracorporeal shock wave lithotripsy; ESWL의 성공률을 예측할 수 있다. 결석에서 피부까지의 거리가 멀수록, 결석 밀도가 1,000HU보다 높고 이질성이 낮을수록 체외충격파쇄석술의 성공률이 낮아진다.

결석제거술을 계획할 때 조영증강CT를 시행하면 급성신우신염, 신농양 같은 복합요로감염의 유무를 확인하고 신혈관과 집합계collecting system의 구조를 알 수 있다.

(6) 자기공명영상

요로결석 자체를 진단하기 위해서는 잘 사용되지 않으며, 늘어난 신우와 요관의 늘어난 정도와 폐색이 있는 위치를 알아내는 데 유용하다. 조영제를 사용할 수 없거나 방사선이 금기인 임신부에서 사용할 수 있다.

(7) 신스캔

동위원소를 이용한 신스캔(DMSA, DTPA, MAG3)은 신장기능 저하가 의심되는 요로결석에서 시행할 수 있다. 술전 또는 술후의 분리신장기능을 확인할 수 있고, 신장기능 소실이 의심되는 경우 신스캔을 통해 신절제술

이 적절한지 여부를 판단할 수 있다.

3. 대사검사

처음 발생한 모든 요로결석 환자에서 단순대사검사를 시행해야 한다. 단순대사검사에는 식이 형태, 약물 복용, 수분 섭취, 장질환, 만성설사와 같은 배변 습관, 통풍, 당뇨 등과 같은 병력에 대한 철저한 문진이 포함되어야 한다. 결석이 배출된 환자에서 결석 성분 분석은 꼭 시행되어야 하며 재발하는 경우에는 반복해서 시행하여 결석 성분의 변동 여부를 확인해야 한다. 일반뇨검사, 혈중 전해질, 크레아티닌, 칼슘 및 요산 등의 혈액검사는 필수적인 검사이며 결과에 따라 요배양검사 및 부갑상선호르몬을 추가로 시행할 수 있다. 요로결석이 재발하는 환자나 재발이 아닌 경우라도 가족력이 있는 경우, 뼈나 장 질환이 있는 경우, 통풍 환자, 만성요로감염이나 해부학적 이상이 있거나 소아 등의 고위험군 환자에서는 정밀대사검사extensive evaluation를 시행한다(표 17-1). 검사는 요로결석이 제거되고 약 1개월 후에 시행한다. 정밀대사검사는 평상식이를 하면서 24시간 요중 결석 관련 위험인자 검사를 1회 또는 2회를 시행한다. 칼슘 제한식이를 포함한 정밀대사검사는 고칼슘뇨증의 원인을 파악하기 위해 필요하지만, 흡수성, 신성, 특발성 고칼슘뇨증의 치료가 동일하기 때문에 최근에는 잘 시행되지 않는다. 24시간 소변검사 검체를 적절하게 수집하기 위해서는 환자 교육이 필요하며, 요중 크레아티닌 수

표 17-1 요로결석 정밀대사검사 적응증

대사검사가 필요한 고위험 결석 환자	반복적인 결석 발생 환자
	결석의 가족력이 강한 환자
	비만, 당뇨, 대사증후군 환자
	만성설사와 같은 소장·대장질환이 동반되는 환자
	병적 골절 환자
	골다공증
	요로감염을 동반한 결석 환자
	통풍 환자
	반복되는 결석을 감내하지 못하는 병약한 환자
	단일신 환자
	해부학적 이상이 동반된 환자
	신부전 환자
	결석 성분 중 시스틴석, 요산석, struvite결석이 있는 환자
	모든 소아 환자

표 17-2 24시간 요 정밀대사검사

검사	참고 범위
Volume	> 2,000mL
pH	> 6.5 suggests RTA < 5.5 in uric acid stones
Creatinine	15~20mg/kg/day (women) 20~25mg/kg/day (men)
Calcium	< 250mg/day (women) < 300mg/day (men) < 4mg/kg (both sexes) < 140mg/g of creatinine
Phosphate	500~1,100mEq/day
Potassium	25~125mEq/day
Sodium	< 20mEq/day
Uric acid	< 750mg/day (women) < 800mg/day (men)
Oxalate	< 45mg/day
Citrate	> 320mg/day
Magnesium	< 50mg/day

치를 통해 수집된 소변이 유효한지를 짐작할 수 있다(표 17-2).

IV 요로결석의 비수술적 치료

1. 보존적 치료

크기가 작은 무증상의 신결석은 영상의학적 검사를 통해 추적관찰할 수 있다. 신결석의 위치와 크기가 치료 여부 결정에 중요하다. 상부나 중부신배의 5mm 이상의 결석은 배출 시 증상을 일으킬 위험이 있기 때문에 적극적인 치료가 필요하다. 증상이 있는 요관결석의 경우 통증 조절과 함께 다량의 수분 섭취 및 이뇨제 투여를 통해 결석의 제거를 시도할 수 있다. 검진 중에 우연히 발견된 수신증을 동반한 요관결석은 매복impacted되었을 가능성이 높기 때문에 보존적 치료보다는 적극적인 치료가 필요하다. 급성 통증은 비스테로이드항염증제NSAIDs나 아세트아미노펜acetaminophen 등이 아편유사제opioid 계열보다 진통 효과가 좋고 구토 등의 부작용이 적다고 보고되어 일차치료제로 권고된다. 항경련제의 추가 사용은

일반적으로 추천하지 않는다. 심혈관질환의 위험인자를 가진 환자에서는 diclofenac이나 ibuprofen과 같은 일부 비스테로이드항염증제 사용에 주의가 필요하다.

2. 약물치료

(1) 약물을 이용한 배출촉진요법medical expulsive therapy
10mm 이하의 요관결석에서 약물을 이용한 배출촉진요법을 고려해 볼 수 있다. 일부 알파차단제alpha-blocker는 산통이 있는 하부요관결석 환자에서 통증을 완화하고 결석의 배출을 촉진시키는 효과가 있다. 알파차단제는 요로결석으로 체외충격파쇄석술이나 경요도결석제거술을 받은 환자에서도 쇄석 후 결석의 제거율을 높이고 통증을 감소시킬 목적으로 사용될 수 있다. 칼슘통로차단제calcium channel blocker는 알파차단제에 비해 상대적으로 효과가 낮아서 최근에는 잘 사용되지 않고 있다. 약물배출촉진요법 과정 중 요로감염, 지속되는 통증, 신장기능 악화 등이 발생할 때는 적극적인 치료로의 전환이 필요하다.

(2) 약물을 이용한 용해요법dissolution therapy
용해요법은 침습적인 치료에 적합하지 않은 고위험군 환자에서 일차치료로 시행되기도 하고 체외충격파쇄석술이나 수술 후에 남은 잔석을 제거하기 위한 보조요법으로 사용되기도 한다. 약물 투여 경로에 따라 경구용해요법과 경피용해요법으로 분류된다.

경구용 약물은 주로 알칼리 구연산alkaline citrate이나 중탄산나트륨sodium bicarbonate이 사용되며 소변을 알칼리화시키므로 요산석의 용해에 특히 효과적이다. 소변 pH가 높을수록 요산석 용해에 효과적이지만 과도한 알칼리화는 인산칼슘석의 형성을 유도할 수 있으므로 소변의 pH를 7.0~7.2로 조절해야 한다.

경피적으로 직접 집뇨계 내로 투여하여 치료하는 방법은 요산석과 감염석, 시스틴석에 사용할 수 있다. 감염석인 struvite결석은 Suby G 용액이 효과가 있으나 혈관외유출에 의한 부작용이 발생하지 않도록 주의해야 한다. 최근에는 높은 합병증 발생률과 낮은 치료효과로 경피용해요법은 잘 사용되지 않는다.

3. 폐색 신에서의 감염치료

요로감염이 동반되거나 핍뇨를 보이는 폐색 신*obstructed kidney*은 비뇨기과적 응급질환이다. 결석으로 인한 폐색으로 발생한 감염성 수신증에서는 패혈증으로의 진행을 예방하기 위해 감압술*decompression*을 우선적으로 시행해야 한다. 감압술은 요관스텐트유치술*indwelling ureteral stent*과 경피신루설치술*percutaneous nephrostomy*을 시행할 수 있다. 감압술과 동시에 경험적 항생제치료를 시작하면서 소변배양검사, 혈액배양검사 및 항생제감수성검사를 병행해야 한다. 항생제는 경험적으로 사용하다가 배양검사 및 항생제감수성 결과에 따라 변경한다. 감염조절이 된 후 폐색을 일으킨 결석에 대한 적극적인 치료를 시행한다.

V 체외충격파쇄석술

1. 원리와 장비

체외충격파쇄석술은 몸 밖에서 높은 에너지의 충격파*shock wave*를 발생시켜 이를 신결석이나 요관결석에 집중적으로 쏘아 작게 부순 뒤 요와 함께 자연배출되게 하는 비침습적인 치료방법이다. 1980년부터 요로결석 환자에게 도입되었으며, 마취와 입원이 필요하지 않고 비교적 우수한 성공률을 보여 지난 수십 년간 안전하고 효과적인 요로결석의 일차치료방법으로 이용되었다.

체외충격파쇄석술의 원리는 충격파에 의한 압박 분쇄*compression fracture*, 파쇄*spallation*, 음파의 공동화현상*acoustic cavitation*, 역동적 충격누적*dynamic fatigue* 등으로 결석을 분쇄하는 것이다. 충격파를 만들어 내는 방법에 따라 전기수압 생성기*electrohydraulic(spark gap) generator*, 전자기 생성기*electromagnetic generator*, 압전 생성기*piezoelectric generator* 등이 있다. 요로결석의 파쇄는 방사선촬영술과 초음파촬영술 등 영상장치를 사용하여 주변 장기의 피해를 최소화하면서 정밀하게 조준하여 시행한다.

2. 적응증 및 치료 전 검사

일반적으로 크기가 2cm 이하인 신결석 및 단일요관결석인 경우가 일차적 치료의 적응증에 속하나 최근에는 요관스텐트 유치 후 다발성 요로결석, 신장사슴뿔결석 등까지 치료하는 경우도 있다. 체외충격파쇄석술의 성공률은 결석요인(크기, 위치, 성분), 환자요인(비만도, 해부학적 이상), 술자요인(쇄석술 방법)에 따라 좌우된다. 브루사이트*brushite*나 시스틴결석처럼 단단한 결석이거나 신우이행부협착, 신배게실내결석, 요관협착 등의 해부학적 이상이 동반된 경우, 피부에서 결석까지의 거리가 먼 경우에는 성공률이 떨어진다. 신하극에 위치한 결석의 경우 누두−신우각*infundibular-pelvic angle*이 급격한 예각을 이루거나 신배의 길이가 길거나 누두가 좁다면 성공률이 낮아진다. 시술 전 결석요인과 환자요인을 확인하여 성공률을 예측하고 환자와 충분히 상의하여 필요 시 다른 치료법을 권할 수 있다.

체외충격파쇄석술의 금기증은 임신부, 교정되지 않는 혈액응고질환, 조절되지 않는 요로감염, 심한 근골격계 질환 및 고도 비만, 결석과 근접해 있는 동맥류 등이 있다. 시술 전 금기사항을 확인하고 합병증을 줄이기 위해 동반질환 문진, 복용 중인 약물, 요검사, 요배양검사, 혈액검사 및 초음파나 복부컴퓨터단층촬영을 통한 요로계와 주변 장기의 영상학적 검사가 필요하다.

3. 준비 및 치료 방법

체외충격파쇄석술의 성공률을 높이고 안전하게 시행할 수 있는 몇 가지 방법들이 있다. 적절한 통증 조절 약물을 사용하여 시술 중 환자의 움직임을 최소화한다. 충격파 헤드와 환자의 피부의 결합*coupling*을 최적화하여 충격파가 소실되지 않도록, 결합매질을 도포할 때 기포가 생기지 않도록 주의하며 충분한 양을 넓게 도포하도록 한다. 시술 시에는 환자의 호기 호흡주기*expiratory period*에 초점을 맞춰서 적중률을 높인다. 충격파는 낮은 에너지로 시작하여 단계적으로 증량하여 환자가 통증에 적응하도록 하고 주변 조직의 손상을 최소화한다. 낮은 에너지로 시작 후 휴지기를 가진 후 진행한다. 충격파 빈도를 1~1.5Hz로 낮게 유지하여 파쇄 효율을 높일 수 있다.

4. 합병증과 처치

체외충격파쇄석술의 합병증은 침습적인 수술에 비해 적은 것으로 알려져 있다. 합병증으로는 옆구리 통증, 혈뇨, 세균뇨, 결석로steinstrasse 등이 발생할 수 있으며, 약물치료와 요관스텐트 설치 같은 보조적 방법으로 치료할 수 있다. 드물게는 패혈증, 신장손상에 의한 신주위혈종, 장폐색 등도 발생할 수 있다. 요관스텐트나 경피적신루를 가지고 있거나 감염석, 세균뇨가 있는 경우에는 시술 전 예방적 항생제가 필요하다.

VI 신결석

신결석renal stone; renal calculus or nephrolithiasis은 신장 내에 위치한 요로결석으로, 무증상으로 발견되는 경우도 많으나 요로감염, 신장기능 저하 등의 합병증을 동반할 수 있다. 또한 요로를 따라 이동하여 대부분의 요관결석과 방광 또는 요도 결석의 원인이 된다. 신결석의 일차적인 치료목표는 합병증을 최소화하면서 가능한 많은 결석을 제거하는 것이다. 이러한 목표를 달성하기 위해 신결석 치료방법에 대한 결정은 결석의 크기, 개수 및 위치 등과 신장의 해부학적 구조, 환자의 임상적인 상황 등을 복합적으로 고려해 판단해야 한다(그림 17-7).

1. 증상

크기가 작은 신결석은 대부분 증상을 유발하지 않으며 우연히 발견되는 경우가 많다. 하지만 신결석의 크기, 모양, 요로폐색 유무, 동반된 요로감염 및 신체활동 정도 등에 따라 다양한 증상이 유발될 수 있다. 대표적인 증상으로는 옆구리 및 허리 통증이 있으며, 하복부와 서혜부 통증을 동반하는 경우도 있다. 통증은 신결석이 신장 내에서 움직이거나 요로의 폐색 혹은 감염이 동반되는 경우 요관결석에서와 같이 급성통증의 양상으로 나타나기도 하지만, 대부분의 환자에서는 비전형적인 둔한 통증의 양상으로 나타난다. 흔히 현미경적 혈뇨를 동반하며, 종종 육안적 혈뇨를 일으키기도 한다. 오심, 구토 등의 소화기계 증상과 탁하고 악취가 나는 소변이 발생

하기도 한다. 신결석이 있을 경우 요로감염 위험이 증가하며, 급성감염이 발생하면 극심한 옆구리 통증과 함께 고열과 오한이 발생한다. 이 경우 배뇨통과 같은 하부요로증상이 흔히 동반된다.

2. 적극적 치료의 적응증

체외충격파쇄석술이나 요관신장경을 이용한 경요도결석제거술transurethral ureteroscopic lithotripsy과 같은 최소침습적 치료법이 보편화되기 전에는 신결석 제거를 위한 수술 후 합병증 및 신장기능감소 등에 대한 우려로 우연히 발견된 무증상의 작은 신결석에 대해서는 적극적 치료를 하지 않는 경우가 많았다. 그러나 내시경 및 쇄석 장비의 발전으로 신결석 치료에 대한 최소침습적 접근법이 보편화되면서 무증상의 작은 신결석도 치료대상이 되는 경우가 증가하고 있다. 이러한 변화는 무증상 신결석의 자연경과에 대한 이해에서 비롯된다. 대부분의 신결석은 시간이 지남에 따라 크기가 증가할 뿐만 아니라 통증 및 감염 등 합병증이 동반될 위험이 높아진다. 이 뿐만 아니라 무증상의 신결석이라 할지라도 요관으로 이동하여 요로폐색이 발생할 경우 급성통증 및 신장기능 저하를 초래할 수 있어, 이러한 합병증을 예방하기 위해 최소침습적 치료법을 통해 조기에 신결석을 제거하는 것이다.

신결석 환자에서 적극적인 치료가 필요한 경우는 다음과 같다. ① 결석으로 인한 요로의 폐색 또는 감염이 동반된 경우, ② 통증 또는 혈뇨와 같은 증상을 동반한 경우, ③ 진단 당시 결석의 크기가 15mm보다 큰 경우, ④ 결석의 크기가 15mm보다 작아도 환자의 상태 등에 따라 경과 관찰이 어려운 경우, ⑤ 환자가 결석의 제거를 적극적으로 원하는 경우, ⑥ 요로결석 발생 고위험 환자의 경우, ⑦ 경과 관찰 중 결석의 크기가 자라는 경우, ⑧ 결석으로 인한 동반이환 발생 가능성이 높은 경우, ⑨ 환자의 직업적 특성 등 사회적 상황에 따라 무증상이라도 제거가 필요한 경우. 특히 환자가 소아이거나 단일신인 경우, 항공기 조종사나 버스 운전사와 같은 고위험 직업군인 경우, 임신을 고려하는 여성인 경우에는 보다 적극적으로 무증상 신결석의 치료를 고려한다. 하지만 증상 및 요로폐색을 유발하지 않으며 크기가 작은 5mm 미만의 신결석에 대해서는 추후 자연배출의 가능성이 있

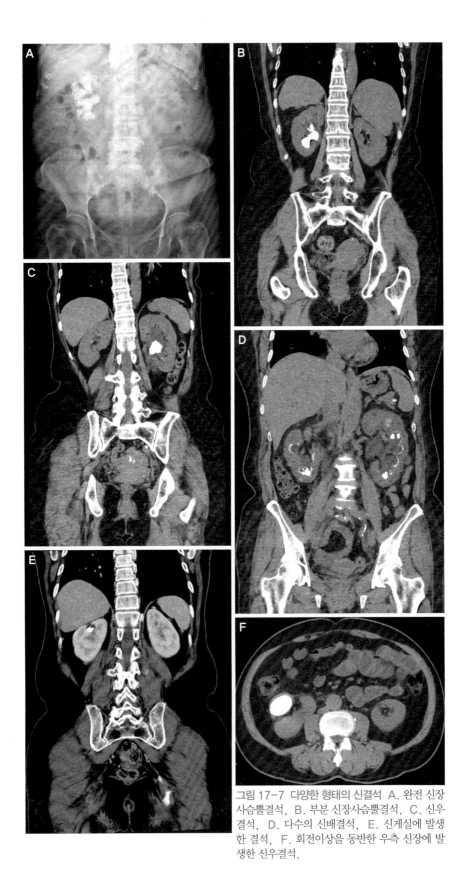

그림 17-7 다양한 형태의 신결석 A. 완전 신장
사슴뿔결석, B. 부분 신장사슴뿔결석, C. 신우
결석, D. 다수의 신배결석, E. 신게실에 발생
한 결석, F. 회전이상을 동반한 우측 신장에 발
생한 신우결석.

어, 즉각적인 제거술이 아닌 정기적인 추적관찰을 고려할 수 있다.

3. 수술적 치료

신결석 치료에는 체외충격파쇄석술과 더불어 내시경, 복강경, 로봇 및 개복 등 다양한 수술방법이 적용된다. 그중 내시경을 이용한 수술법에는 연성 요관신장경을 이용한 경요도신결석제거술과 신장경을 이용한 경피신결석제거술percutaneous nephrolithotomy이 있다. 경요도신결석제거술은 내시경의 소형화와 연성 요관신장경 및 레이저쇄석장비의 발달로 점차 적응증이 확대되고 있다. 요도를 통해 내시경을 신장 내로 진입시켜 수술을 시행하므로 절개창이 없는 장점이 있고 20mm 이하의 결석에서 높은 결석제거율이 보고되나, 신하극에 위치한 결석의 경우 상대적으로 치료성공률이 다소 낮아진다. 출혈의 위험이 적어 교정되지 않은 출혈성 경향이 있는 환자에서도 시행할 수 있는 장점이 있다.

경피신결석제거술은 체외충격파쇄석술 및 경요도신결석제거술보다는 침습적이지만 결석의 크기와 위치에 영향을 받지 않고 결석을 효과적으로 제거할 수 있어 20mm 이상의 신결석이나 신장사슴뿔결석, 연성 요관신장경으로 접근이 어려운 신하극결석 또는 신배게실석과 같이 신장의 해부학적인 구조에 변형이 있는 경우 우선적인 치료법으로 선택할 수 있다. 수술 후 출혈 등의 합병증이 상대적으로 빈번하며, 드물지만 늑막손상, 간손상, 비장손상, 장손상 등의 발생 가능성이 있다. 늑막손상은 신루를 늑골 상부에 생성할 경우 발생 위험이 증가하며, 수술 후 흉부촬영으로 발생 여부를 확인할 수 있다. 그러나 최근에는 신장경의 소형화로 수술 부위 신루 크기도 더욱 작게 만들 수 있어 출혈 등의 합병증 발생률도 감소 추세이다.

복강경, 로봇을 이용하거나 개복하여 시행하는 신결석제거술nephrolithotomy 혹은 신우결석제거술pyelolithotomy은 경피신결석제거술에 비해 입원기간과 통증, 합병증이 높아 점차 시행이 줄고 있으며, 경피신결석제거술에 실패하거나 성공하기 어려운 경우 또는 요관협착이나 신우요관이행부협착 등과 같은 동반된 해부학적 이상을 동시에 교정할 필요가 있을 경우에 한해 제한적으로 고려한다.

VII 요관결석

요관결석ureter stone은 대부분 기존에 있던 신결석이 요관으로 이동하여 발생하며, 흔히 통증 및 혈뇨 등 증상을 동반하기 때문에 증상이 있는 요로결석의 가장 많은 비중을 차지한다. 증상이 없는 경우에도 신장기능의 저하를 빈번하게 유발하기 때문에 임상적으로 중요하다.

1. 증상

이환 부위의 옆구리에 주로 발생하는 통증은 요관결석의 가장 흔하고 대표적인 증상으로, 급격한 경련성 통증으로 나타난다. 이러한 참을 수 없는 심한 통증을 신

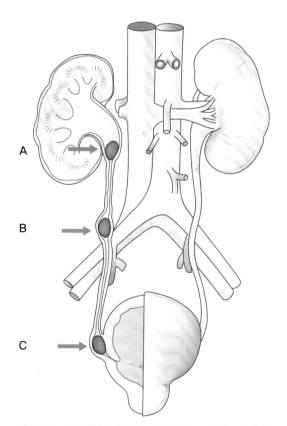

그림 17-8 요관결석의 위치에 따른 증상 A. 상부요관결석은 옆구리 통증과 함께 요관의 주행 경로를 따라 연관통을 보이며 고환 통증이 나타나기도 한다. B. 중부요관결석은 옆구리 통증과 함께 아랫배 통증이 동반된다. C. 하부요관결석은 옆구리 통증과 함께 아랫배 통증, 음낭 및 음부로의 연관통을 보인다. 결석이 방광점막하 요관에 위치하면 빈뇨, 요절박과 같은 방광자극증상을 일으킨다.

성 산통renal colic이라고 하며, 통증이 있을 때 흔히 식은땀을 흘리고 창백해진다. 통증의 기전은 결석으로 인해 요관폐색 및 요류의 정체가 유발되어 신장 내 압력 상승과 요관의 연동운동이 항진되어 발생하며, 흔히 연관통을 동반한다(그림 17-8). 심한 통증 사이에 일시적으로 통증이 해소되는 양상을 흔히 보이지만 요류의 정체(요관폐색)가 해소되지 않으면 통증이 지속되기도 한다. 오심, 구토, 복부팽만 등의 위장관증상을 흔히 동반하는데, 신피막의 감각신경이 위장관의 감각신경과 복강신경절celiac ganglion에서 경로를 공유하며, 후복막강에 있는 신장이 복막을 자극하기 때문이다. 육안적 혈뇨가 나타나기도 하며, 90% 이상의 환자는 검사에서 현미경적 혈뇨가 보인다. 요관결석이 요관방광이행부에 위치하는 경우에는 빈뇨, 요절박, 잔뇨감 등의 하부요로증상이 동반되기도 한다. 요로감염이 동반된 경우에는 고열과 오한 등의 증상이 발생하며, 감염이 악화될 경우 요로패혈증 또는 패혈성 쇼크로 진행할 수 있다.

2. 적극적 치료의 적응증

요관결석은 요관폐색을 빈번하게 일으키고 감염, 신장기능 저하와 같은 합병증의 위험이 높아 증상이 없더라도 자연배출 가능성이 낮은 경우 반드시 제거해야 한다. 크기가 작은 요관결석은 자연배출이 가능하며 요관결석의 크기가 작을수록, 신장보다는 방광에 가까울수록 자연배출 가능성이 높다. 4~6mm 크기의 요관결석은 50% 정도의 환자에서 자연배출되는 것으로 알려져 있다. 따라서 증상이 심하지 않은 4mm 미만의 요관결석에 대해서는 우선적으로 자연배출 유도요법을 고려해 볼 수 있다. 이를 위해 적절한 통증 조절과 함께 다량의 수분 섭취를 장려하며, 결석의 이동 및 배출을 확인한다. 전립선비대증의 약물요법에 주로 사용되는 알파차단제를 투여할 경우 요관의 확장을 유도하여 10mm 미만 요관결석의 자연배출 가능성을 높일 수 있다. 크기가 10mm 이상일 경우에는 자연배출을 기대하지 말고 적극적으로 제거해야 한다. 이 외에도 요관결석이 움직이지 않거나 자연배출이 어려울 것으로 판단되는 경우, 통증이 조절되지 않거나 반복될 경우, 감염이나 요관의 완전폐색이 동반된 경우, 요독증이 있는 경우에는 적극적인

결석제거술을 시행한다. 반대쪽 신장기능이 저하되어 있거나 단일신 또는 요관결석이 양쪽에 있는 경우에는 신장기능의 변화를 지속적으로 평가하며 가능한 빨리 결석제거술을 적극적으로 고려한다.

3. 권장사항 및 주의점

요관결석 환자에서 통증은 가장 흔한 증상일 뿐만 아니라 중요한 치료의 대상이 된다. 통증은 일차적으로 ketorolac과 같은 프로스타글란딘 억제제를 투여하여 조절한다. 하지만 신장기능이 저하된 환자에서는 사구체여과율을 감소시킬 수 있어 주의를 요한다. 필요한 경우 마약성 진통제opioid를 사용할 수 있지만, 요관결석 환자에서 오심, 구토 등의 부작용이 빈번한 것을 고려해야 한다. 통증이 조절되지 않거나 신장기능이 감소된 경우에는 요관스텐트삽입술 또는 경피신루설치술 등과 같은 즉각적인 요로전환술이나 결석제거술을 시행한다. 급성신우신염은 요관결석 환자에서 드물지 않게 동반되며, 생명을 위협할 수 있는 응급 상황이다. 급성신우신염이 동반되는 경우, 경험적 항생제치료와 함께 집뇨계의 압력을 낮추고 요배출을 유도할 수 있는 요로전환술을 즉각적으로 시행해야 한다. 요로감염이 해소되기 전의 결석제거술은 감염을 악화시킬 수 있기 때문에 환자의 상태에 따라 수술시기를 결정해야 하며, 일반적으로 감염이 소실된 이후 시행한다.

11

Semi-rigid URS

4. 수술적 치료

요관결석의 적극적 치료로는 체외충격파쇄석술과 요관신장경을 이용한 경요도결석제거술이 우선적으로 고려된다. 치료방법의 선택은 결석의 성상 및 환자의 상태, 해당 기관의 장비 상태 등을 고려하여 판단한다. 체외충격파쇄석술은 경요도결석제거술에 비해 덜 침습적인 방법이나 치료 성공률이 상대적으로 낮고 결석의 배출까지 시간이 걸릴 수 있으며, 한 번의 치료로 결석이 완전히 제거되지 않는 경우도 있어 2회 이상의 치료를 필요로 하기도 한다. 경요도결석제거술은 결석의 요관 내 위치와 관계없이 결석을 효과적으로 제거할 수 있으며, 20mm 미만의 결석에서 매우 높은 제거율을 보인다. 경

요도결석제거술에는 다양한 체내쇄석기intracorporeal lithotripter가 이용될 수 있다. 초음파쇄석기ultrasonic lithotripter는 요로결석의 분쇄와 분쇄된 조각의 제거를 동시에 수행할 수 있고 조직의 손상이 거의 없는 장점이 있는 반면, 경성 내시경에만 사용 가능한 제약이 있다. 전기수압충격파쇄석기electrohydraulic lithotripter는 수중 전기방전을 이용하여 결석을 분쇄하며 경성 내시경뿐만 아니라 연성 내시경에도 사용이 가능하고 가격이 저렴한 장점이 있지만, 요관천공 등 요관손상의 위험이 높은 단점이 있어 최근에는 거의 사용되지 않고 있다. 기압쇄석기pneumatic lithotripter는 착암효과jack hammer effect를 이용하여 결석을 분쇄하는 방법으로 요관손상이 적은 장점이 있지만, 경성 내시경에만 사용 가능하고 요관 상부나 신장 내로 결석의 이동이 잦은 단점이 있다. 홀뮴Holmium레이저쇄석기는 경성 및 연성 내시경에 모두 사용 가능하며 단단한 결석도 효과적으로 분쇄할 수 있다. 또한 조직손상의 위험이 적고 필요한 경우 요관절개술을

함께 수행할 수 있어 현재 표준적인 치료장비로 널리 사용되고 있다. 경요도결석제거술 후에는 일반적으로 요관부종으로 인한 폐색 및 요누출을 막기 위해 요관스텐트를 삽입하지만, 요관손상이 없고 수술시간이 길지 않은 경우에는 요관스텐트 삽입이 필수적이지는 않다.

체외충격파쇄석술과 경요도결석제거술로 치료가 실패했거나 치료 성공률이 낮을 것으로 판단되는 경우에는 연성 요관신장경을 신루를 통해 신장에서부터 상부 요관으로 접근시키는 경피요관결석제거술percutaneous ureteroscopy, antegrade ureteroscopy 혹은 요관을 절개하고 결석을 제거하는 요관결석제거술ureterolithotomy을 고려할 수 있다. 대표적으로 20mm 이상의 큰 결석 혹은 완전 요관폐색을 유발하는 매복석impacted stone이 이에 해당하며(그림 17-9), 요관결석제거술은 개복술뿐만 아니라 복강경수술 및 로봇보조수술을 이용한 접근법이 보편화되어 가고 있다.

Ⅷ 방광결석 및 요도결석

방광결석, 요도결석 등 하부요로결석은 상부요로결석에 비해 상대적으로 드문 질환으로 전체 요로결석의 5% 미만을 차지한다. 두 결석 모두 발생원인이 되는 동반 질환이 있는 경우가 많으며, 이 경우 원인 질환을 함께 치료할 것을 고려해야 한다.

1. 증상 및 병리

방광결석의 가장 흔한 증상은 육안적 혈뇨이며, 일반적으로 배뇨의 끝 무렵에 나온다. 방광결석이 움직여 요류에 문제를 유발하고 방광을 자극할 경우 요속감소, 요절박, 빈뇨, 잔뇨감 등의 배뇨증상을 유발하며 배뇨통 및 하복부 통증이 동반되기도 한다. 방광결석은 발생 양상에 따라 원발성 방광결석primary bladder stone과 속발성 방광결석secondary bladder stone으로 분류된다. 원발성 방광결석은 북아프리카와 중동, 인도, 태국, 인도네시아 등 결석 유행 지역에서 주로 발생한다. 10세 이하의 소아에서 주로 발생하며, 단백질이 부족한 곡물 위주의 식습관과 관련이 있는 것으로 알려져 있다. 대개는 단일석

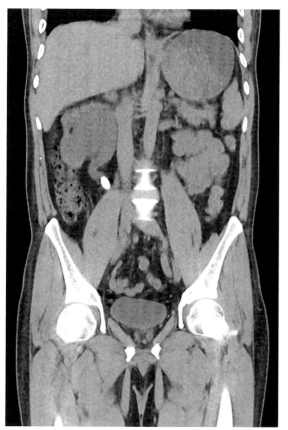

그림 17-9 상부요관 매복석의 컴퓨터단층촬영 소견

으로 존재하며 제거 후 재발률이 낮은 것이 특징이다. 방광결석이 유행하는 지역 외에서는 대부분 속발성 방광결석이 발병하며, 방광 내 요정체urinary stasis나 이물질foreign body과 연관되어 발생한다. 상부요로에서 방광 내로 배출된 결석이 자라는 경우도 있지만, 대개는 방광 내에서 생성된다. 가장 흔한 원인은 방광출구폐색이며, 치료되지 않은 전립선비대증이나 척수손상 및 신경인성방광 환자, 방광 내 이물질이나 스텐트 및 카테터를 장기간 유지하는 환자에서 호발한다(그림 17-10).

요도결석은 방광출구폐색으로 인해 요주저, 세뇨, 단속뇨 등을 유발하며, 때로는 급성요폐를 초래하기도 한다. 음경 내 이물감 및 배뇨통을 빈번하게 동반한다. 요도결석이 전부요도anterior urethra에 위치할 경우 음경 내 딱딱한 종물로 촉지되기도 하며, 후부요도posterior urethra에 위치할 경우 직장수지검사로 촉지되기도 한다. 요도결석은 생성 위치에 따라 요도 내에서 발생하는 원발성 요도결석primary urethral stone과 방광이나 상부

요로에서 발생한 결석이 요도로 이동한 이주성 요도결석 migratory urethral stone으로 분류된다. 원발성 요도결석은 요도게실과 같이 요정체가 존재하는 환경이나 봉합사와 같은 요도 내 이물질이 존재하는 환경에서 주로 발생한다. 이주성 요도결석은 주로 요도협착이나 전립선비대증과 같이 방광출구가 좁은 상황에서 발생한다.

2. 수술적 치료

방광결석은 일반적으로 방광경을 이용한 경요도수술로 제거하며, 기압에너지나 초음파에너지, 홀뮴레이저 등 다양한 체내쇄석기가 이용된다. 전립선비대증으로 인한 속발성 방광결석의 경우, 방광출구폐색을 해결하기 위해 경요도전립선절제술을 함께 시행한다. 방광결석은 체외충격파쇄석술로도 효과적으로 분쇄할 수 있으며, 분쇄된 결석의 배출이 원활하지 않을 경우 방광경을 통해 배출을 유도한다. 경피방광결석제거술percutaneous

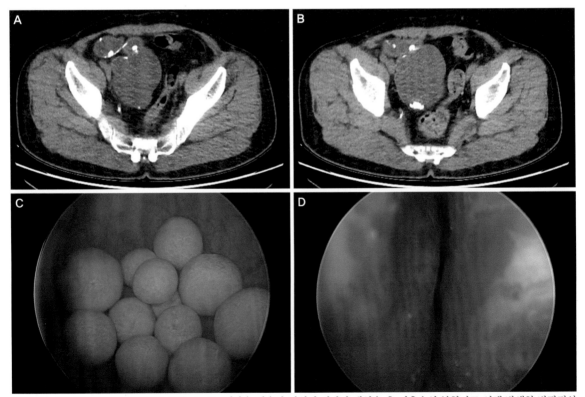

그림 17-10 방광결석의 영상학적 소견 A, B. 회장을 이용한 정위성 신방광 대치술 후 비흡수성 봉합사로 인해 발생한 방광결석의 컴퓨터단층촬영 소견, C, D. 전립선비대증 환자에서 발생한 방광결석 및 전립선의 방광경 소견.

*cystolithotomy*은 요도협착이나 해부학적 이상이 있어 요도를 통한 접근이 불가능한 경우에 효과적으로 이용할 수 있으며, 치골상부에 경피적방광루를 만든 후 체내쇄석기를 이용하여 결석을 분쇄한 후 제거한다. 개복수술은 재원기간 및 도뇨관 유지기간이 길고 술후 통증이 큰 단점으로 거의 이용되지 않으나, 경요도수술이나 경피수술이 불가능한 경우에 고려한다.

요도결석은 결석의 위치와 동반된 해부학적 이상에 따라 치료방침을 결정한다. 후부요도에 있는 결석은 방광내시경을 이용하여 방광 내로 밀어 올린 뒤 분쇄 후 제거한다. 전부요도에 있는 결석은 크기가 작고 표면이 매끄러운 경우 요도를 쓸어내려 배출을 유도할 수 있으며, 실패할 경우 요도경을 이용하여 분쇄한 후 제거한다. 결석이 요도게실 내에 존재하는 경우에도 요도경을 이용하여 제거할 수 있다. 하지만 내시경수술이 실패하거나 요도성형술 등 동반 수술이 필요한 경우에는 요도절개술을 통해 결석을 제거한다.

IX 특수 상황에서의 요로결석

1. 임신 중 발생한 요로결석

임신부에서의 요로결석은 1/200~1/1,500명의 비율로 발병하는 것으로 알려져 있다. 임신 중에는 프로게스테론*progesterone*으로 인한 요관의 연동운동 감소와 태아 및 커진 자궁에 의한 요관압박으로 인해 생리적 수신증이 빈번하게 발생한다. 또한 사구체여과율의 증가와 더불어 요중 칼슘, 나트륨, 요산의 배출도 증가한다. 이러한 요정체와 결석 생성인자의 증가는 요로결석 발생의 위험을 높일 수 있다. 하지만 실제 임신부에서의 요로결석 발생률은 같은 연령대의 여성과 비슷하며, 이는 요중 구연산과 마그네슘 등 결석 억제인자의 배설도 함께 증가하기 때문인 것으로 생각된다. 임신 중 요로결석이 의심될 경우 태아의 방사선노출을 피하기 위해 일차적으로 초음파검사를 시행한다. 그러나 요관결석의 경우 초음파검사로는 결석을 찾지 못할 수 있다. 임신 말기에는 제한된 영상검사를 시행할 수 있으며, 요로폐색의 양상을 확인하기 위해 조영제를 사용하지 않은 자기공명영상*MRI*

을 시행할 수 있다. 임신부에서 증상이 있는 요로결석의 60~80%는 자연적으로 배출되므로 수액 공급과 진통제 투여만으로 자연배출을 기다려 볼 수 있다. 그러나 통증이나 요로감염이 조절되지 않을 경우에는 요관스텐트를 삽입하거나 경피신루설치술을 시행하여 요관폐색을 해소하는 것이 좋으며, 출산이 임박한 경우에는 출산 후 비조영컴퓨터단층촬영 등과 같은 영상학적 검사를 통하여 정확한 진단 및 근본적 치료를 시행하는 것이 추천된다. 임신 중에는 체외충격파쇄석술이 금기이며, 제2주산기에는 비교적 안전하게 마취하 홀뮴레이저를 이용한 경요도결석제거술을 시도할 수 있다.

2. 소아 요로결석

소아 요로결석은 최근 유병률이 점차 증가하고 있으며, 음식물과 수분 섭취, 기후 같은 외적 요인보다는 유전, 나이, 성별 같은 내적 요인이 상대적으로 더 크게 작용하여 발생하고 재발의 위험성도 더 높다. 따라서 결석을 제거한 후에도 요로결석대사검사가 필요하고 유전적인 소인에 대해서도 평가해야 한다. 전형적인 급성통증을 나타내는 경우보다는 요로감염 또는 혈뇨에 대한 검사 중 발견되는 경우가 많다. 진단 및 치료 시 방사선 조사를 최소화하기 위한 노력이 필요하며, 재발 및 재치료의 가능성을 낮추기 위해 결석의 완전 제거를 치료목표로 한다. 치료적응증 및 치료방법은 기본적으로 성인 요로결석의 경우와 동일하다. 체외충격파쇄석술은 성인에 비해 결석이 잘 부서지고 배출도 잘되지만, 마취가 필요한 단점이 있다. 성인에 비해 조직손상에 대한 우려가 높으므로 충격파의 강도나 양을 줄여야 하고 다른 장기의 방사선 노출을 최소화하기 위해 결석이 있는 부위 외에는 차폐를 하는 것이 추천된다. 최근 내시경 및 기구들의 소형화로 소아에서도 경요도결석제거술이나 경피신결석제거술이 널리 시행되고 있으며, 성인과 유사한 성공률을 보인다.

3. 기타 특이 상황에서의 요로결석

(1) 마제신
요로결석은 마제신*horseshoe kidney*의 가장 흔한 합병증 중 하나로 마제신 환자의 20~60%에서 발생한다(그림 17-11). 결석을 제거할 때는 신장의 해부학적인 구조와 혈관구조가 다양하므로 이를 고려하여 치료계획을 세운다. 체외충격파쇄석술은 마제신 환자에서 안전하게 시행할 수 있으나 신결석과 피부의 거리가 정상 신장에 비해 상대적으로 멀고 신장이 척추뼈 가까이에 위치하여 결석의 조준이 어려울 수 있다. 결석제거율은 35~80%로 정상 신장을 가진 환자보다는 낮은 편이다. 시술 전 신우요관이행부폐색 등 요로폐색이 동반되어 있는지 확인해야 한다. 경피신결석제거술은 결석의 크기가 20mm 이상인 경우 일차적으로 고려하며, 체외충격파쇄석술에 실패한 경우에도 시행할 수 있다. 신장의 상극이 피부와 가장 가깝고 신배 및 신우의 접근에 적절한 각도를 제공하기 때문에 대부분 신상극에 신루를 형성한다. 신장의 위치가 낮아 늑막손상의 위험은 일반 환자들에 비해 낮다. 간혹 신장 뒤쪽으로 결장이 주행하는 경우가 있어(retrorenal colon) 신루 형성 시 주의를 요한다. 경요도결석제거술은 연성 요관신장경의 발달에 따라 점차 많이 시행되고 있

으며, 15mm 이하의 결석에서 유용하게 사용된다.

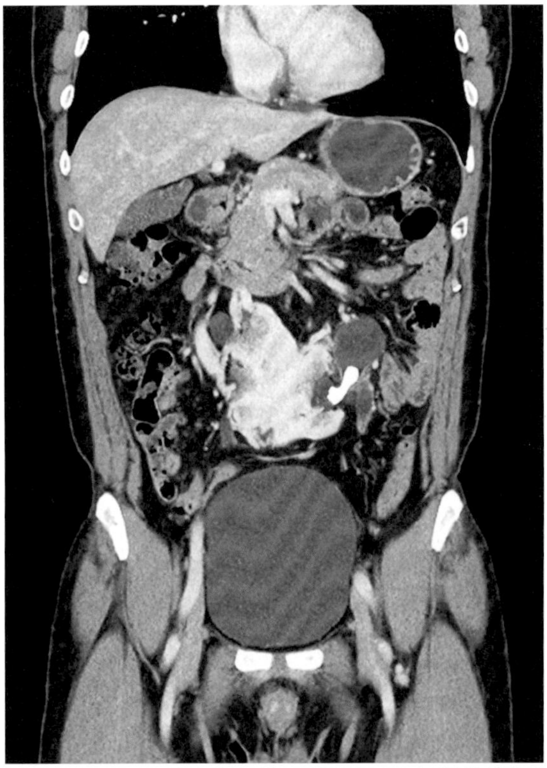

(2) 이식신

이식신의 결석은 공여 신장과 함께 이식되거나 이식 후 새롭게 생성되어 발견된다(그림 17-12). 이식된 신장에서 새롭게 발생한 결석의 경우 대사검사를 시행하여 결석의 원인을 분석하고 향후 재발 방지를 위한 적극적인 노력을 하는 것이 좋다. 이식신의 경우 일반 신장에 비해 결석으로 인한 요로폐색이나 감염, 신부전의 위험이 높다. 면역억제제를 복용 중이고 대부분 신장기능이 정상적이지 못하며 신경 연결이 변경되어 있으므로 전형적인 결석의 증상이 나타나지 않아 진단 및 치료를 어렵게 한다. 체외충격파쇄석술은 우선적으로 고려할 수 있는 치료법이다. 하지만 깨진 결석들이 돌길steinstrasse을 만들어 요관폐색을 유발할 위험이 높은 경우 경피신루를 설치한 후 시행을 고려한다. 경요도결석제거술은 체외충격파쇄석술이 불가능하거나 실패했을 때 고려하는데, 이식신의 요관구가 방광의 전부에 있기 때문에 술기적으로 어렵다. 따라서 경요도결석제거술을 결정하기 이전에 요관구의 위치 등을 미리 확인해야 한다. 경피신결석제거술은 일반적으로 안전하게 시행이 가능하며, 바로누운자세에서 전부 신배를 통해 접근한다. 신장 주변 조직이 흉터로 단단하고 주위지방조직이 적어 신루를 만들기 어려울 수 있

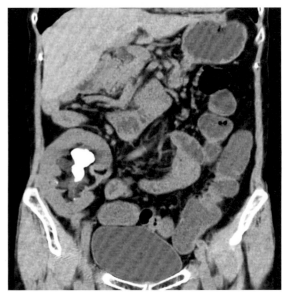

그림 17-11 마제신에서 발생한 신결석의 컴퓨터단층촬영 소견

그림 17-12 이식신에서 발생한 신결석의 컴퓨터단층촬영 소견

으며, 상대적으로 출혈 위험이 높다.

(3) 요로전환술

장을 이용한 요로전환술을 받은 환자에서는 결석 생성의 다양한 위험에 노출된다. 수술 시 사용된 스테이플과 같은 이물질의 존재와 장점액의 정체, 인공방광의 세균 집락화, 요소분해균 감염, 요중 칼슘 증가 및 구연산 감소 등의 변화로 결석이 발생한다. 신장이나 요관, 요저장소reservoir에 결석이 있는 경우, 일반적인 결석과 같이 자연배출요법, 체외충격파쇄석술, 경요도결석제거술,

경피신결석제거술 등의 방법을 동일하게 적용한다. 다만 역행성내시경수술을 시행하는 경우, 사전에 요로전환술에 대한 완벽한 이해가 필요하다. 만일 이에 대한 확신이 없다면 CT요로조영술과 역행성요로조영술을 시행하여 재건된 요로의 해부학적인 구조를 확인한다. 실금형 피부요로전환술incontinent cutaneous urinary diversion과 달리 비실금형 피부요로전환술continent cutaneous urinary diversion을 시행하거나 정위성 신방광orthotopic neobladder 대치술을 시행한 경우에는 요실금을 방지하기 위해 만든 구조 혹은 요도괄약근이 손상될 수 있으므로 역행

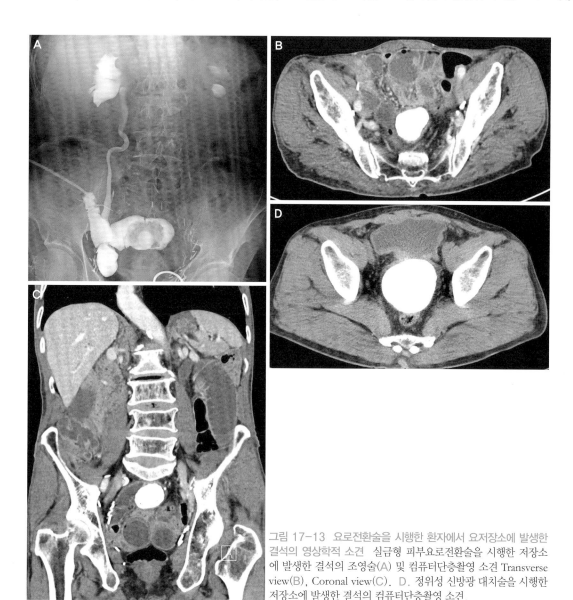

그림 17-13 요로전환술을 시행한 환자에서 요저장소에 발생한 결석의 영상학적 소견 실금형 피부요로전환술을 시행한 저장소에 발생한 결석의 조영술(A) 및 컴퓨터단층촬영 소견 Transverse view(B), Coronal view(C). D. 정위성 신방광 대치술을 시행한 저장소에 발생한 결석의 컴퓨터단층촬영 소견.

성내시경수술을 시행할 때는 주의를 요한다. 요저장소에 결석이 있는 경우(그림 17-13) 연성 내시경 등을 이용하여 직접 결석까지 접근하고 홀뮴레이저를 이용하여 파쇄도 가능하나 요관이나 신장과 같은 상부요관에 결석이 있는 경우에는 역행성내시경으로 접근 시 요관구를 찾거나 요관 내부로 진입하는 것이 어려울 수 있다. 이러한 경우에는 경피적 접근을 통해 결석을 제거하는 것이 좋다.

4. 잔석을 가진 환자의 치료

요로결석 치료의 우선적인 목표는 결석의 완전 제거이다. 잔석이 있을 경우 증상을 유발하거나 추가적인 시술이 필요할 가능성이 증가하며, 잔석의 크기가 5mm 이상이거나 감염석인 경우 위험이 더욱 증가한다. 단일치료 이후 5mm 이상의 잔석이 남을 경우 적극적인 결석의 제거를 고려하며, 추가적인 치료의 선택은 일반적인 결석 치료의 원칙을 적용한다. 그러나 체외충격파쇄석술로 배출이 되지 않고 연성 요관경을 이용한 경요도결석제거술로 접근이 용이하지 않은 신하극에 위치한 잔석의 경우는 경피신결석제거술을 우선적으로 고려하는 것이 좋다. 잔석의 크기가 4~5mm 미만이고 관련 증상이 없는 경우 일반적으로 임상적 무의미한 결석clinically insignificant stone으로 정의하지만, 이 중 20~50%는 추적관찰 중 재치료의 대상이 될 수 있다. 따라서 요로결석의 치료 시 잔석을 남기지 않기 위한 노력이 매우 중요하다. 체외충격파쇄석술 후 신하극에 남은 잔석의 경우, 충분한 수분 섭취와 함께 머리를 낮게 한 자세에서 기침을 하거나 신장 위치의 허리를 두드리는 방법으로 잔석 배출을 촉진시킬 수 있다.

X 추적관찰 및 재발방지요법

요로결석은 대사질환으로 완전 제거가 이루어져도 재발하는 경우가 많다. 1년에 7% 정도 재발하며 10년 이내에 평균 약 50%의 환자에서 재발하므로 지속적인 추적관찰 및 대사이상검사를 시행하는 것이 좋다. 이와 더불어 요로결석 재발을 예방하기 위해 위험도에 따라 식이요법과 필요한 경우 약물을 이용한 예방요법이 추천된다.

1. 식이요법

요로결석의 재발을 예방하기 위해서는 수분 섭취, 식이요법, 생활습관의 변화 등이 필요하다. 수분 섭취는 모든 요로결석 환자에서 가장 먼저 시행하는 방법으로, 일반적으로 하루 요량이 2.5L 이상 되게 수분을 섭취해야 하며 특정 시간대에만 집중적으로 수분 섭취를 하는 것보다는 지속적으로 수분을 섭취해 요량을 늘려야 한다. 섭취하는 음료의 종류는 중요하지 않으며, 하루 배설되는 소변의 총량이 재발의 예방에 가장 중요한 요소이다. 또한 과도한 수분 손실이 있는 경우 충분한 수분 섭취로 균형을 맞추어야 한다. 식이요법으로 요로결석 환자에게 권장되는 식생활로는 첫째, 염분의 섭취를 제한하는 것이다. 나트륨은 칼슘의 배설을 촉진하고 요 중 구연산의 배설을 감소시켜 옥살산칼슘석의 위험인자로 작용하기 때문에 염분 섭취가 통상적으로 하루 4~5g 이하가 되도록 제한하는 것이 좋다. 둘째, 옥살산칼슘석 환자에서 옥살산의 섭취 제한 및 정상 칼슘 식이(하루 1.0~1.2g/kg)를 유지하는 것이다. 고옥살산뇨증을 보이는 환자의 약 45%에서 옥살산의 식이 제한으로 옥살산의 배설을 감소시킬 수 있다. 옥살산의 함량이 높은 음식에는 시금치, 견과류, 대황, 초콜릿, 차tea 등이 있으며, 특히 옥살산칼슘석 환자는 과량의 비타민 C 복용을 피하는 것이 좋다. 정상 칼슘 식이를 유지하는 이유는 칼슘 섭취가 적은 사람에서 오히려 요로결석의 발생률이 높게 나타나고 있으며, 이는 장 내에서 옥살산의 흡수에 영향을 미치고 체내에서 칼슘의 균형을 깨뜨려 뼈를 약하게 하기 때문이다. 하지만 요로결석 예방 목적의 칼슘보조제는 장성 고옥살산뇨증enteric hyperoxaluria을 제외하고는 권장하지 않는다. 셋째, 칼슘석 및 요산석 환자에서 비유제품 동물성 단백질 섭취를 체중 1kg당 하루 1g 이하로 제한한다. 단백질 섭취는 요중 칼슘, 옥살산, 요산의 배설을 증가시키고 요 pH 저하 및 저구연산뇨를 일으켜 결석 형성을 촉진한다. 넷째, 구연산을 함유한 음식의 섭취를 늘린다. 흡수된 구연산은 중탄산염으로 대사되어 요중 구연산의 농도를 증가시킨다. 구연산은 레몬, 키위, 자몽, 오렌지 등과 같은 신맛이 강한 과일에 많이 함유되어 있다. 다섯째, 고요산뇨증 옥살산칼슘석 및 요산석 환자는 퓨린 함량이 높은 음식의 섭취를 하루

500mg 이하로 제한하는 것이 추천된다. 퓨린이 많은 음식은 등푸른 생선, 새우, 게 등의 해산물과 육류의 내장, 맥주 등이다. 비만과 요로결석의 관련성에 대한 연구에서는 대사증후군에 의한 인슐린 저항성이 원인인 것으로 밝혀졌다. 따라서 비만 환자는 식이요법이나 충분한 신체활동을 통해 체중을 감량하는 것이 요로결석의 재발 방지에 도움이 된다.

2. 약물요법

다양한 약물이 요로결석의 치료 및 재발 방지를 위해 사용되고 있다. 하지만 약물의 부작용과 비용을 고려할 때, 먼저 보존적 식이요법을 시도한 후 실패한 경우에 시행하는 것을 추천한다. 요로결석의 위험인자를 교정하기 위한 약물요법은 반드시 철저한 대사검사를 시행한 후에 이루어져야 한다.

(1) Thiazide
흡수성 고칼슘뇨증absorptive hypercalciuria이나 신성 고칼슘뇨증renal hypercalciuria을 치료하기 위해 쓰인다. 원위세관distal tubule에서 칼슘 재흡수를 증가시키고 나트륨의 배설을 촉진시킨다. 장기간 사용하면 근위세관proximal tubule에서 나트륨과 칼슘의 흡수가 증가한다. 또한 부갑상선호르몬의 효과를 증대시켜 칼슘 재흡수를 증가시킨다. 부작용으로 피로감, 졸음, 저혈압 등이 생길 수 있다.

(2) Orthophosphate
Orthophosphate는 1,25-dihydroxyvitamin D_3 생산을 감소시켜 흡수성 고칼슘뇨증 환자에서 요중 칼슘 배설을 50% 정도 감소시키고, 그 밖의 환자에서는 25%가량 감소시킨다. 또한 중성 또는 알칼리 인산을 복용하면 요중 인이 크게 증가하고 소변 내 pyrophosphate나 구연산의 배설이 증가한다. 설사, 연조직 석회화 등이 부작용이다.

(3) Sodium Cellulose Phosphate
장 내에서 칼슘과 결합하여 칼슘 흡수를 억제하는 비흡수성 수지resin이다. 요중 칼슘 배설을 50~70% 감소

시키나 옥살산의 배설을 증가시킨다. 이 약물은 정상인 환자에게 투여하면 음성칼슘평형negative calcium balance을 일으키므로 흡수성 고칼슘뇨증 환자에서만 사용해야 하고, 투여할 때는 동시에 마그네슘을 경구 투여하고 옥살산의 섭취를 제한해야 한다.

(4) Allopurinol
Xanthine 산화효소xanthine oxidase를 억제하여 요산의 생산을 감소시킨다. 고요산뇨증을 보이는 칼슘석 환자나 요산석 환자에게 사용되며, 100mg을 하루 3회 또는 300mg을 하루 한 차례 복용한다. 피부발진, 근육통이 흔한 부작용이다.

(5) 구연산citrate제제
저구연산뇨증의 치료에 쓰이며 나트륨, 마그네슘, 칼륨 등과 합쳐져 제제로 만들어진다. 저구연산뇨증과 함께 저칼륨혈증을 동반하는 원위신세관산증의 일차적 치료제이며, 이 밖에 고요산뇨증 칼슘석이나 요산석 환자에서 사용되고, 고칼슘뇨증 환자에서나 그 밖의 칼슘석 환자에서 비특이적으로 투여해서 효과를 보기도 한다. 따라서 구연산제제는 옥살산칼슘석 및 요산석의 예방에 아주 중요한 약물이다. 고칼륨혈증 환자, 신장기능상실 환자, 칼륨보전이뇨제potassium sparing diuretic 사용자에게는 주의가 필요하며, 고칼륨혈증이 있거나 약물 복용 후 고칼륨혈증이 발생한 환자에서는 대체재로 중탄산나트륨sodium bicarbonate제제를 사용해 볼 수 있다. 이러한 약제는 결석의 예방적 목적뿐만 아니라 요산석의 용해요법에도 사용될 수 있다.

(6) 마그네슘
마그네슘제제는 요중 마그네슘 배설을 증가시키고 요중 마그네슘과 칼슘 비율을 변화시켜 칼슘석 위험을 감소시키고 요중 구연산 배설을 증가시킨다. 주요 부작용은 위장장애이다.

(7) D-Penicillamine 및 alpha-Mercaptopropionylglycine(Thiola)
시스틴뇨의 치료에 쓰이는 약물들로, 시스틴을 용해도가 높은 cysteine으로 분해하는 작용을 한다. D-Penicil-

lamine은 피부발진, 혈액, 신장, 간의 장애를 초래하나 Thiola는 가벼운 위장장애, 피부발진 등 비교적 부작용이 적다.

(8) Acetohydroxamic acid

요소분해균억제제로 struvite결석 치료에 쓰인다. 요중 암모니아 농도를 감소시켜 소변을 산성화시킨다. Struvite결석 제거 후 예방 목적으로 쓰인다. 250mg을 하루 3~4차례 복용하며 구역, 식욕 감퇴, 신경과민 등의 부작용이 발생할 수 있다.

추천문헌

김형준. 요로결석의 비수술적 치료. JKMA 2020;63:668-676

대한비뇨내시경로봇학회. 요로결석 진료권고안. 제1판. 에이플러스기획. 2020;3-147

오경진. 요로결석의 위험인자. JKMA 2020;63:660-667

Denstedt J, de la Rosette J, editors. Stone disease. Montreal: Society of International Urology; 2015;3-533

Pearle MS, Antonelli JA, Lotan Y, Miller NL, Borofsky MS, Leavitt DA, et al. Urinary Lithiasis and Endourology. In: Partin AW, Dmochowski RR, Kavoussi LR, Peters CA, Wein AJ, editors. Campbell-Walsh-Wein Urology. 12th ed. Philadelphia:Elsevier, 2021;2005-2120

Rao PN, Preminger GM, Kavanagh JP, editors. Urinary tract stone disease. London: Springer, 2011;3-706

Skolarikos A, Neisius A, Petrik A, Somani B, Thomas K, Gambaro G. EAU Guidelines on Urolithiasis. European Association of Urology Guidelines. 2022 ed. 2022;6-113

Taguchi K, Cho SY, Ng ACF, Usawachintachit M, Tan Y-K, Deng YL, et al. The Urological Association of Asia clinical guideline for urinary stone disease. Int J Urol 2019;26:688-709

18
CHAPTER

요로생식기계의 손상

나웅 집필/박재영 감수

요로생식기계의 손상은 성인과 어린이의 복부 외상의 약 10~20%에서 발생하며, 활동력이 왕성한 20~40대 남자에서 주로 발생한다. 원인으로는 교통사고가 가장 많으며 다음으로 추락, 타박상 등이다. 비뇨생식기 외상의 적절한 치료를 위해서는 해부학적 손상, 혈역학적 상태 및 관련 손상을 고려해야 하며, 다른 모든 외상 상태와 마찬가지로 비뇨의학과, 중재적 영상의학과, 외상외과, 응급의학과 및 중환자의학과를 포함하여 다학제적 접근이 필요하다.

│ 신장손상

신장손상은 요로생식기계에서 가장 높은 빈도를 차지하고 있는 손상으로 모든 외상의 최대 5%를 차지한다. 우리나라에서 신장손상은 요로생식기계 손상 중 30% 정도로 알려져 있다. 국민건강보험공단의 2012년부터 2016년까지의 자료를 분석했을 때 전체 신장손상 환자 중 65%는 중년 이상의 환자들이고, 남녀의 비는 3:1이며, 신장손상의 전체 인구 발생률은 100,000명당 17명이다. 신장손상의 대부분은 둔상에 의한 것으로 전체 신장손상의 96%를 차지하고, 나머지 4%는 자상 등의 관통상에 의한 것이다. 둔상의 원인에는 교통사고, 추락사고, 폭행 및 운동 중 손상 등이 있으며, 이 중 교통사고가 가장 높은 빈도를 차지한다.

신장은 주위지방조직과 Gerota근막*Gerota's fascia*에 싸여 있어 이러한 신주위 조직이 신장에 가해지는 충격을 흡수한다. 또한 늑골, 요추 및 여러 근육층에 의해 둘러싸인 후복막강에 위치하므로 비교적 잘 보호되지만 심한 충격에는 손상될 수 있다. 수신증, 신결석, 종양 등의 기존 질환이 있을 때는 약한 외부 충격에도 쉽게 손상될 수 있으며 드물게 자연적으로 파열될 수 있다.

특히 소아의 경우 신장은 복부 둔상에 의해 가장 흔히 손상을 받는 장기이며, 성인에 비해 상대적으로 신주위 지방조직이 적고 복벽 및 주위의 지지 근육이 약하며 늑골이 완전히 골화되지 않았고, 몸에 비해 상대적으로 신장이 크고 태아성분엽*fetal lobulation*과 같은 자연적 신틈새*renal fissure*를 가지고 있어 둔상에 대해 취약하다. 또한 소아에서 발생한 신장손상은 수신증, 신우요관이행부폐색, Wilms종양*Wilms tumor* 등 기존 신질환을 가지고 있는 경우가 많으며, 신우요관이행부의 파열과 젖힘 *hyperextension* 손상이 호발한다. 성인에 비해 손상의 정도가 심한 경우가 많고, 동반 장기의 손상도 성인에 비해 흔하게 발생한다. 이와 같이 소아는 성인에 비해 구조

result
result
result
result

적으로 신장손상의 위험성이 훨씬 더 높아 진단검사에서 성인과 같은 기준을 적용할 수 없기 때문에 현미경적 혈뇨가 있는 모든 경우에 영상검사가 필요하다.

1. 손상기전

복부 둔상에 의한 신장손상의 기전 중 첫 번째는 직접적인 손상으로, 직접적으로 복부에 가격을 받게 되면 신장은 주위 조직과 늑골 또는 척추에 의해 압박을 받아 신장실질, 신우 및 신장 내 집합계가 손상된다. 두 번째는 급속한 감속형 손상decelerating injury으로 인해 신장이 상하, 전후, 좌우 방향으로 순간적으로 심하게 움직이면서 신혈관이 찢어지거나 신동맥 내막이 찢어져 급성혈전이 생성되는 등의 혈관손상이 유발될 수 있다.

관통상의 원인에는 총상과 자상 등이 있으며, 이 중 총상이 40% 정도를 차지하는 미국과 달리 우리나라에서는 대부분 자상에 의한다. 자상에 의한 신장손상은 대부분 상해나 자살 시도에 의한 경우가 많은데, 칼의 종류 및 유입 위치에 따라 신장손상의 빈도 및 정도가 달라진다. 즉 자상의 위치가 옆구리나 등일 경우 복부나 흉부에 비해 신장손상의 빈도는 현저히 증가하며, 국내 연구에서 복부자상에서의 신장손상 빈도는 15% 정도로 보고된 바 있다. 자상은 간접적인 외력에 의해 손상을 입게 되는 둔상과는 달리 신장이 직접적인 외상을 입게 되므로 발생수는 적으나 둔상에 비해 중증 손상의 비율이 높아 수술적 치료를 요하는 경우가 많다. 따라서 손상의 기전은 신장손상의 정도 및 수술의 필요성, 동반 손상 여부 등에 대한 중요한 예측인자라고 할 수 있다.

2. 증상

옆구리에 멍이 들거나 갈비뼈가 부러진 경우 신장손상을 의심해야 하고, 신장손상의 가장 흔한 증상은 혈뇨이다(75~95%). 요검사에서 혈뇨는 신장손상의 가능성을 강력히 시사하며, 육안적 혈뇨가 있는 경우에는 심한 신장손상이 있을 가능성이 높지만, 혈뇨의 정도와 신장손상 정도가 반드시 비례하는 것은 아니다. 더욱이 신혈관 손상에서는 혈뇨가 없는 경우도 흔히 있는데, 신혈관파열이나 신동맥혈전증의 20~30%에서 혈뇨가 관찰되지

않았다는 보고도 있다.

복부 통증은 옆구리 부위에 국한되기도 하지만 복부 전체적으로 발생할 수 있으며, 복부장기나 골반뼈의 다발성 골절 등 동반 손상으로 인한 복부 통증 호소 시 신장손상의 진단이 어려울 수 있다. 후복막강의 출혈로 인한 복부팽만, 장폐색, 구역, 구토 등이 동반되기도 하며 심한 출혈 시에는 허혈성 쇼크가 유발될 수 있다.

3. 진단

신장손상 환자에 대한 초기 진단방법은 병력청취, 진찰 및 전혈구계산, 혈청화학검사, 소변검사 등 일반적 검사와 함께 영상검사를 시행해야 한다. 복부 둔상에 의한 신장손상 환자에서 불필요한 수술을 피하고 이환율을 줄이기 위해서는 손상 정도를 정확히 파악하는 것이 중요하다. 이를 위해서는 적절한 영상검사를 선택해야 하는데, 일반적으로 신장손상의 정도 및 동반 장기의 손상을 정확히 파악할 수 있는 요배출 영상이 포함된 컴퓨터단층촬영술을 일차적으로 시행한다.

(1) 컴퓨터단층촬영 요로조영술

신장손상의 진단에 있어 가장 흔히 사용되는 영상검사는 컴퓨터단층촬영 요로조영술이다. 대부분의 병원에서 컴퓨터단층촬영은 비교적 쉽고 빠르게 시행할 수 있으며, 3차원적인 영상을 제공함으로써 신장손상을 정확하게 진단할 수 있다(그림 18-1). 컴퓨터단층촬영 요로조영술을 통해 피막하 혈종의 존재뿐만 아니라 신장실질 열

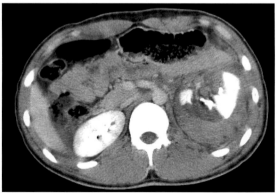

그림 18-1 복부컴퓨터단층촬영 좌측 신장의 심한 신장실질의 열상과 신주위의 커다란 혈종이 관찰된다.

표 18-1 컴퓨터단층촬영술 검사의 적응증

육안적 혈뇨를 보이는 둔상 환자
수축기 혈압이 90mmHg 미만의 저혈압을 보이는 둔상 환자
혈역학적으로 안정된 복부, 옆구리, 하부 흉부에 관통상을 가진 신장손상이 의심되는 환자
심한 감속손상(오토바이 사고 또는 추락)에 의한 둔상 환자
늑골 골절, 옆구리 멍, 옆구리에 심한 타격을 받은 둔상 환자
요검사상 고배율하 적혈구 수가 5개 이상의 혈뇨를 보이는 모든 소아 환자

표 18-2 컴퓨터단층촬영에서 중증 신장손장을 의심할 수 있는 소견

신장 내측의 혈종, 특히 초기 영상기에 조영제의 유출이 있는 경우에는 신혈관의 손상
지연 영상기에 신장 내측으로 조영제의 유출이 있으면 신우 혹은 상부 요관의 손상
초기 영상기에 신장실질의 조영증강이 없으면 신동맥의 손상

상의 깊이, 요누출, 생존조직의 상태, 신혈관 손상, 복부장기 동반 손상 등을 알 수 있으며, 검사의 적응증은 표 18-1과 같다.

컴퓨터단층촬영 요로조영술의 진단 정확성은 많은 중증 신장손상 환자들에서 안전한 비수술적 치료를 가능하게 했다. 중증 손상을 의심할 수 있는 소견으로는 표 18-2와 같은 것들이 있다.

(2) 정맥신우조영술

정맥신우조영술은 컴퓨터단층촬영이 도입되기 이전 신장손상 진단에 가장 많이 사용된 방법이지만 진단 정확성이 떨어져 초기검사로 널리 시행되고 있지 않으며, CT촬영이 불가능한 경우 시행할 수 있다.

개복수술 도중 예상치 못한 후복막혈종이 발견된 경우, 수술실에서 비교적 많은 양(체중 1kg당 2mL)의 조영제를 정맥주사하고 약 10분 후에 복부단순촬영을 함으로써 얻게 되는 단일촬영신우조영술*intraoperative pyelography*을 시행하게 되는데, 손상신장의 상태뿐만 아니라 대측 신장의 기능이 정상인지 여부를 평가할 수 있다. 단일촬영신우조영술 검사상 비정상적 소견을 보이면 손상신장에 대한 수술적 접근을 시행하며 이때 정확한 손상의 정도를 파악한다.

(3) 초음파검사

일반 초음파검사를 포함한 외상에 대한 확장 초점 복부초음파검사(E-FAST), 도플러초음파(Doppler-US)는 신뢰할 수 있는 비침습적 영상검사 방법이지만, 신장검사에서는 해부학적 원인으로 낮은 민감도와 특이도를 보이기 때문에 손상이 최대 30%까지 과소평가될 수 있다. 따라서 초음파, 조영증강초음파 및 에코도플러(E-FAST 제외)는 일반적으로 다발성 손상이나 요로계 손상이 의심되는 성인 환자의 초기 평가 진단 도구로 권장되지 않는

표 18-3 미국외상외과학회의 신장손상 분류

등급*	유형	기술
I	타박상	미세혈뇨나 육안적 혈뇨, 비뇨의학과적 검사 정상
	혈종	신장실질 열상이 동반되지 않은 확장되지 않는 신피막하혈종
II	혈종	후복막에 국한된 확장되지 않는 신주위혈종
	열상	요누출이 없는 <1.0cm 실질 깊이의 신피질 열상
III	열상	집합계 파열이나 요누출이 없는 >1.0cm 실질 깊이의 신피질 열상
IV	열상	신피질, 수질과 집합계까지 확장되는 신장실질열상
	혈관	국한된 출혈이 동반된 주요 신동맥 또는 신정맥의 손상
V	열상	완전히 파열된 신장(shattered kidney)
	혈관	신문*renal hilum*의 박리*avulsion*로 혈류차단*devascularize*된 신장

*양측 신장손상인 경우 III등급까지는 1등급씩 상향 평가한다.

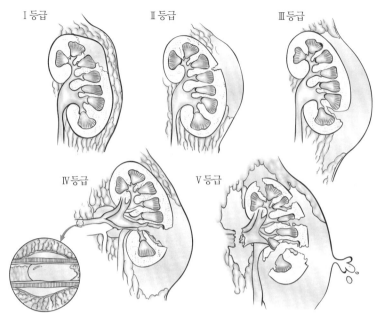

그림 18-2 신장손상의 분류

다. 그러나 혈역학적 안정성이 있는 경우 임신부와 소아의 초기 평가 및 후속 평가에서 컴퓨터단층촬영 대신 사용할 수 있다.

4. 분류

신장손상을 분류하는 방법에는 여러 가지가 있지만, 미국외상외과학회*American Association for the Surgery of Trauma*의 장기손상등급위원회*Organ Injury Scaling Committee*에서 개발한 분류법이 가장 흔히 사용되고 있다(표 18-3, 그림 18-2).

5. 치료

신장손상 환자의 치료목표는 신장조직을 최대한 보존하며 합병증을 최소화하는 데 있다. 신장손상 환자의 치료에는 크게 비수술적 치료와 수술적 치료가 있으며 손상의 정도, 동반 손상 여부, 환자의 상태 및 의사의 치료경험 등에 따라 치료방법이 달라질 수 있다. 혈역학적으로 불안정하거나 초기 치료에 반응이 없는 경우 수술 또는 혈관색전술 등 즉각적인 치료를 시행해야 한다.

(1) 비수술적 치료 Non-operative management

신장손상 치료는 보존적 치료로 시작하여 필요한 경우 최소침습적 또는 외과적 탐색*surgical exploration*으로 이어지는 단계적 접근이 이루어져야 한다. 혈역학적 안정성은 모든 신장손상 치료에서 주요 기준이며, 비수술적 치료는 대부분의 경우에 표준치료법이 되었다.

안정적인 환자의 경우 침상 안정, 일련의 혈액검사, 주기적인 관찰 및 추적영상검사를 시행하며 보존적 치료는 신절제술의 비율을 낮추고 장단기적인 합병증을 감소시킬 수 있다. Ⅰ~Ⅲ등급 신장손상은 비수술적으로 치료하며, Ⅳ등급 신장손상도 대부분 보존적으로 치료가 가능하지만 나중에 중재적 시술이 필요할 수도 있다. Ⅴ등급 신장손상은 혈역학적 불안정성 및 주요 동반 손상의 빈도가 높기 때문에 탐색술 및 신절제술의 비율이 더 높지만, Ⅳ등급 및 Ⅴ등급 신장손상 환자에서도 보존적 치료에 대해 좋은 결과를 보여 주는 연구도 있다.

관통상은 전통적으로 수술치료가 시행되었으나, 근래에는 안정적인 환자의 경우 정밀검사 후 선택적 비수술적 치료가 가능하다. 관통상에 의한 신장손상의 경우 상처 부위, 혈역학적 안정성 및 진단검사 소견이 중재술의 주요 결정 요인이다.

선택적 혈관색전술selective angioembolization 등 중재적 치료의 비중이 점차 증가함에 따라 중증 신장손상 환자에서 신절제술의 비율이 감소되고 있다. 조영제의 혈관 외 누출, 동정맥루arteriovenous fistula, 가성동맥류pseudoaneurysm 등이 있는 경우 동맥색전술의 효과가 좋은 것으로 알려져 있다.

(2) 수술적 치료Operative management

수술적 치료는 크게 신절제술과 신장실질보존술로 나눌 수 있으며, 신장실질보존술에는 신장실질봉합술, 부분신절제술, 단순배액, 혈관복원술 등이 있다.

수술적 치료의 절대적 적응증은 쇼크와 함께 혈역학적으로 불안정한 상태, 확산되는 박동성 신혈종이 있는 경우, V등급 신장손상 중 신근박리renal pedicle avulsion가 있는 경우이다. 수술의 상대적인 적응증은 요누출이 있을 때, 생존 불가능한 신장조직이 있을 때, 신동맥의 혈전이 있을 때, 손상 등급 평가가 불완전할 때, 지연 진단된 동맥손상이 있을 때이다. V등급 신장손상 중 완전히 파열된 신장의 경우라도 환자가 안정적이라면 보존적 치료를 시도할 수 있지만, 계속해서 수혈이 필요한 경우, 신주위혈종의 크기가 3.5cm 초과인 경우, 신혈관 손상의 증거가 있는 경우에는 적극적인 치료가 필요하다.

신동맥손상이나 심각한 신장실질손상이 수술 중 발견되는 경우 신절제술을 시행해야 하는 경우가 흔하며, 단일 신장이거나 양쪽 신장손상이 있는 경우 동맥 복구를 시도해야 한다. 요누출 소견만으로는 수술적 치료의 적응증에 해당되지 않는다.

6. 합병증

신장손상에 의한 합병증의 빈도는 보고자마다 많은 차이를 보여, 3%에서 33%까지 다양하게 보고되고 있다. 지속적인 요누출은 신장손상의 가장 흔한 합병증으로 요종urinoma과 신주위 감염, 신장기능의 상실로까지 이어질 수 있다. 대부분의 요누출은 적절한 항생제 투여 등의 보존적 치료로 저절로 소실되지만, 요누출이 지속되거나 발열, 통증, 장폐색, 누공, 감염 등이 발생하는 경우에는 요관스텐트 유치 혹은 신루설치술 등의 중재적 방법으로 치료해야 한다. 보존적 치료로 교정되지 않는 경우에는 수술적 치료를 고려해야 한다.

지연 출혈은 손상 후 수 주 후까지도 발생할 수 있지만 보통 21일 이내에 나타난다. 지연 출혈이 발생하면 일단 침상 안정과 수액 공급 등 보존적으로 치료하며, 출혈이 지속될 경우에는 상황에 따라 수술적 치료 혹은 선택적 혈관색전술을 시행한다. 신주위농양은 드물게 발생하는 합병증으로, 요종이나 신주위혈종이 지속된 환자에서 열이 발생하는 경우 신주위농양을 의심해야 한다. 농양의 크기가 3cm가 넘는 경우에는 경피적배액술 시행 등 적극적으로 치료해야 하며, 감염이 지속되는 경우에는 외과적 처치가 필요하다.

신장손상 후 고혈압이 발생하는 기전은 크게 세 가지로 설명하고 있다. 첫째, 신혈관손상에 의해 신동맥의 협착이나 폐색이 발생하는 경우, 둘째, 누출된 요나 혈액에 의해 신장실질이 압박되는 경우page kidney, 마지막으로 외상에 의해 동정맥루가 발생하는 경우이다. 이러한 원인들에 의한 부분적 신허혈partial renal ischemia에 의해 레닌-안지오텐신renin-angiotensin축이 자극됨으로써 신성 고혈압이 발생하게 된다. 그 밖의 합병증으로는 신우신염, 동정맥루, 가성동맥류, 수신증, 결석 형성 등이 있다.

II 요관손상

1. 원인

요관손상의 원인은 크게 타박상이나 관통상과 같은 외상에 의한 손상과 수술 중 발생하는 의인성 손상으로 나뉜다. 이 중 산부인과, 일반외과, 비뇨의학과 등의 개복하 또는 내시경하 복강 내 및 골반 내 수술 중에 발생하는 의인성 요관손상이 대부분을 차지한다. 의인성 요관손상은 산부인과 수술, 특히 자궁절제술을 시행할 때 가장 많이 발생하며, 그 밖에 난소종양 또는 골반 내 종양 제거, 질자궁절제술, 방광경부현수술, 제왕절개술, 결장암에 대한 복회음절제술, 골반림프절절제술, 요관의 기계적 조작(요관신장경 조작, 요관바스켓, 기타 내시경 조작) 및 복강경수술 중에도 손상이 일어날 수 있다. 요관손상은 완전 결찰이나 완전 절단된 경우가 가장 흔하며,

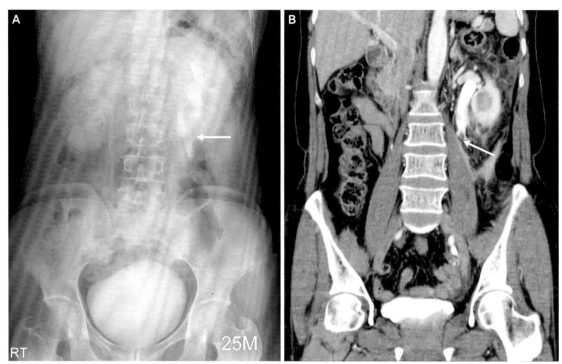

그림 18-3 요관손상 A. 정맥신우조영술, B. 컴퓨터단층촬영술. 상부요관에서의 조영제 누출 소견을 볼 수 있다(화살표).

그 밖에 부분적 절단, 으깸 및 천공손상*perforation injury* 등이 있다. 대부분 편측성이며 오른쪽보다 왼쪽에 자주 발생한다.

2. 증상

요관손상의 초기 증상은 구역, 복통 및 고열 등으로, 비특이적 증상 또는 무증상으로 나타나 진단이 어렵고 지연되어 발견되는 경우가 대부분이다. 수술 도중에 완전 또는 부분적으로 요관이 묶인 경우에는 수술 후 38°C 이상의 고열, 옆구리와 하복부 통증, 구역, 구토, 장폐쇄 등의 증상이 나타나고, 양쪽 요관이 결찰된 경우에는 수술 후 무뇨를 나타내기도 한다. 요관의 일부 손상이나 절단에 의한 요관질누공*ureterovaginal fistula* 또는 요관피부누공*ureterocutaneous fistula* 형성 시 요누출은 보통 수술 후 10일 전후에 발생한다. 요누출이 복강 내로 발생하면 복막자극 증상이 나타나고 감염을 일으키기도 하며, 요관폐쇄로 인한 수신증, 신우신염 등이 발생하기도 한다.

3. 진단

수술 중 요관손상이 의심되는 경우에는 자세한 관찰이 필요하며, 손상된 요관을 직접 확인하거나 메틸렌블루*methylene blue* 또는 인디고카민*indigo carmine*을 정맥 내로 주사하여 요누출을 확인함으로써 진단할 수 있다. 수술 후에는 컴퓨터단층촬영술, 요로조영술을 시행하여 조영제의 누출, 수신증, 요관확장, 조영제의 배설 지연 등을 확인해 진단할 수 있으며(그림 18-3), 이 중 컴퓨터단층촬영술의 지연기영상*delayed image*이 요관손상을 확인하는 데 가장 좋다. 역행성신우조영술*retrograde pyelogram*은 요관손상의 부위 및 정도를 정확히 아는 데 도움을 준다. 초음파검사는 요관확장이나 요누출로 인한 요종을 관찰할 수 있다. 그리고 수술 후 피부상처나 질로의 요누출이 의심스러운 경우에는 누출된 액체의 크레아티닌 수치를 검사하거나 인디고카민을 정맥주사하여 몇 분 뒤에 푸른색이 나타나는지 관찰하여 요누출을 확인할 수 있다.

4. 치료

요관손상의 치료방법을 결정하는 데 영향을 주는 요소는 손상된 요관의 길이, 위치와 정도, 발견 시기, 요로의 상태, 동반 손상의 유무 및 환자의 전신상태 등이다. 요관에 작은 천공이나 열상 또는 부분적 절단이 있지만 요누출이 경미한 경우는 자연치유될 수도 있다. 요관의 일부가 손상된 경우 요관스텐트 설치나 경피신루설치술percutaneous nephrostomy을 시행하여 추가적인 손상을 방지하고 적절한 요로전환으로 손상된 요관의 주위 조직 상태가 수술하기에 적합해지기를 기다렸다가, 신루를 통해 협착 부위를 확장하거나 내시경하에 절개하여 치료하기도 한다. 요관질누공의 경우 처음에 요관스텐트 삽입을 시도해 볼 수 있고, 누공이 막히지 않으면 추후 수술적 치료를 고려한다.

손상이 심한 경우에는 수술적 치료가 필요하다. 수술 중 발견된 경우는 즉시 교정해 주는 것이 원칙이며, 수술 후 발견된 경우에도 7~10일 안에 발견되거나 감염 혹은 농양 또는 기타 합병증이 동반되지 않고 전신상태가 양호한 경우에는 즉시 수술로 교정하지만, 늦게 발견되거나 감염 또는 합병증 등이 동반된 경우에는 요관스텐트 설치나 경피신루설치술을 시행한 뒤 개복교정술을 위해 주위 조직의 상태가 호전되기를 기다려서 3~6개월 후에 근치적 치료를 시행한다.

요관재건술에 가장 영향을 주는 요인은 손상된 요관의 위치이다. 상부 또는 중부 요관 손상의 경우 2~3cm의 손상은 요관요관연결술ureteroureterostomy로 치료 가능하고, 이보다 손상의 정도가 더 큰 경우에는 요관신배연결술ureterocalycostomy 또는 요관요관건너연결술trans-ureteroureterostomy 등을 시행할 수 있다. 하부요관 손상의 경우 요관방광연결술ureteroneocystostomy을 시행하는 것이 가장 성공률이 좋다.

요관을 바로 방광에 연결시키기 힘든 경우 요근견인술psoas hitch을 이용해서 요관방광연결술을 시행할 수 있으며, 95% 이상의 높은 성공률을 보여 준다. 이보다 더 손상의 정도가 큰 경우는 보아리 피판Boari flap을 이용할 수 있는데, 성공률은 81~88%로 보고되고 있다. 요관 손상 정도가 매우 큰 경우, 회장요관대치술ileal ureteral substitution 또는 신자가이식renal autotransplantation 등

표 18-4 손상된 요관 복구의 원칙

괴사조직의 제거
요관 말단 부위의 주걱모양형성spatulation
흡수성 봉합사를 이용한 소변이 새지 않는watertight 점막-점막 문합
내부 부목 유치internal stenting
외부 배액external drain
복막이나 그물막omentum을 이용해 복구된 요관 분리시키기

을 시행할 수 있다. 최근 하부요관 손상에서 로봇수술의 향상된 시각 및 동작 범위로 개복교정술과 복강경수술에 비해 조금 덜 침습적이고 안전하고 효과적으로 요관을 복구할 수 있게 되었다. 수술 시 손상되지 않은 요관의 박리는 요관피막초ureteric adventitial sheath의 혈류 공급을 방해하지 않도록 최소화해야 하며, 반복적인 협착을 방지하기 위해서 손상된 요관은 완전히 절제하는 것이 가장 중요하다.

합병증으로는 요관손상 부위의 협착으로 인해 수신증이 유발될 수 있으며, 지속적인 요누출로 후복막강요종retroperitoneal urinoma이 형성될 수 있다. 그 밖에 신우신염pyelonephritis 등 요로감염이 발생하기도 한다. 요관손상이 조기에 진단되어 즉각적인 치료가 시행된 경우에는 치료경과가 양호하나, 진단이 지연된 경우에는 감염, 수신증, 농양, 요관질누공 또는 요관피부누공 등으로 인해 예후가 좋지 않다. 손상된 요관 복구의 원칙은 표 18-4와 같다.

III 방광손상

국민건강보험공단의 2012년부터 2016년까지의 자료를 분석했을 때 전체 방광손상 환자의 대부분은 30대 이상의 환자들이고, 남녀의 비는 2:3이며, 방광손상의 전체 인구 발생률은 100,000명당 2명이다. 외상과 관련된 방광손상의 경우 47%는 골반골절과 동반되어 있고, 53%의 환자들은 골절 없이 방광손상만 발생했다. 의인성으로 발생한 방광손상의 42%는 산부인과 수술 중에 발생했고 40%는 대장 수술 중에 발생했다.

1. 원인

방광손상은 관통상보다는 둔상에서 더 흔하게 발생하며, 약 60%가 복막외파열extraperitoneal bladder rupture, 약 30%가 복막내파열intraperitoneal bladder rupture이고, 약 10%가 두 가지가 동시에 발생한다. 대부분 외부적 충격에 의해 발생하며 주원인은 하복부 타박, 교통사고, 추락 등이고, 방광손상 환자의 60~90%에서 골반골절이 동반된다. 총상이나 자상 등의 관통상과 골반 내 부인과적 또는 외과적 수술, 분만, 탈장교정술, 요로경을 이용한 시술 등 의인성 손상도 원인이 될 수 있다. 그 밖에 방광 자체에 염증이나 종양과 같은 기존 질병이 존재하는 경우 자연 방광파열이 있을 수도 있다.

2. 증상

육안적 혈뇨, 배뇨불능, 하복부 팽만과 압통이 흔한 증상이다. 그 밖에 반상출혈ecchymosis을 동반한 음낭부 종도 관찰된다. 육안적 혈뇨는 거의 모든 방광손상 환자에서 관찰된다. 일반적으로 하복부 충격의 병력이 있으며, 하복부에 총상이나 자상의 외상이 관찰되는 경우에는 방광손상을 의심해야 한다. 대부분의 환자는 골반과 하복부의 통증을 호소하며, 골반골절이 동반된 경우 촉진 시 마찰음crepitus과 압통이 관찰되고, 골반골절로 인한 과다 출혈 시 출혈성 쇼크가 유발되기도 한다. 급성 복통은 복강내방광파열을 시사하는 소견이며, 하복부에 종물이 만져지면 일반적으로 골반혈종을 생각해 볼 수 있다.

3. 진단

골반손상 환자에서 요도에 혈성 분비물이 관찰되는 경우 요도손상을 시사하는 소견이므로 요도카테터 삽입 이전에 요도조영술을 시행하여 요도손상 여부를 확인해야 한다. 방광손상의 경우 요도카테터 삽입 시 대부분 육안적 혈뇨가 관찰되며, 초기 요배양검사를 시행하여 감염 유무를 확인해야 한다. 치료방침을 결정하기 위해 복막내파열인지 복막외파열인지를 감별하는 것이 중요하고,

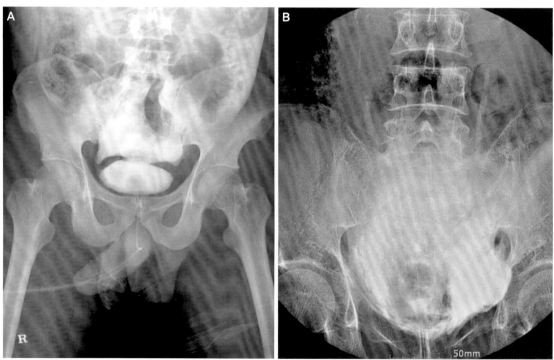

그림 18-4 방광손상 A. 복막내방광파열: 복강 내로 조영제가 누출되는 소견을 보이고 있다. B. 복막외방광파열: 골반강 내로 조영제가 누출되는 소견을 보이고 있다.

이를 위해 신뢰할 수 있는 진단방법은 역행성방광조영술이다. 최근에는 컴퓨터단층촬영을 이용한 방광조영술 *CT cystogram*이 방광 내 골반골 절편의 확인이나 방광경부의 손상, 다른 복강 내 동반 손상을 평가하는 데 역행성방광조영술보다 효과적으로 알려져 있다. 검사 방법은 350mL 정도의 조영제(CT의 경우, iothalamate meglumine 60% ionic contrast 35mL를 0.9% sodium chloride 315mL에 혼합해서 사용)를 방광 내에 서서히 주입하여 영상을 얻는다. 드물게 그물막*omentum*이나 소장 또는 요도카테터 풍선이 파열 부위에 마개로 작용하거나 방광 주위 혈종이 일시적으로 파열 부위를 막아 위음성 방광조영술의 결과를 보이는 경우도 있다. 다른 장기의 동반손상이 의심되는 경우 다른 진료과에 의해 컴퓨터단층촬영이 우선적으로 시행되기도 하는데, 방광이 충분히 충만되지 않은 상태에서는 방광손상을 진단하기 어렵다.

방광은 측벽과 바닥은 골반골이나 골반장기로 싸여 있는 반면, 천장은 복막과 맞닿아 있어 방광이 충만될수록 복강 내로 방광이 팽창된다. 따라서 방광이 충만된 상태에서 외력이 작용하면 복강 내로 방광이 파열된다. 또한 방광 내에서 기계조작을 할 때 복막내파열을 일으킬 수 있다. 복막내파열 시에는 하복부에 조영제가 남아 있지 않으며 장고리가 두드러져 보이게 된다(그림 18-4A). 복강 내로 유출된 소변은 복막자극 증상을 일으키고 감염되면 급성복막염을 유발할 수 있으므로 개복술을 시행하여 방광 일차봉합술을 시행한다. 경요도방광종양절제술 시 발생하는 경미한 복막내파열은 이차감염 등의 증상이 없는 경우 일주일 이상의 요도카테터 유치로 회복될 수 있다.

복막외파열은 골반골절과 잘 동반되며 방광경부 주위의 전측면에서 발생한다. 복막외파열의 경우 병소가 아주 크지 않은 한 요도카테터 유치만으로 치료할 수 있다(그림 18-4B).

4. 치료

골반골절로 인한 방광손상 시에는 출혈쇼크에 대한 응급치료를 선행한다. 대부분의 복막외파열은 보존적으로 치료할 수 있으나 방광경부 침범, 방광벽에 뼈 조각*bone fragment*, 동반된 직장 또는 질 손상, 방광벽의 포착*en-*

*trapment*은 수술적 치료가 필요하다. 최근 골반골절 치료에서 골합성 물질을 이용해 개방 정복 및 내부고정술을 시행하는 경우가 늘고 있으며, 이런 경우 감염 위험을 줄이기 위해 복막외파열을 동시에 봉합하는 것이 필요하다. 마찬가지로 합병증의 위험을 줄이고 회복 시간을 단축하기 위해 동반된 손상에 대한 수술적 탐색술 중에 복막외파열을 봉합한다. 복강 내 요누출은 복막염, 복강내 패혈증 및 사망을 유발할 수 있기 때문에 복막내파열은 항상 수술적 치료를 시행해야 한다. 수술 중 동반된 복부 장기 손상 여부를 확인하고 요종*urinoma*은 배액한다.

방광봉합은 흡수성 봉합사로 시행하며, 이중봉합*two-layer suture*이 물이 새지 않는 단일봉합*watertight single layer suture*보다 우수하다는 증거는 없다.

Ⅳ 요도손상

요도손상은 선진국에서는 방광경 및 요도경의 사용 증가로 인한 의인성 손상이, 후진국에서는 골반골절이나 기마 손상 등 사고로 인한 손상이 흔하고, 남성에서 주로 발생한다. 요도의 다양한 부분이 열상, 절개 또는 타박상 등으로 손상받을 수 있다. 요도손상의 처치는 손상 부위에 따라 달라진다(그림 18-5). 남성 요도는 비뇨생식가로막*urogenital diaphragm*을 기준으로, 막양부요도 *membranous urethra* 및 전립선요도*prostatic urethra*로 이루어진 후부요도*posterior urethra*와 음경요도*penile urethra* 및 구부요도*bulbous urethra*로 이루어진 전부요도*anterior urethra*로 나눌 수 있다. 후부요도의 손상은 골반골절의 1.5~10%에서 발생하고, 이런 경우 15%에서 방광손상이 동반된다. 국민건강보험공단의 2012년부터 2016년까지의 자료를 분석했을 때 전체 요도손상 환자의 대부분은 30대 이상의 환자들이고, 요도손상의 전체 인구 발생률은 남성은 100,000명당 17명, 여성은 100,000명당 1명이다. 전체 요도손상의 84%에서 복강 또는 골반강 내 기관의 손상이 같이 발생했으며, 10%의 환자에서 골반골절이 동반되었다. 요도손상 시 적절한 초기검사 없이 바로 도뇨관을 삽입하는 것은 요도손상을 더 악화시킬 수 있기 때문에 피해야 하며, 손상 정도를 파악하기 위해 역행성요도조영술을 시행한다.

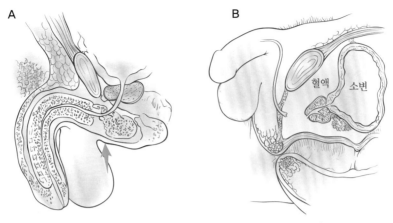

그림 18-5 요도손상 A. 전부요도손상, B. 후부요도손상.

1. 후부요도손상

(1) 원인

요도파열손상urethral disruption injury은 대표적으로 교통사고, 추락, 산업재해와 같은 다발성 손상과 동반하여 발생한다. 후부요도손상은 주로 막양부요도에서 발생하며 골반골절이 동반되는 경우가 대부분으로, 둔상에 의해 골반골절이 유발되는 경우 전립선막양부경계pros-tatomembraneous junction에서 전립선첨부prostate apex로부터 막양부요도가 끊어지게 된다. 이때 비뇨생식가로막과 전립선요도가 분리되면서 전립선과 방광이 위로 전위되어 요도결손의 길이가 길어지게 된다. 후부요도는 비뇨생식가로막 및 치골전립선인대puboprostatic ligament에 의해 치골에 강하게 결합되어 있어 구부막양부경계bulbomembraneous junction에 비해 전립선막양부경계가 손상받기 더 쉽다.

(2) 진단

1) 증상 및 신체검사

요도파열의 3대 증상은 요도구출혈, 배뇨불능, 충만된 방광의 촉지이다. 직장수지검사는 후부요도손상이 의심되면 꼭 시행해야 하는 검사이며 전립선의 상부 이동이 있으면 골반혈종 내로 요도카테터를 잘못 넣을 수도 있다. 여성에서 요도손상은 골반골절 때문에 발생하는 경우가 대부분이며, 여성 외성기 부위 부종 또는 질출혈 등이 있을 때 의심해 봐야 한다.

2) 영상검사

요도손상의 진단방법에는 역행성요도조영술과 연성요도경flexible urethroscope이 시행된다. 혈액학적으로 불안정한 경우 영상검사를 연기하고 요배출을 위해 치골상부방광루를 삽입한다.

환자 상태가 안정적이라면 요도구에서 출혈이 보이는 경우 요도손상을 배제하기 위해 역행성요도조영술을 시

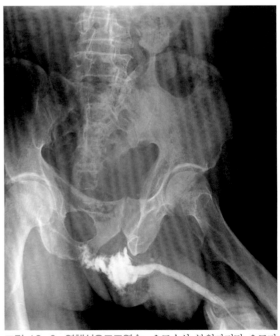

그림 18-6 역행성요도조영술 요도손상 부위까지만 요도가 조영되고 그 이후로는 조영제의 누출이 보인다.

행해야 한다. 역행성요도조영술은 손상의 부위와 정도를 파악하는 데 가장 정확한 검사로, 작은 구경(16Fr)의 요도카테터를 요도배오목*fossa navicularis* 내로 1cm 정도 밀어 넣고, 1cc 정도 풍선을 부풀린 후 20~30cc의 수용성 조영제를 요도로 주입하여 손상 부위를 확인한다. 단순한 요도타박상에서는 정상 소견이며, 부분 손상에서도 대개 요도의 연결은 유지되므로 요도 전체가 조영된다. 요도벽 전체가 파열된 경우 조영제 유출이 나타나며, 완전손상 시에는 손상 부위까지만 요도가 조영되고 손상 부위에서 조영제가 유출되면서 손상 부위 이후는 조영이 되지 않는다(그림 18-6). 요도손상이 의심되는 여성 환자에서는 요도조영술 대신 요도경이 더 적합할 수 있다.

(3) 초기치료

1) 즉시절개재건술*immediate open reconstruction*

남성의 후부요도손상의 경우, 손상 직후 요도손상 부위를 직접 연결하는 것은 손상 후 계속되는 출혈 및 주변의 혈종으로 인해 기술적으로 어렵고, 지연교정하는 것보다 요도협착, 발기부전, 요실금 등의 합병증 발생빈도도 더 높다. 여성의 경우는 즉시절개재건술이나 요도정렬술*urethral realignment*을 시행하는 것이 요도질누공이나 요도폐색을 방지하는 데 도움이 된다.

2) 치골상부방광루설치술*suprapubic cystostomy*

남성의 후부요도손상의 표준치료법은 즉각적인 치골상부방광루설치술이다. 치골상부방광루설치술은 소변 배출을 원활하게 하고 주변 조직으로 소변이 새지 않도록 하여 염증을 줄일 수 있다. 시술 후 3개월 정도 기다리면 골반혈종이 흡수되고 방광과 전립선이 원래의 해부학적 위치로 돌아오며 손상된 요도는 협착되는데, 이 시기에 요도교정술을 시행한다. 후부요도손상 치료방법 중 조기요도정렬술과 지연수술 중 어느 것이 더 치료에 도움이 되는지는 아직 논란이 있다.

3) 일차요도정렬술*primary realignment*

후부요도파열의 일차요도정렬술은 환자 상태가 안정적인 경우에 시도해 볼 수 있는데, 손상 발생 후 10일 이내에 시행하는 것이 바람직하다. 불완전 요도손상에는 요도정렬술을 통한 요도카테터 유치가 가장 좋은 치료법이다. 요도정렬술 시행 4~6주 후에 요도카테터를 제거하고 배뇨를 시도하며, 많은 경우 요도협착이 발생하므

로 치골상부방광루가 있다면 일정 기간 유지하는 것이 필요하다.

(4) 지연요도재건술*delayed reconstruction*

후부요도파열의 경우 손상 부위는 반흔 조직으로 채워지고 결과적으로 요도의 연속성은 대부분의 경우 완전히 소실된다. 이 경우 협착이 아니라 섬유성 변화 조직으로 요도결손 부위가 채워진 상태가 된다. 손상 발생 후 3개월 후부터 요도재건술을 시행할 수 있다.

1) 수술 전 평가

수술 전 방광조영술과 요도조영술을 동시에 시행하여 협착 부위의 정확한 길이를 측정한다(그림 18-7).

2) 내시경적 치료

내시경적 치료는 일차요도정렬술을 시행하여 요도의 연속성이 유지되는 1cm 이하의 짧은 요도협착에서 시행될 수 있으나, 성공률이 높지 않은 것으로 알려져 있다.

3) 수술적 재건술

회음부를 통한 후부요도성형술*posterior urethroplasty*은 대부분의 후부요도파열손상에서 가장 효과적인 치료법이다. 구부요도를 박리하고 근위부 요도에서 건강한 조직이 확인될 때까지 손상 부위의 섬유성 변화 조직을 제

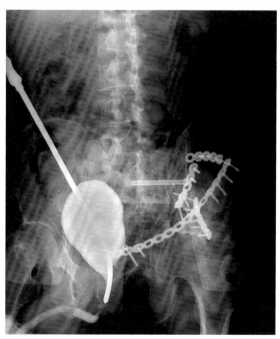

그림 18-7 후부요도파열의 수술 전 평가

거한 후 문합하는 것이 중요하다.

협착의 정도가 심한 경우 요도연장urethral lengthening, 해면체 다리분리crural separation, 부분 치골절제partial pubectomy, 요도우회urethral rerouting, 전치골절제 및 복부회음접근법abdominoperineal approach with total pubectomy 등의 방법을 이용하여 수술을 진행할 수 있다. 복부회음접근법은 중증 섬유성 변화, 누공, 이전 요도문합술이 실패한 경우, 방광경부 손상, 그리고 소아 환자의 경우에 효과적일 수 있다.

(5) 합병증

1) 발기부전

골반골절을 동반한 요도파열의 경우 발기부전의 빈도는 50% 이상으로 보고되고 있다. 그 원인은 신경손상, 혈관손상, 해면체손상 등이 복합적으로 작용하며, 발기부전은 요도손상 치료의 결과가 아니고 손상 자체의 합병증인 경우가 대부분이다.

2) 재발성 협착

후부요도성형술 후 5~15%에서 문합 부위에 요도협착이 재발한다. 내시경적 치료로 개선이 되지 않는다면 수술적 치료를 고려해야 한다.

3) 요실금

후부요도성형술 후 발생하는 요실금의 빈도는 약 4%로 낮다. 이는 요자제 기전의 많은 부분이 방광경부에 의한 것으로 여겨지고 있다. 후부요도성형술 후 요실금이 지속되면, 최소 6개월 이상 요도협착이 재발되지 않는 것을 확인한 후에 인공요도괄약근삽입술 등의 수술적 치료를 고려할 수 있다.

2. 전부요도손상

후부요도손상과는 다르게 전부요도손상은 동반 손상이 없는 경우가 많다. 대부분은 기마 손상 후에 치골의 단단한 부위에 구부요도가 압박 손상을 받아 발생하게 되며, 일부에서는 음경의 관통상 결과로 전부요도손상이 발생하기도 한다.

전부요도손상이 심한 경우 음경을 따라 음낭, 회음부, 하복부까지 소변이 유출되고 혈종이 발생할 수 있으며, 패혈증, 감염 등의 심각한 합병증을 유발하기도 한다.

(1) 초기치료

요누출이 없는 단순 요도타박상의 경우 역행성요도조영술 시행 후 통증이나 출혈 없이 정상적인 배뇨가 가능하면 추가적인 치료가 필요하지 않지만, 지속적인 출혈이 있는 경우에는 요도카테터를 유치해야 한다. 역행성 요도조영술에서 부분적인 전부요도손상이 확인된 경우에는 치골상부방광루설치술이나 일차요도정렬술을 통한 요도카테터 삽입이 가장 적절한 초기치료이다. 부분파열에서 일차요도정렬 및 요도카테터 삽입은 주변 조직으로의 요누출을 방지하고 염증반응을 감소시킬 수 있다. 완전파열에서 일차요도정렬술의 목적은 협착을 방지하기보다는 심각한 벌어짐distraction 손상을 교정하는 것이다. 카테터 삽입 기간은 부분 파열의 경우 3주, 완전파열의 경우 6주이며 요도카테터 제거 시 요도조영술을 시행한다.

요도협착이 발생한 경우 첫 시도로 내요도절개술internal urethrotomy을 시행하여 협착 부위를 절개하여 치료할 수 있으나, 반복적인 내시경수술은 성공률을 매우 감소시키기 때문에 권장되지 않으며 요도성형술이 권유된다.

음경골절과 동반된 요도손상이나 생명을 위협하지 않는 관통에 의한 요도손상의 경우 일차적 봉합술의 적응증이다.

(2) 지연요도재건술

문합형 요도성형술anastomotic urethroplasty은 기마 손상 후 발생한 구부요도 완전협착에 대한 최선의 치료법이다. 대부분의 경우 협착은 1.5~2cm 길이로 완전히 제거하고 단단문합을 시행하는데, 수술 성공률은 90% 이상으로 보고되고 있다. 협착 부위가 이보다 더 긴 경우 구강점막 등의 이식편을 이용하여 요도성형술을 시행할 수 있다.

V 남성생식기손상

1. 음경손상

(1) 음경골절

음경골절의 정의는 음경이 단단히 발기되어 있는 동안

에 갑작스러운 외부 충격에 의해 음경이 구부러지다 음경백막tunica albuginea이 파열되는 현상을 말한다. 음경이 단단히 발기된 상태에서는 백막이 더 이상 팽창되지 않게 되면서 탄력성이 떨어지고 두께도 얇아지므로 이 상태에서 갑작스러운 외부 충격이 가해지면 백막이 파열될 수 있다. 주로 성관계 중 발생하며, 손상 부위는 음경몸통을 따라 어느 곳에서든 나타날 수 있으나 대부분 음경지지인대penile suspensory ligament 원위부에서 발생하며 음경축의 종방향으로 파열이 생긴다.

손상 시 '툭' 하는 소리(cracking, popping sound)와 함께 음경발기가 급격히 소실되면서 통증 및 음경에 혈종 또는 반상출혈, 음경몸통의 변색discoloration 및 부종 등이 동반된다. 특징적인 신체검진 소견으로는 '가지모양 변형eggplant deformity'을 들 수 있다.

음경골절의 진단에서는 병력청취와 신체검진을 통한 진단이 가장 중요하고 확실하지만, 진단이 불확실한 경우에는 초음파검사나 자기공명영상MRI을 시행할 수 있다. 그중 음경초음파가 가장 유용하며, 병변 위치 및 탐색 절개 위치 등을 신속하게 파악할 수 있다.

음경골절과 함께 요도손상이 10~22%에서 동반되는데, 요도구로의 출혈이나 배뇨곤란 또는 육안적 혈뇨가 있는 경우 요도손상을 의심해 볼 수 있어 역행성요도조영술을 시행하여 요도 상태를 평가하는 것이 필수적이나, 최근에는 비용 및 시간을 고려해 수술적 탐색술과 함께 연성 방광경을 시행하는 것이 선호되고 있다.

음경골절을 확인한 후에는 즉각적인 수술적 치료가 필요하다. 수술적 치료는 발기부전과 음경만곡증의 발생 위험을 낮추며, 수술방법은 음경피부의 환상절개 후에 음경피부를 벗겨 백막을 노출시킨 후, 손상 부위의 혈종을 제거하고 파열된 백막을 흡수성 봉합사를 이용해 일차봉합한다. 수술 6~8주 후부터 성관계를 가지도록 교육한다.

(2) 음경피부손상
음경 크기를 확대할 목적으로 사용되는 링 또는 바셀린 등의 이물이나 기계적 손상으로 음경피부가 손상된 경우에는 피부 괴사조직을 제거한 후 봉합해야 한다. 괴사 범위가 넓은 경우 피부이식이 필요할 수 있다.

(3) 음경절단
음경절단은 매우 드물게 발생하는 손상으로, 성파트너의 가해, 정신적인 문제, 성정체성, 종교적인 문제와 연관하여 생기는 경우가 많다. 음경이 완전 절단된 경우 절단된 음경을 깨끗이 세척 후 생리식염수로 적신 거즈에 감싸 비닐에 넣은 후 얼음 주머니에 넣고 운반하여 손상 24시간 이내에 접합수술을 시행해야 복원이 가능하다. 수술은 육안적 수술도 가능하지만, 현미경적 미세혈관복원술을 시행하여 신경과 혈관을 이어 주어야 결과가 좋은 것으로 보고되고 있다.

2. 음낭손상

음낭은 유동성이 있어 외부 충격에 대해 비교적 쉽게 충격을 완화하는 구조로 되어 있다. 대부분의 음낭손상은 외부 둔상에 의해 발생하며, 이 중 50%에서 고환백막의 파열이 동반된다. 관통상의 경우에도 고환파열이 50%에서 동반되고, 드물게 개나 인간에 의한 교상bite injuries에 의해 음낭손상이 발생되기도 한다. 초음파검사를 통해 고환파열 여부를 확인할 수 있고, 발견된 경우 즉각적인 수술적 복구가 권고된다. 음낭의 얕게 찢긴 상처는 손상 부위를 충분히 세척하고 괴사조직을 제거한 후 일차봉합한다. 둔기외상을 입은 경우에는 가벼운 국소혈종이나 반상출혈을 볼 수 있는데, 항생제, 냉·온습포 및 음낭거상 등의 보존적 치료로 쉽게 치료할 수 있다. 음낭손상 시 고환손상의 유무에 대해 확인해야 한다. 음낭혈종이 커지는 경우 수술로 지혈하고 혈종 제거, 배액 등을 시행한다. 음낭피부 전체가 소실된 경우에는 즉각적으로 괴사조직을 제거한 후 고환을 대퇴부 위쪽 피부 밑 조직에 임시 이식시킨 후 조직이 안정되면 피부이식으로 음낭복원수술을 한 후 고환을 음낭 내로 다시 위치시킨다.

3. 고환손상

고환손상은 해부학적 위치와 고환의 유동성 때문에 흔하게 발생하지는 않는다. 외국의 경우에는 총상 등의 관통상에 의해 발생하는 경우가 있으나, 우리나라의 경우에는 총기 사고는 매우 드물며, 운동 중 혹은 운동과 관련한 외부 둔상에 의해 발생하는 경우가 대부분이다. 또한 최근에는 교통사고나 작업 중 추락에 의한 회음부손상과 더불어 발생하는 경우가 증가하고 있어, 청년층에서 발생하는 경우가 많다.

고환이 손상되면 일반적으로 음낭 부종 및 압통이 심하고 구역, 구토, 하복부압통이 발생한다. 출혈이 계속되면 혈종이 점점 커지고 압통이 심해지며 고환의 경계를 확인하기 어렵다. 초음파가 고환손상의 진단에 유용하며, 고환실질의 불균질한heterogenous 음영이 보이거나 백막파열 소견을 보일 경우, 고환파열을 의심할 수 있다.

고환파열이 확인되거나 의심되는 경우에는 조기에 탐색술을 시행하여 혈종을 제거하고 파열된 고환을 복구하는 것이 고환 보존율을 높일 수 있으며, 손상이 심하면 고환절제술을 시행할 수 있다. 수상 3일 이내에 탐색술 및 교정술을 시행했을 경우, 고환 보존율은 90% 이상에 달한다.

추천문헌

이종복. 신손상의 치료: 실제적 접근법. 대한비뇨회지 2007; 48:9:885-896

AUA guideline: Urotrauma Published 2014; Amended 2017, http://www.auanet.org/guidelines/urotrauma-(2014-amended-2017)

Coccolini F, Moore EE, Kluger Y, Biffl W, Leppaniemi A, Matsumura Y, et al. Kidney and uro-trauma: WSES-AAST guidelines. World J Emerg Surg 2019;14:54

EAU guideline on Urological Trauma. Limited update 2022;http://uroweb.org/guideline/urological-trauma/

Gong IH, Oh JJ, Choi DK, Hwang J, Kang MH, Lee YT. Comparison of Immediate Primary Repair and Delayed Urethroplasty in Men with Bulbous Urethral Disruption after Blunt Straddle Injury. Korean J Urol 2012;53:569-572

Kim JH, Park JY, Song YS. Traumatic Penile Injury: From Circumcision Injury to Penile Amputation. Biomed Res Int 2014;375285

Kim JH, Park JY. Trauma and Reconstruction of the External Genitalia. Korean J Androl 2011;029: 191-198

Kim MG, Yu JH, Sung LH, Noh CH, Chung JY. Long-Term Results of Immediate Surgical Treatment of Penile Fracture. Korean J Urol 2009;50:165-168

Koraitim MM. On the art of anastomotic posterior urethroplasty: a 27-year experience. J Urol 2005;173:135-139

Suh JG, Choi WS, Paick JS, Kim SW. Surgical Outcome of Excision and End-to-End Anastomosis for Bulbar Urethral Stricture. Korean J Urol 2013;54:442-447

Tae BS, Jang HA, Yu J, Oh KJ, Moon KH, Park JY. Epidemiology and Management Trend of Renal Trauma: Results of a Nationwide Population-Based Study. J Korean Med Sci 2022;37:e333

Tae BS, Yoon YE, Na W, Oh KJ, Park SY, Park JY, Moon HS. Epidemiologic study of bladder and urethral injury in Korea: A nationwide population-based study. Investig Clin Urol 2022;63:92-98

CHAPTER

19

하부요로기능이상 총론

이상욱 집필/최종보 감수

신장실질renal parenchyma에서 생성된 소변은 집합계 collecting system와 요관을 거쳐 방광에 이르게 되고, 방광에 모인 소변은 요도를 거쳐 몸 밖으로 배출된다. 즉 소변의 저장storage과 배출emptying; voiding은 하부요로 lower urinary tract인 방광과 요도에서 이루어진다. 하부요로가 정상적으로 기능할 때, 방광에 충분한 양의 소변을 저장할 수 있으며, 소변 충전filling에 따라 정상적인 요의desire to void를 지각하면 수의적으로(본인 뜻대로) 방광 내 소변을 거의 완전히 배출할 수 있다. 하부요로가 정상적으로 소변을 저장하고 배출하는 데에는 교감신경계, 부교감신경계 및 체신경계의 복잡한 신경생리적 기전이 관여하며, 근본적으로 척수, 뇌간brainstem과 대뇌피질구조 사이의 상호작용의 조절을 받는다.

다양한 요인에 의해 방광이나 요도의 구조적 또는 기능적 문제가 발생함으로써 하부요로기능이상lower urinary tract dysfunction; LUTD이 나타날 수 있는데, 이는 크게 저장기능이상storage failure과 배출기능이상emptying failure으로 나눌 수 있다. 그리고 하부요로와 연관된 증상들을 하부요로증상lower urinary tract symptoms; LUTS이라 칭하며, 저장증상storage symptoms, 배뇨증상voiding symptoms, 배뇨후증상postvoiding symptoms or post micturition symptoms으로 분류한다. 하부요로증상은

대개 하부요로기능이상을 시사하지만 요로감염과 같은 질환의 병태pathology에 의해서도 나타날 수 있다. 하부요로증상/하부요로기능이상은 적절한 평가를 통해 그에 대한 치료의 필요성을 판단하고 개개인에게 적합한 치료방침을 적용해야 한다.

I 정상 하부요로의 이해

하부요로의 구조를 방광과 요도로 구분할 때, 요도는 파이프와 같은 단순한 통로를 가리키는 것은 아니며, 요도괄약근urethral sphincter의 기능과 작용을 함께 포함하고 있는 개념이라 할 수 있다. 하부요로의 구조를 설명할 때 요도 대신 방광출구bladder outlet라는 용어를 사용하기도 하는데 방광경부bladder neck에서부터 요도구urethral meatus까지의 해부학적 구조가 방광출구에 해당한다. 방광출구 역시 요도괄약근의 기능도 포함하는 개념이다.

1. 하부요로의 정상 기능

하부요로의 밀접하게 연관된 구조들이 집단적으로 기

251

능함으로써 방광 내 소변의 충전bladder filling이 효율적으로 이루어지며, 낮은 방광내압과 온전한 요자제urinary continence를 유지하면서 소변을 저장할 수 있다. 그리고 방광에 저장된 소변을 수의적으로 완전하게 배출할 수 있다. 소변을 배출할 때는 방광평활근인 배뇨근detrusor의 수축이 일어나 방광내압이 상승하지만 이때 압력의 상승 정도가 과하지 않은 것이 정상적이다. 이러한 과정은 계속 되풀이하여 나타나므로 이를 배뇨주기micturition cycle라는 개념으로 설명하며, 배뇨주기는 두 개의 시기phase, 즉 충전·저장기filling or storage phase와 배출·배뇨기emptying or voiding phase로 나눌 수 있다.

정상적인 방광충전과 소변저장을 위해서는 방광유순도bladder compliance가 정상적이어야 하는데, 이는 방광 내 충전된 소변의 양이 증가할 때 배뇨근압detrusor pressure이 거의 상승하지 않고 낮은 상태를 유지할 수 있음을 말한다. 그리고 충전·저장기 동안 방광감각 또한 적절해야 하며 불수의적배뇨근수축involuntary detrusor contraction이 없어야 한다. 또한 안정을 취하고 있을 때는 물론이고 복압abdominal pressure이 상승하는 동안에도 요도괄약근의 활성으로 방광출구가 닫혀 있어야 한다. 요도괄약근은 횡문괄약근striated sphincter과 평활괄약근smooth sphincter으로 구분할 수 있는데, 요자제 기전은 주로 횡문괄약근의 역할에 의존한다.

정상적인 소변배출이 이루어지려면 다음과 같은 조건들이 충족되어야 한다. 첫째, 수의적인 방광수축이 일어날 때 배뇨근의 수축 강도와 지속시간이 충분해야 한다. 둘째, 평활괄약근과 횡문괄약근 수준에서의 출구저항의 저하가 배뇨근 수축에 수반되어야 한다. 즉 요도괄약근이 적절히 이완되어 기능적 폐색functional obstruction이 없어야 한다. 셋째, 방광경부구축bladder neck contracture이나 요도협착urethral stricture과 같은 해부학적 폐색anatomic obstruction이 없어야 한다.

2. 하부요로의 신경조절

하부요로의 직접적인 신경지배에 있어 천수sacral cord가 중요한 부분을 담당하지만 소변의 저장과 배출이 단순히 척수반사에 의해 자동적으로 일어나는 것은 아니며, 뇌간과 대뇌피질구조의 조절을 받는다. 배뇨주기 동안

하부요로의 신경조절에 대해, 특히 이와 관련된 대뇌피질구조의 정확한 역할과 상호작용에 대해 아직 밝혀지지 않은 것이 많으나, 동물실험 결과와 사람의 기능적 뇌영상 연구 결과 등을 바탕으로 다음과 같이 설명되고 있다.

소변이 방광에 충전될 때 방광벽의 구심성신경자극이 발생하며, 이 구심성신호는 천수로 전달되어 천수에서 연접synapse 후 중뇌midbrain의 수도관주위회색질periaqueductal gray; PAG에 이르게 된다. PAG에서 연접 후 시상thalamus을 거쳐 대뇌섬insula으로 구심성신호가 전달되며 이곳에서 우리가 지각하는 방광감각의 기초가 형성된다. 저장기 동안 교뇌배뇨중추pontine micturition center; PMC가 억제되어 배뇨반사micturition reflex가 개시되지 않는다. 전전두피질prefrontal cortex; PFC은 적절한 원심성 신호를 보내 PMC에 대한 억제를 유지하거나 억제를 풀 수 있다.

PFC는 수의적 배뇨를 개시할지 결정하는 데 관여한다. 수의적인 배뇨를 하기로 결정하면 PFC는 결국 PAG를 통해 PMC를 흥분시켜 배뇨반사가 촉발되고 배출기(배뇨기)에 접어들게 된다. PMC의 원심성신경은 천수로 내려가 천수배뇨반사중추sacral micturition reflex center를 자극하게 되며, 천수배뇨반사중추의 흥분은 부교감신경을 통해 방광의 배뇨근을 수축시킨다. 이와 동시에 PMC의 원심성신경은 간접적인 경로를 통해 천수의 Onuf핵Onuf nucleus을 억제하여 요도의 횡문괄약근이 이완되게 함으로써 방광출구가 열려 조화로운 배뇨가 가능하게 된다.

충전·저장기에 방광의 구심성신경자극이 척수반사에 의해 Onuf핵에서 기원하는 음부신경pudendal nerve을 활성화시켜 이의 지배를 받는 횡문괄약근의 활성이 증가함으로써 요도내압urethral pressure이 점진적으로 상승한다. 그리고 구심성신경자극이 또 다른 척수반사에 의해 교감신경을 활성화하여 알파1수용체α1 receptor를 통해 방광기저부와 요도의 평활괄약근의 수축을 유도하며, 이는 충전·저장기의 요도내압의 상승과 요자제 유지에 일부 기여할 것으로 추정된다. 또한 충전·저장기에 활성화된 교감신경은 베타3수용체β_3 receptor를 통해 배뇨근을 이완시켜 소변저장을 돕는다. 한편 배출기에 PMC는 Onuf핵을 억제하여 횡문괄약근을 이완시키는 동시에 하부요로를 지배하는 교감신경의 활성을 억제하여 평활괄약근도 이완시킬 것으로 추정된다.

II 하부요로기능이상의 병태생리

1. 저장기능이상

충전·저장기능이상은 배뇨근과활동성detrusor overactivity, 방광유순도의 저하, 방광감각의 항진, 방광출구저항의 저하 또는 이들의 조합에 의해 발생한다.

(1) 배뇨근과활동성

배뇨근과활동성은 충전·저장기 동안에 불수의적 배뇨근수축이 발생하는 것을 말하며, 요역동학검사urodynamic study를 통해 입증될 수 있다. 배뇨근과활동성은 요절박urgency이나 절박성요실금urgency urinary incontinence 등의 저장증상의 원인으로 작용할 수 있다. 신경학적 질환이나 손상, 방광출구폐색bladder outlet obstruction 등과 연관되어 나타날 수도 있고, 특별한 선행요인 없이 특발성idiopathic으로 나타날 수도 있다. 그러나 임상적인 저장증상이 없는 경우에도 요역동학검사에서 배뇨근과활동성이 관찰될 수 있으므로 임상적인 맥락을 고려하여 배뇨근과활동성의 유의성을 판단해야 한다.

(2) 방광유순도의 저하

방광벽의 콜라겐collagen 성분이 증가하면 방광유순도가 저하되며, 이는 주로 천수 또는 천수보다 말초 수준에서의 신경학적 손상이나 질환에서 나타난다. 그러나 방광벽의 점탄성viscoelastic property을 손상시키는 어떠한 조건(예를 들어 장기간의 방광출구폐색)에서도 유순도의 저하가 발생할 수 있다. 방광유순도의 저하는 저장증상과도 연관되지만, 방광내압의 과도한 상승으로 인해 상부요로의 확장과 신장기능renal function의 저하를 초래할 수 있다는 측면에서 임상적인 유의성을 갖는다.

(3) 구심성신경자극의 증가

염증, 다른 원인의 과민성hypersensitivity, 통증 등으로 인한 구심성신경자극의 증가increased afferent input로 저장기능이상이 나타날 수 있다. 구심성신경활성afferent activity의 증가로 배뇨근과활동성이 유발될 수 있으며, 배뇨근과활동성이 동반되지 않는 요절박이 유발될 수도 있다. 저장기에 방광이 충만되는 느낌이 너무 이르게 나타나는 것과 방광충전 중 통증을 지각하는 것도 구심성신경활성의 항진에 기인하여 발생할 수 있다.

(4) 방광출구저항의 저하

요도의 해부학적 구조의 결함이 있거나 평활괄약근 또는 횡문괄약근 구조에 대한 신경지배에 손상이 있을 경우 방광출구저항bladder outlet resistance이 저하될 수 있다. 그리고 여성에서는 방광경부와 근위부 요도를 지지하는 기전이 제대로 작용하지 못하는 경우에도 방광출구저항이 감소할 수 있다. 방광출구저항의 저하로 인해 발생하는 대표적인 증상은 복압성요실금stress urinary incontinence이다.

2. 배출기능이상

배출기능이상은 방광수축력의 저하, 방광출구폐색, 또는 이 둘의 조합에 의해 발생한다. 방광출구폐색은 해부학적(구조적) 폐색과 기능적 폐색으로 구분하며, 배뇨 시에 정상적으로는 낮아야 할 방광출구저항이 증가되어 있는 상태를 의미한다.

(1) 배뇨근저활동성 또는 무수축성배뇨근

배뇨근저활동성detrusor underactivity은 배뇨근수축의 강도나 지속시간이 감소하여 소변을 배출하는 데 걸리는 시간이 길어지거나 정상적인 시간normal time span 내에 소변을 완전히 배출하지 못하는 것을 말하며, 대개 낮은 요속urine flow rate과 연관된다. 배뇨근저활동성은 요역동학검사 소견을 기술하는 용어이며, 요역동학검사의 시행 없이 특정 환자를 배뇨근저활동성이라 단정할 수는 없다. 요역동학검사에서 배뇨근의 수축을 관찰할 수 없는 경우 무수축성배뇨근acontractile detrusor이라 한다. 무수축성배뇨근의 경우 대개 요역동학검사 시 배뇨하는 데 실패하게 되며, 복압을 올려 제한된 배뇨가 일어나기도 한다. 평소에는 소변을 정상으로 보는 사람이 요역동학검사 때 긴장 등에 의해서 수의적인 배뇨근수축의 발생이 억제될 수도 있기 때문에 무수축성배뇨근으로 판정하는 데 있어 임상적 증상과 맥락을 함께 고려해야 한다. 배뇨근저활동성이나 무수축성배뇨근은 신경인성neurogenic일 수도 있고 비신경인성non-neurogenic일 수도 있다.

(2) 방광출구저항의 증가

방광출구저항의 병적인 증가는 여성보다는 남성에서 더 흔하다. 방광출구저항 증가의 대부분은 해부학적 폐색에 기인하지만, 배뇨기에 배뇨근이 수축하는 동안 횡문괄약근이나 평활괄약근이 이완되지 않거나 수축하는 경우 기능적 폐색이 일어날 수 있다. 남성에서 해부학적 폐색의 주요 원인으로 전립선비대prostatic enlargement, 방광경부구축, 요도협착이 있으며, 여성에서는 요실금에 대한 수술 후 발생한 섬유성 변화나 압박이 해부학적 폐색의 흔한 원인이다.

III 하부요로증상의 분류와 표준용어 정의

2002년에 발간된 국제요실금학회International Continence Society; ICS의 표준화 분과위원회의 「하부요로기능에 관한 용어 표준화보고서」에서 하부요로증상을 저장증상storage symptoms, 배뇨증상voiding symptoms, 배뇨후증상post micturition symptoms의 세 군으로 나누고 각 군에 속하는 증상들의 정의를 제시한 이후, 이 분류와 용어 정의가 지금까지 보편적으로 통용되어 왔다. 그러나 2019년에 출간된 국제요실금학회의 「성인남성의 하부요로 및 골반저의 증상과 기능이상에 관한 용어 보고서」에서 일부 기존 용어의 명칭과 정의를 수정하고 새로운 용어를 추가함에 따라 업데이트된 사항을 포함한 하부요로증상의 분류와 용어를 표 19-1에 정리했다. 용어 명칭에서 쉽게 유추할 수 있듯이 저장증상은 방광저장기storage phase에 발생하는 하부요로증상을 말하며, 배뇨증상은 배뇨기voiding phase에 나타나는 하부요로증상, 즉 배뇨 시 경험하는 증상을 가리킨다. 그리고 배뇨후증상은 배뇨가 끝난 후 경험하는 하부요로증상을 의미한다. 저장증상, 배뇨증상, 배뇨후증상에 속하는 주요 증상들의 용어 정의는 표 19-2에 기술했다.

하부요로증상 자체가 특정한 원인질환이나 병태생리학적 기전을 바로 의미하거나 가리키는 것은 아니다. 즉 각각의 하부요로증상은 다양한 원인에 의해 나타날 수 있으며, 같은 질환에서도 다양한 증상들의 조합을 보일 수 있다. 또 한 환자가 단 하나의 하부요로증상을 호소하거나 불편해 할 수도 있지만, 여러 가지 하부요로증상을

동시에 갖고 있는 경우가 많다. 따라서 하부요로증상 환자를 평가할 때 환자의 주요 호소증상이 무엇이든 간에 저장증상, 배뇨증상, 배뇨후증상 모두에 대해 전반적으로 살펴보고 다루어야 한다.

IV 하부요로증상·하부요로기능이상의 평가

하부요로증상을 호소하거나 하부요로기능이상이 의심되는 환자를 평가하는 데 있어 철저한 병력청취와 신체검사가 기본적으로 중요하다. 주요호소증상 또는 가장 불편해 하는 증상을 중심으로 하부요로증상에 대해 체계적으로 파악해야 하며, 하부요로기능에 영향을 줄 수 있는 신경학적 질환을 비롯한 과거병력과 수술력, 복용약물 등을 확인하는 것이 필요하다. 병력청취를 할 때 하부요로증상과 흔히 동반되거나 연관이 있을 수 있는, 변비와 변실금fecal incontinence 등의 장 증상bowel symptoms과 성기능이상sexual dysfunction에 대해서도 질문해야 한다. 환자의 보행gait, 자세posture를 비롯하여 전반적인 외양을 살피는 것부터 신체검사가 시작된다. 하복부의 팽만lower abdominal distension은 요폐urinary retention의 가능성을 시사한다. 직장수지검사digital rectal examination를 통해 항문 주위 감각, 항문괄약근anal sphincter의 긴장도tone, 분변매복fecal impaction 등을 알 수 있으며, 남성에서는 전립선에 대한 검사도 함께 이루어진다. 여성 하부요로증상 환자에서 필요에 따라 골반검사pelvic examination를 시행하게 되며, 이는 특히 요실금 환자의 평가에 있어 매우 중요한 부분을 차지한다. 신체검사 시 가능하면 기본적인 신경학적검사basic neurologic examination를 시행하는 것이 바람직하며, 신경학적 질환이 있거나 의심되는 경우에는 신경학적검사가 더욱 중요하다. 타당성이 검증된 설문지questionnaires는 보조적인 평가도구로서 증상의 심한 정도와 불편함의 정도 및 관련된 삶의 질을 객관적이면서 정량적으로 파악하는 데 유용하며, 이러한 설문지 중 대표적인 예로 국제전립선증상점수International Prostatic Symptom Score; IPSS 설문지와 과민성방광증상점수표Overactive Bladder Symptom Score; OABSS 설문지를 들 수 있다(IPSS 설문지와 OABSS

표 19-1 하부요로증상의 분류 및 표준용어

	하부요로기능에 관한 용어 표준화 보고서 (2002)		성인남성의 하부요로 및 골반저의 증상과 기능이상에 관한 용어 보고서(2019)
저장 증상	주간빈뇨Increased daytime frequency 야간뇨Nocturia 요절박Urgency 요실금Urinary incontinence 　복압성요실금 　　Stress urinary incontinence 　절박성요실금 　　Urgency urinary incontinence 　복합성요실금 　　Mixed urinary incontinence 　야뇨증Nocturnal enuresis 　지속성요실금 　　Continuous urinary incontinence 　기타요실금 　　Other types of urinary incontinence	일반저장증상 　General storage 　symptoms	빈뇨Increased urinary frequency 주간빈뇨Increased daytime urinary frequency 야간뇨Nocturia 다뇨Polyuria
		방광충전(감각)증상 　Bladder filling(sensory) 　symptoms	요절박Urgency 방광충전감각증가Increased bladder filling sensation 방광충전감각저하Reduced bladder filling sensation 방광충전감각소실Absent bladder filling sensation
		요실금증상 　Urinary incontinence 　symptoms	요실금Urinary incontinence 절박성요실금Urgency urinary incontinence 복압성요실금Stress urinary incontinence 복합성요실금Mixed urinary incontinence 유뇨증Enuresis 지속성요실금Continuous urinary incontinence 불감성요실금Insensible urinary incontinence 범람요실금Overflow urinary incontinence 그 외의 요실금*
배뇨 증상	약뇨Slow stream 요선분리 또는 분산뇨 　Splitting or spraying 단속뇨 　Intermittent stream(Intermittency) 요주저Hesitancy 힘주어 배뇨(복압배뇨)Straining to void 배뇨말요점적Terminal dribble		약뇨Slow (urinary) stream 요선분산(분리)Spraying (splitting) of urinary stream 단속뇨Intermittency 요주저Hesitancy 힘주어 배뇨Straining to void 배뇨말요점적Terminal dribbling 요폐(요저류)Urinary retention 그 외의 배뇨증상**
배뇨 후 증상	잔뇨감(불완전배뇨감) 　Feeling of incomplete emptying 배뇨후요점적Post micturition dribble		잔뇨감(불완전배뇨감)Feeling of incomplete bladder emptying 즉각적 재배뇨필요Need to immediately re-void('Encore' or 'Double' voiding) 배뇨후요실금Post-voiding incontinence 배뇨후요절박Post-micturition urgency

*2019년 「성인남성의 하부요로 및 골반저의 증상과 기능이상에 관한 용어 보고서」 본문에 개별적으로 기술되어 있는 다른 유형의 몇몇 요실금 용어를 이 표에서는 생략하고 이들을 편의상 '그 외의 요실금'으로 표현함. 체위성요실금Postural urinary incontinence 등이 이에 해당함.

**2019년 「성인남성의 하부요로 및 골반저의 증상과 기능이상에 관한 용어 보고서」에서 새로 제시된 배뇨증상 용어 중 이 표에서는 생략하고 기술하지 않은 것들을 편의상 '그 외의 배뇨증상'으로 표현함. 배뇨통, 배뇨곤란Dysuria 등이 이에 해당함.

설문지의 구체적인 항목과 내용은 각각 이 책의 제24장과 제22장에 제시되어 있다).

소변검사urinalysis와 배뇨후잔뇨량postvoid residual; PVR 측정은 하부요로증상의 초기평가에서 일반적으로 권장되고 시행되는 검사이다. 배뇨후잔뇨량 측정에는 대개 초음파잔뇨량측정기bladder scanner가 이용된다. 배뇨횟수배뇨량일지frequency volume chart 또는 방광일지bladder diary는 저장증상의 평가에 필수적인 평가도구로 특히 야간뇨nocturia의 평가에 매우 유용하다. 배뇨횟수배뇨량일지에는 환자가 매 배뇨 당시 시각time과 배뇨량voided volume을 기록하고, 방광일지에는 여기에 더하여 수분 섭취, 요실금 발생 등의 추가적인 정보도 기록하는데 대개 3일 동안 작성하는 것이 권장된다. 요류검사uroflowmetry는 하부요로증상의 초기평가 시 필수검사로 분류되어 있지 않으나 소변배출기능에 관한 정보[최대요속으로 표현되는 소변줄기(요선)의 강도, 배뇨에 소요되는 시간, 요류곡선 형태 등]를 환자의 불편을 초래하지 않으면서 간편하게 얻을 수 있어 배뇨증상·배뇨기능의 평가에 거의 보편적으로 이용되고 있다.

혈중 크레아티닌creatinine 수치 또는 추정사구체여과

표 19-2 하부요로증상의 표준용어 정의

용어	정의*
빈뇨	정상으로 간주되는 것보다 더 빈번하게 배뇨한다고 호소하는 것
주간빈뇨	깨어 있는 시간 동안, 이전에 정상으로 간주된 것보다 더 빈번하게 배뇨한다고 호소하는 것
야간뇨	주수면시간main sleep period 동안 배뇨한 횟수. 처음 깨어나 소변을 볼 때부터 각 배뇨는 수면이나 수면에 들려는 의도가 뒤따라야 하며, 방광일지를 통해 정량화되어야 함
	(비고) 2002년에 국제요실금학회에서 발간한 「하부요로기능에 관한 용어 표준화보고서」에서는 야간뇨를 "야간에 배뇨를 하기 위해 1회 이상 잠에서 깨어나는 것을 호소하는 것"이라고 정의했고, "야간뇨에 해당하는 각 배뇨에 수면이 선행되고 뒤따라야 한다"고 기술했는데 이는 바로 위에 제시된 야간뇨의 새로운 정의와는 차이가 있음
다뇨	소변배출량이 이전에 비해 현저히 많아졌다고 호소하는 것
요절박	갑작스럽게 강렬한 배뇨 욕구가 일어나 이를 늦출 수 없는 것(참을 수 없는 것)을 호소하는 것
요실금	불수의적 소변의 누출을 호소하는 것
절박성요실금	요절박과 연관된 불수의적 소변의 누출을 호소하는 것
복압성요실금	스포츠 활동과 같이 힘을 많이 쓰거나 격렬한 신체활동 중 또는 재채기하거나 기침할 때 나타나는 불수의적 소변의 누출을 호소하는 것
복합성요실금	복압성요실금과 절박성요실금을 모두 호소하는 것
유뇨증	수면시간 중에 발생하는 간헐성요실금intermittent urinary incontinence을 호소하는 것
지속성요실금	지속적인 불수의적 소변의 누출을 호소하는 것
불감성요실금	어떻게 또는 언제 소변의 누출이 발생했는지 알아차리지 못한 요실금을 호소하는 것
범람요실금	방광이 과도하게 팽만한 증상이나 징후가 있으면서 요실금을 호소하는 것
약뇨	이전에 비해 또는 다른 사람들에 비해, 요선(소변줄기)의 속도가 대체로 저하된 것으로 인지된다고 호소하는 것
	(비고) 'slow stream'에 대응하는 한글 용어로 '요속저하', '느린 소변줄기'라는 용어는 실제로 잘 사용되지 않으며, '약뇨'라는 용어가 흔히 사용되어 왔음
요선분산(분리)	소변이 한 방향의 요선을 형성하지 않고 분산되거나 갈라져 배출된다고 호소하는 것
단속뇨	한 번 배뇨하는 동안, 요류가 중단되었다가 다시 시작하는 현상이 한 차례 이상 발생한다고 호소하는 것
요주저	(소변을 배출할 준비가 되었을 때) 배뇨를 시작하는 것이 지체된다고 호소하는 것
힘주어 배뇨하기	배뇨 또는 요선을 시작하거나 지속하기 위해 또는 이를 향상시키기 위해 강하게 힘을 써야 한다고 호소하는 것
	(비고) 2002년에 국제요실금학회에서 발간한 「하부요로기능에 관한 용어 표준화보고서」에서는 '힘주어 배뇨'하기를 "요선을 시작하거나 지속하기 위해 또는 향상시키기 위해 근육의 힘을 많이 쓰는 것"이라 정의했고, 여기서 근육은 복근을 의미하므로 '힘주어 배뇨'하기 대신 '복압배뇨'라는 용어도 흔히 사용되어 왔음
배뇨말요점적	배뇨의 종반부에 요류의 속도가 현저하게 저하되어 소변이 방울져 떨어지거나 아주 가늘게 흘러나온다고 호소하는 것
요폐(요저류)	방광에서 소변을 완전히 배출시킬 수 없다고 호소하는 것
급성요폐	갑자기 발생된 경우로, 지속적으로 강한 시도를 해도 소변을 배출할 수 없어 충만된 방광으로 인해 대개 치골상부의 통증성 감각을 호소하는 것
만성요폐	약간의 소변을 배출할 수 있지만, 만성적으로 또는 반복적으로 소변을 완전히 배출할 수 없음을 호소하는 것. 이로 인해 소량의 소변을 자주 배출하거나 요실금이 발생할 수 있고, 방광이 팽만하여 있음
잔뇨감 (불완전배뇨감)	배뇨가 끝난 후 방광의 소변이 다 배출되지 않은 것처럼 느껴진다고 호소하는 것
즉각적 재배뇨필요	배뇨를 마친 후에 곧 추가적인 배뇨가 필요하다고 호소하는 것
배뇨후요실금	배뇨를 마친 후 뒤따른 불수의적 소변의 배출이나 점적을 호소하는 것
	(비고) 2002년에 국제요실금학회에서 발간한 「하부요로기능에 관한 용어 표준화보고서」에서는 배뇨후증상의 하나로 '배뇨후요점적'을 "배뇨를 마친 후 곧 뒤따라 발생하는 불수의적인 소변의 누출"이라 정의했고, '배뇨후요점적'은 바로 위에 제시된 '배뇨후요실금'이란 용어에 상응하는 용어라 볼 수 있음
배뇨후요절박	배뇨후 지속적인 요절박을 호소하는 것

2019년 「성인남성의 하부요로 및 골반저의 증상과 기능이상에 관한 용어 보고서」의 내용을 바탕으로 기술함.

율estimated glomerular filtration rate에 근거한 신장기능의 평가는 하부요로증상의 평가 시 일반적으로 권장되지는 않는다. 그러나 신장기능의 저하를 의심하게 하는 병력이 있거나 하부요로에 대한 수술치료를 고려할 때는 신장기능을 평가하는 것이 바람직하다. 상부요로에 대한 영상검사도 하부요로증상 환자에서 통상적으로 시행하지는 않으나, 혈중 크레아티닌 수치가 상승되어 있거나 배뇨후잔뇨량이 매우 큰 경우에는 시행하는 것이 권장된다. 전립선비대증benign prostatic hyperplasia; BPH이 있는 남성에서 5알파환원효소억제제5α-reductase inhibitor; 5ARI의 사용을 고려하는 경우나 전립선비대증에 대한 수술치료를 선택하는 경우 초음파검사를 통한 전립선 크기(부피)의 측정이 권장된다. 방광과 요도에 대한 영상검사는 특별한 적응증이 있을 때 시행하며, 일반적인 하부요로증상 환자의 평가를 위해 시행하지는 않는다.

넓은 의미의 요역동학검사urodynamic study는 요류검사와 같은 비침습적인 검사도 포함하는 개념이지만, 임상진료에서 요역동학검사라 말할 때는 일반적으로 방광내압측정술cystometry을 시행하는 침습적인 검사를 가리킨다. 대부분의 하부요로증상 환자의 초기평가에서 요역동학검사의 시행이 필요하지는 않다. 요역동학검사의 적응증을 비롯한 자세한 사항들은 제20장에서 다루고 있다. 하부요로에 대한 내시경검사, 즉 요도방광경검사urethrocystoscopy는 혈뇨 등의 적응증이 있거나 해부학적 구조에 대한 보다 정확한 정보가 필요할 때 시행하게 된다.

V 하부요로증상·하부요로기능이상의 치료

하부요로증상·하부요로기능이상의 치료방법은 생활습관 조정 및 식이 조절, 행동치료behavioral treatment, 약물치료, 수술치료, 전기자극electrical stimulation/신경조정술neuromodulation 등으로 구분할 수 있으며, 환자 개개인의 증상과 병태생리에 따라 적합한 치료방법을 적용하게 된다. 하부요로증상·하부요로기능이상을 나타내는 대표적인 증상(증후군) 및 질환의 치료에 대해 이 책 제16장과 제21~24장에서 구체적으로 다루고 있다. 이 장에서는 하부요로기능이상의 치료를 크게 저장기능이상의 치료와 배출기능이상의 치료로 나누어 개관했다.

1. 저장증상·저장기능이상의 치료

생활습관 조정과 행동치료가 일차적으로 권장되며, 일부 환자에서는 생활습관 조정과 행동치료만으로도 충분한 효과를 나타내기도 한다. 야간다뇨nocturnal polyuria가 있는 야간뇨 환자에서는 저녁 이후 수분 섭취 제한이 우선되어야 하며, 빈뇨나 요절박이 있는 환자에서는 방광훈련bladder training이 도움이 될 수 있다. 골반저근훈련pelvic floor muscle training은 횡문근을 강화함으로써 복압성요실금을 개선할 수 있으며, 여성에서는 또한 이를 통해 방광경부와 요도의 지지를 보강할 수 있는 것으로 추정된다. 골반저근훈련은 과민성방광overactive bladder 환자에게도 도움이 될 수 있다.

항무스카린제antimuscarinics와 베타3작용제β₃ agonists가 배뇨근과활동성이나 구심성신경활성 증가에 기인한 요절박 또는 절박성요실금의 치료에 일반적으로 사용되고 있으며 증상 및 삶의 질을 개선하는 데 효과적이다. 항무스카린제와 베타3작용제는 방광유순도가 저하된 경우에도 사용되는데 방광벽의 구조적 변화가 진행된 환자에서는 약물치료에 잘 반응하지 않는다. 복압성요실금이 있는 환자에서 방광출구저항을 증가시키기 위해 세로토닌/노르에피네프린 재흡수억제제serotonin/norepinephrine reuptake inhibitor인 duloxetine이 사용될 수 있으나 그 치료효과는 작다.

행동치료나 약물치료에 반응하지 않는 심한 과민성방광에는 방광 내 보툴리눔독소botulinum toxin주입술 또는 전기자극/신경조정술과 같은 침습적인 치료를 시행할 수 있으며, 드물게 방광확대성형술augmentation cystoplasty 등의 수술치료를 시행하는 경우도 있다. 보존적 치료에 불응하는, 방광유순도의 심각한 저하를 치료하는 데 있어서도 방광확대성형술의 시행을 고려해야 한다. 한편 방광출구저항을 증가시키는 수술치료의 대표적인 예로 여성 복압성요실금 환자에서 많이 시행되는 중부요도슬링midurethral sling수술과 주로 전립선절제술 후 발생하는 남성 복압성요실금의 치료에 사용되는 인공요도괄약근artificial urinary sphincter삽입술이 있다.

2. 배뇨증상·배출기능이상의 치료

현재 배뇨근저활동성 또는 무수축성배뇨근에 대한 효과적인 약물치료는 없다. 무스카린수용체를 통해 작용하는 아세틸콜린acetylcholine이 배뇨근 수축에 있어 가장 중요한 신경전달물질임에 착안하여, 방광수축력을 강화할 목적으로 무스카린수용체작용제muscarinic receptor agonist인 bethanechol이 오래전부터 사용되어 왔다. 그러나 메커니즘 추론에서 기대되는 것과는 달리 bethanechol의 실제 유효성에 대한 뚜렷한 임상적 근거가 없으며, 드물지만 심각한 합병증의 발생 위험도 있어 일반적으로 사용이 권장되지는 않는다. 배뇨근수축력 자체를 강화하는 방안은 아니지만, 방광출구저항을 감소시켜 소변배출을 개선하기 위해 알파차단제alpha blocker가 배뇨근저활동성의 치료에 사용되기도 한다. 한편 알파차단제는 전립선비대증으로 인한 배출기능이상의 약물치료에 주로 사용된다.

천수신경조정술sacral neuromodulation이 일부 배뇨근저활동성 환자군에서 효과적인 것으로 보고된 바 있으나 흔히 시행되지는 않는다. 해부학적 방광출구폐색에 대한 수술치료의 대표적인 예로 전립선비대증에 대한 경요도전립선절제술transurethral prostatectomy이나 홀뮴Holmium레이저를 이용한 전립선적출술Holmium laser enucleation of the prostate; HoLEP, 요도협착에 대한 재건수술 등을 들 수 있다.

수의적인 소변배출이 불가능하거나 불완전한 소변배출로 배뇨후잔뇨량이 너무 많을 경우, 우회적인 방안으로 간헐적도뇨intermittent catheterization나 지속적도뇨continuous catheterization를 통한 소변배출이 적용된다. 지속적도뇨는 유치도뇨관indwelling catheter을 통해 소변을 배출하는 것을 말한다.

추천문헌

대한배뇨장애요실금학회. 배뇨장애와 요실금. 제4판. 군자출판사. 2021;135-144

Abrams P, Cardozo L, Fall M, Griffiths D, Rosier P, Ulmsten U, et al. The standardisation of terminology of lower urinary tract function: report from the Standardisation Sub-committee of the International Continence Society. Neurourol Urodyn 2002;21:167-178

Brown ET, Wein AJ, Dmochowski RR. Pathophysiology and classification of lower urinary tract dysfunction: overview. In: Partin AW, Dmochowski RR, Kavoussi LR, Peters CA, Wein AJ, editors. Campbell-Walsh-Wein Urology. 12th ed. Philadelphia: Elsevier; 2021;2514-2524

Chai TC, Birder LA. Physiology and pharmacology of the bladder and urethra. In: Partin AW, Dmochowski RR, Kavoussi LR, Peters CA, Wein AJ, editors. Campbell-Walsh-Wein Urology. 12th ed. Philadelphia: Elsevier; 2021;2461-2513

D'Ancona C, Haylen B, Oelke M, Abranches-Monteiro L, Arnold E, Goldman H, et al. The International Continence Society (ICS) report on the terminology for adult male lower urinary tract and pelvic floor symptoms and dysfunction. Neurourol Urodyn 2019;38:433-477

요역동학검사

이영숙 집필/오승준 감수

요역동학검사*urodynamic study; UDS*는 하부요로의 기능을 객관적인 평가변수를 이용하여 계량화된 방법으로 표현하여 하부요로기능이상을 진단하는 일련의 측정방법을 일컫는다. 하부요로의 중요한 기능은 낮은 압력으로 소변을 저장하고 자의적으로 소변을 배출하는 것이다. 방광이 낮은 압력으로 소변을 저장함으로써 소변을 참고 신장기능을 보존할 수 있으며, 적절한 때에 자의적으로 소변을 배출함으로써 요정체 없이 배뇨할 수 있다. 그러나 다양한 질병들로 인해 정상적인 하부요로 기능에 장애가 초래되면 삶의 질을 악화시키는 여러 하부요로증상*lower urinary tract symptoms; LUTS*들과 합병증을 야기할 수 있다. 요역동학검사는 이러한 하부요로기능장애*lower urinary tract dysfunction; LUTD*를 객관적으로 진단할 뿐 아니라 장애로 인한 영향을 평가하여 치료방침을 결정하는 데 유용한 검사법이다.

I 요역동학검사의 목적

요역동학검사의 목적은 첫째, 증상이나 소견을 야기하는 하부요로의 병태생리를 증명하기 위해, 둘째, 하부요로장애로 인해 발생 가능한 상부요로의 합병증을 예측하기 위해, 셋째, 수술이나 침습적인 치료 전에 치료의 효과, 부작용, 가능한 치료 방법 또는 추가적인 치료 가능성 등을 예측하기 위해, 넷째, 신기술 또는 실험적 치료에 대한 효과를 확인하거나 하부요로장애에 대한 특정 치료의 작용기전을 이해하기 위해, 다섯째, 하부요로장애에 대한 이전 치료의 실패 원인을 알기 위해서이다.

요역동학검사는 하부요로기능을 평가하기 위한 것이므로 검사 중 증상을 재현하는 것을 목표로 한다. 즉 환자의 증상을 재현하지 못한 요역동학검사로는 증상과 관련된 하부요로의 기능이상을 진단하기 어렵다. 요역동학검사는 엄밀한 검사의 질관리*quality control*, 후속 분석*subsequent analysis*, 체계화된 정보의 정리*systematic documentation*를 필요로 한다.

II 요역동학검사의 종류

요역동학검사는 크게 비침습적 검사와 침습적 검사로 나눌 수 있다(표 20-1). 비침습적 검사로는 요류검사*uroflowmetry; UFM*와 잔뇨량 측정*postvoid residual volume; PVR* 등이 있으며, 침습적 검사로는 요저장기의 기능을 측정하는 충전방광내압측정술 또는 방광내압측정술*fill-

표 20-1 요역동학검사의 종류

요역동학검사	하부요로의 기능과 장애를 평가하는 측정 방법
비침습적 요역동학검사	카테터를 삽입하지 않고 진행하는 요역동학검사 　예: 요류검사, 초음파 잔뇨량 측정
침습적 요역동학검사	1개 이상의 카테터를 삽입하여 진행하는 요역동학검사 다채널요역동학검사*multi-channel urodynamic study*는 다섯 가지 검사로 구성됨 　방광내압측정술 　압력요류검사 　요도압력계수 　근전도검사*EMG* 　요류검사
비디오요역동학검사	요역동학검사와 투시조영검사를 동시에 진행하는 검사
이동식 요역동학검사	자연적인 방광충만을 통해 일상에서 진행하는 요역동학검사

표 20-2 요류검사의 측정 변수

배뇨량*voided volume*(VV; mL)
요속*flow rate*(Q; mL/sec)
최대요속*maximum flow rate*(Qmax; mL/sec)
평균요속*average flow rate*(Qave; mL/sec)
배뇨시간*voiding time*(total time during micturition; sec)
요속시간*flow time*(time during which flow occurred; sec)
최대요속도달시간*time to maximum flow*(onset of flow to Qmax; sec)

ing cystometry, cystometry, cystometrogram; CMG, 요배출기의 기능을 측정하는 압력요류검사*pressure-flow study; PFS*, 요도압력계수*urethral pressure profile; UPP*, 근전도검사*electromyography; EMG* 등이 있다. 비디오요역동학검사*videourodynamic study; VUDS*는 요역동학검사와 투시조영검사*fluoroscopy*를 동시에 시행하여 기능뿐 아니라 구조적 이상을 동시에 진단할 수 있는 검사이다. 이동식 요역동학검사*ambulatory urodynamics*는 도관을 환자의 요도와 직장에 장착하되 인위적으로 방광을 충만시키는 대신 자연적으로 소변이 방광에 충만되도록 하는 검사법이다.

환자마다 검사의 목적이 다르므로 의심되는 하부요로의 장애와 이로 인한 상부요로의 영향들을 종합적으로 판단하여 검사 목적에 맞는 한 가지 또는 몇 가지 검사들을 선택하여 진행한다.

Ⅲ 비침습적 요역동학검사: 요류검사

요류검사는 배뇨장애가 의심되는 환자에서 초기 검사로 가장 많이 시행되는 비침습적 요역동학검사이다. 또한 다채널요역동학검사 시 카테터를 삽입하기 전에 요류검사를 시행하여 비침습적인 상태에서 배뇨기능을 검사하고, 이를 카테터를 삽입한 상태에서 진행한 압력요류검사 결과와 비교함으로써 압력요류검사가 일상적인 배뇨를 재현했는지 평가한다. 요류검사는 주로 잔뇨량검사와 함께 시행하며 잔뇨량검사는 배뇨 직후 초음파를 이

용하거나 도뇨관을 삽입하여 배액된 소변량을 측정한다. 요류검사는 환자의 평소 배뇨 시와 유사한 조건(자세, 배뇨량, 요의감 등)에서 진행해야 하며 검사 후에는 환자에게 평소와 같이 배뇨했는지 확인한다. 요류검사에서 측정하는 변수들은 표 20-2와 같으며 정상 요류 곡선은 그림 20-1과 같다. 이 변수들 중 임상적으로 가장 중요한 변수인 최대요속, 배뇨량, 잔뇨량을 결과로 기록한다.

요류검사를 해석할 때는 측정변수뿐 아니라 요류 곡선의 모양을 분석하는 것도 중요하다. 즉 정상 요류 곡선은 종모양을 보이는 반면 요속이 감소하거나 요류 곡선이 간헐적인 경우는 배뇨근저활동성*detrusor underactivity; DU* 또는 방광출구폐색*bladder outlet obstruction; BOO*을 의심할 수 있다. 예를 들어 요속이 감소되어 곡선이 납작하고 길게 이어지는 경우 요도협착과 같은 방광출구폐색을 의심할 수 있으며, 간헐뇨와 같은 복압배뇨 또는 지리멸렬한 패턴을 보이는 경우 배뇨근저활동성이나 방광출구폐색을 의심할 수 있다(그림 20-2). 그러나 요류검사만으로는 이 두 가지 원인을 감별하기 어려워 이를 위해서는 침습적인 압력요류검사가 필요하다.

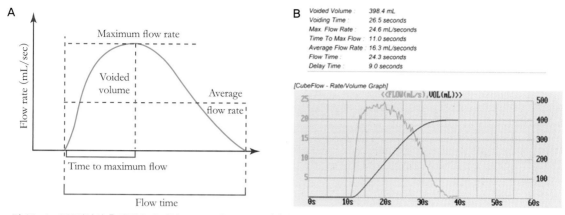

그림 20-1 요류검사의 측정 변수와 정상 요류 곡선 A. 요류검사의 측정 변수, B. 53세 여성 복압성요실금 환자의 정상 요류 곡선.

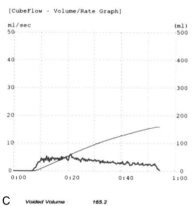

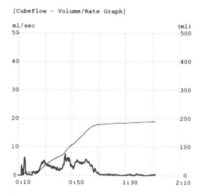

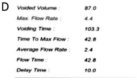

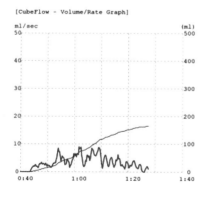

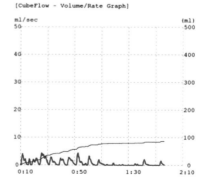

그림 20-2 비정상 요속 곡선의 예 A. 요도협착 환자(57세 여성), B. 총 전립선용적 100mL의 전립선비대증 환자(70세 남성), C. 요역동학검사에서 확인된 배뇨근저활동성 환자(26세 남성), D. 요역동학검사에서 확인된 배뇨근저활동성 환자(34세 여성).

IV 침습적 요역동학검사의 준비

1. 환자 준비

검사의 목적과 방법, 검사 중 야기될 수 있는 불편감, 검사 후 발생할 수 있는 문제 등 검사와 관련된 정보들을 환자에게 제공함으로써 환자의 검사에 대한 순응도를 높일 수 있으며 환자-의사(검사자) 간 신뢰도를 높이고 환자의 진료 만족도를 높일 수 있다.

침습적 요역동학검사를 계획하는 모든 환자에서 요검사를 실시해야 하며, 검사 결과 증상성 요로감염이 있는 경우에는 감염을 치료한 후 검사를 진행해야 한다. 요로감염의 위험인자가 없는 환자에서는 요역동학검사 전 예방적 항생제를 사용하지 않도록 권고하고 있다. 하지만 요역동학검사를 계획하고 있는 환자들은 대개 하부요로 증상이 있거나 비뇨기계의 이상소견이 관찰 또는 의심되는 경우이므로, 이 같은 경우에는 검사 전 한 시간 이내에 단회 요법의 예방적 항생제를 사용할 것을 권고한다. 침습적 요역동학검사 시 요로감염의 위험인자와 이에 따른 항생제 권고에 대해 표 20-3에 요약했다.

배뇨일지(그림 20-3)는 환자의 증상을 객관적으로 확인할 수 있을 뿐 아니라 검사를 계획하는 데 중요한 정보를 제공하므로 작성이 불가능한 경우를 제외하고는 검사 전에 반드시 작성해서 제출해야 한다.

2. 검사자 준비

검사를 진행하기에 앞서 개별 환자들의 검사 목적과 임상 질문들을 미리 정의한 후 알맞은 답을 얻을 수 있는 검사 방법을 선택하고 그에 맞게 검사를 계획해야 한다. 검사를 계획할 때는 환자의 기저질환, 활동정도, 배뇨상태, 문진과 표준화된 설문지를 이용한 증상 평가, 배뇨일지, 요류검사와 배뇨후잔뇨량검사 등을 포괄적으로 평가하여 최대한 평소와 유사한 조건에서 검사가 이루어질 수 있도록 해야 하며 검사의 전 과정에서 환자와 충분히 소통해야 한다. 특히 72시간 배뇨일지를 통해 일상적인 증상을 객관적으로 확인할 수 있으므로 이를 근거로 검사를 계획한다.

3. 기준 눈금화 *calibration*

현재 사용하는 요역동학검사 변수들은 실제 수치를 측정한 것이 아니라, 전기적인 신호로 측정 후 다시 실제 값으로 실시간 재해석되는 값들이기 때문에 실제값과 전기적인 신호 측정값들의 기준 눈금화 작업이 주기적으로 필요하다.

표 20-3 침습적 요역동학검사 시 요로감염 위험인자와 이에 따른 예방적 항생제 권고

위험인자	예방적 항생제	근거 수준*Grade**
요역동학검사 전 요검사	모든 환자에서 시행	4
증상성 요로감염	감염 치료 후 검사 진행	4
신경인성 하부요로기능이상	권고	4
방광출구폐색 또는 잔뇨 증가	권고	4
고령(>70세)	권고	2
성별	비권고	4
당뇨병	비권고	4
무증상세균뇨	권고	4
재발성 요로감염	비권고	4
면역 저하, 장기간 스테로이드 복용	권고	4
도뇨관(요도 또는 상치골방광루, 콘돔카테터, 간헐적자가도뇨 등)	권고	4
심장판막질환	비권고	3
정형외과적 보형물 삽입	권고	3

* 미국 AUA비뇨기학회 가이드라인 근거 수준(1~4) 시스템

72시간 배뇨양상 기능검사

성명: _____   등록번호: _____

대한비뇨의학회 표준양식 2016.7. ver 1.0

날짜	1일째 2017년 4월 11일		2일째 2017년 4월 12일		3일째 2017년 4월 13일		4일째 2017년 4월 14일
기상시간	6시 30분		6시 50분		7시 00분		6시 50분
취침시간	11시 30분		11시 30분		11시 40분		아침 첫 소변량 400 ml
시간	배뇨량 (mL)		배뇨량 (mL)		배뇨량 (mL)		⇑
오전 5시		요절박/요실금		요절박/요실금		요절박/요실금	** 여기 4일째 내용을 반드시 기록해 주세요.
6시	400	요절박/요실금	350	요절박/요실금		요절박/요실금	
7시		요절박/요실금		요절박/요실금	370	요절박/요실금	
8시	110	요절박/요실금		요절박/요실금	50	요절박/요실금	
9시	150	요절박/요실금	180	요절박/요실금		요절박/요실금	〈기록 시 주의사항〉
10시	100	요절박/요실금	140	요절박/요실금	200	요절박/요실금	
11시		요절박/요실금	140	요절박/요실금		요절박/요실금	*기상/취침 시간을 꼭 기록하여 주십시오.
정오 12시		요절박/요실금	190	요절박/요실금	100	요절박/요실금	
오후 1시	250	요절박/요실금	50	요절박/요실금		요절박/요실금	*3일간 매일 아침 첫 소변량과 시간을 기록하여 주십시오.
2시	280	요절박/요실금		요절박/요실금	270	요절박/요실금	
3시	200	요절박/요실금	170	요절박/요실금		요절박/요실금	
4시	100	요절박/요실금	200	요절박/요실금		요절박/요실금	*4일째는 기상 시간과 아침 첫 소변량만 기록하여 주십시오.
5시		요절박/요실금	150	요절박/요실금		요절박/요실금	
6시	150	요절박/요실금		요절박/요실금	250	요절박/요실금	
7시		요절박/요실금	250	요절박/요실금		요절박/요실금	*요절박/요실금이 있었던 경우는 표시하십시오. (다음의 표시를 참고하세요.)
8시	150	요절박/요실금		요절박/요실금	150	요절박/요실금	
9시		요절박/요실금	230	요절박/요실금	230	요절박/요실금	
10시		요절박/요실금		요절박/요실금		요절박/요실금	(요절박) 요실금
11시	120	요절박/요실금		요절박/요실금	130	요절박/요실금	요절박 (요실금)
자정 12시		요절박/요실금		요절박/요실금		요절박/요실금	(요절박) (요실금)
새벽 1시		요절박/요실금		요절박/요실금		요절박/요실금	
2시		요절박/요실금		요절박/요실금		요절박/요실금	
3시		요절박/요실금		요절박/요실금		요절박/요실금	
4시		요절박/요실금		요절박/요실금		요절박/요실금	
하루 총 배뇨 횟수	11 회		11 회		9 회		
하루 총 배뇨량	2010 mL		2050 mL		1750 mL		

72시간 배뇨양상 기능검사 판독표

성명: _____   등록번호: _____

대한비뇨의학회 표준양식 2016.7. ver 1.0

임상지표	상세 설명	기록사항
1) 24 hour urine volume (하루 총 배뇨량)	아침 첫 소변 제외, 그다음 날 아침 첫 소변은 포함	1936 mL
2) Total number of voids (일일 총 배뇨 횟수)	하루 총 배뇨 횟수	10.3 회
3) Number of daytime voids (주간뇨 횟수)	주간에 배뇨한 횟수	10.3 회
4) Number of nocturnal voids (야간뇨 횟수)	야간에 일어나 배뇨한 횟수	0 회
5) Functional bladder capacity (기능적 방광용적)	배뇨일지 중에서 가장 많은 배뇨량	400 mL

주된 증상	빈뇨	유 ■ / 무 □
	요절박	유 □ / 무 ■
	요실금	유 (복압 □ 절박 □ 혼합 □) / 무 ■
	야간뇨	유 □ / 무 ■
판독 결과(진단명)	빈뇨	기질성 □ / 심인성 ■ / 정상 □
	과민성방광	Dry ■ / Wet □
	야간다뇨	유 □ / 무 ■
동반 질환	신경인성방광	유 □ / 무 □
	전립선비대증(남성)	유 □ / 무 ■

판독 의사: __홍 길 동__   서명: _____

판독일: _2017_ 년 _4_ 월 _18_ 일

그림 20-3 배뇨일지

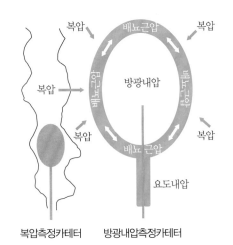

그림 20-4 침습적 요역동학검사의 압력 변수와 배뇨근압

4. 영점조정*zeroing*

검사에서 측정하는 압력들을 모두 같은 기준으로 맞추는 작업을 영점조정이라고 한다. 특히 가장 중요한 측정변수인 배뇨근압을 정확히 구하기 위해서는 방광내압과 복압이 같은 기준에서 측정되어야 한다. 국제요실금학회에서는 이 기준을 치골상연으로 정의했다. 즉 압력변환기*transducer*를 환자의 치골상연과 같은 높이에 위치시킨 후 방광내압, 복압, 요도내압을 대기에 노출시킨 상태에서 영점조정을 한다(그림 20-4).

5. 충전매질과 충전속도

일반적으로 생리식염수를 방광충전에 사용한다. 비디오요역동학검사에서는 조영제를 사용함으로써 요역동학검사와 동시에 방광과 방광경부, 요도 및 상부요로의 역동적인 영상을 얻을 수 있다. 용액의 온도는 이상적으로 체온과 유사해야 한다. 충전속도는 생리적 충전속도*physiological filling rate*와 비생리적 충전속도*nonphysiological filling rate*가 있으며 생리적 충전속도란 예상 최대치보다 낮은 충만속도(20~30mL/min)를 뜻한다. 이때 예상 최대치는 대략 몸무게(kg)를 4로 나눈 값(mL/min)으로 한다. 반면 비생리적 충전속도는 생리적 충전속도 이상의 속도로 충전하는 것을 뜻한다. 검사를 계획하는 단계에서 환자의 증상이나 임상소견을 바탕으로 충전속도

를 결정함으로써 검사시간을 단축하거나 검사의 오류를 예방할 수 있다. 즉 저장증상이 없고 기능적 방광용적이 정상인 경우, 비생리적 충전속도로 방광을 충전함으로써 검사시간을 단축하고 검사에 따르는 불편함을 줄일 수 있다. 반면 저장증상이 있거나 기능적 방광용적 감소, 방광유순도 감소가 의심되는 경우에는 생리적 충전속도로 검사를 진행해야 검사 결과가 과장되거나 오류가 발생하는 것을 예방할 수 있다.

6. 압력측정카테터

침습적 요역동학검사에서 궁극적으로 측정하고자 하는 것은 배뇨근압이다. 하지만 실제 배뇨근압을 직접 측정하는 것이 어렵기 때문에 방광내압과 복압(방광 주위의 압력)을 이용하여 간접적으로 구한다. 이를 위해 침습적 요역동학검사에는 방광내압 측정을 위한 카테터와 복압 측정을 위한 카테터가 필요하다. 방광내압측정카테터는 요도를 통해 방광에 삽입하는 카테터로 생리식염수를 충전하는 내강과 압력을 측정하는 내강으로 된 이중내강카테터*double lumen catheter*이다. 복압카테터는 방광 주위의 압력을 측정하기 위해 일반적으로 직장 내에 삽입하지만 직장 내 삽입이 어려운 경우에는 질이나 장루에 복압도관을 삽입할 수 있다. 방광에서는 충전제인 생리식염수가 방광내압을 전달하는 매질 역할을 하는 것과 달리, 직장 내에서는 압력을 전달하는 매질이 존재하지 않고 장 내 가스나 대변으로 인해 압력 전달에 문제가 생길 수 있어 이를 보완하기 위해 복압카테터의 끝부분에 소량의 액체를 채울 수 있는 풍선이 달려 있다. 채우는 액체의 양은 복압 측정에 영향을 줄 수 있으므로 늘어나지 않은 풍선 용적의 10~20% 정도만 채우는 것이 가장 이상적이다. 너무 많이 채우면 복압이 과장되게 측정될 수 있는 반면 불충분하게 채웠을 경우에는 압력 전달이 잘 되지 않아 복압이 낮게 측정될 수 있다.

7. 검사 전 혹은 진행 중 확인 사항

검사를 시작하기 전에 기계들이 정확하게 준비되었는지 확인한다. 먼저 압력변환기들과 이를 연결한 관들에 공기방울이 들어 있는지, 영점조정 시 기준 높이가 환자

표 20-4 침습적 요역동학검사의 압력 변수

방광내압*intravesical pressure*(P_{ves}): 방광 안의 압력(방광 내 카테터를 통해 직접 측정)
복압*abdominal pressure*(P_{abd}): 방광 주위의 압력
배뇨근압*detrusor pressure*(P_{det}): 방광벽의 수동적·능동적 힘에 의해 생성된 방광 내 압력
요도내압*urethral pressure*(P_{ura}): 닫힌 요도를 열기 위해 필요한 액체의 압력

의 치골상연에 위치하는지, 압력 전달이 정확하게 작동하는지를 검사 때마다 확인해야 한다.

영점조정 후 카테터를 삽입하고 검사를 시작할 때에는 방광내압, 복압, 배뇨근압이 정상 범위 내에서 서로 유의하게 변화하는지 확인한다. 일반적으로 방광내압과 복압은 누워서 0~18cmH₂O, 앉아서 15~40cmH₂O, 일어서서 20~50cmH₂O의 초기 압력값을 나타내며, 배뇨근압의 경우 0~6cmH₂O의 초기값을 보인다. 검사 시작과 검사 중, 그리고 검사를 마친 후 기침과 같은 유발을 통해 방광내압, 복압, 배뇨근압이 서로 유의하게 변화하는지 확인하여 검사가 잘 진행되고 있는지 점검한다.

$P_{det} = P_{ves} - P_{abd}$
실제 검사에서 아래와 같이 구현되며,
아래에서 P_{det} 값은 6으로 관찰됨.

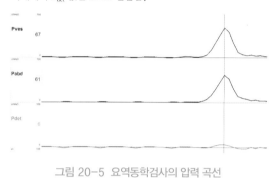

그림 20-5 요역동학검사의 압력 곡선

프에 그려진다(그림 20-5).

V 침습적 요역동학검사의 압력 변수

침습적 요역동학검사에는 크게 저장기의 압력과 용적을 측정하는 방광내압측정술과 배뇨기의 압력과 요류를 측정하는 압력요류검사가 있다. 검사에서 측정하는 변수들 중 가장 중요한 것은 압력으로, 네 가지 압력, 즉 방광압*intravesical pressure; P_{ves}*, 복압*abdominal pressure; P_{abd}*, 배뇨근압*detrusor pressure; P_{det}*, 요도내압*urethral pressure; P_{ura}*을 측정한다(표 20-4). 방광내압, 복압, 배뇨근압은 방광내압측정술과 압력요류검사 시에 측정하며, 요도내압은 요도 내 압력을 측정하는 요도압력계수에서 따로 측정한다.

검사를 통해 궁극적으로 측정하려는 것은 배뇨근압이다. 하지만 배뇨근압을 직접 측정하기 어렵기 때문에 측정 가능한 방광내압과 복압(방광 주위의 압력)을 측정하여 이 두 압력의 차이로 배뇨근압을 구한다. 즉 방광 안의 압력(방광내압P_{ves})=방광 주위 압력(복압P_{abd})+방광벽의 압력(배뇨근압P_{det})이므로, 배뇨근압(P_{det})= 방광내압(P_{ves})−복압(P_{abd})으로 구한다.

실제 검사 중에는 카테터를 통해 측정된 방광내압과 복압, 그리고 자동으로 계산된 배뇨근압이 동시에 그래

VI 침습적 요역동학검사의 종류

1. 방광내압측정술

방광내압측정술 또는 충전방광내압측정술은 저장기 동안의 압력과 용적 간의 상관관계를 측정하는 검사법이다. 검사는 방광충만을 시작할 때부터 가능한 최대 충만이 완료되어 검사자가 '배뇨허락*permission void*'을 할 때까지이다.

(1) 검사 방법

일반적으로 앉은자세에서 진행하지만, 환자에 따라 일어서거나 바로누운자세에서 진행하기도 한다. 가능한 환자의 평소 배뇨자세나 환경과 유사한 조건에서 검사를 진행해야 한다. 기준 눈금화, 카테터 세팅, 영점조정 등 검사 준비가 완료되면 방광내압측정카테터와 복압카테터를 환자에게 삽입한다. 카테터를 삽입한 후 복압, 방광내압, 배뇨근압을 관찰하고 기침을 하게 하여 세 압력들이 유의한 범위에서 변하는지 확인한다. 이와 같이 하

여 카테터의 위치가 적절한지, 압력 전달에 문제가 없는지 확인 후 문제가 없으면 방광충전을 시작한다. 방광충전은 최소한 배뇨일지에 기록된 최대소변량인 최대배뇨량maximal voided volume 이상을 충전하고 환자가 배뇨를 더 이상 미룰 수 없을 때까지 최대한 충전하는 최대방광내압용적maximal cystometric capacity; MCC까지 계속한다. 검사가 진행되는 동안 검사자는 변수들을 측정하고 검사가 오류 없이 진행되는지 확인하면서, 검사 중 환자가 호소하는 증상이나 나타나는 소견에 대해 관찰하고 기록해야 한다. 방광충전 중 측정하고 관찰해야 하는 변수들을 표 20-5에 요약했다.

지속적인 요실금이 있거나 환자가 검사자의 지시를 따르기 어려울 경우, 또는 방광내압측정술 시 배뇨 가능성이 있어 저장기와 배뇨기의 구분이 어려운 환자의 경우에는 방광내압측정술에 요류검사를 포함시켜 압력요류검사로 진행할 수 있다.

(2) 검사 결과

정상 방광내압측정술의 그래프는 방광용적이 증가함에도 자발적인 배뇨를 시작하기 전까지 배뇨근압에 변화가 거의 없다(그림 20-6). 즉 거의 0에 가까운 낮은 압력을 유지하면서 비자발적인 수축이 없는 상태이다. 이것은 배뇨근의 유순도compliance에 의존한다. 방광유순도는 충전방광용적의 변화에 따른 배뇨근압의 변화를 나타낸다.

* 유순도: 방광용적 변화에 따른 배뇨근압의 변화

$$C = \triangle V / \triangle P_{det}$$

  (C: compliance(mL/cmH$_2$O), V: volume, P$_{det}$: detrusor pressure)

그림 20-7(A, B)는 방광이 충만됨에 따라 복압상승 없이 방광내압이 상승함으로써 방광충만에 따라 배뇨근압

표 20-5 침습적 요역동학검사의 측정 및 관찰 변수

측정 변수	방광내압intravesical pressure(P$_{ves}$) 복압abdominal pressure(P$_{abd}$) 배뇨근압detrusor pressure(P$_{det}$) 생리적 충만속도physiologic filling rate: 예상 최대 속도보다 낮은 속도(20~30mL/min), 예상 최대치=몸무게(kg)/4(mL/min) 비생리적 충만속도nonphysiologic filling rate: 예상 최대치보다 높은 충만속도 방광유순도bladder compliance: 방광용적 변화에 따른 배뇨근압의 변화
관찰 변수	정상방광감각normal bladder sensation: 충전방광용적에 따른 환자의 증상에 따라 평가 　방광충전에 대한 첫 감각first sensation of bladder filling: 환자가 처음 방광충만을 느낄 때의 용적 　첫 요의, 최초 배뇨요의first desire to void: 최초로 요의를 느낄 때의 용적으로 필요하다면 배뇨를 늦출 수 있을 정도의 　　감각 　강한 요의strong desire to void: 소변누출에 대한 두려움 없이 소변을 보고자 하는 지속적인 욕구가 발생할 때의 용적 증가된 방광감각increased bladder sensation: 낮은 방광용적에서 발생하여 지속되는 조기 방광감각 감소된 방광감각reduced bladder sensation: 방광충전기 동안 감소된 감각 무방광감각absent bladder sensation: 방광감각의 소실 비특이적방광감각nonspecific bladder sensation: 복부 팽만이나 자율신경증상과 같은 비특이적인 감각으로 방광충만이 인 　지되는 감각 방광 통증bladder pain 절박뇨urgency: 갑작스러운 강한 배뇨 욕구 배뇨근과활동성detrusor overactivity: 충만기 동안 자발적 또는 유발된 불수의적인 배뇨근수축 신경인성 배뇨근과활동성neurogenic detrusor overactivity: 신경계 원인(예: 척수손상, 뇌졸중, 다발성경화증 등)으로 인 　한 과활동성 원발성(특발성) 배뇨근과활동성idiopathic detrusor overactivity: 원인 미상의 배뇨근과활동성 최대방광내압용적maximum cystometric capacity: 방광내압측정술 중 더 이상 참을 수 없는 강한 배뇨 욕구를 느낄 때의 　방광용적 요누출압leak point pressure; LPP: 요누출을 발생시킨 압력 배뇨근요누출압detrusor leak point pressure; DLPP: 저유순도방광에서 요누출이 발생할 때의 배뇨근압 중 가장 낮은 압력

* 자세한 내용은 「The standardization of terminology in lower urinary tract function」(2002), 「International Continence Society Good Urodynamic Practices and Terms」(2016), 「Incontinence」 7th Edition(2023), 「배뇨장애용어집」 3판(2022)을 참고한다.

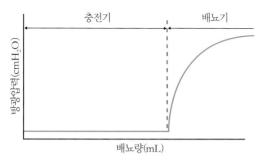

그림 20-6 정상 방광내압측정술 모식도

이 증가하는 저유순도방광*low compliant bladder* 소견이다. 방광충만에 따라 배뇨근압이 상승하다가 특정 압력 이상에서 요실금이 발생할 수 있는데 이때의 배뇨근압을 배뇨근요누출압*detrusor leak point pressure; DLPP*이라고 한다(그림 20-7B).

저유순도의 표준화된 진단기준은 없으나, 일반적으로 20mL/cmH$_2$O 이하인 경우를 저유순도방광으로 간주한다.

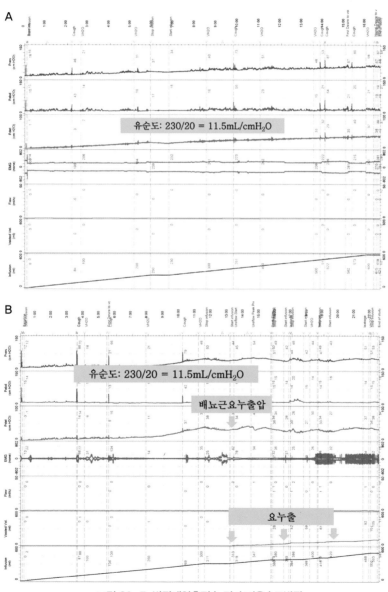

그림 20-7 방광내압측정술 결과 저유순도방광

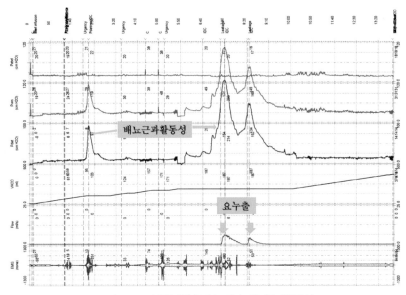

그림 20-8 방광내압측정술 결과 배뇨근과활동성

충전기 동안 비자발적인 배뇨근 수축, 즉 배뇨근과활
동성*detrusor overactivity*이 없어야 한다. 배뇨근과활동성
은 의심되는 원인에 따라 신경인성과 원발성으로 구분한
다. 그림 20-8은 방광충만 시 절박뇨증상과 함께 비억
제성 배뇨근수축이 발생하고 이때 소변누출이 발생한 절
박성요실금 환자의 방광내압측정술 그래프이다.

소변의 저장기에는 낮은 압력으로 소변을 저장함으로
써 소변을 참을 수 있을 뿐 아니라 신장기능을 보존할 수
있어야 한다. 그러나 유순도가 감소하거나 높은 압력의
배뇨근과활동이 있는 경우에는 요실금증상뿐 아니라 수
신증이나 방광요관역류 같은 상부요로이상을 동반할 수
있다. 따라서 저유순도방광과 높은 압력의 배뇨근과활동
성이 있는 환자의 치료 시에는 증상 호전뿐 아니라 상부
요로기능의 보존을 치료목적으로 해야 한다.

2. 압력요류검사*pressure-flow study*

배뇨기 동안의 배뇨근압과 요속, 즉 배뇨근수축력과
방광출구저항 간의 관계를 측정하는 검사법이다. 주로
배뇨기장애를 가진 환자에서 그 원인이 방광출구폐색인
지, 배뇨근수축력 저하인지 감별하기 위해 시행한다.

(1) 검사 방법

방광내압측정술이 끝나면 압력요류검사로 소프트웨어
를 변환하여 진행한다. 이때 카테터는 그대로 유치한 상
태로 진행하며 만일 배뇨를 위해 자세를 변경해야 할 경
우에는 변화된 자세에 맞추어 압력변환기를 환자의 치
골상연으로 다시 위치시킨다. 검사는 검사자가 환자에
게 배뇨 허락을 했을 때 시작해서 환자가 배뇨를 완료했
을 때 종료한다. 하지만 일상에서는 정상적으로 배뇨를
하는 환자들이 압력요류검사 시 카테터나 통증, 긴장,
주변 환경 등으로 인해 배뇨를 못 하는 경우가 적지 않
다. 이런 경우를 '상황상 통상적인 배뇨 불가능*situational
inability to void as usual*'이라고 일컫기도 한다. 따라서 검
사자는 기술적인 부분뿐 아니라 환자가 편안한 환경에서
일상적인 배뇨를 재현할 수 있도록 해야 한다. 검사가 끝
나면 다시 한 번 방광내압, 복압, 배뇨근압이 서로 유의
하게 변하는지 점검하여 검사가 바르게 진행됐는지 확인
한다. 검사가 종료된 후 잔뇨를 측정해 기록한다.

(2) 검사 결과

정상 압력요류검사 그래프는 배뇨 허락 직후에 요속과
압력이 정상 범위 내에서 상승하여 방광을 모두 비운 후
종료된다. 즉 정상적인 배뇨근수축은 수의적으로 시작
해서 정상 시간 범위 동안 방광을 완전히 비울 수 있도록

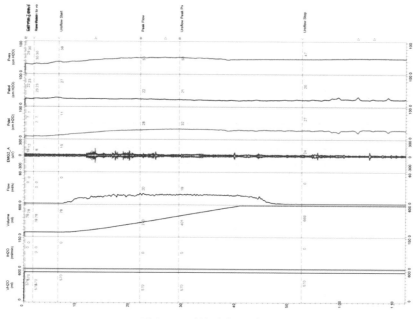

그림 20-9 정상 압력요류검사 결과

적절한 압력 범위 내에서 지속적으로 유지되어야 한다. 그림 20-9는 복압성요실금이 있는 59세 여성의 압력요류검사 결과로, 배뇨 허락부터 배뇨 완료까지의 변수들이 그래프로 나타나 있다. 배뇨 허락 신호 후 배뇨근압과 요속은 정상 범위 내에서 증가했으며 곡선의 모양이 단절됨 없이 연속적으로 관찰되고 잔뇨 없이 배뇨를 완료했다.

배뇨근저활동성이란 수축의 강도나 유지시간이 감소된 것을 뜻하며, 결과적으로 방광을 비우는 데 시간이 지연되거나 정상 시간 범위 내에서 방광을 완전히 비우지 못한다. 무수축성배뇨근은 검사 동안 의미 있는 배뇨근압 증가를 관찰할 수 없는 것을 말한다. 배뇨근저활동성 환자의 검사 결과는 그림 20-10A, B와 같다. 즉 요속이 감소되어 있으면서 동시에 배뇨근압도 감소되어 있다. 특히 그림 20-10B에서는 의미 있는 배뇨근압의 증가 없이 배에 힘을 주어 배뇨하는 복압배뇨가 관찰된다. 반면 방광출구폐색의 압력요류검사 결과는 그림 20-10C와 같이 배뇨근압이 정상 범위 이상으로 증가되어 있는 반면 요속은 감소되어 있다.

(3) 남성에서 방광출구폐색과 배뇨근저활동성의 진단을 위한 도표

남성에서는 압력요류검사를 이용해 방광출구폐색을 진단하는 도표*nomogram*들이 제시되었다. 가장 잘 알려진 것으로는 Abrams Griffiths nomogram(AG nomogram), Urethra Resistance Factor(URA), Schafer nomogram이 있다. 이들 도표에서는 전립선비대증 환자들을 수술 전후 최대요속 시 배뇨근압*detrusor pressure at maximum flow; $P_{det}Qmax$*의 변화에 따라 폐색*obstructed*군, 비폐색*unobstructed*군, 불명확*equivocal*군으로 구분했다. 이후 AG nomogram과 Schafer nomogram의 기울기를 이용하여 AG number 또는 방광출구폐색지수*bladder outlet obstruction index; $BOOI=P_{det}Qmax-2(Qmax)$*가 개발되었다. BOOI≥40일 경우 폐색군, BOOI≤20일 경우 비폐색군, 20<BOOI<40일 경우 불명확군으로 간주한다. 이는 ICS nomogram(그림 20-11)으로 채택되어 전립선비대증으로 인한 방광출구폐색을 진단하는 데 사용되고 있다. 일반적으로 요역동학검사 소프트웨어에 포함되어 있어 압력요류검사가 끝나면 측정된 변수들이 자동으로 계산되어 도표나 수치로 결과가 보고된다.

이와 같이 남성에서 방광출구폐색의 요역동학적 진단 기준은 어느 정도 표준화되어 있지만, 여성에서는 아직

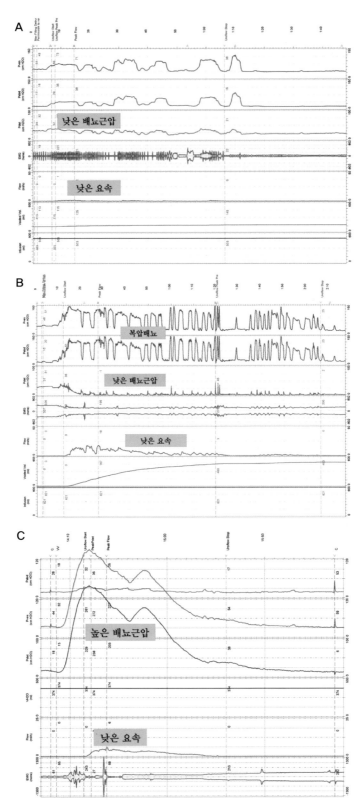

그림 20-10 비정상 압력요류검사 결과 A. 배뇨근저활동성, B. 무수축성배뇨근, C. 방광출구폐색.

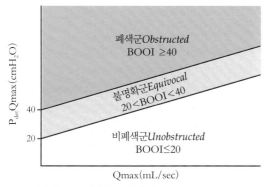

그림 20-11 국제요실금학회도표*ICS nomogram*

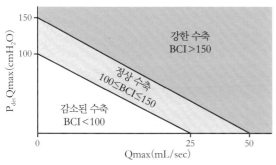

그림 20-12 방광수축력(Schafer) Nomogram 그래프

까지 표준화된 진단기준이 없는 실정이다. 이는 남성에서와 달리 여성에서는 방광출구폐색을 일으키는 원인이 다양하여 유사한 환자군을 대상으로 한 연구가 어렵기 때문일 것으로 생각된다.

방광출구폐색의 진단 표준화를 위한 연구들과 동시에 배뇨근수축과 관련된 연구들이 진행되었다. 현재 가장 많이 사용되는 방법은 Schafer nomogram의 그래프 기울기를 이용한 방광수축지수*bladder contractility index; BCI*이다. 즉 BCI=P_{det}Qmax+5(Qmax)로, BCI>150 이면 강한 수축, 100≤BCI≤150이면 정상 수축, BCI <100이면 감소된 수축으로 간주한다(그림 20-12). 방광 수축지수는 ICS nomogram, 방광출구폐색지수와 함께 전립선비대증 남성의 방광출구폐색과 배뇨근수축에 대한 검사에 가장 많이 사용되고 있는 진단법이다.

3. 요누출압*leak point pressure; LPP*

요누출압은 요도를 통한 불수의적 요누출이 발생할 때의 압력을 말하며, 배뇨근요누출압*detrusor leak point pressure; DLPP*과 복압성요누출압*abdominal leak point pressure; ALPP*이 있다.

(1) 배뇨근요누출압

배뇨근요누출압은 저유순도방광 환자에서 측정하는 배뇨근압으로, 방광충만 시 복압상승이나 배뇨근수축 없이 배뇨근압이 상승함에 따라 소변이 누출되기 시작하는 가장 낮은 배뇨근압을 말한다. 배뇨근요누출압의 측정 목적은 상부요로손상 위험을 예측하기 위한 것으로, 배뇨근요누출압이 40cmH$_2$O 이상인 경우에 상부요로손상 위험이 높은 것으로 간주한다. 즉 저장기 배뇨근압력이 40cmH$_2$O 이상으로 상승할 경우 장차 수신증이나 방광요관역류가 나타날 가능성이 높다.

(2) 복압성요누출압

복압성요누출압은 복압 증가에 대한 괄약근의 저항능력을 측정하는 방법으로, 배뇨근수축 없이 복압이 증가함에 따라 요누출이 발생할 때의 방광내압으로 정의한다. 복압성요누출압은 복압성요실금이 있는 환자에서 측정하며 요실금 유발방법에 따라 Valsalva를 시행하는 경우 Valsalva 요누출압*leak point pressure; VLPP*과 기침을 시행하는 경우 기침요누출압*cough leak point pressure; CLPP*으로 부르기도 한다(그림 20-13). 하지만 같은 환자에서 Valsalva를 시행하는 경우가 기침으로 유발한 요누출압에 비해 낮은 경향이 있다.

복압성요누출압이 낮을수록 요도의 저항력이 낮고 이로 인해 심한 복압성요실금 증상을 가질 확률이 높다. 일반적으로 복압성요누출압이 60cmH$_2$O 이하일 경우 내

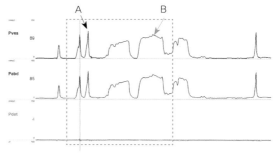

그림 20-13 복압성요누출압의 예 A. 기침요누출압, B. Valsalva 요누출압.

인성괄약근부전intrinsic sphincter deficiency; ISD으로 간주한다.

복압성요누출압의 측정은 방광내압검사와 압력요류검사를 마친 후 진행한다. 방광 내에 생리식염수를 일정량(150cc) 채운 후 Valsalva나 기침을 하게 해 요누출이 있는지 육안으로 확인하고 이때의 방광내압과 유발방법을 기록한다. 복압성요누출압 측정 시 방광충만 용적에 따라 측정 결과가 달라질 수 있는데 방광충만을 많이 할수록 복압성요누출압은 낮게 측정된다. 일반적으로 권고되는 방법은 150cc가량 충전 후 유발검사를 시행하여 요누출이 없으면 요누출이 있을 때까지 50cc씩 방광충전을 추가로 하면서 유발검사를 실시하는 방법이다. 요누출이 없을 경우 방광내압측정 카테터를 제거한 후 복압카테터를 통해 복압을 측정하는 것으로 대신할 수 있다.

4. 요도내압계수urethral pressure profile; UPP

요도내압계수란 요역동학검사의 마지막에 시행하는 검사로, 요도의 내요도괄약근부터 외요도괄약근까지의 내부압력을 기록하는 검사이다. 측면에 생리식염수를 충전할 수 있는 구멍이 있는 요도내압측정용 카테터를 방광에 삽입한 후, 생리식염수를 주입하면서 견인기puller를 이용하여 일정 속도로 천천히 카테터를 밖으로 당기는 동안 방광과 요도의 압력을 동시에 측정한다. 요도내압은 도관의 측면 구멍에서 나온 액체가 요도를 들어 올리는 데 필요한 압력을 측정한다. 따라서 요도내압은 닫힌 요도를 열기 위해 필요한 액체의 압력으로 정의한다. 요도내압계수에서 측정하는 변수는 표 20-6(그림 20-14)와 같다. 이 중 최대요도폐쇄압maximum urethral closure pressure; MUCP은 복압성요실금과 관련 있는 변수로 최대요도폐쇄압이 20cmH$_2$O 미만인 경우에는 내인성괄약근부전의 확률이 높은 것으로 알려져 있다.

5. 근전도검사electromyography; EMG

근전도검사는 근막의 탈분극에 의해 유발되는 전위를 검사하는 방법으로, 요역동학검사에서는 하부요로기능과 관련된 골반저근의 기능 이상을 검사하기 위해 회음부괄약근의 근전도를 측정한다. 근전도는 요역동학검사에서 단독으로 검사하지 않고 요류검사, 방광내압검사, 압력요류검사 등에서 압력이나 요류 등 다른 측정 지표들과 함께 저장기와 배뇨기 모두에서 측정한다. 근육에 전극침을 삽입하는 근내 근전도와 회음부 피부에 전극을 붙이는 표면 근전도가 있으며 일반적으로 표면 근전도를 사용해 검사한다.

정상적인 배뇨를 위해서는 배뇨근수축에 앞서 외요도괄약근이 이완되고 배뇨 완료 시까지 이완이 유지되어야 한다. 즉 정상적인 배뇨 시에는 요도내압이 감소하고 근전도상 외요도괄약근이 이완된 후 배뇨근압이 증가한다. 괄약근의 근전도활성과 요도내압은 배뇨기 동안 낮은 상태로 유지되다가 배뇨를 완료하면 증가한다. 이러한 현상을 배뇨근과 요도괄약근의 협조synergia라 하며, 교뇌Pons의 배뇨중추가 천수를 통해 배뇨근과 괄약근을 적절히 조절하여 이루어진다. 그러나 교뇌와 천수 사이에 병변이 있을 경우 이들 간의 신경전달에 문제가 발생하

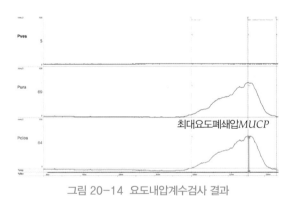

그림 20-14 요도내압계수검사 결과

표 20-6 요도내압계수의 측정 변수

요도폐쇄압력계수urethral closure pressure profile =요도내압P_{ura} −방광내압P_{ves}
최대요도내압maximum urethral pressure; MUP: 요도압력검사에서 측정된 최대 요도압력
최대요도폐쇄압maximum urethral closure pressure; MUCP: 요도내압과 방광내압 차이의 최대값
기능적 요도 길이functional profile length: 여성에서 요도내압이 방광내압보다 높게 나타나는 요도의 길이

여 배뇨근과 괄약근 협조에 장애가 생기게 되는데, 이를 배뇨근외요도괄약근협조장애*detrusor external sphincter dyssynergia; DESD*라고 한다. 즉 배뇨근외요도괄약근협조장애가 있을 경우에는 배뇨근이 수축하면서 외요도괄약근이 함께 수축하여 근전도활성이 증가하게 된다(그림 20-15).

배뇨근괄약근협조장애가 있을 경우에 배뇨근압이 상승하고 이는 방광요관역류 등 상부요로 이상을 초래할 수 있어 투시조영술을 함께 시행하는 비디오요역동학검사를 해야 한다. 이 외에도 상부요로의 이상을 초래할 수 있는 요역동학적 위험인자는 앞서 설명한 저유순도방광, 높은 압력의 배뇨근과활동성을 포함하여 표 20-7과 같다. 이러한 위험인자를 가지는 환자에서는 하부요로 증상을 개선하는 것뿐 아니라 상부요로의 기능 저하를 예방하거나 더 이상의 악화를 막는 치료법을 고려해야 한다.

6. 비디오요역동학검사

비디오요역동학검사는 요역동학검사 결과와 함께 요로의 투시영상*fluoroscopy*를 동시에 얻을 수 있는 검사법이다. 요역동학검사 장비 이외에 투시영상검사를 위해 주로 C-arm을 사용한다. 진단을 위해 기능적인 면과 해부학적인 면을 동시에 평가해야 하는 경우에 시행한다(그림 20-16). 요역동학적 위험인자를 가질 확률이 높은 신경인성방광 환자에서 표준진단검사법으로 시행되며 방광요관역류, 방광출구폐색, 방광경부 또는 요도괄약근 기능장애 등을 평가하는 데 주로 이용된다. 이 외에도 상부요로이상의 위험이 높은 골반 방사선치료력, 골반 수술력이 있는 경우, 신이식을 받을 경우, 요로전환술을 받은 경우 등에서 비디오요역동학검사를 고려해야 한다.

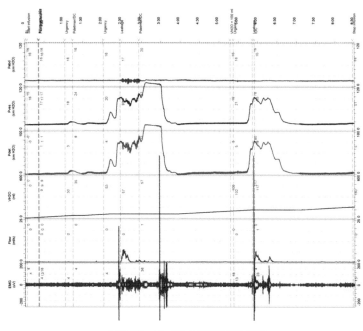

그림 20-15 배뇨근괄약근협조장애

표 20-7 요역동학적 위험인자

저유순도방광*decreased compliance*
배뇨근괄약근협조장애*detrusor sphincter dyssynergia; DSD*
높은 압력의 배뇨근과활동성*high-pressure detrusor overactivity*
높은 배뇨근요누출압*elevated detrusor leak point pressure*(>40cm H₂O)
높은 저장기압력과 함께 요배출장애가 있는 경우*poor emptying with high storage pressures*

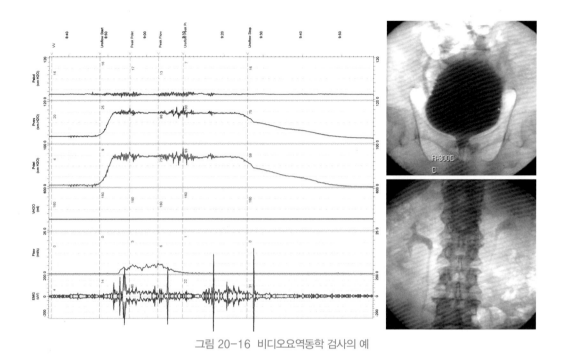

그림 20-16 비디오요역동학 검사의 예

7. 이동성 요역동학검사
ambulatory urodynamic monitoring

이동성 요역동학검사는 생리적인 방광충전을 이용하여 비교적 일상적인 배뇨활동을 재현하고, 이를 통해 하부요로의 기능을 평가하는 방법으로 검사실에서 하부요로증상을 재현하지 못하는 환자들에게 유용한 검사법이다. 일반적인 요역동학검사에서의 비생리적인 요충전을 피하고 환자로 하여금 자유롭게 움직이며 일상적인 활동을 하게 하여 증상을 유발시킨다. 이동성 요역동학검사는 기존의 일반적인 요역동학검사에서 재현되지 못한 하부요로증상을 가진 경우에 더 효과적이지만, 적응증은 기존의 요역동학검사와 동일하다.

8. 요역동학검사의 질 검증
quality assurance in urodynamics

검사 결과 나온 압력, 요류, 근전도, 투시 소견들을 최종적으로 표 20-8과 같이 분류함으로써 하부요로기능 이상을 진단한다. 이 진단은 치료방침을 결정하고 예후를 추정하는 데 중요하게 사용된다.

앞서 기술한 바와 같이, 요역동학검사에서 측정된 값이나 관찰된 소견은 반드시 환자의 증상이나 임상소견을 설명할 수 있어야 한다. 즉 환자의 증상이나 임상소견과 무관한 요역동학검사 결과는 검사를 시행한 목적이나 임

표 20-8 하부요로장애의 요역동학적 분류

저장기	방광활동성 detrusor activity	정상normal (stable)
		과민성overactive 위상성phasic 말기terminal 신경인성neurogenic 원인 불분명idiopathic
	방광감각 bladder sensation	정상normal 증가increased (hypersensitive) 감소reduced (hyposensitive) 없음absent
	방광용적bladder capacity	
	유순도compliance	
	요도기능 urethral function	정상normal 무력incompetent
배뇨기	방광활동성 detrusor activity	정상normal 저활동성underactive 무활동성acontractile
	요도기능 urethral function	정상normal 비정상abnormal

상질문에 대한 답을 할 수 없다. 검사 시행 중 기술적 오류가 발생할 경우에는 원인을 분석하고 교정한 후 검사를 재시행해야 한다. 검사 목적에 맞는 유의한 결과를 얻기 위해서는 고도의 숙련된 검사 기술과 경험을 통해 얻어진 세심한 환자 관리뿐 아니라 검사의 질을 관리하고 검사 결과를 바르게 해석하는 것이 매우 중요하다.

추천문헌

대한배뇨장애요실금학회 편. 배뇨장애 용어집. 3판. 2022
오승준. 오박사의 요역동학검사 해석: 증례를 통한 가이드. 1판. 범문에듀케이션, 2018
이택. 요역동학검사. 배뇨장애요실금학회 편. 배뇨장애와 요실금. 3판. 에이플러스, 2015;90-110
Abrams P. Urodynamics. 3rd ed. London: Springer, 2006
Abrams P, Cardoza L, Fall M, Griffiths D, Rosier P, Ulmsten U, et al. The standardization of terminology in lower urinary tract function: report from the standardization sub-committee of the International Continence Society. Neurourol Urodyn 2002;21:167-178
Brucker BM, Nitti VW. Urodynamic and Video-Urodynamic Evaluation of the Lower Urinary Tract. In: Partin AW, Dmochowski RR, Kavoussi LR, Peters CA, Wein AJ, editors. Campbell-Walsh-Wein Urology. 12th ed. Philadelphia: Elsevier; 2021; 2550-2579
Cardozo L, Rovner E, Wagg A, Wein A, Abrams P. eds. Incontinence. 7th ed. Bristol: ICI-ICS. International Continence Society, 2023
International Continence Society Good Urodynamic Practices and Terms 2016: Urodynamics, uroflowmetry, cystometry, and pressure-flow study. Rosier PFWM, Schaefer W, Lose G, Goldman HB, Guralnick M, Eustice S, et al. Neurourol Urodyn 2017;36:1243-1260

요실금

김명기 집필/김준철 감수

요실금은 소변의 불수의적 누출을 호소하는 것으로, 질환 자체가 생명 유지에 직접적인 영향을 주지는 않지만 여러 가지 사회경제적인 문제와 정신적 문제를 발생시켜 삶의 질을 현저하게 저하시키는 원인이 된다. 평균 수명의 연장으로 고령층이 증가함에 따라 요실금 환자가 크게 증가하고 있어 그 중요성이 더욱 부각되고 있다.

I 요실금의 역학, 분류, 병태생리

1. 역학

우리나라에서 시행된 역학 조사에서 18세 이상 성인 남성의 2.9%, 여성의 28.4%가 요실금 증상이 있다고 보고되었으며, 40세 이상 여성들을 대상으로 한 조사에서는 응답자의 41.2%가 요실금을 호소할 정도로 요실금은 흔하고 중요한 질환이다.

여성 요실금 환자의 절반 정도가 복압성요실금이며, 다음으로 복합성요실금, 절박성요실금 순이다. 여성 요실금의 위험인자로는 나이, 임신과 출산, 인종, 호르몬 치료, 비만, 흡연, 음식, 그리고 내과적 질환 등을 들 수 있다.

남성은 여성보다 요실금이 흔하지는 않다. 남성에서는 절박성요실금이 가장 흔하고, 다음으로 복압성요실금, 복합성요실금 순으로 나타난다. 남성 복압성요실금은 근치적 전립선적출술 후에 가장 흔하다.

2. 분류

요실금은 일시적 또는 만성요실금으로 분류할 수 있다. 일시적 요실금은 요로감염 등에 의해 일시적으로 나타나며 원인질환(표 21-1)을 치료하면 저절로 호전된다. 이에 비해 만성요실금은 요실금이 지속되는 상태로, 원인은 매우 다양하지만 주로 방광과 요도의 기능장애 때문에 발생하며, 대부분은 복압성요실금, 절박성요실금, 복합성요실금, 범람요실금overflow urinary incontinence

표 21-1 일시적 요실금의 원인

섬망Delerium
요로감염Infection, urinary tract infection
위축성 요도염/질염Atrophic urethritis/vaginitis
정신적 원인Psychological(예: 심한 우울증, 신경증)
약물Pharmacologic
다뇨증Excess urine production
거동 제한Restricted mobility
변비Stool impaction

등으로 분류할 수 있다.

복압성요실금은 걷기, 뛰기, 운동 등의 신체활동이나 기침 등 갑작스럽게 복압이 증가되는 상황에서 불수의적으로 소변이 누출되는 것이다. 신체검사에서 기침이나 운동 등의 복압이 증가될 때 소변이 누출되는 것을 관찰할 수 있다.

절박성요실금은 요절박과 관련되어 불수의적인 요누출이 있는 것이다. 갑작스럽고 강한 배뇨감과 연관된 불수의적 소변의 유출로 소변을 참지 못하고 속옷을 적시는 현상이다. 절박성요실금은 과민성방광과 연관되는 경우가 가장 흔하다.

복합성요실금은 복압성요실금과 절박성요실금이 혼합된 형태이다.

범람요실금은 방광의 과팽창에 의해 불수의적 요누출이 발생하는 것으로, 방광출구폐색이나 방광수축력 저하로 인한 요폐 때문에 발생한다. 방광출구폐색을 일으키는 대표적 질환으로는 전립선비대증, 요도협착 등이 있으며, 방광수축력 저하는 신경인성방광에 의한 경우가 가장 흔하다.

그 외에도 앉거나 누워 있다 일어나는 등의 자세 변화와 관련되어 소변이 새는 체위성요실금postural urinary incontinence, 수면 중 발생하는 불수의적인 요누출을 호소하는 유뇨증nocturnal enuresis, 주로 방광-질 또는 요관-질 누공 같은 질환에서 하루 종일 요실금이 지속되는 지속성요실금continuous urinary incontinence, 환자가 언제, 어떻게 요실금이 발생했는지 인지하지 못하는 불감성요실금insensible urinary incontinence, 성행위와 관련해서 불수의적인 요누출이 발생하는 성교요실금coital incontinence 등이 있다.

3. 병태생리

정상적인 요자제는 하부요로와 주변 구조물의 신경, 구조적인 복잡한 상호작용에 의해 유지되며, 이 중 한 가지라도 이상이 있을 경우 요실금이 발생할 수 있다.

하부요로는 정상적으로 소변의 저장과 배출을 원활하게 수행하는 기능을 한다. 그중 소변저장이 제대로 이루어지기 위해서는 세 가지 요소가 충족되어야 한다. 첫째, 소변이 방광에 차는 동안에는 방광 내 압력이 낮게

유지되고 적절한 충만감을 느낄 수 있어야 하고, 둘째, 방광출구는 폐색된 상태로 유지되며 복압이 증가하는 경우에도 여전히 같은 상태를 유지할 수 있어야 한다. 셋째, 불수의적인 방광수축이 발생하지 않아야 한다. 이런 방광과 요도괄약근 기능에 이상이 발생하는 경우에 정상적인 소변저장을 할 수 없고 결과적으로 요실금이 발생하게 된다.

(1) 방광기능이상에 의한 요실금

뇌혈관질환, 다발성경화증, 파킨슨병 등이 절박성요실금을 일으키는 흔한 질환이다. 당뇨병도 방광기능이상을 초래하여 요실금을 유발할 수 있다. 남성에서 전립선비대증 등으로 인한 방광출구폐색이나, 여성에서 요실금수술 후 폐색이 발생하면 배뇨근과활동성을 유발하고 절박성요실금이 발생하기도 한다.

배뇨근저활동성이나 무반사방광 등으로 인해 배뇨가잘 안 될 경우에도 역시 범람요실금이 발생할 수 있다. 이런 형태의 배뇨근이상은 요천추부위의 척수나 conus medullaris를 침범하는 신경질환에서 흔하다. 당뇨나 척수로tabes dorsalis, 알코올중독 같은 말초신경병증을 유발하는 전신질환도 범람요실금을 유발시킬 수 있다. 근치적 골반부수술도 때로는 영구적인 신경인성방광을 유발시켜 요폐와 범람요실금을 유발시킬 수 있다. 골반부의 방사선치료는 방광순응도에 영향을 미쳐 요실금을 유발시킬 수 있다.

(2) 괄약근기능이상에 의한 요실금

내인성요도괄약근기능부전intrinsic sphincteric deficiency; ISD의 가장 흔한 원인은 의인성 원인이며, 드물게 신경질환도 괄약근기능에 직접 영향을 줄 수 있다. 요천추부 척수의 외상성 또는 혈관성 손상도 괄약근기능을 손상시켜 ISD를 유발할 수 있다. 경요도전립선절제술 후 20% 정도에서 요실금이 유발될 수 있다. 그 외에도 경추 또는 상부흉추 부위의 척수 손상은 배뇨근괄약근 부조화를 유발하여 정상배뇨를 어렵게 하고 요실금을 유발시킬 수 있다. 알파교감신경차단제나 근이완제 등은 방광출구 저항을 감소시켜 요실금을 유발할 수 있다.

여성에서 분만 시에 인대와 근막지지에 대한 직접손상, 장기간의 압박에 의한 골반저의 허혈성 손상, 압박

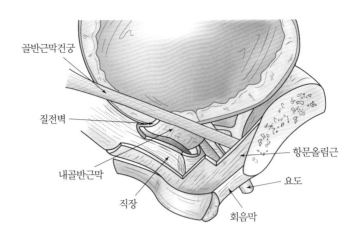

그림 21-1 요도를 지지해 주는 구조물

과 요로생식기의 직접 손상에 의한 골반 또는 회음부 신경손상 등에 의해 괄약근기능이상을 초래할 수 있다. 또한 반복적인 요도수술이나 요실금수술은 요도반흔, 요도 주위 섬유성 변화, 그리고 ISD를 유발할 수 있다.

남성에서 근치적 전립선적출술은 괄약근기능에 직접 손상을 줘서 요실금을 일으키는 가장 흔한 수술적 원인이다.

(3) 여성 복압성요실금의 병태생리

여성에서 복압성요실금은 분만 후 발생할 수 있는 골반근육 약화와 골반 이완으로 방광과 요도가 처지는 것, 즉 요도과운동성이 주된 원인이지만, 소변을 새지 않게 막아 주는 요도괄약근의 약화가 원인일 수도 있다. 요도의 과운동성과 ISD, 이 두 가지 원인이 각각 또는 복합적으로 작용하여 복압성요실금이 발생한다.

여성에서 요도과운동성에 의한 복압성요실금 발생의 중요한 이론적 근거로 '그물침대이론Hammock theory'과 'integral theory'를 들 수 있다. '그물침대이론'은 복압이 상승되는 상태에서 방광과 요도 하방의 근막층이 요도를 그물침대처럼 받쳐 주기 때문에 복압이 상승하면 요도가 압박되어 요실금이 방지되고, 요도가 하강하더라도 이러한 지지가 유지되면 요실금이 발생하지 않는다는 이론이다. 또 하나의 이론으로 요자제에 중부요도가 중요한 역할을 한다는 integral theory이다. 이 가설은 요도 전방의 지지는 치골요도인대에 의해 이루어지며 중부요도 부위에 위치하는데, 치골요도인대가 느슨해지면 질전벽이 적

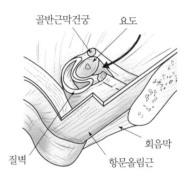

그림 21-2 복압 증가 시 방광경부와 요도의 변화 방광경부 위치에서의 단면으로 복압이 증가하면 지지해 주는 구조물들에 의해 요도가 압박되는데, 이런 구조물들이 느슨해지면 복압 증가 시 요도가 압박되지 않게 된다.

절히 지지되지 못하여 방광경부가 열려 요실금이 발생한다는 것으로, 치골요도인대가 붙어 있는 중부요도가 요자제에 중요한 역할을 한다는 이론이다(그림 21-1, 그림 21-2).

ISD에 의한 복압성요실금은 요도괄약근의 기능 자체 이상으로 요실금이 발생하는 것이다. 내인성폐쇄기전이 거의 없는 고정된 요도pipestem urethra로 대부분 이전 수술 때문에 의인성으로 발생한다. 요도과운동성과 ISD는 독립적으로 나타나기도 하지만 동시에 존재할 때가 많다. 따라서 요도과운동성이 있는 복압성요실금 환자의 상당수가 ISD를 어느 정도 가지고 있는 것으로 생각된다. 주로 무리한 분만으로 인한 음부신경이나 요도괄약근의 손상으로 나타날 수 있다. 선천적으로 요도가 짧거나 요실금수술에 실패한 과거력이 있을 때, 근치적 자궁

절제술이나 직장절제술 후 음부신경이 손상을 받거나 수막척수탈출증 같은 신경인성방광 등에서도 ISD가 나타날 수 있다.

II 여성 요실금

골반저질환*pelvic floor disorders; PFDs*은 요실금, 변실금*fecal incontinence*, 그리고 골반장기탈출증*pelvic organ prolapse; POP*을 포함하는 질환군이다. 골반저질환의 유병률이 높고 이와 관련된 진단 및 치료 비용이 증가하고 있어 이 질환을 이해하는 것이 중요하다. 대표적 질환이 요실금이다.

1. 여성 요실금의 평가 및 진단

자세한 병력청취와 신체검사를 통해 요실금을 객관적으로 입증하는 것이 진단에서 가장 중요하다. 정확하고 완벽한 진단을 위해서 보충검사로 소변검사, 배뇨 후 잔뇨량 측정, 요역동학검사, 방광경, 영상검사 등이 도움이 될 수 있다.

(1) 병력청취

요실금을 진단할 때 자세한 병력청취가 가장 중요하다. 병력청취를 통해 요실금의 종류와 정도뿐만 아니라 환자가 느끼는 괴로움의 정도와 삶의 질에 미치는 영향까지 파악해야 한다. 하지만 병력청취만으로 요실금의 형태를 결정하는 것은 정확하지 않다. 병력청취를 할 때에 다음과 같은 몇 가지 질문을 하는 것이 좋다. 먼저 요실금이 육체활동 시 발생하는지, 절박뇨와 관련되어 나타나는지, 느낌 없이 발생하는지 등 요실금의 종류를 파악할 수 있어야 한다. 두 번째로는 가능하다면 소변이 새는 양을 측정할 수 있어야 한다. 사용하는 패드의 양이나 옷을 갈아 입는 횟수 등으로 추정할 수 있고 또는 패드검사 등을 시행할 수도 있다. 세 번째는 배뇨형태를 파악해야 한다. 빈뇨, 야간뇨, 방광출구폐색증상, 배뇨지연, 잔뇨감, 단속뇨 등의 하부요로증상이 있는지를 문진한다. 네 번째는 증상의 기간과 요실금을 유발하는 인자가 있는지 파악하는 것이 중요하다. 임신과 출산 후에 요실금이 발생했는지, 얼마나 오래됐는지, 낙상이나 사고 후에 발생했는지, 골반 장기나 허리 수술 후 발생했는지, 하지나 회음부의 신경학적인 증상과 관련되어 나타났는지 등을 알아본다. 이런 증상들로 인해 환자가 외출을 피한다든지 등의 일상생활에 미치는 영향도 파악한다. 마지막으로 요실금치료에 대한 환자의 기대 수준을 파악하는 것도 중요하다.

과거의 약물과 수술 병력도 문진한다. 방광기능과 요도괄약근기능에 영향을 줄 수 있는 파킨슨병, 다발성경화증, 뇌혈관질환, 척수손상, 허리수술, 척수형성부전증 등의 신경계 질환을 확인해야 한다. 당뇨, 치매 같은 요실금에 영향을 줄 수 있는 내과 질환이 있는지 파악해야 하고, 방사선 치료나 신경계 또는 요로계 손상 기왕력이 있는지 파악한다. 출산 여부와 방법 및 횟수 등을 파악해야 하며, 질이나 골반강 내에 수술적 처치나 방사선 치료 등을 받은 적이 있는지와 폐경 여부, 호르몬치료 여부 등도 알아봐야 한다. 약물에 의해서도 요실금이 발생하거나 악화될 수 있으므로 복용하는 약물에 대한 병력청취도 필요하다.

(2) 신체검사

환자의 일반적인 모습으로 나이, 걸음걸이, 자세, 몸의 연약함 등을 파악하는 것이 환자의 신체 수행 정도, 신경학적 상태 등에 대한 중요한 정보를 제공한다. 복부검사에서는 수술 흉터, 탈장, 장기종대, 방광팽만, 그리고 체형 등을 파악해야 한다. 골반검사는 외부 성기에 변형은 없는지 일반적인 외형을 살피고, 호르몬 상태와 이상 부위가 있는지, 음순의 크기와 유착이 있는지 등을 파악한다. 질검사에서도 일반적인 외형과 호르몬 상태, 분비물이나 병변이 있는지, 방광류나 직장류가 있는지, 자궁경부이상이 있는지 등을 파악한다.

요실금을 증명하는 가장 흔한 방법으로 복압상승요실금 유발검사를 시행할 수 있다. 방광에 정상 방광용적의 절반 정도의 생리식염수(~200 mL)를 채운 후 누운자세 또는 선자세에서 복압이 증가되도록 배에 힘을 주거나 기침, 제자리뛰기 등을 시켜 요실금이 발생하는지를 관찰한다.

요도과다운동성을 측정하기 위한 방법으로 Q-Tip 검사를 시행할 수 있다. 소독한 면봉에 윤활제를 바른 다음 조심스럽게 요도를 통해 방광 입구까지 면봉을 삽입한 후, 환자가 배에 힘을 빼고 있을 때와 힘을 주었을 때의 면봉의 각도를 수평을 기준으로 하여 기록한다. 면봉의 각도가 수평으로부터 30° 이상이면 요도과다운동성이 있다고 판정할 수 있다.

(3) 보충검사

소변검사와 잔뇨량 측정은 대부분의 요실금 환자에서 시행해야 한다. 요로감염은 일시적 요실금을 유발할 수 있는 가장 흔한 원인이므로, 소변검사는 요실금의 진단 과정에서 필수적인 검사이다. 잔뇨량 측정은 자가배뇨 후 방광에 남아 있는 소변량을 측정하는 검사로 주로 비침습적인 초음파를 이용하지만 직접 카테터를 사용하여 측정할 수도 있다. 일반적으로 잔뇨량이 50mL 이하인 경우는 정상으로 판정할 수 있으며, 200mL 이상인 경우는 요배출에 문제가 있다고 의심하여 배뇨근수축력 저하나 방광출구폐색에 대한 추가 검사를 시행해 볼 수 있다.

배뇨일지, 패드검사와 설문지 등 증상을 정량화할 수 있는 검사 등을 고려해 볼 수 있다. 배뇨일지는 환자가 평소 자신의 배뇨 상태를 기록하는 것이다. 배뇨 시간과 양뿐만 아니라 요실금이 있었다면 횟수와 정도를 정확히 파악할 수 있으며, 요절박이 동반되는 경우에는 그 심한 정도까지 기록할 수 있다. 설문지는 증상의 정도와 삶의 질을 평가하는 항목으로 구성되어 있어 이를 통해 환자의 증상이나 이로 인한 영향을 의사가 쉽게 객관화하여 평가할 수 있게 되고 치료 후 결과 판정에도 유용하게 사용할 수 있다. 패드검사는 일정 시간에 요실금으로 인한 소변 새는 양이 얼마나 되는지 객관적으로 평가하는 방법이다. 24시간에 1.3g 이상이면 요실금으로 판정하기도 하고, 8g까지는 정상으로 판단하는 의견도 있다. 하지만 패드검사는 번거롭고 힘든 검사이므로 최근에는 요실금 환자의 일차 검사로 추천되지 않는다.

그 외에 방광경, 요역동학검사, 영상검사를 시행할 수 있다. 방광경검사는 심한 요절박이나 빈뇨 등의 하부요로이상이 동반된 경우, 요로감염이 자주 재발하는 경우, 혈뇨, 요실금수술 후에 배뇨장애가 있는 경우, 요도게실이나 방광질누공 등이 의심되는 경우에 시행할 수 있다. 요역동학검사는 신경인성방광이 의심되는 경우, 수술적 치료를 고려하는 경우, 요실금수술 후 증상이 재발한 경우, 요실금 증상과 배뇨 증상이 복합적으로 존재하는 경우 등에 선별적으로 시행할 수 있다. 요역동학검사도 요실금을 진단하고 원인을 파악하는 데 도움이 될 수 있으며, 저장기 동안의 배뇨근과활동성이 있는지 확인할 수 있으며, 배뇨기에 배뇨근수축력과 괄약근기능까지 평가할 수 있다. 복압성요누출압이 60cmH$_2$O 이하이면 내인성요도괄약근기능부전으로 인한 복압성요실금으로 진단할 수 있으며, 60~90cmH$_2$O이면 내인성요도괄약근기능부전의 요소가 어느 정도 있다고 판단하고, 90cmH$_2$O 이상이거나 요누출을 확인할 수 없을 때는 요도괄약근기능은 정상이라고 생각할 수 있다. 내인성요도괄약근기능부전은 복압성요누출압뿐 아니라 최대요도폐쇄압이 20cmH$_2$O 이하인 경우에도 의심할 수 있다. 영상검사는 배뇨 중 방광요도조영술과 초음파검사 또는 자기공명영상검사 등을 환자 상황에 따라 선별적으로 시행할 수 있다.

2. 여성 요실금의 치료

요실금치료는 환자 증상의 원인과 병태생리를 이해하는 데서 출발한다. 치료는 환자 각각에 맞게 치료에 따르는 위험 대비 효과, 비용 효과적인 최선의 목표를 정한 후 어떤 치료를 할 것인지 선택하게 된다. 요실금치료는 크게 수술과 비수술적 치료로 나눌 수 있다. 먼저 요로감염, 방광출구폐색, 방광결석, 이물질, 또는 방광암 등의 기저질환이 있는지 확인해야 한다.

절박성요실금에 대한 치료는 수분 섭취 조절, 식이 변화, 방광 훈련 등의 보존적 치료부터 약물요법을 시행할 수 있고, 효과가 만족스럽지 못할 경우 보툴리눔독소주사요법, 신경자극술을 시행할 수 있다. 마지막으로 모든 치료에 반응하지 않는 경우에는 확대방광성형술 등을 시행해 볼 수 있다.

여성 복압성요실금의 치료는 발병기전을 고려할 때 수술치료가 가장 효과적이지만 증상이 심하지 않은 경우는 보존적 치료로도 호전되는 경우가 있다.

(1) 보존적 치료

보존적 치료는 약물이나 수술을 제외한 기타의 모든 치료방법으로 생활습관 개선, 방광행동치료, 골반저근

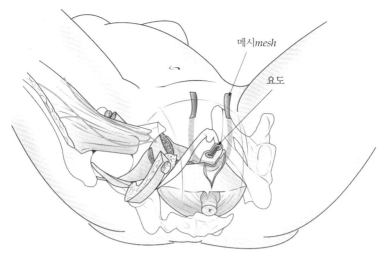

그림 21-3 Tension-free vaginal tape(TVT)수술

운동, 페사리와 요실금 치료기구 사용 등이 있다.

비만은 복압성요실금에 위험요인으로 작용하며, 체중감소는 요실금을 호전시킬 수 있다. 과도한 탄산음료나 수분, 카페인 섭취는 요실금 증상을 악화시키므로 피하도록 한다.

방광행동치료는 배뇨 간격의 연장, 요실금이 유발되지 않는 방광용적의 증가, 요절박이나 요실금 증상의 감소를 목적으로 한다. 하부요로에 대한 교육, 수분섭취 조절, 방광훈련, 골반저근운동, 배뇨일지를 통한 바이오피드백까지 포괄하는 복합된 치료 개념이다.

골반저근운동은 케겔운동으로 잘 알려진 단순골반저근운동과 바이오피드백부터 질 원추를 사용하거나 전기자극, 체외자기장치료 등의 기구를 이용하는 방법 등 다양하게 시행되고 있다.

(2) 약물치료

복압성요실금은 방광경부와 요도의 요자제 기전의 이상 때문에 발생하므로 이에 대한 약물치료는 매우 한정적이며, 약물만으로는 효과가 만족스럽지 못하다. 항콜린제는 방광내압을 감소시켜 복압성요실금을 일시적으로 호전시킬 수 있어서 사용되지만 효과는 미미하다. 방광출구저항을 증가시키는 약물로 알파교감신경작용제가 사용될 수 있으며, duloxetine은 세로토닌/노르에피네프린 재흡수억제제로서 신경계에 작용하여 방광과 방광출구에 복합 작용하는 약물로 유의한 효과가 보고되어 여

러 나라에서 사용되고 있다. 에스트로겐을 경구 투여 또는 질벽에 국소도포하면 요도의 혈관 분포와 두께를 증가시키고 방광경부와 알파아드레날린수용체를 자극시켜 요실금을 호전시킬 수 있어 사용되어 왔으나 효과에 대해서는 논란이 많다.

(3) 수술치료

여성 복압성요실금의 수술목적은 복압 증가 시 발생하는 비정상적인 요도의 하강을 방지하고 요도 뒷벽의 지지대 역할을 강화하는 것이다. 복압성요실금수술로는 치골후방광경부현수술, 슬링수술, 주사요법, 인공요도괄약근수술, 최근에 시도되고 있는 줄기세포치료 등이 있다. 치골후방광경부현수술은 주로 Burch수술이며 완치율이 80~94%로 우수한 수술방법이다. 여러 수술방법 중 현재 가장 보편적이고 효과적인 방법은 슬링수술이며, 최근에는 모든 복압성요실금의 형태와 정도에 관계없이 슬링수술을 수술치료의 일차적 방법으로 선택하는 경향이 있다. 슬링수술은 자가근막을 이용한 방법과 합성물질을 이용한 술식으로 분류할 수 있다. 슬링수술은 요도 중간 부위에 슬링을 걸어서 복압 상승 시 요도를 압박하는 일종의 지지대를 만들어 주는 방법이다. 중부요도슬링수술 중 가장 먼저 고안된 Tension-free vaginal tape(TVT)수술은 여성 복압성요실금의 수술에서 일반적으로 많이 사용되어 왔으며, 전향적 연구로 진행된 10년 추적결과에서 성공률이 93.1%로 효과적인 수술방법

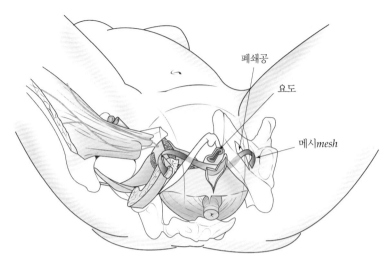

그림 21-4 Transobturator suburethral tape(TOT)수술

이다(그림 21-3). 하지만 TVT수술이 치골 뒤로 접근하므로 이로 인해 발생할 수 있는 방광천공, 출혈, 신경손상, 장손상 등의 합병증을 줄이기 위해 폐쇄공*obturator foramen*으로 메시*mesh*를 통과시키는 Transobturator suburethral tape(TOT)수술이 개발되었으며, 효과 면에서도 TVT수술과 유의한 차이를 보이지 않아서 현재 가장 많이 시술되고 있다(그림 21-4). 그 외에도 질전벽에 단일절개를 통한 미니슬링*mini-sling*수술방법들이 소개되고 있다.

주사치료는 여러 물질이 사용되고 있으며, 충전물질이 요도점막하층을 강화시키고 요도내강으로 향한 압력을 상승시키는 작용을 하여 효과를 나타내며, 일반적으로 25%의 완치율과 50%의 호전율이 보고되었다.

마지막으로 여성 복압성요실금에서도 선택적으로 인공요도괄약근유치술을 시행할 수 있다.

Ⅲ 남성 요실금

요실금은 소변의 불수의적인 누출로 정의하고 있다. 이 정의는 어떤 방식으로든 소변이 새는 것을 의미한다고 할 수 있으며, 이는 저장기 하부요로증상 중 하나이다. 남성 요실금은 여러 원인에 의해 발생할 수 있으며, 노화, 감염, 지체장애, 인지장애, 신경질환, 당뇨, 전립선적출술, 약물 또는 알코올 남용 등이 위험인자가 될 수

있다. 따라서 남성에서는 요실금의 원인을 파악하는 것이 더욱 중요하다.

남성 요실금은 여성에 비해 빈도가 높지는 않다. 남성 요실금은 정의와 조사 대상 인구, 조사 방법 등에 따라 유병률이 1~39%까지 다양하게 보고되고 있다. 한 조사에 따르면 남성의 5.4%가 요실금을 호소했으며, 그중 58%가 절박성요실금을, 26%가 복압성요실금을, 15%가 복합성요실금을 보고했다.

1. 남성 요실금의 형태

절박성요실금은 과민성방광의 일부분으로 나타나며 절박성요실금을 호소하는 남성의 90%는 요역동학검사상 배뇨근과활동성이 나타난다. 복압성요실금은 여성에서 더 흔하며 남성에서는 대부분 외요도괄약근이 손상될 수 있는 전립선수술 후에 발생한다. 복합성요실금도 남성에서는 흔치 않고 전립선수술 후에 주로 나타난다. 유뇨증은 자는 동안에 간헐적인 요실금을 호소하는 것으로 소아 유뇨증이 지속되는 경우도 있지만, 성인 남성에서는 보통 고압의 만성요폐에서 나타나는 중요한 증상일 수 있으며, 이는 상부요로폐색을 유발하여 신부전이 생길 수 있기 때문에 유뇨증은 임상적으로 중요한 증상이다. 만성요폐와 연관된 요실금은 방광을 비우지 못해 발생하는 소변의 정체 때문에 발생한다. 배뇨 후 점적 혹은 요누출은 보통 배뇨 후 옷을 입고 화장실을 떠난 후에

불수의적인 요누출이 발생하는 것이다.

2. 남성 요실금의 평가와 진단

남성 요실금 환자를 평가할 때는 자세한 병력청취와 신체검사가 중요하고 체질량지수를 측정하고 소변검사, 배뇨일지, 설문지, 요류검사 및 잔뇨량 측정 등이 필수적이며, 전립선특이항원 검사, 신장기능 및 전해질검사, 영상검사, 요도방광경, 요역동학검사 등을 선별적으로 시행할 수 있다.

3. 남성 요실금의 치료

남성 절박성요실금의 치료목표는 요자제 상태를 이루고 삶의 질을 향상시키는 것이다. 치료로는 먼저 하루 1L 이상을 마시는 환자에서는 수분 섭취를 25% 정도 줄이고, 금연, 체중 감소, 카페인과 탄산음료를 피하게 하는 등 생활습관을 변화시킨다. 또한 방광훈련과 골반저근훈련을 시행한다. 약물치료로는 항콜린제, 베타3작용제를 각각 혹은 병용해 투여할 수 있다. 만일 보존적 치료나 약물치료가 실패할 경우에는 요역동학검사를 시행해서 배뇨근과활동성을 확인할 수 있으며, 방광경을 통한 배뇨근 내로 보툴리눔A주사, 후방경골신경자극posterior tibial nerve stimulation, 천수신경자극술sacral neuromodulation 등의 최소침습수술을 시행할 수 있다. 이런 치료도 효과가 없을 경우 확대방광성형술, 요루전환술 등의 수술을 고려할 수 있다.

남성 복압성요실금치료는 먼저 골반저근훈련을 최소 3개월 이상 시행해야 한다. 남성 복압성요실금은 대부분 전립선수술 후 발생한다. 근치적 전립선적출술 후 발생한 요실금은 최소 6~12개월 동안 호전 여부를 확인한 후에 수술적 치료를 고려해야 한다. 호전되기를 기다리는 동안 음경집게penile clamp나 콘돔카테터, 도뇨관(요도 혹은 치골상부), 요실금패드 착용 등의 방법과, 약물요법으로는 세로토닌과 노르에피네프린 재흡수 억제제인 duloxetine 같은 약제를 사용해 볼 수 있다. 이런 치료도 효과가 없고 환자가 고통스러워 한다면 수술을 고려할 수 있다. 인공요도괄약근삽입술이 가장 추천되며, 약 80%의 우수한 성공률이 보고되고 있다. 그 외에도 요도주위 충만제 주사Urethral bulking agents, 남성 슬링수술 male sling 등을 상황에 맞게 고려할 수 있다.

방광출구폐색 같은 원인에 의한 범람요실금의 경우는 전립선비대증이나 요도협착 같은 원인질환에 대한 치료가 필요하다. 야간 유뇨증을 일으키는 고압방광요폐 환자는 일차적으로 도뇨관을 삽입해서 방광내압을 감소시킨 다음 방광출구폐색에 대한 원인질환을 교정한다. 잔뇨량이 없는 야간 유뇨증은 과민성방광과 연관된 경우가 많으며, 항콜린제와 항이뇨호르몬제 등을 사용할 수 있다. 근치적 방광전립선적출술 후 야간 유뇨증은 수면 동안의 골반저근 이완과 관련될 수 있으며, 보통 보존적 요법을 시행한다.

배뇨후요점적에 대한 치료로 유용한 약제는 없고, 배뇨 후반에 강한 골반저근의 수축과 배뇨가 끝난 후 회음부 압박과 요도짜기urethral milking 같은 행동요법이 효과적일 수 있다.

신주현, 나용길, 서주태, 김형곤, 이창호, 유은상 외. 요실금. 대한배뇨장애요실금학회 편, 배뇨장애와 요실금. 4판. 군자출판사;2021;373-476

Abrams P. Urodynamics. 3rd ed. Berlin:Springer;2006;17-116

Abrams P, Cardozo L, Fall M, Griffiths D, Rosier P, Ulmsten U, et al. The standardisation of terminology in lower urinary tract function: report from the standardisation sub-committee of the International Continence Society. Urology 2003;61:37-49

Al-Mousa RT, Hashim H. Evaluation and Management of Men with Urinary Incontinence. In: Partin AW, Dmochowski RR, Kavoussi LR, Peters CA, Wein AJ, editors. Campbell-Walsh-Wein Urology. 12th ed. Philadelphia:Elsevier;2021;2539-2549

Gomelsky A, Dmochowski RR. Slings: Autologous, Biologic, Synthetic, and Mid-urethral. In: Partin AW, Dmochowski RR, Kavoussi LR, Peters CA, Wein AJ, editors. Campbell-Walsh-Wein Urology. 12th ed. Philadelphia:Elsevier;2021;1987-2048

Lee YS, Lee KS, Jung JH, Han DH, Oh SJ, Seo JT, et al. Prevalence of overactive bladder, urinary incontinence, and lower urinary tract symptoms: results of Korean EPIC study. World J Urol 2011;29:185-190

Lemack GE, Carmel M. Urinary Incontinence and Pelvic Prolapse: Epidemiology and Pathophysiology. In: Partin AW, Dmochowski RR, Kavoussi LR, Peters CA, Wein AJ, editors. Campbell-Walsh-Wein Urology. 12th ed. Philadelphia:Elsevier;2021;2580-2599

Lucioni A, Kobashi KC. Evaluation and Management of Women with Urinary Incontinence and Pelvic Prolapse. In: Partin AW, Dmochowski RR, Kavoussi LR, Peters CA, Wein AJ, editors. Campbell-Walsh-Wein Urology. 12th ed. Philadelphia:Elsevier;2021;2525-2538

Lue TF, Tanagho EA. Urinary Incontinence. In: McAninch JW, Lue TF, editors. Smith & Tanagho's Genernal urology. 19th ed. New York:McGraw-Hill Companies, 2020;499-508

Newman DK, Burgio KL. Conservative Management of Urinary Incontinence: Behavioral and Pelvic Floor Therapy, Urethral and Pelvic Devices. In: Partin AW, Dmochowski RR, Kavoussi LR, Peters CA, Wein AJ, editors. Campbell-Walsh-Wein Urology. 12th ed. Philadelphia:Elsevier;2021;2722-2738

22 CHAPTER

과민성방광 및 야간뇨

신동길 집필/김대경 감수

하부요로의 다양한 질환과 증상 중 과민성방광은 삶의 질을 크게 저하시키고 하부요로증상의 악화뿐만 아니라 신체, 감정, 정신, 가정, 사회적·직업적으로 악영향을 끼쳐 개인과 사회에 부정적 영향을 미치게 된다. 또한 야간뇨는 정상적인 수면을 방해하여 삶의 질을 떨어뜨리며, 특히 고령 환자에서 수면 중 화장실 출입은 낙상 및 골절의 가능성을 높여 심각한 건강상 문제를 초래하기도 한다. 이 장에서는 일상생활에 큰 불편을 주는 하부요로증상 질환인 과민성방광과 야간뇨에 대해 알아보도록 한다.

Ⅰ 과민성방광

1. 정의 및 역학

과민성방광의 영문 진단명은 'overactive bladder'이다. 배뇨근과활동성*detrusor overactivity*은 요절박증상으로 발현되는 경우가 많기 때문에, 요절박증상의 기저 이상으로 방광근과활동성을 추정하여 이와 같은 진단명이 등장하게 되었다. 방광근과활동성은 요역동학검사에서 확인될 수 있는 객관적 소견이지만 요절박증상이 있는 모든 환자에서 진단을 위해 요역동학검사를 시행하는

것은 실제 임상적으로 효율적이지 않으며, 요절박증상이 있는 환자에서 요역동학검사상 배뇨근과활동성이 나타나지 않는 경우도 있기 때문에 증상 기반의 진단 필요성이 대두되었다. 이에 요절박증상을 위주로 하면서 빈뇨, 절박성요실금 등을 포함한 증상 증후군으로 'overactive bladder syndrome'이 등장했으며, 이후 용어에서 'syndrome'을 빼고 'overactive bladder'를 진단명으로 사용하게 되었다.

2002년 국제요실금학회*International Continence Society; ICS*에서 과민성방광의 정의를 발표했는데, "요로감염이 없고 다른 명백한 병인이 없는 조건하에서 절박성요실금의 유무에 관계없이 요절박이 있으면서 주간빈뇨와 야간뇨가 동반된 경우" 과민성방광 환자로 진단한다.

과민성방광은 증상 기반의 정의를 가지고 있고 증상을 가진 환자들이 병원을 찾지 않는 경우가 많기 때문에 질환의 빈도를 정확히 파악하기는 어려우나, 캐나다와 유럽 4개국의 과민성방광 유병률을 보고한 연구에서 전체적인 유병률은 11.8%이며, 남성 10.8%, 여성 12.8%인 것으로 조사되었다. 국내의 경우 대한배뇨장애요실금학회에서 조사한 연구는 18세 이상 성인 남녀 2,000명을 대상으로 과민성방광을 비롯한 하부요로증상의 유병률을 조사했으며, 그 결과 국내 과민성방광의 유병률은

평균 12.2%, 남성 10.0%, 여성 14.3%였다. 이 결과는 캐나다와 유럽 4개국의 연구와 유사하며, 또한 연령이 증가할수록 유병률이 증가했다.

2. 원인

과민성방광이 발생하는 기전은 아직까지 뚜렷하게 밝혀져 있지 않으나 현재까지의 연구에 의하면 근육성 변화, 신경학적 변화, 요로상피의 변화, 방광 간질세포의 변화 등이 단독 혹은 복합적으로 관여하는 것으로 알려져 있다.

근육성 변화는 배뇨근세포의 변화로 인해 방광내압의 불안정한 증가를 유발하는 불수의적인 배뇨근수축이 발생하는 것으로 설명한다. 배뇨 중 방광내압의 상승을 유발시킬 경우 주기적인 방광허혈 및 신경손상이 발생하여 배뇨근세포 간 흥분성과 전기적 상호작용을 증가시키게 된다. 실험적으로 부분적인 배뇨근 신경차단을 유도하면 신경전달물질에 대한 배뇨근의 초민감성을 유발하여 비억제성 배뇨근수축 빈도를 증가시킨다.

신경학적 변화는 뇌와 척수의 중추신경계 억제 경로에 대한 손상이나 방광의 구심성 말초신경의 감작에 의해 과민성방광을 유발하는 기전이다. 신경인성방광에 병발하는 요절박 및 절박성요실금에서 이와 같은 기전이 잘 증명되어 있다. 요로상피에는 여러 종류의 이온 통로가 존재하는데, 여기에 손상이 가해지면 배뇨반사 관련 기능 이상이 발생할 수 있다. 요로상피와 배뇨근 사이에 존재하는 간질세포 이상이나 노화에 의한 방광근육세포 간의 간극연접gap junction의 증가도 과민성방광 발생에 관여한다.

기능성 MRIfunctional magentic resonance imaging; fMRI 연구에 의하면, 요자제와 관련된 중추신경 부위인 대뇌섬insula, 전대상피질anterior cingulate cortex, 전전두엽피질prefrontal cortex 등에 노화와 관련된 변화가 관찰되고 이 변화는 과민성방광증상과 연관되어 있는 것으로 보인다.

최근의 소변 마이크로바이옴 연구에 의하면 요도나 방광 미생물의 이질적인 변화가 과민성방광증상과 연결된다는 가설이 제기되고 있다. 소변에서 특정 미생물군의 증가 또는 감소가 과민성방광과 연관이 있을 수 있지만, 원인-결과 관계는 아직 명확하지 않다. 소변 마이크로바이옴과 과민성방광의 관련성에 대한 더 많은 연구가 필요하며, 이를 통해 새로운 치료전략이나 예방방법이 개발될 것으로 기대된다.

3. 임상적 평가

과민성방광에 대한 기본적인 평가는 병력청취, 설문지, 신체검사, 요검사, 배뇨후잔뇨량 측정, 배뇨일지로 구성된다.

과민성방광 진단에서 가장 중요한 것은 철저한 병력청취이다. 환자에게 빈뇨, 요절박, 야간뇨, 요실금과 같은 저장증상에 대해 질문하는 것이 핵심이며, 요실금의 종류를 정확히 평가하여 필요 시 추가 검사를 실시해야 한다. 또한 비뇨생식기계 질환, 수술력 및 방사선치료병력, 신경학적 질환, 장 관련 증상, 녹내장, 그리고 복용 중인 약물에 대한 정보도 구체적으로 파악해야 한다. 증상 평가를 위해 체계화된 관련 질문으로 구성된 설문지를 이용하는데, 다양한 종류의 설문지가 실제 임상에 사용되고 있다. 관련설문지 중 과민성방광증상점수표 overactive bladder syndrome score; OABSS(그림 22-1)는 주로 과민성방광의 선별검사에 널리 사용되며, OAB-V8은 요절박을 비롯한 여러 관련 증상이 삶의 질에 미치는 영향을 측정하는 데 유용하다(그림 22-2).

기본적인 신체검사를 포함한 검사들은 환자 개개인에 맞추어 시행해야 하며, 비뇨생식기검사, 골반검사, 직장수지검사 등이 포함된다. 비뇨생식기 영역의 감각과 반사신경 등 신경학적 검사도 시행해야 한다. 요검사는 감염, 혈뇨, 당뇨 등의 감별을 위해 기본검사로 시행한다. 배뇨후잔뇨량은 환자의 전체적인 배뇨 효율을 간단하게 평가할 수 있는 방법이다. 배뇨후잔뇨량 측정은 요류검사와 함께 시행되는 경우가 많으며, 일반적으로 잔뇨량이 기능성 방광용적의 40% 이상일 경우 의미 있게 증가한 것으로 판단하고 추가적인 검사 및 처치가 필요하다.

배뇨일지는 배뇨량과 배뇨시간을 환자가 직접 기록하는 것으로 다양한 양식이 있으며, 과민성방광 환자에서는 각각의 배뇨에서 요절박 정도를 5단계로 구분하고, 요실금 유무를 표시해 과민성방광의 주 증상을 모두 확인할 수 있다. 배뇨일지의 작성기간에 대해서는 3일간의

과민성방광증상점수 설문지
(Overactive Bladder Symptom Score: OABSS)

아래의 증상이 어느 정도의 횟수로 있었습니까?
최근 일주일간 당신의 상태에 가장 가까운 것을 하나만 골라서 점수의 숫자에 표시해 주세요.

질문	증상	횟수	점수
1	아침에 일어나서 밤에 자기 전까지 몇 회 정도 소변을 보셨습니까?	7회 이하 8~14회 15회 이상	0 1 2
2	밤에 잠든 후부터 아침에 일어날 때까지 소변을 보기 위해 몇 회나 일어나셨습니까?	0회 1회 2회 3회 이상	0 1 2 3
3	갑자기 소변이 마려워 참기 힘들었던 적이 있었습니까?	없음 일주일에 1회보다는 적음 일주일에 1회 또는 그 이상 1일 1회 정도 1일 2~4회 1일 5회 또는 그 이상	0 1 2 3 4 5
4	갑자기 소변이 마려워서 참지 못하고 소변을 지린 적이 있었습니까?	없음 일주일에 1회보다는 적음 일주일에 1회 또는 그 이상 1일 1회 정도 1일 2~4회 1일 5회 또는 그 이상	0 1 2 3 4 5

합계점수: _____ 점

〈질문 3의 점수가 2점 이상이면서 총점이 3점 이상〉을 진단요건으로 한다.
총점이 5점 이하를 경증, 6점에서 11점을 중등증, 12점 이상을 중증으로 한다.

그림 22-1 과민성방광증상점수표

배뇨일지가 환자의 증상과 치료효과를 반영하는 데 7일간의 배뇨일지와 유사한 신뢰도를 가지면서 환자의 순응도가 높아, 주로 3일 동안 작성할 것을 권유한다.

앞의 기본적인 검사 결과 혈뇨가 있거나 방광암의 위험이 있는 경우 요세포검사와 방광경검사를 시행한다. 증상이 비특이적이고 진단이 모호한 경우, 신경계 질환이 있는 경우, 일차치료에 반응하지 않는 경우에는 하부요로기능의 자세한 평가를 위해 요역동학검사가 필요할 수 있다.

4. 치료

과민성방광 환자에서 요절박증상과 관련된 확실한 원인이 있을 때에는 이에 대한 치료가 선행될 수 있으며, 원인이 뚜렷하지 않거나 원인질환에 대한 치료가 불가능한 경우에는 요절박증상 자체를 개선시키기 위한 증상개선치료가 중심이 된다. 행동치료와 약물치료가 일차치료로 시행되며, 일차치료로 적절한 치료효과를 얻을 수 없는 경우에는 경요도보툴리눔독소주입술*transurethral botulinum toxin injection*, 신경조정술*neuromodulation*, 방광확대성형술*augmentation cystoplasty* 등의 침습적 치료를 고려해 볼 수 있다.

과민성방광에 대한 설문지

이 설문은 주어진 방광에 관련된 증상들로 인해 지난 4주 동안 당신이 얼마나 지장을 받았는지에 대해 묻는 것입니다. 각각의 증상으로 인해 지난 4주 동안 당신이 지장 받았던 정도를 가장 잘 기술하는 번호에 ∨표를 해 주십시오. 정해진 정답은 없습니다. 모든 질문에 답해 주십시오.

지난 4주간 다음 각각의 증상으로 인해 당신이 얼마나 지장을 받았는지 답해 주십시오.	전혀 지장 받지 않았다	약간 지장 받았다	어느 정도 지장 받았다	꽤 지장 받았다	많이 지장 받았다	아주 많이 지장 받았다
1. 낮에 자주 소변을 보는 것	1	2	3	4	5	6
2. 소변을 보고 싶은 불편한 충동	1	2	3	4	5	6
3. 아무 예고 없이 갑작스럽게 소변을 보고 싶은 충동	1	2	3	4	5	6
4. 본의 아니게 약간의 소변을 지리는 것	1	2	3	4	5	6
5. 밤에 소변을 보는 것	1	2	3	4	5	6
6. 밤에 소변을 보기 위해 자다가 깨어나는 것	1	2	3	4	5	6
7. 억제할 수 없이 소변을 보고 싶은 충동	1	2	3	4	5	6
8. 소변 보고 싶은 강한 욕구가 생기면서 소변을 지리는 것	1	2	3	4	5	6

그림 22-2 과민성방광에 대한 설문지(OAB-V8)

(1) 행동치료

과민성방광의 행동치료는 생활습관 교정, 방광훈련, 골반저근훈련 등이 포함되며 약물치료와 함께 과민성방광의 일차치료로 시행한다. 행동치료는 단독으로 유용하나 약물치료와 병행하는 것이 환자의 증상 개선 및 장기적인 예후에 도움이 된다.

요절박증상 감소에 도움이 되는 생활습관 개선 방법으로는 과다한 수분 섭취 제한, 카페인 및 기타 방광불안정성 유발물질 섭취 제한, 금연, 체중조절, 적절한 운동, 외출 전과 취침하기 전 배뇨하기, 만성변비 개선 등이 있다.

방광훈련은 잘못된 배뇨습관을 교정하고 요자제 능력을 점차적으로 향상시키기 위한 행동치료 방법이다. 우선 환자가 하부요로증상과 정상적인 방광 및 요도 기능을 충분히 인식하도록 교육한다. 이후 배뇨일지를 기록하면서 초기 배뇨간격을 환자의 현재 배뇨습관에서 실현 가능한 수준으로 15~30분 증가시키고 3~4시간 간격을

목표로 점차 늘려 가는 방법을 사용한다. 환자순응도가 좋은 경우 높은 치료효과를 기대할 수 있다.

골반저근훈련은 골반근육을 의도적으로 수축시킴으로써 배뇨근수축반사를 억제하는 방법이다. 골반저근훈련에 의해 요도괄약근 수축력도 향상되어 전반적인 요실금 감소 효과가 있으므로, 특히 복압성요실금과 절박성요실금이 함께 있는 여성 복합성요실금 환자에서 유용한 방법이다. 골반저근훈련 중 수축시켜야 할 정확한 근육을 환자가 인지하는 것이 중요하며, 일반적으로 배에 힘을 빼고 회음부를 위로 당겨 올린다는 기분으로 골반근육을 수축시키도록 한다. 골반근육 인지 및 수동적인 골반근 운동을 위해 바이오피드백, 전기자극치료, 체외자기장 치료 등을 보조적으로 사용할 수 있다.

(2) 약물치료

과민성방광 환자에 대한 주치료 약물은 항무스카린제와 베타3작용제이다. 항무스카린제는 아세틸콜린이 무

스카린 수용체에 작용하는 것을 경쟁적으로 억제하여 소변저장기 불수의적인 배뇨근수축을 억제하고 요로상피 감각신경을 안정시키며 요절박 증상을 개선시킨다. 일반적으로 방광수축력이 정상인 경우에 치료 용량의 항무스카린제는 소변배출기, 즉 배뇨 중 배뇨근수축에는 영향을 미치지 않으나, 배뇨근수축력이 저하된 경우에는 잔뇨량이 증가하거나 요폐 발생의 위험이 있으므로 주의가 필요하다. 항무스카린제의 대표적인 부작용으로는 구갈, 변비, 시야 흐림, 졸림, 인지 장애, 소화기 장애 등이 있으며, 특히 심각한 부정맥이 있거나 협우각 녹내장, 소화기의 폐색성 질환, 중증근무력증 등의 경우에는 사용 금기이다.

베타3 교감신경은 방광체부에 분포하여 방광이완에 관여한다. 그러므로 베타3 교감신경을 활성화시키면 기능적 방광용적이 증가하고 소변저장기 불수의적 배뇨근의 수축 발생을 줄일 수 있다. 이와 같은 방광 기초 생리 연구 결과를 근거로 하여 베타3작용제가 개발되어 임상에 쓰이고 있다. 베타3작용제는 3상 임상연구 및 메타분석 등에서 항무스카린제와 유사한 빈뇨, 요절박, 절박성요실금 감소 효과를 보이면서도 구갈, 변비 등의 부작용이 적게 나타났다. 항무스카린제와 병용 투여 시 상승 효과가 나타나 항무스카린제 혹은 베타3작용제 단독 요법에 효과가 없거나 부족한 경우 두 가지 약물의 병용 투여가 권장된다. 베타3작용제 투여 환자에서 간혹 빈맥 등이 나타날 수 있으며, 두근거림, 심방세동, 혈압 상승 등 심혈관계통 부작용도 보고되었다. 베타3작용제는 잘 조절되지 않는 고혈압, 부정맥이 있는 환자에서는 금기이다.

과민성방광치료에 사용되어 온 기타 약물로는 삼환계항우울제, 복합작용제, 평활근이완제 등이 있으나, 효과에 비해 부작용 위험이 커서 항무스카린제와 베타3작용제 등 안정성 높은 약제의 등장에 따라 사용이 줄어들고 있다. 특히 삼환계항우울제인 imipramine의 경우 방광과 중추신경계에 동시에 작용하는 약물로 기립성저혈압, 심실성 부정맥 등의 심각한 부작용 위험이 있으므로 주의가 필요하며 투여 시작 혹은 중단 시 서서히 용량을 조절해야 한다.

(3) 침습적 치료

일반적으로 3~6개월 이상의 행동요법과 약물치료 시행 후에도 증상의 개선이 없거나 미약할 경우와 치료효과는 있으나 부작용으로 지속적인 약물복용이 어려운 경우에는 침습적 치료를 고려할 수 있으며, 이 경우 요역동학검사를 시행하는 것이 치료방향 결정에 도움이 된다.

임상적으로 유용한 침습적 치료로는 경요도보툴리눔독소주입술, 천수신경조정술sacral neuromodulation 등이 있으며, 방광확대성형술, 배뇨근절제술detrusor myomectomy 등도 드물게 시행된다.

경요도보툴리눔독소주입술은 *Clostridium botulinum*이라는 세균에서 생산되는 보툴리눔독소를 요도를 통해 방광경을 하면서 배뇨근에 주입하는 치료방법이다. 보툴리눔독소는 신경부접합부의 신경말단에 작용하여 신경전달물질인 아세틸콜린의 분비를 억제하여 근육을 마비시킴으로써 불수의적 배뇨근수축을 막는 작용을 한다. 시간 경과에 따라 효과가 감소하므로 6~9개월 후 반복 주사가 필요하다. 시술에 따른 부작용으로는 요폐, 혈뇨, 주사 부위 통증, 요로감염 등이 있다. 시술 후 요폐는 약 6%에서 발생하며, 이 경우 청결간헐적도뇨가 필요하므로 시술 전에 요폐 가능성을 설명해야 하고, 간헐적도뇨에 대한 환자 동의를 얻어야 한다.

천수신경조정술은 배뇨반사의 척수 단계 중추인 천수에서 천수신경근이 나오는 부위에 지속적인 신경자극이 가능한 신경조절장치를 이식하고 이를 미세 조절하여 비정상적인 배뇨반사를 줄이는 치료방법이다. 천수신경조정술을 받을 환자는 먼저 임시 신경조절장치를 삽입하고 3~5일간 증상 호전 여부를 관찰하여 증상이 50% 이상 호전될 경우 영구기기삽입술도 진행한다. 신경자극 강도는 체외조절장치로 조절 가능하고 장기추적 시 효과는 50~60%이다. 시술 후 부작용으로는 삽입 부분의 통증, 전극의 이동, 감염 등이 있다.

II 야간뇨

1. 정의 및 역학

야간뇨는 단순히 수면 중 깨어나서 소변을 보는 것을 의미하지만 시간적으로 밤을 의미하는 것이 아니라 하루 중 주수면시간main sleep period 동안 배뇨한 횟수로 정의된다. 또한 반드시 수면과 연계되지 않더라도 잠을 자려는 의도만 있었다고 하더라도 요의를 느껴 일어나 배뇨를 한 경우 야간뇨로 정의할 수 있다.

야간뇨의 유병률은 야간뇨의 정의, 평가방법 및 조사 대상 인구에 따라 달라질 수 있다. 이제까지 발표된 다양한 역학조사를 분석해 보면, 20~40세 남성에서 1회 이상의 야간뇨 유병률은 11~35%, 2회 이상의 야간뇨 유병률은 2~17%로 나타났으며, 동일 연령대의 여성에서는 1회 이상의 야간뇨 유병률은 20~44%, 2회 이상의 야간뇨 유병률은 4~18%로 보고되었다. 야간뇨의 유병률은 연령이 증가함에 따라 높아져서 70~80세 남성에서는 1회 이상의 야간뇨 유병률이 69~93%, 2회 이상의 야간뇨 유병률이 29~59%로 나타났으며, 동일 연령대의 여성에서는 1회 이상의 야간뇨 유병률이 74~77%, 2회 이상의 야간뇨 유병률이 28~62%로 보고되었다. 2회 이상의 야간뇨가 임상적으로 의미가 있는 것으로 받아들여지고 있다.

2. 원인 및 임상적 평가

야간뇨의 원인은 다인성이고 복잡할 수 있으므로 평가는 완전한 병력청취와 신체검사를 시작으로 집중적이고 체계적으로 이루어져야 한다. 야간뇨 발생과 관련된 임상질환으로는 과민성방광, 방광출구폐색, 저수축성방광 등과 같은 비뇨기질환 외에 당뇨, 신부전, 불면증, 수면무호흡증, 만성폐쇄성폐질환, 울혈성심부전, 말초혈관질환, 기타 신경학적 질환 등이 있으며, 병력청취 및 신체검사에서 이를 고려해야 한다.

배뇨일지는 야간뇨의 원인을 평가하고 분류하는 데 가장 유용한 도구이다. 배뇨일지는 우리나라의 국민건강보험 요양급여에 '72시간배뇨양상기능검사'라는 항목으로 등록되어 있으며, 3일 이상 작성하는 것을 권장하고 있다. 배뇨일지 분석을 통해 야간뇨와 관련된 임상지표들을 산출할 수 있다(표 22-1). 산출된 임상지표들과 병인을 고려하여 다뇨, 야간다뇨, 하부요로기능이상, 수면이상으로 야간뇨 원인요소를 분류할 수 있다.

특히 야간뇨를 진단할 때 유의할 사항은 대다수의 야간뇨 병인에 야간다뇨가 독립적인 요소로 작용할 수 있다는 점이다. 야간다뇨의 진단에서 가장 중요한 지표는 24시간 배뇨량에 대한 야간뇨량의 비율, 즉 야간다뇨지수 noctrnal poiyuria index; NPi이다. 연령이 증가할수록 야간다뇨지수도 증가하게 되는데, 65세 이상 노인에서

표 22-1 야간뇨 진단을 위한 배뇨일지의 해석(3일 기록 기준)

임상지표	산출방법	임상적 해석
하루 총 배뇨량24hour urine volume	아침 첫 소변 제외, 그다음 날 아침 첫 소변을 포함하여 3일간의 총량을 합산 후 3으로 나눈 값	하루 총 배뇨량이 40mL/kg 이상인 경우 다뇨로 분류
야간뇨량 nocturnal urine volume; NUV	3일간 취침 시간 중 배뇨총량에 아침 첫 소변량을 포함하여 합산 후 3으로 나눈 값	야간뇨량의 절대치 자체는 임상적 의미가 없음
야간다뇨지수 nocturnal polyuria indexl; NPi	야간뇨량을 하루 총 배뇨량으로 나눈 값	0.35 이상인 경우 야간다뇨로 분류
일일 총 배뇨 횟수total number of voids	3일간의 배뇨 횟수를 합산 후 3으로 나눈 값	8회 이상인 경우 빈뇨로 진단
주간뇨 횟수number of daytime voids	3일간의 주간 배뇨 횟수를 합산 후 3으로 나눈 값	아침 첫 소변은 주간뇨 횟수에 포함
야간뇨 횟수number of nocturnal voids	3일간의 야간뇨 횟수를 합산 후 3으로 나눈 값	아침 첫 소변에서 소변량은 야간뇨량에 포함되나 야간뇨 횟수에서는 제외
기능적 방광용적 functional bladder capacity	배뇨일지에서 각각의 배뇨량 기록 중 가장 높은 기록치	계산상 가능한 야간 최대방광용적
야간뇨지수nocturia index; Ni	야간뇨량을 기능적 방광용적으로 나눈 값	Ni가 1보다 큰 경우 야간뇨량이 기능적 방광용적보다 크다고 해석
예측 야간뇨지수 predicted numbers of night voids	야간뇨지수에서 −1인 값이며 소수점으로 나오면 올림값으로 한다.	야간뇨량과 기능적 방광용적으로부터 계산된 추정 값
야간방광용적지수nocturnal bladder capacity index; NBCi	실제 야간뇨 횟수와 예측 야간뇨 횟수의 차	NBCi가 0보다 큰 경우 야간기능방광용적 감소로 인한 야간뇨로 분류

표 22-2 야간뇨 분류에 따른 위험인자

다뇨증Global polyuria	수분이뇨 water diuresisi	일차적 다음증: 정신적 다음증, 구갈성 다음증 요붕증: 중추성 요붕증, 신성 요붕증, 임신성 요붕증
	삼투압성 이뇨 osmotic diuresisi	당뇨 약물
야간다뇨Nocturnal polyuria	수분이뇨	일차성: 항이뇨호르몬 일주기(circadian) 분비 감소 이차성: 과도한 수분·카페인·알콜 섭취
	삼투압성 이뇨	울혈성심부전 말초부종: 정맥울혈, 림프울혈, 신부전, 신증후군, 간부전, 저알부민증, 자율신경병증, 영양 부족 수면무호흡증
야간방광용적 감소Decreased nocturnal functional bladder capacity	과민성 방광 방광출구폐색 기타 하부요로질환: 요로감염, 결석, 방광암, 전립선암, 요도암 수면장애: 하지불안증후군, 불면증, 만성통증, 불안, 우울증	

는 야간다뇨지수가 33%보다 클 때, 20~35세 사이의 청장년층에서는 야간다뇨지수가 20%보다 클 때 야간다뇨가 있다고 진단하기도 한다. 각각의 야간뇨 분류에 대해 의심할 수 있는 위험인자를 표 22-2에 정리했다.

3. 치료

야간뇨치료를 시작할 때 비현실적인 기대감은 치료 만족도 및 치료 순응도를 저하시키므로 치료목표를 명확히 설정할 필요가 있다. 야간뇨 횟수의 감소 자체도 의의가 있지만 수면 중 배뇨하지 않고 숙면을 취하는 시간이 4시간을 초과하게 연장시키는 것도 야간뇨와 관련된 환자의 삶의 질 개선에 중요한 요소이다.

야간뇨 치료는 야간뇨를 발생시킬 수 있는 위험요소를 살펴보고 이를 개선하기 위한 생활습관 교정 및 행동치료가 우선된다. 전체 수분 섭취량을 평가하고 수분 섭취량과 섭취 시간을 조정하는데, 수분 섭취량 조절에는 카페인, 탄산 및 알코올이 함유된 음료수 섭취 제한, 야간 수분 섭취 제한 등이 포함된다. 하지부종이 있는 경우 저녁시간 취침 전에 하지 거상 또는 압박스타킹 착용 등을 시도해 볼 수 있다. 쾌적한 수면을 위해 온도, 소음, 조명 등의 취침 환경을 개선하고, 취침 전 저녁시간에는 지나친 운동, 니코틴, 알코올, 과식을 삼가도록 하고, 취침 직전 배뇨하도록 권유한다.

환자에게 야간뇨를 발생시키는 전신질환 또는 수면장애가 있을 경우 질환 특이적인 약물치료 또는 수술적 치료가 병행되어야 한다. 심혈관계질환, 내분비질환, 신부전, 폐쇄성 수면무호흡증과 같은 전신질환에 의한 야간뇨의 경우에는 이러한 질환에 대한 적절한 치료와 함께 야간뇨량을 증가시키는 다른 원인을 살펴봐야 한다.

질환 특이적인 치료가 효과가 없거나 특별한 기저질환이 없는 환자들에서는 야간뇨증상 자체의 지속적인 개선을 위한 증상 개선 중심의 약물치료가 필요하다.

배뇨일지 분석에서 야간다뇨가 야간뇨의 주원인인 경우 항이뇨호르몬 유사체인 데스모프레신이 사용된다. 데스모프레신은 항이뇨호르몬이 가진 혈압 상승작용은 줄이고 항이뇨작용은 증가시킨 합성물로 요붕증, 야간뇨 및 야간뇨의 치료에 사용되고 있다. 제형으로는 비강 내 스프레이형, 경구용 정형제형, 경구용 구강붕해정, 피하지방 주사 등의 다양한 형태로 개발되어 있다.

데스모프레신은 신장기능부전, 간경변증, 특발성 과수분섭취성 다뇨증이 있는 환자에서는 금기이며, 울혈성 심부전 환자에서는 급성신부전 악화의 위험이 있으므로 반드시 저녁시간 수분 섭취 제한을 교육해야 한다. 주요 부작용은 두통, 오심, 저나트륨혈증 등이다. 저나트륨혈증은 용량 의존적으로 기저 나트륨 수치가 낮을수록 발생 위험도가 높다. 여성에서 남성보다 빈도가 높고 고령에서 위험도가 높으므로 65세 이상의 환자에서는 데스모프레신 투여 시 특별한 주의가 필요하다.

전립선비대증을 동반한 야간뇨의 일차 약물요법 치료제로 알파차단제가 사용될 수 있다. 알파차단제가 야간뇨를 감소시키는 주요 기전은 배뇨후잔뇨량을 낮추고 기능적 방광용적을 증가시키며 전체적인 배뇨 횟수를 감소시킴으로써 야뇨증을 개선하는 것으로 추정되지만, 다수의 임상연구에서 야간뇨 감소 효과가 그다지 높지 않으며, 통계적인 유의성은 있더라도 임상적인 유효성이 충분하지 못한 경우가 많다.

야간뇨와 과민성방광이 동반된 경우에는 항무스카린제가 사용될 수 있다. 항무스카린제는 야간다뇨가 동반되지 않은 과민성방광 환자의 야간뇨 감소에 효과가 있으며, 특히 야간뇨 자체에 요절박증상이 동반되었을 경우 효과가 크다.

기타 약제로는 이뇨제, 비스테로이드소염제nonsteroidal anti-inflammatory drug; NSAID, 멜라토닌melatonin 등이 야간뇨치료에 사용되고 있다.

이뇨제는 울혈성심부전, 말초부종 등의 질환에서 이차적으로 발생하는 야간다뇨에 의한 야간뇨에 효과적이다. 대개 취침 4~6시간 전에 이뇨제를 투여하면 취침 전에 전해질과 수분을 소변을 통해 함께 배출시킴으로써 야간

소변량을 줄일 수 있다.

NSAID는 체내에서 프로스타글란딘 합성을 저해함으로써 약리효과가 나타나는데, 프로스타글란딘은 요세관에서 나트륨 재흡수와 항이뇨호르몬작용을 저해하고 알도스테론 분비를 감소시키는 작용을 한다. 그러므로 NSAID 투여에 의해 나트륨 및 수분 이뇨가 저해되고, 신사구체에 대한 혈류량이 감소하여 요량이 줄어드는 효과가 나타난다.

멜라토닌은 송과선pineal gland에서 분비되는 호르몬으로 체내 일일 주기성 유지에 핵심적 역할을 한다. 고령의 수면장애 환자에 대한 연구에서, 야간 멜라토닌 분비가 감소되어 있을 경우 경구 멜라토닌 투여에 의해 수면장애에서 호전을 보였다는 보고가 있으나, 임상연구에서는 멜라토닌에 의한 수면 개선 효과는 있으나 야간뇨 개선 효과는 상대적으로 저조하여 야간뇨 자체에 대한 임상적 유용성은 낮은 것으로 나타났다.

추천문헌

대한배뇨장애요실금학회. 과민성방광 진료지침서. 3판. 에이플러스. 2016
대한배뇨장애요실금학회. 배뇨장애와 요실금. 4판. 에이플러스. 2021
Abrams P, Cardozo L, Fall M, Griffiths D, Rosier P, Ulmsten U, et al. The standardisation of terminology of lower urinary tract function: report from the Standardisation Sub-committee of the International Continence Society. Neurourol Urodyn 2002;21:167-178
Bosch JL, Weiss JP. The prevalence and causes of nocturia. J Urol 2013;189:S86-92
D'Ancona C, Haylen B, Oelke M, Abranches-Monteiro L, Arnold E, Goldman H, et al. The International Continence Society (ICS) report on the terminology for adult male lower urinary tract and pelvic floor symptoms and dysfunction. Neurourol Urodyn 2019;38:433-477
Everaert K, Hervé F, Bosch R, Dmochowski R, Drake M, Hashim H, et al. International Continence Society consensus on the diagnosis and treatment of nocturia. Neurourol Urodyn 2019;38:478-498
Hashim H, Blanker MH, Drake MJ, Djurhuus JC, Meijlink

J, Morris V, et al. International Continence Society (ICS) report on the terminology for nocturia and nocturnal lower urinary tract function. Neurourol Urodyn 2019;38:499-508
Lee YS, Lee KS, Jung JH, Han DH, Oh SJ, Seo JT, et al. Prevalence of overactive bladder, urinary incontinence, and lower urinary tract symptoms: results of Korean EPIC study. World J Urol 2011;29:185-190
Oelke M, Adler E, Marschall-Kehrel D, Herrmann TRW, Berges R. Nocturia: state of the art and critical analysis of current assessment and treatment strategies. World J Urol 2014;32:1109-1117
Peyronnet B, Mironska E, Chapple C, Cardozo L, Oelke M, Dmochowski R, et al. A Comprehensive Review of Overactive Bladder Pathophysiology: On the Way to Tailored Treatment. Eur Urol 2019;75:988-1000
Suarez Arbelaez MC, Monshine J, Porto JG, Shah K, Singh PK, Roy S, et al. The emerging role of the urinary microbiome in benign noninfectious urological conditions: an up-to-date systematic review. World J Urol 2023;41:2933-2948

신경인성방광

정성진 집필/이규성 감수

Ⅰ 신경인성방광 총론

신경인성방광은 하나의 독립된 질환이라기보다는 다양한 특징을 가지는 배뇨증상군이다. 방광이나 요도 또는 다른 신경계의 손상 혹은 기능이상으로 인해서 배뇨와 관계된 방광과 요도 기능에 이상이 발생한 것을 말한다. 신경인성방광으로 인한 배뇨이상은 매우 다양한 임상증상을 나타내고 배뇨증상, 신경학적 이상, 요역동학 이상은 일치하지 않는 경우가 있으므로, 정확한 진단과 적절한 치료방침 설정을 위해서는 요역동학검사를 포함한 포괄적인 접근이 이루어져야 한다.

과거와 달리 최근에는 적절한 방광 관리로 신경인성방광 합병증이 많이 줄어들기는 했으나, 아직도 적지 않은 경우에서 발견이 된다. 신경인성방광 환자에서 방광 치료목표는 신장기능을 보존하고 사회생활이 가능한 요자제를 유지하는 것이다. 이를 위해서 일차적인 진단목표는 고압방광의 위험인자를 빨리 발견하는 것이고, 방광 내압을 낮게 유지하고 적절한 요배출을 하는 것이다. 특히 고압방광의 경우 환자와 보호자들에게 합병증 발생 가능성을 설명해 주고 주기적인 추적관찰을 해야 한다.

1. 분류에 따른 일반적인 임상패턴

신경인성방광의 일반적인 임상패턴은 침범된 신경계 위치, 영향을 받는 요로계 부위, 원인질환이나 손상의 기전 양상 등에 따라 다양하게 나타날 수 있다. 척수손상이나 뇌졸중 등 비교적 명확한 신경이상이 있는 경우는 비교적 일관된 양상으로 배뇨증상이 나타난다. 표 23-1에서 보듯이, 배뇨근과 외요도괄약근의 기능 변화에 따라 저장기와 배뇨기 증상이 독립적으로 또는 동시에 나타날 수 있다. 척수손상에서 손상 부위와 요역동학검사 결과는 어느 정도 연관성을 보이나, 자세한 진단을 하는 데는 충분하지 않고 손상 정도와 특정 요역동학적 소견과의 연관성은 거의 없다. 따라서 정확한 하부요로기능 이상 진단을 위해서는 요역동학검사를 필수적으로 시행해야 한다.

뇌졸중의 경우 50% 이상에서 요실금 등 저장기 증상이 나타나고, 뇌졸중 후 새롭게 하부요로증상을 호소하는 남성의 80% 이상에서 배뇨근과활동성이 관찰된다. 6~19%에서는 배뇨근무수축*acontractile bladder*이 나타난다고 보고되었다. 허혈성뇌병변의 경우 배뇨근과활동성이, 출혈성뇌병변의 경우 배뇨근무수축이 상대적으로 더 많다고 보고되었으나 결론을 내리기에는 아직 더

표 23-1 신경인성방광을 유발하는 주요 질환에서 대표적인 배뇨근과 외요도괄약근의 요역동학적 기능이상

주요 질환	배뇨근 활성	배뇨근유순도	외요도괄약근 활성
뇌졸중	과활성	정상	협조
파킨슨병	과활성, 수축 저하	정상	협조, 운동 완만
다발성경화증	과활성	정상	협조, 협조장애
척수손상(천수배뇨중추 상부)	과활성	정상	협조장애
척수손상(천수배뇨중추)	무수축	정상, 감소	고정긴장
광범위골반수술	수축저하, 무수축	감소, 정상	고정긴장
추간판탈출증	무수축	정상	협조, 탈신경, 고정긴장 가능

연구가 필요하다. 뇌졸중 등 뇌의 신경학적 병변의 경우 병변 자체도 문제지만, 이로 인해 인지능력과 행동기능에 장애가 발생하는 경우에는 특정 하부요로기능이상을 평가하기 힘든 경우가 많다.

2. 신경인성방광의 평가

신경인성방광의 진단은 병력, 신체검사, 영상검사, 비뇨기과적 검사 및 요역동학검사로 이루어진다. 환자들에서 나타나는 배뇨증상과 신경학적 이상부위만 가지고는 방광과 요도의 기능 변화를 예측하는 데 한계가 있기 때문에 요역동학검사 등 포괄적인 검사들을 통해서 진단과 예후평가를 해야 한다.

(1) 병력청취와 신체검사

신경인성방광 환자들에서는 감각신경이 온전하지 않은 경우가 많아 증상이 정상인과는 다름을 충분히 고려해야 한다. 요실금이 있는 경우 형태, 빈도, 요실금 정도, 유발인자, 삶의 질에의 영향 등 관련된 요소들을 파악해야 한다. 과거의 신경학적 질환, 상해, 수술 과거력, 약물복용력, 신경지배이상을 의미할 수 있는 배변과 성기능 변화의 여부에 대해 세밀히 병력을 청취해야 한다. 또한 자율신경반사이상 발생 여부 등을 파악해야 하며, 신경학적 질환으로 복용하는 약물 중에 배뇨기능에 영향을 줄 수 있는 것이 있는지도 파악해야 한다.

비뇨기과 의사 입장에서 신경과적 신체검진을 완벽하게 실시하기는 현실적으로 쉽지 않다. 따라서 항문괄약근과 골반저의 감각기능과 반사기능만을 평가하는 집중신경검사를 실시한다. 항문괄약근 긴장도는 직장수지검

사로 확인하고 남성의 귀두부, 여성의 음핵을 꼬집어 항문이 반사적으로 수축하는 음경해면체근 반사 여부를 확인한다.

(2) 배뇨일지

일반적으로 3일간 작성된 배뇨일지는 청결간헐적도뇨를 하는 환자들에서 증상 파악에 도움이 되지만, 아직까지 신경인성방광 환자들에서 유용한지는 연구되지 않았다. 그러나 신경인성방광 환자들의 증상 평가에도 중요한 정보를 제공할 것으로 생각된다.

(3) 삶의 질 평가

삶의 질 평가는 신경인성방광 환자의 전반적인 관리에 중요한 요소이다. 척수손상 환자에서 방광관리방법에 따라 삶의 질에 차이를 보였으므로 치료를 통해 하부요로 증상이 호전되면 삶의 질도 향상될 수 있다.

(4) 요검사, 영상검사, 요류측정과 잔뇨검사

처음 진단 과정에서 요검사, 혈액화학검사, 신장초음파 같은 요로계 영상검사를 실시한다. 장기간 도뇨관 유치 환자나 청결간헐적도뇨를 시행하고 있는 환자들에서는 열성 요로감염이 아닌 한 무증상세균뇨는 치료하지 않으므로, 이 경우에 소변검사의 진단적 의미는 제한적이다. 배뇨방광요도촬영술은 방광요관역류 및 방광경부 상태 등을 짐작하는 데 도움이 되고 방사선 투시를 이용해 비디오요역동학검사를 할 때 같이 시행할 수 있다. 육주 형성이 심한 경우 방광영상에서 크리스마스트리형 방광모양을 보이게 된다(그림 23-1). 요류측정과 잔뇨검사는 전반적인 배뇨기능에 대한 첫 번째 단서를 제공하

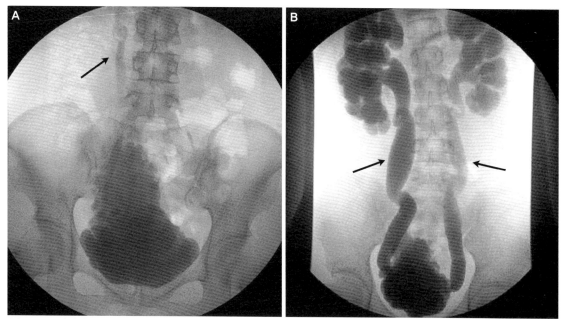

그림 23-1 영상검사 A. 방광조영술. 크리스마스트리형 방광. 우측 신장으로 역류도 관찰되고 있다(화살표). B. 배뇨방광요도 촬영술. 심한 방광요관역류를 보이는(화살표) 신경인성방광.

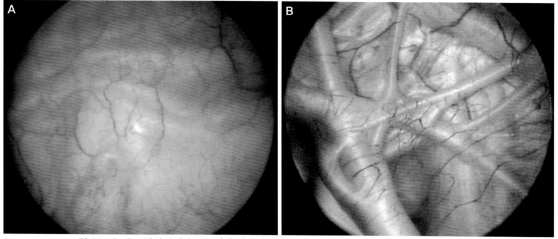

그림 23-2 요도방광경검사 A. 정상 방광경검사 소견, B. 심한 육주 형성을 동반한 방광 소견.

며, 신뢰할 수 있는 결과를 위해서는 적어도 2~3회 실시해야 한다.

(5) 요도방광경검사

필요한 경우에 요도방광경검사로 요도협착이나 요도 내면의 섬유성 변화, 방광벽의 육주 형성을 관찰할 수 있다. 육주 형성의 정도는 다양하게 나타난다. 방광벽의 변화와 함께 방광용량, 방광결석 동반 여부, 요관구 모양, 방광경부와 외요도괄약근의 상태도 관찰할 수 있다(그림 23-2).

(6) 요역동학검사

배뇨기능에 영향을 주는 약물을 복용하고 있다면, 요역동학검사 시행 최소 48시간 전에 끊거나, 계속 사용해야 하면 결과 해석에 이를 고려해야 한다. 신경인성방광 환자에 시행할 때 자율신경반사부전 발생 가능성이 있는 경우에는 검사 내내 혈압을 측정하는 것이 좋고, 신경인성장증이 동반된 경우는 직장 내 대변이 많아서 검사 결과에 영향을 줄 수 있으므로 관장을 하고 시행하는 것이 좋다. 요역동학검사의 가장 중요한 시행 목적은 신장에 악영향을 줄 우려가 있는 기능적 요소가 존재하는지 여부, 그리고 그 정도를 파악하는 것이다. 신장에 영향을 주는 방광기능의 가장 중요한 요소는 바로 방광 충만기와 비우기 시기에 방광내압이 어느 정도 고압을 형성하고 있느냐 여부이다. 고압방광을 결정하는 요역동학적 현상으로는 방광순응도 저하, 불수의적 배뇨근수축, 높은 배뇨근요누출압, 배뇨근괄약근협조장애 등이다(그림 23-3). 배뇨근요누출압검사는 요누출이 일어나는 시점의 복압을 제외한 방광압력을 의미하는 것으로 방광압력에 대한 요도저항을 의미한다. 배뇨근요누출압은 상부요로계의 위험을 추정하는 데 매우 유용한데, 신경인성방광에서 배뇨근요누출압이 40cmH$_2$O 이상인 경우 신장이상이 발생할 위험이 크다고 알려져 있다. 그러나 민감도는 높지 않아서 상부요로손상 위험이나 이차적인 방광손상을 예견하는 임상적 유용성은 더 연구가 필요하다.

신경인성방광 같이 여러 요역동학적 지표 확인이 필요하고 합병증이 있을 가능성이 높은 경우에는 비디오요역동학검사가 표준검사 방법이다.

3. 신경인성방광의 치료

신경인성방광의 치료목표는 상부요로기능을 보전하고 요실금을 호전시켜서 삶의 질을 호전시키는 것이다. 상부요로기능 보전을 위해서는 충전기와 배뇨기에 배뇨근압을 높지 않게 유지해야 하기 때문에 배뇨근 과반사나 유순도 감소, 배뇨근괄약근협조장애나 방광하부폐색 등의 위험 소견은 주기적으로 철저히 관리되어야 한다.

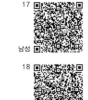

(1) 청결간헐적도뇨

청결간헐적도뇨는 요배출을 못할 때 소변을 빼내는 일차적인 방법으로, 일반적인 상황에서는 꼭 무균으로 할 필요는 없다. 환자가 교육을 받아서 스스로 도뇨를 하기도 한다. 성인의 경우, 하루 4~6회를 실시하며 1회 도뇨량이 400~500mL를 넘지 않아야 한다.

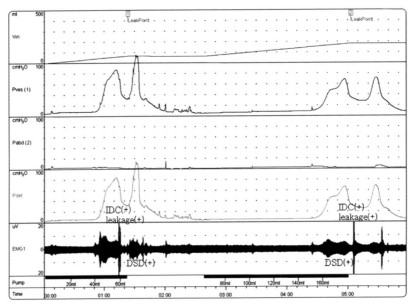

그림 23-3 요역동학검사 방광충만기에 심한 불수의적 배뇨근수축, 배뇨근괄약근협조장애, 방광용적 저하를 보이는 T10 척수손상 환자에서의 방광충만 시 요역동학검사 소견. 방광수축 시 동시에 괄약근 근전도 활성 증가가 관찰된다.

(2) 약물치료

요배출을 억제해서 요자제를 향상시키거나 반대로 요배출을 촉진시키기 위해 약물치료를 시행할 수 있으나, 신경인성방광 환자에서 효과는 다소 제한적이고 대개는 청결간헐적도뇨 등 다른 치료법과 같이 사용되는 경우가 많다. 항콜린제는 신경인성배뇨근과활동성, 방광용적, 요절박 등에 의미 있는 효과를 보였으나 전신부작용 등을 항상 고려해야 하고, 배뇨근수축력이 저하된 경우는 배뇨가 더 힘들어질 수 있다. 최근에 과민성방광에 사용되고 있는 베타아드레날린작용제는 구심신경에 작용하여 신경인성배뇨근과활동성을 감소시킬 수 있을 것으로 생각되나, 연구가 더 필요하다.

저활동성배뇨근·무수축성배뇨근의 호전을 위해 베타네콜, 디스티그민 등 콜린작용제가 배뇨근수축력을 높이고 요배출을 촉진시키는 작용을 할 것으로 생각되었지만, 부작용과 효과를 고려했을 때 임상적으로 추천하지 않는다.

(3) 전기자극·신경조정

구심성 음부신경에 전기자극을 가하면 배뇨반사와 배뇨근수축을 억제해서 요실금을 호전시킬 수 있다. 경피적 정강신경자극이 신경인성배뇨근과활동성 발생을 억제시키고, 방광 내 전기자극이 불완전척수손상이나 수막탈출증 환자에서 방광의 용적, 유순도, 충전감각을 향상시켰으며, 배뇨근저활동성 환자에서는 배뇨를 향상시키고 잔뇨를 감소시켰다는 보고가 있다. 과민성방광의 치료에 사용되는 천수신경조정술도 신경인성방광 환자에서 효과가 보고되었는데 아직은 더 연구가 필요하다.

(4) 방광 내 주입술·주사

바닐로이드, 캡사이신, 레시니페라톡신 등은 C-fiber를 탈감작시켜서 몇 개월 동안 신경인성배뇨근과활동성 발현을 감소시킬 수 있다. 최근 국내에 도입된 방광 내 보툴리눔독소 주사는 신경인성배뇨근과활동성에 의한 요실금 감소에 효과적이었으며, 9~10개월 동안 효과가 지속되었다.

(5) 방광목과 요도조작

상부요로손상을 막기 위해 방광내압을 낮추는 다른 치료가 효과가 없다면, 방광출구저항을 낮추기 위해 방광목이나 외요도괄약근을 절개하거나 외요도괄약근에 화학적 탈신경조작을 고려한다. 배뇨근괄약근협조장애를 막기 위해 외요도괄약근에 보툴리눔독소 주사나 외요도괄약근절개술을 시행할 수 있다. 그러나 이러한 치료는 대부분 요실금을 유발하기 때문에 외요수집장치를 착용해야 하므로 임상적으로 꼭 필요한 경우가 아니면 자주 시행되지 않는다. 요도스텐트삽입술은 일부 기관에 시행되기는 하나 부작용이나 재치료율을 고려하면 임상적 사용은 극히 제한적이다.

(6) 인공요도괄약근과 요도슬링

인공요도괄약근과 요도슬링은 괄약근형요실금을 호전시키기 위해서 시행되는데, 이러한 치료의 전제 조건은 이 수술로 인해 방광내압이 상승하여 상부요로손상 위험성이 증가하지 않아야 한다는 것이다.

II 뇌간 또는 뇌간상부 질환

1. 외상성 뇌손상

외상성 뇌손상 원인으로는 교통사고가 가장 흔하고 추락사고는 소아와 노인에서 흔하다. 뇌에 외력에 의한 충격이 가해지면 일차적으로 미만성 축삭손상, 뇌타박, 뇌출혈, 뇌신경손상 등이 발생한다. 이후에는 다양한 병태생리학적 변화가 유발되어 추가적인 뇌손상이 발생할 수 있다. 혈종이나 급성수두증의 진행으로 두개강내압이 증가할 수 있으며, 혈뇌장벽의 파괴에 의한 혈관인성부종이 뇌좌상으로 손상 부위에서 일어날 수 있다.

외상성 뇌손상 후에는 초기에 배뇨근무반사가 나타나지만, 이후에는 다양한 하부요로기능이상이 나타난다. 손상 부위가 교뇌 상방이라면 배뇨근과활동성이, 교뇌하방이라면 추가적으로 배뇨근괄약근협조장애가 발생할 수 있다. 손상 후 첫 6주에 환자 중 62%가 요실금을, 8.3%가 요폐를 보였고, 손상 후 3주에서 9개월 사이에 심한 외상성 뇌손상 환자 50%에서 요실금을 보였다.

외상성 뇌손상으로 인한 신경인성방광은 뇌졸중으로 발생한 신경인성방광과 기본적으로 동일하다. 손상 후

방광 상태는 환자마다 다르고 시기에 따라 변할 수 있으므로 반드시 요역동학검사 소견을 기반으로 하여 치료와 추적관찰을 시행해야 한다.

2. 비손상성 질환

(1) 뇌졸중

뇌졸중 환자의 약 20~50%에서 배뇨이상이 관찰되고 시간이 흐를수록 감소하여 수개월이 지나면 12~19% 정도 환자가 이를 유지한다. 초기에는 배뇨근무활동성에 따른 요저류가 발생하나 점차 회복이 진행되면서 고정결손이 나타나기 시작한다. 일반적으로 배뇨근과활동성이 가장 흔하며 충만감각은 일반적으로 잘 보존된다. 따라서 환자는 요절박, 빈뇨 및 야간빈뇨 등의 증상을 호소하게 된다. 환자는 불수의적 방광수축을 억제함으로써 요실금을 회피하고자 수의적으로 외요도괄약근을 수축하게 되는데 이를 가성 배뇨근괄약근협조장애라고 한다. 하부요로폐색이나 배뇨근수축력 저하가 없다면 항콜린제를 이용해 방광용적을 증가시키고 배뇨근과활동성을 억제시키는 방향으로 치료한다. 대부분의 환자들이 노인들이기 때문에 항콜린제 복용을 시작할 때는 전신 상태나 정신 상태를 고려해야 한다.

(2) 치매

치매는 전두엽을 중심으로 뇌피질과 수질의 위축이나 손상을 일으키는 질환으로 뇌졸중과 유사한 양상인 신경병변으로 인해 배뇨근과활동성이 발생하게 된다. 많은 환자들이 요실금을 경험하게 되는데 배뇨근과활동성 때문에 요실금이 발생하는지, 아니면 인지기능장애로 요실금이 발생하는지 개별 환자에서 확인하기가 어려운 경우가 많다. 환자 자신이 요실금 극복에 대한 적극적 의지가 없다면 치료가 매우 어렵다.

(3) 파킨슨병

파킨슨병은 흑색질의 도파민성 신경세포뿐 아니라 다른 신경세포도 침범하는 신경변성질환이다. 약 35~70% 환자들에서 배뇨이상이 발생한다고 알려져 있으며 배뇨근과활동성 형태가 가장 흔하다. 외요도괄약근은 골격근의 일종이므로 이완 지연이 나타나 자발적인 배뇨의 시작이 지연될 수 있다. 증상으로 빈뇨, 야간빈뇨, 절박뇨, 절박성요실금, 지연뇨 등이 나타나게 되나 고령 환자들의 경우 연령을 고려하면 파킨슨병 자체 외에 전립선비대증, 여성 복압성요실금 등이 복합되어 복잡한 증상으로 나타날 수 있다. 일부에서는 요배출증상을 보인다. 방광자극증상에 항콜린제를 사용하는데, 약물 투여 후 잔뇨량을 측정하는 것이 추천된다. 방광수축력의 감소로 완전히 요배출이 되지 않거나 폐색이 심한 경우 청결간헐적도뇨를 시행한다.

(4) 다발성위축증

다발성위축증은 원인 불명의 진행성 신경변성질환이다. 파킨슨증, 소뇌침범증상, 자율신경계침범증상, 추체로침범증상 등이 복합적으로 나타난다. 파킨슨병보다 더 넓은 부위에 신경세포의 손실이 있어 배뇨장애증상이 더 심하고, 일찍 발생하며 척수의 중간외측부와 Onuf핵도 침범할 수 있다. 중추신경계를 침범한 경우 배뇨근과활동성이 나타나며, 척수를 침범하면 방광유순도의 감소를 보인다. 질병이 진행되어 교뇌와 천수를 침범하면 배뇨 시작이 어렵고 나쁜 예후를 보인다. 요도괄약근의 신경을 침범하여 방광경부 기능에 문제가 생길 수 있다. 다발성위축증에 의한 하부요로기능이상은 치료하기 어렵고 결과도 대부분 만족스럽지 못하여 약물치료와 함께 간헐적도뇨를 하게 된다.

III 척수질환

1. 척수손상

심각한 척수손상 후 손상 부위 하방의 척수분절의 활성이 감소하는 척수쇼크가 발생하는데, 체성신경계뿐 아니라 자율신경계의 활성도 억제되고 방광은 무반사, 무수축 상태에 놓인다. 이후 척수쇼크 회복기에는 방광저장기의 압력을 낮추는 데 중점을 두고 치료해야 한다. 하부척수가 온전한 경우 반사성 배뇨근수축이 회복되어 방광내압이 상승할 수 있기 때문이다.

천수상부 척수손상인 경우 배뇨근과활동성과 배뇨근괄약근협조장애 등의 특징적인 임상양상이 나타나게 된다. 방광수축 기능이 있더라도 때로는 완전하지가 않아 방광이 수축하더라도 잔뇨량이 많이 남는 경우가 있다. 배뇨근괄약근협조장애는 기능적인 방광출구폐색을 형성하기 때문에 방광내압이 상승되어 상부요로 손상이 발생할 가능성이 크다. 이는 척수손상의 정도에 따라 많은 변이가 있다.

천수손상인 경우, 천수배뇨중추가 손상되면 방광순응도가 높은 배뇨근무수축성이 발생한다. 일반적으로 방광경부와 외요도괄약근은 닫혀 있으나 배뇨기에 이완되지 않고 수의적인 조절을 이루지 못한다. 일부에서는 방광경부가 열린 형태가 되기도 한다.

그러나 한 부위만 손상을 입었더라도 척수손상은 그 한 부위에만 국한된 것이 아니라 상부나 하부 혹은 양쪽으로 연장될 수 있기 때문에 손상 위치와 배뇨장애 양상은 완전히 일치하지는 않는다. 즉 척수손상 환자의 비뇨기계를 관리하는 데 있어 신경학적 병력이나 검사 소견보다 요역동학검사 소견을 바탕으로 계획하고 치료해야 한다는 점을 명심해야 한다. 반대로 요역동학검사 소견만으로 신경학적 결론을 내리는 것도 위험한 일이다.

척수손상 환자들에서는 신중한 초기 검사와 주기적인 추적검사를 반드시 시행하여 방광과팽창, 높은 방광내압, 높은 배뇨근요누출압, 방광요관역류, 결석, 감염 등 위험인자와 합병증을 예방하는 것이 중요하다.

2. 비손상성 척수질환

(1) 다발성경화증
다발성경화증은 중추신경계의 탈수초화질환으로, 중년 여성에서 많이 발생한다. 빈뇨, 요절박, 요실금 등의 증상을 가장 흔히 호소하게 되며, 배뇨증상이 단서가 되어 병이 진단되기도 한다. 흔히 경수에 일어나므로 배뇨이상과 괄약근이상이 동시에 초래된다. 요역동학검사상 배뇨근과활동성이 흔히 나타나고 이런 소견을 보이는 환자들 중에서 배뇨근괄약근협조장애를 보이는 경우가 많다. 일부 환자들에서는 원인 모를 요저류나 배뇨근수축 저하가 나타나기도 한다.

(2) 급성횡단척수염
급성횡단척수염은 척수압박 소견 또는 신경질환의 증

거 없이 운동, 감각, 괄약근에 이상이 생기는 것으로, 감염, 자가면역, 혈관이상, 탈수초화 등이 원인이다. 하부요로기능이상은 일반적인 척수손상과 유사하게 나타난다.

(3) 신경척추봉합선폐쇄부전*neurospinal dysraphism*
대개는 척수수막류 병변이며 요천추, 요추, 천추, 흉추 순으로 발생한다. 가장 흔한 배뇨기능이상은 방광경부의 개방과 배뇨근무수축성이다. 외요도괄약근의 긴장도는 고정되어 있는데 방광충만 압력이 더 높아지면 요누출이 발생하고 복압성요실금도 발생할 수 있다. 환아들 대부분에서는 성장하면서 상부요로의 기능이상이 악화되는 경우가 많으므로 주의 깊은 추적관찰이 필요하다.

IV 말초의 질환 및 기타 상황

1. 말초신경계손상

골반강의 말초신경 중 하부요로를 지배하는 교감신경섬유와 부교감신경섬유는 그물망 모양으로 골반신경총을 형성하고 직장 외측벽에 위치한다. 여러 외력이나 골반수술 시에 손상을 받아서 하부요로기능이상을 유발할 수 있다. 손상을 받으면 탈신경, 신경중추격리*neural decentralization* 신경유착, 반흔이 신경을 포위한 압박 등이 발생하여 신경이상을 유발한다. 대부분의 환자들에서 시간이 지나면 하부요로기능이 호전되거나 회복되지만, 16~20% 환자에서는 요폐나 요실금, 요속의 저하, 요주저증상이 남을 수 있다.

(1) 복회음절제술
전통적인 복회음절제술 시 골반신경총 손상에 의한 요폐와 불완전배뇨는 50~60%, 성기능이상은 70~100%에서 나타난다. 이를 방지하고자 신경보존술식*total mesorectal excision*이 시행되었고 하부요로기능이상은 20% 이하, 성기능이상은 30% 이하로 감소되었다.

(2) 자궁적출술·자궁내막증제거술
근치적 자궁적출술과 양측 골반림프절절제술 시에도

골반신경총에 손상을 유발하여 신경인성방광이 발생할 수 있다. 직장 주위에 발생한 침윤성 자궁내막증제거술 후에도 약 30%에서 하부요로기능이상이 발생한다.

(3) 포진바이러스감염

대상포진은 천수의 배근신경절dorsal root ganglia에 varicella-zoster virus가 감염되어 나타나며 수일에서 수주일 후에 무수축방광이나 요폐 같은 증상이 나타난다. 당뇨병성방광병증과 유사하게 하부요로계 침범 초기에는 빈뇨와 요절박이 동반된 배뇨근과활동성 소견이 보이고 후기에는 방광충전감각 저하, 잔뇨량 증가, 요폐 등의 증상이 나타나지만, 대부분 일시적이며 수개월 후에 저절로 회복된다.

2. 당뇨병성 방광병증

당뇨병성 신경 병변으로 말초와 자율신경계가 침범되어 구심성감각신경이 손상됨으로써 점차 방광감각이 저해되어 배뇨근이 과팽창되고 결국에는 방광수축력을 상실하는 말기 상태로 진행하는 질환을 말한다.

(1) 빈도

당뇨병 환자에서 발생하는 하부요로증상이 꼭 당뇨병에 기인한 것은 아니지만, 당뇨병 환자에서 하부요로증상은 5~59%에서 나타난다. 또한 고령화될수록 당뇨병의 빈도가 더 증가하므로 배뇨와 연관된 방광병증도 나이에 비례해 증가한다.

(2) 병인

당뇨가 발병된 지 최소 10년이 지나면 신경집세포 Schwann cell 기능에 대사성 이상이 초래되어 분절성 탈수초화, 축삭의 변성, 신경전달의 이상이 발생되고 결국 배뇨기능부전이 초래된다. 또한 고혈당은 당화최종부산물glycosylation end products을 생성하는데, 이는 말초신경의 구조와 기능에 이상을 초래하여 당뇨병성신경병증 diabetic neuropathy을 유발한다.

(3) 요역동학검사 소견

감각과 운동신경병증으로 배뇨근수축력이 감소하고 방광감각 손실, 방광용적 증가, 방광수축력 감소, 요속 저하, 잔뇨량 증가가 발생한다.

(4) 치료

철저한 고혈당 조절이 병의 진행과 자율신경질환의 발생을 최대한 억제할 수 있다. 시간제 배뇨는 만성적인 배뇨근팽창과 대상부전을 피해 배뇨근수축력이 저하되는 것을 방지할 수 있어 수축력이 저하된 환자에서 효과적이다. 또한 증상에 따라서 청결간헐적도뇨나 항콜린제를 사용할 수 있다.

3. 추간판탈출증과 척추강협착증

추간판탈출증은 L4-L5나 L5-S1 척추뼈 사이에서 척수신경근이나 말총cauda equine을 압박하게 되므로 배뇨 관련 신경에 영향을 미칠 수 있다.

(1) 추간판탈출증

척추분절은 신경근이 척추강을 빠져나가는 척추체로 명명하므로, 성인의 천수 배뇨중추가 있는 천수부(S2~4)는 L1, 2 요추체 뒤쪽의 척수강에 있다. 요추체에서 수핵탈출이 발생하면 하부요로계, 괄약근, 골반저근의 부교감신경과 체성신경에 지장을 초래하고, 방광과 척수분절에 상응하는 몸통의 구심성신경이 영향을 받는다. 척추간판이 탈출하여 척수신경 압박이 가장 흔히 발생하는 것은 L4~5, L5~S1 요추 사이를 지나는 척수신경근에 대한 압박이다. 하부요로증상은 요추간판탈출증 환자의 27~92%에서 나타나며, 가장 흔히 보이는 양상은 정상 방광유순도의 무반사성방광이지만 간혹 배뇨근과활동성이 나타나기도 한다. 요추간판탈출증 환자에서 주의할 점은 후궁절제술이나 추간판제거술 시행 후에도 배뇨기능이 회복되지 않을 수 있다는 것이다. 따라서 추간판탈출증 합병증에 의한 하부요로기능이상과 수술에 의해 이차적으로 발생한 하부요로기능이상을 구분하기 위해서는 수술 전에 반드시 요역동학검사를 시행하는 것이 좋다.

(2) 척추강협착증

척추강협착증은 척추관, 추간공, 신경근관 등이 좁아

져 척수나 신경근이 압박을 받아 나타나는 증상이다. 척추강협착증이 발생한 척수 수준과 척수 혹은 신경근의 손상 정도에 따라 다양한 요역동학검사 소견을 보이게 되므로 반드시 요역동학검사를 시행하는 것이 좋다. 하부요로증상이 있는 환자에서 수술로 협착을 제거하면, 환자의 약 50%에서 주관적인 증상의 개선이 나타난다.

4. 기타 질환 또는 상황

신경인성방광의 원인으로 중추 또는 말초신경계에서 발생하는 주요 질환과 척수손상이 많은 부분을 차지하지만, 이 외에도 전신 신경계에 문제를 야기할 수 있는 다양한 질환들이 하부요로기능이상을 유발할 수 있다.

(1) 베체트병 *Behcet's Disease*
베체트병은 전신 혈관염증성 질환으로 약 5%에서 하부요로증상이 나타난다. 주로 절박성요실금을 비롯한 저장 증상이지만, 드물게는 요폐 등의 배뇨증상이 발생하기도 한다. 중추신경계 혈관 침범에 의한 신경인성방광 또는 방광 내 혈관 직접 침범의 두 가지 병인에 의해 발생 가능하다. 요역동학검사 소견은 배뇨근과활동성이 가장 흔히 나타나지만, 방광수축력 저하, 유순도 저하, 기능성 용적 저하, 잔뇨량 증가 등이 동반되기도 한다.

(2) 전신홍반루푸스 *systemic lupus erythematosus*
피부 및 각종 신체기관에 있는 결체조직과 작은 혈관에 광범위한 염증성 변화가 나타나는 질환으로, 세포핵에 대한 자가항체가 원인으로 추정된다. 척수병증은 약 1~3%에서 나타나며, 이 경우 신경인성방광이 발생할 수 있다. 따라서 전신홍반루푸스 환자에서 그 전에 없던 하부요로증상이 나타날 경우 반드시 동반 가능한 척수병증을 의심해 보아야 한다. 하부요로증상은 배뇨곤란, 요폐, 요실금 등 다양하게 나타나며 요역동학검사에서 가장 흔하게 나타나는 소견은 기능성 방광용적 저하를 동반한 배뇨근과활동성이지만, 천수신경절이나 절전 신경세포를 침범했을 경우 방광근무력증이 나타날 수 있다.

V 신경인성방광의 합병증 및 예후

신경인성방광의 추적관찰에서 중요한 것은 상부요로손상을 방지하고 삶의 질에 영향을 주는 요실금을 호전시키는 일이다. 또한 발생가능한 합병증을 미리 파악하여 요로계에 비가역적인 변화가 발생하지 않도록 주의해야 한다.

1. 신경인성방광의 합병증

(1) 요로감염
신경인성방광에서 요로감염은 비교적 흔하게 발생한다. 특히 장기간의 카테터 유치나 방광요관역류, 많은 잔뇨량 등 위험인자를 가지고 있는 경우에 자주 발생할 수 있다.

1) 급성신우신염
신경인성방광으로 인해 요관방광이행부에 변형이 있거나 방광내압이 높은 경우 감염뇨가 신장으로 역류하게 된다. 감염으로 인한 신장기능의 손상을 막기 위해 적절한 항생제를 이용해 집중치료를 시행하며 염증의 원인을 제거해야 한다.

2) 부고환염
배뇨근괄약근협조장애나 요도카테터 유치 때문에 발생할 수 있다. 적절한 항생제를 투여하고, 환자를 안정시키고 음낭을 올려 치료한다. 요도 유치카테터를 제거하고 치골상부방광루 카테터로 바꾸거나 정관묶음이 필요할 수 있다.

(2) 수신증과 신장기능 감소
배뇨근의 비후로 요관방광이행부가 좁아져서 저항이 증가하거나 방광내압이 상승되어 기능적으로 요관폐색이 발생하면 요관이 점차 늘어나고 신장에 역압이 작용하게 된다. 이 단계에서 치료의 가장 기본적인 사항은 하부요로의 요역동학적 현상을 저압으로 정상화시키는 것이다. 유치카테터 또는 간헐적 도뇨와 항콜린제 병용치료를 시도해 볼 수 있다. 방광요관역류가 발생할 경우 만성신장손상이 발생하고 신우신염으로 신장손상이 더욱 가속화될 수 있다. 척수손상 환자의 약 20% 내외에서 방광요관역류가 발생한다고 보고되어 있다.

(3) 요로결석

신경학적 문제로 계속 침상에 누워 지내면 활동을 하지 못해 골격의 탈염demineralization과 칼슘의 동원mobilization이 일어나 고칼슘뇨증이 발생한다. 또한 누운자세와 부적절한 수분 섭취는 소변 정체를 유발하여 요중 칼슘의 농도를 높일 수 있다. 도뇨관을 통해 들어온 요소분해균urea-splitting organism에 의한 요로감염의 결과로 소변이 분해되어 암모니아가 형성되며 이에 중탄산염, 인산염 등이 칼슘과 겹쳐 결정화되어 결석이 형성될 수 있다. 신경인성방광 환자에서 신결석은 대부분 요로감염 때문에 생기는데, 신결석은 지속적인 신장감염과 폐색의 원인으로 작용하여 결국 신장기능을 잃게 된다.

(4) 성기능장애

척수손상이나 마비 질환을 앓고 있는 남성 환자들은 다양한 정도의 성기능장애도 갖고 있다. 상부운동신경세포 병변이 있는 환자는 대부분 반사성 발기능력을 갖고 있다. 상부흉수 또는 경추신경 병변 환자는 자율신경반사이상으로 발기 시 위험할 정도로 혈압이 상승할 수 있다. 하부운동신경세포가 완전 손상된 경우 일반적으로 발기가 되지 않는다.

2. 신경인성방광의 예후

신경인성방광의 치료에서 중요한 것은 신장손상의 진행을 막고 요실금을 호전시키는 것이다. 치료법이 발전하고 있고 정기추적관찰법이 확대되면서 장기 생존률과 삶의 질이 크게 개선되고 있다. 신경인성방광은 신경이 손상되면서 이차적으로 발생하는 병이므로 신경손상의 정도, 부위, 손상기전 및 환자 개인별 특성에 따라 매우 다양한 경과를 보인다. 따라서 치료자는 요로감염 및 신장손상을 최대한 방지하기 위해 장기적인 계획을 세우고 환자를 꾸준히 관리해야 한다.

추천문헌

대한배뇨장애요실금학회. 배뇨장애와 요실금. 4판. 군자출판사, 2021:283-325

Consortium for spinal cord medicine. Outcomes following traumatic spinal cord injury: clinical practice guidelines for health-care professionals. J Spinal Cord Med 2000;23:289-316

Jaggi A, Drake M, Siddiqui E, Fatoye F. A comparison of the treatment recommendations for neurogenic lower urinary tract dysfunction in the national institute for health and care excellence, European Association of Urology and international consultations on incontinence guidelines. Neurourol Urodyn 2018;37:2273-2280

Jeong SJ, Cho SY, Oh SJ. Spinal cord/brain injury and the neurogenic bladder. Urol Clin North Am 2010;37:537-546

Kessler TM, La Framboise D, Trelle S, Fowler CJ, Kiss G, Pannek J, et al. Sacral neuromodulation for neurogenic lower urinary tract dysfunction: systematic review and meta-analysis. Eur Urol 2010;58:865-874

Madhuvrata P, Singh M, Hasafa Z, Abdel-Fattah M. Anticholinergic drugs for adult neurogenic detrusor overactivity: a systematic review and meta-analysis. Eur Urol 2012;62:816-830

Panicker JN. Neurogenic Bladder: Epidemiology, Diagnosis, and Management. Semin Neurol 2020;40:569-579

Panicker JN, Fowler CJ, Kessler TM. Lower urinary tract dysfunction in the neurological patient: clinical assessment and management. Lancet Neurol 2015;14:720-732

Stöhrer M, Blok B, Castro-Diaz D, Chartier-Kastler E, Del Popolo G, Kramer G, et al. EAU guidelines on neurogenic lower urinary tract dysfunction. Eur Urol 2009;56:81-88

Wyndaele JJ, Kovindha A, Madersbacher H, Radziszewski P, Ruffion A, Schurch B, et al. Committee 10 on Neurogenic Bladder and Bowel of the International Consultation on Incontinence 2008-2009. Neurologic urinary incontinence. Neurourol Urodyn 2010;29:159-164

전립선비대증

정태영, 홍성규 집필/정재일, 홍준혁 감수

I 전립선비대증의 개관, 정의

전립선비대증benign prostatic hyperplasia; BPH은 인구의 노령화, 식생활의 서구화, 삶의 질 향상에 대한 욕구 등으로 인해 그 발생빈도와 중요성이 빠르게 증가하고 있다. 발생에는 여러 복합적인 요소가 원인과 위험인자로 작용하며, 단순히 물리적 비대에 의한 폐색증상 외에도 배뇨근 불안정 및 기능장애로 인한 빈뇨와 수면 장애 등 다양한 방면의 증상과 이에 대한 치료가 요구된다. 나이 든 남성에게서 하부요로증상lower urinary tract symptoms; LUTS을 유발하는 가장 흔한 질환으로, 시간이 경과함에 따라 점차 진행하는 경향을 보인다.

치료는 증상의 호전 외에도 삶의 질 향상을 목표로 하며 전립선비대증으로 인한 수술과 급성요폐의 위험성을 감소시키며 전립선비대증의 자연경과를 바꾸는 데 초점을 두고 있다. 그러나 진료에 임하는 의사와 환자의 입장에서 전립선비대증 치료 목표는 다를 수 있다. 따라서 비뇨의학과 의사는 약물치료의 용법, 효과와 부작용, 수술치료의 적응증, 방법, 효과 등에 대해 잘 알고 환자와 의논해 치료방법을 결정할 수 있어야 한다.

1. 개관

전립선의 대부분은 임신 10~12주에 요로생식동urogenital sinus 및 이와 연관된 중간엽조직mesenchyme에서 분화되기 시작한다. 반면에 중심구역은 중신관mesonephric duct으로부터 기원한다. 전립선은 약 70%의 선조직glandular tissue과 30%의 섬유근육조직fibromuscular tissue으로 구성되어 있다.

제1장에서 기술한 기본적인 전립선 해부학 외에 요도괄약근urethral sphincter을 이해하는 것이 여러 하부요로증상을 이해하는 데 중요하다. 전립선요도와 방광경부에 걸쳐 내요도괄약근internal urethral sphincter이 존재하는데, 내요도괄약근은 방광배뇨근 섬유가 연속되어 두꺼워진 평활근으로 수동적 요자제를 담당하고 있으며, 평활smooth괄약근 혹은 근위부proximal 요도괄약근으로 불리기도 한다. 전립선 첨부 원위부에서는 내요도괄약근의 더 바깥쪽에 외요도괄약근external urethral sphincter(횡문striated괄약근, 원위부distal 요도괄약근)이 있어 내요도괄약근의 압력이 증가하는 경우 추가적인 요자제를 가능하게 해 준다(그림 24-1).

전립선의 성장과 분화, 생리적 항상성의 조절에 남성호르몬이 중심 역할을 하지만 이 외에도 여러 성장인

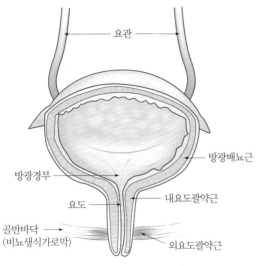

그림 24-1 요도괄약근과 주위 구조물

요관, 방광배뇨근, 방광경부, 내요도괄약근, 요도, 골반바닥(비뇨생식가로막), 외요도괄약근

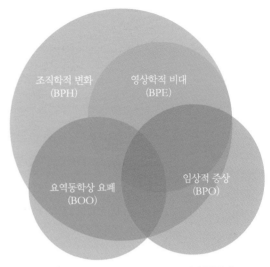

그림 24-2 BPE, BOO, BPH의 상관관계

조직학적 변화 (BPH), 영상학적 비대 (BPE), 요역동학상 요폐 (BOO), 임상적 증상 (BPO)

자, 세포부착물질, 기질-상피 상호작용stromal-epithelial interaction, 세포자멸사programmed cell death; apoptosis 역시 중요한 역할을 한다.

정상 전립선세포는 생리학적으로 성장하고 기능을 유지하고 증식하는 데 있어 남성호르몬에 의존적이다. 혈중 테스토스테론은 거의 대부분(98%)이 혈중 단백질에 결합되어 있고 약 2%만이 활성 상태인 유리형으로 존재한다. 유리형 테스토스테론free testosterone은 단순확산에 의해 전립선세포 내로 들어가며 5알파환원효소 2형 5α-reductase type 2에 의해 90% 이상이 DHT(dihydrotestosterone)로 비가역적으로 전환된다. DHT는 전립선 내에서는 테스토스테론에 비해 5배 이상 존재하고 작용 면에서 10배 가까이 강력하여 전립선의 기능, 성장과 분화를 조절하는 데 가장 중요한 남성호르몬이다.

전립선은 여러 단백질을 분비하는데, 임상적으로 중요한 것은 전립선특이항원prostate-specific antigen; PSA, 인간 kallikrein 2human kallikrein 2; hK2, 전립선특이세포막항원prostate-specific membrane antigen; PSMA, 전립선산성인산분해효소prostatic acid phosphatase; PAP 등이다. PSMA는 전립선 상피세포에서 높은 특이도를 보여 전립선암의 표적 진단(PMS PET)과 치료(177Lu-PSMA-617)에 적용되고 있다.

2. 정의

전립선비대증의 정의는 아직 명확히 확립되어 있지 않으며, 통상적으로 전립선의 양성조직 증식을 의미한다. 임상적 진단과 치료를 요하는 전립선비대증은 조직 자체의 비대, 폐색, 하부요로증상의 조합을 통해 진단된다.

조직학적으로는 전립선의 기질과 상피세포의 증식benign prostatic hyperplasia; BPH을, 요역동학적으로는 방광출구폐색bladder outlet obstruction; BOO으로 인해 방광내압의 증가와 배뇨속도 감소가 동시에 나타나는 상태를, 영상의학적으로는 전립선 크기가 증가benign prostate enlargement; BPE한 경우를, 임상적으로는 전립선의 크기 증가를 수반하는 방광출구폐색상태benign prostatic obstruction; BPO로 인해 하부요로증상을 호소하는 경우를 뜻한다(그림 24-2).

II 병인

전립선비대증의 발생기전은 아직 정확히 밝혀지지 않은 상태이지만, 세포증식의 유도와 억제(세포자멸사)가 균형을 이루고 있는 전립선조직의 항상성이 깨지는 경우 전립선비대증을 일으킨다고 본다. 발생원인으로는 남성호르몬의 존재, 노화, 기질-상피 상호작용, 세포자멸사의 결함, 성장인자, 교감신경 신호전달체계, 염증, 유전적 요인, 가족력 등이 복합적으로 작용하는 것으로 생각된다. 특히 전립선비대증 가족력이 1촌 내에 있는 환자가 그렇지 않은 환자보다 비대증으로 인한 수술치료 가능성이 4배가량 높다.

이 중 남성호르몬, 특히 DHT의 존재와 노화가 가장 중요한 요인으로, 남성호르몬은 전립선의 기본적인 성장과 기능 유지에 필수적인 반면 전립선비대증 발생에 직접 관여하지는 않는다. 특히 전립선비대증에서 전립선 내 DHT의 농도가 높지는 않지만 성장인자와 그들의 수용체 조절에 밀접하게 관여하고 자가분비*autocrine*나 주변분비*paracrine* 작용을 통해 상피세포 또는 기질세포의 증식을 촉진함으로써 전립선세포의 증식과 세포자멸사 사이에 비정상적인 불균형을 일으켜 전립선비대증의 발생에 기여한다.

남성호르몬과 반대로 혈중 에스트로겐 농도는 나이에 따른 증가를 보여 불균형을 초래하고, 동물모델에서 증가된 에스트로겐은 전립선에서 안드로겐 수용체의 발현을 증가시켜 유리형 테스토스테론에 대한 전립선의 감수성을 높임으로써 전립선이 성장하게 한다. 하지만 실제 사람에서 에스트로겐이 전립선비대증에 미치는 영향은 불명확한 상태이며, 최근에는 FGF-1, -2, -7, VEGF와 같은 성장인자*growth factor*와 수용체*receptor*, 스테로이드 호르몬 기전과의 상호관계가 전립선세포 증식에 더 밀접한 연관이 있을 것으로 추정된다.

III 병태생리

1. 병리학

전립선조직의 약 70%는 선조직으로, 물질을 분비하는 부분인 세엽*acinus*과 분비된 물질을 배출하는 관*duct*으로 이루어져 있으며 주로 옆쪽과 뒤쪽에 위치한다. 나머지 약 30%는 섬유근육조직으로 주로 앞쪽에 위치한다. 정상 전립선에서 선조직의 95%는 주변구역(70%)과 중심구역(25%)에 위치하고 5% 정도만 이행구역*transitional zone*을 구성한다. 전립선을 구성하는 세포로는 상피세포와 기질세포가 있다.

전립선비대증은 이행구역과 요도주위선*periurethral gland region*의 비대로 발생하며 병리학적으로 결절성 증식*nodular hyperplasia*을 보인다. 발생 부위별 특징을 표 24-1에 정리했다.

2. 전립선 평활근의 역할

기질에 분포하는 평활근의 수축에 의한 능동적·수동적 긴장도*tone*가 요도압에 영향을 줄 수 있는데, 알파수용체를 자극하면 전립선요도의 압력이 상승하고 알파차단제를 사용하면 압력이 저하된다. 알파수용체 중 알파*alpha*1A가 전립선에는 가장 많이 분포하고 있으며 사람에서 평활근의 능동적 수축에 가장 밀접한 역할을 하고 있는 것으로 알려져 있다. 최근에는 발기부전치료에 사용되는 PDE5 억제제*phosphodiesterase 5 inhibitor*가 전립선평활근의 수축력 감소를 통해 하부요로증상 동반 전립선비대증 치료에 사용될 수 있음이 밝혀졌다.

3. 폐색과 방광의 변화

(1) 방광출구폐색으로 인한 방광의 변화
방광출구폐색이 지속되면 평활근 증식 및 콜라겐 증가로 인하여 방광이 비대해지고*hypertrophy*, 이후 세포외기질*extracellular matrix; ECM* 변화를 통한 보상*compensation* 상태를 거쳐 최종적으로는 방광의 수축력이 전혀 없는 대상부전*decompensation* 상태에 이르게 된다. 이런 변화는 미세혈류, 세포외기질, 신경, 평활근 등 다양한 인자의 영향을 받으며 허혈*ischemia*이 주된 인자로 작용한다.

방광의 기능 변화는 크게 두 가지로 나타나는데, 첫

표 24-1 전립선비대증의 발생 부위에 따른 특징

이행구역	요도주위선
주로 선조직으로 구성	주로 기질조직으로 구성
전형적인 전립선 양엽의 비대	전립선 크기가 작고 방광경부가 비정상적으로 비대
결절의 크기가 커져 종물을 형성한 후 증상 유발	전립선의 실질적인 크기 증가 없이도 심한 폐색증상 유발

째, 배뇨근불안정detrusor instability의 증가와 순응도 compliance 저하가 초래되어 빈뇨나 요절박이 발생하고, 둘째, 배뇨근의 수축력 감소가 초래되어 요속 감소, 요주저hesitancy, 단속뇨intermittency, 잔뇨 증가 등이 발생한다.

(2) 폐색 제거의 효과

방광의 변화는 폐색이 발생한 시기와 기간, 폐색의 정도와 형태 등에 따라 다르므로 그 변화를 정확히 예견하기 어렵다. 환자의 대부분은 수술로 방광출구폐색을 제거한 후 증상이 많이 개선되지만 약 30%는 수술 후에도 배뇨근 불안정이 지속되어 요절박 및 저장증상 이상을 계속 호소한다. 정도가 심하고 장기간의 폐색으로 인해 대상부전 상태에 이르게 되면 수술로 폐색을 제거해도 배뇨증상이 개선되지 않으므로 수술 전 설명이 필요하다.

Ⅳ 역학

1. 역학조사

전립선비대증은 앞서 언급되었듯이 정의가 명확하지 않고 다양한 임상형태를 가져 역학 연구는 주로 부검 autopsy 결과를 이용하거나 전립선비대증을 치료하기 위해 내원한 환자 또는 건강검진을 받은 환자를 대상으로 한 것이 많다.

서양의 부검 연구에서 조직학적 전립선비대증은 30대 이전의 남성에는 없으며 나이가 증가함에 따라 유병률이 점점 증가하여 80대에는 최고 88%에 이른다고 보고했다. 미국의 경우 50세 이상 남성의 50% 이상, 80세 이상 남성의 80% 이상이 전립선비대증에 의한 하부요로증상을 가지며, 2015년 기준 매년 약 1,300만 명이 전립선비대증으로 인해 비뇨의학과를 방문하고, 그중 절반 이상이 약물치료를 받고 약 13만 명이 수술적 치료를 받고 있다. 약물치료와 대체수술요법의 증가에 따라 경요도전립선절제술transurethral resection of prostate; TURP의 빈도는 1987년 최고 26만 명에서 점차 감소하고 있는 추세이다.

우리나라의 경우 1995년 한 해 동안 전립선비대증 외래진료 건수는 약 69,800건으로 전체 외래진료의 0.6%에 불과했다. 그러나 최근 건강보험심사평가원의 자료에 따르면 전립선비대증 환자는 2012년 89만여 명, 2015년 105만여 명, 2021년 135만 4,025명으로 빠르게 증가하고 있는 추세이다.

2. 역학조사 분석

역학조사의 역할은 결과를 분석하여 하부요로증상, 전립선의 비대, 방광출구폐색의 결정요인(위험인자)을 밝혀내는 것으로, 기존에 알려진 나이(고령), 유전성 외에도 다양한 요인들이 연관성이 있는 것으로 밝혀졌다. 간경변증과 음주는 혈중 테스토스테론의 감소와 에스트로겐의 증가를 일으켜 전립선 용적 증가와 역관계이다. 고혈압, 흡연 등은 명확한 관계를 보이고 있지 않으며, 신체질량지수body mass index; BMI가 높은 비만 환자에서 상대적으로 하부요로증상의 빈도가 높아 수술적 치료를 받을 가능성은 높을 수 있으나 지방은 오히려 에스트로겐을 증가시키는 상반된 효과가 있어 전립선비대증과의 직접적 인과관계가 밝혀지지 않았다.

Ⅴ 자연경과

특정 질환의 자연경과는 오랜 기간 동안 아무런 치료를 하지 않았을 때의 예후를 의미하며 역학에서 중요하게 다루어지고 있는 분야이다.

1. 고려되어야 할 임상요소

전립선증상점수, 삶의 질, 최대요속, 잔뇨, 전립선 용적, 전립선특이항원 및 급성요저류, 수술 등의 침습적 치료법 시행 여부 등이 포함된다.

2. 연구 방법 및 결과

종적 지역사회 연구longitudinal population-based studies, 대규모 임상시험 내에서 위약군 연구, 대기관찰요법 연구watchful waiting studies의 세 가지 연구방법이 있으며, 대부분의 연구에서 시간이 경과함에 따라 점차 진행하는 경향을 나타냈다.

(1) 종적 지역사회 연구

대표적인 연구는 Olmsted County Study이다. 이 연구는 미국 옴스테드카운티*Olmsted County*에 거주하는 40~79세의 남성 중 무작위로 추출한 2,115명을 1990년부터 추적조사하여 여러 시점에서 결과를 분석함으로써 자연경과에 대한 다양한 정보를 제공한다. AUA(미국비뇨의학회) 증상점수가 92개월 시점 분석에서 1년에 0.34점씩 증가했고, 최대요속은 6년 추적검사 자료에서 1년에 2.1%씩 감소했다. 전립선 용적은 40~79세에서 10년간 6mL 증가했다.

(2) 위약대조군 연구

MTOPS(Medical Therapy of Prostatic Symptoms) 연구가 대표적이다. 위약군의 16.6%에서 임상적 진행(증상점수 4점 이상 상승, 급성요저류, 전립선비대증으로 인한 신장기능 저하, 반복적인 요로감염, 요실금 등)이 발생했으며 이중 79.5%는 증상점수의 상승에 의한 진행이었다. 급성요저류는 2%에서 발생했으며, 전립선비대증으로 인한 수술은 5%에서 시행되었다. 그러나 위약효과로 인해 전체적인 증상점수는 4.9점이 감소되었으며, 최대요속은 1.4mL/sec 증가된 것으로 나타났다.

(3) 대기관찰요법 연구

다른 치료법을 시행하지 않고 대기관찰요법만 시행한 연구로, 그 수가 많지 않다. 1986년부터 1989년까지 456명의 환자를 대상으로 시행한 임상시험 결과에 의하면 최대요속은 66%에서 악화, 20%에서 호전되었으며, 잔뇨량은 35%에서 증가, 37%에서 감소했고 나머지 28%는 변화가 없었다. 경요도전립선절제술 무작위 배정 임상시험에서 수술을 받지 않은 환자 276명을 수술받은 280명과 비교해 보았을 때, 24%는 결국 수술이 요구되었으며, 궁극적으로 환자의 심한 하부요로증상이 수술을 선택하게 되는 가장 큰 요인이었다. 대기관찰을 시행하는 환자는 수술 후 요속 개선이 상대적으로 적어, 수술이 지연되는 만큼 방광기능에 비가역적 손상이 온다는 것을 추정할 수 있다.

3. 임상적 진행의 위험인자

전립선비대증의 자연경과에서 임상적 진행을 보인 군의 특성을 분석하면 임상적 진행의 위험인자를 알 수 있다. Olmsted County Study를 포함한 연구를 종합해 보면, 나이는 많을수록, 증상점수가 높을수록, 최대요속이 낮을수록, 전립선 용적이 클수록, 전립선특이항원수치가 높을수록 급성요저류의 위험이 상대적으로 높았다.

4. 합병증

적절히 치료되지 않거나 치료가 지연된 전립선비대증은 요로감염, 혈뇨, 방광결석, 방광의 대상부전*decompensation*, 요실금, 상부요로 기능악화*deterioration* 및 질소혈증*azotemia* 등의 합병증을 유발할 수 있다.

Ⅵ 진단

1. 증상

전립선비대증으로 인한 증상을 통틀어 하부요로증상이라 한다(제19장 참조). 이 같은 증상을 객관화하고 치료효과를 평가하기 위해 국제전립선증상점수*International Prostate Symptom Score; IPSS*가 많이 사용되고 있으며, 7개 항목 각각에 0~5점의 점수를 매겨 총점이 1~7점이면 경증, 8~19점은 중등도, 20~35점은 중증으로 나눈다(표 24-2).

증상점수만으로 판단하기 힘든 생활 불편도, 삶의 질 저하 등을 측정하는 척도들도 개발되어 있다. 또한 하부요로증상이 있는 환자 모두가 전립선비대증이 있는 것도 아니므로 병력청취를 통해 비뇨기계 수술의 과거력, 외상 여부, 요로감염, 요도협착, 신경학적 질환, 성기능장애 여부 및 하부요로기능에 영향을 주는 약물 복용 등을 확인해야 한다.

2. 신체검사

직장수지검사*digital rectal exam; DRE*로 전립선의 크기

표 24-2 국제전립선증상점수*International Prostate Symptom Score; IPSS*

병록번호 _____ 성명_____ 성별 M/F_____ 나이_____ 세

평소 (지난 한 달간) 소변을 볼 때의 경우를 생각하셔서 대략 5번쯤 소변을 본다고 하면 몇 번이나 다음의 불편한 증상이 나타나는 가를 생각하셔서 해당 칸에 ∨ 표시를 하여 주십시오.

국제전립선증상점수표(IPSS)

	전혀 없음	5번 중 1번	5번 중 1~2번	5번 중 2~3번	5번 중 3~4번	거의 항상
1. 평소 소변을 볼 때 다 보았는데도 소변이 남아 있는 것같이 느끼는 경우가 있습니까?	0	1	2	3	4	5
2. 평소 소변을 본 후 2시간 이내에 다시 소변을 보는 경우가 있습니까?	0	1	2	3	4	5
3. 평소 소변을 볼 때 소변줄기가 끊어져서 다시 힘주어 소변을 보는 경우가 있습니까?	0	1	2	3	4	5
4. 평소 소변을 참기 어려운 경우가 있습니까?	0	1	2	3	4	5
5. 평소 소변줄기가 약하다거나 가늘다고 생각한 경우가 있습니까?	0	1	2	3	4	5
6. 평소 소변을 볼 때 소변이 금방 나오지 않아서 아랫배에 힘을 주어야 하는 경우가 있습니까?	0	1	2	3	4	5
7. 평소 잠자다 일어나서 소변을 보는 경우가 하룻밤에 몇 번이나 있습니까?	0	1	2	3	4	5

생활 만족도

	아무 문제 없다	괜찮다	대체로 만족	만족, 불만족 반반	대체로 불만	괴롭다	견딜 수 없다
지금 소변을 보는 상태로 평생을 보낸다면 당신은 어떻게 느끼겠습니까?	0	1	2	3	4	5	6

총 증상점수_____ 점   생활불편점수_____ 점

와 경도를 평가한다. 단단한 결절이 만져질 경우 전립선 암을 의심할 수 있다. 경직장초음파와 PSA검사가 전립 선의 크기 측정과 전립선암의 가능성 평가에 각각 더 많 이 이용되고 있지만, DRE는 전립선비대증 환자에서 기 본적인 검사이며 항문괄약근의 긴장도를 통해 신경학적 질환을 의심할 수 있다.

3. 요류검사 및 잔뇨의 측정

요류검사*uroflowmetry*는 하부요로증상이 있는 환자에 서 표준검사이며 수술치료 이전에 필수적으로 시행된다. 배뇨량, 최대요속, 평균요속 등을 측정하며(그림 24-3),

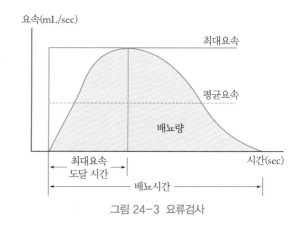

그림 24-3 요류검사

150mL 이상의 배뇨량을 기준으로 2회 이상 시행하는 것이 권장된다. 최대요속이 15mL/sec 이하이면 방광출구 폐색을 의심할 수 있다.

배뇨후잔뇨량 측정은 초음파기구를 이용해 간단히 시행할 수 있다. 잔뇨량이 많을 경우 방광기능부전의 가능성이 있고 치료에 반응이 없는 원인 중 하나이다.

4. 경직장초음파

transrectal ultrasonography; TRUS

TRUS는 DRE, 요도방광경검사보다 전립선 크기 측정에 있어 정확성이 높으며 전립선결석, 낭종 등의 진단에 도움이 된다. 저반향 병소가 보일 경우 전립선암을 의심할 수 있다. 초음파 유도하에 전립선조직검사를 시행할 경우에 필수적으로 사용된다.

5. 전립선특이항원

정상 전립선 구조가 파괴되면 PSA가 혈액 내로 유입된다. 이러한 현상은 전립선암뿐만 아니라 전립선비대증, 전립선염, 요저류 시에도 발생할 수 있다. 또한 DRE, TRUS, 정액사정에 의해서도 일시적으로 PSA가 증가할 수 있다. PSA가 4ng/mL 이상인 경우 전립선암을 의심하여 전립선조직검사를 시행하는 것이 일반적이나, 최근 절단치를 3ng/mL로 낮추는 경향이 있다.

6. 요검사 및 혈액검사

하부요로증상은 요로감염이 있을 경우에도 나타나므로 요검사는 필수적인 검사이다. 또 전립선비대증으로 인한 방광출구폐색이 진행되면 수신증과 신부전증을 유발할 수 있다. 따라서 혈중 크레아티닌*creatinine*치를 측정해야 하며, 증가된 경우 신장초음파를 시행하는 것이 유용하다.

7. 배뇨일지*voiding diary* 작성

24시간 배뇨일지 기록은 전립선비대증 환자의 초기검사로 환자의 배뇨양상을 파악하는 중요한 도구이다. 간단하고 저렴한 비용으로 시행할 수 있고, 특히 주간빈뇨, 야간뇨가 있는 경우 유용한 정보를 제공한다.

8. 요역동학검사

요역동학검사는 침습적인 검사이기 때문에 앞에 시행한 검사에서 하부요로증상의 원인이 확실하지 않거나 신경인성방광이 의심되는 경우, 보다 침습적인 치료방법을 고려할 때 등의 경우에 선택적으로 시행할 수 있다. 압력-요류검사*pressure-flow study*를 시행할 경우 방광출구폐색을 진단하기 위해 최대요속 순간의 방광수축력(배뇨근압)을 기록해야 하고, 배뇨 시의 방광내압, 복압, 요도내압, 괄약근 근전도 등도 측정한다.

9. 기타 검사

(1) 요도방광경
방광과 요도 내의 다른 병변을 확인할 필요가 있거나 치료방법을 결정하기 위해 전립선의 크기와 모양을 미리 알 필요가 있는 경우 또는 혈뇨가 있을 때 선택적으로 시행하는 것이 바람직하다.

(2) 요세포검사
방광암 환자에서도 하부요로증상을 호소할 수 있어 현미경적 혈뇨가 존재할 때 시행할 수 있다.

Ⅶ 비수술치료

1. 대기관찰요법

의사가 환자를 수시로 검사하여 상태를 파악하고 있으나 적극적으로 치료하지는 않는 것을 말한다. 환자의 증상이 경미하거나(국제전립선증상점수 7점 이하) 치료의 필요성을 크게 느끼지 못하는 경우, 치료에 따른 부작용이나 불편을 원하지 않는 경우에는 대기관찰요법도 고려할 수 있다. 대기관찰요법은 전혀 관리를 하지 않는 것이 아니고, 배뇨에 영향을 주는 요소들을 환자에게 이해시키고 나쁜 영향을 미치는 생활습관을 개선하는 것이 중요하다. 예를 들어, 저녁 식사 후에는 수분 섭취를 줄이고 카페인과 알코올 섭취를 줄이며 가급적 시간에 맞추어 배뇨하도록 지도한다. 급성요저류를 유발할 수 있는 감기약의 복용, 과한 음주 등과 배뇨에 영향을 미치는 약은 없는지도 확인하고 그 위험에 대해 교육한다.

2. 약물치료

전립선비대증의 일차적인 치료로 알파차단제, 안드로겐억제제, 항무스카린제, β_3 아드레날린수용체자극제 등을 이용한 약물치료가 많이 이용되고 있다.

(1) 알파차단제

전립선에는 알파아드레날린 수용체가 많이 분포하며 이 수용체들이 분포한 평활근은 전립선요도의 압력과 긴장을 유발하므로, 알파차단제는 전립선비대증 치료에 효과적이다. 인간 전립선의 수축에 관여하는 것으로 알려진 알파1 수용체에는 알파1A, 알파1B, 알파1D의 세 가지 아형이 밝혀졌으며, 이 중 알파1A 수용체가 전립선 수축에 가장 중요한 역할을 하므로, 전립선비대증의 약물치료에 중요한 역할을 한다. 알파1D 수용체는 방광배뇨근에 많이 분포하므로 저장증상을 가진 환자에서 중요성이 강조되고 있다.

Terazosin, doxazosin, alfuzosin은 비선택적 알파차단제로 무력증asthenia, 어지럼증, (기립성)저혈압 등의 전신적인 부작용이 있었다. 이후 선택적 알파차단제인 tamsulosin, silodosin, naftopidil이 개발되면서 이러한 부작용이 줄게 되었다. 최근 alfuzosin, doxazosin, terazosin, 특히 tamsulosin을 투여 중인 환자에게서 백내장 수술 중 홍채이완증후군intraoperative floppy iris syndrome; IFIS이 보고되어 안과의사에게 수술 전에 알려 주어야 한다.

일반적으로 알파차단제는 비록 각각의 약물에 따른 고유한 특징을 가지나(표 24-3), 전립선비대증에서의 효과는 약물에 따라 크게 다르지 않다. 위약대조 연구를 종합하면, 국제전립선증상점수를 35~40% 개선하며 최대요속을 20~25% 향상시킨다. 하지만 전립선 크기를 줄이지 못하고 질병의 진행을 막지는 못한다.

(2) 5알파환원효소억제제5α-reductase inhibitor; 5ARI

5알파환원효소, 특히 2형은 안드로겐에 민감한 대부분의 장기에 존재하며, 이 효소를 억제하면 안드로겐의 작용을 억제함으로써 전립선의 용적을 감소시킨다. 따라서 5ARI는 전립선 용적을 18~28% 감소시켜서 증상을 완화하고 요속을 증가시킨다. Finasteride와 dutasteride가 개발되어 있으며 증상 개선뿐만 아니라 전립선비대증으로 인한 급성요저류와 수술을 예방하는 효과가 있다. 또한 알파차단제와의 병용 투여 시 알파차단제 단독 투여에 비해 증상 및 요속 개선에 우월한 효과를 보였다.

5ARI는 알파차단제와 비교하여 어지럼증, 무기력, (기립성)저혈압, 코막힘 등의 전신 부작용이 거의 없다는 장점이 있다. 반면에 테스토스테론의 혈중 농도는 유지하면서 DHT 농도만 저하시키는 데도 불구하고, 성욕저하, 사정장애, 발기부전 등이 나타날 수 있다. 또한 PSA 수치를 약 50% 감소시키므로 전립선암의 선별검사 시 이를 고려해야 한다.

표 24-3 알파차단제 약제별 특징

약제	특징
Terazosin	정상 혈압을 가진 전립선비대증 환자에서는 혈압에 유의한 변화를 보이지 않지만 고혈압 환자에서는 혈압강하 효과가 있어 고혈압을 동반한 전립선비대증 환자에서 유용할 수 있다.
Doxazosin	전립선의 기질조직에서 세포자멸사를 유발함이 보고되었다.
Alfuzosin	2~7%에서 어지럼증이 보고되었으나. 사정장애는 단지 1% 미만에서 발생했다.
Tamsulosin	최초로 승인받은 선택적 알파1차단제로 알파1A, 알파1D 수용체에 작용한다. 부작용 발생은 낮으나 어지럼증, 사정장애, 코막힘, 백내장수술 중 홍채이완증후군은 유의하게 많이 보고되었다.
Silodosin	알파1A 수용체를 매우 선택적으로 억제하여 심혈관계 부작용이 적은 약물이다. 사정장애의 빈도가 높지만 혈관에 대한 다른 부작용은 유의하게 낮아 안전성 있는 약제로 알려져 있다.
Naftopidil	알파1D 수용체에 더 선택적으로 작용하는 약물로 저장증상, 특히 야간뇨의 개선에 효과적이다. 사정장애의 발생이 적다.

(3) 항무스카린제

많은 전립선비대증 환자에서 저장증상이 동반된다. 이 경우 알파차단제만으로는 치료효과를 얻기 어려우므로 저장증상을 치료하기 위해 항무스카린제를 사용한다. 여기에는 oxybutynin, propiverine, trospium, tolterodine, fesoterodine, solifenacin, imidafenacin 등이 있다. 주된 부작용으로 입마름, 변비 등이 있으며 배뇨후 잔뇨량을 증가시킬 수 있다. 배뇨후잔뇨량이 150mL 이상인 경우 급성요저류를 유발할 수 있어 사용하지 않는 것이 좋다.

(4) β₃ 아드레날린수용체자극제

β_3 아드레날린수용체를 자극하여 배뇨근을 이완시킴으로써 저장증상을 개선시킨다. 입마름, 변비 등의 부작용이 거의 없어 항무스카린제보다 장기간 사용할 수 있다. Mirabegron은 최초로 승인받은 약물로 항무스카린제와 병용이 가능하다. 2023년 1월부터 사용 가능한 vibegron은 심혈관계 부작용이 적다.

(5) PDE5 억제제

최근 PDE5 억제제가 전립선비대증 치료제로도 사용된다. 이 약제는 단독 사용으로 하부요로증상과 발기기능을 개선시키나 최대요속은 증가시키지 못한다. 하지만 알파차단제와 병용 투여 시 알파차단제 단독 사용에 비해 최대요속을 더 개선시키는 것이 밝혀져 하부요로증상과 발기부전을 동시에 가진 환자에게 효과적이다.

(6) 기타

톱야자열매Saw palmetto berry 등의 약용식물 제제들이 오랫동안 사용되고 있다. 환자들에게 어느 정도의 만족감을 줄 수는 있으나 작용기전이 명확히 밝혀지지 않았고 위약보다 효과적이지 않다고 알려져 왔다. 하지만 최근 hexane을 용매로 사용한 톱야자열매 추출물의 경우 최대요속과 야간뇨를 개선시킨 연구 결과가 보고된 바 있다.

VIII 수술치료

전립선비대증은 전립선의 증식에 의해 발생하는 해부학적인 질병이기 때문에 외과적인 방법으로 비대해진 조직을 제거하여 해부학적인 폐색을 해결하는 것이 이론적으로 가장 효과적인 치료법이다. 그러나 모든 환자에서 수술적 치료를 처음부터 고려하는 것은 아니고 표 24-4와 같은 경우에 수술적 치료를 고려해야 한다. 외과적 치료방법으로 경요도전립선절제술, 개복전립선절제술open prostatectomy이 초기부터 시술되고 있다. 최근에는 레이저치료 및 여러 최소침습치료가 많이 활용되고 있다.

표 24-4 수술의 적응증

절대적 적응증	상대적 적응증
반복적인 급성요저류 재발성 요로감염 방광결석 형성 방광출구폐색에 의한 신장기능 저하 전립선으로부터 유발되는 반복적인 혈뇨	삶의 질을 저하시키는 하부요로증상 과량의 잔뇨

1. 경요도전립선절제술

전립선비대로 인한 하부요로증상에 대한 가장 대표적인 수술적 치료법이다. 1920년대에 개발된 이후 장비와 술기의 발전을 거듭해 왔으며, 그동안 많은 약물치료법과 여러 수술법이 개발되었지만 아직도 전립선비대증 수술적 치료의 표준으로 여겨지고 있다. 중증도 이상의 하부요로증상이 있는 경우 수술을 고려할 수 있지만, 국제전립선증상점수나 요류검사(최대요속 15mL/sec 이하)만으로는 다른 원인의 배뇨장애를 배제할 수 없으므로 주의를 요한다. 수술은 마취하에 내시경으로 전립선요도를 관찰하면서 단극성monopolar 혹은 양극성bipolar 루프loop를 이용해 전립선 선종을 제거하는 것이다. 수술 후 환자의 78~96%에서 증상이 호전되었고, 85%에서 증상점수가 감소했다. 수술 중 발생할 수 있는 합병증으로는 단극성기구를 사용한 경우 생기는 TUR증후군을 들 수 있는데, 수술 시 사용하는 관류액으로 인한 희석성 저나트륨혈증dilutional hyponatremia이 원인이라고 추정된다. 수술 환자의 2% 이내에서 발생하며 정신적 혼란 상태, 구역, 구토, 고혈압, 서맥, 시각장애 등의 증상이 나타날 수 있다. 양극성기구 등의 절제기구와 수술 술기의 발달로 수술 후 합병증이 많이 감소했다. 전립선 용적이

30mL 이상인 경우 전립선 조직 절제 없이 경요도전립선 절개술transurethral incision of the prostate; TUIP만으로도 단극성 경요도전립선절제술과 비슷한 효과 및 안전성을 보인다.

2. 레이저치료

21

광선택적전립선기화술photoselective vaporization of the prostate; PVP은 KTP 레이저를 이용하여 전립선 선종을 기화시킴으로써 TURP와 같은 효과를 내고자 하는 방법이다. 홀뮴레이저를 이용한 전립선적출술Holmium Laser Enucleation of the Prostate; HoLEP과 툴륨레이저를 이용한 전립선적출술Thullium Laser Enucleation of the Prostate; ThuLEP은 전립선 선종을 덩어리째로 절제한 뒤 방광 안으로 밀어 넣고 분쇄기로 갈은 후 빨아내어 제거하는 방법이다. 큰 용적의 전립선비대증에서도 시술이 가능하다. 이 방법들은 TURP에 비해 출혈 등 합병증이 적다는 장점이 있으며, 최근 장기 추적결과들이 보고되고 있어, 현재 TURP 수술과 함께 전립선비대증의 표준치료로 자리 잡아 가고 있다.

3. 최소침습치료

전립선절제수술의 부담을 줄이면서 증상을 완화하기 위해, 다소 간단한 여러 최소침습적인 치료법이 고안되었다. 초기에 전립선 스텐트 설치, 경요도침소작술trans-urethral needle ablation; TUNA, 경요도극초단파온열치료transurethral microwave thermotherapy; TUMT 등이 시도되었으나 수술적 치료가 적합하지 않은 환자에서 제한적으로 시행되는 경우가 많았고 만족할 만한 치료성적을 보이지는 못했다.

최근에는 이식형 결찰사로 비대해진 전립선 조직을 요도를 통해 양방향에서 묶어 주어 폐색을 해소해 주는 전립선결찰술UroLift, 고압 식염수 제트스트림으로 열에너지 발생 없이 전립선 조직을 제거하는 aquablation, 전립선의 혈액 공급을 차단하여 비대해진 과혈관 결절의 크기를 감소시켜 전립선요도의 저항을 줄여 주는 전립선동맥색전술prostatic artery embolization 등이 전립선비대증

의 새로운 치료영역으로 자리 잡아 가고 있다.

4. 개복전립선절제술

전립선비대증 치료약물의 개발, 최소침습적인 치료의 발달, 레이저를 이용한 수술의 발달 등으로 개복전립선절제술이 시행되는 경우는 줄었으나, 아직도 일부 환자에서는 개복수술이 필요한 경우가 있다. 최근 복강경 또는 로봇을 이용한 전립선절제술도 시도되고 있다. 개복수술은 TURP에 비해 재치료율이 낮고 전립선 선종을 좀 더 완전하게 제거할 수 있으며 TURP 환자의 약 2%에서 발생하는 희석성 저나트륨혈증의 발생도 피할 수 있다는 장점이 있다. 단점이라면 절개를 해야 하므로 TURP보다 입원 및 회복 기간이 길어지고 수술 전후 출혈의 가능성도 높다. 개복수술은 치골후retropubic 및 치골상부suprapubic 접근법의 두 가지가 있다. 치골후수술법은 전립선피막의 전면부를 절개하여 비대된 전립선 선종을 제거하는 방식이고, 치골상부수술법은 방광의 전면부를 절개하여 전립선 선종을 제거하는 것이다. 개복전립선절제술은 폐색조직의 크기가 클 경우(80g 이상)뿐만 아니라 큰 방광게실이 동반된 경우, 큰 방광결석이 있어서 요도를 통해 제거가 곤란한 경우, 정형외과적인 문제로 TURP의 자세lithotomy position를 취할 수 없는 경우 등에도 고려할 수 있다.

IX 환자의 선택 및 치료 알고리즘

치료를 선택할 때는 환자평가 결과, 개별 환자의 치료 선호도, 효능, 부작용, 삶의 질, 발병 속도 및 질병 진행 등을 고려해 결정해야 한다. 일반적으로 전립선비대증의 첫 번째 치료로는 대기관찰요법이나 약물치료가 선택된다. 대기관찰요법과 약물치료로 적절하게 하부요로증상을 개선시키지 못하거나 절대적인 수술 적응증에 해당되는 경우 수술치료가 일반적으로 필요하다. 수술 기법의 선택은 전립선 크기, 환자의 선호도, 동반 질환, 마취 가능 여부, 가용 수술도구, 의사의 경험에 따라 달라진다.

대한전립선학회. 전립선비대증. 개정판. 일조각, 2015

Choo MS, Son HC. Current trends in minimally invasive surgery for benign prostatic hyperplasia. J Korean Med Assoc 2020;63:119-125

Lepor H, Kazzazi A, Djavan B. α-Blockers for benign pros-tatic hyperplasia: the new era. Curr Opin Urol 2012;22:7-15

Lerner LB, McVary KT, Barry MJ, Bixler BR, Dahm P, Das AK, et al. Management of lower urinary tract symp-toms attributed to benign prostatic hyperplasia: A AUA GUIDELINE PART I-Initial Work-up and Medical Management. J Urol 2021;206:806-817

McConnell JD, Roehrborn CG, Bautista OM, Andriole GL Jr, Dixon CM, Kusek JW, et al. Medical Therapy of Prostatic Symptoms (MTOPS) Research Group. The long-term effect of doxazosin, finasteride, and com-bination therapy on the clinical progression of benign prostatic hyperplasia. N Engl J Med 2003;349:2387-2398

McVary KT, Roehrborn CG, Avins AL, Barry MJ, Bruske-witz RC, Donnell RF, et al. Update on AUA guideline on the management of benign prostatic hyperplasia. J Urol 2011;185:1793-1803

McVary KT, Roehrborn CG, Kaminetsky JC, Auerbach SM, Wachs B, Young JM, et al. Tadalafil relieves lower urinary tract symptoms secondary to benign prostatic hyperplasia. J Urol 2007;177:1401-1407

Nickel JC, Sander S, Moon TD. A meta-analysis of the vas-cular-related safety profile and efficacy of alpha-adren-ergic blockers for symptoms related to benign prostatic hyperplasia. Int J Clin Pract 2008;62:1547-1559

Oelke M, Giuliano F, Mirone V, Xu L, Cox D, Viktrup L. Monotherapy with tadalafil or tamsulosin similarly improved lower urinary tract symptoms suggestive of benign prostatic hyperplasia in an international, ran-domised, parallel, placebo-controlled clinical trial. Eur Urol 2012;61:917-925

Roehrborn CG, Siami P, Barkin J, Damio R, Major-Walker K, Nandy I, et al. CombAT Study Group. The effects of combination therapy with dutasteride and tamsulosin on clinical outcomes in men with symptomatic benign prostatic hyperplasia: 4-year results from the CombAT study. Eur Urol 2010;57:123-131

Sarma AV, Wei JT, Jacobson DJ, Dunn RL, Roberts RO, Girman CJ, et a. Olmsted County Study of Urinary Symptoms and Health Status: Flint Men's Health Study. Comparison of lower urinary tract symptom severity and associated bother between community-dwelling black and white men: the Olmsted County Study of Urinary Symptoms and Health Status and the Flint Men's Health Study. Urology 2003;61:1086-1091

Weber MA, Haag-Molkenteller C, King J, Walker A, Mudd PN Jr, White WB. Effects of vibegron on ambulatory blood pressure in patients with overactive bladder: results from a double-blind, placebo-controlled trial. Blood Press Monit. 2022;27:128-134

Wiygul J, Babayan RK. Watchful waiting in benign prostatic hyperplasia. Curr Opin Urol 2009;19:3-6

25
CHAPTER

신장종양

황의창 집필/서성일 감수

신장종양renal tumor은 신장에 발생하는 모든 종물의 총칭으로, 크게 양성과 악성으로 나눈다. 일반적으로 신장종양이라 할 때는 신장실질의 종양을 뜻하므로 이 장에서는 신장실질의 종양만 기술하고, 신우renal pelvis와 신배renal calyx의 종양은 제26장 상부요로종양에서 따로 다루기로 한다.

신장실질의 종양은 원발종양과 전이종양으로 구분되나, 대부분 원발종양이며 전이종양은 드물다. 원발 신장실질종양의 85% 정도는 악성인 신세포암renal cell carcinoma; RCC이며, 나머지는 주로 양성종양과 육종sarcoma이 차지한다.

ㅣ 양성신장종양benign renal tumor

초음파검사ultrasonography; USG와 컴퓨터단층촬영computed tomography; CT의 시행이 일반화되면서 신장종양이 발견되는 빈도가 계속 증가하고 있다. 신장종양이 양성 혹은 악성인지 여부를 구분해야 할 임상적 필요성은 높아졌으나, 일부 종양을 제외하고는 영상진단 또는 조직검사만으로 수술 전에 진단하기 어렵다. 따라서 양성종양의 경우에도 악성에 준하는 수술적 치료를 하게

되는 경우가 흔하고, 수술 후 병리조직검사에서 양성으로 확진되는 경우가 많다. 대표적인 신장의 양성종양으로는 단순낭종simple cyst, 혈관근지방종angiomyolipoma; AML, 호산과립세포종oncocytoma 등이 있다.

1. 단순낭종

단순낭종은 신종물 중 70% 이상을 차지하는 가장 흔한 신종물이다. 50세 이상의 경우 50% 이상에서 발견된다. 대부분 맑은 황갈색의 액체로 차 있으며, 낭종의 벽은 매우 얇고 육안 소견은 'blue-domed' 모양을 보인다. 보통 증상이 없으며, 낭종의 크기가 커지면서 요관을 압박하는 경우 수신증hydronephrosis이 유발될 수 있다. 낭종이 악성을 의심할 만한 소견을 보여 단순낭종으로 확진할 수 없거나 증상이 나타난다면 추가적인 검사를 시행해야 한다. CT, 자기공명영상magnetic resonance imaging; MRI, 조영증강초음파 등 비뇨기계 영상진단 기술의 발전으로 단순낭종과 신세포암의 감별이 보다 용이해졌다.

2. 혈관근지방종

혈관, 평활근, 지방조직의 세 가지 성분이 과다 증식된 중간엽mesenchymal 종양으로, 뚜렷이 대별되는 두 종류의 임상형으로 나눌 수 있다. 첫 번째는 결절성경화증 tuberous sclerosis을 동반한 경우로, 결절성경화증 환자의 45~80%에서 발생하며 거의 양측성으로 발생하고 증상이 없는 경우가 대부분이다. 두 번째는 결절성경화증과 상관없이 나타나는 형태로, 편측에서 발생하며 일반적으로 병소의 크기가 결절성경화증이 동반된 경우보다 더 크다. 그러나 두 가지 임상형 사이에 조직학적 차이는 없다. 임상적으로 중요한 것은 AML 환자의 약 25%에서 종양이 자연파열될 수 있다는 점이다.

AML은 내부에 지방조직이 섞여 있어 초음파와 CT 촬영만으로 쉽게 진단할 수 있다. 지방 성분은 평활근이나 혈관에 비해 조직밀도 차이가 크므로 초음파에 매우 강한 고에코hyperechoic 종물로 나타난다. 또 CT에서 지방성분은 −80에서 −20 범위의 Hounsfield 단위Hounsfield unit로 측정되며 이는 AML의 가장 특징적인 진단 소견이다(그림 25-1). MRI도 지방 성분을 측정할 수 있으며, 특히 일반적인 AML의 경우보다 지방 성분이 적게 포함된 AML과 신세포암의 감별진단에 유용하다.

AML의 치료를 결정하는 데는 증상 유무, 특히 출혈 발생 여부가 가장 중요하다. 종양 크기가 4cm 이상인 경우 자연파열에 의한 출혈로 치명적인 쇼크가 발생할 위험성이 9% 내외이다. 종양 크기가 4cm 이상이고 중등도 이상의 출혈이나 통증 등 증상이 있으면 선택적 신동맥색전술selective renal arterial embolization 또는 신보존 수술을 한다. 그러나 4cm 이상이라도 증상이 없거나 가벼우면 6개월에 한 번씩 초음파 또는 CT 촬영으로 조심스럽게 추적관찰할 수도 있다. 종양의 크기가 4cm 이하이고 증상이 없는 경우에는 1년마다 추적관찰하면 된다. 출산 가능성이 있는 여성의 경우에는 좀 더 적극적인 치료 혹은 관찰이 필요하다. 결절성경화증 환자에서 발생한 경우에 mTOR(mammalian target of rapamycin) 억제제인 everolimus를 사용하면 치료효과가 있는 것으로 알려져 있다.

3. 호산과립세포종

호산과립세포종은 신장종양의 3~5%로 알려져 있다. 호산과립세포종은 신장뿐만 아니라 부신, 이하선, 갑상선, 부갑상선 등에서도 발생한다. 남성에서 여성에 비해 2배 정도 호발한다. 특징적으로 편측에서 발생하지만 약 6%에서 동시 또는 비동시성으로 양측에서 발생한다. 현미경 소견에서는 잘 분화된 과립이 있는 호산성 세포질의 큰 다변형 상피세포인 호산과립세포oncocyte가 특징적이고 유사분열은 거의 없으며 미토콘드리아mitochondria가 풍부하다. 절단면의 육안 소견으로는 대개 명확한 경계의 둥근 피막으로 싸여 있고 황갈색이며, 크기가 큰 경

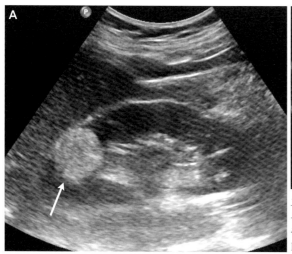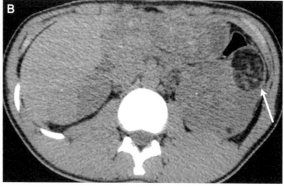

그림 25-1 신혈관근지방종 A. 초음파촬영. 신혈관근지방종은 매우 강한 고에코 소견을 보인다(화살표). B. 컴퓨터단층촬영. 신혈관근지방종의 내부에는 지방조직이 많아 종물 내의 Hounsfield 단위가 매우 낮다(화살표).

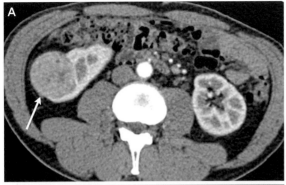

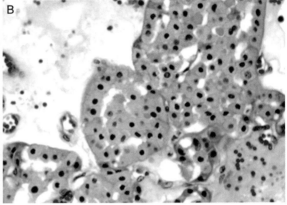

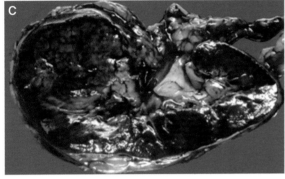

그림 25-2 호산과립세포종 A. 컴퓨터단층촬영. 호산과립세포종만의 특징적인 소견이 없으며 신세포암과 감별이 어렵다(화살표). B. 현미경 소견. 호산성의 과립세포질을 가진 비교적 큰 세포oncocyte들로 구성되어 있다. C. 육안 소견. 단면은 갈색 또는 황갈색을 띠며 종양의 괴사는 드물며 중심부에 중심 흉터가 보이기도 한다.

우에는 별 모양의 중심 흉터central scar가 관찰되기도 한다(그림 25-2).

혈관조영술에서 정맥울혈이나 신동정맥루renal arterio-venous fistula와 연관되어 자전거바퀴 모양 또는 별 모양의 특징적 소견을 보이기도 한다. 그러나 영상진단학적으로는 과소혈관hypovascular 신세포암과 감별진단하기 매우 어렵다. 1번 또는 Y 염색체의 소실, 11번 염색체 단완의 전위translocation가 종종 호산과립세포종과 연관되어 있다. 종양은 대부분 증상이 없으며 다른 이유로 시행한 영상검사에서 우연히 진단된다. 그러나 몇몇 환자에서는 육안적 또는 현미경적 혈뇨, 복통 또는 옆구리 종물을 나타내기도 한다.

이 종양은 수술 전 진단이 어렵고 신세포암과의 감별진단이 필요한데, 특히 혐색소성chromophobe 신세포암과의 감별진단이 중요하다. 경피적percutaneous 생검이 수술 전 진단법으로 이용되기도 하며, 면역염색검사에서 확진이 되는 경우 추적관찰이 추천된다. 그러나 수술 전 진단이 잘 되지 않으므로 신세포암에 준한 수술적 치료가 표준치료법이다.

4. 기타 양성종양

그 밖의 양성종양으로 섬유종fibroma, 지방종lipoma, 평활근종leiomyoma, 림프관종lymphangioma, 혈관종hemangioma, 사구체옆종양juxtaglomerular tumor 등이 있다. 드문 양성종양 중에서 임상적으로 중요한 종양은 renin을 분비하는 사구체옆종양이다. 젊은 환자에서 주로 발생하고 사구체옆세포에서 기원한다. 20~30세의 여성에서 호발하며, renin 분비 증가, 고혈압, 저칼륨혈증hypokalemia의 임상적 소견을 보이며 다음증polydipsia, 다뇨증, 근육통, 두통 등의 증상을 나타낼 수 있다. 수술적 치료로 renin 분비 증가에 의한 증상은 소실된다. 육안으로 볼 때 출혈을 동반한 회색 또는 황색의 종양이며, 현미경 소견에서는 혈관주위세포종hemangiopericytoma과 같은 혈관 분포가 특징적이고 보통 2~3cm 크기이다. 전자현미경에서 사구체옆세포의 특징을 보이며 renin을 다량 함유하고 있다.

II 악성신장종양 *malignant renal tumor*

1. 신세포암

신세포암의 발생원인은 명확하지 않지만 발생률이 꾸준히 증가하고 있는 병으로 매년 약 2%씩 증가하고 있다. 최근 다양한 복부질환의 진단을 위해 초음파, CT, MRI 촬영이 증가하면서 신세포암의 발견이 증가하고 있고, 영상진단검사 중 우연히 발견되는 신세포암의 비율이 50~60%를 차지하고 있다. 반면, 신세포암으로 진단받은 후 사망률은 감소하고 있어 과거 신세포암으로 진단받은 후 5년 생존율이 60%이었던 것에 반해 최근에는 75%까지 증가했다.

신세포암은 여성에 비해 남성에서 1.5~2배 더 많이 발생한다. 신세포암은 40대 이후에 주로 발생하며 50~60세에 가장 많이 발생한다. 서양인에 비해 동양인에서 발병률이 낮고, 거주지역, 교육 정도, 사회경제적 수준, 수입이나 사회계급에 따른 발생률의 차이는 없다.

(1) 원인

신세포암의 발생원인은 아직 정확히 밝혀지지 않았다. 신세포암 발생의 위험인자로는 흡연, 비만, 고혈압 등이 있다. 흡연은 가장 잘 알려진 신세포암 발생의 환경요인 위험인자로 흡연자에서 신세포암이 1.5~2.5배 더 많이 발생한다. 흡연기간이 증가할수록 신세포암의 발생 위험이 증가하며 금연을 하면 위험도가 감소한다. 비만 또한 신세포암을 일으키는 주요 위험인자이며 신체질량지수 *body mass index; BMI* 가 1씩 증가할 때마다 신세포암의 발생 위험이 1.07배 증가한다. 서구에서 발생하는 신세포암의 40%가 비만과 관련 있다. 비만에 의해 종양이 발생하는 기전은 아직 정확하게 밝혀지지 않았지만, 지질의 과산화로 인한 DNA의 변화, 인슐린유사성장인자 *insulin-like growth factor; IGF* 발현의 증가, 혈중 여성호르몬 *estrogen* 의 증가, 동맥신경화증 *arterial nephrosclerosis* 등이 원인으로 생각되고 있다. 고혈압 또한 신세포암을 발생시키는 위험인자이다. 이뇨제 또는 항고혈압제도 영향이 있다는 주장이 있지만, 그보다는 고혈압 자체가 더 중요한 위험인자로 생각되고 있다. 고혈압이 신세포암의 발생에 영향을 주는 기전으로는 고혈압에 의한 신장손상, 염증, 신세관의 대사 및 기능 변화 등이다. 이 외 바이러스, 납 화합물, 방향족탄화수소를 포함한 100여 가지 화학물질 등 여러 가지 요인이 동물실험에서 신세포암의 발생과 관련이 있는 것으로 보이지만, 사람의 신세포암에서 원인인자인지는 확실하지 않다.

대표적인 유전적 요인으로 von Hippel-Lindau(VHL)병에서 발생하는 가족성 투명세포 *clear cell* 신세포암이 있다. VHL병에서는 여러 가지 종양이 발생하는데, 신세포암, 부신의 갈색세포종 *pheochromocytoma*, 망막혈관종 *retinal hemangioma* 및 뇌간, 소뇌, 척수에 발생하는 혈관모세포종 *hemangioblastoma* 등이 있다. VHL병은 염색체 3p25-26에 위치하는 VHL 종양억제유전자의 돌연변이나 불활성화로 인해 발생되며, 그 결과 hypoxia-inducible factor(HIF)-1과 HIF-2가 축적되어 혈관내피성장인자 *vascular endothelial growth factor; VEGF* 발현을 증가시켜 신세포암이 발생한다. 유전성 유두상 신세포암 *hereditary papillary RCC; HPRCC* 도 염색체 7p31에 위치하는 c-MET 종양유전자의 과오돌연변이 *missense mutation* 에 의해 발생하는 대표적인 유전성 신세포암이다. 이 외에 가족성이 아니거나 유전성이 아닌 산발성 *sporadic* 신세포암의 발생에는 PTEN 유전자의 소실이 흔히 나타나며 mTOR 단백질을 증가시켜 종양 형성에 관여한다. 장기간 혈액투석치료를 받는 만성신부전 환자에서 다발성 신낭종은 흔히 관찰되는 소견 중 하나이며, 신세포암이 일반인에 비해 30배 이상 많이 발생하는 것으로 알려져 있다.

(2) 병리

대부분의 신세포암은 원형이나 타원형을 보이고, 가성피막 *pseudocapsule* 에 둘러싸여 있다. 가성피막은 진정한 조직학적 피막과는 달리 종양에 의해 압축된 신장의 실질과 섬유조직으로 이루어져 있다. 상부요로에 발생하는 요로상피암과는 달리 대부분의 신세포암은 가성피막에 둘러싸여 있어 초기에는 주변 조직으로 파고들어 침범하면서 자라지는 않는다. 하지만 예외적으로 집합관 *collecting duct* 신세포암과 육종 모양 *sarcomatoid* 변화가 동반된 신세포암은 주변 조직으로 침범하면서 커지기도 한다. 신세포암의 크기가 커지면서 신피막을 뚫고 신주위 지방조직과 인접 기관에 직접 침범하기도 하며 10%

정도에서는 종양혈전tumor thrombus 형태로 신정맥과 하대정맥 속으로 자라나기도 한다.

신세포암의 단면은 노란색 또는 갈색에 가까운 색을 보이며, 내부에는 섬유성 변화 부분, 괴사조직, 출혈 부위가 흩어져 있고, 내부가 균질하게 보이는 경우는 흔하지 않다. 10~20%의 신세포암의 내부에서 낭변성cystic degeneration이 관찰되며, 이러한 낭변성이 있는 경우 순수한 고형 신세포암보다 대체로 예후가 좋다.

대부분의 신세포암은 편측에서 발생하며 1개의 종양으로 발생한다. 동시에 양측에 신세포암이 발생하는 경우는 2% 정도이며 비동시성 양측성 신세포암은 4% 정도이다. 하지만 VHL병과 같은 가족성 신세포암에서는 양측에 발생하는 경우가 더 흔하다. 편측에 여러 개의 종양이 발생하는 경우는 10~20%이며, 이러한 경우는 대부분 유두상 신세포암이거나 가족성 신세포암이다.

신세포암은 근위신세관상피세포proximal renal tubular epithelium에서 기원한 선암adenocarcinoma이다. 전자현미경 소견을 보면 대부분의 신세포암은 표면의 미세융모microvilli, 복합세포내이음부complex intracellular junction, 정상근위세관세포proximal tubular cell를 공통적으로 가지고 있어 근위신세관상피세포에서 기원한다고 생각된다. 하지만 최근의 연구 결과들은 투명세포 신세포암과 유두상 신세포암은 근위신세관에서 기원하는 것으로 보이지만 다른 세포형의 신세포암들은 원위세관distal tubule에서 기원하는 것을 시사하고 있다.

투명세포 신세포암은 가장 흔한 아형subtype으로 전체 신세포암의 70~80%를 차지한다. 투명세포 신세포암의 내부는 전형적인 노란색을 띠며 혈관이 풍부하게 분포하고 있다. 현미경검사에서 투명세포 또는 과립세포가 관찰되거나 두 세포가 혼합되어 관찰되기도 한다. 투명세포는 둥글거나 다각형 모양이며 세포질 내에 콜레스테롤, 콜레스테롤 ester, 당원glycogen, 인지질phospholipid이 많이 함유되어 있어 조직염색 과정 중 이러한 물질이 녹아 없어지므로 투명하게 보인다(그림 25-3). 반면 과립세포는 호산성 세포질과 미토콘드리아가 많이 함유되어 있다. 투명세포 신세포암은 다른 종양에 비해 혈관 속으

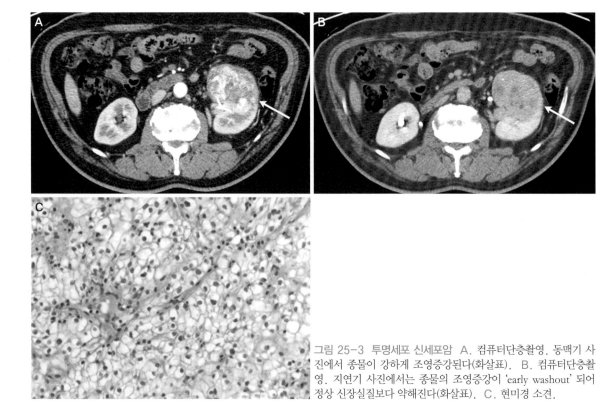

그림 25-3 투명세포 신세포암 A. 컴퓨터단층촬영. 동맥기 사진에서 종물이 강하게 조영증강된다(화살표). B. 컴퓨터단층촬영. 지연기 사진에서는 종물의 조영증강이 'early washout' 되어 정상 신장실질보다 약해진다(화살표). C. 현미경 소견.

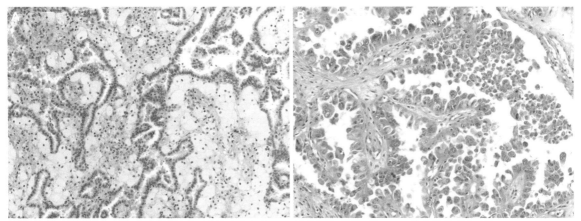

그림 25-4 유두상 신세포암 현미경 소견 A. 1형 유두상 신세포암, B. 2형 유두상 신세포암.

로 자라 종양혈전을 형성하는 경우가 많다. 일반적으로 투명세포 신세포암은 유두상 신세포암에 비해 예후가 나쁘다. 하지만 투명세포 신세포암이 가장 흔한 아형이므로 현재 사용되는 전이신세포암에 대한 약제들(표적치료 *tyrosine kinase inhibitor*, 면역관문억제제*immune check point inhibitor*)은 모두 투명세포 신세포암 대상으로 개발되어 예후가 개선되었다. 염색체 3번과 VHL 종양억제유전자의 변이가 흔히 동반된다.

유두상 신세포암은 두 번째로 흔한 신세포암으로 전체 신세포암의 10~15%를 차지한다. 유두상 신세포암에는 두 가지 아형이 있으며, 1형 유두상 신세포암이 더 흔한 아형으로 호염기세포가 많으면서 세포질은 적다. 2형 유두상 신세포암은 호산세포가 많으면서 과립세포질이 풍부한 형태이다(그림 25-4). 유두상 신세포암에는 염색체 7번 및 17번의 세염색체증*trisomy*과 Y염색체의 상실이 흔히 동반된다.

혐색소성*chromophobe* 신세포암은 집합관의 피질에서 기원하며 전체 신세포암 중 3~5%를 차지한다. 현미경 검사에서 핵 주변의 투명한 테가 관찰되는 것이 특징이다(그림 25-5). 혐색소성 신세포암은 투명세포 신세포암보다 예후가 좋다.

집합관 신세포암은 드물게 발생하는 아형으로 전체 신세포암의 1% 이하를 차지한다. 집합관 신세포암은 수질 신피라미드*renal pyramid*에서 발생하지만 피질로의 침범이 흔히 나타난다. 젊은 성인에서 주로 발생하며 보통 병기와 등급이 높고 치료에 대한 반응이 좋지 않아 예후가 나쁘다.

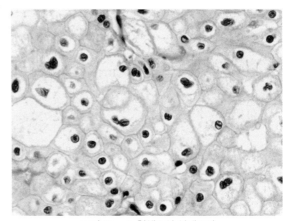

그림 25-5 혐색소성 신세포암

상세불명*unclassified*의 신세포암은 3% 미만을 차지하며 다른 분류에 속하지 않는 종양이다. 대체로 분화가 나쁘고 공격성이 강하며 예후가 나쁘다.

(3) 병기와 등급

1) 병기

종양의 병기를 분류하는 목적은 종양의 상태에 적합한 치료방법을 선택하고 예후를 예측하며 치료결과를 정확하게 비교하기 위해서이다. 병기에는 임상병기와 병리학적 병기가 있다. 임상병기를 결정하기 위해서는 문진, 진찰을 시행하고 혈액검사로 전혈구계산*complete blood count; CBC*, 혈중 칼슘, 간기능*liver function*, 젖산탈수소효소*lactic dehydrogenase; LDH*, 혈중 크레아티닌 *creatinine; Cr*을 검사하며 요검사를 시행해야 한다. 영상검사로는 복부 CT 또는 MRI, 흉부영상촬영(흉부단순촬

표 25-1 신세포암의 병기(2017년 TNM 분류)

원발종양 (T; Tumor)	TX	원발종양이 평가되어 있지 않을 때
	T0	원발종양이 보이지 않음
	T1	최대 지름이 7cm 이하로 신장에 국한된 종양 T1a: 최대 지름이 4cm 이하로 신장에 국한된 종양 T1b: 최대 지름이 4cm를 넘지만 7cm 이하이며 신장에 국한된 종양
	T2	최대 지름이 7cm를 넘고 신장에 국한된 종양 T2a: 최대 지름이 7cm를 넘지만 10cm 이하이며 신장에 국한된 종양 T2b: 최대 지름이 10cm를 넘는 신장에 국한된 종양
	T3	종양이 주된 정맥을 침범하거나 신주위 조직을 침범하지만 동측 부신을 침범하지 않고 Gerota근막을 넘지 않는 종양 T3a: 신정맥을 침범하거나 신정맥의 분절정맥 또는 집뇨계*pelvicalyceal system*를 침범하거나 신주위 조직이나 신장동지방을 침범한 종양으로 Gerota근막을 넘지 않는 종양 T3b: 육안적으로 가로막 아래의 하대정맥을 침범한 종양 T3c: 육안적으로 가로막 위의 하대정맥을 침범하거나 대정맥의 벽을 침범한 종양
	T4	동측의 부신을 직접적으로 침범한 경우를 포함하여 Gerota근막을 넘어서 자란 종양
부위림프절 (N; Nodes)	NX	부위림프절이 평가되어 있지 않을 때
	N0	부위림프절에 전이가 없음
	N1	부위림프절에 전이가 있음
먼곳전이 (M; Metastasis)	M0	먼곳전이가 없음
	M1	먼곳전이가 있음
예후 병기 그룹화 *Prognostic stage grouping*	Stage I T1N0M0	
	Stage II T2N0M0	
	Stage III T1N1M0 T2N1M0 T3N0M0 T3N1M0	
	Stage IV T4, any N, M0 Any T, any N, M1	

영 또는 흉부 CT)을 시행하며, 필요한 경우에는 뼈스캔 *bone scan*, 뇌 CT를 시행한다. 병리학적 병기는 수술로 얻은 조직에 근거하여 병기를 정하는 것이다. 병기체계는 TNM 병기분류가 널리 사용되고 있으며, 종양 자체, 림프절전이, 먼곳전이 등 세 가지 측면에서 종양의 침범 상태를 평가함으로써 병기를 정확히 분류하여 예후를 예측할 수 있다(표 25-1).

2) 등급

신세포암의 등급계는 2012 International Society of Urological Pathology Vancouver conference에서 결정

된 WHO/ISUP grading system을 따른다. 핵의 두드러 짐에 따라 1~3등급으로 분류되며, 비정형 다형성 세포가 존재하면 4등급으로 분류한다. WHO/ISUP grading system은 투명세포 신세포암 혹은 유두상 신세포암에서만 예후를 예측하며, 아직 다른 종양 타입에서는 예후적 가치가 확립되지 않았다. 또한 혐색소성 신세포암은 등급을 나누지 않는다.

(4) 증상 및 징후

신장은 복강과 분리되어 후복막공간에 위치하고 있는

데, 이러한 해부학적 특성으로 인해 종양 발생 후 상당 기간 동안 증상이 전혀 없는 경우가 대부분이다. 신세포암이 작을 때에는 증상이 거의 없고, 어느 정도 커서 장기를 밀어낼 정도가 되거나 집뇨계를 침범하게 되어야 비로소 증상이 나타난다. 최근에는 초음파촬영과 같은 영상검사가 많이 시행되고 있고, 또한 건강에 대한 관심이 증대되어 건강검진 시 우연히 발견되는 신세포암이 늘어나고 있는 추세이며 대부분이 저병기여서 예후도 좋다. 근래에는 조기에 발견되는 환자의 비율이 높기 때문에 전형적인 신세포암의 3대 증상인 옆구리 통증, 혈뇨, 옆구리 종물이 나타나는 경우는 매우 드물다. 진행된 신세포암인 경우 체중 감소, 발열, 야간 발한 등의 전신증상이 나타날 수 있고, 신체검사에서 경부의 커진 림프절cervical lymphadenopathy, 지속적인 정계정맥류varicocele, 양측 다리 부종 등이 관찰되기도 하며, 전이가 있는 경우 부위에 따라 뼈 통증, 지속적 기침 등이 나타날 수 있다. 흔하지는 않지만 신세포암의 중요한 증상으로 신주위 출혈이 있다. 이러한 경우 출혈에 의해 종양이 가려져 보이지 않는 경우가 많지만 특별한 원인 없이 신주위 출혈이 발생한 환자의 50%에서 AML 또는 신세포암이 발견된다.

또한 신세포암은 환자의 20%에서 부종양증후군paraneoplastic syndrome이 나타날 수 있다. 부종양증후군은 증상이 다양하게 나타나며 치료방법의 선택에 영향을 주기 때문에 중요한 증상이다.

부종양증후군은 종양세포가 생산하는 특정 호르몬 때문에 발생한다. 이러한 호르몬으로는 부갑상선호르몬관련펩티드parathyroid hormone-related peptide, 루푸스형항응고인자lupus-type anticoagulant, 인간융모성선자극호르몬human chorionic gonadotropin, 인슐린, 다양한 cytokine과 염증매개체 등이 있다.

신세포암에서 나타나는 부종양증후군의 증상으로 고혈압, 고칼슘혈증, 비전이 간기능이상Stauffer syndrome, 적혈구증가증polycythemia 등이 있다. 고혈압은 흔히 동반되는 부종양증후군으로 신세포암 환자의 최대 37%에서 발생한다. 고혈압이 발생하는 원인은 종양에서 renin이 직접 분비되어 혈압이 상승하거나 종양이 신동맥을 누르는 경우 정상 신장조직이 이에 반응하여 renin을 더 많이 분비하기 때문이다. 이때 항고혈압치료제에는 반

응하지 않고 신절제술로 치료된다. 고칼슘혈증은 신세포암 환자의 최대 13%에서 발생하며 두 가지 형태가 있다. 첫째는 종양에서 부갑상선호르몬관련펩티드가 생산되어 칼슘대사의 항상성homeostasis이 파괴되어 발생하는 형태이며, 다른 형태는 골용해성 뼈전이가 있을 경우 파골세포가 활성화되어 고칼슘혈증이 발생하는 것이다. 간전이가 없는데도 간기능이상이 나타나는 것 또한 부종양증후군 증상 중 하나로 Stauffer syndrome으로 불리기도 한다. 이러한 증상은 신세포암의 3~20%에서 나타나며 인터루킨interleukin; IL 및 다른 cytokine이 원인으로 생각되고 있다. 대부분 혈중 알칼리성 인산분해효소alkaline phosphatase; ALP가 증가하고 60% 이상에서 prothrombin시간prothrombin time이 증가하며 저알부민혈증을 보인다. 전신적으로는 발열, 피로, 체중 감소 등의 증상이 나타나며, 이런 소견은 신절제술 후 60~70%에서 소실된다. 부종양증후군으로 인한 적혈구증가증은 다른 암들에 비해 신세포암에서 흔히 발생한다. 신세포암 환자의 3~4%에서 발생하며, 종양에서 적혈구생성인자erythropoietin를 직접 분비하거나 종양 주변 신장실질에서 국소저산소증에 반응하여 적혈구생성인자의 생산이 촉진되기 때문에 발생한다. 그 밖의 부종양증후군으로 쿠싱증후군, 고혈당, 젖분비과다galactorrhea, 신경근병증neuromyopathy, 혈액응고장애, 소뇌운동실조cerebellar ataxia 등이 있다. 고칼슘혈증을 제외한 부종양증후군의 치료를 위해서는 일반적으로 수술치료나 전신요법이 필요하며 내과치료는 효과가 없다.

(5) 진단

1) 임상병리검사

신세포암을 진단하는 특이한 종양표지자는 없다. 요검사에서 육안 또는 현미경으로 혈뇨가 발견될 수 있으며, 병이 진행됨에 따라 적혈구침강속도erythrocyte sedimentation rate; ESR의 증가, ALP, C-reactive protein(CRP), LDH의 증가, 빈혈 등이 비특이적으로 나타날 수 있다. 또한 고칼슘혈증, 고혈압, 적혈구증가증, 간기능이상 등의 부종양증후군이 나타날 수 있으며, 이런 소견은 종양의 수술적 절제 후 대부분 소실된다.

2) 영상진단법

진단 및 병기 결정을 위해 흉부단순촬영, 복부초음파,

CT, MRI, 뼈스캔, 양전자방출단층촬영positron emission tomography; PET 등의 영상진단법이 시행되고 있다. 이러한 여러 가지 검사 방법이 신세포암의 진단에 모두 이용되는 것은 아니며 비침습적이며 효율적이고 비용을 절감하는 방향으로 시행한다.

① 흉부단순촬영

신세포암의 전이는 주로 혈행으로 이루어지므로 폐로 잘 전이된다. 따라서 흉부단순촬영은 신세포암의 병기 결정에 필수적인 검사이다. 흉부단순촬영에서 폐종물이 발견된 경우 역추적하면 신세포암이 폐로 전이된 것으로 판명되는 경우도 있다. 흉부단순촬영에서 솜 덩어리와 같은 영상이 관찰되거나 기침, 호흡곤란 등의 호흡기 증상이 있으면 흉부 CT를 실시한다.

② 복부초음파촬영

복부초음파촬영은 정확하고 비침습적이며 방사선 노출이 없고 CT에 비해 비용이 적게 든다는 장점이 있다. 최근에는 건강검진이 보편화되어 복부초음파촬영을 실시하는 경우가 많아 신장종양이 조기에 진단되는 경우가 흔하다. 복부초음파촬영은 특히 낭성종물과 고형종물을 감별하는 데 유용하다. 증상이 없는 단순낭종은 더 이상의 추가검사를 시행할 필요가 없으나, 복잡낭종complicated cyst이나 고형종물은 CT를 시행해 악성종양 여부를 감별해야 한다. AML은 신세포암에 비해 과다하게 에코가 증가되어 있으므로 초음파촬영으로 감별할 수 있다.

③ CT

복부CT는 신종물을 진단하는 데 있어 초음파보다 정확하다. 신세포암의 특징적인 CT 소견은 조영제 주사 전에 종물 내 지방조직이 관찰되지 않고, 조영제 주사 후 정상 신장실질 부위에 비해 전체적으로 낮은 Hounsfield 단위를 보이며, 종물 내부에 균일한 또는 불균일한 조영 증강 패턴이 나타나는 것이다. 복부CT는 신종물 자체의 성상을 감별하는 외에 신문renal hilum, 신주위, 신정맥, 하대정맥, 부신, 국소림프절 및 주위 기관의 침범 유무를 평가하여 종양의 임상적 병기를 설정하고 치료계획을 세우는 데 가장 중요한 검사이다.

3차원 CT영상을 이용해서 CT 요로조영술urography이나 CT 혈관조영술angiography을 시행하여 종양 및 주위 혈관을 정확히 평가할 수 있다. 다면multiplane CT는 종양의 신정맥 및 하대정맥의 침범 혹은 종양혈전 등을 평가하는 데 유용하다.

④ MRI

신세포암의 임상병기 설정에 있어 MRI는 CT와 차이를 보이지 않는다. MRI는 낭성종물의 악성 여부를 감별하거나 종양혈전의 하대정맥 침범을 확인하는 데 유용하다. 요오드화iodinated 조영제에 부작용이 있거나 신장기능이 저하되어 조영제를 사용하기 어려운 경우 MRI가 CT에 비해 장점이 있으며, 방사선 노출이 없다는 점도 MRI의 장점이다.

⑤ 뼈스캔

신세포암은 뼈전이가 잘 일어나지만 이 검사가 병기를 결정하는 데 필수적인 검사는 아니다. 그러나 혈중 ALP가 증가하거나 뼈 통증이 있을 경우, 단순 뼈촬영에서 뼈전이가 의심될 경우 뼈스캔을 시행한다. 뼈스캔에서 전이가 의심되는 부위가 있을 경우 CT나 MRI를 추가로 시행하여 진단하기도 한다.

⑥ 양전자방출단층촬영

신세포암 자체에 대한 진단보다는 전이병소 유무, 암의 재발, 암의 진행 및 전신치료 후의 반응을 추적하는 데 유용하다.

⑦ 신생검renal biopsy

과거와 달리 신생검의 정확도가 높아졌고 신생검 경로를 따라 신세포암이 퍼지거나 재발하는 경우가 매우 드물기 때문에 적응증에 따라 시행되는 빈도가 많이 증가했다. 신세포암이 의심되어 냉동제거술cryoablation이나 고주파제거술radiofrequency ablation; RFA을 시행하고자 할 때, 전이 신세포암의 적절한 치료약제 선택을 위해 신세포암 세포형태를 확인하고자 할 때 시행되는 경우가 많다. 신생검에 따르는 부작용으로 신주위 출혈, 기흉, 아주 드물게 침 통과 부위로의 종양의 전이 등이 나타날 수 있으며, 종물의 크기가 작은 경우 병소 부위를 정확히 채취하지 못하는 경우도 있다.

(6) 감별진단

감별해야 할 가장 흔한 질환은 신낭종이다. 낭성종물이 발견될 경우 신낭종과 낭종성신세포암을 감별해야 하며, 감별진단 방법은 초음파촬영으로 할 수 있지만 불확실할 경우 CT나 MRI 촬영을 시행해야 한다.

낭성신종물의 CT 소견은 다섯 가지로 분류하여(Bosniak classification) 각기 그 특성에 따라 치료한다(표 25-2). Class Ⅰ은 단순낭종으로 가장 흔하며 양성질환이다. 증상이 없으면 치료할 필요가 없다. Class Ⅱ는 복잡낭종으로 양성질환에 속하지만 몇 가지 특이한 영상 소견을 보인다. Class Ⅱ와 ⅡF로 구분하는데, Class ⅡF는 악성종양일 가능성이 18.5%이므로 6~12개월 간격으로 주기적인 영상검사로 추적관찰해야 한다. Class Ⅲ은 좀 더 복잡한 형태의 낭종으로 영상의학적으로는 양성, 악성의 감별이 어렵다. 약 33%는 악성종양이며, 나머지는 염증 혹은 출혈 등을 가진 복잡낭종이거나 다방성낭성신장종*multilocular cystic nephroma*이다. Class Ⅳ는 악성종양의 비율이 92.5%이며, 조영증강이 되는 고형 성분이 있는 악성종양, 즉 낭종성신세포암을 의미한다(그림 25-6).

감별해야 할 다른 질환들로 AML, 호산과립세포종, 요로상피암*urothelial carcinoma*, 전이종양*metastatic tu-*

표 25-2 컴퓨터단층촬영 사진에서 낭성신종물의 Bosniak 분류

분류	벽	석회화	중격	조영증강	악성 가능성	치료
Class Ⅰ	얇다	없다	없다	없다	0%	필요 없다
Class Ⅱ	얇다	없거나 얇다	없거나 얇다	없다	1.7%	필요 없다
Class ⅡF	약간 두껍다	약간 두껍다	얇고 다수	없다	18.5%	추적관찰*
Class Ⅲ	두껍다	두껍거나 불규칙함	두껍거나 불규칙함	있다	33%	외과적 절제**
Class Ⅳ	두껍거나 결절성	거칠고 성김	두껍고 다수	있다	92.5%	외과적 절제**

* CT 혹은 MRI를 6개월, 12개월째 시행 이후 1년마다 적어도 5년까지 시행한다.
** Ⅲ과 Ⅳ는 일반적으로 외과적 절제가 필요하나, 미국비뇨의학진료지침에 따르면 크기가 2cm 미만이며 기대여명이 길지 않은 환자에서는 적극적 추적관찰도 고려할 수 있다고 권고한다.

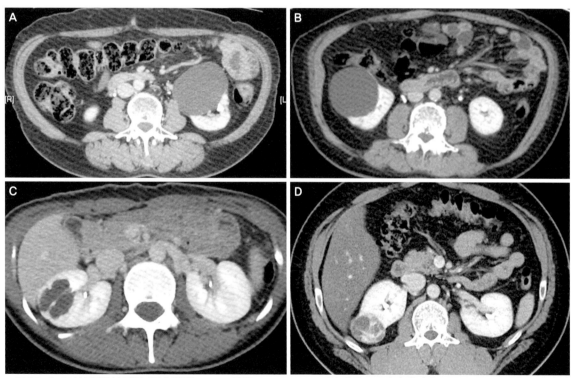

그림 25-6 낭성신종물의 컴퓨터단층촬영(Bosniak 분류) A. Class Ⅰ: 단순낭종으로 가장 흔하다. B. Class Ⅱ: 얇은 중격이 있거나 얇은 석회화가 낭종벽에 관찰된다. C. Class Ⅲ: 두꺼운 중격 또는 낭종벽이 있거나 불규칙한 석회화가 관찰된다. D. Class Ⅳ: 조영증강이 되는 고형성분이 관찰된다.

mor, 농양abscess, 경색infarction, 혈관기형vascular malformation, 가성종양pseudotumor 등이 있다. 임상소견 및 영상검사 소견을 이용하여 감별하며, 필요할 경우 비뇨기내시경적endourologic 검사나 신생검 등을 시행한다.

특히 호산과립세포종과 지방성분이 적은 AML 같은 양성종양은 명확히 감별하기는 어렵다. 임상적으로 국소신세포암으로 진단하고 수술했을 때 최종 병리검사 결과에서 양성종양으로 확인되는 경우가 10~20%이다.

(7) 치료

1) 국소신세포암

신장 이외의 기관에 전이가 없는 국소신세포암의 경우 수술적 치료로 근치적 신절제술radical nephrectomy이나 부분신절제술partial nephrectomy이 표준 치료법이다. 근치적 신절제술은 Gerota근막 내의 기관, 즉 종양을 포함한 신장, 동측 부신, 상부요관 및 신문 주위의 림프절을 한꺼번에 절제하는 수술이다. 그러나 근래에는 근치적 신절제술을 시행할 때 동측 부신절제술 및 림프절절제술을 같이 시행하는 경우는 드물다. 신세포암의 동측 부신 침범률이 1~2%로 매우 낮고, 동측 부신절제술 여부가 생존율 증가와 연관이 없다는 연구 결과가 많기 때문이다. 그러나 수술 전 영상검사에서 부신으로의 침범이 의심되는 경우나 수술 중 육안 소견에서 부신침범이 의심되는 경우 부신절제술의 적응증이 될 수 있다. 근치적 신절제술 이후 국소재발률은 2~3%이며, 단일병소 재발의 경우 수술적 제거를 통해 완치 또는 무재발생존율을 유의하게 높일 수 있다.

림프절침범은 예후에 매우 중대한 영향을 미친다. 전체 신세포암의 13~43%에서 림프절침범이 나타나며 병기가 높아질수록 증가한다. 그러나 림프절절제술의 가치나 역할에 대해서는 논란이 있다. 상반된 연구 결과들이 많으며, 최신 지견으로는 국소신세포암의 수술적 치료 시에 림프절전이가 의심되지 않는 상황에서 시행하는 림프절절제술은 생존율 향상에 아무런 영향을 주지 못하는 것으로 나타나 추천되지 않는다. 신세포암 환자의 5~10%에서는 신정맥이나 하대정맥에 종양혈전이 존재한다(그림 25-7). 심한 경우에는 우심방에까지 종양혈전이 확장된 상태로 진단되는 경우도 있다. 종양혈전이 간정맥 위치보다 하방의 하대정맥까지 확장되어 있더라도

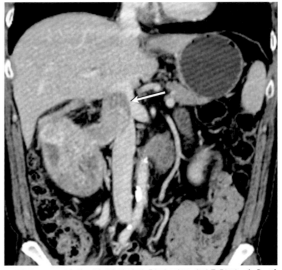

그림 25-7 신세포암 하대정맥 혈전 컴퓨터단층촬영 우측 신장에서 발생한 신세포암이 신정맥을 통해 하대정맥 내로 침범하고 있다(화살표).

다른 장기에 전이가 없는 경우(T3bN0M0)라면 종양혈전제거술을 포함한 근치적 신절제술을 통해 T2 병기와 비슷한 예후 결과를 얻을 수 있다.

부분신절제술은 과거에는 양측 신세포암, 단신에 발생한 신세포암, 대측 신장기능이 장차 나빠질 것이 예상되는 경우 등에 주로 적용되었지만, 최근에는 대측 신장이 정상이라 해도 신세포암이 4cm 이하인 경우에는 표준치료법으로 자리 잡고 있다. 근치적 신절제술과 비교했을 때 암특이생존율의 차이가 없고 국소재발률도 0~3%로 매우 낮기 때문이다. 또한 신장기능 보존 측면에서 근치적 신절제술에 비해 우수한 결과를 보여 만성신질환 또는 신부전으로의 진행 가능성을 감소시키며, 심혈관계 이상의 발생률도 줄이는 것으로 밝혀졌다.

근치적 신절제술 및 부분신절제술은 개복수술에서 복강경laparoscopy수술 혹은 수술용 로봇시스템을 이용한 로봇수술로 발전하고 있다. 복강경 및 로봇 수술은 개복수술과 비교했을 때 수술 중 출혈량이 적고 회복이 빠르다는 장점과 더불어 장기간 추적관찰에서 종양학적인 결과에 차이가 없음이 밝혀져 점점 더 증가하는 추세이다. 특히 부분신절제술의 경우 로봇수술이 복강경수술에 비해 더 확대된 시야를 통한 출혈 및 장기손상의 예방, 로봇팔의 자유로운 움직임을 통한 봉합시간 단축 등의 장점으로 그 적용이 점차 더 늘어나고 있으나, 비용이 상

대적으로 고가라는 단점이 있다. 최근에는 하나의 절개창만을 이용하는 단일절개창복강경수술laparoendoscopic single site surgery; LESS도 시행되고 있는데, 배꼽 주위에만 수술 흉터가 남게 되므로 미용적인 장점을 가진다.

수술 외의 치료방법으로 고주파제거술radiofrequency ablation; RFA 또는 냉동제거술cryoablation이 있다. 경피적 혹은 복강경하에서 시행 가능하며 여러 가지 동반질환이 있어 신체상태가 전신마취가 불가능한 환자에서 주로 시행되고 있으나, 최근에는 2~3cm의 크기가 작은 신세포암의 경우 환자의 전신 건강상태와 상관없이 수술 대신 시행하는 경우가 늘어나고 있다. 수술과 비교했을 때 국소마취로도 시행할 수 있다는 장점과 신장기능의 보존 측면에서 보다 우수한 결과를 보이지만, 암의 재발률이 수술보다 다소 높다는 단점이 있다. 크기가 작은 국소신세포암에 대한 냉동제거술 및 RFA의 장기간 추적관찰 결과들은 수술에 거의 비견할 만한 성적을 보여 주고 있으며, 시술 후 무재발생존율은 냉동제거술이 RFA보다 약간 좋은 결과를 보여 주고 있다. 고령의 환자에서 3cm 이하의 신세포암의 경우 즉시 치료하지 않고 적극적 추적관찰active surveillance만 하는 것도 시도해 볼 수 있는 방법이다.

2) 전이신세포암

신세포암의 20~30%는 발견 당시 이미 다른 기관에 전이된 상태로 발견되며, 국소신세포암 환자의 20~40%에서 추적관찰 중에 전이신세포암으로 진행된다. 전이신세포암 환자의 치료에는 원발 부위인 신장 또는 전이 병소들을 수술적으로 제거하는 수술요법, 전이 병소에 대한 방사선치료법, 전신치료법으로 면역치료제를 이용하는 면역요법, 표적치료제를 이용한 표적요법 등이 있다.

신절제술은 신세포암으로 인한 조절되지 않는 통증, 혈뇨, 심한 부종양증후군의 증상 및 징후 등의 경우에 시행한다. 또한 먼곳전이된 부위가 많지 않을 때에는 원발 부위인 신장을 먼저 절제하는 세포감퇴신절제술cytoreductive nephrectomy을 시행하고 전신치료법을 시행하거나, 전이 부위가 많을 때는 전신치료 후 전이 부위 및 원발암이 감소되는 경우 세포감퇴신절제술을 시행하면 생존기간 연장에 도움이 될 수 있다. 특히 폐나 뼈에 소수의 전이 병소들만 있는 경우에는 전이 병소까지 절제metastatectomy하는 것이 생존율 향상을 가져올 수 있다.

신세포암의 발생 및 진행에 혈관내피성장인자vascular endothelial growth factor; VEGF와 연관된 기전이 매우 중요한 역할을 한다는 것이 밝혀져 이 인자를 차단하는 표적치료제들이 1990년대부터 개발되었고, 전이신세포암의 약물치료제로 사용되고 있다. 현재 사용 중인 표적치료제로는 혈관내피성장인자에 대한 항체인 bevacizumab과 tyrosine kinase 억제제인 sunitinib, pazopanib, axitinib, cabozantinib, lenvatinib 등이 있다. 또한 세포의 성장을 조절하는 중요한 단백질인 mTOR를 차단하여 종양의 성장을 억제시키는 표적치료제인 temsirolimus, everolimus 등은 좀 더 상위 단계에서 종양을 억제시키는 약제이다. 표적치료제들은 10~70%의 다양한 치료반응률response rate을 보이고 있고, 무진행생존율progression free survival; PFS은 10~12개월 내외를 보인다.

면역요법으로는 환자의 면역체계를 자극하는 생물학적 반응조절물질인 cytokine 같은 물질로 항종양효과를 얻었다. 대표적인 cytokine으로 인터페론-알파interferon-alpha; IFN-alpha, 인터루킨-2interleukin-2; IL-2 등이 이용되고 있다. 인터루킨-2는 15~20%의 치료반응률을 보이며, 고용량으로 사용할 경우 소수의 환자에서 완전관해complete remission를 보이는 것으로 알려져 있다. 2000년대 들어 개발된 새로운 면역항암제들은 암 자체를 공격하는 기존 항암제와는 달리 인공면역 단백질을 체내에 주입하여 면역체계를 자극함으로써 면역세포가 선택적으로 암세포만을 공격하도록 유도하는 치료약제이다. 대표적인 면역항암제로는 면역관문억제제immune checkpoint inhibitor가 있으며, programmed cell death protein-1(PD-1)억제제, programmed cell death protein ligand-1(PD-L1)억제제, cytotoxic T lymphocyte-associated protein-4(CTLA-4)억제제들이 여러 암종에 효과를 보이는 것으로 나타나 사용되고 있다. 전이신세포암의 치료에도 CTLA-4억제제인 ipilimumab과 PD-1억제제인 nivolumab이 사용되고 있다. 또한 표적치료제와 면역관문억제제의 병합요법이 암에 서로의 효과를 증대시키는 것으로 나타나 면역관문억제제인 pembrolizumab과 표적치료제인 axitinib 병합요법, 면역관문억제제인 pembrolizumab과 표적치료제인 Lenvatinib 병합요법, 면역관문억제제인 nivolumab과 표적치료제인 cabozantinib 병합요법, 면역관문억제제인

avelumab과 표적치료제인 axitinib 병합요법이 사용되고 있다.

방사선치료는 신세포암 자체가 방사선에 대한 내성이 높아 효과는 미미하며 주로 뇌전이나 뼈전이 환자에서 증상을 완화시키기 위해 사용된다. 그러나 최근에는 전이 병소의 암세포를 사멸시킬 목적으로 고용량의 방사선을 조사하는 stereotactic radiosurgery(SRS)의 개념이 도입되어 임상에서 사용되고 있다.

(8) 예후

환자의 증상 및 징후, 다양한 검사실 소견 등이 예후와 관련되지만 병기, 종양의 크기, 핵 분화도, 조직학적 형태 같은 종양과 관련된 인자들이 더 중요한 예후인자이다. 이 중 병기는 가장 중요한 예후인자이며, 대략적인 5년생존율은 신장에 국한된 종양의 경우는 70~90%, 신주위지방조직을 침범한 경우는 50~70%, 신정맥 혹은 하대정맥을 침범한 경우는 20~60%, 림프절을 침범한 경우는 0~20%이다. 전신전이가 있을 경우에는 5년생존율이 10% 이하이다.

2. Wilms종양 *Wilms tumor*

Wilms종양은 신모세포종*nephroblastoma*이라고도 불리는데, 소아에서 발생하는 가장 흔한 고형 신장종양으로, 모든 소아기 종양의 6~7%를 차지한다. 후신발생모체*metanephric blastema*가 정상적인 신세관이나 사구체로 분화하지 못하고 비정상적으로 증식하여 발생한 것이다. 80% 이상에서 5세 이전에 발견되며 진단 당시 평균 연령은 3.5세이다. 약 10%에서 선천성 기형을 동반하며, 5~10%에서 양측성 혹은 다발성으로 발생하며, 1~2%에서는 가족성으로 발생한다. Wilms종양과 연관된 종양유전자는 WT1 유전자의 체세포 및 생식세포 돌연변이, WTX 유전자의 체세포 돌연변이 및 11번 염색체 단완의 15번 유전자의 소실로 인해 종양이 발생한다.

(1) 증상 및 징후

배에서 종물이 만져지거나 배 둘레가 증가하는 것이 가장 흔한 증상이며 때로는 고혈압이 나타난다. 혈압의 상승은 종물에 의하며, 정상 신장이 압박되거나 종물 자체에서 renin을 분비하여 발생한다고 추정된다. 약 30%에서 복부 통증이 나타나는데, 종물 내 출혈 때문이다.

(2) 진단

소아에서 복부종물이 발견되면 감별진단해야 할 병은 수신증, 낭성신질환, 신경모세포종*neuroblastoma*이고 아주 드물게 신세포암이 발견되기도 한다. 이와 같은 복부종물을 감별진단하는 데 있어서 가장 유용한 것은 복부초음파촬영이다.

신경모세포종은 Wilms종양과 영상진단검사만으로는 감별하기 쉽지 않다. 그러나 Wilms종양은 주로 편측 복부에 국한되는 반면, 신경모세포종은 복부 중앙을 넘어가고 석회화가 동반되며 신장의 위치를 크게 변형시킨다. 신경모세포종은 주로 부신이나 척추옆 신경절*paraspinal ganglion*에서 발생하는 종양으로 혈중 카테콜아민*catecholamine*치가 상승되어 있다.

Wilms종양이 크지 않은 경우에는 생검을 권장하지 않으나, 종양이 너무 커서 수술 전 항암치료나 방사선치료를 계획할 때는 생검의 적응증이 될 수 있다.

Wilms종양의 진단과 치료는 Children's Oncology Group(COG)과 International Society of Pediatric Oncology(SIOP)에서 각각 권장하는 접근법이 약간 다른데, COG에서는 종양의 범위와 조직형 등을 정확히 평가하기 위해 항암치료 전에 수술을 먼저 하는 것을 권장하며, SIOP에서는 수술의 합병증을 줄이고 수술 중 종양이 파열되어 누출되는 것을 방지하기 위해 수술 전 항암치료를 먼저 하는 것을 권장하고 있다. 이 두 가지 접근법은 오랫동안 논쟁이 이어져 왔지만, 생존율 측면에서 차이가 없는 것으로 알려져 있다.

Wilms종양이 조직학적 형태에 따라 예후에서 큰 차이를 보임을 근거로 COG에서는 이 종양을 크게 favorable histology(FH)군과 unfavorable histology(UH)군으로 분류하고 있고, SIOP에서는 low risk, intermediate risk, high risk 그룹으로 분류하고 있다(표 25-3, 표 25-4).

종양의 병기는 근치적 신절제술의 결과에 따라 결정되므로 수술 소견 및 조직 소견이 중요하다. 또한 피막의 침범 여부, 잔류 종양의 유무, 혈관침범, 림프절침범 등에 대한 평가가 필요하다. COG에서 사용하고 있는 병기는 표 25-5와 같다. 가장 전이가 잘되는 부위는 폐,

표 25-3 Wilms종양 risk group 분류(Children's Oncology Group)

Risk group	Histological subtype after nephrectomy
Favorable	Wilms tumor favorable histology (no evidence of any anaplasia)
Unfavorable	diffuse or focal anaplasia

* Wilms tumor favorable histology (no evidence of any anaplasia)

표 25-4 Wilms종양 risk group 분류(International Society of Pediatric Oncology)

Risk group	Histological subtype after preoperative chemotherapy
Low risk	complete tumor necrosis
Intermediate risk	comprise all other histologies
High risk	diffuse anaplasia and blastemal predominance

표 25-5 Wilms종양 병기 시스템(Children's Oncology Group)

I 기	종양이 신장 내에 국한되어 있고 수술로 완전히 절제된 상태, 신피막은 완벽한 상태, 수술 중 종양의 파열이 없고 잔류 종양이 남지 않은 상태, 신장동*renal sinus* 혈관의 침범이 없는 상태
II 기	종양이 신피막이나 신주위 조직 또는 대정맥을 침범했으나 수술로 완전히 절제된 상태, 수술 중 종양의 파열이 없고 잔류 종양이 남지 않은 상태
III 기	종양이 복부 내에 비혈행성으로 남아 있는 상태로 아래 열거된 경우 중 하나라도 해당될 때 　-절제 부위에 현미경적 또는 육안으로 종양이 남은 상태 　-대동맥 주위나 신문림프절에 종양 침범이 있는 상태 　-수술 전이나 중간에 종양이 파열되어 후복막강 또는 복강 안에 퍼진 상태 　-혈관 내 종양혈전을 조각 내어 제거한 경우
IV 기	먼곳 림프절전이 또는 혈행으로 폐, 간, 뼈, 뇌에 전이된 상태
V 기	진단 시에 양측 신장에 종양이 발생한 상태

종양 주위 림프절이다.

(3) 치료

결정된 병기에 따라 치료방법이 달라지며, 근치적 신절제술, 방사선치료, 화학요법을 적절히 병용하여 치료한다. Wilms종양의 치료법 개선으로 장기 생존 또는 완치되는 경우가 많아짐에 따라 환아가 성장하면서 방사선치료와 화학요법에 의한 합병증이 문제되고 있다. 따라서 Wilms종양의 치료법은 방사선치료와 화학요법의 합병증을 줄이는 방향으로 개선되고 있으며, 예후는 조직소견과 병기에 따라 결정된다.

Campbell SC, Lane BR, Pierorazio PM. Malignant renal tumors. In: Partin AW, Dmochowski RR, Kavoussi LR, Peters CA, Wein AJ, editors. Campbell-Walsh-Wein Urology. 12th ed. Philadelphia: Elsevier; 2021; 2133-2184

Campbell SC, Novick AC, Belldegrun A, Blute ML, Chow GK, Derweesh IH, et al. Guideline for management of the clinical T1 renal mass. J Urol 2009; 182: 1271-1279

Keefe SM, Nathanson KL, Rathmell WK. The molecular biology of renal cell carcinoma. Semin Oncol 2013; 40: 421-428

Kenney PA, Wood CG. Integration of surgery and systemic therapy for renal cell carcinoma. Urol Clin North Am 2012; 39: 211-231

Kim SP, Murad MH, Thompson RH, Boorjian SA, Weight CJ, Han LC, et al. Comparative effectiveness for survival and renal function of partial and radical nephrectomy for localized renal tumors: a systematic review and meta-analysis. J Urol 2012; 188: 51-57

Ljungberg B, Albiges L, Abu-Ghanem Y, Bedke J, Capitanio U, Dabestani S, et al. European Association of Urology Guidelines on Renal Cell Carcinoma: The 2022 Update. Eur Urol 2022; 82: 399-410

Nah YK, Heo SH, Shin SS, Jeong YY. Imaging Diagnosis and Management of Cystic Renal Masses: Introduction of an Update Proposal Bosniak Classification Version 2019. J Korean Soc Radiol 2019; 80: 1030-1039

Parker WP, Gettman MT. Benign renal tumors. In: Partin AW, Dmochowski RR, Kavoussi LR, Peters CA, Wein AJ, editors. Campbell-Walsh-Wein Urology. 12th ed. Philadelphia: Elsevier; 2021; 2121-2132

Ritchey ML, Cost NG, Shamberger RC. Pediatric Urologic Oncology: Renal and Adrenal. In: Partin AW, Dmochowski RR, Kavoussi LR, Peters CA, Wein AJ, editors. Campbell-Walsh-Wein Urology. 12th ed. Philadelphia: Elsevier; 2021; 1087-1110

Warren AY, Harrison D. WHO/ISUP classification, grading and pathological staging of renal cell carcinoma: standards and controversies. World J Urol. 2018; 36: 1913-1926

상부요로종양

함원식 집필/정승일 감수

상부요로종양은 신배에서 하부요관까지의 요로상피에서 발생하는 모든 신생물을 의미한다. 이 중 대부분을 차지하는 요로상피암은 방광에서 발생하는 요로상피암과 유사한 특성을 가지고 있다.

Ⅰ 요로상피종양

1. 역학

상부요로의 요로상피암은 상대적으로 드물게 발생하는 질환으로, 요로상피종양의 5~10%를 차지한다. 호발연령은 70~80대로 대부분은 일측에서 발생한다. 양측 상부요로가 동시에 이환되는 경우는 약 1.6%로 매우 드물다. 전 세계적으로는 신우암이 요관암보다 더 많이 발생하나, 우리나라에서는 요관암의 발생률이 더 높은 것으로 보고된 바 있다. 여성보다 남성에서 2배가량 더 많이 발생하며 백인이 흑인보다 2배가량 발생률이 높다.

2. 원인

유전적으로 발생하는 상부요로의 요로상피암은 주로 Lynch증후군과 관련이 있으며 평균 55세 전후에 호발한다. 위험인자는 방광암과 유사하며, Balkan endemic nephropathy(BEN), Chinese herb nephropathy 등에서 aristolochic acid와 연관성이 있다. 흡연은 교정 가능한 가장 중요한 위험인자로 흡연기간과 밀접한 관련이 있다. 진통제 남용, 무기비소화합물에 대한 지속적인 노출, 직업적인 발암물질 및 항암제에 대한 잦은 노출 등이 위험인자이며, 요로결석이나 요로폐색과 관련된 만성감염 등은 상부요로의 편평상피세포암 발생과 관련이 있다.

3. 종양의 위치 및 분포

요관암의 약 70%는 원위부 요관에서 발생하며, 25%는 중부요관에서 발생하고, 5%만이 근위부 요관에서 발생한다(그림 26-1). 이는 소변의 흐름 방향에 따라 소변 내 종양세포가 착상될 확률의 차이를 반영한다. 방광암 치료 후 상부요로의 요로상피암 발생률은 2~4%이며, 방광요관역류가 있는 경우나 요관구에 인접하여 방광암이 있었던 경우는 상부요로의 요로상피암 발생률이 높아진다. 이러한 경우에는 적어도 매년 상부요로의 영상검사가 필요하다. 상부요로종양 환자의 5년 이내 방광암

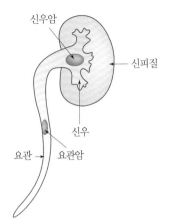

그림 26-1 상부요로종양(신우암과 요관암)의 발생 위치

표 26-1 상부요로상피암의 병기(2017년 AJCC TNM 분류)

원발 종양 (T)	TX	원발종양이 평가되어 있지 않을 때
	T0	원발종양이 보이지 않음
	Ta	비침습유두암
	Tis	상피내암
	T1	상피하 결합조직까지 침범
	T2	근육층까지 침범
	T3	신우암: 종양이 근육층을 관통하여 신우 주위지방층 또는 신장실질까지 침범 요관암: 종양이 근육층을 관통하여 요관 주위지방층까지 침범
	T4	종양이 주위 기관까지 침범하거나 신장을 관통하여 신주위지방층을 침범
부위 림프절 (N)	NX	부위림프절이 평가되어 있지 않을 때
	N0	부위림프절전이가 없음
	N1	2cm 이하의 1개 림프절전이
	N2	2cm 이상의 1개 림프절전이 혹은 다발성 림프절전이
먼곳전이 (M)	M0	먼곳전이 없음
	M1	먼곳전이 있음

발생률이 15~75%에 이르기 때문에 수술 후 정기적으로 방광에 대한 평가가 이루어져야 한다.

4. 병리

상부요로종양의 90% 이상은 신우와 요관의 요로상피세포에서 기원한 요로상피암이다. 대개 편평, 유두상, 무경형 등의 형태로 나타나며 단일성 혹은 다발성 병소로 발생한다. 신우 및 요관의 점막을 구성하고 있는 요로상피는 방광과 매우 유사한 조직학적 특성을 지니고 있으며, 많은 경우 세포의 과증식상태에서 형성이상이나 상피내암으로의 조직학 변화를 통해 발생한다.

5. 병기

상부요로종양의 병기체계는 방광종양과 유사하다. AJCC TNM 병기분류(표 26-1) 및 AJCC 예후군(표 26-2)이 제일 많이 활용되고 있다.

표 26-2 상부요로상피암의 AJCC 예후군

AJCC 예후군	TNM 병기		
	T categories	N categories	M categories
Stage 0a	Ta	N0	M0
Stage 0is	Tis	N0	M0
Stage Ⅰ	T1	N0	M0
Stage Ⅱ	T2	N0	M0
Stage Ⅲ	T3	N0	M0
Stage Ⅳ	T4	Nx, N0	M0
	Any T	N1	M0
	Any T	N2	M0
	Any T	Any N	M1

6. 임상증상

가장 흔하게 발생하는 증상은 혈뇨로 56~98%의 환자에서 발생한다. 10~40%의 환자에서 종양이나 혈전에 의한 점진적인 요관폐색 시 옆구리 통증이 발생할 수 있다. 암이 진행된 경우에는 체중 감소, 식욕 감퇴, 복부종물, 뼈 통증 등이 발생할 수 있으며, 약 15%에서는 증상 없이 영상검사에서 우연히 발견되는 경우도 있다.

7. 진단

(1) 영상진단검사

정맥신우조영술intravenous pyelography; IVP이 상부요로종양의 진단에 전통적으로 사용되어 왔으며, 최근에는 컴퓨터단층촬영요로조영술CT urography로 대체되고 있다. 정맥신우조영술에서 방사선투과성 충만결손, 상부

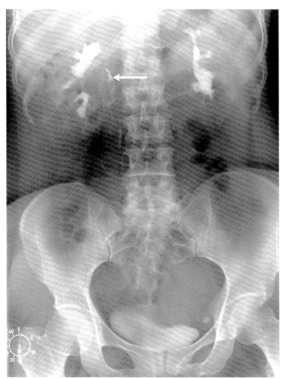

그림 26-2 정맥신우조영술 우측 신우 내에 신우암에 의한 충만결손(화살표)이 관찰된다.

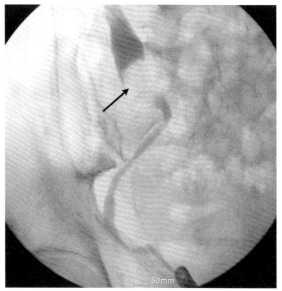

그림 26-3 역행성요로조영술 우측 중부요관에 요관암에 의한 충만결손(화살표)과 그 위로 요관의 확장 소견이 관찰된다.

요로 일부의 폐쇄 혹은 불완전 충만, 신장이 보이지 않거나 수신증이 나타나는 경우가 전형적으로 상부요로종양을 시사하는 소견이며(그림 26-2), 종양 환자의 50~75%에서 충만결손이 나타난다. 정맥신우조영술만으로 진단이 확실하지 않은 경우에는 요세포검사 및 조직검사를 동반한 역행성요로조영술*retrograde urography*(그림 26-3) 혹은 요관경*ureteroscopy*검사를 시행할 수 있다. 컴퓨터단층촬영요로조영술은 정맥신우조영술에 비해 시행하기 쉬우며 신장실질의 병변을 확인하는 데 있어 더 높은 정확도를 보인다(그림 26-4).

(2) 방광경검사

상부요로종양에서 방광암이 동반되는 경우가 흔하기 때문에 방광경검사는 방광의 병변을 배제하기 위해 필수적이다.

(3) 요관경검사 및 조직검사

요관경검사는 종양을 직접 육안으로 확인할 수 있을

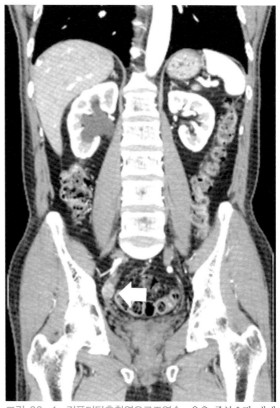

그림 26-4 컴퓨터단층촬영요로조영술 우측 중부요관 내에 요관암에 의한 종물(화살표)이 관찰된다.

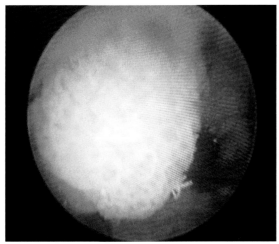

그림 26-5 요관경 사진 요관 내의 종물이 관찰된다.

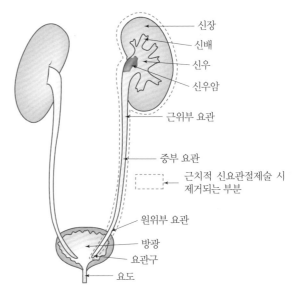

그림 26-6 근치적 신요관절제술의 도해

뿐만 아니라 의심되는 병변을 조직검사할 수 있는 장점이 있다(그림 26-5). 영상검사에서 진단이 명확하지 않은 경우나 요관경 소견에 따라 신보존술식과 같이 치료계획이 달라질 수 있는 경우에 시행될 수 있다.

(4) 요세포검사

요세포검사는 상부요로상피암의 진단에 유용한 진단도구로 특이도는 매우 높으나 민감도는 낮은 편이다. 일반적으로 배뇨로 얻은 요세포검사의 민감도는 종양의 등급(분화도)에 직접적으로 관련이 있다. 요관카테터를 이용하여 소변 채취 시 더 정확한 결과를 얻을 수 있으며 생리식염수을 사용한 세척이나 brush biopsy를 이용할 시 검사의 정확성을 높일 수 있다.

8. 치료

근치적 신요관절제술radical nephroureterectomy 및 방광소매절제술bladder cuff excision이 국소성 상부요로종양의 표준치료로 시행된다(그림 26-6). 이러한 광범위한 절제가 시행되는 이유는 상부요로종양은 동측 요로에서 다발성으로 발생할 가능성이 높으며, 잔존 요관이 존재할 시 30~75%에서 재발하기 때문이다. 고등급, 종양이 크고 신장실질침범이 의심되는 신우, 또는 고등급의 요관암일 경우 술전 항암치료를 시행 후 수술을 고려할 수 있다. 단일신이나 양측 신장에서 종양이 발생한 경우 신장기능

이 떨어져 있어 신장기능 보존이 필요한 환자에서는 종양 부위에 따라 부분요관절제술이 시행되기도 하며, 원위부 요관암의 경우에는 원위부 요관절제술 및 요관방광재문합술이 시행될 수 있다. 다만 이러한 보존적 수술 후 동측 종양의 재발률은 33~55%에 이르기 때문에 환자의 선택에 신중해야 한다. 또한 신우나 요관의 저등급의 작은 종양은 내시경치료가 시행될 수도 있으나 재발률은 90%까지 보고되었다(그림 26-7). 전이가 된 경우에는 항암화학치료를 시행할 수 있으며 cisplatin을 기반으로 한 요법이 사용되며, 최근에는 cisplatin과 gemcitabine의 병용요법 또는 DDMVAC 항암요법(dose-dense methotrexate, vinblastine, doxorubicin, cisplatin)이 주로 사용된다.

9. 추적관찰

5년 이내 방광에서의 재발률이 15~75%에 이르기 때문에 주기적으로 방광경검사를 시행해야 한다. 또한 요세포검사가 특히 고등급 종양에 있어 재발을 평가하는 데 있어 유용하다. 고등급 종양이나 침윤성 종양의 경우에는 전이 유무에 대한 평가 및 반대측 신장에 대한 정기적인 추적관찰이 필요하다.

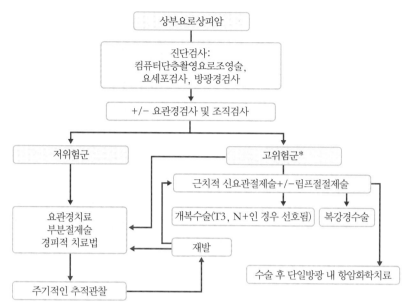

그림 26-7 상부요로상피암의 치료 개요

10. 예후

종양의 병기 및 등급이 수술 후 종양학적 결과와 밀접한 상관관계가 있다. 종양의 구성architecture, 상피내암의 유무가 재발에 영향을 미치는 중요한 인자이며, 최근에는 림프혈관침범 여부 등이 추가적으로 재발에 영향을 끼치는 예후인자로 보고되었다.

II 상부요로의 기타종양

1. 비요로상피암

(1) 편평상피세포암
편평상피세포암은 상부요로종양의 0.7~7%를 차지

하며, 만성 감염이나 염증의 병력이 있거나 진통제를 남용하는 환자에서 호발하며, 진단 당시 이미 침습적인 경우가 많다.

(2) 선암
선암은 상부요로종양의 1% 이하에서 발생하며 장기간의 폐색, 염증 혹은 결석의 병력과 연관이 있으며, 진단 당시 병기가 진행된 경우가 많고 대개 예후가 나쁘다.

2. 양성종양

섬유상피용종 및 신경섬유종은 드물게 발생하는 양성병변이며 단순절제술로 치료된다.

비뇨기종양학회. 요로상피암 진료지침. 의학문화사, 2010

American joint committee on cancer(AJCC), cancer staging manual, 8th ed. new York: springer, 2017

Badrinath RK, Peter RC. Urothelial carcinoma: Cancers of the bladder, ureter & renal pelvis. In: McAninch JW, Lue TF. Smith & Tanagho's general urology, 18th ed. Pennsyl vania: McGraw-Hill, 2014

Colin P, Koenig P, Ouzzane A, Berthon N, Villers A, Biserte J, et al. Environmental factors involved in carcinogenesis of urothelial cell carcinomas of the upper urinary tract. BJU Int 2009;104:1436-1440

EAU guidelines on urothelial carcinoma of the upper urinary tract, European Association of Urology 2022

Gadzinski AJ, Roberts WW, Faerber GJ, Wolf JS Jr. Long-term outcomes of nephroureterectomy versus endoscopic management for upper tract urothelial carcinoma. J Urol 2010;183:2148-2153

Kallidonis P, Liatsikos E. Urothelial tumors of the upper urinary tract and ureter. In: Partin AW, Dmochowski RR, Kavoussi LR, Peters CA, Wein AJ, editors. Campbell-Walsh-Wein Urology. 12th ed. Philadelphia: Elsevier;2021:2185-2198

Margulis V, Youssef RF, Karakiewicz PI, Lotan Y, Wood CG, Zigeuner R, et al. Preoperative multivariable prognostic model for prediction of nonorgan confined urothelial carcinoma of the upper urinary tract. J Urol 2010;184:453-458

Novara G, De Marco V, Gottardo F, Dalpiaz O, Bouygues V, Galfano A, et al. Independent predictors of cancerspecific survival in transitional cell carcinoma of the upper urinary tract: multi-institutional dataset from 3 European centers. Cancer 2007;110:1715-1722

Roupret M, Hupertan V, Seisen T, Colin P, Xylinas E, Yates DR, et al. Prediction of cancer specific survival after radical nephroureterectomy for upper tract urothelial carcinoma: development of an optimized postoperative nomogram using decision curve analysis. J Urol 2013;189:1662-1669

방광종양

오종진 집필/서호경 감수

방광종양은 소변을 저장하는 장기인 방광에 발생하는 모든 종물을 일컬으며, 양성종양과 악성종양으로 구분할 수 있다. 약 95%는 악성종양이 차지하며, 양성종양은 드물다.

I 양성방광종양

1. 요로상피유두종urothelial papilloma

요로상피유두종은 방광에 발생하는 드문 양성종양으로 젊은 환자에서 주로 발생한다. 유두종은 잎 모양의 섬세한 유두상 종물로, 각각의 유두는 느슨한 섬유혈관조직으로 이루어진 중심속과 그것을 덮고 있는 7층 이하의 세포층으로 이루어진 정상과 같은 요로상피세포로 이루어져 있다. 경요도절제술로 완전 절제가 가능하며 재발은 극히 드물다.

2. 내장성요로상피유두종inverted urothelial papilloma

내장성요로상피유두종은 요로상피종양의 1% 미만으로 드물다. 방광삼각부에 잘 발생하며 1~3cm의 점막 결로 표면은 매끈하다. 현미경 소견으로 점막에서 기원하는 서로 연결되는 요로상피가 다발, 판상구조 및 육주를 이루면서 방광 내강으로 돌출하는 대신 고유판lamina propria으로 자라 들어간다(그림 27-1). 세포의 비정형성이나 세포분열은 거의 없으며 근육층의 침범은 드물다. 경요도절제술로 완전 절제가 가능하며 재발률은 1% 이내이다.

II 방광요로상피암

1. 역학

2024년 발표된 국가암등록통계에 의하면 2021년 우리나라에서는 277,523건의 암이 발생했는데, 그중 방광암은 남녀를 합쳐서 5,169건으로 전체 암 발생의 1.9%를 차지했다. 인구 10만 명당 조발생률(해당 관찰기간 중 대상 인구집단에서 새롭게 발생한 환자 수)은 10.1건이다. 남녀의 성비는 4.3:1로 남성에게 더 많이 발생했다. 발생 건수는 남성이 4,201건으로 남성암 중에서 9위를 차지했고, 여성은 968건이었다. 남녀를 합쳐서 연령대별로 보면 70대 이상이 53.4%, 60대가 19.7%, 50대가 6.7%였다.

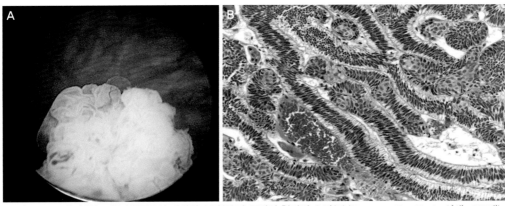

그림 27-1 내장성요로상피유두종의 내시경 소견(A)과 조직의 현미경 소견(B)(Hematoxylin-Eosin 염색, 200배)

2. 위험인자

(1) 흡연

흡연은 가장 중요한 방광암의 발암인자이다. 비흡연자에 비해 흡연자는 4.1배, 전 흡연자는 2.2배 발병 위험이 높아진다고 보고되고 있다. 담배 관련 발암물질로 2-naphthylamine 등을 포함하는 방향족 아민과 다환 방향족 탄화수소가 방광암의 발생에 중요하다고 추정된다.

(2) 직업성 방광암

방광암은 특정 산업에서 취급하는 화학물질에 대한 노출이 발암에 강한 관련이 있음이 증명된 고형암이다. 1895년 독일의 Rehn에 의해 화학염료 중 방향족 아민류에 기인하는 직업성 방광암의 존재가 처음 보고되어 방광암 중 약 20%가 염료공업, 피혁공업, 고무공업 등의 직업과 관련성이 있을 것으로 추정되었으나 현재는 감소 경향이다.

(3) 유전적 감수성

이전에 유전성 비용종성 결장직장암 또는 Hereditary nonpolyposis colorectal cancer(HNPCC)라고 불렸던 린치증후군*Lynch syndrome*이라는 유전질환 또는 기타 유전적 소인이 있는 사람은 방광암 및 상부요로상피암의 발병 위험이 증가할 수 있으므로 가족력이 있는 경우 유전자검사를 고려해 볼 수 있다. 아세틸화 지연형 *2N-acetyltransferase2; NAT2* 유전자형을 가진 개체에서는 흡연으로 인한 방광암 발암 위험이 증가한다. 또한 glutathione S transferase(GST M1) 유전자형도 발암 위험과 관련이 있다.

(4) 기타

방광암의 0.5%를 차지하는 편평상피세포암은 방광결석, 복잡요로감염이 원인이다. 또한 이집트 나일강 유역의 풍토병인 주혈흡충감염증의 경우, 흡충이 방광벽 내에 산란함으로써 만성염증이 생겨 편평상피화생을 야기하여 편평상피세포암이 발생되기 쉽다. 항암제 또는 면역억제약으로 사용되는 알킬화제*cyclophosphamide*도 요로상피암의 발생요인이다. 식수를 통해 비소*arsenic*에 노출되는 경우 방광암 발암의 원인이 될 수 있다. 최근에는 전립선암 및 자궁경부암에 대한 외부 조사 방사선치료 후 방광암 발암 위험의 상승과 당뇨병 치료제인 pioglitazone의 방광암 발암 관련성이 주목받고 있다.

3. 진단

(1) 증상

방광암의 주요 임상증상은 혈뇨(무통성 육안적 혈뇨, 현미경적 혈뇨), 방광자극증상(빈뇨, 배뇨 시 통증, 잔뇨감 등)이다. 특히 무통성 육안적 혈뇨가 가장 흔한 증상이고, 이 증상을 호소하는 환자의 약 30%가 방광암으로 진단된다. 현미경적 혈뇨와 방광암의 상관관계는 높지 않지만, 방광암 호발 연령층의 현미경적 혈뇨를 감별진단할 경우에는 방광암의 가능성을 반드시 고려해야 한다. 방광자극증상은 방광암 환자의 약 3분의 1에서 나타나고 근육침습암이나 상피내암에서 더 흔히 나타난다. 일반적인 치료에 반응하지 않는 방광자극증상은 요세포검사와 방광경검사 등을 시행하여 방광암을 감별진단하는 것이 중요하다. 진행된 병기에서는 체중 감소, 뼈 통증, 수신증에 의한 옆구리 통증 등 전이 부위에 따른 특징적 증상이 생긴다.

(2) 요세포검사

악성요로상피세포가 탈락되어 요검체에서 악성세포를 현미경적으로 관찰할 수 있다(그림 27-2). 요세포검사는 비침습적이며, 세포 등급이 높은(분화도가 나쁜) 종양의 경우나 상피내암에서 특히 민감도가 높다. 요로조영술 등의 영상검사에서 암이 발견되지 않았더라도 요세포검사에서 양성일 때에는 신배부터 전립선요도까지 어느 곳에서도 요로상피종양이 있을 가능성을 염두에 두어야 한다.

(3) 종양표지자검사

방광암의 조기진단, 수술 후 추적검사 및 예후 관찰을 위해 NMP22, BTA, BFP(basic fetoprotein), UroVysion test 등의 소변을 이용한 종양표지자검사가 이용된다. 일반적으로 이러한 검사법은 요세포검사보다 민감도는 높으나 특이도는 낮다(표 27-1).

표 27-1 요검체 종양표지자검사들의 민감도와 특이도

요검체 종양표지자	민감도		특이도	
	평균(%)	범위(%)	평균(%)	범위(%)
Cytology	48	16~89	96	81~100
Hematuria dipstick	68	40~93	68	51~97
NMP22	75	32~92	75	51~94
BTA stat	68	53~89	74	54~93
BTA TRAK	61	17~78	71	51~89
ImmunoCyt	74	39~100	80	73~84
UroVysion	77	73~81	98	96~100

(4) 영상진단

영상진단은 증상에 대한 진단 목적과 방광암 진단 후 상부요로종양의 동반 여부 및 병기 평가 목적으로 시행한다.

1) 배설성요로조영술

과거에는 상부요로암의 동반 여부, 수신증 유무를 확인하기 위해 이용되었지만, 이를 통해 얻을 수 있는 중요한 소견이 많지 않아 최근에는 컴퓨터단층촬영으로 대체되고 있다.

2) 초음파촬영

신장기능이 좋지 않거나 조영제에 부작용이 있는 경우 복부초음파촬영으로 상부요로 및 방광의 상태를 점검할

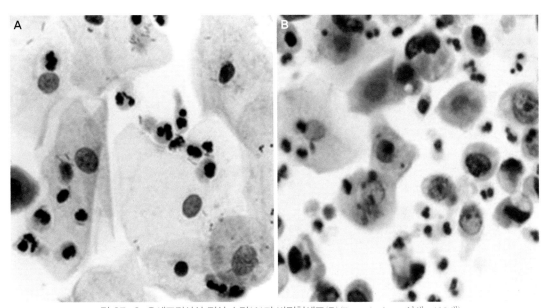

그림 27-2 요세포검사상 정상 소견(A)과 비정형세포(B)(Papanicolaou 염색, 400배)

수 있다. 검사의 민감도가 증가함에 따라 신종물, 수신증과 방광 병소에 대한 평가가 용이하여 혈뇨의 원인을 진단하는 비침습적 검사법으로 사용된다.

3) 컴퓨터단층촬영

컴퓨터단층촬영은 상부요로종양의 동반 여부와 함께 골반 또는 대동맥 주위 림프절비대 및 다른 기관으로의 전이 등을 평가하는 데 이용한다.

4) 자기공명영상

조영제에 과민반응이 있거나 신장기능이 감소된 경우 컴퓨터단층촬영 대신 자기공명영상검사를 시행한다. 또한 자기공명영상은 컴퓨터단층촬영에서 방광 외 침범이 의심되거나 골반뼈로의 전이가 의심되는 경우 유용하게 이용된다.

5) 흉부촬영

폐전이 유무를 평가하는 데 가장 민감한 방법은 흉부컴퓨터단층촬영이다. 폐에서 발견되는 종양이 악성일 가능성은 크기에 비례하며, 특히 1cm 이상일 때 그러하다. 이 경우는 흉부단순촬영으로도 발견할 수 있지만 정확한 폐전이 여부를 확인하기 위해서는 흉부컴퓨터단층촬영을 시행하고 있다.

6) 뼈스캔

뼈스캔은 근육침습 방광암에서 근치적 방광절제술 전에 시행하는데, 뼈 통증이나 알칼리성 인산분해효소alkaline phosphatase 증가가 없는 환자에서는 양성 소견이 드물다. 따라서 뼈스캔의 유용성에 대해서는 이견이 있지만 수술 후 환자를 추적 관찰할 때 기본적인 참고자료로 활용할 수 있기 때문에 수술 전 뼈스캔 시행을 추천한다.

7) 양전자방출단층촬영

양전자방출단층촬영은 18F-2-fluoro-2-deoxy-D -glucose(FDG)를 방사성 핵종radionuclide으로 흔히 사용하며, 이는 암세포가 정상세포에 비해 대사작용이 활발한 점을 이용한다. FDG가 요를 통해 배출되므로 양전자방출단층촬영으로 방광암을 진단하기에는 어려움이 있으나 수술이나 화학요법 결정 전에 림프절전이의 발견 및 평가에 도움이 된다.

(5) 방광경검사(그림 27-3)

방광경검사는 내시경으로 방광과 요도를 직접 관찰하는 검사로 방광암의 진단에 가장 중요하다. 방광경검사는 전부요도 및 전립선요도를 관찰하고 양측 요관구로 배출되는 요 색깔을 관찰한다. 종양이 발견되면 종양의 모양, 크기, 위치, 범위 및 다발 여부 등을 관찰한다. 방광 내로 돌출하는 용종 모양 병소는 쉽게 관찰할 수 있다. 유두상종양은 비근육침습암non-muscle invasive cancer인 경우가 많으며(그림 27-3A), 편평형이나 고형solid, 목 없는sessile 모양인 경우에는 근육침습암의 가능성이 높다. 적색의 양탄자 양상의 점막 병변은 상피내암에서 볼 수 있다(그림 27-3B). 요로상피세포의 초기 변화를 방광경검사로 알 수 없는 경우나 상피내암의 경우에는 광역학적 진단photo dynamic diagnosis; PDD이나 협대역광관찰narrow band imaging; NBI 등의 새로운 시각기기가 도입되어 방광경검사의 진단율 향상이 기대된다.

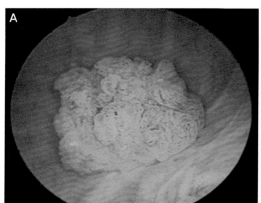
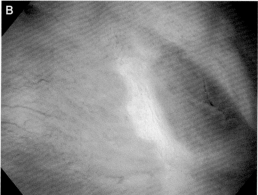

그림 27-3 방광경검사 소견 A. 유두상종양, B. 상피내암.

(6) 조직검사

방광암의 최종 진단은 영상진단이나 내시경 소견만으로는 충분하지 않고 병리학적 확진이 필수적이다. 방광경검사 도중에 조직의 일부를 채취하여 조직검사를 하는 경우도 있으나 방광암의 정확한 조직검사를 위해서는 마취를 하고 절제경을 통해 종양이 의심되는 부분을 경요도방광종양절제술로 완벽하게 절제하여 병리학적 검사를 시행해야 한다. 경요도방광종양절제는 마취하에 방광 내에 돌출되어 있는 종양을 모두 절제해야 하며, 종양이 있는 부위의 근육층까지 절제하여 병리학적으로 암침범의 깊이를 확인할 수 있는 정도가 되어야 한다. 방광암의 경요도절제술은 조직 채취를 위한 진단 과정이기도 하지만 비근육침습암의 경우 종양을 절제하는 치료 과정이기도 하다.

4. 병리

방광에 발생한 암의 약 98%는 상피암으로 대부분은 요로상피암이다. 유두상요로상피암은 섬유혈관 중심부 *fibrovascular core*를 가진 유두 형태가 특징적이며 요로상피세포의 층수가 7층 이상을 보인다. 상피내암은 방광 상피 전층이 고등급의 비정형세포로 대치된 것을 말하는데, 이러한 변화가 상피에만 국한된다(그림 27-4).

세포 분화도가 재발이나 병기 진행의 중요한 표지자로 알려져 있는데, 요로상피암을 3등급(등급 1, 2, 3)으로 분류했던 1973년 WHO 체계가 가장 많이 사용되어

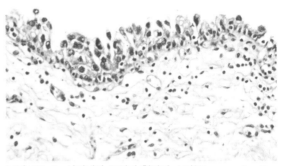

그림 27-4 상피내암 조직의 현미경 소견(Hematoxylin-Eosin 염색, 200배)

왔으나 2004년 새로운 WHO/ISUP 분류가 채택되었다. 이는 저악성 유두상요로상피종양*papillary urothelial neoplasm of low malignant potential*, 저등급 유두상요로상피암*low grade papillary urothelial carcinoma*, 고등급 유두상요로상피암*high grade papillary urothelial carcinoma*으로 분류하고 있다(그림 27-5).

5. 병기(표 27-2)

방광암의 존재 확인에 이어서 치료방침 결정을 위한 상부요로종양의 유무 확인 및 병기 진단이 필요하다. 병기 분류로는 일반적으로 UICC에 의한 TNM 병기분류가 사용된다. 구체적으로는 원발 부위의 방광벽 내 침습도 평가(T staging), 림프절전이 유무 평가(N staging), 먼곳전이 유무 평가(M staging)를 실시한다.

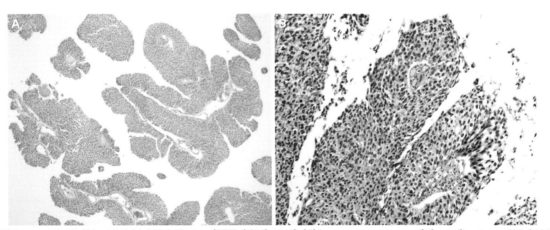

그림 27-5 요로상피암 조직의 현미경 소견 A. 저등급 유두상요로상피암(Hematoxylin-Eosin 염색, 40배), B. 고등급 유두상요로상피암(Hematoxylin-Eosin 염색, 100배).

표 27-2 방광암의 병기(2017년 TNM 분류)

Primary Tumor(T)	
TX	Primary tumor cannot be assessed
T0	No evidence of primary tumor
Ta	Non invasive papillary carcinoma
Tis	Carcinoma in situ: "flat tumor"
T1	Tumor invades subepithelial connective tissue
T2	Tumor invades muscularis propria
pT2a	Tumor invades superficial muscularis propria(inner half)
pT2b	Tumor invades deep muscularis propria(outer half)
T3	Tumor invades perivesical tissue
pT3a	Microscopically
pT3b	Macroscopically(extravesical mass)
T4	Tumor invades any of the following: prostatic stroma, seminal vesicles, uterus, vagina, pelvic wall, abdominal wall
T4a	Tumor invades prostatic stroma, uterus, vagina
T4b	Tumor invades pelvic wall, abdominal wall

Regional Lymph Nodes(N)

Regional lymph nodes include both primary and secondary drainage regions. All other nodes above the aortic bifurcation are considered distant lymph nodes

NX	Lymph nodes cannot be assessed
N0	No lymph node metastasis
N1	Single regional lymph node metastasis in the true pelvis(hypogastric, obturator, external iliac or presacral lymph node)
N2	Multiple regional lymph node metastasis in the true pelvis(hypogastric, obturator, external iliac or presacral lymph node metastasis)
N3	Lymph node metastasis to the common iliac lymph nodes

Distant Metastasis(M)

M0	No distant metastasis
M1	Distant metastasis
M1a	Nonregional lymph nodes
M1b	Other distant metastases

ANATOMIC STAGE/ AJCC PROGNOSTIC GROUPS

	T	N	M
Stage 0a	Ta	N0	M0
Stage 0is	Tis	N0	M0
Stage I	T1	N0	M0
Stage II	T2a	N0	M0
	T2b	N0	M0
Stage IIIA	T3a	N0	M0
	T3b	N0	M0
	T4a	N0	M0
	T1-T4a	N1	M0
Stage IIIB	T1-T4a	N2, N3	M0
Stage IVA	T4b	Any N	M0
	Any T	Any N	M1a
Stage IVB	Any T	Any N	M1b

(1) 방광벽 내 침습도(T staging)(그림 27-6)

방광암의 치료방침 결정에 있어 침습 정도, 특히 방광벽 내 근층으로의 암침습 유무는 매우 중요하다. 점막하층까지만 침범한 비근육침습암(Tis, Ta, T1)과 근층 이상을 침범한 근육침습암(T2~4)은 치료방침이 크게 다르다. 따라서 종양의 근육침습에 관한 진단을 위해서는 경요도절제술 시 종양이 있는 부위의 근육층까지 절제하여 병리학적으로 암침범의 깊이를 확인하는 것이 필수적이다. 또한 내시경수술 전후에 항문 혹은 질을 통한 마취하 양손진찰*bimanual examination*(그림 27-7)을 통해 임상적 방광벽 침습을 진단해야 한다.

(2) 방광암의 림프절전이(N staging)

골반림프절전이 유무는 치료방침 결정과 예후에 중요한 정보이므로 근육침습암 진단 시에는 CT, MRI에 의한 평가가 필요하다.

(3) 먼곳전이(M staging)

먼곳전이 유무는 방광암의 치료방침을 결정하는 데 있어 매우 중요한 정보이며, 먼곳전이가 동반된 경우 세포독성 항암제를 포함한 전신치료가 표준 치료이다. 최근에는 먼곳전이 진단에 CT, MRI와 더불어 FDG-PET의 유용성도 보고된다.

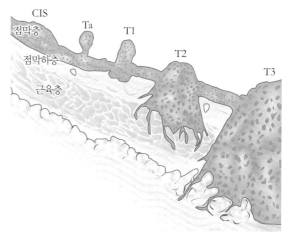

그림 27-6 방광암의 T staging에 대한 모식도

6. 방광암의 특성 및 자연사

방광암 발생의 초기 변화는 요로상피세포가 암세포로 변하는 것이다. 이는 발암물질이나 유전자 변화의 결과로 초래된다. 정상세포에서 전환된 암세포들이 내인성 종양 억제 기전 및 우리 몸의 면역학적 감시를 회피하여 계속 증식하면 임상적으로 확인할 수 있는 암이 된다. 암 초기에는 증식된 암세포들이 요로상피 내에만 국한되어 존재하나, 암세포들의 생화학적인 특성, 즉 암유전자의 활성화나 암억제 유전자 및 성장 촉진인자들의 변화에 의해 계속 상피 내에만 국한될지 또는 진행될지 여부가 결정된다.

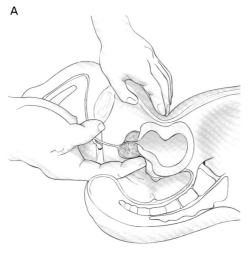
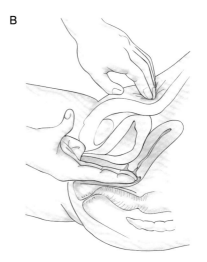

그림 27-7 항문 혹은 질을 통한 양손진찰 A. 남성, B. 여성.

암세포가 증식되어 여러 겹의 층을 이루고 섬유기질 조직 내에 새로운 혈관이 생성되어 중앙에 혈관다발을 가진 유두상종양을 형성하는 것이 방광암의 흔한 형태이다. 이러한 유두상방광암은 일반적으로 세포 등급이 낮거나 중간 정도의 분화도를 가지며 상피세포층에 국한된다.

암세포의 계속적인 증식이 방광벽을 따라 요로상피층을 두껍게 만들고 요로상피층의 모양은 편평한 형태를 유지하는 경우를 상피내암이라 하며, 일반적으로 점막에 국한된 유두상암보다 세포 분화도가 나쁘다. 분화도가 나쁜 세포들은 세포 간의 응집력과 접착력이 약하기 때문에 쉽게 탈락되어 요세포검사에서 발견된다. 상피내암은 근육침습암으로 진행될 가능성이 매우 높으며 전체 방광암의 약 10%를 차지한다. 이 중 50%는 단독으로 나타나지만 나머지는 다른 분화도가 나쁜 비근육침습암이나 근육침습암의 유두상 병소와 함께 나타난다.

방광암은 초기 진단 시 70~80%는 비근육침습암으로 진단된다. 여기에는 상피내암, Ta, T1이 해당된다. 유두상의 세포 분화도가 좋고 점막층에 국한된 암(Ta)은 재발(50~75%)은 높지만 근육침습암으로의 진행률(5%)은 매우 낮다. 반면에 고유판 침범이 있고(T1) 세포 분화도가 나쁜(등급이 높은) 유두상암은 광범위한 상피내암을 동반하는 경우가 많고 근육침습암으로의 진행률이 30~50%로 높다. 또한 비근육침습암의 임상적 예후는 다발성, 크기가 3cm 이상으로 큰 것, 상피내암이 포함된 경우, 재발 또는 조기 재발 등이 재발이나 진행에 유의한 영향을 미치는 위험인자이다. 또한 종양이 유두 모양인 경우에 비해 고형이거나 목 없는 모양인 경우 재발이나 진행의 가능성이 크다.

처음 방광암으로 진단되는 환자의 15~20%는 근육침습암으로 대부분이 세포 등급이 높은 방광암이다. 비근

육침습암에서 근육침습암으로 진행하는 경우도 있지만, 대부분의 근육침습암은 진단 당시부터 근육침습암으로 발견된다. 근육침습암의 약 50%에서 진단 시에 육안으로는 보이지 않는 미세전이가 동반되어 있는 것으로 알려져 있으며, 이 경우 근치적 방광절제술 시행에도 불구하고 재발한다. 추가적인 수술 전후 항암치료 등을 통해 치료율의 향상을 기대할 수 있지만, 대부분의 재발 환자들이 결국 전신적인 전이암으로 진행하며 이 경우 예후는 매우 나쁘다.

비근육침습 방광암(Tis, Ta, T1)의 경우 무병생존율이 80~88%인 데 비해 근육침습 방광암의 경우 T2는 53~80%, T3는 39~68%, T4는 25~40%로 급격히 나빠진다. 림프절전이는 저병기에서는 5% 이하로 드물지만 T3a는 10~30%, T3b는 31~46%, T4는 35~64%로 고병기에서 높다. 림프절전이가 동반된 전이성 방광암 환자에서는 항암치료를 진행하게 되는데, 약제마다의 차이가 있지만 완전관해율은 12~35%로 보고되고 있으며, 생존중앙값은 대략 12개월 정도이다.

7. 치료

(1) 비근육침습 방광암의 치료

1) 위험도 분류

비근육침습암은 매우 다양한 예후를 보이므로 위험도에 따른 적절한 치료가 요구된다. 비근육침습 방광암의 재발 및 진행과 관련된 요인으로는 고병기, 고등급, 종양 크기, 다발성, 이전의 많은 재발 횟수, 상피내암 동반 등이 포함되며, 다른 부정적 예후인자로는 림프혈관 침습, 조직변이(예: 미세 유두성 조직변이), 점막하 결합조직 침범(예: 미만성 T1 종양*diffuse T1 tumor*) 등이 있다. 비근

표 27-3 비근육침습 방광암의 위험도 분류와 치료

위험도 분류	치료지침
저위험 비근육침습 방광암: 저등급이며 Ta 종양*low-grade Ta tumor*, Primary and Single and 3cm 미만	관찰 또는 경요도방광종양절제술 직후 1회의 방광 내 항암제 주입
중간위험 비근육침습 방광암: 다발성, 3cm 이상의 종양 크기 혹은 재발성 low-grade Ta tumors	경요도방광종양절제술 직후 1회의 방광 내 항암제 주입+방광 내 항암제 또는 BCG 유도 및 유지(1년) 요법
고위험 비근육침습 방광암: T1 혹은 상피내암 혹은 고등급 종양	1차 경요도방광종양절제술 4~6주 후 2차 경요도방광종양절제술 *repeat TUR*과 BCG 유도 및 유지(3년) 요법 조기 방광절제술 고려

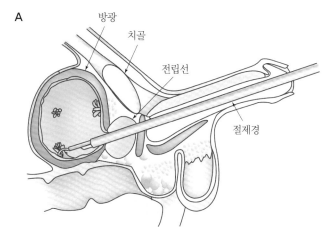

그림 27-8 경요도방광종양절제술 A. 경요도방광종양절제술의 모식도, B. 경요도방광종양절제술 시행 전(좌)/후(우)의 방광 내면.

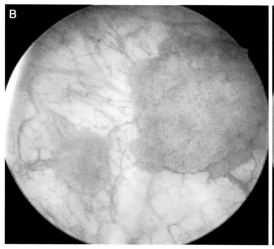 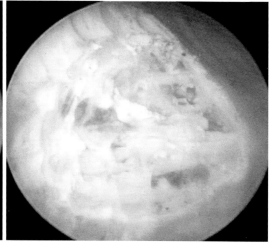

육침습 방광암은 재발 및 진행 위험에 따라 저위험, 중간위험 또는 고위험군으로 분류할 수 있으며, 이 위험도 분류는 치료지침으로 사용된다(표 27-3).

2) 경요도방광종양절제술 *transurethral resection of bladder tumor; TUR-BT*

비근육침습 방광암 치료의 시작은 경요도방광종양절제술이다. 경요도방광종양절제술은 절제경을 이용하여 보이는 모든 종양을 제거하고 추가로 적절한 종양 주위 변연과 종양 하부를 근육층을 포함하여 제거하는 것이다(그림 27-8). 그러나 이 치료만으로는 60~80%가 재발하고, 10~15%는 근육침습 방광암으로 진행한다. 적절한 경요도방광종양절제술은 치료뿐만 아니라 방광암의 정확한 진단을 위해서도 매우 중요하다.

3) 2차(재) 경요도방광종양절제술

T1 혹은 고병기의 비근육침습 방광암의 경우 1차 경요도절제술 후 4~6주 이내에 2차(재) 경요도방광종양절제술을 시행한다. 2차(재) 경요도방광종양절제술은 정확한 병기를 평가하고 추가적인 절제를 시행함으로써 잔존암을 제거하는 치료적인 의의가 있다. 2차(재) 경요도방광종양절제술 시 4~8%에서 병기 상승이 관찰되고 잔존암은 30~75%에 이르며, 2차(재) 경요도방광종양절제술을 시행한 군이 하지 않은 군에 비해 재발이 적다고 보고되고 있다.

4) 방광 내 항암요법과 면역요법

비근육침습 방광암은 경요도방광종양절제술 후 방광 내 재발에 대한 예방, 잔존 종양 및 상피내암에 대한 치료 목적으로 부가적인 방광 내 BCG 혹은 항암제 주입요법을 시행한다.

① 방광 내 BCG 주입요법

BCG는 약독화한 우형 결핵균으로, 1976년에 Morales 등에 의해 방광암 재발 방지 효과가 보고되었다. 방광 내 BCG 주입요법은 비근육침습 방광암에서 방광 내 항암제 주입법보다 우수한 재발 및 진행 억제 효과를 보이나, 부작용 발현 비율이 높다. BCG는 특히 방광 상피내암 치료에 효과적이다. 부작용으로는 배뇨통, 빈뇨, 요절박을 포함하는 방광자극 증상과 혈뇨, 농뇨 등의 국소증상과 발열, 오한, 고환염, 전립선염, 드물게 속발성 결핵 또는 패혈증 등의 전신증상도 보인다.

대개 주 1회 6주간의 유도요법과 함께 1~3년간의 유지요법(방광종양절제술 후 3, 6, 12, 18, 24, 30, 36개월에 3주간)을 시행한다.

② 방광 내 항암제 주입법

경요도방광종양절제술 후 방광 내 항암제 주입법은 재발률을 낮추는 데 효과가 있으나 진행을 억제시키지는 못한다. 사용할 수 있는 항암제로 gemcitabine, mito-mycin C, adriamycin, epirubicin 등이 있으며, 주입방법은 경요도방광종양절제술 후 6~24시간 이내 주입하는 조기 방광 내 항암제 주입법과 경요도방광종양절제술 2~4주 후 주 1회 4~8주 동안 매주 방광에 직접 주입하는 유도요법과 함께 월 1회 1년간의 유지요법을 사용하기도 한다. 부작용으로는 배뇨통, 빈뇨, 혈뇨 등 방광자극증상을 보인다.

5) 상피내암의 치료

상피내암은 분화도가 높은 암세포로 근육침습암으로 진행될 가능성이 매우 높아 적극적인 치료가 요구된다. 경요도방광종양절제술 혹은 경요도응고술 시행 후 방광 내 BCG 주입법을 시행하고 재발 방지를 위해 유지요법을 시행한다. BCG 불응성 상피내암의 경우에 조기에 방광절제술을 고려해야 하며, BCG 불응성 고위험 비근육침습 방광암에서 상피내암이 동반된 경우에 3주 간격으로 pembrolizumab 200mg을 혈관 내 주입하는 치료는 41%의 완전관해율을 기록한 바 있어 또 다른 치료로서 가치가 있다.

6) 초고위험도 비근육침습 방광암에서의 조기 근치적 방광절제술

초고위험도 비근육침습 방광암(BCG 불응성 비근육침습암, 미세유두성 조직변이, 방광 또는 전립선요도에 상피내암 동반, 림프혈관침습)에서 생존율 향상을 위해 조기 근치적 방광절제술을 고려한다.

(2) 근육침습 방광암의 치료

1) 근치적 방광절제술

방광암의 약 20%는 진단 시 근육침습암으로 진단되고, 치료를 하지 않으면 진단 후 2년 내 85% 이상의 환자가 사망에 이르게 된다. 근치적 방광절제술과 양측 골반림프절절제술은 임상적으로 림프절전이 또는 먼곳전이가 없는 근육침습암에 대한 표준적인 치료법이며 종종 cisplatin 기반 술전 항암화학요법이 함께 시행된다. 남성의 경우 방광, 정낭, 전립선을 적출하고, 요도 재발의 위험성이 높다고 생각되는 경우에는 동시에 요도를 절제한다. 여성의 경우 방광, 난소, 자궁, 질전벽을 절제한다. 이후 골반림프절절제술과 요로전환술을 함께 시행한다. 근치적 방광절제술은 수술 술기의 발전에도 불구하고 5% 전후의 사망률과 20~56%의 합병증 발생률이 보고되고 있다. 수술 전후 합병증을 줄이기 위해 수술 후 조기회복 프로토콜Enhanced Recovery After Surgery protocols을 적용한다.

① 골반림프절절제술

근치적 방광절제술 시 약 25%에서 림프절전이가 관찰되며 림프절전이 여부는 예후를 예측하고 부가적인 항암화학요법을 선택하는 데 결정적인 역할을 한다. 근치적 방광절제술 시 골반림프절절제술은 림프절전이를 정확하게 진단하는 진단적 의의와 함께 골반림프절절제술 자체로 방광암의 생존율을 증가시키는 치료적 의의가 있다. 최근 총장골림프절을 포함하는 확대 골반림프절절제술이 표준 골반림프절절제술에 비해 보다 정확한 진단과 함께 더 나은 종양학적 결과를 보인다는 연구 결과가 많으며, 방광암은 대측 림프절로도 종양전이가 적지 않기 때문에 근치적 방광절제술 시 양측 확대 골반림프절절제술을 추천하고 있다.

② 요로전환술

방광절제술을 시행한 후 다음 단계는 소변의 흐름 경로를 전환시키는 요로전환술을 시행한다. 요로전환술은 크게 구분하면 실금형 요로전환(회장도관ileal conduit) 또는 비실금형(정위성 신방광orthotopic neobladder) 요로전환으로 나눈다(그림 27-9). 수술방법은 정위성 신방광의 금기가 아닌 경우 환자의 요구와 술자의 전문성에 따라 결정된다.

회장도관은 한쪽이 외부로 열려 지속적으로 요루 주

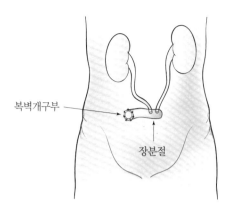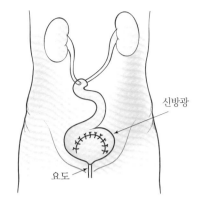

그림 27-9 회장도관(좌), 정위성 신방광(우)의 모식도

머니로 소변이 흘러나오는 실금형 요로전환의 한 형태이다. 회장도관 요로전환술은 상대적으로 수술시간이 짧고, 기저 신장기능이 저하된 환자에서 시행된다. 단점은 외관상 좋지 않고, 장점은 상부요로감염과 신장기능 저하의 위험이 적고 대사성산증이 발생할 확률이 적다.

정위성 신방광은 회장, 결장 또는 S자결장 부분을 사용하며, 특히 원위부 회장은 충분한 길이와 낮은 압력으로 소변을 저장할 수 있어 흔히 이용된다. 자주 시행되는 방법으로 Studer(U type) 신방광 또는 Hautmann(W type) 신방광이 있다. 합병증은 요실금, 배뇨장애, 요로감염, 신장기능 저하, 요로결석, 대사성산증 등이 있다.

③ 로봇수술

근치적 방광절제술-골반림프절절제술-요로전환술로 구성되는 근육침습 방광암의 수술적 치료는 개복수술에서 로봇시스템을 이용한 로봇수술로 발전하고 있다. 로봇수술은 개복수술에 비해 통증이 덜하고 회복이 빠른 장점이 있다. 특히 체내 요로전환술-신방광조성술intracorporeal neobladder은 수술 상처와 장기의 노출을 최소화하는 데 큰 이점이 있다. 로봇수술(체내 요로전환술)과 개복수술을 비교한 무작위 배정 연구에서 로봇수술은 개복수술에 비해 90일 동안 생존 및 병원 퇴원 일수가 통계적으로 유의미하게 높았다. 장기적 종양학적 결과는 추가적인 연구가 필요하다.

④ 술전 보조항암화학요법neoadjuvant chemotherapy

근육침습 방광암 환자의 표준치료법은 근치적 방광절제술이다. 그러나 근치적 방광절제술 시 전체 환자의 5년 생존율은 약 50%에 불과하다. 이런 결과를 향상시키기 위해 술전 항암요법이 1980년대부터 사용되었고 전향적, 무작위 임상시험에서 근치적 방광절제술 전에 술전 항암화학요법을 시행한 환자에서 생존율 향상이 입증되었다(표 27-4). 메타분석을 통해 cisplatin 기반 복합 술전 항암화학요법을 시행한 군에서 약 5%의 생존율 향상이 확인되었다. 주로 DDMVAC 3~6주기 또는 GC 4주기가 사용된다.

⑤ 술후 보조화학요법adjuvant chemotherapy

술전 보조항암화학요법에 비해 술후 보조화학요법은 근육침습 방광암 환자에서 명확한 생존율 향상을 보여 주는 적절한 표본수를 가진 무작위 대조 연구가 없

표 27-4 술전 보조항암화학요법의 장단점

장점	힘든 수술을 받기 전 항암화학요법을 시행하므로 환자가 항암화학요법을 더 잘 견딘다. 수술로 종물을 제거하기 전 항암화학요법을 시행하여 약제에 대한 반응성 평가가 가능하여 이후 치료를 계획하는 데 많은 도움을 준다. 수술 시 종양의 병기를 낮춰 수술을 용이하게 한다. 미세전이가 조기에 효과적으로 치료될 수 있다.
단점	항암화학요법에 반응하지 않거나 진행하는 경우 근치적 방광절제술 등의 치료가 지연되어 완전 절제가 어려워질 수 있다. 수술 후 합병증이 증가하거나 항암제 관련 합병증 등의 이유로 수술을 못 받게 될 수도 있다.

기 때문에 그 역할에 관해서는 논란이 있다. 비록 보조화학요법의 근거가 신보조화학요법만큼 충분하지는 않지만, 현재까지의 연구 결과는 보조화학요법이 재발을 늦출 수 있음을 시사하고 있어, 재발 위험이 높은 환자(병기 T3 이상이거나 림프절침범이나 림프혈관침범이 있는 경우)에서 3~6주기의 DDMVAC 또는 4주기의 GC 또는 nivolumab이 보조화학요법으로 사용된다.

2) 방광 보존적 치료

모든 근육침습 방광암에서 즉시 근치적 방광절제술이 필요한 것은 아니며, 치료반응을 평가할 때까지 방광 제거를 미룰 수 있다는 근거로 여러 다른 치료방법과 함께 방광 보존적 치료도 고려할 수 있다. 방광 보존적 치료는 수술을 받기에 내과적으로 적합하지 않거나 근치적 방광절제술의 대안을 찾는 환자에게 합리적 대안이 될 수 있다.

방광 보존적 치료는 적극적인 경요도방광종양절제술 단독, 부분방광절제술, 경요도방광종양절제술 후 화학요법 단독, 방사선치료 단독 또는 화학요법과 방사선치료의 병합요법이 있으나, 최대 경요도방광종양절제술 *maximal TUR-BT* 후 화학방사선요법CCRT이 가장 선호되는데 이를 trimodality treatment(TMT)라고도 한다. 방광 보존적 치료는 엄격한 환자 선택이 중요하며 병변 위치, 침습 깊이, 종양 크기, 상피내암 동반 유무, 비종양 요로상피 상태 및 환자 상태(방광용적, 방광기능, 동반질환)를 고려해 결정한다.

(3) 전이 방광암의 치료

방광암의 약 4%는 진단 시 전이가 동반되어 있다. 그리고 근치적 방광절제술 후 전체 환자의 약 절반은 종양 및 림프절의 병리학적 병기에 따라 재발하게 된다. 이 중 국소재발은 10~30%를 차지하고, 먼곳전이가 더 흔하게 발생한다.

만약 전이가 의심되면, 재발의 범위를 평가하기 위해 흉부 및 복부컴퓨터단층촬영, 뼈스캔이 시행된다. 진단 시 전이를 보이는 환자는 일반적으로 전신화학요법으로 치료한다.

1) 항암화학요법

항암화학요법제의 선정은 전신 수행 상태, 질병의 전이 범위와 함께 신장기능 등의 환자 상태를 고려하여 결정된다. 양호한 전신 수행도(활동도)*performance status*, 내장(간, 폐) 또는 뼈 전이가 동반되지 않은 저위험 환자 *good-risk*에서 항암화학요법으로 일부 환자의 장기 생존이 보고되었다. 불량한 전신 수행도 또는 내장전이가 동반된 고위험 환자*poor-risk*는 복합항암화학요법을 잘 견디지 못하며, 완치의 전제 조건인 완전관해를 좀처럼 이루기 어렵다.

현재 세 가지 종류의 약제(cisplatin, taxanes, gemcitabine)가 진행성 방광암의 치료에 사용되고 있다. 이 중 두세 가지 약제를 병합하여 치료하는데, 흔히 사용되는 병합요법에는 GC(gemcitabine/cisplatin)와 dose-dense MVAC(methotrexate, vinblastine, adriamycin, cisplatin)이 있다. 신장기능장애 등으로 cisplatin 치료에 적합하지 않은 환자의 경우 제한적인 효과를 보이지만, carboplatin 기반의 복합항암화학요법이 널리 사용되고 있다.

2) 면역치료

cisplatin 기반의 복합항암화학요법이 전이방광암의 표준치료로 사용되고 있으나, 이러한 항암치료를 받고 재발한 경우 중앙생존값은 5~7개월로 감소된다. 최근 이러한 환자에서 이차 약제로 면역관문억제제인 PD-1(programmed death-1)억제제 pembrolizumab, nivolumab과 PD-L1(programmed death-ligand 1)억제제 avelumab이 기존 항암요법에 비해 더 나은 반응률과 보다 적은 부작용을 보여 주어 추천되고 있다. 뿐만 아니라 cisplatin 기반 화학요법을 받지 못하는 국소 진행 또는 전이성 질환의 환자들에게도 이 약제들의 효과가 입증되어 추가적인 연구가 진행되고 있다. 4~6주기의 platinum 기반 항암화학요법 후 진행하지 않는 경우 avelumab을 이용한 유지요법을 하는 것이 환자 예후에 도움이 된다는 보고가 있어 시행되고 있다.

8. 추적관찰

방광암에 대한 치료 후 추적관찰이 중요한 이유는 비근육침습 및 근육침습 방광암 모두에서 재발률이 높고 전이 방광암 환자는 진행이 빠르기 때문이다. 추적관찰은 종양의 병기와 분화도에 의해 좌우되며 재발의 조기 발견을 최적화하면서 과다 검사를 최소화하는 것을 목표로 예상되는 환자의 예후에 따라 결정되어야 한다.

비근육침습 방광암의 경우 5년 내 재발 위험은 50~ 90%이며, 고등급 질환과 상피내암에서 특히 높은 비율로 나타난다. 5년 내 진행 위험은 10~30%이며, 주로 고등급 질환과 상피내암에서 나타난다. 비근육침습 방광암에서 재발 또는 잔류암을 평가하기 위해 초기 경요도절제 후 3개월쯤에 방광경검사를 권장한다. 이후 고등급 질환에서는 방광경검사를 3개월 간격으로 2년, 6개월 간격으로 5년까지, 저등급 질환의 경우 재발이 없는 환자의 경우 3개월, 9개월, 그리고 이후에는 1년마다 방광경검사를 권장한다. 고등급 질환의 경우 매년 또는 격년으로 상부요로 영상검사를 고려할 것을 권장하고 요세포검사는 방광경과 같은 간격으로 시행할 것을 권장한다. 저등급의 비근육침습질환의 경우 상부요로 영상검사의 가치가 제한된다. 이는 요관이나 신장의 종양 위험이 1~2%에 불과하고, 비용, 불편 및 방사선 노출 등의 이유로 검사의 이득이 크지 않기 때문이다.

방광절제술 후, 방광 보존적 치료 후, 또는 전이성 방광암 환자에 대한 감시는 주로 전이 확인에 초점을 맞추고 있다. 흉부, 복부 및 골반의 영상검사를 2년 동안 3~6개월마다, 그 후로는 더 긴 간격으로 시행할 것을 권장한다.

9. 예방

흡연은 가장 일반적인 위험요소이며 모든 방광암 발생 원인의 약 절반을 차지한다. 따라서 방광암 예방을 위해 가장 중요하고 효과적인 방법은 금연과 함께 간접 흡연을 피하는 것이다. 방향족 아민과 다환 방향족 탄화수소를 취급하는 특정한 직업을 가진 사람들은 화학물질을 안전하게 취급하는 습관을 가지는 것이 중요하다. 또한 위험인자를 가진 사람들은 소변검사, 요세포검사 등을 포함한 방광암에 대한 정기적인 진료가 필요하다.

신선한 채소와 과일의 섭취를 늘리고 수분을 충분히 섭취하며 붉은 고기 및 가공 육류는 되도록 적게 섭취하는 것이 방광암 예방에 도움이 된다고 알려져 있으나 증거가 충분하지는 않다. 또한 비타민(비타민 E 포함), 미네랄, selenium 등의 영향도 아직 분명하지 않다.

III 기타 악성방광종양

1. 선암*adenocarcinoma*(그림 27-10)

선암은 방광암 중 0.5~2.0%를 차지하며, 요막관에서 발생한 선암과 비요막관 선암으로 나눈다. 비요막관 선암은 방광의 어느 부위에서나 생기고 방광외번증*bladder exstrophy*, 무기능 방광, 만성적인 자극, 방광류 등에서와 같이 장기간에 걸쳐 방광점막의 광범위한 선상피화생이 진행된 환자에서 발생하며, 선방광염*cystitis glandularis*도 비요막관 선암의 발생과 관련이 있다. 근치적 방광절제술로 치료하며, 예후는 매우 불량하여 5년 및 10년 생존율은 각각 31%와 29%이다. 방광의 일차 선암 중 약 1/3이 요막관 유래 종양인데, 대부분이 50~60대에 발병하며 방광 천장에 생겨 방광 안으로 돌출되거나 요막관 잔류 구조물을 통해 방광 밖으로 돌출될 수도 있다. 흔한 증상은 혈뇨, 배꼽을 통해 피나 점액이 흘러나오거나 하복부에 종물이 만져지는 것 등이다. 치료는 암 및 요막관, 배꼽을 포함한 부분 또는 근치적 방광절제술이다. 예후는 대부분 불량하여 5년 생존율이 11~55%이다.

2. 편평상피세포암*squamous cell carcinoma*(그림 27-11)

편평상피세포암은 방광암 중 5~10%를 차지하며, 주혈흡충증성*bilharzial* 편평상피세포암과 비주혈흡충증성

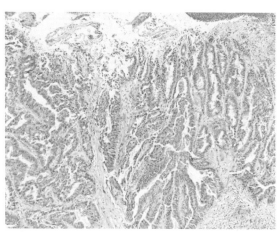

그림 27-10 선암 조직의 현미경 소견(Hematoxylin-Eosin 염색, 100배)

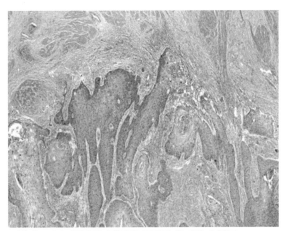

그림 27-11 편평상피세포암 조직의 현미경 소견(Hematoxy-lin-Eosin 염색, 100배)

non-bilharzial 편평상피세포암으로 나뉜다. 주혈흡충이 서식하는 중동, 아프리카, 동남아시아, 남미 지역에서 주혈흡충증에 감염된 경우 편평상피세포암이 발생한다. 근치적 방광절제술로 치료하며 평균 생존기간은 5.4년이고 5년 생존율은 50% 정도이다. 비주혈흡충증성 편평상피세포암은 지속적으로 방광 내 카테터를 유치하고 있는 척수손상 환자, 세균감염이나 방광결석 등의 방광 내

이물질에 의한 만성 자극과 염증, 만성방광출구폐색과 연관되며, 이들의 반복적인 손상은 편평상피화생과 편평상피세포암의 원인이 된다. 근치적 방광절제술 후 5년 생존율이 36% 정도이다.

3. 기타 암종

방광의 신경내분비종양으로 부신경절종, 갈색세포종이 있으며, 그 외 소세포암, 악성흑색종 등이 있다. 중간엽종양으로 평활근종, 횡문근육종, 평활근육종, 혈관육종, 골육종, 악성섬유조직구종 등이 보고되고, 전신적 림프종도 방광침범이 가능하지만 방광에 일차암으로 발생하기도 한다. 육종양 요로상피암으로 골육종, 연골육종, 횡문근육종, 평활근육종, 지방육종의 순으로 관찰된다. 방광으로의 전이암은 전체 방광암의 13.4%로 알려져 있으며, 대부분 인접 기관으로부터의 직접 침범에 의한 것으로 결장(21%)이 가장 흔하고 전립선(19%), 직장(12%), 자궁경부(11%) 순이다. 다른 기관으로부터의 먼 곳전이는 흑색종, 림프종, 위암, 유방암, 신장암, 폐암의 순서로 나타난다.

국가암등록사업 연례 보고서(2021년 암등록통계).

A Morales, D Eidinger, AW Bruce. Intracavitary bacillus Calmette-Gurin in the treatment of superficial bladder tumors. J Urol 1976;116:180-183

Babjuk M, Burger M, Capoun O, Cohen D, Compérat EM, Escrig JLD, et al. European Association of Urology Guidelines on Non-muscle-invasive Bladder Cancer (Ta, T1, and Carcinoma in Situ). Eur Urol 2022;81:75-94

Bellmunt J, de Wit R, Vaughn D, Fradet Y, Lee JL, Fong L, et al. Pembrolizumab as second-line therapy for advanced urothelial carcinoma. N Engl J Med 2017;376:1015-1026

Cathomas R, Lorch A, Bruins HM, Compérat EM, Cowan NC, Efstathiou JA, et al. The 2021 Updated European Association of Urology Guidelines on Metastatic Urothelial Carcinoma. Eur Urol 2022;81:95-103

Grossman HB, Natale RB, Tangen CM, Speights VO, Vogelzang NJ, Trump DL, et al. Neoadjuvant chemotherapy plus cystectomy compared with cystectomy alone for locally advanced bladder cancer. N Engl J Med 2003;349:859-866

Herr HW. The value of a second transurethral resection in evaluating patients with bladder tumors. J Urol 1999;162:74-76

NCCN Guideline Bladder Cancer Version 3. 2022. https://www.nccn.org/professionals/physician_gls/pdf/bladder.pdf

Stein JP, Lieskovsky G, Cote R, Groshen S, Feng AC, Boyd S, et al. Radical cystectomy in the treatment of invasive bladder cancer: long-term results in 1,054 patients. J Clin Oncol 2001;19:666-675

Porter MP, Wei JT, Penson DF. Quality of life issues in bladder cancer patients following cystectomy and urinary diversion. Urol Clin North Am 2005;32:207-216

Von der Maase H, Sengelov L, Roberts JT, Ricci S, Dogliotti L, Oliver T, et al. Long-term survival results of a randomized trial comparing gemcitabine plus cisplatin, with methotrexate, vinblastine, doxorubicin, plus cisplatin in patients with bladder cancer. J Clin Oncol 2005;23:4602-4608

Witjes JA, Bruins HM, Cathomas R, Compérat EM, Cowan NC, Gakis G, et al. European Association of Urology Guidelines on Muscle-invasive and Metastatic Bladder Cancer: Summary of the 2020 Guidelines. Eur Urol 2021;79:82-104

28
CHAPTER

전립선암

정재영 집필/변석수 감수

Ⅰ 전립선암의 역학, 원인, 예방

1. 전립선암의 역학

전립선암은 서구 선진국에서 남성암 중 발생률이 가장 높은 암으로, 최근 우리나라에서도 동물성 지방 섭취 증가와 같은 식생활의 서구화, 고령 인구의 증가, 전립

선특이항원prostate-specific antigen; PSA을 포함한 진단 기술의 발달로 전립선암의 발생이 급격하게 증가하고 있다. 2021년도 국가암등록통계에 따르면, 우리나라에서 연간 18,697명의 암 환자가 발생했다. 남성에서 전립선암의 연령표준화발생률은 10만 명당 79.3명, 장기별 상대빈도는 13.0%로 전체 남성암 중 발생률 4위를 차지하고 있다(그림 28-1). 2021년 유병자 수는 133,160명으

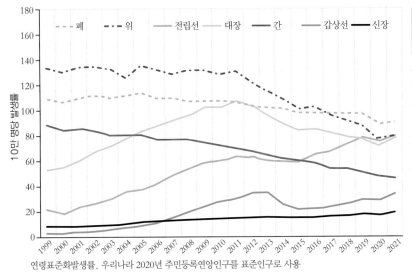

연령표준화발생률. 우리나라 2020년 주민등록연앙인구를 표준인구로 사용

그림 28-1 연도별 주요 암 연령표준화발생률 추이(남성)(국가암등록통계, 2024)

<table>
암종	최근 추이	
	발생기간	연간% 변화율
폐	2005-2021	-1.3*
위	2011-2021	-4.9*
대장	2015-2021	-2.2*
전립선	2019-2021	0.2*
간	2010-2021	-4.0*
갑상선	2015-2021	7.2*
신장	2008-2021	2.1*
</table>

* p<0.05

로 596.7명의 연령표준화유병률을 보였고, 장기별 상대
빈도는 12.5%를 차지하여 남성암 중 유병률은 3위였다.
연령표준화발생률은 1999년 7.4명에서 2021년 35명으
로 증가했다.

2022년 미국암학회*American Cancer Society* 보고에 의
하면, 전립선암은 미국에서 27만 명의 신환이 발생했고
3만 5,000명이 사망했다. 2020년 미국 남성의 연령표준
화발생률 1위로 가장 흔한 암이었으며, 암으로 인한 사
망원인으로는 폐암에 이어 2위를 차지하고 있다. 우리와
유사한 인종으로 생각되는 일본에서도 2020년 연령표준
화발생률이 전체 남성암에서 1위를 차지한다.

전립선암의 5년 상대생존율(암환자의 5년 생존율/일반
인구 5년 기대생존율)은 최근까지도 지속적으로 증가하여
1993~1995년 59.1%에서 2017~2021년 96.0%였다.
2017~2021년 기준 병기별 5년 상대생존율은 전립선에
국한된 경우 102.8%, 주위 장기나 인접한 조직 혹은 림
프절을 침범한 국소 진행 단계인 경우 101.0%, 원격 전
이 단계에서는 48.8%였다.

2. 전립선암의 원인

전립선암은 오랜 시간에 걸쳐 다단계의 발암 과정과 진
행 과정을 거친다. 이러한 전립선암의 발생과 진행에는
유전, 내인 및 환경 인자들이 관여한다고 알려져 있다.

(1) 유전 인자

약 10%의 전립선암이 유전 성향이 있는 것으로 보고
되었다. 가족력이 있는 경우 전립선암의 발생 위험도가
높아지고, 가족 구성원 중에 전립선암 환자가 많을수록
전립선암 발생 위험은 높아진다. 직계가족 중에 전립선
암 환자가 1명 있는 경우 2.5배, 2명인 경우 5배, 3명인
경우 11배 전립선암 발생 위험도가 높아지며, 가족 구
성원의 전립선암 발병 연령도 환자의 전립선암 발생 위
험도와 연관성이 있다. 직계가족 전립선암의 발병 연령
이 70대인 경우 상대위험도는 4배이지만, 60대인 경우 5
배, 50대인 경우 7배로 증가하게 된다.

유전 전립선암의 경우 보통염색체 우성 형태의 유전이
주이며 여러 가지 유전자의 변형이 보고되었고 약 6~7
년 정도 전립선암 발생이 빠른 것으로 알려져 있다. 55

세 이하의 이른 나이에 진단된 전립선암의 약 42%가 유
전 성향이 있는 것으로 보고되었으며, 이렇게 조기에 발
생한 전립선암은 비유전 전립선암과 악성도가 비슷한 것
으로 알려져 있다.

여러가지 생식세포 변이(Germline mutation; BRCA2,
CHEK2, ATM, BRCA1)가 전립선암의 발생에 관여한다
는 연구들이 보고되고 있다.

(2) 내인 인자

1) 나이

연령이 증가할수록 전립선암의 위험성이 높아진다. 연
령 증가와 관련된 어떠한 요소들이 영향을 미치는지는
아직 밝혀진 바가 없다. 미국의 경우 전립선암의 70% 이
상이 65세 이상에서 진단되고 있으며, 우리나라의 경우
2024년 국가암등록통계에 의하면 진단 당시 주된 연령
은 70대이다.

2) 인종

미국에서 전립선암 발생률은 아프리카에서 이주해 온
흑인, 백인, 히스패닉계, 아시아계 순으로 높아 인종 간
발생률에 차이가 있다. 아시아인의 낮은 발생률은 인종
적 차이에 의한 것으로 알려져 있다.

(3) 환경 인자

환경요인 중 식습관은 가장 잘 알려져 있는 원인 중 하
나로, 아시아에서 미국으로 이민한 사람들의 전립선암
발생률이 아시아 국가보다 높고 이민 세대가 거듭될수록
미국인의 암 발생률과 비슷해지는 것이 보고되었다.

(4) 기타

다른 위험요인으로는 흡연, 술과 알칼리성 건전지·용
접작업 시 사용되는 카드뮴 등이 전립선암과 관련이 있
는 것으로 보고되어 있다. 그 밖에 정관절제술의 수술
력, 사정 빈도, 비만, 당뇨, 음주 정도와의 연관성도 연
구되었으나 전립선암 발생률과의 명확한 연관성을 밝히
지는 못했다.

3. 전립선암의 예방

전립선암을 예방할 수 있는 약제나 식품 등에 대한 연

구들이 있어 왔다. 미국에서 전립선암의 유병률이 높다는 점, 천천히 진행하는 특성, 긴 잠복기와 사망자 수가 많다는 특성으로 전립선암 예방 약제에 대한 대규모 연구들이 있었다. 5알파환원효소억제제인 finasteride를 사용하여 1만 8,882명을 대상으로 전향적으로 진행된 무작위임상연구인 PCPT(2003년) 및 같은 계통의 약제인 dutasteride를 이용하여 8,122명을 대상으로 한 REDUCE(2010년) 임상연구 결과 전립선암의 예방 효과를 인정받지 못해 두 약제 모두 전립선암 예방약으로 미국 FDA의 승인을 받지 못했다. Selenium과 비타민 E를 사용한 대규모 임상연구 SELECT도 두 가지 식품의 예방 효과가 없는 것으로 판명되었다. 커피, 토마토(라이코펜), 콩(이소플라본) 등이 전립선암 발생을 줄일 수도 있다는 단편적 연구가 있지만, 현재 전향적 임상연구를 통해 전립선암을 예방하는 효과가 있는 약제나 식품은 밝혀진 것이 없다.

Ⅱ 전립선암의 종양표지자

1. 전립선특이항원과 관련 표지자

전립선암의 진단과 치료 후 추적검사에 전립선특이항원PSA이 사용된다. PSA는 당단백질로 전립선의 상피세포에서 생성되는 kallikrein과에 속하는 세린 단백분해효소serine protease이다. 정액의 액화에 관여하고 반감기는 약 3일이다. PSA는 전립선조직이나 정액 내에는 고농도로 존재하지만 정상 성인 남성의 혈중에는 낮은 농도로 존재하며 전립선의 정상 구조가 파괴되면 혈중 농도가 증가한다. PSA는 전립선암의 진단에 매우 중요한 종양표지자로, 전립선암이 있는 경우에 혈중 PSA 수치가 상승한다. PSA는 전립선에 특이적이지만 전립신암에만 특이적인 것은 아니어서 전립선비대증이나 급성요폐, 전립선염, 전립선허혈 같은 다른 전립선질환에서도 상승하며 경요도전립선수술, 전립선 침생검, 전립선마사지, 직장수지검사, 경직장초음파촬영, 사정 등의 행위 후에도 상승할 수 있다.

혈중 PSA가 상승된 경우, 전립선암의 진단을 위한 PSA검사의 임상적 유용성을 높여 전립선암이 아닌 다른 병들을 쉽게 감별하고 불필요한 전립선 침생검을 줄이기 위해 PSA의 나이 보정 참조범위age-adjusted reference ranges for PSA, 전립선특이항원밀도PSA density; PSAD, 전립선특이항원속도PSA velocity; PSAV, PSA의 분자학적 형태와 %유리전립선특이항원%free PSA 등이 이용된다. 최근에는 혈액을 이용한 PHI(Prostate health index), 4K score, IsoPSA와 소변을 이용한 PCA3, SelectMDX 등이 새로운 바이오마커로 소개되고 있다.

2. 전립선암의 선별검사

PSA의 도입으로 전립선암의 조기진단이 가능해지면서 지난 10년 동안 증상이 없는 남성에서 전립선암의 진단을 위해 전립선암 선별검사를 시행해야 하는가에 대한 논란이 많았다. "전립선암 선별검사가 전립선암으로 인한 사망을 줄일 수 있는가"라는 물음에 답하기 위한 대단위 무작위 연구가 유럽(전립선암 선별검사의 유럽 무작위 연구European Randomized Study of Screening for Prostate Cancer; ERSPC)과 미국(국립암연구소National Cancer Institute; NCI의 전립선, 폐, 대장, 난소Prostate, Lung, Colon, and Ovary; PLCO 연구)에서 진행되었다. ERSPC에서는 선별검사를 통해 고등급의 종양과 국소진행성/전이암이 줄어들었고, 중앙 추적기간 13년째 선별검사군에서 전립선암으로 인한 사망률이 27% 감소했다. PLCO 연구는 선별검사가 전립선암 사망을 줄이지 못하는 것으로 보고했다. 이를 바탕으로 2008년 미국예방서비스전담팀U.S. Preventive Services Task Force은 75세 이하에서 선별검사의 이해득실을 평가하기에는 근거가 불충분하지만, 75세 이상에서는 선별검사를 권장하지 않는다고 결론을 내렸다. 2012년 미국예방서비스전담팀은 개정된 권고안을 발표했으며, 모든 연령층에서 선별검사를 권고하지 않는 것을 제안했다. 이러한 권고안이 발표된 이후 선별검사는 미국 전역에서 3~10% 감소했으며, 전립선암의 발생률 또한 감소한 것으로 보고되었다. 하지만 이와 함께 고등급 및 고병기 암의 발생이 증가한 것으로 보고되었으며, 이에 2017년 개정된 권고안에서는 55~69세의 남성에서는 환자 개인별로 선별검사의 이해득실을 평가하여 필요에 따라 시행할 것을 제안했다. 미국암학회, 미국비뇨의학회American Urological Association, 유럽비뇨의학회Europeon Associotion of Urology 및 미국종합암네트워크National Comprehensive Cancer Network는 50세부터 매년 전립선암 선별검사를 시행할 것을 권고하고 있으며, 고위험군(가족력이 있는 경우 또는 흑인)에서는 그보다 일찍 시작할 것을 권고했다. 언제부터 선별검사를 시작하고 종료할지, 몇 년 간격으로 선별검사를 실시할지에 대해서는 여전히 불확실하다. 전립선암의 선별검사에 대해서는 논란이 있지만 정기적인 건강진단을 받는 사람들은 대부분 PSA검사를 시행받고 있고, 정기검진을 시행받지 않는 사람들은 설명을 듣고 선별검사를 받을지 결정할 수 있다. 기대여명이 15년 미만이고 전신상태가 좋지 않은 사람들에게는 선별검사가 이득이 되지 않는다.

III 전립선조직검사

전립선암이 의심되는 환자에서 확진을 위해 시행되며, 주로 경직장초음파촬영transrectal ultrasonography; TRUS 유도하에 침생검을 시행한다. PSA 수치가 증가할수록 암 위험도는 높아지며, 2.1~3.0ng/mL에서는 23.9%, 3.1~4.0ng/mL에서는 26.9% 발견할 수 있었다. 6부위 조직검사는 더 이상 추천되지 않으며, 보통 전립선 내 10~12부위에 시행하나 직장수지검사나 경직장초음파촬영에서 이상이 있는 부위는 추가적으로 조직검사를 실시한다. 최근에는 생검의 정확성을 높이기 위해 multiparametric MRI 촬영이 조직검사 전에 권고되고 있으며, MRI 판독 표준화를 위해 개발된 PI-RADS(Prostate Imaging-Reporting and Data System)에서 3점 이상인 경우 표적생검과 체계적 생검이 임상적으로 의미 있는 종양을 놓칠 가능성을 줄일 수 있다. 경회음부 조직검사가 경직장 조직검사에 비해 감염 합병증을 줄이고 민감도가 높다는 결과가 있다.

전립선 조직검사는 하루 입원하거나 외래에서 시행하며, 직장 내 포비돈-아이오딘 주입과 검사 전 항생제 투여는 감염합병증을 줄일 수 있다.

이러한 조직생검을 통해 암의 유무와 조직학적 등급을 알 수 있으며, 생검 정보를 이용하여 전립선암의 피막외 침범 여부와 근치적 전립선절제술radical prostatectomy 시행 후의 재발 여부를 예측하는 방법들이 제시되고 있다.

IV 전립선암의 병리

정상 전립선은 섬유세포와 근섬유로 된 기질stroma과 세관꽈리tubuloalveolar 모양의 선으로 구성되어 있다. 관duct과 세엽acinus의 내측은 분비세포와 기저세포로 덮여 있다. 전립선암의 95% 이상이 관-세엽 분비세포에서 발생하는 선암이다. 나머지 5% 중 90%는 요로상피암이고, 그 밖에는 신경내분비암(소세포암)과 육종이다. 선암의 세포학적인 특징은 과다염색성hyperchromatic이며 핵이 커져 있고 핵소체가 명확하며 세포질은 풍부한 경향이 있다. 따라서 다른 종류의 암에서 진단에 도움이 되는 핵-세포질 비율의 변화는 전립선암의 경우에 큰 도움이 되지 않는다.

전립선암의 70~80%는 말초구역에서 발생하며 10~20%는 이행구역, 나머지 5% 정도는 중심구역에서 발생한다. 전립선암의 등급을 나타내는 방법에는 여러 가지가 있으나, 그중 가장 널리 이용되는 등급체계는 Gleason 등급체계Gleason grading system이다. Gleason 등급체계는 암의 병기 및 환자의 예후와 연관이 있다. 이 방법은 선의 형태architecture를 등급에 따라 분화가 제일 좋은 1등급부터 가장 나쁜 5등급까지로 나누고 있다(그림 28-2).

실제 임상에서는 Gleason 등급 적용 시 먼저 전립선암의 조직에서 가장 많이 나타나는 양상의 Gleason 등급과 그 다음으로 많이 나타나는 양상의 등급을 합쳐 나타내

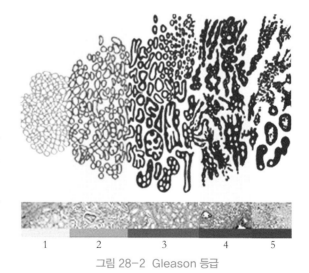

그림 28-2 Gleason 등급

표 28-1 Gleason 분류체계의 비교표

2005 ISUP (Gleason score)	2016 WHO (Gleason grading group)
≤6	1
7(3+4)	2
7(4+3)	3
8	4
9~10	5

는 방법을 많이 사용하고 있다. 이것을 Gleason score 또는 Gleason sum이라고 한다. 이후 이러한 International Society of Urological Pathology(ISUP)의 Gleason score 체계의 단점을 보완한 새로운 5점 척도의 분류체계*Gleason grading group*가 2016년 WHO 분류체계로 보고되었으며, 현재는 2005년 ISUP 분류체계와 2016년 WHO 분류체계를 병용하고 있다(표 28-1).

V 임상양상

1. 증상

대부분의 초기 전립선암 환자는 증상이 없다. 증상이 나타나면 국소진행이나 먼곳전이의 가능성을 시사한다. 요로폐색이나 방광자극증상은 종양의 요도, 방광경부, 방광삼각부로의 직접적인 침범에 의한 것이다. 뼈전이의 경우에는 뼈 통증을 유발할 수 있다. 척추로의 전이에 의한 척수침범은 감각이상, 하지마비, 요실금, 변실금 등의 척수압박 증상을 유발할 수 있다.

2. 징후

직장수지검사를 포함한 신체검진을 시행하고, 직장수지검사에서 결절이 촉진되는 경우 암의 가능성을 생각해야 한다. 국소적으로 진행되어 부위림프절을 침범한 경우 하지부종을 유발할 수도 있다. 척수에 침범된 경우 각 위치에 따른 하지의 강직과 마비 또는 항문-구해면체근반사의 항진과 같은 특이적인 신경학적 증상을 나타낼 수 있다.

3. 검사실 소견

PSA가 상승하는 경우가 대부분이다. 방광삼각부로의 직접적인 침범이나 국소 림프절의 침범에 의한 양측 요관폐색 시 질소혈증이 발생할 수 있다. 전이 환자의 경우 빈혈이 나타나기도 하고 뼈전이의 경우 혈중 알칼리성 인산분해효소*alkaline phosphatase*가 증가할 수 있다.

4. 전립선암의 진행

전립선암은 직접 침범 또는 혈관 및 림프관을 통해 전이된다. 전립선암의 피막외 침범이나 정낭침범, 먼곳전이 여부는 종양의 부피나 등급의 증가와 비례한다. 전립선피막은 암에 의한 침범이 흔히 관찰되는 부위로, 주로 신경혈관다발*neurovascular bundle* 주위에서 일어난다. 정낭의 침범 여부는 국소침범, 먼곳전이 가능성과 연관성이 있다. 국소적으로 진행된 전립선암의 경우 방광삼각부를 침범해 요로폐색을 유발하는 경우도 있다. 직장침범은 Denonvilliers' fascia가 강력한 방어막을 형성하기 때문에 흔히 관찰되는 소견은 아니다.

림프절전이는 폐쇄림프절*obturator lymph node*에서 가장 많이 관찰된다. 그 밖에도 장골전*iliac*, 천골전*presacral*, 대동맥주위*periaortic* 림프절이 흔히 침범된다. 몸통뼈대계*axial skeletal system*가 먼곳전이의 가장 빈번한 장소이며, 그중에서도 요추 부위가 가장 흔하다. 그 밖에는 근위 대퇴골, 골반, 흉추, 늑골, 흉골, 두개골, 쇄골 순서로 침범한다. 뼈전이 병소는 특징적으로 골형성성*osteoblastic* 양상을 보이는데, 뼈침범이 심한 경우에는 병적 골절이 발생할 수 있고, 척추침범에 의해 척수압박도 일어날 수 있다. 장기침범은 폐, 간, 부신 등에서 주로 발생한다. 그 밖에 중추신경계전이는 두개골전이 병소에서의 직접적인 전파에 의해 발생할 수도 있다.

VI 전립선암의 진단과 병기설정

1. 진단

전립선암을 의심할 수 있는 소견은 직장수지검사 이상

소견, 혈중 PSA 증가 및 경직장초음파촬영에서 저에코 병변hypoechoic lesion 등이며, 전립선암의 확진은 전립선 침생검needle biopsy으로 이루어진다.

직장수지검사는 전립선암의 조기 발견을 위해 혈중 PSA검사와 함께 반드시 시행해야 하는 검사이다. 전립선암은 주로 말초구역에서 발생하기 때문에 직장수지검사에서 잘 촉지될 수 있다. 전립선암은 비교적 명확한 경계를 갖는 딱딱한 결절로 만져지며, 결절의 크기가 0.2cm 이상만 되더라도 촉지할 수 있다. 전립선암이 진단된 경우에는 암이 전립선을 벗어났는지 확인하여 T병기를 결정할 수 있다. 그러나 전립선에서 만져지는 결절이 모두 다 암은 아니며 전립선결핵, 육아종전립선염granulomatous prostatitis, 섬유성 변화가 일어난 전립선염, 전립선결석, 직장벽의 정맥결석phlebolith 등에서도 결절이 만져질 수 있으므로 이들과의 감별진단이 필요하다. 직장수지검사로 암을 예측할 수 있는 확률positive predictive value은 21~53%이고, 또한 전립선암 환자의 약 25%는 PSA가 4.0ng/mL 이하의 정상 소견을 보이므로 직장수지검사에서 이상 소견이 발견된다면 혈중 PSA가 낮더라도 전립선생검을 시행해야 한다. 직장수지검사로 전립선의 암 결절을 촉지하게 되면 초기에 진단이 가능하지만 병소가 상당히 진행될 때까지도 촉지되지 않는 경우도 있기 때문에 직장수지검사만으로는 진단에 어려움이 있다.

2. 영상의학검사

(1) 경직장초음파촬영

경직장초음파촬영은 전립선암을 진단하고 생검과 전립선 용적의 계산을 위해 시행한다. 경직장초음파촬영은 냉동요법과 방사선 근접치료 시행 시에도 이용된다. 일반적으로 말초구역에서 저에코 병소가 나타나면 일단 전립선암을 의심할 수 있다(그림 28-3). 그러나 육아종전립선염, 전립선경색prostate infarction, 림프종lymphoma 등도 저에코 병변을 보일 수 있으며, 저에코로 보이는 병변의 17~57%만이 전립선암이다. 국소적인 전립선암의 병기 결정에서 경직장초음파촬영의 역할은 제한적이다.

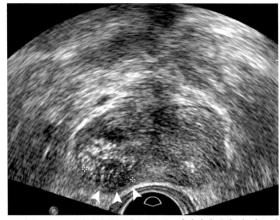

그림 28-3 전립선암의 초음파 소견 전립선의 우측엽 말초대에 전립선암의 전형적 저에코 병변(화살촉)이 관찰된다.

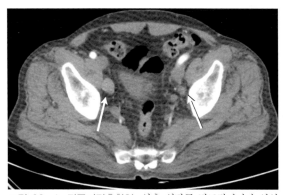

그림 28-4 컴퓨터단층촬영 양측 외장골 림프절전이가 의심되는 병변(화살표)이 관찰된다.

(2) 컴퓨터단층촬영computed tomography; CT(그림 28-4)

전립선암의 병기 결정에서 골반 CT의 역할은 제한적인데, 이는 초기 국소침범이 주로 현미경적이기 때문에 CT로는 발견이 어렵다. 고위험(PSA>10ng/mL 또는 고등급)군에서 림프절전이의 발견에 유용하다.

(3) 자기공명영상magnetic resonance imaging; MRI
(그림 28-5)

자기공명영상은 전립선암 영상 분야에서 최근 가장 발전이 이루어진 부분이다. 체외 코일body coil이나 직장 내 코일endorectal coil을 삽입하고 multiparametric MRI를 촬영하여 전립선암 확진 후 국소 병기 결정에 사용한다. 전립선암의 특징적인 소견은 T2 강조영상에서 낮은 신호, ADC(Apparent diffusion coefficient) 영상에서 낮은

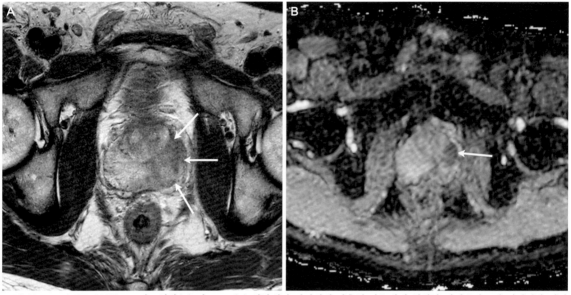

그림 28-5 자기공명영상 T2 강조영상(A) 및 ADC(B) 영상에서 전립선의 좌측엽 말초대에 위치한 저신호강도의 전립선암 병변(화살표)이 관찰된다.

신호와 조영증강 소견을 보이는 것이다. 조직검사 전에 MRI를 촬영하여 의심스러운 병변에 표적생검을 시행하여 불필요한 조직검사 코어*core* 수를 줄이거나 체계적 생검과 같이 시행하여 진단의 정확성을 올릴 수 있다.

(4) 뼈스캔*bone scan*(그림 28-6)

뼈는 전립선암의 가장 흔한 전이 부위이다. 뼈전이의 경우 단순촬영은 골수가 약 50% 이상 종양조직으로 바뀌어야 병소 부위가 나타나나, 뼈스캔은 10%만 바뀌어도 이상이 나타난다. 따라서 현재 뼈스캔 검사가 새로이

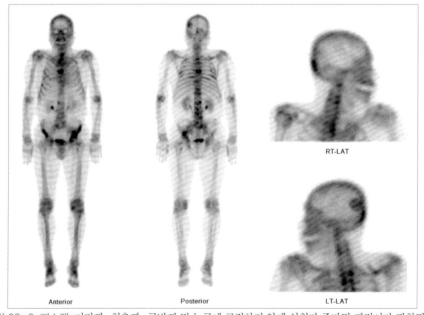

그림 28-6 뼈스캔 머리뼈, 척추뼈, 골반뼈 및 늑골에 균질하지 않게 섭취가 증가된 뼈전이가 관찰된다.

전립선암을 진단받은 환자의 초기검사의 하나로 널리 사용되고 있다.

(5) 양전자방출단층촬영술

ositron emission tomography; PET

보통 많이 시행되는 PET는 [18^F] FDG(fluorodeoxy-glucose)를 이용하고 있는데, FDG는 요를 통해 배설되고 이것이 검사 도중 방광 내에 축적되어 결과 해석에 어려움을 주기 때문에 전립선암의 병기 결정이나 전이를 확인하는 데는 적절하지 못하다. 전립선암 전이 병변을 찾는 데 FDG-PET의 유용성이 떨어지나, 18F-choline, 68Ga-PSMA PET 등이 상대적으로 높은 민감도를 보이고 있다. 특히 68Ga-PSMA PET의 경우, 중등도 및 고위험군의 전립선암 환자에서 CT 및 MRI와 비교 시 전이성 병변을 더 민감하게 발견하는 것으로 보고되고 있다. 또한 생화학적 재발이 발생한 전립선암 환자에서도 전통적인 영상법이나 다른 추적자를 사용한 PET와의 비교에서 낮은 PSA 수준에서도 전이성 병변을 발견하는 데 유리한 것으로 나타났다.

(6) 요도방광경검사

전립선암 환자에서 내시경검사는 제한된 상황에서만 이루어진다. 혈뇨의 원인을 찾거나 요도폐색 여부를 확인하기 위해 시행된다.

3. 병기 분류

전립선암의 조직학적 진단이 확정된 다음에는 적절한 치료방법을 결정하고 예후를 예측하기 위해 암의 정확한 임상적 병기를 아는 것이 매우 중요하다. 현재는 보통 미국암연합위원회*American Joint Committee on Cancer; AJCC*에서 발표한 TNM 병기분류를 사용하고 있는데, 최근 사용되는 것은 2017년에 개정된 TNM 병기분류이다(표 28-2). TNM 병기분류는 크게 수술 전 추정한 임상적 병기와 수술 후 조직검사 등을 통해 확인한 병리학 병기로 나눌 수 있다. 임상적 병기는 직장수지검사를 포함한 진찰, 검사실검사, 영상의학적 검사에 의거한 것으로 전립선암의 상태에 대해 가장 잘 평가할 수 있는 체계이다. 환자가 수술을 시행한 경우에는 수술로 절제

된 조직에 의거한 병리학 병기가 사용되고 있다. T1 병기를 임상병기에만 사용하고 병리학 병기에는 사용하지 않는 것을 제외하고는 둘 다 같은 분류기준을 사용하고 있다.

임상적인 TNM 병기분류에서 T 병기는 직장수지검사와 경직장초음파촬영 결과를 이용하나 조직생검 결과는 이용하지 않고 있다. 만약 어떤 환자의 직장수지검사에서 전립선의 편측에서만 종양이 촉지되었다면 생검에서 양측에서 종양이 발견되었더라도 임상적 병기는 T2a가 된다. 환자가 직장수지검사에서 정상이고 경직장초음파촬영에서 편측에만 종양이 관찰되어 생검에서 증명되었다면 임상적 병기는 마찬가지로 T2a가 된다. T1c의 경우에는 직장수지검사와 경직장초음파촬영의 결과가 모두 정상이어야 한다. 종양이 전립선피막을 넘어선 경우 임상적 병기는 T3a가 되며, 정낭까지 침범한 경우 임상적 병기는 T3b가 된다. 고착되어 있거나 정낭 이외에 주위 구조(외요도괄약근, 직장, 방광, 항문올림근, 골반벽)를 침범한 경우 임상적 병기는 T4가 된다. 이 외에 림프절전이 여부에 따라 N 병기가 결정되며, 먼곳전이 여부에 따라 M 병기가 결정된다. 특히 먼곳림프절전이만 있는 경우 임상적 병기는 M1a가 되며, 뼈전이가 있는 경우 임상적 병기는 M1b, 뼈전이에 상관없이 다른 장기로의 전이가 있는 경우 임상적 병기는 M1c가 된다.

4. 위험군 분류와 각종 노모그램

최근 조기검진의 시행으로 직장수지검사에서는 정상이지만 혈중 PSA 수치가 높은 경우에 전립선생검을 통해 많은 수의 전립선암 환자가 진단된다(T1c). 이러한 환자들에서 치료계획을 세우고 수술 후 병리학 병기를 예측하기 위한 여러 노모그램이 소개되고 있는데, 수술 전 혈중 PSA 수치, 임상적 병기, 전립선생검 Gleason 점수를 이용하여 병리학적으로 전립선암이 전립선에 국한되어 있는지의 유무, 정낭침범 유무, 골반림프절전이 유무 등을 예측할 수 있는 노모그램이 제시되었다.

전립선암 환자의 위험군 분류도 다양하게 제시되고 있지만, 1998년 D'Amico가 제시한 위험군 분류체계가 가장 많이 사용된다. 이 체계는 PSA 수치, T병기, Gleason 점수 세 가지를 사용하여 전립선암 환자를 저위험,

표 28-2 전립선암의 임상 및 병기(2017년 AJCC TNM 분류)

임상적 병기		
임상적 종양병기 (T)	TX	일차종양이 평가되어 있지 않을 때
	T0	일차종양이 보이지 않음
	T1	잠복암으로 촉지되지 않고 영상검사에서도 발견되지 않음 　T1a: 병소가 경요도전립선절제술을 통해 절제된 조직의 5% 이하에서 발견 　T1b: 병소가 경요도전립선절제술을 통해 절제된 조직의 5% 초과에서 발견 　T1c: PSA의 증가로 침생검을 하여 병소가 발견되는 경우
	T2	종양이 전립선 내에 국한 　T2a: 편측 엽에 발생한 경우로 50% 이하 침범한 경우 　T2b: 편측 엽에 발생한 경우로 50% 초과 침범한 경우 　T2c: 양측 엽에 발생한 경우
	T3	종양이 전립선피막을 넘은 경우 　T3a: 피막 외로 넘은 경우(편측/양측) 　T3b: 정낭을 침범한 경우
	T4	고착되어 있거나 정낭 이외에 주위 구조(외요도괄약근, 직장, 방광, 항문올림근, 골반벽)를 침범
병리적 종양병기 (T)*/**	T2	종양이 전립선 내에 국한
	T3	종양이 전립선피막을 넘은 경우 　T3a: 피막 외로 넘은 경우(편측/양측)나 방광경부의 현미경적 침범 　T3b: 정낭을 침범한 경우
	T4	고착되어 있거나 정낭 이외에 주위 구조(외요도괄약근, 직장, 방광, 항문올림근, 골반벽)를 침범
림프절 병기 (N)	NX	부위림프절이 평가되어 있지 않을 때
	N0	부위림프절전이 없음
	N1	부위림프절전이 있음
먼곳전이 병기 (M)***	MX	먼곳전이가 평가되어 있지 않을 때
	M0	먼곳전이가 없는 경우
	M1a	먼곳림프절전이만 있는 경우
	M1b	뼈전이만 있는 경우
	M1c	뼈전이에 상관없이 다른 장기로 전이

* 병리 T1병기는 없음.
** 변연부 종양 양성이 있는 경우 R1으로 기술해야 함.
*** 전이 부위가 1개를 초과하면 가장 진행된 M1 병기를 사용해야 하며, M1c가 가장 진행됨.

표 28-3 전립선암의 위험도 분류체계

Classification	Criteria(T, PSA, GS)	
	D'Amico risk classification	NCCN risk classification
Very low	–	cT1c & PSA <10 & GS ≤6 & Positive biopsy cores <3, ≤50% cancer in each core & PSAD <0.15
Low	cT1c~cT2a & PSA ≤10 & GS ≤6	cT1~T2a & PSA <10 & GS ≤6
Intermediate	cT2b or 10< PSA ≤20 or GS 7	cT2b~T2c or GS 7 or PSA 10~20
High	cT2c or 20≤ PSA or 8≤ GS	cT3a or GS 8~10 or PSA >20
Very high	–	cT3b~T4 or GS 9~10 or ≥4cores with GS 8~10

GS : Gleason Score

중간위험, 고위험군으로 분류한다(표 28-3). 이는 위험군별 국소치료 후 재발 가능성을 예측하는 데 유용하다. NCCN 위험군 분류체계도 많이 사용되며 이는 초저위험, 저위험, 중간위험, 고위험군, 초고위험군의 다섯 가지로 분류한다(표 28-3).

VII 전립선암의 치료

선별검사로 발견된 많은 전립선암은 초기 상태여서 완치를 위한 수술이나 방사선치료가 과잉치료가 될 수 있다. 따라서 전립선암의 확진 후에 경과를 관찰하다가 진행하면 치료하여, 즉각적인 치료 개시 시 수반될 수 있는 부작용을 줄이는 지연치료가 도움이 되는 환자들이 있다. 여기에는 대기관찰요법watchful waiting과 적극적 감시active surveillance가 있다. 국소성 전립선암에 대한 근본적인 치료는 수술이나 방사선치료 중 하나를 시행하는 것이다.

전립선암을 치료할 때 고려해야 할 점은 환자의 연령, 동반 질환, 건강상태 등이며, 여기에 종양의 임상적 병기와 조직학적 등급이 포함되어야 한다. 치료방법의 선택에 있어 무엇보다 중요한 것은 치료 후 종양이 완전히 제거될 수 있는가 하는 점이지만, 환자의 삶의 질에 어떠한 영향을 주는가 하는 점도 고려되어야 한다. 이 경우 삶의 질이란 주로 발기기능과 요자제와 관련된 것이다.

1. 대기관찰요법

증상이 없는 전립선암 환자에서 증상이 나타날 때 보존적 치료를 하는 것을 대기관찰요법이라 한다. 특히 기대 여명이 10년 이하이며 임상적으로 전립선에 국한되어 있고 Gleason 점수가 높지 않은 전립선암 환자에게 유용하다.

2. 적극적 감시

적극적 감시는 저위험 전립선암 환자에서 근치적 목적의 국소치료를 보류하고 주기적 추적관찰을 하면서 암이 진행하는 경우 진행 초기에 근치적 국소치료를 시행하는 것이다. 적극적 감시 치료 대상인 전립선암 환자는 주기적으로 PSA 수치를 측정하고 직장수지검사, MRI, 전립선조직검사를 시행받는다. 추적관찰 중 조직검사에서 Gleason 점수가 상승하거나 생검된 암의 core 수가 증가하는 경우, 종양의 용적이 증가하는 경우, PSA 증가 속도가 빠른 경우에는 근치적 국소치료가 필요하다. 적극적 감시를 시행하는 대부분의 환자는 예후가 양호한 것으로 알려져 있다.

3. 근치적 전립선절제술

근치적 전립선절제술은 국소성 전립선암의 표준치료 방법이다. 10년 이상의 기대 여명을 가진 건강한 환자들이 이 수술에 적합하다. 이들 중 술전 여러 임상병리학적 인자(PSA 수치, 임상적 병기, 조직검사 Gleason 점수)로 술후 병기를 예측하여 근치적 전립선절제술이 가장 적합한 치료방법인 환자를 수술 대상으로 선별해야 한다.

근치적 전립선절제술의 목표는 크게 세 가지이다. 첫째는 전립선암의 완전한 제거이며, 둘째는 요실금 없이 양호한 배뇨기능의 유지이며, 셋째는 발기기능을 보존하는 것이다.

근치적 전립선절제술은 치골 후로 접근하는 방법과 회음부를 통하는 방법이 있다. 근치적 치골후전립선절제술radical retropubic prostatectomy; RRP은 전립선적출과 동시에 골반 내 림프절절제술pelvic lymphadenectomy도 시행할 수 있다는 장점이 있어 해부학적 구조가 익숙하다는 이유로 의사들이 많이 사용하고 있다. 근치적 회음부전립선절제술radical perineal prostatectomy; RPP은 음경등쪽정맥을 결찰할 필요 없이 전립선을 박리할 수 있으므로 출혈이 거의 없으며 전립선 절제 후 방광경부와 요도를 문합할 때도 시야가 좋은 장점이 있다. 그러나 직장손상의 위험이 있고 골반 내 림프절절제를 위해서는 복부에 또 다른 피부 절개를 해야 하는 단점이 있다. 따라서 필요한 경우 복강경을 이용한 골반 내 림프절절제술을 병행하기도 한다. 과거에는 최소침습 치료방법으로 복강경 근치적 전립선절제술이 시행되었으나, 최근에는 로봇-보조 근치적 전립선절제술이 더 많이 시행되고 있다.

근치적 전립선절제술의 합병증으로는 출혈, 직장손상, 요관손상, 심부정맥혈전증, 폐색전증, 골반림프낭,

수술 부위 감염, 요로감염 등이 있으며, 후기 합병증으로는 요실금 및 발기부전, 서혜탈장, 요도협착 등이 발생할 수 있다. 수술 후 발기부전을 줄이기 위해 전립선암이 전립선 내에만 국한되어 있는 경우 신경보존술식을 시행하기도 한다.

4. 방사선치료radiation therapy

방사선치료는 국소전립선암의 근치적 치료 또는 전이부위 통증 경감 등의 고식적 치료를 목적으로 시행한다. 근치적 목적으로 시행하는 방사선치료는 외부방사선치료external beam radiotherapy와 전립선 내에 방사선을 발생시키는 물질을 넣는 근접치료법brachytherapy이 있다. 외부방사선치료는 70Gy 이상 투여를 원칙으로 하며, 최근에는 방사선 투여 기술의 발달로 투여 용량을 78Gy까지 증가시켜 치료효과를 높이려는 시도도 있다. 최근에는 컴퓨터를 이용한 3차원적 기술을 도입하여 직장이나 방광 등에는 손상을 주지 않고 전립선 부위에만 방사선의 투여량을 증가시켜 치료효과를 향상시키기 위한 방법으로 3차원적 방사선치료3-dimensional conformal radio-therapy, 세기조절 방사선치료intensity modulated radia-tion therapy, 영상유도 방사선치료image-guided radiation therapy가 이용되고 있다. 양성자를 이용한 전립선암 치료도 일부 병원에서 시행되고 있으며 장기 치료효과에 대해서는 더 많은 임상연구가 필요하다. 방사선치료의 효과를 극대화하기 위해 호르몬치료를 2~3년 병합하는 치료법도 고위험군에서 사용된다.

방사선치료 후 혈중 PSA 수치는 서서히 감소하는데, 최저점까지 도달하는 데 6개월 이상이 소요되며 PSA 최저점은 치료 후 예후와 관련이 깊다. 방사선치료의 부작용으로 방광 및 장 자극증상이 나타날 수 있으며 직장염, 직장출혈, 설사 등도 발생한다. 방사선치료 후의 발기기능이상은 50~60%에서 나타나며, 이는 방사선에 의한 해면체의 섬유성 변화와 혈관염 때문에 발생하므로 서서히 진행하는 것이 특징이다.

5. 호르몬요법

암이 전립선을 벗어나서 주위 장기 또는 림프절, 뼈, 폐 등으로 전이되어 완치될 수 없는 암으로 진행된 경우에는 남성호르몬을 차단(억제)androgen deprivation하는 호르몬요법을 시행한다(표 28-4). 남성호르몬은 전립선 암세포의 성장을 촉진시키므로 이 호르몬의 생성을 차단하거나 기능을 억제시킴으로써 치료 초기에는 80~90%에서 전립선암의 진행을 막거나 진행 속도를 늦출 수 있다.

중요한 남성호르몬인 테스토스테론testosterone은 뇌하수체에서 분비되는 황체형성호르몬luteinizing hormone; LH의 자극에 의해 고환의 Leydig세포에서 생성된다. 테스토스테론은 전립선세포 내로 들어가서 5알파환원효소에 의해 dihydrotestosterone(DHT)으로 변환된 후 세포질수용체와 결합하여 핵 안으로 들어간 다음 전사tran-scription를 조절함으로써 전립선세포의 성장과 기능에 중요한 영향을 주는 강력한 남성호르몬으로 작용한다. 따라서 이러한 남성호르몬을 차단하여 전립선암 세포의 성장을 억제하고 전이전립선암을 치료할 목적으로 남성호르몬 생성이나 작용을 억제한다.

황체형성호르몬분비호르몬LH releasing-hormone; LHRH 작용제는 뇌하수체에 작용하여 황체형성호르몬의 분비를 촉진시키지만, 계속적으로 투여할 경우에는 뇌하수체 LHRH 수용체에 변형이 일어나 황체형성호르몬

표 28-4 호르몬 차단 치료의 분류

기전		치료법 및 약제
남성호르몬 생성 차단	고환 제거	수술적 거세
	LHRH agonist	leuprorelin, triptorelin, goserelin
	LHRH antagonist	degarelix
Antiandrogen	non-steroidal	cyproterone
	steroidal antiandrogen(1st generation)	bicalutamide, flutamide, nilutamide
	steroidal antiandrogen(2nd generation)	enzalutamide, apalutamide, darolutamide
CYP17A1 inhibitor		abiraterone

분비를 억제하게 되고 결국 테스토스테론의 생성도 억제되어 2주 이내에 수술적 거세에 의한 수준까지 도달하게 된다. 따라서 초기 1~2주에는 뇌하수체 황체형성호르몬 분비가 증가하여 전립선암의 증상들이 악화될 수 있는데, 이를 flare현상flare phenomenon이라고 한다. 이러한 flare현상은 항남성호르몬제제antiandrogen를 같이 투여하면 예방할 수 있으며, 특히 종양이 커서 척수압박spinal cord compression, 요관폐색의 위험이 있거나 암으로 인한 통증이 매우 심한 환자들에게는 LHRH 작용제를 투여할 경우 flare현상에 대한 예방치료를 반드시 고려해야 한다. LHRH 작용제는 주로 피하주사 또는 근육주사로 매달, 3개월 또는 6개월에 1회씩 투여한다. Leuprorelin, triptorelin, goserelin 세 가지 제제가 사용된다.

황체형성호르몬분비호르몬길항제는 투여 즉시 뇌하수체의 LHRH 수용체와 경쟁적으로 결합하여 투여 24시간 이내 황체형성호르몬의 분비를 84% 감소시킨다. LHRH 작용제에 비해 flare현상이 없어 항남성호르몬제제를 함께 투여할 필요가 없으며, 현재 degarelix가 사용된다.

항남성호르몬제제는 테스토스테론이나 DHT가 남성호르몬수용체androgen receptor; AR에 결합하는 것을 방해하여 결과적으로 남성호르몬의 작용을 억제하며 경구로 투여한다. 스테로이드성 항남성호르몬제는 남성호르몬수용체도 차단하지만 황체호르몬과 비슷한 구조 때문에 뇌하수체의 황체형성호르몬 분비를 감소시키며 결국 테스토스테론의 생성과 활성을 감소시킨다. 비스테로이드성 항남성호르몬제는 세포의 핵에 결합된 남성호르몬수용체를 차단함으로써 테스토스테론이나 DHT의 세포내 활성을 억제하는데, 전립선뿐만 아니라 시상하부-뇌하수체축의 수용체에도 작용하여 혈중 테스토스테론의 음성피드백negative feedback을 차단함으로써 LHRH의 생성을 증가시키고 결과적으로 혈중 황체형성호르몬과 테스토스테론을 증가시킨다. 2세대 항남성호르몬제인 enzalutamide는 남성호르몬수용제 차단 외에 테스토스테론의 핵 내 이동과 DNA 결합을 차단하여 부가적 항남성호르몬 기능을 가진다.

Abiraterone acetate는 부신, 고환, 전립선암 세포 내에서 남성호르몬 생성에 관여하는 CYP17A1이라는 효소를 억제하여 항남성호르몬 효과를 나타낸다.

Enzalutamide, abiraterone 등을 안드로겐수용체 표적치료제androgen receptor targeted agent라고 분류하기도 하며 전이성 거세저항성전립선암castrate-resistant prostate cancer의 치료로 시작되었다가 전이성 거세민감성전립선암castrate-sensitive prostate cancer에서도 생존기간 연장이 입증되었다. 거세민감성전립선암은 호르몬치료를 받은 적이 없거나, 진행하는 시기에 호르몬치료를 받고 있지 않은 환자들을 의미한다.

호르몬요법 시행 시 나타나는 부작용으로는 안면홍조, 발한, 피로감, 성욕감퇴, 발기부전, 골다공증, 골절 위험 증가, 체지방 증가 및 근육 감소, 이상지질혈증 및 혈당상승, 빈혈 등이 있다.

(1) 병용남성호르몬차단combined androgen blockade; CAB or maximal androgen blockade; MAB

혈중 남성호르몬의 대부분이 고환에서 생성되는 테스토스테론이지만, 활성 남성호르몬의 5% 정도는 부신에서 androstenedione, dehydroepiandrosterone 등의 형태로 생성된다. 부신에서 생성되는 남성호르몬의 작용까지 차단시키기 위해 남성호르몬 생성과 작용을 모두 막는 치료법을 사용하는 것이 병용남성호르몬차단이다. 고환절제술 또는 LHRH 작용제와 항남성호르몬제를 같이 투여하는 방법들이 이용되는데, 일부 결과에서는 단독요법에 비해 환자들의 생존을 연장한다는 보고가 있다.

(2) 항남성호르몬중단증후군antiandrogen withdrawal syndrome

병용남성호르몬차단을 오랜 기간 시행한 환자들에서 혈중 PSA 수치가 상승하여 거세저항성전립선암으로의 진행이 의심될 때 항남성호르몬제 복용을 중단하면 오히려 PSA 수치가 의미 있게 감소하는 경우가 있다. 이러한 현상의 정확한 기전은 알 수 없으나, 병용남성호르몬차단 결과 생긴 남성호르몬수용체 유전자의 변이 때문에 항남성호르몬에 의해 전립선암의 성장이 역설적으로 촉진되어, 이 약제 투여 중단 시 전립선암의 일시적 억제를 가져오는 것으로 보인다.

(3) 전이성 거세민감성전립선의 병합치료

전이성 거세민감성전립선의 적절한 치료가 환자의 생

존기간 연장과 삶의 질 유지에 있어서 중요하다. 전립선암 진단 시 전이가 처음 발견된 de novo 환자와 이전 국소전립선암 치료 이후에 재발된 이시성metachronous 환자로부터 전이성 거세민감성전립선암이 진단될 수 있다. LHRH 작용제에 enzalutamide, abiraterone, apalutamide의 안드로겐 수용체 표적치료제를 병합하여 사용하는 이중doublet요법이 표준치료가 되었다. LHRH 작용제에 docetaxel 항암치료를 병합하는 이중요법이 표준치료가 되었으나, 최근 LHRH 작용제와 docetaxel 항암치료, 그리고 abiraterone, darolutamide의 안드로겐수용체 표적치료제를 병합하는 삼중triplet요법이 더 좋은 종양학적 결과를 보여 주었다. 따라서 전이성 거세민감성전립선에서 안드로겐수용체 표적치료제를 다른 약제와 병합하여 치료하는 것이 새로운 기준이 되었다.

6. 냉동수술요법cryosurgery 및 고집적초음파치료 *high-intensity focused ultrasound*

국소전립선암에 대해 시험적 치료법으로 냉동수술요법과 고집적초음파치료법이 사용된다. 냉동요법은 탐색자probe를 경직장초음파촬영을 이용하여 전립선에 삽입한 후 전립선조직을 −25℃ 이하로 냉동시켜 암세포를 파괴함으로써 전립선암을 치료하는 방법이다. 고집적초음파치료는 직장을 통해 초음파 에너지를 집중화해서 고열을 발생시켜 전립선암을 치료한다. 고열이나 냉동 상태를 발생시키는 이와 같은 치료는 덜 침습적이므로 고령의 환자나 다른 병 때문에 수술을 받지 못하는 환자들이나 근치적 전립선절제술의 합병증을 피하고자 하는 환자들에게 시행되나 표준적인 방법으로 받아들여지지 않고 있다. 이러한 치료법은 요실금, 발기부전, 요폐, 전립선농양, 요도직장누공 등의 합병증이 발생할 수 있다.

7. 생화학적 재발과 치료

국소전립선암에 대한 근치적 치료 후 PSA가 상승하는 경우가 있다(생화학적 재발biochemical recurrence). 근치적 전립선절제술 후 생화학적 재발에 관한 여러 정의가 있으나, 술후 PSA 수치가 0.2ng/mL 또는 0.4ng/mL를 절단치로 하여 이보다 높게 측정되는 경우 생화학적 재발로 간주하는 정의가 가장 많이 이용된다. 대부분의 환자에서 이러한 생화학적 재발 발생 수년 후 임상적 재발이나 전이의 증상이 나타나며, 경우에 따라서는 아무런 임상적 증상이 나타나지 않을 수도 있다. 수술 후 재발 위험은 술전 PSA 수치가 높고 Gleason 점수가 높을수록 또는 암이 전립선피막이나 정낭을 침범했거나 수술절제연 양성의 소견을 보일 때 높다. 국소적으로 재발된 경우에는 방사선치료를 할 수 있으며 먼곳전이가 있을 때는 호르몬요법으로 치료한다.

방사선치료 후 감소되었던 혈중 PSA 수치가 계속적으로 상승한다면 재발된 것을 의미한다. RTOG-ASTRO(Radiation Therapy Oncology Group−American Society of Therapeutic Radiology and Oncology)의 Phoenix Consensus Conference 정의가 주로 사용되는데, PSA 최저점보다 2ng/mL 이상 상승한 경우 생화학적 재발로 규정한다. 전립선 부위의 국소재발을 확진하기 위해 전립선침생검이나 경요도전립선절제술을 시행하기도 한다. 치료로는 호르몬요법이 주로 이용된다. 국소적인 재발인 경우에는 전립선절제술도 고려할 수 있으나, 수술 후 합병증의 위험도가 높으므로 환자의 선택에 세심한 주의가 필요하다.

8. 거세저항성전립선암의 치료

진행성 전립선암을 호르몬요법으로 치료하는 경우 초기에는 매우 효과적이지만 궁극적으로 대부분은 치료에

표 28-5 거세저항성전립선암의 정의

혈중 테스토스테론 <50ng/dL(1.7nmol/L)이면서 다음 중 하나를 충족하는 경우	
생화학적 진행	최소한 일주일 이상의 간격으로 PSA가 세 번 연속 상승하면서 기저치의 50% 이상 증가가 두 번 이상 관찰되면서 PSA >2ng/mL
영상의학적 진행	뼈스캔에서 새로운 병변이 2개 이상 발생하거나 RECIST(Response Evaluation Criteria in Solid Tumours) 기준에 연조직 병변이 진행하는 경우

저항하여 거세저항성전립선암으로 진행하게 된다. 거세저항성전립선암이란 혈중 테스토스테론이 거세 수준으로 감소되어 있는 상태에서 병이 진행하는 경우로, 표 28-5에 정리되어 있다. 거세저항성으로 진행되는 기전은 다양하며, 거세저항성으로 진행해도 호르몬요법은 유지해서 거세 상태를 계속 유지해야 전립선암의 진행을 늦출 수 있다. 임상적 변화로는 뼈전이에 의한 통증, 골절, 척수압박증후군이 나타나고, 과도한 골수 침범 및 기능억제로 빈혈이 올 수 있다. 요로폐색의 발생은 환자의 삶의 질을 황폐화시키며 향후 치료에 중대한 영향을 미칠 수 있다.

(1) 세포독성화학요법cytotoxic chemotherapy

Taxane 계열 약물인 docetaxel과 prednisone 병용치료는 2004년 이후 기존 거세저항성전립선암의 표준치료였던 mitoxantrone과 prednisone 병용치료에 비해 생존기간 연장 효과가 우월함이 입증되어 현재 거세저항성전립선암의 표준항암치료로 인정받고 있다. Docetaxel의 부작용은 골수억제, 피로, 부종, 신경독성, 간기능이상 등이 있다. Cabazitaxel은 taxane에 저항성이 있는 환자를 위해 개발된 taxane 유도체로 docetaxel에 저항성을 보이는 환자에서 생존기간 연장 효과가 입증되었으며 중성구감소증이 흔한 부작용이다.

(2) 안드로겐수용체 표적치료제
androgen receptor targeted agent

Abiraterone acetate는 CYP17 억제제로 남성호르몬의 합성을 효과적으로 억제한다. enzalutamide은 남성호르몬수용체를 억제하는 2세대 항남성호르몬 약제이다. 두 가지 약제 모두 docetaxel 치료 전이나 후의 거세저항성전립선암의 치료에 효과적이다.

(3) 면역요법immunotherapy

수지상세포를 이용한 전립선암치료 백신인 sipuleu-cel-T는 무증상 또는 증상이 거의 없는 전이된 거세저항성전립선암 환자에서 생존기간 연장 효과가 있는 것으로 나타났으며, 특히 이전 화학요법을 받지 않은 환자에서 효과적인 것으로 나타났다. 하지만 치료비용이 높고 새로운 약제들의 등장으로 사용이 감소하고 있는 추세이

다. 국내에서는 시판되지 않는다.

T세포 표면에서 암 면역회피 기전에 관여하는 리간드인 PD-1을 억제하는 pembrolizumab은 고빈도-현미부수체 불안정성microsatellite instability-high; MSI-H이나 DNA 불일치 복구결함DNA mismatch repair deficiency; dMMR, 종양변이부담tumor mutation burden; TMB이 높은 경우 사용할 수 있다.

(4) 골표적치료제

전립선암은 뼈전이가 호발하며, 이러한 뼈전이는 뼈통증, 척추변형, 골절과 척수압박 등을 초래하여 환자의 삶의 질에 중대한 영향을 미친다. 이러한 합병증을 줄이기 위한 약제 중 zoledronate는 파골세포osteoclast의 작용 억제와 파골세포의 수를 감소시켜 파골세포 활성에 의한 뼈흡수를 억제하는 대표적인 bisphosphonates제제이다. Denosumab은 RANKL에 대한 단일클론 항체로 전이된 거세저항성전립선암 환자에서 zoledronate에 비해 뼈 관련 증상의 이환 억제 효과가 더 높은 것으로 나타났다. Radium-223은 뼈전이가 있는 거세저항성전립선암에서 생존 연장 효과가 유일하게 증명된 뼈에 작용하는 방사성 약제이다. 뼈전이가 있는 전립선암 환자에서 요통, 신경학적 증상(하지 위약, 감각이상), 배뇨 및 배변 기능의 변화가 있을 경우에는 경막외 척수압박을 의심해야 한다. 이 경우 응급으로 척추MRI를 시행하고 고농도 corticosteroid를 정맥 내로 투여해야 하며, 수술 또는 방사선치료 등을 시행한다.

(5) 폴리 ADP-리보스 중합효소억제제Poly ADP-ribose
polymerase inhibitors; PARP inhibitor

전이 거세저항성전립선암 환자의 약 30%에서 상동 재조합 복구homologous recombination repair; HRR 유전자의 변이가 발견된다. HRR 유전자의 역할은 손상된 DNA를 회복시켜 암세포의 사멸을 막는 것이다. DNA 손상 회복DNA damage repair; DDR을 막아 조건부 유전자conditional genetics의 합성치사synthetic lethality를 일으키는 것이 PARP inhibitor이다. HRR 유전자(BRCA1, BRCA2, ATM 등)의 변이는 PARP inhibitor 사용의 적응증이 된다.

(6) 방사선 동위원소 표적치료제

Lutetium−177−PSMA−617은 전립선세포 표면에 주로 존재하는 단백질인 PSMA를 표적으로 방사선 동위원소를 부착한 약제이다. 암세포를 선택적으로 제거할 수 있다는 장점과 모든 전립선암에서 PSMA가 발현되지 않는 단점이 있다.

9. 전립선암 환자 대상 유전자검사

전이성 전립선암 환자에서 생식세포 돌연변이의 빈도는 10~15% 내외이며, 빈도 순으로는 BRCA2, ATM, CHEK2 등이 흔하다. BRCA1, BRCA2 유전자 변이가 있는 가계는 유전성 유방/난소암 증후군*Hereditary Breast and Ovarian Cancer Syndrome*으로, 유방암, 난소암, 전립선암, (외분비)췌장암이 빈번히 발생한다. 한편 MLH1, MSH2, MSH6, PSM2, EPCAM 유전자 변이가 있는 가계는 린치증후군*Lynch Syndrome*으로, 50대 이전에 대장암 또는 다른 특정 유형의 암이 발생할 가능성이 높으며, 유전질환 유전 비폴립 대장암*hereditary nonpolyposis colon cancer*이라고도 한다. 대장암, 자궁내막암, 위암, 난소암, 췌장암, 상부요로상피암, 담도암, 소장암, 뇌교모세포종 등이 해당한다.

최근 전이성 전립선암 환자의 치료방침 결정에 체세포 돌연변이를 확인할 필요성 또한 증대했다. BRCA1, BRCA2 등 HRR 유전자 돌연변이가 있는 전이성 전립선암 환자(약 20~25% 빈도)에서 PARP inhibitor 억제제가 생존율 개선 효과를 입증했고, 고빈도−현미부수체 불안정성이나 DNA 불일치 복구 결함, 종양변이부담*tumor mutation burden; TMB*이 높은 전이성 전립선암의 이차 치료로 pembrolizumab이 질병 조절 효과를 입증했다. BRCA 등 HRR 유전자와 MMR 유전자의 변이는 생식세포 돌연변이 또는 체세포 돌연변이로 발견될 수 있기에, 전이성 전립선암 환자에서는 해당 유전자들의 생식세포 돌연변이와 체세포 돌연변이 모두를 확인해야 한다. 유전자 검사의 구체적 시점에 대해서는 아직 전문가들의 의견 일치가 이루어지지 않은 상태이나, 대체로 전이성 전립선암이 진단되면 생식세포 및 체세포 유전자검사를 적극적으로 고려할 것을 권고하고 있다.

추천문헌

American Urological Association. AUA Guideline

Amin MB, Edge SB, Greene FL, Byrd DR, Brookland RK, Washington MK, et al., editors. AJCC Cancer Staging Manual. 8th ed. New York：Springer International Publishing. 2017

EAU Guidelines. Edn. presented at the EAU Annual Congress Amsterdam 2022

National Cancer Center, Korea Central Cancer Registry. Annual report of cancer statistics in Korea in 2019. [Internet]. Goyang：National Cancer Control Institute；2022

National Comprehensive Cancer Network. Prostate Cancer(Version 1. 2023)

Partin AW, Dmochowski RR, Kavoussi LR, Peters CA, Wein AJ, editors. Campbell−Walsh−Wein Urology. 12th ed. Philadelphia：Elsevier；2021

Statistics KOREA. Cancer incidence and mortality. [Internet]. Daejeon：Statistics KOREA；2022

29
CHAPTER

생식계통 종양 및 요도종양

이상철 집필/김선일 감수

I 고환종양

고환종양은 생식세포종양과 비생식세포종양으로 구분할 수 있으며, 빈도는 각각 95%와 5%이다. 고환종양의 대부분을 차지하는 생식세포종양은 대개 악성종양으로 광범위하고 빠르게 진행한다. 비생식세포종양은 비교적 희귀하며 대부분 Leydig세포나 Sertoli세포에서 기원하고 대개 크기가 작고 분화가 잘되어 있어 양성의 경과를 취한다.

1. 생식세포종양

(1) 역학

고환종양은 전체 종양의 1~2%를 차지하는 드문 질환이지만, 20~40세 남성에서 가장 흔한 악성종양이다. 고환종양은 유아기, 30~34세, 60세 근처에서 세 번의 연령 정점이 있다. 2%에서는 양측에 발생하고 10% 정도에서만 원격전이가 있는 상태로 발견된다. 조기 검진 등 진단 비율 상승에 따라 상대적으로 낮은 병기에서 진단되는 추세이다.

(2) 원인

고환종양의 대표적 위험인자로는 백인 인종, 잠복고환, 고환종양의 가족력, 고환종양의 기왕력, 고환상피내암이 있다. 잠복고환을 지닌 남성은 고환종양의 위험도가 4~6배 높지만, 사춘기 이전에 고환고정술을 받았을 경우에는 상대 위험도가 2~3배로 감소한다. 잠복고환에서 악성종양이 발생되는 것은 생식세포 형태의 변화, 온도의 상승, 혈류장애, 내분비장애, 성선의 형성이상 때문이다. 후천적 요인으로 외상, 임신 중 여성호르몬 투여, 고환위축이 올 수 있는 화학물질에의 노출 또는 볼거리 바이러스 감염 등이 보고되고 있다.

(3) 조직학적 분류

생식세포종양의 분류는 임상적으로 치료와 예후 판정을 위해 표 29-1과 같이 분류한다.

1) 정상피종

정상피종seminoma은 고환종양 중 가장 흔하며 생식세포종양의 약 35%를 차지한다. 30~40대에 가장 많이 진단된다. 기존에는 전형적·정모세포성·역형성 정상피종으로 분류했으나, 현재 정모세포종은 별도의 아형으로 생각하고 있으며, 역형성 정상피종 분류 역시 임상적으로 큰 의미가 없어 현재는 정상피종으로 통합하여 분

표 29-1 고환종양의 조직학적 분류

일차 종양	생식세포종양	정상피종 배아암 난황낭종양 기형종 융모막암 혼합 생식세포종양 정모세포종
	비생식세포종양	Leydig세포종양 Sertoli세포종양 성선모세포종
이차 종양	악성림프종 전이종양	
기타 종양	부고환, 고환주위종양, 정삭종양	

류한다. 전형적 정상피종이 전체 약 85%를 차지하며, 10~15%에서 융합영양막 성분이 나타나므로 이러한 비율로 종양에서 인간융모성선자극호르몬*human chorionic gonadotropin; hCG*이 생성된다.

2) 정모세포종

정모세포종 또는 정모세포고환종*spermatocytic tumor*은 기존 정상피종의 아형으로 분류했으나 현재는 독립 종양으로 분류한다. 매우 드문 종양으로 전체 생식세포종양의 1% 이하를 차지하며, 절반 이상이 50세 이후에 발생한다. 또 다른 중요한 특성은 고환 외 다른 곳에서는 발생하지 않고, 종양의 발생은 잠복고환과 관계가 없으며, 다른 생식세포종양 성분과 동반되지 않는다. 종양의 성장속도가 느리고 전이도 드물며 고환절제술만으로 치료할 수 있어 예후는 매우 좋다.

3) 배아암

배아암*embryonal carcinoma*은 생식세포종양의 약 20%를 차지하며, 주로 20~30대에 발생한다. 정상피종에 비해 훨씬 악성이고, 약 1/3에서는 진단 시에 이미 전이되어 있다.

4) 난황낭종양

난황낭종양*yolk sac tumor*은 대부분 신생아, 영아 및 소아, 특히 4개월~3세에 발생하여 이 연령층에 발생하는 고환종양 중 약 80%를 차지한다. 소아에서 발생할 경우 예후가 좋다. 성인에서는 종양 전체가 이와 같은 형태를 보이는 경우는 거의 없고 흔히 혼합조직형으로 나타난다. 종양표지자로 알파태아단백질α-*fetoprotein; AFP*을 생산한다.

5) 기형종

기형종*teratoma*은 생식세포종양의 5%를 차지하며, 소아와 성인 모두에서 관찰되고 3배엽 성분을 모두 가지고 있으며 성숙형과 미성숙형으로 나뉘나 임상적으로는 동일하게 생각한다. 성숙형은 외배엽, 중배엽, 내배엽에서 유래된 양성 조직 소견을 보이는데, 외배엽은 편평상피 또는 신경조직이 나타나며 중배엽은 근육, 연골, 뼈, 내배엽은 장관, 췌장 또는 호흡기 조직 등이 나타난다. 미성숙형은 미분화조직으로 구성되어 있다. 대부분 정상 혈액수치를 보이나 AFP가 상승될 수 있다.

6) 융모막암

융모막암*choriocarcinoma*은 생식세포종양의 1% 미만을 차지하며, 임상적으로 악성도가 매우 높다. 대부분 다른 조직과 혼합된 형태로 발견되며 순수 융모막암은 극히 드물다. 순수 융모막암은 젊은 연령에서 고도의 hCG 상승과 함께 폐 및 뇌의 혈행 전이암으로 나타나며, 심한 출혈을 동반하는 것이 특징이다. 촉진했을 때 고환은 정상 또는 위축되어 있고 흔히 여성형 유방증이 나타난다.

7) 혼합 생식세포종양

기형종과 배아암이 혼합된 경우가 가장 흔하며 약 6%에서 정상피종 성분이 나타날 수 있다. 치료는 비정상피종 생식세포종양에 준한다. 대체로 융모막암이나 배아암처럼 악성도가 높은 성분이 많을수록 예후가 나쁘다.

8) 고환상피내암

정모세포종을 제외한 모든 종류의 생식세포종양의 전암 병소로 여겨지나 임상적 중요성, 조기 발견의 필요성 및 치료에 관해서는 아직 확립된 것이 없다. 치료하지 않은 경우 5년 이내에 50%가 악성고환종양으로 진행한다.

(4) 증상 및 소견

고환종양의 중요한 증상은 통증 없이 서서히 커지고 단단하면서 통증이 없는 결절이 고환에서 만져지는 것이다. 약 10%에서는 고환 내 출혈이나 경색증으로 인한 급성통증을 동반하기도 한다. 전이와 관계되는 여러 가지 증상이 나타나기도 한다. 후복막림프절로 심하게 진행된 상태에서는 복부 촉진으로 발견할 수 있으며, 쇄골상부림프절 또는 서혜부림프절도 철저히 관찰해야 한다.

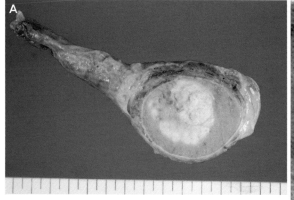
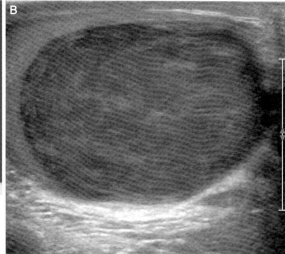

그림 29-1 고환암 A. 육안 사진, B. 초음파촬영 사진.

(5) 진단

1) 진찰

음낭 내 종물의 압통 및 염증 증상의 유무, 그리고 부고환과의 구분이 명확한지 촉지하여 부고환염과 감별한다. 음낭투과조명검사를 시행하여 음낭수종과의 감별이 필요하다.

2) 병리조직 소견

고환절제술 표본에서 종양의 조직학적 아형, T 병기, 종양 내 혈관 및 림프관 침범 유무 등을 확인해야 한다(그림 29-1A).

3) 영상진단

① 초음파촬영

초음파촬영은 비침습적이고 고환 종물과 부고환의 병변, 음낭수종과의 감별에 매우 유용하며, 고환백막 내에 저에코 병소가 있을 때 고환종양을 강력히 의심할 수 있다(그림 29-1B).

② 컴퓨터단층촬영

컴퓨터단층촬영은 후복막림프절 침범을 평가하는 데 가장 좋은 방법이다(그림 29-2). 또한 화학요법에 대한 반응 여부를 판정하기 위해 반드시 시행되어야 하지만, 복부컴퓨터단층촬영만으로 화학요법 후 후복막 잔류 종물이 섬유성 변화인지, 기형종 또는 잔류 생식세포종양인지 감별진단할 수 없다.

③ 흉부단층촬영

생식세포종양은 흉부 내 전이가 높기 때문에 치료를

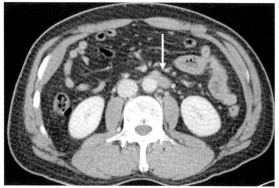

그림 29-2 고환암의 후복막림프절침범(화살표) 컴퓨터단층촬영 사진

결정하기 전 단층촬영은 반드시 요구된다. 컴퓨터단층촬영의 경우 위양성의 빈도가 높은 편으로 알려져 있다.

④ FDG 양전자방출 단층촬영FDG-PET

정상피종에서 일차항암치료 이후에 치료반응 평가 및 잔존 종물(3cm 초과)이 의심되는 경우 FDG-PET을 활용할 수 있으며, 특히 혈중 종양표지자가 정상인 경우 추가 치료 여부를 결정하는 데 도움이 된다. 현재까지 비정상피종에서는 사용이 적합하지 않다.

4) 혈중 종양표지자

고환종양의 종류에 따라 태아성 항원인 알파태아단백질과 태반성 항원인 인간융모성선자극호르몬이 진단, 병기 결정, 치료반응 및 예후 판정 등에서 중요한 역할을 하고 있다(그림 29-3).

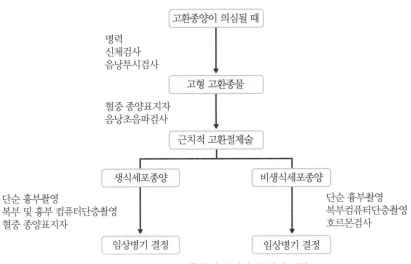

그림 29-3 고환종양의 진단 및 병기 결정

① AFP

AFP는 태아에서 임신 12~14주에 최고치가 되며, 이후 저하하여 생후 1년 이상이면 정상 범위(15ng/mL 이하)가 된다. 반감기는 5~7일이다. 고환종양 중 비정상피종 생식세포종양의 70~80% 정도에서 AFP 양성반응을 보이며 AFP나 hCG 중 모두 또는 한쪽이 높게 나올 확률은 90% 정도이다. 즉 순수 정상피종이나 융모막암에서는 태아성 항원인 AFP가 상승하는 경우가 없다. 따라서 병리조직검사에서 정상피종 소견을 보이더라도 AFP가 상승하면 비정상피종 생식세포종양의 존재를 반드시 고려해야 한다.

② hCG

태반의 융합영양막이 생산하는 단백질로 α-subunit과 β-subunit으로 구성되어 있으며, 고환종양의 표적으로는 β-subunit만 이용된다. 반감기는 24~36시간이며, 고환종양의 조직별 유형을 보면 융모막암 100%, 배아암종 60%, 난황낭종양 25%, 기형종 25%에서 생성된다. 순수 정상피종에서도 5~10%에서 융합영양막이 존재한다.

③ 젖산 탈수소효소lactic dehydrogenase; LDH

LDH는 세포성 효소로 정상적으로 근육, 신장, 간 등에서 발견되므로 고환종양에 대해 낮은 특이성을 보인다. 정상피종에서 약 70%, 비정상피종 생식세포종양에서는 약 60%의 양성반응을 보인다.

④ 혈중 종양표지자의 임상적 적용

비정상피종 생식세포종양인 경우 50~70%에서 AFP 상승이 있고 40~60%에서 hCG의 상승이 있어 약 90%에서 AFP나 hCG 상승이 있다. 혈중 종양표지자는 수술 전 종양의 감별에 도움이 되며 고환절제술 이후 혈중 종양표지자가 정상 범위로 떨어지지 않거나 수술 후에 새롭게 상승하는 경우 추가 치료가 요구되기 때문에 진단과 예후 평가를 위해 반드시 확인되어야 한다.

5) 감별진단

음낭수종, 부고환염, 서혜부탈장, 정계정맥류, 부고환결핵, 고환꼬임(고환염전) 등을 감별진단해야 한다. 감별진단이 가장 요구되는 질환은 고환염 및 부고환염으로 염증 소견 유무를 주의 깊게 관찰해야 하며, 염증이 의심되는 경우 적절한 항생제 치료 뒤 2~4주 내에 재평가해야 한다. 음낭수종은 음낭 내에 액체가 차 있으므로 투과조명검사 및 초음파촬영으로 비교적 쉽게 감별되나, 5~10%에서 종양으로 인한 이차적 음낭수종이 있을 수 있으며, 음낭수종액의 침흡인은 종양세포의 파급이 우려되므로 피해야 한다.

(6) 병기

고환종양은 대개 후복막림프절로 전이된 후 폐나 다른 장기로 전이되므로 고환절제술로 병리조직학적 진단이 결정되면 후복막림프절전이 여부를 확인해야 한다(그림

표 29-2 고환종양의 병기(2017년 AJCC TNM 분류)

종양 병기 (T)	TX	일차종양이 평가되어 있지 않을 때
	T0	일차종양이 보이지 않음
	Tis	정세관 내 생식세포종양(CIS)
	T1	고환과 부고환 내에 국한되어 있고 혈관/림프관 침범은 없음, 백막을 침범하나 초막 침범은 없음
	T2	고환과 부고환 내에 국한되어 있으나 혈관/림프관 침범이 있으며, 백막과 초막을 침범
	T3	정삭 침범
	T4	음낭 침범
림프절 병기 (T)	NX	부위림프절이 평가되어 있지 않을 때
	N0	부위림프절전이가 없음
	N1	크기가 2cm 이하의 림프절전이
	N2	크기가 2cm 초과 5cm 미만이고, 5개 초과의 림프절전이
	N3	크기가 5cm 초과의 림프절침범
먼곳전이 병기 (M)	MX	먼곳전이가 평가되어 있지 않을 때
	M0	먼곳전이 없음
	M1	먼곳전이 있음
	M1a	부위림프절 또는 폐전이 없음
	M1b	부위림프절과 폐전이 이외의 먼곳전이
혈액종양 표지자 (S)	SX	혈중 종양표지자가 검사되지 않았을 때
	S0	혈중 종양표지자가 정상 범위임
	S1	LDH가 정상의 1.5배 미만이고 hCG가 5,000mlU/mL 미만이고 AFP가 1,000ng/mL 미만
	S2	LDH가 정상의 1.5~10배이거나 hCG가 5,000~50,000mIU/mL이거나 AFP가 1,000~10,000ng/mL
	S3	LDH가 정상의 10배를 초과하거나 hCG가 50,000mIU/mL를 초과하거나 AFP가 10,000ng/mL을 초과

		T	N	M	S
예후 병기	0	Tis	N0	M0	S0
	I	T1-4	N0	M0	S0
	I A	T1	N0	M0	S0
	I B	T2-4	N0	M0	S0
	I S	Any T	N0	M0	S1-3
	II	Any T	N1-3	M0	SX
	II A	Any T	N1	M0	S0-1
	II B	Any T	N2	M0	S0-1
	II C	Any T	N3	M0	S0-1
	III	Any T	Any N	M1	SX
	III A	Any T	Any N	M1a	S0-1
	III B	Any T	N1-3	M0	S2
		Any T	Any N	M1a	S2
	III C	Any T	N1-3	M0	S3
		Any T	Any N	M1a	S3
		Any T	Any N	M1b	Any S

LDH: lactate dehydrogenase, hCG: human chorionic gonadotropin, AFP: α-fetoprotein.

29-3). 정확한 병기 분류를 위해 고환종양의 병리검사와 병력, 진찰 및 흉부단순촬영, 컴퓨터단층촬영 등의 영상진단검사, 혈중 종양표지자검사 등이 필요하다. 병기 분류는 Union for International Cancer Control(UICC)/American Joint Committee on Cancer(AJCC)의 TNM 병기분류가 사용되고 있다(표 29-2).

(7) 전이

고환종양은 백막이 부고환 및 정삭으로의 국소침범을 막는 장벽으로 작용하기 때문에 혈행 및 림프를 통한 전이가 먼저 일어난다. 조기에 혈행전이를 하는 융모막암종을 제외한 대부분의 고환종양은 주로 림프절을 통해 단계적으로 예측할 수 있는 방식으로 전이한다. 우측 고환종양의 일차적 림프절전이는 우측 신문renal hilum 부위의 대동맥과 대정맥 사이 림프절이며 차례로 대정맥앞, 대동맥앞, 대동맥옆 림프절로 퍼진다. 반면에 좌측 고환종양은 일차적으로 신문 주위의 대동맥 주위 림프절을 침범하며 차례로 대동맥앞 림프절, 좌측 총장골 림프절, 좌측 외장골 림프절을 침범한다. 좌측 고환종양인 경우 좌측 림프절의 전이가 없으면 우측으로 전이되지 않으나 우측 고환종양인 경우는 우측 림프절에서 좌측 림프절로의 전이가 흔히 일어난다.

(8) 치료

고환종양의 치료방침은 병리학적 분류와 병기, 종양표지자 반응 등에 따라 다르다. 우선 근치적 고환절제술로 일차 병소를 절제한 후 병리조직학적 진단을 확정하며 동시에 종양표지자 및 컴퓨터단층촬영을 포함한 각종 영상진단으로 병기를 결정한다. 근치적 고환절제술은 서혜관 위쪽을 통해야 하며 혈행 파급을 방지하기 위해 정삭 혈관 및 림프 구조를 수술 초기에 결찰해야 한다. 음낭 절개를 통한 고환절제술은 금해야 한다. 후복막절제술, 화학요법, 방사선치료 전에 임신을 원하는 모든 환자에게 정자 냉동보관을 권유해야 한다. 부분절제술은 논란이 많으며 반대쪽 고환이 정상인 경우에 고려가 되지 않고, 고환의 30% 이내의 2~3cm 작은 병변이 양측으로 생기거나 단일고환에서 병변이 발생하는 경우에 제한적으로 고려될 수 있다. 이때 수술 중 종양의 악성 유무를 평가하는 것이 유리하다. 젊은 남성의 경우 수술 전 정자 동결을 시행하는 것을 고려해야 한다.

1) 정상피종의 치료

정상피종은 65~85%에서 고환에 국한되어 있고 IA-B의 병기에서는 대부분 수술 후 관찰을 추천되고 있다. 하지만 저병기에서도 15~20%는 관찰 중 재발 가능성이 있어 추가 치료의 가능성이 있다. 방사선치료에 감

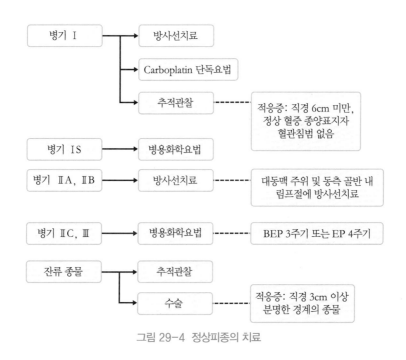

그림 29-4 정상피종의 치료

수성이 매우 높아 저병기에서는 방사선치료의 역할이 크다. 그 외에 carboplatin 단독요법이 보조방사선치료와 비교하여 그 결과가 나쁘지 않아 1회 단일요법(AUC 6~7)으로 사용 가능하다. 고병기에서는 cisplatin을 기반으로 하는 화학요법이 치료의 주축이 되고 있으며 BEP-(bleomycin, etoposide, cisplatin)요법이 현재 일차적으로 추천되고 있다. 화학요법 후 잔류 종물은 추적관찰이 원칙이나 주위와의 경계가 분명하고 크기가 3cm 이상이면 수술적 절제를 고려할 수 있다(그림 29-4). 정상피종의 5년 생존율은 대부분 95% 이상으로 보고되며, 조기에 진단되어 고환에 국한되어 있는 경우 99% 이상의 생존율을 보이며 원격전이가 있는 경우에도 70% 이상의 생존율이 보고된다. 하지만 10년 이상 지나 뒤늦게 전이가 발견되는 경우도 있어 지속적인 추적관찰이 요구된다.

2) 비정상피종 생식세포종양의 치료

후복막림프절전이가 경미한 경우 후복막림프절절제술 후 병리학적 병기에 따라 보조적인 병용화학요법을 시행하고, 후복막림프절의 광범위한 전이가 있는 경우에는 병용화학요법을 먼저 시행하고 잔류 종물을 수술하는 것이 일반적이다. 후복막림프절절제술은 컴퓨터단층촬

영상 1cm 이상의 잔류 병소가 관찰되고 혈중 종양표지자가 정상화된 경우에 한해 시행되어야 한다. 후복막림프절절제술을 시행한 결과 40%에서 괴사, 40%에서 기형종, 20%에서 잔류 종양이 발견된다. 잔류 종양이 확인된 경우 구제화학요법이 표준적인 치료방법이다(그림 29-5). 병기 Ⅰ의 경우 재발에 따라 다르나 90% 이상의 생존율을 보인다.

① 병기 ⅡA, ⅡB 비정상피종 생식세포종양

후복막림프절절제술과 화학요법 모두 95% 이상의 생존율을 보여 주기 때문에 어느 치료방법을 선택해도 되고 부작용이나 독성 반응 등을 고려해 치료방법을 선택한다. 후복막림프절절제술을 초기 치료로 선택하는 경우, 병리학적으로 병기 Ⅱ라고 확정되면 보조화학요법을 추가하는 방법과 경과관찰하며 재발되는 경우 화학요법을 시도하는 방법이 있다.

② 병기 ⅡC, Ⅲ 비정상피종 생식세포종양

진행된 고환종양에서 cisplatin을 기본으로 하는 병용화학요법이 치료의 근간이 되고 있으며 BEP요법이 현재 일차적으로 추천되고 있다. 1997년 International Germ Cell Cancer Collaborative Group(IGCCCG)은 생식세포

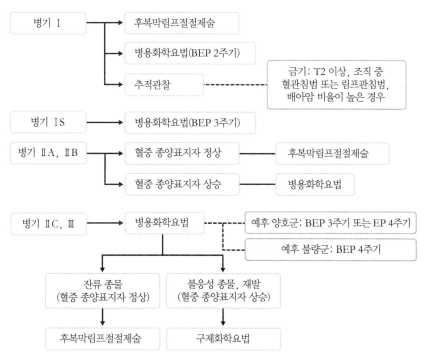

그림 29-5 비정상피종 생식세포종양의 치료

종양의 예후 분류체계를 제정하여 각 예후인자들의 예후에 미치는 위험도의 정도에 따라 좋은 예후군, 중등도 예후군 및 나쁜 예후군으로 분류했다.

좋은 예후군에서는 치유율을 유지하면서 부작용이 조금 더 적은 약물의 사용을 목적으로 하고 있으며, BEP 3주기나 EP(etoposide, cisplatine) 4주기로 91~95%의 반응률을 보이며 부작용이 적어 일차적으로 사용되고 있다. 중등도 예후군의 경우는 BEP 4주기가 표준치료이다. 나쁜 예후군의 치료목적은 감당할 만한 정도의 부작용을 감수하면서 완전 완화의 비율을 향상시키는 것이다. 전통적인 표준치료는 BEP 4주기인데 60~70% 이하의 치유율을 보인다. 병기 Ⅲ의 경우 위험도에 따라 5년 생존율 48~92%까지 다양한 임상적 경과를 보이는 편이다.

③ 화학요법 후 잔류 종물에 대한 치료

비정상피종 생식세포종양에서 화학요법 후 복막 뒤에 남아 있는 잔류 종양의 치료로는 혈중 종양표지자가 정상화되지 않고 지속적으로 상승되어 있는 경우 먼곳전이의 가능성이 높기 때문에 후복막림프절절제술은 1cm 이상의 잔류 병소가 관찰되고 혈중 종양표지자가 정상화된 경우에만 제한적으로 시행하며 잔류 종양에는 구제화학요법이 표준이다.

2. 비생식세포종양

고환종양 중 0.4~4%는 비생식세포종양이다. 비생식세포종양으로는 Leydig세포종양, Sertoli세포종양, 성선모세포종gonadoblastoma 등이 있다(표 29-1).

(1) Leydig세포종양

고환종양 중에서 1~3%에 해당되며 비생식세포종양의 대부분을 차지한다(80%). 25%는 소아에 발생하고 대부분은 30대부터 60대 성인에 발병한다. 5~10%에서는 양측에서 발견된다. 원인은 밝혀지지 않았지만, 생식세포종양과는 달리 잠복고환과는 관련이 없다.

과거에는 근치적 절제술이 원칙이었으나, 현재는 3cm 이하면서 수술 중 동결절편 생검 시 양성을 시사하는 경우 부분절제술을 고려할 수 있다. 임상병기는 생식세포종양과 비슷하며 양성이면 예후는 매우 양호하나 파종성 종양이면 항암과 방사선치료에 반응이 적어 불량하다.

(2) Sertoli세포종양

고환종양의 1%에 해당된다. 어느 연령층에서나 발생할 수 있으나, 1세 전후의 연령과 20~45세에 호발한다. 대부분이 양성이나 10%에서는 악성을 나타낸다. 소아에서는 흔히 남성화를 보이며, 성인에서는 약 30%에서 여성형 유방증이 나타난다. Leydig세포종양과 치료방법 및 예후는 유사하다.

3. 전이 또는 이차 고환종양

(1) 림프종

50세 이후의 가장 흔한 고환종양으로 고환에 전이되는 악성종양 중에서도 가장 흔한 병이다. 증상으로는 고환의 무통성 비대가 가장 흔하며, 1/4에서 림프종의 일반적인 증상이 나타난다. 흔히 이차적으로 발생하며, 50%에서 양측 고환을 침범한다. 근치적 고환절제술로 림프종이 진단되면 병기에 따른 치료가 필요하다.

(2) 백혈병

고환은 급성림프구백혈병의 가장 흔한 재발 장소이다. 50%에서 양측에 발생한다. 고환절제술보다는 고환을 생검하는 것이 우선적인 진단법이다. 치료는 양측 고환에 20Gy의 방사선치료와 보조화학요법을 함께 시도한다.

II 음경종양

1. 역학

음경암은 우리나라와 서구에서는 매우 드문 종양으로, 우리나라에서는 인구 10만 명당 발생률이 0.04명이고 비뇨생식종양의 0.2%를 차지한다. 미국, 유럽 등에서는 인구 10만 명당 0.9명의 빈도로 발생하고 모든 남성암의 0.5%를 차지한다. 그러나 아시아, 아프리카, 남아메리카 일부 국가에서는 전체 남성암의 10~20%, 비뇨생식종양의 45%까지 차지한다. 이와 같은 발생률의 차이는 종교적·문화적 배경 또는 위생상태에 의한 것으로 생각된다. 음경암의 호발 연령은 60대이고 95% 이상이 편평상피세포암이며, 그 밖에 육종, 흑색종, 기저세포암, Paget병, 림프종과 전립선, 방광, 직장 또는 신장 등에서 전이된 암이 있다.

2. 원인

음경암의 발생은 연령, 포경수술 여부, 인종, 위생상태, 인간유두종바이러스*human papillomavirus; HPV* 감염, 성교 상대자의 수, 흡연 여부, 사회경제적인 여건, 직업 등에 따라 다양하지만, 음경암 발생과 가장 연관된 인자는 불결한 위생상태와 포경이다. 포경상태에서 불결한 위생으로 귀두지*smegma*와 다른 자극물질들이 축적되어 만성염증이 유발됨으로써 음경암이 발생하는 것으로 생각되며, 포경수술을 시행하지 않았더라도 위생상태가 청결하면 포경수술을 시행한 사람들과 비슷한 빈도로 발생한다. 포경수술이 귀두지의 축적을 방지함으로써 음경암 예방에 중요한 요인이 된다. 성인이 되어 포경수술을 시행하면 음경암의 예방효과가 없는데, 이는 원인물질에 노출되는 시기가 사춘기임을 시사한다.

HPV도 음경암 발생의 원인으로 추정되고 있는데, HPV의 여러 아형 중 HPV 6형과 11형은 뾰족콘딜로마*condyloma acuminatum*, HPV 16형과 18형은 음경암의 발생과 연관이 있으며, 음경암 환자의 여성 배우자는 자궁경부암의 발생이 3~8배 증가하는 것으로 보고되고 있다. 음경암과 자궁경부암의 바이러스 감염의 연관성 때문에 자궁경부암이나 음경암 환자의 배우자는 종양 발생의 위험도가 높으므로 반드시 검진을 받도록 권고해야 한다. 또한 흡연도 음경암 발생의 위험인자이다.

3. 분류

(1) 전암피부병소
음경에 발생하는 피부병소 중에서 조직학적으로 양성이지만 악성화할 가능성이 있거나 편평상피세포암과 동시에 발생하는 피부병소로는 피부뿔*cutaneous horn*, 폐색건성귀두염*balanitis xerotica obliterans*, 백색판증*leukoplakia*과 거대 뾰족콘딜로마*giant condyloma acuminatum*,

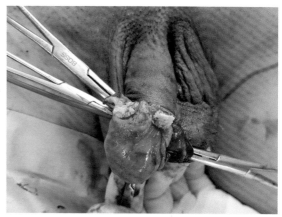

그림 29-6 음경침습암

Buschke-Lowenstein종양이 있다. 음경에 발생하는 피부병소는 상피내암이나 침습암으로 진행될 수 있으므로 철저한 추적관찰과 재발 시에는 생검이 필요하다.

(2) 상피내암
음경의 상피내암에는 병리학적으로 Queyrat 홍색형성증, Bowen병, Bowen모양 구진증이 있다. 이들은 조직학적으로 유사한 소견을 보이기 때문에 육안적 형태, 발생 부위 및 침습편평상피세포암으로의 진행 유무에 의해 감별해야 한다. 음경상피내암의 치료로는 음경을 보존하면서 원발 병소를 절제하는 것이 치료 원칙이다.

(3) 음경침습암
음경암은 대부분 편평상피세포암이며, 호발 부위는 귀두, 포피와 음경체부의 순이고 유두 또는 궤양 형태를 보인다. 사마귀모양암은 편평상피세포암의 변형으로 음경암의 5~16%를 차지하고 병소는 유두 모양이며, 조직검사에서 경계 구분이 명확한 가장자리를 갖는 반면, 전형적인 편평상피세포암은 침습 가장자리를 보인다(그림 29-6).

4. 병기

음경암에서 주로 사용되고 있는 병기체계는 2017년 AJCC에 의해 개정된 TNM 병기분류이다(표 29-3).

표 29-3 음경암의 병기(2017년 AJCC TNM 분류)

종양 병기 (T)	TX	원발종양이 평가되어 있지 않을 때
	T0	원발종양이 보이지 않음
	Tis	상피내암
	Ta	비침습사마귀모양 암
	T1a	림프혈관침범이 없고 분화도가 불량하지 않으면서 상피하결합조직까지 침범
	T1b	림프혈관침범이 없이 상피하결합조직까지 침범하거나 불량한 분화도이면서 상피하결합조직까지 침범
	T2	요도해면체 또는 음경해면체를 침범
	T3	요도 침범
	T4	다른 인접구조물까지 침범
림프절 병기 (N)	NX	부위림프절이 평가되어 있지 않을 때
	N0	부위림프절전이 없음
	N1	움직임이 있는 한쪽 서혜부림프절 촉지
	pN1	1개의 서혜부림프절전이
	N2	움직임이 있는 다발 또는 양측 서혜부림프절 촉지
	pN2	다발 또는 양측 서혜부림프절전이
	N3	고정된 서혜부림프절 종물 촉지 또는 골반림프절비대
	pN3	림프절전이의 림프절피막 밖 침범 또는 골반림프절전이
먼곳전이 병기(M)	M0	먼곳전이 없음
	M1	먼곳전이 있음

5. 증상 및 징후

음경암의 발생 부위는 귀두(48%), 포피(21%), 귀두와 포피(9%), 귀두경부(6%), 체부(2%)의 순이다. 음경암은 포경으로 인해 출혈이나 악취분비물이 나타날 때까지 진단이 지연될 수 있다. 초기 증상은 포피 내 가려움, 화끈거림 등이지만 귀두나 음경체부의 경화나 홍반에서부터 잘 치유되지 않는 궤양이나 사마귀 모양의 돌출된 종괴까지 다양하다. 다른 증상으로는 통증, 악취, 분비물, 배뇨자극증상, 출혈과 요저류 등이 있다. 임상적 형태는 표재성 성장을 하는 유두상 돌출 병소나 수직 성장을 하는 궤양 병소를 보이는데, 대체적으로 유두상 병소는 전이가 늦게 발생하고 궤양 병소는 침습도가 깊고 전이도 조기에 발생하여 생존율이 낮은 것으로 보고되고 있다.

음경암은 주로 림프절로 전이되는데, 포피와 음경몸통의 피부는 표재 서혜부림프절로, 귀두와 해면체는 표재 서혜부림프절과 심부 서혜부림프절로 배출되고, 교차소통이 있어 양측으로 진행하며 서혜부림프절은 골반림프절로 배출된다. 환자의 50% 이상에서 서혜부림프절이 비대되어 있는 소견을 보이는데, 이는 원발 병소의 염증에 의한 이차반응이나 전이를 의미하며, 이 가운데 절반은 전이로 진단된다. 먼곳전이는 10% 이하에서 발생하는데 주로 폐, 간, 뼈 및 뇌로 전이된다.

6. 진단

음경암이 의심되는 병소가 있으면 생검을 시행해야 한다. 포피에 국한된 경우에는 포경수술을 진단 및 치료로 시행하고, 귀두, 귀두경부나 체부에 위치한 경우에는 침습의 깊이를 평가하기 위해 기저연조직을 포함한 절제생검 또는 쐐기형 절개생검을 시행한다.

크기가 작은 귀두 병소는 촉진 외에 영상검사가 필요 없고, 음경해면체 침범이 의심되는 병소이거나 음경보존수술을 시행하는 환자는 초음파촬영과 자기공명영상을 시행한다. 서혜부림프절비대가 있으면 복부골반컴퓨터단층촬영을 시행하고, 절제할 수 없는 림프절비대가 있으면 초음파 유도하에 세침흡인생검을 시행할 수 있다. 뼈스캔은 뼈 통증이나 알칼리성 인산분해효소가 증가해 있으면 시행한다.

서혜부림프절은 음경암의 첫 번째 전이부위로 림프절전이 유무가 음경암 환자의 예후에 중요하며, 림프절전이가 있는 환자에서 서혜부림프절절제술의 치료효과가 입증되었기 때문에 국소림프절의 평가는 환자의 예후를 예측하고 적절한 치료를 선택하는 데 중요하다. 컴퓨터단층촬영은 서혜부림프절이 촉지되는 환자, 비만 환자, 전에 서혜부수술을 받았던 환자, 진찰이 불확실한 경우에 유용하다. 현재는 서혜부림프절의 접근성이 용이한 모든 환자에서 세침흡인생검이 권장되고 있다. 감시림프절생검은 감시림프절의 해부학적 변이로 인해 20%에서 위음성을 보이므로 현재는 시행하지 않지만 림프절절제술의 위험도가 높아 추적관찰이 선호되는 환자에서 시행할 수 있다.

7. 치료

음경암의 치료는 원발 병소의 치료와 국소림프절의 상태에 따른 림프절절제술이 있다. 원발 병소의 치료목적은 서서 배뇨할 수 있고 성기능이 가능하도록 최대한의 기능적 음경을 보존하면서 병소로부터 적절한 가장자리를 포함하여 원발 병소를 절제하는 것이다.

음경암은 먼곳전이로 진행되기 전에 오랫동안 국소 병소의 상태로 있기 때문에 고환암과 더불어 림프절절제술이 완치 목적으로 시행되고 치료효과가 있는 것으로 알려져 있다. 그러나 림프절절제술의 시기 및 범위에 대해서는 림프절절제술에 따른 높은 이환율 때문에 논란이 있다.

(1) 원발 병소의 치료

상피내암이나 크기가 작고 등급이 낮은 Ta, T1 환자 (Tis, Ta, T1 병기; 등급 1, 2)에서 음경-보존 혹은 귀두-보존 수술 같은 보존적 치료를 시행하는데, 음경을 보존하는 이점이 있지만 국소재발률이 높으므로 철저한 추적관찰을 요하며, 추적관찰에 순응도가 좋지 않은 환자, 원발 병소가 크거나 등급이 높은 환자, 침습성인 고병기의 환자에서는 음경절제술을 시행해야 한다. 레이저치료는 크기가 작은 상피내암, 선택된 Ta, T1 환자에서 시행할 수 있으며, Mohs 미세도식수술은 음경을 보존하면서 국소조절을 향상시키기 위해 원발 병소가 작고 병기와 등급이 낮은 환자, 보존적 치료로 실패한 상피내암, 음경절제술을 거부한 환자에서 시행 가능한 방법이다. 원발 병소에 대한 방사선치료는 귀두나 귀두경부에 2~4cm의 돌출된 표재성 병소가 있거나 음경절제술을 거부하는 환자, 먼곳전이가 있으면서 원발 병소의 수술적 치료가 요구되지만 음경 보존을 원하는 환자가 대상이 된다. 부분 또는 전체 음경절제술은 병소가 크거나 등급이 높은 경우, 침습성인 고병기에서 시행되고(원발 병소가 4cm 이상, 3 등급, 귀두 요도 혹은 음경해면체 침범), 부분음경절제술은 원발 병소로부터 2cm 정도의 가장자리를 포함해서 절제하는 것이 바람직하다.

(2) 부위림프절의 치료

림프절전이의 유무 및 범위가 음경암 환자의 생존율에 영향을 미치는 가장 중요한 요소이다.

서혜부림프절에 대한 치료로는 종양의 병기, 분화도, 림프혈관침범 유무에 따라 위험도를 저위험도 종양(pTis, pTa, pT1G1), 중등위험도 종양(pT1G2, 림프혈관침범 없음), 고위험도 종양(pT1G3, pT2-3G1-3 또는 림프혈관침범 있음)으로 분류하여 저위험도 종양에서만 추적감시를 시행한다. 일반적으로 림프혈관침범이 없는 저위험도와 중등위험도군의 cN0 환자에서 높은 합병증으로 림프절절제술은 권장되지 않는다. 고위험도군에서는 양측 림프절절제술을 시행해야 한다.

림프절절제술은 상처감염, 피부괴사, 다리부종 같은 합병증이 발생할 수 있으므로 전통적 서혜부림프절절제술을 변형한 림프절절제술을 시행할 수 있다. 변형 서혜부림프절절제술은 전통적 서혜부림프절절제술에 비해 ① 피부절개를 작게 하고, ② 대퇴동맥의 외측과 복재정맥구멍의 아래는 보존하고, ③ 복재정맥을 보존하며, ④ 봉공근*sartorius muscle*의 전위를 하지 않는 방법으로, 감시림프절생검의 위음성을 줄이고 전통적 서혜부림프절절제술의 이환율을 감소시킬 수 있다. 림프절절제술을 추가로 초기에 시행하는 경우 재발 감소와 생존율 증가를 기대할 수 있기에 초기에 시행하는 것이 도움이 될 수 있다.

8. 추적관찰

원발 병소의 치료 후 음경절제술은 0.7%, 보존적 치료는 50%까지 국소재발을 보이므로 치료방법에 따라 추적 기간 및 방법이 다르며 국소림프절의 상태 및 치료에 따라서도 추적관찰 방법이 다르다.

(1) 원발 병소

보존적 치료를 받은 환자는 2년간은 2개월, 3년째는 3개월, 그 후는 6개월마다 진찰을 시행하고, 음경절제술을 받은 환자는 2년간은 4개월, 3년째는 6개월, 그 후는 해마다 진찰을 시행해 추적관찰한다. 전이가 없는 환자의 경우 수술 후 5년 생존율이 85% 정도이며, Ⅲ기 이상의 경우 59% 정도에 달한다.

(2) 부위림프절과 먼곳전이

원발 병소 치료 후 추적감시를 선택한 환자는 2년간은 2개월, 3년째는 3개월, 그 후는 6개월마다 서혜부 진찰을 시행한다. 서혜부림프절절제술에서 pN0 환자는 2년간은 4개월, 3년째는 6개월마다 진찰을 시행하고 그 후는 필요 없다. 서혜부림프절절제술에서 pN1-3 환자는 정해진 방법은 없지만 진찰, 컴퓨터단층촬영, 흉부단순촬영을 적절한 간격으로 시행하고 뼈스캔은 증상이 있을 때 시행한다. 먼곳전이가 있는 경우 5년 생존율이 10%대까지 떨어지며, 특히 양측 다발성 림프절전이가 있는 경우 그 예후가 더욱 불리하기에 지속 관찰이 필요하다.

III 요도종양

요도종양은 모든 비뇨생식종양의 0.1% 이하를 차지한다. 요도종양은 남성보다 여성에서 흔한 유일한 비뇨생식종양으로 주로 40~60대에 발생한다. 여성에서는 백색판증, 반복되는 요로감염에 의한 만성자극, 요도카룬클, 용종, 게실, 성교, 분만, HPV 16형과 18형 등이 종양의 발생에 중요한 역할을 하는 것으로 알려져 있으나 정확한 원인은 아직 규명되지 않았다. 남성에서도 종양의 발생원인은 명확히 알려지지 않았지만, 반복되는 요도염에 의한 만성자극, 요도협착과 성병의 병력, HPV 16형 등이 관련되는 것으로 생각된다.

1. 여성 요도종양

(1) 병리

여성 요도의 길이는 4cm 정도이고 근위부 1/3은 요로상피, 원위부 2/3는 편평상피로 덮여 있다. 병소는 근위부와 원위부 요도에서 비슷한 빈도로 발생하며 편평상피세포암이 60%로 가장 흔하다. 요로상피암과 선암은 각각 15%를 차지하며, 선암은 주로 요도주변게실에서 발생한다(그림 29-7).

(2) 병기

여성 요도종양의 병기를 구분하는 표준화된 분류법에 대해서는 논란이 있지만 TNM 병기분류를 표준으로 이

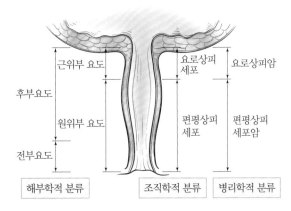

그림 29-7 여성 요도의 해부학·조직학·병리학적 분류

표 29-4 요도종양의 병기(2017년 AJCC TNM 분류)

종양 병기 (T)	TX	원발종양이 평가되어 있지 않을 때
	T0	원발종양이 보이지 않음
	Ta	비침습 유두, 용종 모양 또는 사마귀 모양 암
	Tis	상피내암
	T1	상피하결합조직까지 침범
	T2	요도해면체, 전립선 또는 요도주위근육을 침범
	T3	음경해면체, 전립선피막을 넘거나 질전부 또는 방광경부를 침범
	T4	다른 인접 기관을 침범
전립선의 요로 상피암	Tis pu	전립선요도를 침범한 상피내암
	Tis pd	전립선세관을 침범한 상피내암
	T1	상피하결합조직에 국한된 암
	T2	전립선기질, 요도해면체나 요도주위근육을 침범
	T3	음경해면체, 전립선피막을 넘거나 방광경부를 침범
	T4	다른 인접 기관 침범(방광침범)
림프절 병기 (N)	NX	부위림프절이 평가되어 있지 않을 때
	N0	부위림프절전이 없음
	N1	직경 2cm 이하의 1개 림프절전이
	N2	직경 2cm 이상의 1개 림프절전이 또는 다발성 림프절전이
먼곳전이 (M)	M0	먼곳전이 없음
	M1	먼곳전이 있음

용한다(표 29-4).

(3) 증상 및 징후

특이적인 증상은 없으나 요도출혈이나 점출혈이 가장 흔하고 방광자극에 의한 요절박, 빈뇨, 배뇨통, 통증, 요실금과 성교통 등의 증상을 나타낸다. 그 밖에 요도카룬클, 요도질누공, 급성요저류 등을 보인다. 전부요도종양의 경우에는 서혜부림프절로 전이되므로 서혜부림프절이 촉지되기도 한다.

(4) 진단

요도종양이 의심되는 환자에서는 철저한 골반검사를 시행하여 종물의 위치, 크기, 양상과 서혜부림프절의 촉지 여부를 확인하고 종물의 범위 및 고정 여부를 평가한다. 그러나 진찰만으로는 요도카룬클, 용종, 요도점막탈출, 요도게실, 원발 질종양 등과 감별하기 어렵기 때문에 요도경검사 및 방광경검사와 조직검사를 함께 시행하여 확진한다. 영상검사로는 자기공명영상이 컴퓨터단층촬영보다 국소침범이나 림프절침범을 평가하는 데 더 우수하다. 추가 영상검사로 환자 증상에 따라 단순흉부촬영이나 컴퓨터단층촬영, 뼈스캔을 고려할 수 있다.

(5) 치료

1) 수술요법

병기가 낮은 요도종양은 경요도절제 또는 레이저절제를 시행하며, 특히 요도구로 돌출되어 있는 전부요도종양은 주위 정상 조직을 포함하는 국소절제술을 시행한다. 근위부 요도종양에서 나타나는 병기가 높은 종양은 수술이나 방사선치료 단독으로는 국소재발률이 높아서 병용요법을 시행하는데, 수술 전 방사선치료를 시행하고 근치적 방광요도절제술, 골반림프절절제술 및 질을 포함한 외부생식기절제술을 함께 시행한다.

2) 방사선치료

수술을 할 수 없거나 수술의 적응증이 되지 않는 환자에서는 45~50Gy의 외부방사선치료 후 20~30Gy의 간질방사선치료를 시행한다. 종양이 크거나 근위부 또는 전체 요도종양 및 방광경부를 침범한 경우에는 외부방사선치료와 근접치료의 병용방사선치료가 필요하다.

3) 병용요법

진행된 요도종양의 경우 수술이나 방사선치료의 단독요법만으로는 효과가 확실하지 않고 재발률이 높아 최근에는 수술 전 방사선치료, 화학요법과 수술 등을 이용한 복합적인 치료를 시행한다.

2. 남성 요도종양

(1) 병리

남성의 요도는 길이가 20cm 정도이고 전립선요도, 막양부요도, 구부요도 및 음경요도로 분류한다. 조직학적으로 전립선요도는 요로상피세포, 구부막양부요도와 음경요도는 중층 혹은 가성중층 원주세포로 덮여 있다. 요도종양의 60%는 구부막양부요도에서, 30%는 음경요도에서, 10%는 전립선요도에서 발생한다. 병리학적으로 요도종양의 80%는 요로상피암, 15%는 편평상피세포암, 5%가 선암이나 미분화암, 림프종, 육종, 흑색종 등이다(그림 29-8).

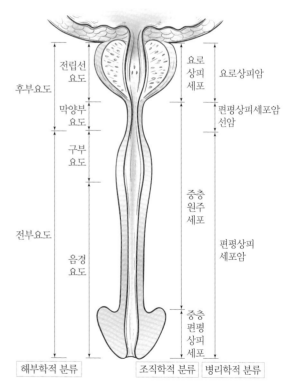

그림 29-8 남성 요도의 해부학·조직학·병리학적 분류

(2) 병기

표 29-4와 같이 TNM 병기분류를 사용한다.

(3) 증상 및 징후

여성과 마찬가지로 증상 및 징후는 비특이적이며, 요도협착, 요도주위농양, 누공 형성 증상과 혼동될 수 있다. 구부막양부요도 및 음경요도 종양의 경우 요폐에 따른 증상과 종물 촉지가 가장 흔하며, 전립선요도종양의 경우 요도자극증상과 요폐증상 및 혈뇨가 흔히 나타난다. 그 밖에 요도주위농양, 요도분비, 요도출혈, 요도피부루, 요저류, 지속발기증, 음경괴저, 요실금 등의 증상이 있다.

(4) 진단

마취하에 양손진찰을 시행하여 외음부, 요도, 직장, 회음부에 대한 국소침범을 평가하고 요도방광경검사와 생검을 시행한다. 영상검사로는 병소의 침범 및 전이 정도를 확인하기 위해 요도초음파촬영, 컴퓨터단층촬영 또는 자기공명영상을 시행한다.

(5) 치료

남성의 요도종양은 수술치료 또는 수술과 방사선치료의 병용요법을 시행한다. 수술 범위는 종양의 병기와 종양이 발생한 요도의 위치에 의해 결정되며, 전부요도종양이 후부요도종양에 비해 수술치료가 용이하고 예후도 양호하다. 방사선치료는 수술을 거부하거나 수술의 적응증이 되지 않는 저병기의 전부요도종양에서 이용될 수 있다. 전이요도종양은 화학요법, 방사선치료와 수술을 함께 이용할 수 있다. 종양의 병기와 위치에 따라 수술치료로 경요도절제술, 국소절제술, 부분음경절제술이나 전체음경절제술을 시행한다.

1) 구부막양부요도종양

구부막양부요도의 표재 초기종양은 경요도절제술, 국소절제술 후 단단연결술 또는 레이저절제술로 치료할 수 있다. 그러나 대부분의 후부요도종양은 진단 당시에 이미 인접 구조물들을 침범한 경우가 많기 때문에 치료가 복잡하며 근치적 수술에도 불구하고 예후가 불량하여 화학요법, 방사선치료와 수술을 병합하는 병용요법이 필요하다.

2) 전립선요도종양

원발전립선요도종양은 방광암의 병력이 없거나 동반된 방광암이 없으면서 전립선요도의 상피나 요도 주위의 전립선세관에서 독립적인 종양이 발생한 경우로 진단한다. 표재 유두상 종양인 경우에는 경요도전립선절제술을 시행하며, 상피내암이면 경요도전립선절제술 후 BCG를 방광에 주입하고 이와 같은 치료에 반응이 없거나 계속 진행되면 방광전립선절제술과 요도절제술을 고려해야 한다.

IV 기타 종양

1. 부고환, 고환 주위 조직과 정삭의 종양

고환에서 발생하는 종양을 제외하면 음낭 내에서 발생하는 원발 종양은 매우 드물고 대부분 양성이지만 일부에서는 악성종양이 발생한다. 양성종양으로는 지방종과 선종 모양 종양이 가장 흔하며, 악성종양으로는 육종이 가장 흔하다. 고환 주위 조직으로 전이된 종양의 일차 부위로는 비뇨생식계와 위장관 종양이 대부분이다. 부고환에서는 선종 모양 종양이, 정삭에서는 지방종이 가장 흔하다. 통증이 없는 음낭 내 종물이 가장 흔한 증상이고 진찰하다가 우연히 발견되기도 한다. 진찰에서 음낭 내 종물이 촉지되면 초음파촬영을 시행하여 고환에서 기원했는지 또는 주위 조직에서 발생했는지 감별하고 형태학·조직학적 특성을 파악하여 정액류, 음낭수종, 정계정맥류 등과 구별한다. 치료는 양성종양이 의심되면 추적관찰하거나 고환과 부고환을 보존하는 국소절제술을 시행하여 확진한다.

2. 음낭종양

음낭종양은 매우 드문 종양으로 그중 가장 흔한 양성종양은 피지낭과 모반이고, 악성종양은 편평상피세포암이 가장 흔하며 Paget병, 흑색종과 기저세포암도 발생한다. 치료원칙은 광범위한 국소절제술과 동결절편의 생검을 시행하여 악성 유무를 감별하고 절제가장자리의 침습 여부를 파악하여 완전 절제한다.

3. 정낭종양

원발 정낭종양은 드물지만 최근에 경직장초음파촬영, 컴퓨터단층촬영, 자기공명영상의 시행으로 발생 수가 증가하고 있다. 양성종양으로는 낭, 낭선종, 유두선종, 섬유종 및 평활근종 등이 있으며, 악성종양으로는 선암이 가장 흔하고 평활근육종, 혈관육종, 낭육종, 엽상종양 등이 발생하지만, 대부분은 전립선, 방광 또는 직장에서 이차적으로 정낭을 침범하는 종양들이다. 초기에는 증상이 없는 경우가 많아 조기진단이 어려운데, 종물이 촉지되는지 알기 위해 직장수지검사를 시행하며, 영상검사로는 경직장초음파촬영을 시행하여 정낭의 종양을 확인하고 동시에 조직검사도 시행할 수 있다. 컴퓨터단층촬영이나 자기공명영상은 정낭뿐만 아니라 주위의 다른 장기의 종양 유무와 림프절전이를 확인하는 데 이용한다. 양성종양은 증상이 없으면 추적관찰하거나 경요도절제술 또는 국소절제술을 시행한다. 악성종양은 대부분 진단이 지연되기 때문에 예후가 불량하며 방광전립선절제술과 직장침범에 대한 골반장기전체적출술*pelvic exenteration* 및 골반림프절절제술을 시행한다. 또한 보조와 완화 목적으로 방사선치료와 호르몬치료를 시행하기도 한다.

추천문헌

Dorff TB, Ballas LK, Schuckman AK. Current Management Strategy for Penile Cancer and Future Directions. Curr Oncol Rep 2017;19:54

Ehrlich Y, Margel D, Lubin MA, Baniel J. Advances in the treatment of testicular cancer. Transl Androl Urol 2015;4:381-390

O'Brien JS, Perera M, Manning T, Bozin M, Cabarkapa S, Chen E, et al. Penile Cancer: Contemporary Lymph Node Management. J Urol 2017;197:1387-1395

Palmer DA, Monizadeh A, Genitalia M. In: Partin AW, Dmochowski RR, Kavoussi LR, Peters CA, Wein AJ, editors. Campbell-Walsh-Wein Urology. 12th ed. Philadelphia:Elsevier;2021;1680-1803

Rajpert-De Meyts E, McGlynn KA, Okamoto K, Jewett MA, Bokemeyer C. Testicular germ cell tumours. Lancet 2016;387:1762-1774

Smith ZL, Werntz RP, Eggener SE. Testicular Cancer: Epidemiology, Diagnosis, and Management. Med Clin North Am 2018;102:251-264

Traboulsi SL, Witjes JA, Kassouf W. Contemporary Management of Primary Distal Urethral Cancer. Urol Clin North Am 2016;43:493-503

소아비뇨의학 종론

박성찬 집필/박관진 감수

소아비뇨의학은 비뇨의학의 한 분야로 존재하지만, 비뇨생식기에 생기는 질병 또는 특정 병태를 주로 다루는 다른 배뇨장애, 종양 등의 분야들과 달리 '소아'라는 다른 특성을 지닌 환자군의 전반적인 요로생식기질환을 본다는 점에서 차이를 보인다. 이는 마치 세부적인 전공분과로 나뉘어진 내과와 '소아'라는 특성의 전반적인 모든 부위를 보는 소아청소년과와 비슷한 개념이다. 즉 소아비뇨의학과는 일반적인 비뇨의학과에 대한 충분한 지식과 더불어 소아의 특성을 같이 이해해야 한다는 점에서 상당한 전문성을 요한다.

소아비뇨의학과 질환의 상당 부분은 출생 시 존재하는 선천성 질환이라 산전 초음파나 산후 정기검진에서 많이 발견된다. 이는 유전, 환경, 모체의 영향 등 다양한 인자의 상호작용의 결과로 발생한다. 한편 후천적으로 성인에서 많이 발생하는 종양, 결석, 감염, 손상 등의 질환은 성인에 비해 낮은 빈도로 나타난다. 따라서 소아에서는 같은 증상이라도 진단의 접근 및 검사 내용과 치료법 등이 성인과 다르며, '어린이는 어른의 축소판이 아니다'라는 것을 항상 기억해야 한다.

Ⅰ 소아비뇨의학과의 특징

소아비뇨의학과의 가장 큰 특징은 성인들과 반대로 '성장growth'과 '발달development'이라는 과정을 통해 계속 변화하는 소아 환자들을 대상으로 한다는 점이다. 일반적으로 성장이 세포수의 증가 또는 용적의 증가를 통한 크기나 무게의 양적 증가를 의미한다면, 발달은 질적인 기능의 분화 및 향상을 의미한다. 두 번째 특징은 이른바 '사례별case by case'로 접근해야 하는 경우가 많다. 질환별 가이드라인을 적용할 수 없는 특이한 경우가 많고 범위가 넓고 전문적인 치료가 필요하면서 흔하지 않은 기형 종류(예: 방광외번증bladder exstrophy, 태아 후부요도판막, 성발달이상장애disorder of sex development)가 종종 있어서 다른 분야보다 증례토론 및 전문가 의견 수렴이 필요하다. 세 번째 특징은 장기 추적일 것이다. 소아 시기의 치료 여부를 결정한 것 또는 어떤 치료 방법을 선택한 것이 사춘기를 거쳐 성인이 되어 나타난 결과에 영향을 미칠 수 있기 때문이다. 이 세 가지 특징은 모든 소아비뇨의학과 질환을 다룰 때 고려되어야 하는데, 대표적인 다섯 가지 예를 들면 다음과 같다.

첫째, 소아 신장기능의 변화이다. 태아기에 신장은 기능이 원시적이며 출생 후 몇 개월간 성장과 발달이 급격히 일어난다. 태아기의 신장기능에 영향을 미칠 수 있는 후부요도판막 등의 폐색질환은 태아기 신장에 비가역적인 변화를 일으켜 출생 후의 신장의 성장과 발달에 심각한 문제를 유발한다. 즉 출생 후의 신장기능으로 봐서는 장기적인 문제가 별로 없어 보이는 환자의 경우에도 성장함에 따라 신장기능이 신체의 성장을 보상하지 못하여 조기신부전으로 가는 경우가 있으므로 세심한 장기 추적이 필수적이다.

둘째, 요관질환 중 대표적인 부분폐색질환인 신우요관이행부폐색의 경우도 출생 시에는 상당히 심한 수신증을 보여 폐색이 확실해 보여도 성장에 따라 요관배설의 발달이 이루어지면서 수신증이 자연호전되는 경우가 많다. 물론 처음에 폐색이 심하지 않아도 성장과 발달이 잘 되지 않거나 이차감염으로 더 심해지는 경우도 있다. 따라서 처음에 빨리 처치를 해야 하는 경우를 제외하고는 변화의 추이를 추적하여 관찰하고 판단하는 것이 중요하다.

셋째, 요로감염과 연관되는 방광요관역류도 대표적인 성장과 발달의 영향을 받는 질환이다. 출생 시에는 상당히 심한 고등급의 역류를 보이고 요로감염이 잦더라도 배뇨기능 및 방광의 항역류기전의 발달로 역류증상이 자연소실되거나 가벼워져서 수술을 해야 할 필요가 줄어들게 된다. 또한 최근에는 배뇨배변 문제 등이 중요한 인자로 추가되었는데, 이 또한 발달의 영향을 받는 부분이라 시간 경과에 따라 좋아지므로 방광요관역류의 치료를 더욱 복잡하게 하고 있다. 최근에 발행된 방광요관역류에 대한 치료 가이드라인은 점점 많은 연구 결과가 추가되어서 더욱 복잡해지고 있다. 같은 상황에서도 선택할 수 있는 치료법이 여러 가지로 늘어나서 치료는 신중하게 결정해야 한다.

넷째, 소아배뇨장애를 시사하는 증상들인 주간요실금, 요절박, 야뇨증 등은 환자가 연령이 증가하면서 발생과 유병률이 줄어드는 경향을 보인다. 그 이유는 소아배뇨장애가 배뇨배변조절을 획득하는 과정 중 발생하는 미성숙의 문제이며 이 같은 발달 지연이 연령증가에 따라 성숙을 겪으면서 좋아지는 것으로 추정하고 있다. 배뇨장애의 정도는 다르지만 신경인성방광의 경우도 완전손상이 아닌 경우 연령 증가에 따라 회복되는 경과를 자주 보여서 성인에서 시행하는 요도괄약근 수술이나 방광확대성형술의 경우 소아에서는 충분한 성숙이 이루어질 때까지 기다렸다가 이후에 시행하는 것이 도움이 된다.

다섯째, 소아비뇨의학과의 주요 질환 중 하나인 요도하열의 경우도 수술 당시에는 적절한 교정이 이루어진 것처럼 보이지만, 환자의 성장에 따라 음경 및 요도의 성장 불균형이 발생하여 사춘기를 지나면서 음경만곡이 다시 발생할 수 있다. 또한 피부조직을 이용하여 요도를 대체했을 때 요도의 기능을 감당하지 못하여 협착, 게실, 배뇨후요적이 발생하고 이 문제로 지속적인 불편을 겪는 경우가 적지 않다. 따라서 성공적인 교정 후에도 사춘기까지 장기적인 추적이 필요한 경우가 많다.

II 소아비뇨의학과의 분야

소아비뇨의학과는 비뇨의학과의 기본적인 분류인 장기나 병태생리에 따른 질환들과 함께 선천성 질환을 다

표 30-1 대표적 소아비뇨질환의 분류

상부요로질환	낭종성 신질환(단순신낭종, 다낭신polycystic kidney or multicystic kidney, 다낭이형성신), 신장형성이상dysplastic kidney, 신장무발생 및 저형성, 마제신horseshoe kidney 신우요관이행부폐색, 요관방광이행부폐색, 거대요관 중복요관, 이소성요관, 요관류, 요관의 섬유상피성 폴립
하부요로질환	방광요관역류 후부요도판막, 말린자두배증후군prune belly syndrome, 방광외번증bladder exstrophy
생식계 질환	요도하열, 성분화이상, 잠복고환, 음낭수종 및 탈장, 정계정맥류
소아신경비뇨의학	신경인성 배뇨장애: 신경척추봉합선폐쇄부전, 중추신경계 장애(뇌성마비) 비신경인성 배뇨장애: 비신경인성 신경인성방광, 태만방광증후군, 배뇨후요적, 야뇨증
소아비뇨기암	Wilms종양Wilms tumor, 소아고환종양
소아비뇨기손상	소아요로결석, 소아요로감염 등

룬다. 전립선은 사춘기 이후 발달하므로 전립선질환은 소아비뇨의학과의 영역에 거의 포함되지 않는다. 이 교과서가 일반비뇨의학을 다루는 점을 감안해 병태생리 및 장기별로 소아비뇨의학을 분류하고 이에 상응하는 대표적인 질환을 열거하면 표 30-1과 같다.

Ⅲ 소아비뇨의학과 환자의 진료

1. 병력청취

새로운 진단기법의 발달에도 불구하고 병력청취와 신체검사의 중요성은 변하지 않으며, 이 중 병력청취는 전체 진단 과정에서 많은 부분을 차지할만큼 중요하다. 소아의 병력청취는 질병에 대한 정보 제공이 환자 자신에 의해 이루어지지 못하는 경우가 많으며, 부모 또는 다른 보호자에 의해 이루어지는 경우가 많다. 따라서 정보 제공자와 소아의 관계를 파악하기 위해 부드러운 질문으로 시작하는 것이 좋다. 환자가 어리고 주의가 산만해 보여도 환자에게 집중하는 모습을 보이면 환자에게서 직접 병에 관한 중요한 정보를 얻을 수 있는 경우가 많으니 환자와 눈을 마주치면서 교감하려고 노력한다. 단순히 질병을 보려고 하지 말고 환자에 대한 관심을 보이면서 병력청취를 진행하면 환자 본인이 진단에 필요한 정보를 제공하고 의사-환자 관계를 성공적으로 수립하는 데 도움이 된다.

일단 주소chief complaint를 파악한 다음 연관 증상에 대한 추가 질문을 하고 전신증상과 수술 및 알레르기 병력을 포함한 과거력을 확인한다. 요도하열 같은 생식기 기형에서는 신체검사를 통해 더 중요한 정보를 얻을 수 있지만, 모호한 주소의 경우 자세한 출생 및 발달력을 조사할 필요까지는 없으나 중요 뇌신경 이상, 심장질환, 선천성 기형 동반 여부 및 발달이 정상적인지는 개괄적인 질문으로 확인할 필요가 있다. 소아에서도 성인과 같이 배뇨증상 및 야뇨증 등에 대해서는 자세한 세부 사항과 증상의 정도를 파악하기 위하여 설문지를 이용하면 도움을 받을 수 있다(설문지 종류: 과민성방광증상점수표 OABSS, 이상배뇨증상점수표DVSS, 야뇨증 설문지 등).

2. 신체검사

신체검사에서는 영유아의 경우 부모와 같이 있는 상태에서 검사를 하여 분리불안을 최소화해야 한다. 4~6세의 학령 전기 환자들은 거세공포가 있어 성기를 검진할 때는 이를 감안하여 충분히 안심시키면서 조심스럽게 진행한다. 사춘기 연령 전후의 청소년은 프라이버시를 존중하여 동반된 가족이 보지 않는 상황에서 검진하며 그들의 인격을 존중하는 표현을 하면서 시행하는 것이 좋다. 하지만 보호자가 치료 전후 결과를 확인하고 현재 상태를 이해시키기 위해서는 같이 봐야 하는 상황이 발생하는데, 이때에는 환아에게 동의를 구한 후 같이 검진하면 된다. 신체검사에서 고환의 위치 확인 검진은 소아비뇨의학과에서 가장 흔히 하는 검진이다. 고환올림근 반사를 억제하기 위해 고환의 위치를 눈으로 먼저 확인하고 다음으로 서혜부에서 음낭으로 내려가면서 촉진하는 것이 좋다. 음낭수종의 경우는 음낭에 불빛이 잘 투과되는지를 확인하여(그림 30-1) 탈장이나 다른 고환종물과 감별할 수 있다.

음경검진은 포피의 모양과 젖혀짐, 요도구를 확인해야 하며 음경의 크기가 작은지를 알기 위해서는 음경 주위 골반지방을 누르고 음경만 드러나게 하여 실제 길이와 크기가 작은지 확인해야 한다. 만일 작다면 귀두부를 당기면서 음경을 견인하여 신전 시 음경 길이stretched penile length를 측정한다(그림 30-2). 정상 길이는 나이별로 정상 음경의 평균 길이에서 표준편차를 제외한 값이 된다. 포피는 보통 만 3세까지 90%가 자연히 젖혀지지

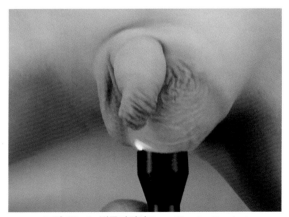
그림 30-1 빛투과검사Transillumination test

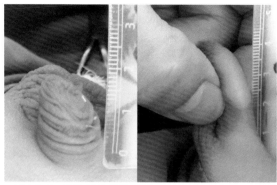

그림 30-2 음경 길이 측정 왼쪽이 그냥 잰 길이이고 오른쪽이 당겼을 때 음경 길이이다. 국제적으로 신전 시 음경 길이를 측정하여 나이별 평균 길이와 비교하여 왜소음경을 진단한다.

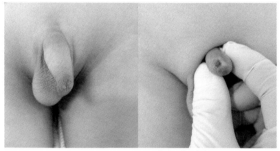

그림 30-3 음경의 젖힘 오른쪽에서 더 힘을 주어서 젖히면 심한 고통과 염증을 유발할 수 있다.

않는데 꼭 확인해야 하는 특수한 상황을 제외하고는 힘 주어 강제로 젖히지 않도록 한다(그림 30-3). 억지로 젖히다 보면 점막이 벗겨지면서 붓고 피가 날 수 있어 환자에게는 불필요한 고통과 심리적인 상처가 남으며, 이후의 치료 과정에서 협조가 이루어지지 않는 경우가 많다. 또한 강제로 젖혀진 포피는 회복 과정에서 귀두포피염 *balanoposthitis*이 잘 생기고, 문제가 발생할 경우 과도한 섬유질의 침착으로 인한 폐색건성귀두염*balanitis xerotica obliterans*이 발생하여 포경수술이 불가피해지기도 한다. 포피를 젖혀 요도구를 확인해야 하는 경우는 보호자에게 이런 점을 설명하여 시행하고, 그렇지 않는 경우는 추후 성장하여 포피가 자연스럽게 젖혀지게 되었을 때 요도구의 모양을 확인한다.

성기의 검진을 통해 사춘기의 정도를 파악하는 것도 중요한데, 남아의 경우 11~12세에 고환이 커지기 시작하고 이 경우 Tanner 2기에 해당한다. 2차성징은 1.5~3년 후에 나타난다. 여아의 경우 초기 변화는 유방의 발달

이며 음모가 나타나면 Tanner 2기에 해당한다. 월경이 시작되는 것이 Tanner 4기이며 이 시기에 유륜이 나타나고 유두가 돌출된다.

3. 검사실검사

(1) 요검사

가장 흔히 하는 검사이며 요로감염이 흔한 소아에서는 진단에 중요한 검사이다. 농뇨, 아질산염 양성, 백혈구 에스터분해효소*esterase* 양성, 소변 내 살아 있는 박테리아 등은 요로감염의 중요한 지표이다. 그러나 성인과 같은 중간뇨 채취가 불가능한 경우가 많기 때문에 소변채취주머니를 이용한 요검사는 해석에 주의가 필요하다. 검사 결과에서 음성이 나온다면 요로감염을 배제할 수 있으나 앞서 말한 이상 소견이 보이며 다른 감염의 증거가 분명하지 않다면 도뇨한 소변으로 재검하는 것이 중요하다.

혈뇨는 또 하나의 흔히 관찰되는 이상으로, 흔히 두 번 이상 검사에서 3~5RBCs/HPF 이상이면 의미 있는 혈뇨의 소견으로 간주한다. 일반적으로 육안적인 선홍색의 혈뇨는 비뇨기 문제를, 콜라 색깔의 혈뇨 또는 현미경적 혈뇨는 신장 기원의 가능성을 의미하며, 단백뇨의 유무는 신장 기원 혈뇨의 진단에 도움이 된다. 비뇨의학과 의사는 신장실질외기원*extraparenchymal* 혈뇨의 진단에 주 역할을 담당하며, 주요 원인으로 감염, 선천성 기형, 손상, 종양, 요석 등이 있다. 만약에 이러한 문제가 아니라면 전혈구계산, 기본혈청생화학검사, 혈청보체수치, antistreptolysin O, 항핵항체검사, 단백뇨 등을 시행하고 소아신장의와 상의할 필요가 있다.

(2) 혈중 크레아티닌*serum creatinine*

출생 전의 태아는 교정체중 사구체여과율이 30mL/min 이하로, 수분 조절 외에 대부분의 신장기능을 모체에 의존하고 있다가 출생하면 1개월 내에 급격하게 신장기능이 증가하게 된다. 성인과 비슷한 125mL/min의 신장기능은 만 2세가 되면 얻어진다. 따라서 신생아의 사구체 배설률을 의미하는 크레아티닌은 신장기능의 지표로 삼기에 부적절하며, 예를 들어 후부요도판막이 있는 생후 2개월 환자의 혈중 크레아티닌이 성인에서의 정상

치인 1.0mg/dL이라면 신장기능이 매우 좋지 않은 상황이라고 할 수 있다.

(3) 알파태아단백α-fetoprotein; AFP

알파태아단백은 소아고환의 악성종양 중 가장 많은 난황낭종yolk sac tumor의 주요 표지자이나, 주요 감별진단인 기형종에서도 약간 상승하며 미숙아는 물론이고 생후 1~2개월까지도 혈중 농도가 상승되어 있는 경우가 많아 해석하는 데 주의가 필요하다. 따라서 고환종양의 정확한 진단과 치료를 위해서는 특징적인 초음파 소견과 연령, 혈중 알파태아단백을 종합하여 판단해야 한다.

4. 간단한 소아 수술에서의 피부 봉합

소아 수술이 감소하고 소아 수술을 할 수 있는 전문의가 없는 병원이 많아서 간단한 소아 수술에서 피부봉합

에 대하여 소개하고자 한다. 서혜부의 절개된 상처를 봉합하는 경우는 주로 음낭수종 교정, 탈장수술, 고환 고정술, 정계정맥류 수술 등이다. 실은 monocryl 4-0/5-0 같은 흡수사를 사용하고 주로 subcuticular continuous 봉합을 한다. 요즘은 소독을 최소화하기 위해 Interrupt subcuticular suture를 하고 피부접착제를 사용하기도 한다. 고환고정술 후 음낭을 봉합할 때는 흡수사로 interrupt suture를 주로 시행하는데, 여기서는 subcuticular suture와 skin suture 두 가지 방법을 소개한다(동영상 참조). 마지막으로 모호한 음경inconspicuous penis을 수술하고 나서 음경의 피부를 봉합하려고 보면 음경 원위부와 근위부가 서로 길이도 안 맞고 삼각점이 발생하기도 한다. 여기서는 vicryl 5-0를 사용하여 interrupt skin suture를 해 길이를 맞추고 봉합하는 방법을 소개한다(동영상 참조).

추천문헌

대한비뇨의학회. 비뇨의학과 외래진료 10대 질환 길라잡이. 에이플러스기획, 2022:141-167

Austin PF, Traxel EJ. Laboratory assessment of the pediatric urologic patient. In: Docimo SG, Canning DA, Khoury AE, editors. Clinical Pediatric Urology, 5th ed. London: Informa Healthcare, 2007:11-16

Figueroa TE. History and physical examination of the child. In: Docimo SG, Canning DA, Khoury AE, editors. Clinical Pediatric Urology, 5thed. London: Informa Healthcare, 2007:1-9

Kolon TF, Canning DA. Urologic evaluation of the child. In: Partin AW, Dmochowski RR, Kavoussi LR, Peters CA, Wein AJ, editors. Campbell-Walsh-Wein Urology. 12th ed. Philadelphia: Elsevier; 2021

Park SC, Chung JM, Kang DI, Ryu DS, Cho WY, Lee SD. The Change of Stretched Penile Length and Anthropometric Data in Korean Children Aged 0-14 Years: Comparative Study of Last 25 Years. J Korean Med Sci 2016;31:1631-1634

소아의 신장 및 요관 질환

임영재 집필/조원열 감수

Ⅰ 신장의 발생이상

산전초음파검사가 보편화되면서 최근에는 신장의 선천성 이상이 태아 시기에 발견되는 경향이다. 신장은 발생 과정에서 원래 위치보다 위쪽으로 이동하며 동시에 회전을 하기 때문에 이와 관련된 이상이 많다.

1. 발생장애*dysgenesis*

(1) 신형성이상증*renal dysplasia*
신장의 이상 발달로 크기, 모양 및 구조가 비정상적인 경우를 말한다. 사구체나 세뇨관의 형성 과정 이상에 의한 것으로, 신장의 일부 또는 전체에 나타날 수 있다.

(2) 신형성저하증*renal hypoplasia*
신장 전체의 신장단위(신원)*nephron*와 신배의 수가 적으나 형성이상은 없는 경우이다.

(3) 일측 신무발생*unilateral renal agenesis*
한쪽 신장이 없는 경우로, 원칙적으로 병변이 있는 쪽 요관과 방광삼각부의 결손이 동반된다. 출산 1,000례에 1례 정도 발생하고, 남성에서 그리고 좌측에서 더 많다.

한쪽에 정관이 없는 남성의 약 80%는 같은 쪽에 신장도 없으므로 한쪽 정관이나 부고환이 없을 때는 이 병을 의심해야 한다.

(4) 양측 신무발생*bilateral renal agenesis*
양측 신무발생 태아의 50% 정도가 사산되며 나머지도 출산 후 대부분 폐저형성에 의한 호흡부전으로 2일 내에 사망한다. 출산 4,800례 중 1례이고, 남성에 많다. 요도, 방광 및 요관 등의 결손과 형성이상이 많다.

2. 회전, 위치 및 기타의 이상

(1) 회전이상*malrotation*
신장은 태생 6주부터 위쪽으로 이동하며 6~9주 사이에 안쪽으로의 회전이 이루어진다. 9주에는 신장의 이동이 완료되고 90도 안쪽으로 회전하여 신장동*renal sinus*이 정중앙을 향하게 된다(그림 31-1). 신장의 회전이상은 대부분 이소성신과 융합신에서 동반되나 단독으로도 나타날 수도 있다.

(2) 이소성신*ectopic kidney*
정상 신장은 태생 2개월 말에 제2요추 위치로 올라가

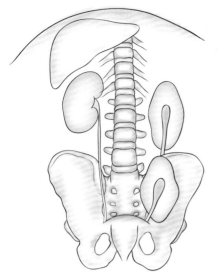

그림 31-1 회전이상 우신은 정상이나 좌신은 회전이상을 보인다.

는 것이 완료된다. 신장의 위치이상은 임상 10,000례에 1례 정도로 나타나고, 남성에서, 그리고 좌측에 좀 더 많다. 신장의 회전이 불완전하여 신우는 대개 앞쪽으로 위치하며 50% 정도에서 수신증을 동반한다. 방광의 요관구는 이소성요관이 동반되는 예외적인 경우가 아니면 대개 정상 위치에 있다. 가장 흔한 마제신horseshoe kidney

을 제외하면 골반신pelvic kidney이 거의 반수를 차지하며, 교차성 융합신crossed fused kidney, 요추이소성신lumbar ectopic kidney, 교차성 이소성신crossed ectopic kidney, 흉부신thoracic kidney의 순으로 나타난다(그림 31-2).

1) 골반신

신장이 골반부에 위치하는 것으로 종물, 요로감염, 수신증 등으로 발견된다. 임신과 출산에 장애가 되지는 않는다. 50%에서 수신증, 방광요관역류, 거대요관 등이 동반된다.

2) 요추이소성신

거의 정상 위치에 가까운 요추부에 있고, 회전이상을 동반하는 경우가 많으므로 요로조영술에서 신우, 신배의 모양이 정상과 다르게 보인다. 신조직은 정상이다.

3) 흉부신

신장이 가로막diaphragm 위에 위치하는 것으로 남성에 많다. 흉부종물로 오진하지 않는 것이 중요하고 치료를 해야 하는 경우는 드물다.

4) 교차성 이소성신

반대쪽에 넘어가 위치하는 신장으로 80~90%는 융합신이다. 신장이 반대쪽 신장의 아래쪽 옆구리 부위, 골반부에 위치하고, 요관과 요관구의 위치로 병변이 있는 신장을 진단한다.

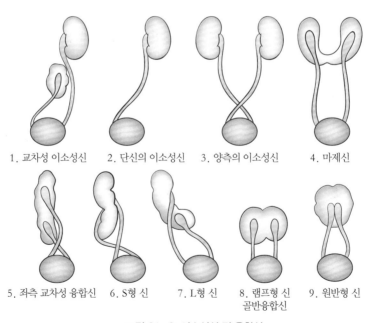

1. 교차성 이소성신   2. 단신의 이소성신   3. 양측의 이소성신   4. 마제신

5. 좌측 교차성 융합신   6. S형 신   7. L형 신   8. 램프형 신   9. 원반형 신
                                                골반융합신

그림 31-2 이소성신 및 융합신

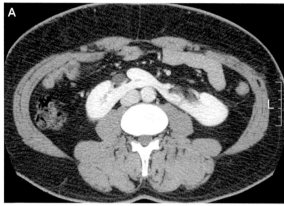
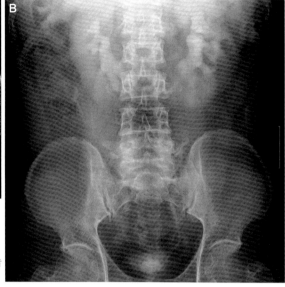

그림 31-3 마제신의 컴퓨터단층촬영(A) 및 배설성요로조영술(B) 소견

(3) 융합신fused kidney

좌우 신장실질의 일부가 반대쪽이나 중앙에서 융합하는 것이다. 형태에 따라 S형 신S-shaped kidney or sigmoid kidney, L형 신L-shaped kidney, 마제신, 상하극에서 융합한 종물형 신lump kidney, 원반형 신disk kidney 등으로 불린다. 요관은 각각 독립적으로 정상 위치에 있다(그림 31-2).

1) 교차성 융합신

반대쪽 신장의 하극에 이소성신의 상극이 융합하는 것이 많고 S형 신, L형 신 등으로 불린다. 요로감염, 방광요관역류 등의 합병증이 많이 생긴다.

2) 마제신

융합신 중에서 가장 흔하여 400~800례 중 1례이고, 남성에서 두 배 더 많다. 좌우 신장의 하극이 서로 융합되며 이 부위를 협부isthmus라 한다. 신배의 개수는 정상이나 신장의 회전이상으로 방향이 정상과 다르고 신우는 수직면에 놓여 있다. 요관은 정상보다 위쪽 신우에서 기시하고 측면으로 주행하면서 협부 앞을 지나면서 굽어진다. 신동맥의 수는 1~3개로 다양하고, 협부는 신동맥 분지에서 혈액 공급을 받거나 직접 대동맥에서 공급받는 경우도 있어 수술 시 주의를 요한다. 성인(3.5%)보다 소아(28.5%)에서 합병증과 기형이 많고 방광요관역류, 잠복고환증, 요도하열, 쌍각자궁, 질중격, 한쪽 다낭신 등이 있다. 신장축이 아래쪽에서 교차되는 특징적

영상검사 소견으로 진단하기는 쉬우나 컴퓨터단층촬영술로 협부를 확인해 보는 것이 좋다(그림 31-3). 신세포암은 정상인과 발생률에서 차이가 없지만, Wilms종양은 1.7~7.9배 더 많이 발생한다.

(4) 신배게실calyceal diverticulum

신배에서 신장실질 방향으로 튀어 나온 타원주머니로, 주로 신배의 천장fornix에서 발생하고 신배와는 가늘고 좁은 경부로 연결되어 있다(그림 31-4). 상부 신배에 많고 소아기에 생기는 경우는 적고, 남녀, 좌우 차이는 없다. 작은 신배게실은 증상 없이 우연히 발견되지만, 게실의 확장이나 경부 협착에 따른 감염, 요로결석, 혈뇨, 통증 등의 증상으로 발견되기도 한다. 치료해야 하는 경우는 드물지만 증례에 따라 신배게실 경부의 내시경 확장 및 절개, 부분신절제술, 신배게실 내 요로결석의 경피신결석제거술percutaneous nephrolithotomy이나 체외충격파쇄석술extracorporeal shock wave lithotripsy 등을 시행한다.

(5) 거대신배증megacalycosis

폐색이 없는데도 신배만 확장된 선천성 이상으로, 신우요관이행부, 신배누두부 및 요관의 협착은 없어 수술적 치료는 필요 없다. 선천성 수신증이나 신배수종과 감별해야 하며 신장기능에 대한 장기간의 관찰이 필요하다.

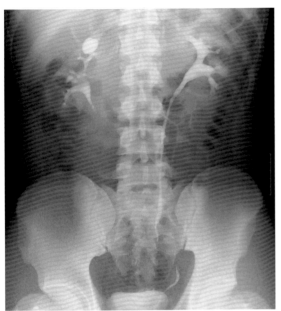

그림 31-4 신배게실의 배설성요로조영술 우측 상부 신배에 게실이 관찰된다.

3. 혈관의 이상

(1) 이행혈관*aberrant vessels* 및 부혈관*accessory or supplementary vessels*

이소성신, 회전이상신 및 융합신 등에서는 흔히 신동맥의 수나 주행 방향이 정상과 다른 것을 볼 수 있다. 또한 정상 신장에서도 30% 정도는 신동맥이 여러 개이다. 흔히 하부 신장 분절이 이행혈관에 의해 혈액 공급을 받는다. 간혹 이행혈관이 신우요관이행부 또는 신배누두부를 압박하여 수신증이나 신배수종의 원인이 된다. 여러 개의 동맥이나 이행혈관 자체는 수술할 때 주의를 해야 하는 것을 제외하고는 대개 문제가 되지 않는다.

(2) 신동맥류*renal artery aneurysm*

선천성 외에도 염증, 외상, 동맥경화증 등에 의해 발생한다. 증상이 없는 경우가 많으나 동맥류가 커지면 통증(15%), 육안적 혹은 현미경적 혈뇨(30%), 고혈압(55%) 등의 증상을 일으킬 수 있다. 신장 부위를 청진했을 때 잡음이 있는 경우 진단에 도움이 되며 신동맥조영술로 확진한다. 고혈압이나 혈뇨의 원인이 되거나, 2.5cm 이상으로 큰 경우, 가임기 여성, 추적관찰에서 동맥류의

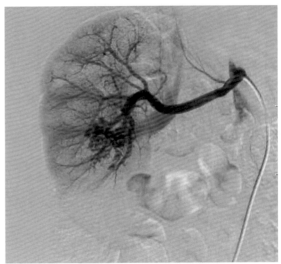

그림 31-5 신동정맥기형 혈뇨로 내원한 56세 여성으로 혈관조영술에서 우신에 동정맥기형이 관찰된다.

크기가 증가하는 경우, 동정맥루와 동반된 경우 등에서는 수술적 제거가 권장된다.

(3) 신동정맥기형*renal arteriovenous malformation* 및 신동정맥루*renal arteriovenous fistula*

신동정맥루의 20~30%가 선천성이다. 후천성은 외상, 염증, 신장수술, 신침생검 등으로 생길 수 있다. 여성에 3배 더 많으며, 우측에 더 많고, 선천적이라도 30~40세가 넘어 증상이 나타난다. 다수의 가는 혈관이 정맥류 모양으로 꾸불꾸불 엉켜 있는 모습이 특징이다. 선택적 신동맥조영술이 가장 정확한 진단법이고(그림 31-5) 진단과 동시에 선택적 신동맥색전술로 치료할 수 있다.

II 낭종성 신질환

신장은 낭종이 가장 잘 발생하는 기관 중 하나로 낭종의 수, 위치, 임상적 양상은 개개의 병에 따라 다르지만 낭종 자체의 조직학적인 모양은 유사하다. 원인에 따라 크게 유전성과 비유전성으로 분류된다.

1. 유전성 낭종성 신질환

(1) 보통염색체우성 다낭성신질환

autosomal dominant polycystic kidney disease; ADPKD

1) 역학 및 병인

ADPKD는 성인 만성신부전의 주요 원인 중 하나로, 혈액투석을 받는 환자의 7~15%가 이에 해당한다. 미국의 발생률은 출생아 400~1,000명당 1명이다.

원인 유전자로 염색체 16번 단완의 PKD1, 염색체 4번 장완의 PKD2가 확인되었으며, 이 중 PKD1이 전체 원인의 85% 정도를 차지한다. 새롭게 PKD3의 존재가 밝혀졌으나 아직 정확한 염색체상의 위치는 알려지지 않았다. 보통염색체우성 형식으로 유전된다. 병리학적으로 양측 신장 전체에 크고 작은 무수한 낭종이 발생하여 종물처럼 커지는 양상이 나타나며, 이는 요세관의 어느 부위에도 생길 수 있다.

2) 임상적 특징

전형적인 증상은 보통 30~50세에 발현되지만 신생아에서 나타나기도 한다. 증상이나 징후로 가장 흔한 것은 현미경적 또는 육안적 혈뇨로, 전체 환자의 절반에서 관찰된다. 통증은 종물 효과, 낭종 내로의 출혈, 감염, 혈종이나 결석에 의해 유발될 수 있다. 고혈압은 20~35세의 정상 신장기능을 지닌 ADPDK 환자의 약 50%에서 발생하고, 말기신부전으로 진행된 경우 거의 100%에서 관찰된다. 대개 30~50대까지는 신장기능이 유지되고, 60대에 50% 정도의 환자가 말기신부전으로 진행된다. 말기신부전이 일찍 발생할 위험인자로는 PKD1 유전자변이, 남성, 30세 이전 혈뇨의 병력, 35세 이전 고혈압의 발생, 고지혈증과 겸상적혈구증 소인 등이 있다. 신장암의 발생 확률은 일반인과 동일하나, 더 젊은 나이에 발생하고 양측성일 가능성이 높고 다발성인 경우가 많다. 간낭종이 ADPKD의 가장 흔한 신장 외 임상징후로 빈도는 60~70%이지만, 간기능장애까지 가져오는 일은 드물다. 환자의 10~30%에서 두개골 내 딸기형동맥류*berry aneurysm*가 나타나며, 9%는 이로 인한 지주막하출혈로 사망한다.

3) 진단

정확한 진단을 위해 의심되는 환자의 가족력을 적어도 3대에 걸쳐 확인해야 하는데, 신질환, 고혈압, 뇌졸중 유무를 확인해야 한다. 유전자검사는 영상의학검사 결과가 애매하거나 정확한 진단이 필요한 경우에 시행한다. 초음파나 컴퓨터단층촬영에서 양측 신장에 다수의 낭종이 관찰되며, 간이나 췌장에도 낭종이 있을 경우 진단에 도움이 된다(그림 31-6).

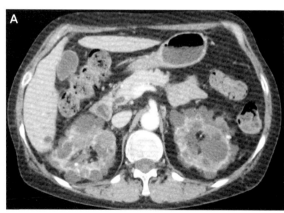
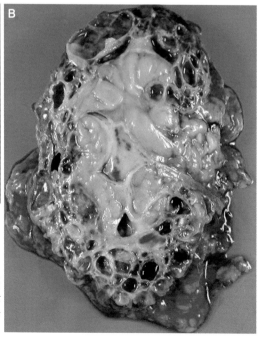

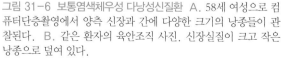

그림 31-6 보통염색체우성 다낭성신질환 A. 58세 여성으로 컴퓨터단층촬영에서 양측 신장과 간에 다양한 크기의 낭종들이 관찰된다. B. 같은 환자의 육안조직 사진. 신장실질이 크고 작은 낭종으로 덮여 있다.

4) 치료 및 예후

치료의 목표는 ADPKD의 합병증을 줄이고, 말기신부전으로 진행하는 것을 지연시키는 것이다. 아직 신장기능이 저하되지 않은 환자의 60%에서 고혈압이 발현되는데, 고혈압 자체가 신장기능을 악화시키고 뇌출혈 등의 위험인자가 되기에 철저하게 치료해야 한다. 만성통증이 있을 때는 감염, 결석이나 종양 등의 병발 여부를 검사하여 적절한 치료를 해야 한다. 거대낭종에 의한 둔통인 경우에는 낭종 천자나 복강경 혹은 개복 낭종조대술을 시행할 수 있다. 심한 출혈이나 내과적으로 조절되지 않는 감염 등 중대한 합병증이 발생하면 신절제술을 시행하기도 한다. 또한 동반되는 요로감염이나 요로결석 등을 조기에 적극적으로 치료하는 것이 신장기능 유지에 중요하다.

(2) 보통염색체열성 다낭성신질환

autosomal recessive polycystic kidney disease

PKHD1 유전자(6p12에 위치)의 이상으로 발현되며, 약 4만 명 출생에 1명꼴로 발생하는 드문 병이다. 임신 중 태아의 요형성이 적어 양수 감소에 의한 폐형성부전으로 대부분 출생 후 사망한다. 출생 후에는 고혈압, 심부전, 신부전 및 간부전 등이 발생하므로 이에 대한 보존적인 치료가 필요하다.

(3) 신낭종을 보이는 다발성 기형증후군

multiple malformation syndrome with renal cysts

1) 결절성경화증*tuberous sclerosis complex*

결절성경화증의 원인 유전자는 9q34(TSC1) 및 16p13(TSC2)에 위치하며 보통염색체우성으로 유전되지만 일부에서는 산발적으로 발생된다. 전형적인 세 가지 징후는 발작(80%), 지능 저하(60%), 얼굴의 피지선종(75%)이다. 신혈관근지방종이 40~80%에서 발생하는데, 신낭종은 이것에 합병되거나 독립적으로 생길 수 있으며 대부분 크기가 3cm를 넘지 않는다.

2) von Hippel-Lindau병

이 병의 원인은 염색체 3p25에 위치한 종양억제유전자인 VHL의 돌연변이이며, 보통염색체우성으로 유전된다. 소뇌와 망막의 혈관모세포종, 췌장·신장·부고환의 낭종, 갈색세포종과 투명신세포암 등이 발현된다. 비뇨

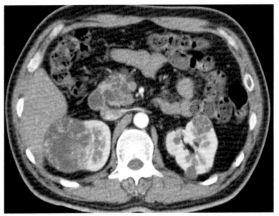

그림 31-7 von Hippel-Lindau병 33세 남성으로 좌측 신장에 낭종이 여러 개 관찰되고, 좌측 신장 앞쪽과 우측 신장에 신세포암으로 의심되는 종물이 관찰된다. 췌장에서도 낭종들이 다발성으로 관찰된다.

기계 관련 질환으로 갈색세포종이 10~20%, 신혈관근지방종이 40~80%, 투명신세포암이 30~40%, 신낭종이 70~80% 발생한다. 신낭종이 신세포암 발생의 전 단계라고 주장하는 연구자도 있다. 크기가 2cm 이상인 경우는 낭종 일부에 신세포암이 있을 가능성이 높다(그림 31-7). 분자유전학의 발달로 유전자변이가 있는 가족 구성원의 경우 소변검사, 안과검진, 초음파나 컴퓨터단층촬영, 뇌영상검사 등의 정기적인 검진이 필요하다.

2. 비유전성 낭종성 신질환

(1) 다낭형성이상신*multicystic dysplastic kidney; MCDK*

1) 발생학

MCDK는 태생 10주 전에 요세관 팽대부 발생에 장애가 생겨 나타난다. 정상적인 신장단위(신원), 집합관, 신우가 형성되지 않고 부기*swelling* 부분의 시작 부위가 주머니 모양이 되어 크고 작은 여러 개의 낭종이 무더기로 자라난다. 낭종 사이에 소량의 바탕질*matrix*이 존재하나 정상적인 신장실질이나 신우, 신배, 요관은 존재하지 않는다.

2) 임상적 특징

MCDK는 유아에서 발견되는 낭종성 신질환 중 가장 흔한 원인이며, 유아의 복부 종물의 두 번째 흔한 원인이다. 출생아 1,000~4,000명당 1명 정도이며, 남아에서 더 흔하다. 반대쪽 신장에 신우요관이행부폐색과 방광요

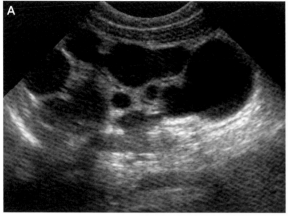

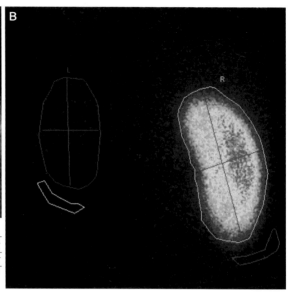

그림 31-8 다낭형성이상신 A. 14세 남아의 좌측 신장에서 발생한 다낭형성이상신으로, 초음파검사에서 신장실질이 거의 관찰되지 않는다. B. 같은 환아의 DMSA 신스캔. 좌측 신장에 방사성동위원소의 침착이 전혀 관찰되지 않는다.

관역류가 각각 3~12%, 18~43%에서 발견되므로 주의해야 한다. 약 40%에서 자연적으로 퇴화되며, 합병증이 생기는 경우는 드물다.

3) 진단

대개 산전초음파에서 조기에 진단되며, 출생 수일 내와 한 달 정도에 초음파검사를 반복하여 확진한다. 이때 반대쪽 신장의 이상 유무를 확인해야 한다. 초음파검사에서 다양한 크기의 낭종이 신장 전체에 퍼져 있으나 낭종 사이의 연결은 관찰되지 않고 주로 큰 낭종 사이에 무수한 작은 낭종이 퍼져 있는 양상으로 관찰된다. MCDK는 신장실질이 정상적으로 발달되지 않았기 때문에 DMSA(dimercaptosuccinic acid) 스캔에서 방사성동위원소의 침착이 나타나는 경우가 드물다(그림 31-8).

4) 치료 및 예후

증상이 없다면 특별한 치료 없이 경과를 면밀히 관찰한다. MCDK가 커서 호흡이나 소화기능에 문제를 초래하거나 악성종양이 의심될 때, 자연적으로 혹은 손상에 의해 낭종이 파열되었을 때, 고혈압과의 연관성이 있을 때는 신절제술을 시행하기도 한다. 고혈압 발생률은 보고자마다 차이가 있는데, 대규모 연구들에서는 1% 미만으로 보고되고 있다. 악성종양이 발생할 확률은 1/2,000 정도로 매우 드물다.

(2) 다방성 신낭종

multilocular cyst or multilocular cystic nephroma

다방성 신낭종은 신장의 일부분에 다수의 낭종이 밀집되어 나타나는 병변이며, MCDK와는 전혀 다른 종류의 낭성 질환이다. 신절제술로 치료하는데, 가능한 경우에는 부분신절제술이나 낭종절제술을 할 수 있다.

(3) 단순신낭종*simple renal cyst*

신장에 생기는 가장 흔한 낭종성 질환으로 나이가 들수록 발생수가 높아져, 60세 이상에서는 50%에서 발견된다. 크기는 몇 mm 정도의 작은 것에서 10cm를 넘는 것까지 다양하나 대개는 2cm 이하이다(그림 31-9).

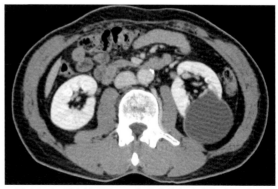

그림 31-9 단순신낭종 66세 남성에서 발생한 좌측 단순 신낭종.

1) 임상적 특징과 진단

대개 건강검진이나 초음파검사에서 우연히 발견되는데, 증상이 없을 때는 경과를 관찰하지만 낭종에 의한 압박 증상, 고혈압, 요로폐색 등이 있을 때는 치료대상이 된다. 초음파검사에서 단순낭종의 진단기준은 낭종 내부에 초음파 반향이 없고, 낭종 벽이 매끈하고 얇고 균일하며, 초음파가 잘 투과하여 낭종 뒤 초음파증강이 나타나고, 원형이나 난형으로 생긴 경우이다. 이와 같은 진단기준을 벗어나는 복잡낭종complicated cyst일 때는 컴퓨터단층촬영술이나 자기공명영상을 시행하여 악성종양의 가능성을 배제해야 한다.

2) 치료 및 예후

단순신낭종은 증상이 없으면 치료하지 않는다. 증상이 있는 경우에는 복강경하 절제술, 신루설치술, 경피적 천자를 이용한 흡입고정술 등이 있다. 초음파나 컴퓨터단층촬영에서 낭종의 내부 구조가 균일하지 않거나 내용액이 균질하지 않은 경우, 낭종 벽이 매끄럽지 않고 낭종 모양이 찌그러져 있거나 작은 낭종들이 무더기로 나타나는 경우, 조영제증강 소견을 보일 때는 악성종양일 가능성이 있다(그림 31-10).

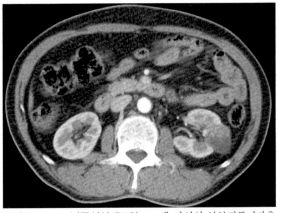

그림 31-10 낭종성신세포암 61세 남성의 복부컴퓨터단층촬영 소견으로 좌측 신낭종 내에 조영증강된 고형 종물이 관찰된다.

(4) 수질해면신medullary sponge kidney

수질해면신은 신유두 집합관 시작 부위에 작은 낭종이 생긴 것으로, 일반적으로 양측 신유두에서 발생되나 부분적 또는 한쪽 신장에만 생기는 경우도 있다. 배설성 요로조영상에서 신배유두의 확장된 집합관과 그곳에 박힌 석회화가 특징적인 꽃다발 모양bouquet of flowers으로 보인다(그림 31-11). 증상은 대개 20대 이후에 나타나는데, 결석에 의한 신산통이 가장 흔하며 요로감염, 혈뇨

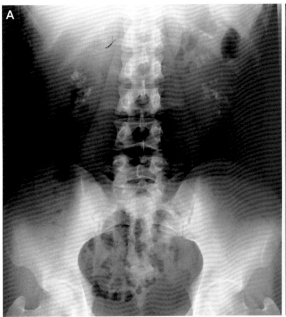

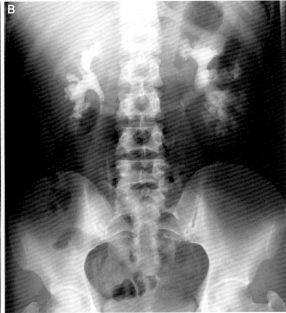

그림 31-11 수질해면신의 배설성요로조영술 A. Scout영상에서 양측 신장에 다수의 석회화가 관찰된다. B. 조영제 주입 후 25분이 지난 시점의 사진으로 특징적인 꽃다발 모양이 관찰된다.

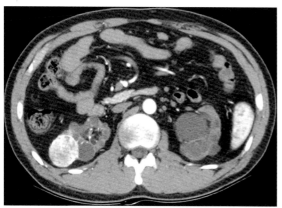

그림 31-12 후천성 낭종성 신질환 혈액투석 중인 65세 남성으로, 양측 신장의 크기는 작고 다양한 크기의 낭종이 관찰되며, 우측 신장에는 신세포암으로 의심되는 종물이 관찰된다.

등이 생긴다.

(5) 후천성 낭종성 신질환acquired cystic disease of kidney or acquired renal cystic disease

투석 전 말기신장에서는 약 10%, 투석 3년 미만에서는 44%, 투석 5년에서는 60%, 투석 10년 이상에서는 90%에서 양측 신장에 다수의 크고 작은 낭종이 나타난다. 신장 악성신생물의 발생률이 일반인보다 5~50배 높다. 일반인에 비해 후천성 낭종성 신질환에 병발하는 신세포암은 발병 나이가 젊고, 남성에 많고, 다발성, 양측성이지만 악성도는 덜하다(그림 31-12).

(6) 신우주위낭종parapelvic cyst

신장실질에서 유래된 단순 신낭종이 신우 근처에서 발생하면 신우주위낭종이라고 한다. 증상이 없는 경우가 많은데, 이때는 경과만 주기적으로 관찰한다. 신우종양과의 감별이 필요한 경우는 컴퓨터단층촬영이나 요세포검사 등을 시행한다. 신우주위낭종에 의한 신우, 신배의 충만결손은 가장자리가 매끈한 데 비해서 신우종양은 가장자리가 불규칙하고 거칠다.

III 신우요관이행부폐색

1. 병인

신우요관이행부폐색ureteropelvic junction obstruction은 소아에서 가장 흔히 볼 수 있는 선천성 요관폐색질환이다. 요관의 병변은 발생 과정의 이상으로 인해 생긴 내인 기형으로, 실제로 요관은 열려 있어 완전폐색은 드물고, 요관벽이 얇고 형성저하증이 있는 경우가 흔하다. 조직학적으로 요관의 세로근육층만 주로 남고 이 과도하게 침착되는 변화로 연동운동이 일어나지 않는 부분이 생겨 기능적 폐색을 초래한다. 외인 원인으로는 요관의 시작 부위가 신우의 위쪽에 연결된 경우, 신하극으로 가는 이행혈관aberrant vessel이 있는 경우 등이 있다. 방광요관역류나 하부요로폐색에 의한 요관의 굴곡 및 꼬임에 의해서 이차적으로 발생될 수도 있다.

2. 빈도

남녀 발생비는 5:2 정도로 남아에서 더 많고, 좌측이 우측보다 흔하며, 10~15%에서는 양측에 발생한다.

3. 임상증상

산전초음파검사의 보편화로 인해 대부분이 증상 없이 출생 전에 진단된다. 출생 후 여러가지 증상으로 진단되기도 하는데, 유아에서는 복부 종물로 만져지기도 하고 소아에서는 상복부 통증, 구토 등 소화증상이 나타날 수 있다.

4. 진단

대부분 산전초음파검사로 진단된다. 초음파검사에서 신우와 신배의 확장이 보이는데, 신우요관이행부에서 갑자기 끝나며, 그 아래 요관에는 확장이 없다는 것이 중요한 소견이다(그림 31-13). 복부컴퓨터단층촬영술을 통해 상세한 해부학적·기능적 정보를 얻음으로써 진단에 도움을 받을 수 있다. 수술 직전에 시행하기도 하는 역행성 신우조영술(역행성요로조영술)은 초음파검사나 배설성요

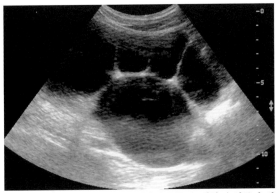

그림 31-13 신우요관이행부폐색의 초음파 심한 수신증이 신우요관이행부에서 끝난다.

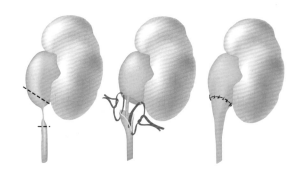

그림 31-15 절단신우성형술 병변 부위를 절제하고 상부요관은 주걱모양형성*spatulation*을 시행한 후 신우의 하연과 문합한다.

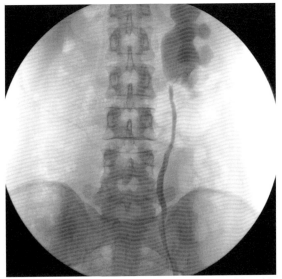

그림 31-14 신우요관이행부폐색의 역행성신우조영술 좌측 신장은 심한 수신증을 보이고 신우요관이행부 아래의 요관은 정상으로 보인다.

로조영술에서 관찰하지 못한 요관의 해부학적 상태를 파악할 수 있으나 일반적으로 시행하지는 않는다(그림 31-14). 폐색의 정도와 신장기능을 파악하기 위해 이뇨신스캔*diuretic renal scan*이 기본적으로 시행된다.

5. 치료

신장기능의 감소, 양측 심한 수신증, 요로감염 및 요로결석 등의 증상을 초래하는 신우요관이행부폐색은 수술이 필요하다. 그러나 증상이 없거나 신장기능이 보존되어 있는 경우 주의 깊게 추적관찰할 수 있다. 경

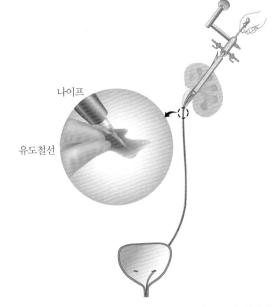

그림 31-16 경피내시경신우절개술 상부신배를 통해 신장경*nephroscope*을 진입시킨다. 2개의 유도철선*guidewire*을 넣어 경로를 확보한 후 외측 절개를 시행한다.

나이프

유도철선

과를 관찰하는 동안 수신증이 자연소실될 수도 있으나 20~25%에서는 결과적으로 수술치료가 필요하다.

가장 흔하게 시행되는 수술방법은 협착 부위를 비스듬히 제거하고, 요로의 요흐름이 원활하도록 신우와 요관을 깔때기 모양으로 연결하는 절단신우성형술*dismembered pyeloplasty*이다(그림 31-15). 최근 비뇨기내시경 장비의 발달에 힘입어 내시경신우절개술*endopyelotomy*이 시행되기도 하는데(그림 31-16), 주로 수술 후 생긴 재협착 등에서 높은 성공률(약 70%)을 나타낸다.

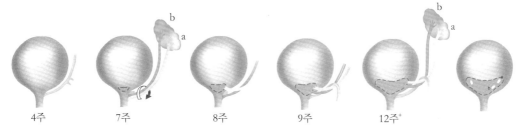

그림 31-17 Weigert-Meyer법칙 상극신 요관과 하극신 요관은 장축을 중심으로 회전하며 서로 교차하여 상극신 요관구가 하극신 요관구보다 더 안쪽, 아래쪽으로 열리게 된다. a. 하극신, b. 상극신.

6. 예후

신우성형술의 성공률은 90~95%를 보인다. 그러나 초음파나 조영 사진에서 확장된 집합계의 형상이 정상에 가깝게 되돌아오는 데는 시간이 많이 걸린다.

IV 중복요관

1. 분류 및 빈도

중복요관은 요로계의 가장 흔한 기형 중 하나이다. 부검례의 0.8~0.9%에서, 배설성요로조영술을 시행하는 환자의 2~4%에서 발견된다. 여성에 더 흔하며, 주로 한쪽에서 발생하지만 양측에서 생길 수도 있다. 방광 내 요관구가 둘인 완전중복요관과 하나인 불완전중복요관으로 구분된다.

2. 병인

중신관mesonephric duct에서 발생한 요관싹ureteral bud이 처음부터 2개로 나오거나 1개가 2개로 분리되는 경우에 생긴다. 발생학적으로 Weigert-Meyer법칙(그림 31-17)에 따르면, 상극신 요관은 더 늦게 흡수되기 때문에 정상 요관구 위치보다 더 안쪽, 아래쪽으로 열리게 된다. 반면 하극신 요관은 더 일찍 흡수되기 때문에 더 바깥쪽, 위쪽으로 열리게 되어 두 요관은 서로 교차하게 된다. 완전중복요관에서 대체로 상극신은 형성이상신이나 폐색을 잘 일으키고 이소성요관의 빈도가 더 높고, 하극신으로는 방광요관역류가 잘 생긴다.

3. 임상증상

대부분의 중복요관은 증상을 나타내지 않으며 우연히 발견되기도 한다. 발생학적으로 여성에서는 상극신 요관이 요도괄약근 원위부나 질 등에 개구하는 이소성요관을 형성하여 정상적 배뇨를 하면서도 요실금이 지속되는 경우가 많다. 반면에 남성에서는 요관구가 외요도괄약근보다 근위부로 개구하는 경우가 많고 매우 드물게 생식기관으로 연결되어 부고환염이 나타나기도 한다.

4. 진단

산전초음파검사에서 조기에 발견되는 경우가 대부분이다. 초음파검사로 상극신 및 연결된 요관의 확장과 신장실질의 두께, 방광 내 요관류ureterocele 동반 여부 등을 파악할 수 있다(그림 31-18). 방광요관역류 유무를 알기 위해서는 배뇨방광요도조영술을 시행한다. 배설성요

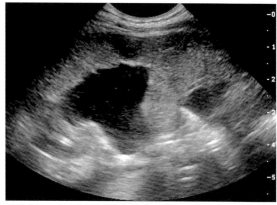

그림 31-18 중복요관의 초음파 2개의 집합계가 보이며 상극신 집합계가 더 확장되어 있다.

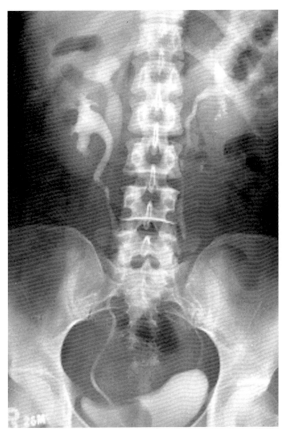

그림 31-19 중복요관의 배설성요로조영술 우측은 중복요관으로 보인다. 상극신은 약간 확장되어 늦게 배설되며 연결된 요관류는 방광 사진에서 둥근 충만결손으로 보인다.

로조영술에서는 상극신은 폐색이나 형성이상으로 불현신nonvisualization of kidney으로 나타날 수 있고, 하극신집합계는 확장된 상극신 집합계에 의해 아래, 옆쪽으로 밀려 늘어진 백합꽃 모양drooping lily sign으로 나타난다 (그림 31-19).

5. 치료

중복요관에 의한 문제가 있을 때만 치료의 대상이 되며 해부학적 변수가 많아 수술적 치료의 결정과 방법은 다양하다. 역류가 있는 경우 역류의 치료지침에 따르고, 상극신의 확장이나 이소성요관의 경우 대부분에서 수술적 치료가 필요하다. 상극신의 기능이 심하게 떨어져 있는 경우 상극신 부분절제를 우선 고려할 수 있고, 기능이 보존된 경우 신우요관연결술pyeloureterostomy, 요관요관

연결술ureteroureterostomy, 요관방광재연결술ureteroneo-cystostomy 등을 시행하여 신장실질을 보존한다.

V 이소성요관

1. 정의, 발생학 및 빈도

이소성요관ectopic ureter은 요관구가 정상적인 방광 삼각부 외로 열리는 경우를 의미한다. 여성의 경우는 Wolff관의 퇴화로 인해 평행하게 주행하는 Mülle관 조직인 질, 자궁, 심지어는 회음부나 직장에도 열릴 수 있다. 이소성요관은 여성에서 흔하며 여성에서는 80% 이상이 중복요관과 동반되고, 남성에서는 단일요관에서 발생하는 경우가 더 많다.

이소성요관의 요관싹이 정상에서 더 심하게 벗어날수록 해당 후신발생모체를 비정상적인 신조직으로 유도하므로 방광경부에서 벗어난 이소성요관의 경우, 해당 신단위는 형성이상으로 인해 신장기능이 없는 경우가 대부분이다.

2. 임상증상

요관구가 열리는 부위 및 성별에 따라 증상이 다르게 나타난다. 여성에서는 전술한 바와 같이 괄약근조직이 없는 질, 자궁, 회음부, 직장에 요관구가 열리므로 정상 배뇨를 하면서 요실금이 지속되는 진성요실금을 보이나, 남성에서는 항상 외요도괄약근의 상부인 방광경부의 하방부 또는 Wolff관 구조물에 요관구가 열리므로 요실금은 없으나 전립선요도, 정낭, 정관, 부고환을 침범하는 감염, 특히 재발성 부고환염으로 나타날 수 있다.

3. 진단

초음파검사에서 방광은 정상이면서 전체 요관, 신우, 신배의 확장을 보이고 중복요관인 경우 신상극의 형태학적 이상을 관찰할 수 있다(그림 31-20). 요도방광경검사를 통해 이소성요관구를 관찰하거나 요관류와의 감별진단이 가능하다. DMSA 신스캔은 배설성요로조영술에서

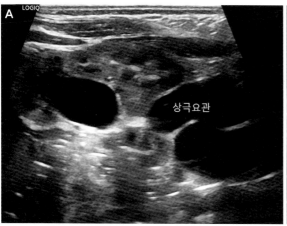 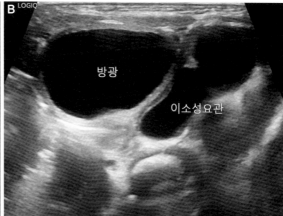

그림 31-20 중복요관 및 이소성요관의 초음파 상극요관은 신장에서 방광에 이르기까지 전체적으로 확장되어 있다. A. 신초음파, B. 방광초음파.

보이지 않는 신장의 위치를 확인하거나 중복요관과 동반된 이소성요관에서 신상극의 기능을 확인할 때 도움이 될 수 있으며, 컴퓨터단층촬영술 및 자기공명영상을 통해 기능이 매우 저하된 작은 신장을 찾을 수도 있다.

4. 치료

요관류, 중복요관의 유무, 하극요관의 역류 유무, 임상증상 및 신장기능의 정도에 따라 치료방향이 결정된다. 중복요관에 포함된 이소성요관은 연결된 신상극의 기능이 매우 저하되어 있어 신상극 및 요관의 부분절제를 시행하는 경우가 많으나, 중복요관에서 상극신의 기능이 보존된 경우 하극요관의 역류가 없다면 상극요관을 하극요관에 연결하는 요관요관연결술을 시행할 수 있고, 하극요관의 역류가 있는 경우에는 상하극 요관을 분리하지 않고 방광에 연결하는 공통집요관방광재연결common sheath reimplantation을 시행한다.

VI 요관류

1. 정의 및 분류

요관의 끝부분이 낭종 모양으로 확장된 것을 요관류라고 한다. 위치에 따라 방광 내에 있는 경우인 방광내요관류intravesical ureterocele와 방광을 지나 방광경부 및 요도까지 확장되어 있는 방광외요관류extravesical ureterocele로 구분할 수 있다. 방광삼각부를 벗어나므로 이소성요관류라는 용어를 사용하기도 한다.

2. 빈도

요관류는 남아보다 여아에서 발생빈도가 7배나 높고 10~15%에서는 양측에 생긴다. 방광외요관류의 빈도가 방광내요관류에 비해 4배 더 높다.

3. 병인

발생기전은 아직도 명확히 규명되어 있지 않으나, 요관의 발생 과정에서 Chwalla막의 불완전한 소실로 인한 요관구폐색, 요관 끝부분 근육섬유 구조의 비정상적 발달, 요관의 재소통이 불완전하거나 지연된 경우 등이 원인으로 설명되고 있다. 중복요관과 동반된 방광외요관류의 경우 연결된 신상극은 흔히 형성이상을 보인다.

4. 임상증상

요관폐색 또는 동반된 방광요관역류로 인한 요로감염 및 패혈증이 나타날 수 있고, 요관류가 큰 경우 방광출구폐색으로 인한 배뇨곤란 또는 방광출구의 구조적 변형 및 이완으로 인한 요실금이 나타날 수 있다. 여성에서는 요관류가 요도를 통해 외부로 탈출되어 방광출구폐색을

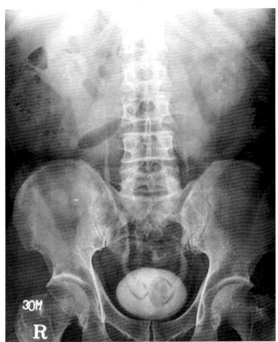

그림 31-21 요관류의 배설성요로조영술 방광 사진에서 방광 내 달무리를 보이며 좌측 요관류 내에 결석이 보인다.

일으킬 수 있고, 요관류 내의 요 정체로 인해 결석이 생기기도 한다(그림 31-21).

5. 진단

일차적으로 초음파검사에서 진단되며 요관과 연결된 낭종으로 나타난다(그림 31-22). 배설성요로조영술에서 방광 내 낭종이나 결손으로 나타나며, 기능이 있는 신장

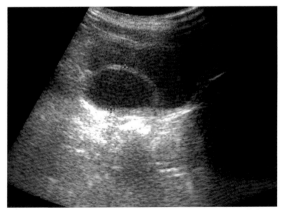

그림 31-22 요관류의 초음파 방광 내에 낭종이 보인다.

과 연결된 단일방광내요관류의 경우 조영제가 요관류에 충만되어 주변 방광내강과 구분되는 이른바 코브라 머리 모양, 실파spring onion 모양의 충만결손이 나타나는 것이 특징적이다(그림 31-21). 확장된 이소성요관이 방광을 압박하는 경우에는 이를 요관류로 판정하기 쉬우나, 요관류에 비해 방광 내로 돌출한 낭종의 벽이 두 층으로 두꺼운 사실로 구분이 가능하다.

방광요관역류의 동반 유무와 신장기능의 정도를 파악하기 위해 배뇨방광요도조영술과 신스캔을 각각 시행하는 것이 치료방법 결정에 중요하다.

6. 치료

환자 나이, 요관류의 위치, 임상증상, 신장기능, 방광요관역류 동반 여부 등에 따라 다양한 치료방법이 선택되고 있다. 중복요관과 동반된 요관류에서는 신상극의 기능 보존이 가장 중요하다. 방광경으로 요관류를 절개하는 경요도요관류절개술transurethral incision of ureterocele은 요관폐색을 해소하는 데 일차적으로 사용할 수 있는 방법이다. 양측성 단일요관류의 경우 방광삼각부의 이상으로 괄약근기능이 저하되며 그로 인한 심한 요실금이 발생하는데, 이 경우 방광경부재건술이 필요하다.

VII 거대요관

거대요관megaureter은 요관이 확장된 경우를 통칭하는 용어이며, 요관 직경이 7mm 이상인 경우를 거대요관의 범주에 넣는다. 원인에 따라 역류성, 폐색성, 비역류-비폐색성으로 분류한다. 더 세분하여 각각 원발성, 이차성 거대요관으로 분류할 수 있다.

1. 역류성 거대요관reflushing megaureter

역류성 거대요관은 방광요관역류에 의해 발생하므로 '제32장 방광요관역류'에서 다룬다.

2. 폐색성 거대요관 obstructed megaureter

폐색성 거대요관은 방광에 인접한 요관 원위부가 좁아져 근위부의 요관이 방추형으로 심하게 확장된 경우를 말한다. 여아보다 남아에서 4배 정도 더 잘 생기고, 양측으로 발생하기도 한다. 한쪽거대요관인 경우 좌측 요관에 더 잘 생기며(2~3배), 10~15%에서는 대측신의 무발생이나 형성 부전이 발생하는 것으로 알려져 있다.

발생학적 원인은 분명히 알려져 있지 않으나, 실제로 요관의 기계적인 폐색보다는 연동운동이 전달되지 못하는 기능적 폐색, 즉 무운동분절 adynamic segment을 주원인으로 보고 있다. 초음파검사에서 원위부 요관이 근위부에 비해 더 확장되어 있는 경우가 많고 신우 및 신배의 팽창 소견을 보인다. 배설성요로조영술에서도 비슷한 소견을 보이며(그림 31-23), 폐색 여부를 진단하기 위해 이뇨신스캔을 시행하기도 한다.

수술은 폐색으로 인한 심한 수신증의 악화, 신장기능 저하, 요로결석, 옆구리 통증이나 반복적인 요로감염이 있을 때 시행한다. 수술방법은 요관 끝부분의 무운동분

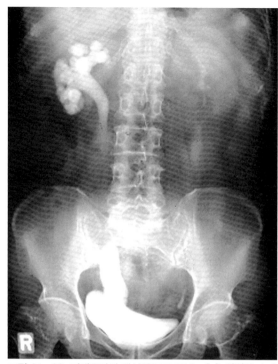

그림 31-23 거대요관의 배설성요로조영술 우측 원위부 요관이 심하게 확장되어 있으나, 근위부 요관 및 신우, 신배는 덜 확장되어 있다.

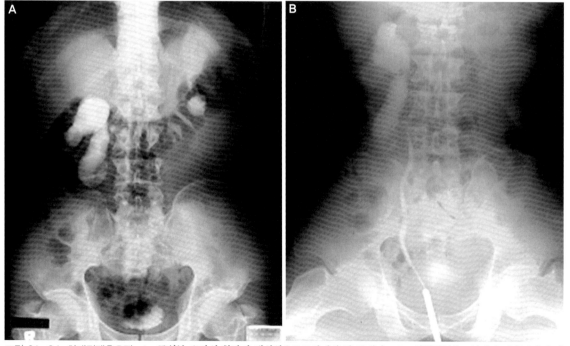

그림 31-24 하대정맥후요관 A. 근위부 요관의 확장이 배설성요로조영에서 잘 보인다. B. 역행성신우조영에서 하대정맥 후방으로 지나가는 요관 전체의 해부학적 구조가 잘 보인다.

절을 절제하고 방광과 요관을 재연결하는 것이다. 너무 심하게 확장된 요관은 요관벽의 일부를 잘라내거나 확장된 요관을 접거나 주름을 잡아서 구경을 좁힌다.

적어도 50%에서 확장된 요관은 시간이 지남에 따라 자연소실되기 때문에 증상이 없거나 신장기능의 저하가 없는 경우 추적관찰한다.

VIII 하대정맥후요관

하대정맥후요관retrocaval ureter은 하대정맥의 발생이상으로 근위부 요관의 일부가 하대정맥 뒤쪽에 위치하는 드문 기형이다. 1,500검례 중 1례 정도 발견되고 여성보다 남성에서 3~4배 많이 생기며 내장완전역위situs inversus totalis를 제외하고는 항상 우측에서 생긴다.

선천적으로 발생하지만 증상은 대부분 20대 또는 30대에 나타난다. 폐색에 의한 수신증으로 옆구리 통증, 요로감염, 혈뇨 등을 나타낼 수 있다. 초음파검사에서 근위부 요관의 확장이 나타나며, 배설성요로조영에서 뒤집어진 J자 모양의 확장된 요관을 보여 쉽게 진단된다(그림 31-24).

치료는 폐색요관을 절단하고 절단부를 하대정맥 앞으로 이동시켜 요관요관연결술을 시행하는 것이다.

추천문헌

김수웅, 김광명, 최황. 소아의 요관류. 대한비뇨회지 1991;32:567-572

송채린, 박영서, 김건석. 소아 요관류의 다양한 수술적 치료에 대한 임상 결과 고찰. 대한비뇨회지 2005;46:823-828

Bisceglia MG, Senger CS, Sessa A. Renal cystic diseases: a review. Adv Anat Pathol 2006;13:26-56

Braun WE. Autosomal dominant polycystic kidney disease: emerging concepts of pathogenesis and new treatments. Cleve Clin J Med 2009;76:97-104

Decter RH. Renal duplication and fusion anomalies. Pediatr Clin North Am 1997;44:1323-1341

Keating MA, Escala J, Snyder HM 3rd, Heyman S, Duckett JW. Changing concepts in management of primary obstructive megaureter. J Urol 1989;142:636-640

Nguyen HT, Herndon CD, Cooper C, Gatti J, Kirsch A, Kokorowski P, et al. The Society for Fetal Urology consensus statement on the evaluation and management of antenatal hydronephrosis. J Pediatr Urol 2010;6:212-231

Park JM. Embryology of the genitourinary tract. In: Partin AW, Dmochowski RR, Kavoussi LR, Peters CA, Wein AJ, editors. Campbell-Walsh-Wein Urology. 12th ed. Philadelphia:Elsevier;2021:2823-2848

Peters CA, Mendelsohn C. Ectopic ureter, ureterocele, and ureteral anomalies. In: Partin AW, Dmochowski RR, Kavoussi LR, Peters CA, Wein AJ, editors. Campbell-Walsh-Wein Urology. 12th ed. Philadelphia:Elsevier;2021:3075-3101

방광요관역류

백민기 집필/류동수 감수

방광요관역류*vesicoureteral reflux*란 소변이 방광에서 신장쪽으로 거꾸로 올라가는 것을 말한다. 신장에서 생산된 소변은 요관을 통해 방광으로 내려가기만 하고 다시 올라가지 않아야 하는데, 방광요관역류가 있어서 소변이 방광과 신장을 오가면 열성요로감염*febrile urinary tract infection* 가능성을 증가시키고 신장에 비가역적인 흉터를 남겨 신장기능을 저하시킬 수 있다.

Ⅰ 원인

방광요관역류는 요관이 방광 바깥쪽에서 안쪽으로 연결되는 부위인 요관방광이행부*ureterovesical junction*의 형태와 기능이 정상적이지 않을 때 발생한다. 요관은 방광근육층을 관통한 다음 방광점막 아래를 일정 길이만큼 주행하는데 이를 점막하요관*submucosal ureter*이라 하며, 요관방광이행부의 항역류기능은 이 점막하요관에 의해 결정된다. 방광 내에 소변이 차는 동안이나 배뇨할 때 요관구에 이르는 압력이 높아지지만, 이와 더불어 점막하요관을 누르는 압력도 동시에 높아진다. 압력에 의해 납작하게 눌린 점막하요관은 방광 내 소변이 요관구로 역류되지 못하도록 막는데, 이 과정이 효과적으로 이

루어지기 위해서는 점막하요관이 충분히 길어야 한다(그림 32-1). 방광요관역류는 선천성 또는 후천성 원인으로 점막하요관의 길이가 충분하지 못하거나 방광 내 압력이 지나치게 높아 점막하요관에 의한 항역류기전이 효과적

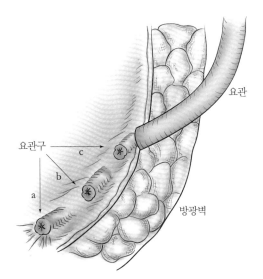

그림 32-1 **요관 위치에 따른 점막하요관의 길이** 요관구의 위치가 정상인 경우(a)에는 점막하요관의 길이가 충분하여 항역류기능이 정상적으로 일어나지만, 바깥쪽에 위치할 경우(b)에는 역류의 가능성이 있고 점막하요관이 없는 경우(c)에는 거의 대부분 방광의 소변이 요관구로 역류한다.

이지 못할 경우 발생하게 된다.

1. 선천성 방광요관역류

선천적으로 요관, 방광, 요도의 형태에 기형이 있거나, 형태는 정상이지만 선천적으로 잘못된 방광요도의 기능으로 인한 방광요관역류를 말한다.

(1) 방광삼각부 근육의 약함*trigonal weakness*

선천적으로 방광삼각부 근육의 발달이 약하면 요관방광이행부의 근육 형태가 정상적으로 갖춰지지 않아 항역류기능을 할 수 없게 되므로 방광요관역류를 초래할 수 있다. 즉 방광삼각부 근육은 요관구를 방광의 아래쪽 안쪽으로 잡아당기는 기능을 하는데 이 기능이 약하면 요관구가 정상보다 위쪽의 바깥쪽으로 열리고, 이에 따라 점막하요관 길이가 짧아져 결과적으로 방광요관역류가 발생한다. 정상 요관구의 모양은 원뿔형*cone shape*이나 역류가 있는 요관구는 경기장형*stadium shape*, 말굽형*horseshoe shape*, 골프홀형*golf hole shape*의 형태로 나타난다. 그러나 골프홀형을 제외하고는 요관구의 모양으로 역류 유무를 단정할 수는 없다(그림 32-2).

(2) 신생아기의 방광과수축*bladder hypercontractility*

신생아기에 일시적으로 나타나는 방광의 과수축은 방광요관역류를 초래할 수 있다. 소변을 배출하는 배뇨기에는 방광배뇨근이 수축함과 동시에 방광경부와 요도가 열리는데 이를 배뇨반사라고 한다. 배뇨조절기능이 발달하기 전인 신생아기에는 배뇨반사가 미숙하고 방광압력이 높아 방광요관역류가 발생할 수 있다. 이는 신생아기에 일시적으로 있다가 유아기에 사라지는 것이라고 생각되며, 배뇨기능이상으로 인하여 발생하는 후천적 방광요관역류와 구분된다.

(3) 신경인성방광*neurogenic bladder*

선천적 원인으로 발생하는 신경인성방광은 방광요관역류를 초래할 수 있다. 소아에서 선천성 신경인성방광을 유발하는 대표적인 질환으로는 척수수막류*meningomyelocele*와 지방척수수막류*lipomeningomyelocele*와 같은 이분척추*spina bifida*가 있다. 신경인성방광 환아에서는 신경이상에 의한 배뇨이상으로 방광내압이 상승하는데, 지속적인 방광내압의 상승은 방광요관역류를 초래할 수 있다.

(4) 요관 및 요도의 기형

요관 및 요도의 기형에 의해 방광요관역류가 초래될 수 있다. 요관에 기형이 있다면 구조적인 이유로 점막하요관이 정상보다 짧거나 요관 주변 근육이 약하여 방광요관역류가 동반될 수 있다. 요도가 좁다면 방광출구압

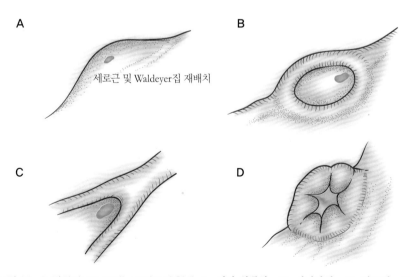

그림 32-2 방광경으로 보이는 요관구의 형태 A. 정상 원뿔형, B. 경기장형, C. 말굽형, D. 골프홀형.

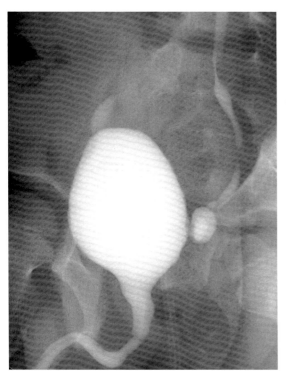

그림 32-3 방광게실에 의한 방광요관역류의 증례 양측 방광요관역류가 있는 1세 남아의 배뇨방광요도조영술에서 좌측 역류는 방광게실과 연관된 것임을 볼 수 있다.

력이 높아지고 이에 따라 방광내압이 상승하여 방광요관역류가 초래될 수 있다. 이와 관련된 질환으로는 완전중복요관complete duplicated ureter, 이소성요관ectopic ureter, 요관류ureterocele, 요관주변게실paraureteral diverticulum, 말린자두배증후군Prune-Belly syndrome, 요도판막urethral valve 등이 있다(그림 32-3).

2. 후천성 역류

태아기나 신생아기에는 역류가 없거나 역류를 일으킬 원인이 없었으나 성장하면서 후천적으로 발생한 방광요관역류를 말한다. 척수손상 등에 의한 후천적 요인에 의한 신경인성방광, 신경학적 문제가 없더라도 잘못된 배뇨행위로 야기되는 기능이상배뇨dysfunctional voiding, Hinman Allen증후군 등의 비신경인성 신경인성방광nonneurogenic neurogenic bladder, 심한 변비 등은 방광내압을 상승시켜 방광요관역류를 초래할 수 있다. 전립선비대, 요도협착 등으로 인한 방광출구폐색이 오래 경과

하면 방광내압이 상승하여 방광요관역류가 발생할 수 있다. 반복되는 방광염은 요관방광이행부의 형태를 변화시켜 방광요관역류를 초래하기도 한다. 항역류기능에 중요한 요관방광이행부와 방광삼각부에 구조적 손상을 주는 모든 행위는 역류를 일으킬 수 있는데, 전립선절제술이나 방광경부의 절개, 요관구절개술과 요관류절개술 등이 포함된다.

II 유병률

소아 방광요관역류 유병률은 1~2% 정도로 추정된다. 소아에서 열성요로감염의 발생률은 연령, 인종, 성별, 포경수술 여부에 따라 다르지만 3~7% 정도로 알려져 있고, 열성요로감염이 발생한 소아의 30~45%에서 방광요관역류가 발견된다.

방광요관역류는 유전적 요인이 관여하는데, 방광요관역류 환아의 형제자매의 약 30%에서, 방광요관역류 병력이 있는 부모의 자녀 중 약 66%에서 역류가 발견된다.

III 등급과 자연경과

1. 등급

방광요관역류는 역류의 정도에 따라 합병증과 호전되는 속도에 차이가 있다. 방광요관역류 등급을 구분하는 가장 보편적인 방법은 국제소아역류연구회International Reflux Study in Children의 5등급으로 나누는 분류법이다(그림 32-4).

2. 자연경과

신생아기나 영유아기의 원발성 방광요관역류는 시간이 경과하면서 자연히 소실될 수 있다. 방광요관역류의 자연소실기전은 다음과 같다. 첫째, 방광이 커지면서 점막하요관의 길이가 길어진다. 둘째, 방광근육섬유의 부피가 증가하여 방광삼각부의 항역류기능이 보완된다. 셋째, 배뇨근 조절기능의 성숙으로 배뇨근의 비억제수축이

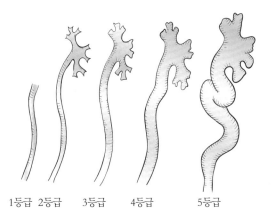

1등급 2등급 3등급 4등급 5등급

그림 32-4 국제소아역류연구회의 방광요관역류 등급 분류
요관까지만 역류가 있는 경우를 1등급, 신우와 신배까지 역류
하되 확장이 없는 경우를 2등급, 요관, 신우, 신배에 다소의 확
장이 있는 경우를 3등급, 요관이 구불구불해질 정도면 4등급,
요관이 심하게 구불거려 접히고 신우, 신배가 많이 확장되며 신
배가 야구 글러브 모양을 하고 있으면 5등급으로 분류한다.

약해지면서 방광내압이 감소한다.

　방광요관역류의 자연경과는 나이, 역류의 등급, 역류
의 양측성 여부, 기능이상배뇨, 변비 등과 관련이 있다.
역류 등급이 높을수록, 양측 역류일수록, 진단 시 나이
가 많을수록 자연소실 가능성이 낮으며(그림 32-5), 기능
이상배뇨와 변비가 동반되어 있으면 방광요관역류의 자
연소실 가능성이 낮다.

Ⅳ 방광요관역류와 신장손상

1. 방광요관역류에 의한 신장손상기전

　방광요관역류에 의한 신장손상기전은 크게 두 가지로
설명할 수 있다.

　첫째, 신장 내 역류intrarenal reflux로 인한 신장손상이
다. 신배를 이루는 신유두renal papilla는 원뿔형 유두con-
ical papilla와 복합형 유두compound papilla로 이루어져 있
다. 원뿔형 신유두는 집뇨계collecting system 방향으로 돌
출되어 있어서 신배 압력이 어느 정도 상승하더라도 신
장실질은 고압으로부터 보호될 수 있다. 하지만 신장의
극pole 부위에 주로 분포하는 복합형 신유두는 평평한 부
위를 포함하고 있는데, 이 부위는 고압에 의한 신장손상
에 취약하다(그림 32-6). 신우와 신배의 심한 확장을 동
반하는 고등급 방광요관역류는 신장실질 내로 역류되는
신장 내 역류를 초래하여 신장손상을 유발한다(그림 32-
7). 태아기에 발생한 신흉터는 신장실질조직으로 역류된
소변이 신장의 정상적인 분화를 방해하여 나타나는 신장
실질의 형성이상dysplasia인 것으로 추정한다.

　둘째, 방광요관역류와 병발된 열성요로감염 때문이
다. 방광요관역류와 열성요로감염은 밀접한 관련이 있
다. 역류로 인해 소변 일부가 방광 밖으로 배출되지 못하
고 요관으로 올라갔다가 다시 내려오는 것을 반복하면서
깨끗한 소변으로 교체되지 않아 열성요로감염이 발생하
기 쉽다. 열성요로감염이 일어나면 감염된 소변이 그대
로 신장실질로 유입되어 신수질과 신피질에 차례대로 염

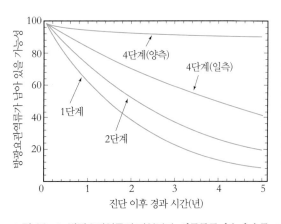

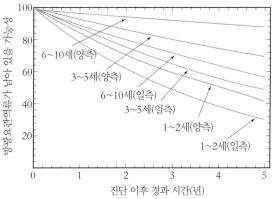

그림 32-5 방광요관역류의 자연경과　역류등급이 높을수록, 진단 시 나이가 많을수록, 양측일수록 자연소실 가능성이 낮다.

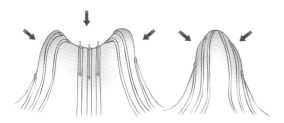

그림 32-6 신장 내 역류를 일으키는 유두의 모양 정상 유두는 우측과 같이 원뿔형 모양을 하고 있어서 신배의 압력이 높아져 도 신장 내 역류가 발생하지 않으나, 좌측과 같은 복합형 신유 두는 가운데가 함몰되어 있어서 신장 내 역류가 나타나기 쉽다.

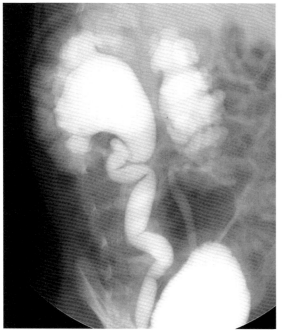

그림 32-7 신장 내 역류의 증례 양측 방광요관역류가 있는 1 세 여아의 배뇨방광요도조영술에서 우측 신장의 상극, 중간부 에 신장 내 역류가 관찰되고 있다.

증반응을 일으켜 신장을 손상시킨다.

2. 신장손상의 후유증

(1) 역류신장병증 reflux nephropathy

방광요관역류가 있으면서 신장에 흉터가 있는 것을 역 류신장병증이라고 하며, 방광요관역류 환자의 최소 16% 가 이에 해당하는 것으로 추정된다. 신흉터는 어린 나이 일수록, 역류의 정도가 심할수록 쉽게 발생하므로 어린 나이, 높은 압력, 요로감염은 신흉터를 초래하는 3대 중

요 요소이다. 실제로 학령기 이후에는 방광요관역류와 요로감염이 있더라도 신흉터가 쉽게 나타나지는 않는다. 5세 이후에는 역류가 있더라도 새로운 신흉터가 나타나 지 않는다지만 예외도 있다.

(2) 고혈압

신흉터는 레닌-안지오텐신계 renin-angiotensin system 의 활성화를 통해서 고혈압을 유발할 수 있다. 소아에 서 한쪽 신흉터가 있을 때 11%, 양측 신흉터가 있을 때 27.6%에서 고혈압이 발견되는데, 신흉터 형성 후 평균 8년 뒤에 고혈압이 발생한다고 한다. 신흉터가 있는 성 인의 약 절반가량에서 고혈압이 발견된다고 하며, 젊은 나이에 고혈압이 있다면 신흉터에 의한 고혈압을 의심해 야 한다.

(3) 만성신부전 chronic renal failure

신흉터가 광범위하게 있다면 현 시점에서 징후가 보이 지 않더라도 결국 만성신부전으로 진행될 수 있으며, 이 에 대한 원인으로 세 가지 기전이 제시된다. 첫째, 신흉 터가 없는 정상 신장실질이 과도한 일을 하게 되면서 사 구체여과가 과도하게 일어나기 때문에 사구체경화증 glo-merular sclerosis으로 발전할 수 있다. 둘째, 신흉터 인접 신장단위의 혈류 불균형으로 신흉터가 확대될 수 있다. 셋째, 신흉터로 인한 신혈관성고혈압에 의한 신장손상이 다. 말기 신부전을 보이는 환자들 중 소아의 30~50%, 성인의 20% 정도가 역류에 따른 신흉터에 의한 것으로 보고되고 있다.

V 진단

1. 증상

방광요관역류는 그 자체만으로 증상을 나타내기보다 는 대부분 병발된 열성요로감염에 의한 증상을 나타낸 다. 열성요로감염이 있는 영유아기 소아는 고열과 함께 농뇨나 혈뇨를 동반할 수 있고 잘 먹지 않고 보챈다. 배 뇨훈련이 완료되어 기저귀를 뗀 소아의 열성요로감염은 고열과 함께 빈뇨, 배뇨통, 혈뇨, 농뇨 등의 증상으로 알

수 있다.

2. 신체검사

방광요관역류가 의심되거나 방광요관역류로 진단된 환자에 대해서는 철저한 신체검사가 필요하다. 남아에서는 심한 포경phimosis, 요도구협착meatal stenosis이 있는지 확인해야 하고, 여아에서는 요류를 방해하는 음순유착labial fusion, 여성요도하열female hypospadias, 또는 요도막urethral web 등의 유무를 확인해야 한다. 환아의 속옷에 소변 또는 변지림의 흔적이 있는지도 살펴보아야 한다. 척수기형과 관련된 방광기능장애에 따른 방광요관역류를 배제하기 위해 등의 피부 병변과 다리 불균형 등을 확인해야 한다. 역류신장병증이 있을 때는 고혈압의 가능성을 생각하여 혈압 측정을 해야 한다.

3. 소변 및 혈액검사

소변검사는 방광요관역류의 진단과 치료에 중요하므로 정확하게 시행해야 한다. 영유아에서의 비닐패치를 이용한 소변검사는 위양성의 가능성을 염두에 두어야 한다. 배뇨훈련이 완료된 환아에서는 중간뇨를 통해 소변검사를 해야 하며, 정확한 진단을 위해서 도뇨관 삽입, 치골상부 흡인을 통한 소변검사가 필요한 경우도 있다.

방광요관역류에 병발된 열성요로감염은 소변검사에서 농뇨 또는 혈뇨를 동반한다. 소변검사가 정상이라도 소변배양검사에서 세균뇨가 있을 수 있으므로 방광요관역류가 의심되면 소변배양검사를 함께 해야 한다. 방광요관역류 환자의 소변검사에서 단백뇨가 나타나면 역류신장병증을 의심할 수 있다.

학령기 이전에 발견되는 방광요관역류는 신장기능이 심각하게 손상받은 소수를 제외하고는 혈중요소질소BUN, 혈중 크레아티닌 등 신장기능 지표가 대부분 정상이다. 하지만 신흉터가 있거나 단백뇨 소견을 보이면 소아기에 혈액 신장기능 지표가 정상이더라도 성인이 되었을 때 신장기능이 나빠질 수 있는 가능성을 염두에 두고 추적해야 한다.

4. 영상의학 및 핵의학검사

열성요로감염이 반복적으로 발생한 환아에서는 방광요관역류 진단을 위해 영상의학검사를 시행해야 한다. 방광요관역류를 진단하기 위한 영상의학검사로는 초음파검사, 배뇨방광요도조영술, 핵의학검사가 주로 시행된다.

초음파검사는 비침습적이므로 소아에서 요로감염 발생 시 신장과 요로의 형태적 이상 유무를 확인하기 위해 일차적으로 시행하는 영상검사이다. 요로감염이 발생한

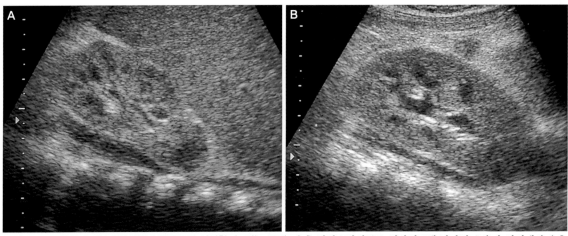

그림 32-8 초음파검사에서 방광요관역류를 의심할 수 있는 증례 우측 방광요관역류로 진단된 5세 남아의 초음파 사진에서 우측 신장(A)은 좌측 신장(B)에 비해 크기가 작으며 전체적으로 초음파 에코 발생이 증가되어 있고, 특히 상극의 신장실질이 심하게 위축되어 있다.

소아의 초음파검사에서 하부요관이 확장되어 있다면 방광요관역류를 의심할 수 있다. 요관의 확장 정도가 방광이 충만되었을 때와 비어 있을 때에 따라 차이가 있다면 방광요관역류가 있을 가능성을 염두에 두어야 한다. 방광요관역류로 인해 신장에 흉터가 있거나 신장실질에 손상이 있다면 신장실질이 얇고 신장실질의 초음파 에코발생echogenicity이 증가된다(그림 32-8).

배뇨방광요도조영술은 방광요관역류를 명확히 진단할 수 있는 기본 핵심검사지만, 요도를 통해 카테터를 삽입하여 방광에 조영제를 주입하면서 시행해야 하므로 소아에게 다소 침습적인 검사이다. 검사를 통해서 방광의 모양과 용적, 방광요관역류의 유무와 정도, 요도의 모양과 협착 여부, 잔뇨, 게실, 요관류, 중복요관의 동반 여부 등의 정보를 알 수 있다. 하지만 실제로 방광요관역류가 있음에도 불구하고 검사 환경에 따라 일부에서 위음성으로 나타날 수 있는데, 이를 극복하기 위해 연달아 방광요도조영술을 시행하는 주기성cyclic 배뇨방광요도조영술이 추천되기도 한다. 동위원소를 이용한 배뇨방광요도조영술은 조영제 대신 동위원소를 방광에 주입하고 배뇨시킴으로써 역류의 진단 또는 추적에 이용한다. 방사선 피폭량이 적다는 장점이 있는 반면, 방광과 요도의 형태를 파악하기 어렵고 경한 역류를 놓칠 수 있다는 단점이 있다.

DMSA(dimercaptosuccinic acid) 신스캔은 실질의 근위곡세뇨관proximal convoluted tubule에 ^{99m}Tc-DMSA이 섭취되는 것을 촬영하는 핵의학검사로, 신흉터 진단에 감수성이 높아 신장기능의 평가에 유용하게 사용된다.

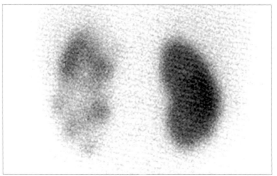

그림 32-9 DMSA 신스캔에서 나타난 섭취 결손 좌측 방광요관역류가 있는 3세 여아의 DMSA 신스캔으로 좌측 신장은 우측에 비해 전반적인 섭취가 감소한 소견을 보이며 신장에 전반적으로 심한 섭취 결손을 보이고 있다.

근위곡요세관의 섭취 결손은 신흉터가 있는 경우뿐만 아니라 신우신염과 같은 신장의 급성염증 시에도 나타난다. 따라서 DMSA 신스캔에서 섭취 결손이 나타나도 모두 신흉터는 아니며, 6개월 후에 계속 섭취 결손이 있어야만 신흉터라고 할 수 있다(그림 32-9).

5. 배뇨기능에 대한 평가

배뇨 및 배변에 대한 평가는 방광요관역류의 진단에 필수적이다. 배뇨훈련이 완료된 연령의 아이에서는 문진과 배뇨일지frequency volume chart를 통해서 빈뇨, 급박뇨, 절박성요실금, 세뇨, 힘주기 배뇨 등의 이상배뇨 및 변비의 유무, 기능성 방광용적을 평가해야 한다. 요속검사uroflowmetry는 자의적으로 배뇨할 수 있는 연령이 되어야 가능한데, 이를 통해 비침습적으로 배뇨의 역학을 알 수 있다. 신경인성방광이나 비신경인성 신경인성방광에서 배뇨근과 요도괄약근의 협동장애가 있으면 요속이 불규칙하거나 중단되고 약한 곡선을 그릴 수 있다. 배뇨근과반사가 있다면 요속이 갑자기 급증하는 형태를 보일 수 있다. 요속검사와 회음부근전도를 함께 시행한다면 배뇨근과 요도괄약근협동장애인 기능장애배뇨의 진단에 도움이 된다. 배뇨후잔뇨postvoid residual urine는 초음파 잔뇨측정기를 통해 비침습적으로 측정할 수 있다. 요역동학검사urodynamic study 또는 비디오요역동학검사video urodynamic study는 방광과 요도의 기능을 객관적이고 정밀하게 진단할 수 있는 검사지만 요도를 통한 카테터 삽입이 필요한 침습적인 검사이므로 방광요관역류 진단에 기본검사로는 시행하지 않고 방광요관역류와 함께 심한 배뇨이상이 동반되거나 신경인성방광 또는 비신경인성 신경인성방광이 의심되는 경우에 선별적으로 시행한다.

VI 치료

방광요관역류의 치료목표는 신장을 보호하고 열성요로감염을 방지하는 것이다. 역류가 있더라도 등급이 매우 낮고 신장손상과 열성요로감염이 없다면 치료대상이 아니다. 하지만 역류에 의한 신장손상 가능성이 있다면 현재의 상태에 관계없이 적극적으로 치료해야 한다.

1. 방광요관역류의 원인에 대한 치료

방광요관역류를 초래하는 원인이 있는지 알아보고 원인이 있다면 이를 먼저 치료해야 한다. 왜냐하면 원발성 방광요관역류는 자연소실을 기대할 수 있지만, 비정상적 방광기능 등에 의한 이차성 방광요관역류는 근본 원인을 제거하지 않는 한 자연소실이 어렵고 효과적인 치료가 이루어지지 않기 때문이다.

신경인성방광 또는 비신경인성방광에 의해 상승된 방광내압이 역류의 원인이라면 방광압을 낮추기 위한 항콜린제 등의 약물치료 및 간헐적도뇨를 통해 방광압을 낮춰야 한다. 요류를 방해하는 요도판막urethral valve 등 방광출구의 폐색이 역류의 원인이라면 폐색을 치료해야 한다. 잘못된 배뇨자세 또는 배뇨행위가 역류를 초래했다면 배뇨자세와 배뇨습관을 교정해야 하고, 변비는 배뇨기능을 악화시킬 수 있으므로 변비가 있다면 반드시 치료해야 한다.

2. 방광요관역류에 대한 치료

(1) 내과적 치료: 대기요법

내과적 치료는 방광요관역류의 자연소실을 기대하면서 기다리는 방법이다. 방광요관역류는 성장과 함께 점막하요관 길이가 길어지고 방광기능이 성숙되므로 자연소실을 기대할 수 있다. 그러나 방광요관역류가 완전히 자연소실되기 전까지는 여전히 열성요로감염 발생에 의한 신장손상 가능성이 있으므로 항생제를 투여하여 열성요로감염을 예방하는 것이 내과적 치료의 기본이다.

항생제 투여는 요로감염이 있을 때마다 조기에 발견해 항생제를 투여하는 방법보다는 요로감염을 예방하기 위해 저용량의 예방항생제를 지속적으로 투여하는 방법 *continuous antibiotic prophylaxis*이 추천되고 있다. 예방항생제는 높은 요중 농도를 유지해야 하고, 요로감염균을 효과적으로 억제해야 하며, 장기적으로 투여해야 하므로 장내세균에 영향이 없어야 하고, 부작용이 없어야 하며, 가격이 저렴해야 한다. 이 조건들을 만족하는 항생제로 trimethoprim-sulfamethoxazole(trimethoprim을 기준으로 하루 2mg/kg) 또는 nitrofurantoin(하루 2mg/kg) 등이 사용된다. 투여 시간은 하루 중 소변농축이 최대인 취침 전 복용이 추천되나 요삼투압의 일주기성이 나타나기 전인 영유아기에는 굳이 자기 전에 투약할 필요는 없다.

방광요관역류의 소실 여부를 확인하기 위해 1~2년 간격으로 배뇨방광요도조영술을 시행하며, 새로운 신흉터가 발생되었는지를 확인하기 위해서 DMSA 신스캔 또는 초음파로 신흉터의 추가 발생 여부를 추적하는 것이 필요하다.

(2) 외과적 치료

외과적 치료는 방광요관역류를 수술로 교정하는 것이다. 역류 소실 가능성이 없거나 희박하고, 대기요법 기간 동안 신장손상 가능성이 많을 때 외과적 치료를 통해 방광요관역류를 없애야 한다. 하지만 방광요관역류는 상당 부분에서 자연치유를 기대할 수 있으므로 불필요한 외과적 치료를 하지 않도록 주의해야 한다.

외과적 치료를 선택해야 하는 경우는 기다려도 자연소실 가능성이 희박한 심한 역류(4등급 중 일부 또는 5등급 역류), 적절한 예방적 항생제치료에도 불구하고 돌파열

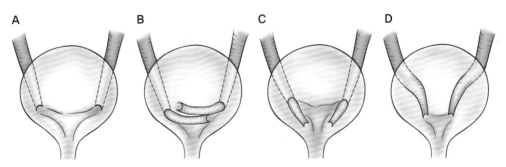

그림 32-10 흔히 이용되는 항역류수술 후 점막하요관의 형태(양측 방광요관역류) A. 수술 전의 상태로 양측 점막하요관의 길이가 불충분하다. B. Cohen술식 후, C. Glenn-Anderson술식 후, D. Politano-Leadbetter술식, Paquin술식, 배뇨근외봉법 후.

성요로감염*breakthrough febrile infection*이 있을 때, 관찰 및 추적 중 새로운 신흉터가 발생하거나 또는 신장 성장이 중단된 경우, 방광게실로 개구하는 역류, 역류와 더불어 요관폐색이 동반된 경우, 환자 또는 가족이 예방적 항생제요법에 적응하지 못하는 경우 등이다.

수술적 교정 방법은 여러 가지가 있으나 각 술기의 기본적인 개념은 점막하요관의 길이를 요관내경 대비 5:1 비율로 늘려 주거나 요관구를 뒤에서 지지해 주는 구조를 강화시켜 주는 것이다(그림 32-10). 각 술기에 따라 치료 성적은 다양하나, 내시경적 주입치료법을 제외하고는 대부분 95% 이상의 높은 수술 성공률이 보고되고 있다.

1) 개복수술

① 방광 내 수술법

방광을 열고 요관을 방광으로부터 분리한 후 점막하 요관의 길이를 충분히 만들어 요관을 방광에 재연결하는 것으로 Politano-Leadbetter, Glenn-Anderson 및 Cohen술식 등이 있다. Politano-Leadbetter술식이나 Cohen술식이 흔히 이용된다.

② 방광 외 수술법

방광 밖에서 요관의 주행 방향에 있는 배뇨근을 절개한 후 방광점막과 배뇨근 사이에 요관을 집어넣고 그 위에 배뇨근을 덮는 술식으로 Lich-Gregoir술식과 배뇨근 외봉법*detrusorrhaphy*이 있다.

③ 방광 내외 동시수술법

방광 밖에서 요관을 방광으로부터 분리한 후 방광 안에 점막하 터널을 만들고 그 안에 요관을 위치시키는 수술 방법으로 Paquin술식이 이에 속한다.

2) 내시경적 주입치료법

내시경으로 요관구 아래에 증량물질을 주입함으로써 요관의 뒷벽을 강화시켜 역류를 방지하는 수술법이다. 내시경적 주입치료법은 간편하게 시술할 수 있으며 방광의 상태가 좋지 않은 신경인성방광에서도 손쉽게 시행할 수 있다는 장점이 있으나, 개복수술보다 수술 성공률이 떨어지고 시간이 지나면서 재발률이 높다는 단점이 있다. 주입하는 물질로는 Polytetrafluoroeth-ylene(Teflon™), Polydimethylsiloxane(Macroplastique®), Dextranomer/hyaluronic acid(Deflux®), Polyacrylate Polyalcohol copolymer(Vantris®) 등이 있다.

3) 복강경 수술법

복강경을 이용한 수술법은 방광외수술법과 방광내 수술법으로 나눌 수 있다. 복강경으로 방광외수술법인 Lich-Gregoir술식을 구현할 수 있으나, 개복수술에 비해 성공률이 다소 떨어진다. 복강경을 이용한 방광내수술법은 방광에 가스를 채우고 방광 내에 카메라와 복강경기구를 삽입하여 수술하는 기방광복강경수술법*pnue-movesicoscopy*으로, 개복방광내수술법인 Cohen술식과 Politano-Leadbetter술식을 모두 구현할 수 있다. 방광 내 가스를 유지하고 좁은 공간에서 진행하는 복강경 술기가 어렵지만, 성공률이 높고 술후 회복이 빠른 장점이 있어서 점차 그 적용이 늘어나고 있다. 최근 로봇을 이용한 복강경수술이 방광외항역류수술에 적용되어 시행되고 있는데, 로봇보조 복강경수술은 수술 성공률이 개복수술과 비슷하고 방광을 열지 않으므로 술후 회복이 빠른 장점이 있으나, 수술 비용이 비싸고 체격과 방광용적이 작은 영유아에서는 적용이 어렵다는 한계가 있다.

Baek M, Kim KD. Current surgical management of vesicoureteral reflux. Korean J Urol 2013;54:732-737

Brandström P, Jodal U, Sillén U, Hansson S. The Swedish reflux trial: review of a randomized, controlled trial in children with dilating vesicoureteral reflux. J Pediatr Urol 2011;7:594-600

Elder JS, Peters CA, Arant BS Jr, Ewalt DH, Hawtrey CE, Hurwitz RS, et al. Pediatric Vesicoureteral Reflux Guidelines Panel summary report on the management of primary vesicoureteral reflux in children. J Urol 1997;157:1846-1851

Kim SW, Lee YS, Han SW. Endoscopic injection therapy. Investig Clin Urol 2017;58:S38-S45

Lee T, Park JM. Vesicoureteral reflux and continuous prophylactic antibiotics. Investig Clin Urol 2017;58:S32-S37

Peters CA, Skoog SJ, Arant BS Jr, Copp HL, Elder JS, Hudson RG, et al. Summary of the AUA Guideline on Management of Primary Vesicoureteral Reflux in Children. J Urol 2010;184:1134-1144

RIVUR Trial Investigators, Hoberman A, Greenfield SP, Mattoo TK, Keren R, Mathews R, et al. Antimicrobial prophylaxis for children with vesicoureteral reflux. N Engl J Med 2014;370:2367-2376

Routh JC, Bogaert GA, Kaefer M, Manzoni G, Park JM, Retik AB, et al. Vesicoureteral reflux: current trends in diagnosis, screening, and treatment. Eur Urol 2012;61:773-782

Tekgül S, Riedmiller H, Hoebeke P, Kočvara R, Nijman RJ, Radmayr C, et al. EAU guidelines on vesicoureteral reflux in children. Eur Urol 2012;62:534-542

Timberlake MD, Peters CA. Current status of robotic-assisted surgery for the treatment of vesicoureteral reflux in children. Curr Opin Urol 2017;27:20-26

33
CHAPTER

소아 하부요로질환

이용승 집필/이상돈 감수

이 장에서는 소아의 하부요로(방광과 요도)질환, 특히 선천적 기형 및 하부요로기능이상에 대해 다루고자 한다.

I 방광이상

1. 요막관이상*urachal disorder*

방광 꼭대기부터 배꼽에 이르는 요막*allantois*의 복막 내 부분은 임신 말기에 점차 좁아져서 요막관*urachus*을 형성한다. 정상적으로 요막관은 결국 완전히 막혀 배꼽과 방광을 잇는 섬유성 인대인 정중배꼽인대*median um-*bilical ligament로 남게 되지만, 때로는 이런 변화가 불충분하거나 발생하지 않을 수도 있다. 이러한 요막관이상은 대부분 출산 후에 발견된다.

요막관질환은 요막관의 잔존 부위와 모양, 개통 방향에 따라 개방요막관*patent urachus*, 배꼽요막관동*umbilical-urachal sinus*, 요막관낭종*urachal cyst*, 방광요막관게실*vesicourachal diverticulum* 등으로 나눌 수 있다(그림 33-1). 체외나 방광으로의 교통이 있으면 관의 형태를 보이지만, 양쪽이 모두 막혀 있는 경우에는 낭종*cyst*의 형태를 이루게 된다. 요막관의 근위부*proximal* 또는 원위부*distal* 끝이 개방된 채 남아 배꼽이나 방광과 통하는 깊은 공동*sinus*을 만들거나, 요막관의 양쪽 끝은 막히고

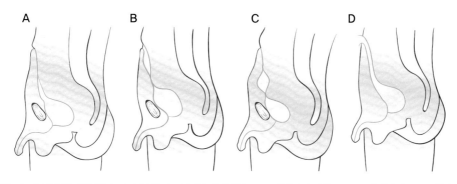

그림 33-1 요막관 잔재의 여러 가지 형태 A. 방광요막관게실, B. 배꼽요막관동, C. 요막관낭종, D. 개방요막관.

중간 부위는 개통되어 분비액으로 찬 낭종을 형성하기도 한다. 요막관낭종에 염증이 생기면 아랫배 통증 및 압통, 배뇨증상이 나타나고 때로는 종물로 촉지되기도 한다. 선암adenocarcinoma이 발생할 수도 있는데, 이때는 방광 꼭대기 부위에 잘 생긴다. 개방요막관은 요막관질환의 15%에서 나타난다. 전 요막관이 개방된 채 남아 있어 방광과 배꼽 사이에 누공을 형성하는데, 이때는 배꼽을 통해 방광의 소변이 유출된다.

치료방법은 요막관질환의 종류에 따라 추적관찰, 항생제 등 보존적 치료 이외에 근본치료를 위해 요막관 전체를 제거하는 수술이 필요하다.

2. 방광게실bladder diverticulum

방광게실은 배뇨근 사이로 방광점막이 빠져나감으로써 형성되는 주머니 모양의 비정상적 구조물을 의미한다. 방광게실은 다양한 크기의 얇은 벽으로 형성되고 내부에 소변이 차 있으며 좁은 입구를 가진 채로 방광과 연결되어 있다. 조직학적으로 근육층은 거의 없이 점막과 점막하 조직 및 외막으로 구성되며, 외막은 약간의 평활근이 있을 수 있으나 대개 조직화되어 있지 않아 기능을 하지 못한다. 그러므로 배뇨 시 잔뇨가 게실 내에 남게 되어 그에 따른 증상이나 영상검사 소견을 보인다.

방광게실은 크게 선천 방광게실과 후천 방광게실로 나누어지며 병태생리, 증상, 영상검사 소견 등이 조금씩 다른 양상을 보인다. 선천 방광게실은 소아에서 주로 볼 수 있는데, 10세 이전에 흔하며 방광출구폐색과는 무관하게 선천적으로 배뇨근의 취약 부위인 요관구 옆쪽 또는 바로 위쪽에서 호발하며 흔히 방광요관역류vesicoureteral reflux를 동반한다. 이때 방광벽은 정상이며 선천적으로 요관방광이행부가 약한 것이 원인이며, 주로 단일 병소로 발현되며 발병률은 약 1.7%이다. 흔한 발현증상은 요로감염이다. 방광경검사에서 얇은 벽의 방광이 관찰되며 육주화가 없는 특징을 보인다. 말린자두배증후군prune-belly syndrome이나 후부요도판막posterior urethral valve 환아의 경우 방광천장에서 발생하며 요역동학적 또는 해부학적 이상과 동반된다. 때로는 요막관게실urachal diverticulum과 감별진단이 어려운 경우도 있다. 신경결체조직, 아교질 또는 탄력조직 합성에 선천성 이상이 있

는 Menke증후군, Ehlers-Danlos증후군, 이완피부증cutis laxa, Williams증후군, 태아알코올증후군fetal alcohol syndrome 등에서도 동반될 수 있다. 후천 방광게실은 방광출구폐색bladder outlet obstruction, 신경인성 방광요도기능이상neurogenic vesicourethral dysfunction, 감염 또는 의인성 등으로 발생한다. 방광출구폐색과 관련이 있어 전립선비대증이 있는 60대 이상 남성에서 호발하며, 유병률은 1~6%이다. 후부요도판막, 요도협착, 배뇨근 괄약근협조장애를 동반한 신경인성방광 등에서도 발생할 수 있다. 이 경우 소아나 젊은 연령대에서도 발생할 수 있다. 이처럼 후천 방광게실은 방광내압 상승이 원인이므로, 흔히 방광벽에는 육주형성trabeculation이 있고 다발성 병변으로 발현한다. 여성에서는 방광게실이 흔하지 않으며 폐색이 동반되지 않으면 아주 드물다. 신경인성방광이나 방광요관역류가 동반된 환자에서 방광게실이 요관구 주위에서 발생하여 요관구를 둘러싸게 되면 Hutch 게실Hutch diverticulum이라고 한다(그림 33-2).

후천 방광게실일 때는 대개 증상이 없으나 게실 내에 정체된 소변이 염증을 일으키며 하부요로증상, 골반통증, 혈뇨 등으로 발현될 수 있다. 임상적으로 요로감염, 요관 또는 방광경부폐색, 방광결석 형성 또는 악성종양이 병발할 수 있어 문제가 된다. 남성에서 요로감염은 방광게실과 연관될 가능성이 높고, 이 경우 항생제에 잘 반응하지 않으며 수술의 적응증이 되기도 한다. 악성종양은 요로상피암이 가장 흔하고 편평상피세포암, 선암 외에 드물게 육종양암이 발생할 수 있는데, 정상적 방광근육층이 없어 쉽게 침윤 또는 전이를 일으키고 진단이 늦어지는 경우가 많아 예후가 극히 불량한 것으로 보고된다. 그러므로 수술적 적응이 되지 않는 방광게실의 추적검사에는 요세포검사를 반드시 실시해야 하며, 필요 시 방광경검사를 같이 실시하는 것이 권장된다.

진단은 영상의학검사나 요도방광경검사를 할 수 있다. 영상의학검사로는 배뇨방광요도조영술이 가장 우수하며 방광초음파검사도 도움이 된다. 배설성요로조영술은 도움이 될 수 있지만 민감도가 낮다. 방광게실의 입구가 좁은 경우에는 CT나 MRI가 도움이 될 수 있다. 수신증 등의 진단을 위해 상부요로에 대한 검사도 필요하다. 방광게실에 의해 요관의 편향이 관찰되기도 하는데 내측 편향이 흔하다. 경우에 따라 요역동학검사가 유용할 수 있

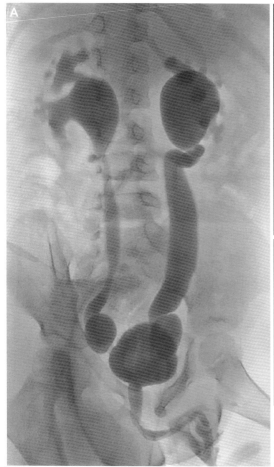

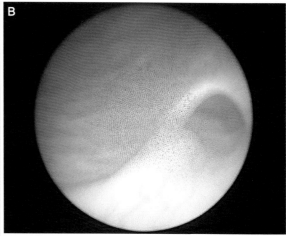

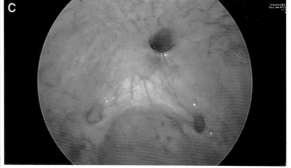

그림 33-2 양측 방광요관역류와 동반된 양측 Hutch 게실 A. 배뇨방광요도조영술 시 관찰되는 양측 게실, B. 요도방광경 시 관찰되는 좌측 게실, C. 경방광역류교정수술 시 방광첨부에서 보았을 때 관찰되는 양측 게실.

다. 방광출구폐색, 유순도*compliance* 저하 등이 방광게실을 유발하는 경우에는 요역동학검사로 확인할 수 있다. 수술 전에 시행하는 요역동학검사는 수술 후 후천 방광게실의 재발 가능성을 예측하는 데 도움이 된다.

요도방광경검사도 적용된다. 내시경검사 시 게실 내에 결석이나 비정상적인 점막이 있는지 철저히 관찰해야 한다. 게실에 따라서는 전체 점막을 관찰하기 위해 연성 내시경을 사용하는 것이 유용하다. 요관이나 방광경부에 근접한 게실은 크기를 잘 파악해야 한다. 내시경검사를 하면서 동시에 요세포검사를 실시하면 악성종양 진단의 정확성을 높일 수 있다. 필요한 경우 조직생검을 실시한다. 그러나 게실벽이 매우 얇으므로 조직생검 시 방광천공에 주의해야 한다. 치료하지 않은 방광게실의 자연경과는 알려진 바가 많지 않으나, 장시간의 요정체로 악성종양으로 발전할 가능성을 고려해야 한다.

감염, 요로결석, 폐색, 역류 또는 악성종양이 동반되면 수술적 치료의 대상이 된다. 수술방법은 경요도 또는 복강경 및 개방창을 통한 접근이 모두 가능하다. 방광 경유 또는 방광 바깥 부분을 통해 게실적출술을 시행하되 원인질환을 제거하고 방광게실의 열린 공간을 근육층으로 잘 보강하여 재발하지 않게 하는 것이 중요하다.

3. 방광외번증

방광외번증은 우리나라보다 서양에서 보고가 많으나, 매우 드문 질환이다. 요로생식동 및 이를 덮고 있는 복부 근골격계가 완전히 결손된 기형이다.

II 요도이상

1. 후부요도판막 *posterior urethral valve*

후부요도판막은 신생아와 영아에서 가장 흔히 보는 선천성 폐색성 요도질환으로, 남아에서만 발견된다. 판막은 얇은 막으로 된 점막주름으로 전립선요도에 위치하는데, 전립선소실*prostatic utricle*의 양쪽에서부터 원위부쪽으로 확장되어 전립선요도의 전측벽에 부착된다(그림 33-3). 후부요도판막은 폐색의 정도가 다양하며 방광요관역류, 요로감염, 신장발육이상, 배뇨장애 등의 문제가 동반될 수 있기 때문에 정확한 진단과 치료가 필요하다.

(1) 증상 및 징후

후부요도판막 환아의 증상은 나이와 폐색 정도에 따라 달라진다. 요도폐색의 정도에 따라 배뇨 시 소변줄기가 가늘거나 중간중간 끊어지며 요점적 증상이 흔히 나타난다. 신생아는 방광팽만이나 수신증으로 인해 아랫배나 옆구리에 종물이 만져지며 요복수가 차기도 한다. 심한 폐색이 있는데도 적절한 치료가 이루어지지 않으면 출생 후 몇 주 내에 패혈증, 탈수, 전해질이상이 초래되기도 한다. 일부 환아에서는 다른 증상 없이 성장장애만 나타나기도 한다. 나이가 들어서 발견될수록 신장기능과 전

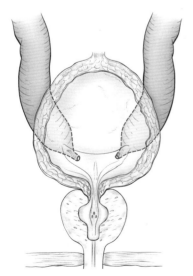

그림 33-3 후부요도판막증 전립선요도의 확장, 방광벽의 비후 및 양측 요관의 확장이 동반된 소견.

신상태가 좋은데, 걷기 시작하는 유아에서는 요로감염이나 배뇨장애가 주 증상이며 학령기에는 요실금이 주 증상이다. 후부요도판막의 25~30%가 신생아 때 발견되며 50~70%가 생후 1년 내에 발견된다.

(2) 진단

폐색이 심한 경우 검사실 소견으로 질소혈증*azotemia*, 혈중 크레아티닌의 상승 및 신장의 농축력 감소를 확인할 수 있다. 요로감염과 빈혈이 초래될 수 있다. 후부요도판막의 진단에는 영상의학검사 중 배뇨방광요도조영술이 가장 좋다. 이때 방광에 카테터를 넣으면 많은 양의 잔뇨를 확인할 수 있으며 영상에서 방광의 심한 육주 형성과 방광요관역류를 관찰할 수 있다. 배뇨할 때는 방광경부의 비대와 후부요도의 연장과 확장 소견을 볼 수 있다. 후부요도판막이 있을 때 상부요로의 상태를 파악하기 위해 초음파검사 또는 신스캔을 시행한다. 질소혈증이 심한 환아에게는 초음파검사를 시행하여 수신요관증 및 확장된 방광 소견이 있는지 확인한다. 초음파검사는 태아의 수신증을 발견하는 데 매우 도움이 된다. 임신 28주부터의 태아초음파검사에서 양쪽 수신요관증, 방광확장 및 양수의 감소 소견이 보이면 후부요도판막을 의심해 봐야 한다.

내시경검사로 전신마취 상태에서 요도 및 방광 내시경검사를 시행할 수 있다. 이때 방광 내 육주 형성, 방광게실이나 방광경부와 방광삼각부의 비대를 관찰할 수 있다. 확진은 원위부 전립선요도에 있는 판막을 보면서 확인하는 것인데, 이때 내시경을 정구*seminal colliculus*의 원위부에 두고 방광 위쪽 아랫배를 압박하면 판막에 의해 요도가 막히는 것을 확인할 수 있다.

(3) 치료

감염이나 이차합병증 없이 경미한 폐색증상만 보이는 환아는 폐색 부위의 판막만 요도내시경을 통해 제거한다(그림 33-4). 신생아나 영아는 폐색의 정도가 심하여 자주 중한 전신증상이 동반되기 때문에 폐색 부위 제거에 앞서 이를 교정하는 작업이 필요하다. 수신증과 연관되어 패혈증, 질소혈증이 보이면 항생제를 사용하고, 방광 내 카테터 유치와 수액 및 전해질 교정을 한다. 피부방광루설치술*cutaneous vesicostomy*은 심한 방광요관역류

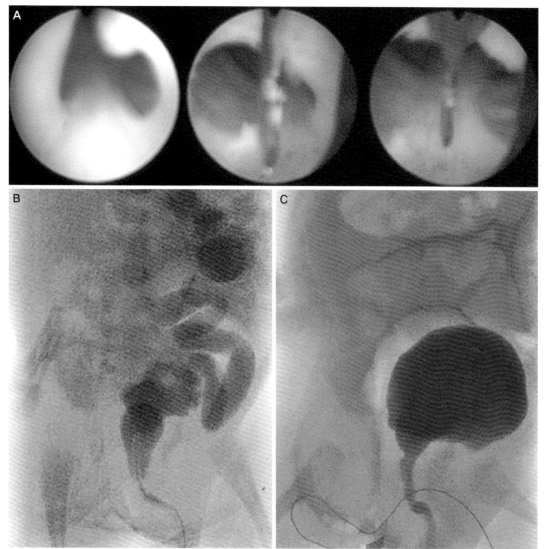

그림 33-4 후부요도판막의 내시경 및 영상 소견 A. 후부요도판막에서 요도경을 통한 판막 제거, B. 후부요도판막 제거 전 후부요도의 심한 확장 및 요관방광역류 동반, C. 후부요도판막 제거 후 후부요도의 확장 및 방광요관역류의 소실.

가 있는 환아에게 도움을 준다. 극도로 심한 수신증이 있으면 요관의 무력, 방광삼각부 비대로 인한 요관방광이음부의 폐색을 초래하므로 피부방광루설치술이나 판막제거만으로는 치료가 충분하지 않다. 이럴 때는 방광 위쪽 요로전환술, 즉 피부고리요관루설치술cutaneous loop ureterostomy을 시행하여 신장기능 유지 및 수신증의 감소를 유도한다. 신장기능이 회복되면 판막의 제거와 요로재건술을 시행한다. 이때 방광상부 요로전환의 기간이 길어지면 영구적인 위축방광이 생길 수 있으므로 가능한 그 기간을 짧게 한다. 요도판막 환아의 약 50%에서 방광요관역류가 동반되며 양쪽에서 역류가 있을 때 예후는 불량하다. 판막을 제거하면 환아의 1/3에서 역류가 자연소실될 수 있다. 또한 폐색이 없어진 후에도 항생제를 장기간 사용하여 반복되는 패혈증과 요로감염을 예방해야 한다.

(4) 예후

무엇보다 조기발견이 신장 및 방광 기능 유지에 중요하다. 조기발견을 위해 태아에서는 초음파검사를 시행하고 신생아는 신체검사와 더불어 배뇨상태를 관찰해야 한

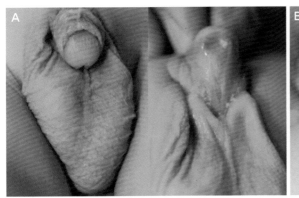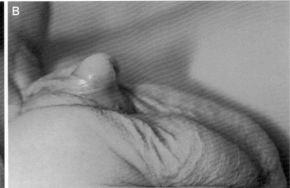

그림 33-5 요도하열 A. 요도하열의 음경포피 소견, B. 음경굽이.

다. 요로감염이 있는 환아는 철저한 검사가 필수적이다. 폐색이 해결된 후에도 질소혈증과 감염이 지속되는 환아의 예후는 불량하다. 판막제거술을 시행한 환아의 1/3 정도에서 요실금이 나타나는데, 방광의 과활동성이 주원인이다. 사춘기가 되면서 전립선이 발달하면 요실금이 개선된다.

2. 요도하열hypospadias

요도하열은 귀두 끝에 있어야 할 외요도구가 비정상적으로 귀두의 아래쪽, 음경요도 쪽에 위치하는 병으로, 심한 경우 회음부에 위치할 수도 있다. 보통 요도 및 요도해면체 결손을 초래하는데, 결손 부위의 Buck근막과 dartos근막을 대신하는 섬유성 조직을 삭대chordee라고 하며 음경굽이(음경만곡)를 유발한다. 이때 외요도구가 근위부에 위치할수록 음경굽이가 심해진다. 음경포피는 요도 쪽은 부족하고 음경 등쪽은 풍부하여 음경이 두건을 쓴 모양으로 보인다(그림 33-5).

요도를 포함한 외부생식기관의 형성은 태생 8주에 시작해 15주에 완성된다. 이때 요도는 음경요도 쪽을 따라 요도주름urethral fold이 합쳐져 형성되는데, 이때 요도주름이 융합되지 않으면 요도하열이 발생한다.

발생 수는 남아 300명 중 1명으로 보고되고 있으며, 임신 중 에스트로겐과 프로게스테론에 노출되면 빈도가 증가한다. 유전적 요인과 내분비교란물질 등 환경적 요인, 태아기 내분비이상 등이 발생원인으로 추정된다.

(1) 분류

비정상적 외요도구의 위치에 따라 귀두, 관상구, 음경, 음경음낭, 음낭, 회음부 요도하열로 분류한다(그림 33-6). 외요도구의 위치를 확인할 때 음경 배쪽의 피부를 밖으로 잡아당기면 피부에 부착되어 있던 외요도구가 열리므로 위치 확인에 도움이 된다.

(2) 증상 및 진단

신생아나 영아는 특이한 증상이 없지만 어린이나 성인은 소변줄기를 겨냥하기 어렵고 소변줄기가 흩어진다. 회음부나 음낭, 음경음낭부의 요도하열은 서서 배뇨할 수 없기 때문에 앉아서 배뇨해야 한다. 삭대는 음경굽이를 초래하여 성행위가 불가능하며 심한 근위부 요도하열은 질 속으로 정액사정이 불가능하므로 불임을 초래할

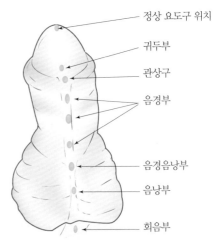

그림 33-6 요도하열의 분류

수 있다. 대부분의 환자는 요도 쪽 피부결손으로 두건을 쓴 것 같은 비정상적인 음경 모양에 불만을 호소한다.

요도하열 환자는 잠복고환증의 유병률이 높으므로 음낭을 촉진하여 고환을 진찰해야 한다. 외요도구가 좁아져 있는 경우가 있으므로 요도구경을 측정한다. 또한 외요도구의 위치, 음경굽이의 유무, 요도 쪽 피부 및 음경포피 형성 상태를 평가하면 교정수술 시 도움이 된다. 음경음낭부 요도하열이나 회음부 요도하열이 있으면서 이분음낭bifid scrotum과 성 구별이 모호한 생식기관을 가진 환자는 염색체검사를 시행하여 유전적인 성을 판정해야 한다.

요도하열에 동반되는 가장 흔한 병은 잠복고환증과 서혜부탈장이다. 요도하열 환자에서 다른 비뇨기계의 선천적 이상이 증가한다고는 하지만, 모든 환자에서 상부요로의 영상의학검사는 필요 없다. 다만 신장 및 요관의 선천적 이상이 의심되는 경우에만 시행한다. 요도 및 방광내시경검사는 내부생식기관의 발달 여부를 볼 수 있어 심한 형태의 요도하열 환아에서 시행되기도 한다. 회음부 또는 음경음낭부의 요도하열에서는 전립선소실utricle이 커져 있는데, 이는 Müller관 억제물질의 생성장애 결과이다.

(3) 치료

요도하열 수술은 전신마취의 위험성과 환아의 성에 대한 자각이 생기는 시점을 고려하여 그 시기를 결정한다. 이에 따라 대부분 6~18개월 사이에 수술이 이루어진다. 성인 시기에 수술을 받는 경우 수술 부작용이 더 높은 것으로 알려져 있다. 치료목표는 외요도구를 정상 귀두에 가져오고 음경을 곧게 만들어서 소변줄기를 반듯하게 하며 정상 성생활을 가능하게 하는 것이다.

수술은 1단계 수술법, 혹은 2단계 수술법이 시행된다. 요도판urethral plate은 음경굽이(음경만곡)를 유발하는 심한 섬유성 변화 조직이라기보다는 대부분의 경우 혈액순환이 좋은 조직으로 알려져 가능하면 요도판을 이용하여 새로운 요도관을 만드는 수술법이 선호된다. 흔히 사용되는 1단계 수술법은 먼저 요도판을 제외한 음경피부를 음경에서 박리한 후 인공발기검사를 시행하여 음경 자체의 굽이 유무를 조사한다. 음경굽이가 없으면 요도판 중간선을 수직으로 절개하여 요도관을 만들거나(tubularized incised plate urethroplasty), 등쪽 음경피부를 이용한 섬피판island flap을 요도판에 덧붙여 요도를 만든다(onlay island flap urethroplasty). 음경굽이가 심하지 않은 경우 음경배부주름술dorsal plication을 이용한 음경굽이교정술을 시행할 수 있다. 음경굽이가 심한 경우, 요도판을 자르고 음경굽이를 제거해 음경을 곧게 편 후 등쪽 음경피부를 이용한 섬피판으로 요도관을 만들기도 한다(transverse preputial island flap urethroplasty). 이러한 1단계 수술방법은 흉터가 없는 정상 피부를 이용할 수 있고 시간, 경비, 심리적 부담을 줄여 주는 장점이 있다. 그러나 음낭이나 회음부의 요도하열 같은 심한 형태에서는 먼저 음경굽이교정을 하고 음경 등쪽의 피부를 배쪽으로 옮긴 후 6개월 후에 요도를 만드는 2단계 수술법을 적용하는 것이 좋다. 요도를 만들 때 주위 피부가 부족하면 유리피부 이식편free skin graft, 방광점막조직 이식편bladder mucosa graft 및 구강점막편buccal mucosa graft 등을 이용할 수 있다.

요도하열 교정술은 흔히 합병증이 초래되는데, 요도피부누공, 요도협착, 요도굽이의 지속, 요도게실 등이 발생할 수 있다. 가장 많은 합병증인 요도피부누공은 1차 수술 후 최소 6개월이 지나 피부혈행이 안정된 후 교정하는 것이 좋다.

3. 요도상열epispadias

서양에서는 상대적으로 보고가 많으나 우리나라에서는 매우 드문 질환이다. 요도상열은 요도구가 음경의 등쪽에 위치한 것을 말한다. 다른 선천적 기형과 동반된 경우가 많지만, 단독으로 발견되기도 한다. 귀두부, 음경부, 음경치골부의 요도상열로 분류할 수 있으며, 음경치골부요도상열의 경우 치골결합의 이상도 흔하게 동반된다. 방광경부의 이상이 동반되는 경우가 많아서 요실금의 동반 비율이 높으며, 이에 대한 수술치료가 필요한 경우도 흔하다.

III 주간 하부요로기능이상

국제소아요실금협의회International Children's Continence Society의 지침에 의하면, 요로의 구조적 문제나 신경학적 병변이 없는 소아의 요실금은 주간 하부요로기능이상과 야뇨증으로 분류한다. 방광과 장 간의 밀접한 관계가 점점 밝혀지고 강조됨에 따라 방광-장 기능이상 bladder bowel dysfunction이라는 포괄적 용어도 사용된다. 사용된 정의가 달라 정확한 빈도를 파악하기는 어렵지만, 소아의 2~20%에서 주간 하부요로기능이상이 발견되며, 그중 50% 이상에서 장의 기능이상이 동반되는 것으로 보고되고 있다.

1. 분류

배뇨기능이 형성되는 영유아 시기에는 배뇨근과 괄약근에 대한 다양한 이상이 발생할 수 있다. 이 시기의 하부요로기능이상은 정상적인 배뇨기능 성숙의 지연 혹은 불완전한 성숙으로 여겨진다. 정상적인 주간 배뇨기능의 성숙은 2~3세, 야간 배뇨기능의 성숙은 3~7세에 이루어지는 것으로 알려져 있다. 주간 하부요로기능이상은 크게 충만기이상filling phase dysfunctions과 배뇨기이상 voiding phase dysfunction으로 분류한다.

(1) 충만기이상

방광의 충만기에는 배뇨근이 과활동성을 보일 수 있다. 방광의 유순도 저하도 충만기이상에 해당하지만, 비신경인성 소아 배뇨장애에서 흔하지는 않다.

(2) 배뇨기이상

배뇨기이상은 배뇨기에 배뇨근의 수축 중 괄약근과 골반저근이 이완되지 않는 것이 주된 원인이다. 정도가 심하지 않은 경우에는 요류검사에서 '스타카토staccato' 모양을 보이는 경우가 많으나, 심한 경우에는 줄기가 아예 끊기거나 힘을 주어 배뇨를 하게 된다.

2. 평가 및 진단

기본적으로 비침습적 평가가 선행되어야 한다. 비침습적 평가에는 병력청취, 신체검사, 단순요로촬영KUB, 요류검사 및 잔뇨량 측정, 초음파검사, 배뇨일지 등이 해당된다. 병력은 환아와 보호자에게 모두 확인해야 하며, 구조화된 설문지 등을 이용해야 한다. 특히 변비 동

반 여부 등 배변활동에 대한 평가가 반드시 이루어져야 한다. 신체검사 시에는 생식기 진찰뿐만 아니라, 신경인성방광의 가능성을 확인하기 위해 요추 및 천추 부위와 하지에 대한 관찰이 필요하다. 배뇨일지는 환아의 배뇨 횟수, 배뇨량뿐만 아니라 수분 섭취량 및 시간 등도 포함해야 한다(그림 33-7). 초기 치료에 반응하지 않는 경우, 비디오요역동학검사가 필요하다. 비디오요역동학검사를 통해 배뇨근이나 괄약근의 상태를 확인할 수 있으며, 해부학적 혹은 신경학적 이상을 확인할 수 있는 경우도 있다. 후부요도판막이나 선천성 후부요도판막congenital obstructive posterior urethral valve 등의 요도 문제가 의심되는 경우에는 요도방광경검사가 필요하며, 신경학적 이상이 의심되는 경우에는 신경계통의 자기공명영상검사를 통해 결박척수증후군tethered cord syndrome, 지방척수수막류 등의 확인이 필요하다.

3. 치료

주간 하부요로기능이상의 치료에는 비침습적·비약물적으로 하부요로의 기능을 개선시키는 배뇨치료가 중요한 부분을 차지한다. 변비 등 장에 문제가 있는 경우에는 장에 대한 치료가 선행되어야 한다. 장에 대한 치료만으로도 하부요로기능이상이 사라질 수 있기 때문이다. 배뇨치료는 표준치료standard therapy와 특수치료specific intervention로 구분되기도 한다.

(1) 표준치료

표준치료는 정상적인 하부요로의 기능에 대한 설명, 잘못된 배뇨·배변 습관 및 자세 교정, 수분 섭취 등의 생활습관 교정, 변비 예방, 지지치료 등을 포함하는 광범위한 개념이다. 대부분의 보고들이 후향적이어서 근거수준은 낮지만, 치료성공률은 높게 보고되고 있다.

(2) 특수치료

배뇨치료뿐만 아니라 골반저근운동pelvic floor exercise, 바이오피드백치료biofeedback, 경보기치료, 신경자극치료neurostimulation 등이 치료에 이용될 수 있다. 역시 치료성공률은 높게 보고되고 있으나, 근거 수준은 낮은 편이다. 약물치료가 병행되어 사용되기도 한다. 약물치료

| 년 월 일 요일 | 배뇨일지 | | | | | 등록번호 / 이름 |

시간	식사/수분 종류	식사/수분 섭취량(mL)	소변량 (mL)	급한 정도 (①~④)	젖은 정도 (×~④)	참고사항
기상시간			__ 시 __ 분			〈급한 정도〉
기상 후 첫 소변 __ 시 __ 분						① 급하지 않았어요. ② 마렵긴 했지만 참을 수 있었어요. ③ 너무 마려워서 놀거나 공부하는 데 방해가 되었어요. ④ 너무 급해서 하던 것을 멈추고 화장실로 달려 갔어요.
						〈젖은 정도〉
						× 젖은 것 없음 ① 한 두 방울 ② 팬티 흠뻑 ③ 바지 중간량 ④ 바지까지 흠뻑
						기타/영향 요인
취침시간			__ 시 __ 분			
취침부터 기상까지	기저귀 무게		(g)			
	자다 일어나서 본 배뇨량		(mL)			

그림 33-7 배뇨일지

로는 항콜린제, 알파차단제, 베타3작용제 등이 사용될 수 있으며, 다른 치료에 반응하지 않는 경우 보툴리눔독소botulinum toxin 사용도 고려될 수 있다.

IV 야뇨증

1. 정의, 역학

야뇨증은 수면 중 무의식적인 소변지림으로 정의한다.

임상적으로 배뇨조절이 완전히 가능하다고 생각되는 5세 이상의 연령에서 1개월에 1~2회 이상 수면 중 소변을 지리면 야뇨증이 있다고 하며, 특히 10대 이상의 연령에서는 1개월에 1회의 야뇨증도 임상적으로 문제가 된다.

전 세계적으로 야뇨증 유병률에 대한 연구가 다수임에도 불구하고 각 연구마다 대상 연령 및 야뇨 횟수의 기준이 상이하여 연구 간 비교는 어렵다. 일반적으로 야뇨증 유병률은 5세 소아에서 약 15%이며 해마다 환자 중 15%씩 자연소실되는데, 7세에 5~10%이며 1~2%는 성인까지 지속되는 것으로 보고되며, 남녀 비는 약 1.5:1로 남아에서 더 흔한 것으로 알려져 있다. 1998년 대한소아비뇨의학회에서 국내 5~12세 아동 23,000여 명을 대상으로 실시한 전국 규모의 야뇨증 유병률 조사에서, 야뇨증 횟수를 1년에 1회 이상을 기준으로 했을 때 유병률은 남아 15.2%, 여아 10.3%를 나타냈다. 초등학생으로 한정했을 때에는 남아 11.2%, 여아 6.93%였다. 성인의 경우 네덜란드에서 조사한 18~64세 성인 1만 3,000여 명의 야뇨증 유병률이 1개월에 1회 이상을 기준으로 할 때 0.5%였으며, 이들 중 남성의 50%, 여성의 19%가 일차성 야뇨증으로 소아기 야뇨증이 지속된 것으로 파악되었다. 국내의 한 연구에서 16~40세 성인 2,117명에서의 야뇨증 유병률은 1개월에 1회 기준 시 0.5%, 6개월에 1회 기준 시 2.6%, 1년에 1회 기준 시 4.5%를 나타냈다. 외국의 야뇨증 환아의 유병률에 관한 역학조사에서도 7~25%로 다양하게 보고되고 있다.

주간 빈뇨, 요절박, 절박성요실금 등 주간 배뇨증상의 동반 여부에 따라 치료에도 다소 차이가 있으므로 구분할 필요가 있다. 주간 배뇨증상을 동반하면 비단일증상성non-monosymptomatic 야뇨증으로, 주간 배뇨증상을 동반하지 않으면 단일증상성monosymptomatic 야뇨증으로 분류하는데, 전통적으로는 단일증상성 야뇨증이 많다고 알려져 왔지만, 최근에는 비단일증상성 야뇨증과 단일증상성 야뇨증의 경계가 모호하다는 주장도 많이 제기되고 있다. 출생 이후 야뇨증이 지속된 경우 일차성 야뇨증primary nocturnal enuresis; PNE이라 하고, 과거 6개월 이상 야뇨 조절 기간이 있었으나 이후 다시 증상이 나타나면 이차성 야뇨증secondary nocturnal enuresis으로 분류하는데, 일차성 야뇨증이 약 75%로 다수를 차지한다.

2. 배뇨 조절의 발달

신생아 시기에는 배변 및 배뇨 조절이 자의적으로 되지 않는다. 신생아가 성장하면서 배뇨 조절에 앞서 배변 조절이 먼저 이루어지며, 1~2세가 되면 소변이 마려운 느낌을 인지한다. 요도괄약근의 수축과 이완을 자의적으로 조절할 수 있는 능력이 생기는 4세가 되면 주간 배뇨 조절이 가능해진다. 그 다음에 야간 배뇨 조절이 이루어지므로 야뇨증은 정상적 배뇨 조절의 발달 과정 중 가장 나중까지 지속될 수 있는 증상이다.

3. 야뇨증의 병태생리

전통적으로 단일증상성 야뇨증의 병인은 '야간소변량 증가'나 '야간방광용적 감소'가 '각성장애'와 동반되는 것으로 알려져 왔다. 그 이전에는 야뇨증이 아동의 심리적 원인에 기인한다는 믿음이 있었고, 실제로 소아정신과에서 야뇨증 치료에 깊이 관여하기도 했다. 1989년 덴마크에서 Rittig 등이 야뇨증 환아에서 대조군에 비해 야간소변량이 많으며, 이는 항이뇨호르몬의 부족과 연관이 있다고 발표했다. 이후 야뇨증의 심리적 접근방법은 급격하게 쇠퇴하고, 야간소변량과 관련된 분석이 집중적으로 진행되면서, 야뇨증 치료 및 연구에 대전환이 이루어졌다. 특히 야간소변량의 증가에 대해 신장의 수분 및 용질의 배출과 관련하여 안지오텐신 II, 알도스테론, 심방나트륨이뇨인자atrial natriuretic factor, 고칼슘뇨증, 프로스타글란딘prostaglandin, 아쿠아포린 II 등과의 상관 가능성에 대한 연구가 있으며, 수면무호흡증, 상기도 폐색, 변비 등이 관련이 있다는 보고도 있었다.

그러나 이후 여러 연구에서 야간소변량이 증가된 경우는 실제 야뇨증 환아 중 절반 미만으로 보고되면서, 더 이상 야간소변량의 증가만으로도 야뇨증을 설명할 수 없게 되었다. 이는 야간방광용적의 감소를 의미하며, 점점 비뇨의학과가 야뇨증 치료에 깊이 관여하게 되는 계기가 되었다. 방광용적 감소의 근거는, 직접적으로는 야뇨증 아동에서 수면 중 요역동학검사를 시행했을 때 불수의적 배뇨근수축이 관찰된다는 것, 그리고 난치성 야뇨증 환아에서 요역동학검사를 시행했을 때도 불수의적 배뇨근 수축이 종종 관찰된다는 것을 들 수 있다. 또한 항콜린제가 일부 야뇨증에서 효과를 보이는 것 등은 간접적인 근거가 될 수 있다. 방광의 불수의적 수축을 억제하는 피질억제cortical inhibition가 주간에는 문제가 없더라도 야간에 감소하여 불수의적 배뇨근수축이 발생하는 것이 야간방광용적 감소의 주요 원인으로 추정되고 있다.

야간소변량이 많든 야간방광용적이 적든 야뇨증 환아는 수면 중 각성 문제가 흔히 발생한다. 진료현장에서는 대부분의 보호자들이 야뇨증 환아가 잠을 깊게 자느라 오줌을 싸도 모르고 잔다고 말한다. 실제로 수면 중 청각자극을 주어 아동을 깨울 때, 대조군에 비해 야뇨증이 있는 아이들에서 더 강한 청각자극이 필요함이 발표되기도 했다. 이와 관련하여 기능적으로 대뇌에서 각성을 담당하는 가장 중요한 부위는 제4 뇌실 바닥에 위치한 청반locus coeruleus으로 알려져 있다. 그러나 '깨울 때 더 많은 자극이 필요하다'는 것이 꼭 '잠을 더 깊이 잔다'는 것을 의미하지는 않는다. 야뇨증 환아에서 수면다원검사를 시행했을 때 대조군에 비해 오히려 수면의 질이 떨어져 있음이 알려지기도 했다. 더 얕은 잠을 자지만, 깨어나기 위해서 더 많은 자극이 필요한 것에 대해서는 야간소변량 증가, 혹은 야간방광용적 감소로 인한 장기간의 과잉자극에 의해 각성중추가 탈감작되어 정작 야뇨가 일어나는 순간을 인지하지 못한다는 것으로 설명하기도 한다.

이러한 전통적인 세 가지 요인 이외에도 최근에는 유전적 요인에 의한 중추신경의 각성 차이, 수면무호흡 등 각성 관련 중추신경 자극요인, 변비에 의한 방광기능 저하, 신장과 방광의 일일주기리듬circadian rhythm 문제 등 다양한 요인들이 병인으로 제시되고 있다. 특히 유전적 요인의 경우, 야뇨증은 뚜렷한 유전적 성향이 있어 부모 중 어느 한쪽에서 야뇨증이 있었으면 자녀 중 44%에서 발생하고, 만약 부모 모두에서 야뇨증이 있었으면 자녀의 77%에서 발생하는 것으로 알려져 있다. 그동안의 연구 결과 13, 12, 22번 염색체 장완에 야뇨증 관련 유전자가 있다는 사실이 보고되었다.

오랫동안 정신심리적 요인이 야뇨증의 주요한 원인으로 알려져 왔으나, 야뇨증의 원인이 밝혀지기 시작하면서 몇몇 예외적인 경우 외에는 야뇨증의 주된 원인으로는 여겨지지 않는다. 야뇨증 환아에서 열등감과 창피함뿐만 아니라 부정적 자아 개념 및 자존감 저하, 불안, 우울척도의 증가가 정상 아동들에 비해 현저히 높게 관찰되어, 야뇨증이 성장기 아동의 인격 형성 및 사회성 발달에 나쁜 영향을 주고 있음을 보여 준다. 그렇지만 이런 문제들은 야뇨증 치료와 함께 대체로 호전되는 경향을 보여, 야뇨증의 원인이라기보다는 야뇨증으로 인해 이차적으로 발생하는 문제로 생각된다. 하지만 경우에 따라 정신심리적 문제가 공존하기도 하고 또 이로 인해 야뇨증이 악화될 수도 있다. 주의력결핍과잉행동장애가 있는 아동은 정상 아동에 비해 야뇨증 발생 가능성이 약 2.7배나 높다고 알려져 있다. 따라서 정신심리적 원인에 대한 더 많은 연구가 진행되어야 할 것이다.

4. 검사 및 평가

기본적인 병력청취와 진찰이 매우 중요하며, 흔히 야뇨 및 배뇨 증상에 대한 자세한 문진 및 배뇨기록지 작성 등이 포함된다. 단일증상성 야뇨증에서는 소변검사 및 소변배양검사 등 기본검사만 시행하는 것이 일반적이다. 주간요실금, 빈뇨, 절박뇨 등 배뇨증상이 동반될 때에는 요류검사 및 잔뇨 측정 또는 요역동학검사를 추가로 시행할 수 있으며, 요로감염력 등 상부요로계 이상이 의심되면 신장방광초음파검사 및 배뇨방광요도조영술이 적용된다.

5. 치료

야뇨증은 자연적으로 호전될 수 있으므로 치료하지 않고 지내도 괜찮다고 생각하는 사람들이 있다. 그러나 야뇨증 환아들은 사회성 발달과 인격 형성에 나쁜 영향을 미치거나 정신심리적 문제를 일으킬 수 있어 적극적 치료를 권하며, 치료 시작 시기는 일반적으로 5~7세이다. 야뇨증 치료는 크게 약물치료pharmacological therapy, 행동치료behavioral therapy, 배뇨치료로 구분할 수 있다. 환자 각각의 발병 원인에 따른 적절한 치료법을 선택할 수 있다면 가장 이상적인 야뇨증 치료가 되겠지만, 모든 환자에서 주된 원인을 찾는 것은 결코 쉬운 일은 아니다. 또 야뇨증 환아들은 각자 다양한 원인을 가진 이질적 집단으로 생각되므로, 일반적으로 어느 한 가지 방법만으로 치료가 항상 만족스럽지는 않다. 일차적으로 약물치료 또는 야뇨경보기치료가 권장된다. 일반적으로 약물치료가 단기간 조절 효과에서 더 우수하나, 약물 중단 후 비교적 높은 재발률과 약물 비반응군에 대한 문제가 있다. 따라서 다양한 방법을 동원한 접근법이 가장 이상적 치료법으로 여겨지며, 최근에는 약물의 병합치료, 약물 및 야뇨경보기 병합치료 등 다양한 치료방법이 시도되어 좋은 효과를 보이고 있다.

(1) 약물치료

1) Desmopressin

구조적으로 항이뇨호르몬과 유사한 약물로, 이론적으로는 야간다뇨증으로 인한 야뇨증에 효과적이다. 과거에는 비강 내 분무형으로 투여했으나, 경구 복용 약물이 개발되어 지금은 거의 대체되었으며, 최근에는 구강붕해정도 널리 사용되고 있다. 치료용량은 경구 복용 기준 1일 0.1~0.4mg으로, 환아의 50~80%에서 효과가 있는 것으로 보고되며, 부작용이 많지 않고 경미하여 가장 흔히 사용하는 약물이다. 가능한 부작용은 가벼운 두통, 복통 등이 있고 다량의 수분 섭취 시 저나트륨혈증hyponatremia 및 경련에 대한 보고가 있으므로 치료 전, 치료 중에 전해질검사가 필요하다.

2) Imipramine hydrochloride

과거에 가장 많이 사용되던 삼환계 항우울제 약물로, 정확한 작용기전은 불분명하나 대뇌에서 수면과 각성을 조절하는 역할을 한다고 알려져 있다. 방광에 대한 항콜린 및 항경련 효과가 있고, 방광하부에 대한 교감신경 효과로 요저장 기능을 강화하는 것으로 알려져 있다. 치료용량은 하루 0.8~1.6mg/kg으로 6~8세까지 25mg, 그 이상 연령에서는 50mg을 취침 1~2시간 전에 복용할 것을 권한다. 치료효과는 50~70%이나 식욕저하, 소화기장애, 불안감, 수면장애, 성격 변화 등 부작용이 비교적 흔하고, 특히 어린 동생이 있을 때 과량 복용에 의한 심부정맥으로 사망한 보고가 있어 약물 용량 및 보관에 주의를 요한다. 이런 점 때문에 현재 유럽 각국에서는 다른 약물에 반응이 없을 때 매우 제한적으로 사용하도록 권하고 있다.

3) 항콜린제

항콜린제로는 oxybutynin, tolterodine, trospium, propiverine, fesoterodine, solifenacin 등의 약제들이 있다. 배뇨근과활동성을 억제하고 기능적 방광용적을 증가시키며 국소통증 완화 효과가 있어 야뇨증 조절에 도움을 준다. 단독요법으로는 치료효과가 5~40%로 낮아 잘 사용되지 않지만, 방광기능이상이 있거나 다른 약물과 병합치료를 하면 효과적이다.

(2) 행동치료

기본적으로 야뇨증 환아에게 자신이 야뇨증이 있다는 사실을 인식시키고 야뇨증 조절에 필요한 동기 유발을 위해 책임감 강화를 유도한다. 또 잠자리에 들기 2~3시간 전에는 가급적 수분류 섭취를 제한하고 수면 직전에 소변을 보아 방광을 비울 것을 권한다. 방광훈련에 대한 일부 긍정적 보고도 있으나 단일치료만으로 효과를 기대하기 힘들고, 기능이상성배뇨 등 부작용을 유발할 수 있으므로 권하지 않는다. 대신 규칙적 배뇨를 하되 낮에는 충분한 양의 수분 섭취를 권한다. 잠자고 있는 아이를 화장실에 안고 가 소변을 누게 하는 것 역시 치료효과가 검증되지 않았고, 정상적 방광충만을 차단하여 야뇨증을 지속시키는 원인이 될 수 있으므로 현재는 권하지 않는다.

야뇨경보기치료는 효과가 검증된 대표적 행동치료이다. 야뇨경보기는 소변이 감지장치에 묻으면 소리가 나서 아이를 깨울 수 있도록 고안된 장치인데, 최근에는 몸에 착용이 가능한 소형 야뇨경보기가 보편화되었다(그림 33-8). 치료원리는 반복적 훈련에 기인한 조건화 현상, 학습효과로 이해하며 최근에는 야간 방광용적이 증가한

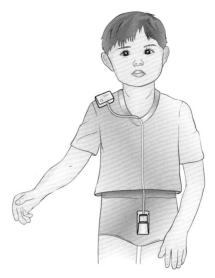

그림 33-8 소형 야뇨경보기를 착용한 모습

다는 보고가 있다. 초기 치료성공률은 40~70%로 양호하고 재발률이 20~30%로 매우 낮아 야뇨증 치료의 장기간 완치 측면에서 가장 효과적인 방법으로 일차적 치료로 권장되고 있다. 치료효과를 보기 위해서는 최소 6~8주간은 꾸준히 사용해야 하고, 또 소리에 즉각적으로 반응하지 못할 수도 있기 때문에 환아 및 보호자의 인내심과 적극적 태도가 필수적이다. 우리나라에서는 일차적으로 약물치료를 선호하는 경향이 있어서, 약물치료와 야뇨경보기를 병용치료하거나 또는 약물치료 효과가 만족스럽지 않을 때 이차적으로 야뇨경보기를 사용하는 빈도가 높으나 이 역시 비교적 좋은 성적이 보고되고 있다.

(3) 배뇨치료

약물치료와 수술치료를 제외한 모든 치료를 포괄적으로 지칭하는 치료로, 방광 및 요도괄약근을 포함한 하부요로기능 재활을 치료목표로 삼는다. 흔히 일반배뇨치료와 특수배뇨치료로 구분된다. 일반배뇨치료는 배뇨기록지 및 야뇨기록지 작성과 주기적 관찰을 통한 격려뿐만 아니라 일상생활에서 규칙적 수분 섭취, 배뇨 습관, 바른 배뇨자세 교육, 배뇨 지연 및 변비 예방 같은 문제점을 설명, 지도하는 과정이 포함된다. 특수배뇨치료는 각종 행동치료와 골반저근훈련을 위한 각종 치료, 바이오피드백치료와 전기자극치료 등을 포함한다.

V 소아 신경인성 하부요로기능이상

신경이상에 의한 하부요로기능이상은 다양한 원인으로 발생할 수 있다. 소아에서는 신경계의 외상이나 종양으로 인한 병변이 흔하지는 않으므로, 척수형성이상이 소아의 신경인성 하부요로기능이상의 가장 흔한 원인이다. 병변은 주로 요천추, 요추, 천추, 흉추 순으로 나타나지만, 어느 위치에 병변이 있든지 배뇨근괄약근협조장애가 나타날 수 있으며, 다양한 형태의 하부요로기능이상을 초래할 수 있다. 이는 요실금, 요로감염, 방광요관역류, 신반흔 등의 문제들을 초래할 수 있으며, 장기적으로는 신장기능 상실로 투석, 신이식 등의 치료로 이어질 수 있다. 따라서 치료목표는 신장 및 요로의 손상을 막고 요실금을 없애는 것이다.

1. 분류

성인의 신경인성 하부요로기능이상은 신경계의 병변의 위치에 따라 분류가 된다. 그러나 소아에서는 병변이 있는 위치와 발생하는 하부요로기능이상이 잘 대응하지 않는 경우가 많아 배뇨근과 괄약근의 기능에 따라 분류하는 것이 효과적이다. 즉 배뇨근은 상태가 과활동성 (주로 과도한 수축, 적은 방광용적, 낮은 유순도와 연관)인지, 제대로 된 수축이 관찰되지 않는 비활동성인지로 구분한다. 괄약근은 과활동성이 되어 기능적인 폐쇄를 일으키는지, 마비되어 요흐름을 억제할 수 없는 상황인지로 구분한다. 따라서 배뇨근과 괄약근이 각각의 조합으로 구성될 수 있으며, 배뇨근과 괄약근이 모두 과활동성인 경우 방광 내의 압력이 상승하여 상부요로에 손상을 줄 수 있는 위험성이 커지게 된다.

2. 요역동학검사

소아의 하부요로기능이상은 신경계의 병변 위치와는 잘 맞지 않으므로 요역동학검사를 시행하여 배뇨근과 괄약근의 상태를 확인하는 것이 매우 중요하다.

3. 검사 및 치료

(1) 초기검사

신경인성 하부요로기능이상이 발견되면 복부초음파검사로 수신증 등 상부요로의 병변을 신속히 확인하는 것이 중요하다. 이후 배뇨방광요도조영술이나 비디오요역동학검사도 진행되어야 한다. 요역동학검사 및 상부요로의 병변 확인은 주기적으로 이루어져야 한다.

(2) 간헐적도뇨

간헐적도뇨는 1970년대에 도입된 이후 소아의 신경인성 하부요로기능이상 환자들의 생존율을 크게 향상시킨 치료방법이다. 방광출구폐색이 의심되는 경우 적극적으로 시행되어야 하며, 그렇지 않은 경우에는 요로감염이나 상부요로의 손상이 발생하지 않는지, 주의 깊은 추적이 필요하다. 이른 시기에 적극적인 간헐적도뇨가 시행된 경우, 특히 과활동성인 배뇨근과 괄약근이 있는 경우에 방광의 섬유성 변화를 줄여 상부요로손상, 방광기능 손상, 요실금 등을 줄이는 것으로 알려져 있다.

(3) 약물치료

항콜린제는 소아의 신경인성 하부요로기능이상에서 가장 많이 사용되는 약물로 oxybutynin, tolterodine, trospium, propiverine, fesoterodine, solifenacin 등의 약제들이 주로 사용되고 있다. 간헐적도뇨와 함께 사용될 경우, 상부요로의 손상을 상당 부분 예방할 수 있다는 연구들이 있다. 알파차단제는 괄약근과활동성 환자들에서 사용되어 좋은 치료결과를 보고한 연구들이 있으나 아직은 소수이며 장기간 추적이 필요하다. 최근에는 베타3 수용체 작용제가 신경인성 하부요로기능이상 소아 환자에서 좋은 치료효과를 보인다는 연구 결과들이 국내외에서 보고되고 있으며, 미국의 경우 소아의 신경인성 하부요로기능이상에서 주요 약제로 사용되고 있다.

약물치료에 반응이 없는 경우 보툴리눔독소가 사용될 수 있다. 보툴리눔독소는 배뇨근에 주입되며, 연접소포세포내이입synaptic vesicle exocytosis을 억제하여 아세틸콜린의 유리를 억제하여 배뇨근압, 불수의적 배뇨근수축 등을 호전시켜 요실금 등의 증상을 65~87% 호전시키는 것으로 보고되고 있다. 과민성방광에서는 효과적이나 무수축성 저유순도 방광에서는 효과가 떨어지는 것으로 알려지고 있다.

(4) 수술적 치료

약물치료에 반응하지 않는 배뇨근과활동성, 적은 용적, 낮은 유순도 등을 보이는 경우, 상부요로의 손상 방지와 증상 개선을 위해 방광확대성형술이 고려될 수 있다. 회장이나 대장을 이용하는 방광확대성형술이 가장 널리 사용되고 있으며, 위는 혈뇨-배뇨통증후군 등을 일으킬 수 있어 잘 사용되지 않는다. 점액분비, 악성종양 발생 등의 부작용을 줄이기 위해 요로상피를 보존한

자가방광확대성형술이나 비분비성 방광확대성형술 등이 시행되어 좋은 결과가 보고되기도 하나, 아직 보편적으로 시행되고 있지는 않다.

괄약근이 마비상태일 때 발생하는 요실금은 치료가 어렵다. 방광경부나 괄약근을 강화하는 효과적인 약물치료가 없기 때문이다. 방광경부나 요도의 저항을 강화시키기 위한 다양한 수술방법들이 소개되었으나, 요도를 통한 간헐적도뇨를 어렵게 할 수 있는 것이 공통된 부작용이다. 방광경부를 막고 맹장이나 소장, 요관 등을 이용하여 요로전환을 하는 방법도 고려될 수 있으나, 이는 주로 가장 마지막에 사용되는 방법이다. 인공요도괄약근은 소아 환자에서도 높은 치료성공률을 보이나 감염, 기계결함 등의 이유로 제거가 필요한 경우도 적지 않아 주의 깊게 사용되어야 한다.

(5) 추적관찰

소아 신경인성 하부요로기능이상 환자들에서는 평생 동안 신장 및 방광 기능의 추적 및 관리가 필요하다. 특히 급격한 성장이 이루어지는 영유아 시기나 배뇨증상 등에 변화가 있는 경우 신경외과적 치료 후에는 요역동학검사가 필수적이다. 또한 정기적인 검사에서 방광기능이나 상부요로에 악화 소견이 있는 경우 결박척수증후군 등을 확인하기 위해 신경외과적 검사가 필요할 수 있음을 주의해야 한다.

척수형성이상 환자들의 경우 남성의 경우 15~20%, 여성에서는 70% 정도에서 자녀를 가질 수 있는 것으로 보고되고 있다. 따라서 청소년기 초기에 적절한 성교육이 제공되어야 한다. 또한 성인이 되어서도 지속적으로 약물치료가 필요한 여성 환자의 경우 임신을 위해 약물 조절 등의 사전 준비가 필요하다. 방광확대성형술이나 방광경부수술을 받은 경우 출산을 위해서는 비뇨의학과 의사와 산과 의사 간의 충분한 사전 의논 및 준비가 필요하다.

김선옥, 강택원, 최찬, 권동득, 박광성, 류수방. 방광게실에 국한되어 발생한 육종양암. 대한비뇨회지 2004;45:954-957

박성찬, 원혜성, 김건석. 후부요도판막증에서 태아 중재술 후의 임상경과. 대한비뇨회지 2003;44:1172-1176

예정우, 이상돈. 야뇨증 환자에서 Imipramine과 Desmopressin의 치료 효과. 대한비뇨회지 2001;42:75-79

조수철, 김재원, 신민섭, 황준원, 한상원, 박관현 등. 야뇨증 환아들의 심리사회적 특성에 대한 다기관 연구: 행동 및 정서 문제를 중심으로. 신경정신의학 2005;44:730-735

Chung JM, Lee SD, Kang DI, Kwon DD, Kim KS, Kim SY, et al. An epidemiologic study of voiding and bowel habits in Korean children: a nationwide multicenter study. Urology 2010;76:215-219

Chung JM, Lee SD, Kang DI, Kwon DD, Kim KS, Kim SY, et al. Prevalence and associated factors of overactive bladder in Korean children 5-13 years old: a nationwide multicenter study. Urology 2009;73:63-67

Lee T, Suh HJ, Lee HJ, Lee JE. Comparison of effects of treat-ment of primary nocturnal enuresis with oxybutynin plus desmopressin, desmopressin alone or imipramine alone: a randomized controlled clinical trial. J Urol 2005;174:1084-1087

Ornitz EM, Russell AT, Gabikian P, Gehricke JG, Guthrie D. Prepulse inhibition of startle, intelligence and familial primary nocturnal enuresis. Acta Paediatr 2000;89:475-481

Woo SH, Park KH. Enuresis alarm treatment as a second line to pharmacotherapy in monosymptomatic nocturnal enuresis. J Urol 2004;171:2615-2617

소아 생식기질환

정재민 집필/한창희 감수

이 장에서는 소아 생식기에서 나타나는 선천 기형과 이상에 대해 다루고자 한다.

Ⅰ 음경이상

소아에서 작은 음경은 실제 음경 크기가 작은 왜소음경과 외견상 작아 보이는 잠복음경으로 나눌 수 있다.

1. 왜소음경micropenis

소아 왜소음경은 음경의 형태는 정상이지만 길이가 현저하게 짧은 경우를 말한다. 이는 음경을 최대한 끌어당긴 후 치골하부에서 귀두 끝까지의 길이를 측정하여 같은 나이 또래의 음경 길이보다 2표준편차 이상 작은 경우로 정의한다(표 34-1). 일반적으로 고환과 음낭이 작거나 잠복고환을 동반하는 경우가 많기 때문에 외생식기관에 대해 세심하게 신체검사를 해야 하고, 이보다 흔한 잠복음경, 매몰음경, 물갈퀴음경 등과의 감별이 필요하다.

음경의 정상적인 형성은 여러 호르몬의 영향 아래 이루어진다. 왜소음경은 음경 성장이 이루어지는 태생 14주 이후 정상적인 호르몬 자극이 실패해서 생기며, 이

표 34-1 우리나라 아동의 음경 길이

나이(세)	평균±표준편차(cm)	평균-2표준편차(cm)
신생아	3.3±0.5	2.3
0~1	3.5±0.6	2.3
1~2	4.1±0.7	2.7
2~3	4.4±0.7	3.0
3~4	4.4±1.0	2.5
4~5	4.9±0.9	3.1
5~6	5.1±1.0	3.1
6~7	5.2±0.8	3.5
7~8	5.2±0.9	3.4
8~9	5.4±0.9	3.6
9~10	5.6±0.8	3.9
10~11	5.7±0.7	4.2
11~12	6.1±0.8	4.4
12~13	6.5±1.1	4.3
13~14	7.5±1.0	5.5
14~15	8.8±1.3	6.2

출처: 대한비뇨기과학회지, 1987;28:255-258

런 비정상적인 호르몬 자극의 원인은 태아 시상하부에서의 성선자극분비호르몬gonadotropin-releasing hormone; GnRH 분비의 감소 또는 저성선자극호르몬성선저하증hypogonadotropic hypogonadism과 고환에서의 남성호르

몬 생성이상 등이 있다. 이 밖에 특발 왜소음경idiopathic micropenis도 고려해 볼 수 있는데, 이는 호르몬에 이상이 없으나 호르몬 자극이 지연 발현됨으로써 사춘기가 되어서야 적당한 크기로 음경이 성장하는 경우이다.

왜소음경 환자에게는 뼈성장 지연, 무후각증, 학습능력 감소, 부신피질자극호르몬과 갑상선자극호르몬의 결핍이 동반되는 경우가 많으므로, 내분비 및 중추신경계에 대한 이상 유무를 확인해야 하며, 치료 전에 성분화이상의 가능성도 자세히 조사해야 한다.

치료목표는 음경이 성장하는 데 충분한 남성호르몬을 공급하면서 다른 성장장애와 골단폐색을 초래하지 않도록 하는 것이다. 저용량 남성호르몬 투여 방법은 테스토스테론 25mg을 3주마다 3~4회 투여한다. 그 밖에 테스토스테론 크림testosterone cream 또는 dihydrotestoster-one 크림 도포법도 사용된다. 치료는 1세 무렵에 시작하며, 치료판정은 치료 전후에 음경을 잡아당겨 측정한 길이로 한다. 성장하면서 음경 크기가 정상보다 작아지면 테스토스테론 투여를 반복할 수 있다.

2. 잠복음경

소아에서 외견상 작아 보이는 음경inconspicuous penis은 잠복음경(숨은음경)concealed penis, 매몰음경buried penis, 물갈퀴음경webbed penis 및 포경수술 후 이차적으로 발생하는 갇힌음경trapped penis으로 나눌 수 있다. 잠복음경은 주로 영아와 유아에서 관찰되며 음경피부가 부족하거나 비정상적인 섬유띠fibrous band가 dartos근막에 붙어 있어 음경을 치골 쪽으로 잡아당겨 발생한다. 이때 음경 본체의 기저부와 음경피부의 기저부가 고정이 되지 않아 음경 본체와 음경피부가 서로 따로 움직이는 경우가 많다(그림 34-1). 매몰음경은 소아나 사춘기에 흔히 발생하며 소아비만으로 인한 과도한 치골상부의 지방으로 음경이 함몰되어 발생한다. 물갈퀴음경은 음낭피부와 음경피부가 서로 붙어 있어 당겼을 때 물갈퀴 모양을 만든다. 갇힌음경은 잠복음경의 증상이 심하지 않은 아이에서 일반적인 포경수술을 시행했을 때 수술 후 음경이 안으로 들어가 피부 절개선이 음경 귀두 앞으로 이동하여 섬유띠로 변형되어 발생한다(그림 34-2). 이러한 분류와 병인들은 경계가 명확하지 않고 중첩되는 경우가 많아서 용어들이 혼용되어 사용되기도 한다.

잠복음경은 대부분 포경을 동반하여 귀두포피염 및 요로감염을 유발할 수 있으며, 배변훈련이 끝난 환아의 경우 배뇨장애를 일으키거나 정상 배뇨를 하더라도 음경을 잡기가 어려워 소변을 사방으로 흩어지게 할 수 있고, 심리적으로는 환아의 자존감 저하와 환아 및 보호자에게 정서적인 불안감을 유발하기도 한다. 이런 경우 수술을 시행하는 것이 원칙이겠으나 적절한 수술시기에 대해서는 잠복음경의 심한 정도, 환아와 보호자의 의견 등을 종합하여 결정하는 것이 합리적이다. 일반적으로 치골상부 지방층이 어느 정도 감소된 1세 이후에 수술하는 것이 적절하며, 선천 거대포피congenital megaprepuce를 동반하거나 잠복의 정도가 심한 경우에는 환아의 배뇨 훈련이 완료되기 전에 시행하는 것이 좋다. 소아 비만으로 인한 매몰음경은 수술보다는 체중 조절 등의 보존적 치료

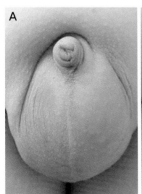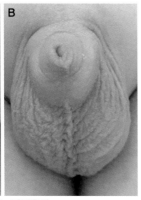

그림 34-1 잠복음경

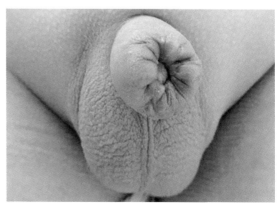

그림 34-2 갇힌음경

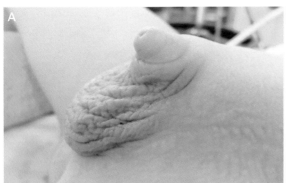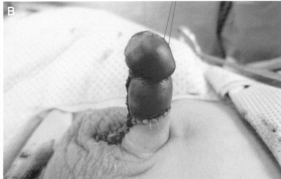

그림 34-3 잠복음경 교정 수술 전(A)과 후(B) 상태

가 필요하며 이에 실패한 경우에는 수술과 함께 치골상
부 지방 제거 등의 추가적인 조치가 필요할 수도 있다.

　다양한 수술방법이 알려져 있으며, 성공적으로 치료하
기 위한 원칙은 먼저 음경 본체를 음경 기저부까지 노출
하며, 음경근육막의 비정상적인 섬유띠를 완전히 제거하
고, 음경 본체를 덮을 만큼 음경피부를 편 뒤, 음경진피
부위를 Buck근막에 음경치골 부위와 음경음낭 부위에서
비흡수봉합사로 고정한 뒤 음경 본체를 음경피부로 덮는
것이다(그림 34-3). 수술 후 만족도는 매우 높은 편이다.

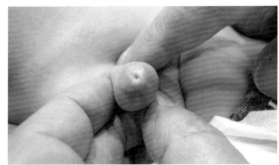

그림 34-4 반복되는 염증에 의한 진성포경

II 포피이상

1. 포경phimosis

　진성포경이란 섬유성 변화로 인해 발생한 협착으로
만들어진 좁은 포피륜 때문에 귀두부가 완전히 노출되
게 뒤로 당겨지지 않는 상태이다(그림 34-4). 따라서 신
생아에서 귀두와 포피가 유착되어 뒤로 당겨지지 않는
경우(생리적 포경)와 포경처럼 보이나 포피가 길어 뒤로
당겨지지 않는 과잉포피redundant prepuce는 진성포경과
구별해야 한다.

　출생 시 신생아의 포피와 귀두의 상피는 중층편평상
피로 되어 있으며 서로 유착되어 있는데, 성장하면서 상
피조직이 각질화되고 탈락되어 흰 치즈 모양의 귀두지
smegma(그림 34-5)를 만든다. 귀두지로 인해 두 상피 사
이에 틈cleft이 생기고 이들이 커지면서 자연적으로 포피
와 귀두가 분리된다. 간헐적인 발기도 이들을 분리하는

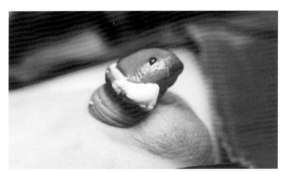

그림 34-5 귀두지

데 도움이 된다. 그러나 강제적인 포피의 분리는 귀두의
자연적인 탈상피화를 방해하고 흉터성 포피륜을 만들어
이차적 포경을 유발할 수 있으므로 주의해야 한다.

　포경과 관련한 주 증상은 포경 자체보다 포피의 부종,
발적, 통증 및 화농성 분비물 등의 염증 증상이나 배뇨할
때 소변줄기가 가늘거나 포피가 풍선 모양으로 부풀어
오르는 등의 배뇨증상이다. 염증으로 인해 귀두포피염이
잘 생긴다.

　포경과 음경암이나 자궁경부암 발생의 관계는 명백히

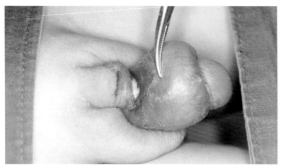

그림 34-6 감돈포경 단단한 조직의 띠가 있는 부위의 포피가 괴사되어 벌어졌다.

밝혀지지 않았으나 여러 성매개감염의 원인이 될 수 있으며, 포경수술을 함으로써 인간면역결핍바이러스*human immunodeficiency virus*, 2형 단순포진바이러스*herpes simplex virus type 2; HSV type 2*, 인간유두종바이러스 *human papillomavirus* 등의 감염을 감소시킨다.

2. 감돈포경*paraphimosis*

감돈포경은 좁고 단단한 조직의 띠가 있는 포피가 귀두 뒤로 당겨진 뒤 정상 위치로 돌아오지 않아 생기는 병으로 비뇨의학적 응급질환이다. 포피륜의 압박에 따른 순환장애로 조직의 허혈, 림프액이나 정맥의 울혈, 귀두의 부종과 종창을 초래하며, 심해져서 동맥혈류까지 차단되면 원위부 음경의 괴사나 자가절단*autoamputation*을 초래할 수도 있다(그림 34-6). 자연적으로 발생하기보다는 검사나 치료목적으로 음경이나 요도를 통한 처치를 하다가 주로 생긴다. 주 증상은 어른에서는 음경 통증이며 소아에서는 폐색에 따른 배뇨장애이다. 부종으로 부푼 포피와 귀두를 5분 정도 압박하여 조직의 부종을 줄인 후 포피를 정상 위치로 돌려주면 되는데, 심한 경우에는 국소마취하에 등쪽을 절개하여 되돌려주며 근본적인 치료로 포경수술을 시행하기도 한다.

3. 귀두포피염*balanoposthitis*

귀두포피염은 귀두와 포피의 염증질환으로 포경의 경우 발생한다. 포피염*posthitis*은 포피에 염증이 생긴 것으로 자가치유성 국소적 피부염이다. 때로 감염이 귀두염*balanitis*을 초래하고 음경, 서혜부, 복벽을 따라 진행하기도 한다. 비누와 따뜻한 물로 하루에 2~3회 깨끗이 씻어 주고, 귀두와 포피의 내면을 건조하게 유지하며, 감염 상태가 심하지 않으면 국소적으로 항생제연고를 바르거나 경구용 항생제를 복용한다. 음경을 침범하거나 그 이상으로 진행된 경우에는 비경구적 항생제를 투여하며, 배농이 필요한 경우에는 배면 절개*dorsal slit*를 하거나 들러붙은 포피를 부분적으로 떼 주기도 한다. 귀두포피염이 재발한 경우에는 급성염증을 치료한 후에 포경수술을 시행하기도 한다.

4. 포경수술*circumcision*

포경수술(환상절제술)은 여분의 음경피부와 포피를 적당히 잘라내어 귀두를 노출시키는 것으로, 인류의 수술 중 최초로 기록되어 전해지는 수술 중 하나이다(B.C. 3000년). 포경수술의 이점은 성기를 청결히 하고 귀두지에 의한 만성자극을 피하며, 포피 내 병원균 번식에 따른 귀두포피염, 귀두포피의 유착, 상행요로감염 및 음경암의 예방 등이다. 반복되는 요로감염, 포경 및 감돈포경 등이 포경수술의 적응증이 된다. 과거에는 종교적 이유나 의학적 이유 없이 다른 나라에 비해 우리나라에서 많이 시행되고 있었으나, 최근에는 아이의 의향을 따르려는 사회적 경향을 보이고 있다.

포경수술은 요로감염이나 방광요관역류가 있는 유아에서 요로감염을 예방하기 위한 경우에는 나이에 관계없이 시행하나 그렇지 않은 경우에는 국소마취가 가능한 연령에 시행한다. 요도하열이 있는 환자에서는 포피를 이용해 요도재건술을 시행해야 하므로 포경수술을 시행해서는 안 된다. 따라서 수술을 할 때에는 요도하열이 포피에 가려 보이지 않을 수 있으므로 포피를 제거하기 전에 반드시 귀두와 외요도구를 확인하는 것이 안전하다. 또한 신생아에서 음경이 작거나 피부 속에 함몰되어 있는 경우, 음경굽이나 음경음낭 부위 융합이 있는 경우, 혈액응고이상이 있는 경우에도 포경수술을 시행해서는 안 된다.

포경수술 후 합병증의 빈도는 0.2~5%이다. 가장 흔한 것이 수술 후 출혈인데, 보통은 저절로 멈추거나 가볍게 압박해 주면 조절이 되나 출혈이 지속되면 혈관을 찾아 묶어 주어야 한다. 피부를 과도하게 제거하면 피부 분

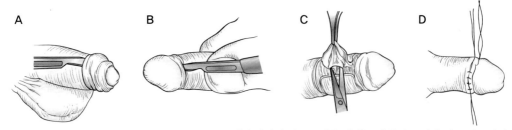

그림 34-7 음경포피절제술 방법(환상절제법) A, B. 포피가 완전히 귀두를 덮은 상태(근위부)와 포피가 귀두 뒤로 당겨진 상태에서 음경체부와 귀두부의 경계 부위인 고랑을 따라 피부에 절제할 부위(원위부)를 환상으로 표시하고 표시한 선을 따라 포피를 환상으로 절개한다. C. 두 절개선 사이 등쪽 피부를 음경의 길이 방향으로 자른 후 두 절개선 사이 피부를 박리하여 제거한다. D. 출혈 부위를 결찰하거나 지혈한 후 피부를 봉합한다.

리가 생기거나 피부가 부족하여 발기되면서 통증을 유발할 수 있으며 역으로 부족하게 제거하면 포피가 과도하게 남을 수 있다. 과도한 압박 드레싱으로 급성요저류나 배뇨장애가 올 수 있고 귀두와 요도 손상으로 요도피부누공이 발생할 수 있다. 외요도구 협착은 노출된 외요도구의 염증으로 생기는데, 신생아에서 포경수술을 한 경우 몇 주 동안 기저귀를 교환할 때 외요도구에 바셀린 연고를 발라 주면 외요도구협착을 예방하는 데 도움이 된다.

수술방법은 Gomco-bell이나 plastibell 같은 기구를 이용하여 과잉포피를 고정했다가 절제하거나 환상절제 후 봉합을 하는 방법 등 여러 가지가 있다. 포경수술의 전형적인 방법으로 널리 시행되고 있는 포피의 환상절제 방법은 그림 34-7과 같다.

Ⅲ 고환이상

1. 잠복고환

(1) 정의

잠복고환은 한쪽 또는 양측 고환이 음낭 안에서 만져지지 않는 상태를 말하며, 비교적 흔한 비뇨생식기계 선천성 이상 중 하나이다. 잠복고환은 숨어 있다는 뜻의 'crypto-'와 고환을 의미하는 'orchid'가 합쳐진 용어로, 정류고환 혹은 미하강고환undescended testis과 혼용되고 있다. 잠복고환은 고환의 정상 하강경로 중 어느 곳에 머물러서 불완전하게 내려온 미하강고환이 대부분을 차지한다. 이 외에도 고환이 정상 하강경로를 벗어난 곳에 위치하거나(이소성고환ectopic testis), 고환을 음낭까지 당겨

내릴 수 있지만 곧바로 서혜부 쪽으로 올라가는 경우(활주고환gliding testis), 음낭까지 내려왔던 고환이 다시 위로 올라가서 잠복고환의 형태로 나타나는 경우(상승고환ascended testis)도 잠복고환의 범주에 포함된다.

(2) 고환하강 기전

발생학적으로 태아의 고환은 후복막공간에 위치해 있다가 복강과 서혜관을 따라 이동한 후 음낭까지 내려오게 된다. 고환은 복강 내 제10흉추 높이에서 발생하여 태생 3개월경에 서혜관까지 도달하며, 태생 30~32주 사이에 음낭 내로 내려온다. 고환하강의 기전은 아직 분명하게 밝혀지지 않았지만, 고환길잡이gubernaculum, 고환초상돌기processus vaginalis, 서혜관, 정삭, 음낭 등의 발달과 연관이 있을 것으로 여겨지고 있다. 이 중에서도 고환의 아래와 서혜관을 연결하는 고환길잡이가 고환하강에 중요한 역할을 하는 것으로 알려져 있다.

태생기 고환의 하강 과정은 복강 내 하강transabdominal descent 시기와 서혜부 경유-음낭 하강transinguino-scrotal descent 시기로 나눌 수 있다. 복강 내 하강은 복압, 안드로겐androgen, 인슐린유사호르몬3insulin-like hormone 3; INSL3이 주된 역할을 한다. 태아의 Leydig세포에서 분비되는 INSL3가 고환길잡이를 팽창시키고 안드로겐은 고환의 두부현수인대cranial suspensory ligament를 퇴화시킴으로써 고환이 위로 당겨지지 않고 서혜륜inguinal ring 근처에 머물도록 한다. 서혜부 경유-음낭 하강은 남성호르몬, 음부대퇴신경genitofemoral nerve과 calcitonin-gene-related peptide(CGRP) 등을 통한 고환길잡이의 증식과 수축이 주된 기전으로 받아들여지고 있다. Leydig세포에서 분비되는 안드로겐이 음부대퇴신

경의 감각신경에서 CGRP의 분비를 촉진시키고 CGRP는 고환길잡이의 주기적 수축을 유도하여 고환을 당기도록 한다. 동시에 안드로겐은 고환길잡이와 고환초상돌기가 음낭의 아래쪽으로 이동하도록 하여 고환이 음낭 아래까지 하강하는 길이를 확보하도록 돕는다.

(3) 발생빈도

잠복고환은 만삭에 정상 체중으로 출생한 신생아의 2.2~3.8%에서 나타나며, 일측성이 양측성보다 2배 정도 많다. 잠복고환은 저체중 출생아, 짧은 임신기간, 임신기간에 비해 작은 신생아 등에서 발생 위험도가 높다. 특히 출생 체중이 2,000~2,500g 미만이거나 임신 37주 미만의 조산아에서는 30% 정도의 높은 발생률을 보인다.

잠복고환은 출생 후에도 하강을 계속하는데, 이는 정상 남아에서 출생 후 60~90일에 나타나는 황체형성호르몬 증가와 이로 인한 테스토스테론의 급증과 관련되어 있다. 실제로 미하강고환의 상당수는 남성호르몬 분비가 급격히 높아지는 생후 3개월 전후로 내려오게 되며, 만 1세에서 잠복고환의 빈도는 성인과 비슷한 1% 정도가 된다.

(4) 분류

고환은 고환올림근 수축에 의해 위쪽으로 이동할 수 있기 때문에 항상 일정한 위치에서 만져지지는 않는다. 따라서 고환올림근반사가 약한 생후 6개월 이전이나 전신마취하에서 측정하는 것이 정확하다. 일반적으로 잠복고환은 고환이 만져지는지 여부에 따라 촉지성과 비촉지

성 잠복고환으로 나눈다. 이렇게 분류하는 이유는 고환의 촉지 여부에 따라 진단검사와 치료방법이 달라질 수 있고 예후를 판단할 수 있기 때문이다.

잠복고환의 80%는 촉지성으로 서혜부 근처에서 확인되는 미하강고환이 대부분이다. 이 외에도 고환이 음낭까지 당겨 내려오지만 곧바로 서혜부 쪽으로 올라가는 활주고환, 고환의 정상 하강경로를 벗어난 곳에 위치하는 이소성고환, 출생 당시에는 음낭 내에 있었던 고환이 성장 과정 동안이나 서혜부 수술 등으로 인해 이차적으로 위로 올라가서 잠복고환의 형태로 나타나는 상승고환 혹은 후천성 잠복고환 등이 촉지성 잠복고환의 범주에 포함된다. 잠복고환의 20%는 고환이 만져지지 않는데, 서혜부나 복강 안에 숨어 있어 의사가 확인하지 못하는 경우와 고환의 발생 자체가 되지 않은 무발생agenesis 또는 고환이 위축(위축성 고환atrophic testis)되거나 소멸(무고환vanishing testis)된 경우이다.

잠복고환은 고환 위치에 따라 배 안, 서혜관 안, 서혜관 밖, 이소성으로 분류할 수 있다. 이소성고환의 경우 얕은 서혜주머니superficial inguinal pouch에 가장 흔히 위치하며 이 외에 서혜부, 넓적다리, 음경 등쪽, 몸쪽, 반대쪽 음낭 등에 위치하기도 한다(그림 34-8). 활주고환은 잠복고환을 음낭 내로 당겨 내릴 수 있으나 놓으면 고환이 음낭 내 위치를 유지하지 못하고 바로 서혜부로 올라간다. 활주고환은 일반적인 미하강고환과 같이 수술이 조기에 필요하므로 추적관찰이 필요한 견축고환(퇴축고환)retractile testis과 감별해야 한다. 견축고환은 정상적인

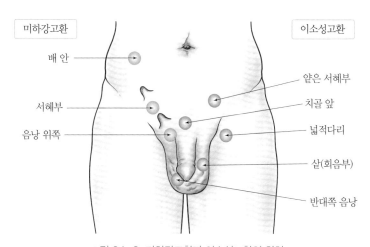

그림 34-8 미하강고환과 이소성고환의 위치

고환 하강 과정을 마쳤으나 고환올림근반사에 의해 고환이 음낭과 서혜부 사이를 오르내리는 상태로 신체검사로 고환을 음낭까지 당겨 내리면 쉽게 내려와서 음낭 안에 머물러 있게 된다. 이러한 견축고환은 고환용적이나 가임력에서 정상 고환과 차이가 없는 변이로 간주되지만, 정자 발생에 이상을 보인다는 보고도 있어, 고환의 크기가 작고 성장이 지연되거나 면밀한 추적관찰을 통해 고환의 상승이 더 심해지는 경우에는 수술적 치료를 고려할 수 있다.

(5) 합병증

1) 불임

잠복고환이 생식세포의 발달 장애를 유발한다는 것은 널리 알려져 있으며, 이로 인해 불임 가능성이 높다. 고환고정술orchiopexy을 받은 환자들의 장기 추적관찰 분석 결과에 의하면, 불임률은 일측성 10~13%, 양측성 33~59%로 알려져 있다. 잠복고환의 병리조직학적 변성은 생후 1~2세 이후 급속히 진행되기 때문에 1세 이전에 고환을 음낭으로 내려 주는 조기수술이 매우 중요하다. 따라서 고환의 심한 조직학적 변성을 막으려면 늦어도 1.5세 이전에 치료해야 하며, 5세 이후에는 치료 의미가 감소된다.

2) 고환암

잠복고환은 사춘기 이후에 고환암의 발병 가능성이 정상인에 비해 2~5배 높으며, 고환암의 약 10%는 잠복고환에서 발생한다. 잠복고환에서 생기는 고환암은 정상피종seminoma이 가장 흔하다. 고환암이 발생하는 가설로는 잠복고환이 정상보다 높은 온도에 노출된다는 것과 잠복고환의 내인성 병리 과정이 관여하는 것으로 알려져 있다. 지금까지 잠복고환의 고환고정술은 고환암의 예방보다는 고환암의 조기 발견이 주된 목적이었으나, 최근에는 고환고정술이 고환종양의 발생 위험성을 줄이는 것으로 알려지고 있다. 사춘기 이후 잠복고환의 상피내암종carcinoma in situ 유병률은 1.7% 정도인 반면, 소아에서는 전암precancer 병변이 드물고 조직검사에서 정상이라도 추후 고환암이 발생할 수 있다는 이유 등으로 조직검사는 통상적으로 시행하지 않는다.

3) 탈장

잠복고환의 90% 이상에서 고환초상돌기가 열려 있으

며 탈장은 25% 정도에서 나타난다.

4) 고환꼬임testicular torsion

고환꼬임은 고환의 크기가 급격하게 커질 때 잘 발생하므로 대개 사춘기 또는 고환암이 동반된 경우에 발생한다. 환자가 배 또는 서혜부에 통증이 있으면서 동측 음낭 내에 고환이 만져지지 않으면 잠복고환의 꼬임을 의심해야 한다.

5) 정신적·성적 건강의 저해

(6) 진단

신체검사에 앞서 조기분만 여부, 산모의 여성호르몬제 사용 또는 여성호르몬에의 노출 여부, 중추신경계 병변, 이전의 서혜부 수술력 등에 대한 문진이 필수적이다. 잠복고환과 동반된 다른 선천성 기형, 불임 등의 가족력과 출생 시 또는 생후 1년 이전에 고환이 음낭 안에서 만져진 적이 있는지도 확인해야 한다.

잠복고환은 고환의 위치보다 촉지 여부가 더 중요하기 때문에 세심한 신체검사가 필수적이다. 의심스러운 경우에는 반복해서 진찰하거나 전문의에게 의뢰해야 하며, 특히 비촉지성의 경우는 수술 전 마취를 한 상태에서 확인해 보는 것이 중요하다. 신체검사 방법은 환아를 개구리다리 자세로 한 상태에서 먼저 반대쪽 고환의 크기, 위치 및 표면을 확인한 후, 따뜻한 손으로 병변 쪽의 장골능에서 치골결합 쪽으로 쓸어내리면서 고환의 유무와 위치를 파악한다. 고환이 만져지면 음낭까지 내려오는지도 확인해야 하며, 고환이 음낭까지 내려올 경우 고환올림근이 완전히 이완될 때까지 고환을 잡고 있다가 놓았을 때 음낭 내에 그대로 있다면 견축고환으로 진단할 수 있다. 살이 통통한 유아나 비만한 소아와 같이 촉지가 어려운 경우에는 다리를 꼬고 앉게 하거나 쪼그려 앉혀서 진찰하고, 윤활젤리를 손에 바르면 고환을 좀 더 잘 만질 수 있다. 한쪽 고환이 없는 경우 반대쪽 고환의 보상성 비대를 보이기도 한다. 일단 고환이 만져지면 더 이상 검사를 할 필요는 없는데, 초음파검사, 컴퓨터단층촬영 혹은 자기공명영상 등의 진단 정확도가 숙련된 의사에 비해 높지 않고 영상의학검사 결과에 따라 치료가 달라지는 경우가 드물기 때문이다. 그러나 실제 임상에서는 잠복고환의 상태와 위치를 재확인하고 향후 추적을 위해 기본검사로 영상의학검사를 시행하고 있다.

신체검사와 영상의학검사로도 확인되지 않는 비촉지성 고환은 진단목적의 복강경검사나 서혜부 또는 음낭 절개를 통한 탐색수술을 시행한다. 과거에는 서혜부 탐색수술을 해서 고환 또는 고환 잔유물이 발견되면 고정술이나 절제술을 하고, 없는 경우에는 절개창을 연장하여 확인했다. 복강경이 등장하면서 복강경으로 고환의 유무, 위치, 정관과 성선혈관의 상태 등을 확인할 수 있게 되었다. 복강경 소견에서 고환혈관이 맹단으로 끝나면 고환이 없는 것으로 진단할 수 있으며, 혈관이 내서혜륜으로 들어가는 것이 보이면 서혜부 혹은 음낭 절개를 통해 고환을 확인한다.

양측 고환이 모두 만져지지 않으면서 요도하열이 동반된 경우에는 성분화이상를 감별하기 위해 염색체검사와 내분비학검사가 필요하다. 생후 3개월 이하에서는 황체형성호르몬luteinizing hormone; LH, 난포자극호르몬follicle-stimulating hormone; FSH 및 테스토스테론을 측정하며, 생후 3개월 이후의 소아에서는 인간융모성선자극호르몬human chorionic gonadotropin; hCG 자극검사를 하게 된다. 만약 테스토스테론이 거의 측정되지 않고 LH와 FSH가 증가되어 있다면 무고환증으로 판단할 수 있다. hCG 자극검사는 통상적으로 3일간 hCG 2,000IU를 근육주사한 후 5일째 혈중 테스토스테론을 측정하여 주사 전 혈중 농도와 비교해서 뚜렷이 증가하면 고환이 존재한다고 할 수 있다. 그러나 위음성의 가능성도 있으므로, hCG 자극검사에 대한 반응 여부와 관계없이 양측 고환이 모두 만져지지 않으면서 성선자극호르몬이 정상 범위인 모든 환아에서는 수술적 확인이 필요하다.

(7) 동반증후군

잠복고환은 Klinefelter증후군, Noonan증후군, Down증후군, Prader-Willi증후군 등의 유전병에 잘 동반된다. 또한 낭성섬유화증cystic fibrosis, 말린자두배증후군prune-belly syndrome, 가성반음양에서도 잠복고환이 흔히 나타난다.

(8) 치료

잠복고환의 치료목적은 고환을 조기에 음낭 내로 내려놓음으로써 고환의 조직학적 변성을 최소화하여 불임 위험성을 낮추고 정상에 비해 발병률이 매우 높은 고환암을 쉽게 발견하는 데 있다. 이와 더불어 동반된 병변을 교정하고 고환꼬임 등의 합병증을 예방하며, 환아의 정신적 충격 완화와 미용적인 개선에도 목적이 있다. 지금까지는 고환고정술이 고환암을 예방할 수 없다고 인식되어 왔지만, 최근에는 조기수술이 고환암의 발병 위험을 낮출 수 있다는 연구 결과들이 보고되고 있다.

잠복고환은 치료 시기가 중요한데, 과거에는 학령기에 수술하자는 의견도 있었으나 생후 6개월에서 12개월 사이에 시행하는 것을 권장하고 있다. 이러한 조기수술의 근거는 생후 6개월 이후에는 고환의 자연하강을 더 이상 기대하기 어렵고, 마취 위험도나 수술 술기에 큰 차이가 없으며, 시간이 경과할수록 체온에 의한 고환의 조직학적 손상이 진행될 가능성이 높고, 18개월 이상의 영유아들은 수술에 대한 분리불안과 거세불안이 높아 정신적 측면에서 좋지 못하다는 이유에서이다.

잠복고환의 치료는 수술, 특히 고환고정술이 표준치료이며 호르몬치료는 잠복고환의 위치와 상태에 따라 선별적으로 이용될 수 있다. 고환이 위축 또는 소멸되어 고환 잔유물이나 흔적만 보이는 경우나 성인의 잠복고환 중 해부학적·형태학적으로 비정상인 고환, 혹은 고환고정술이 불가능한 경우에는 고환을 절제하게 된다. 고환절제술은 반대쪽 고환이 정상인 경우에 한해 신중하게 결정해야 하고, 고환꼬임을 예방하기 위해 반대쪽 고환고정술을 같이 시행한다. 견축고환은 정상 변이의 일종이므로 수술보다는 사춘기까지 혹은 고환이 더 이상 이동하지 않을 때까지 주기적으로 추적하는 것을 권고하고 있다. 그러나 고환의 크기가 작고 성장이 지연되거나 면밀한 추적관찰을 통해 고환의 상승이 더 심해지는 경우, 통증이 있는 경우 등에는 잠복고환과 동일하게 간주하여 치료한다. 잠복고환에 대한 치료 알고리즘은 그림 34-9와 같다.

1) 수술적 치료

① 촉지성 잠복고환

촉지성 잠복고환은 대부분 서혜부 절개를 통해 고환고정술을 하지만, 고환이 서혜부 아래에 있거나 견축고환의 경우에는 음낭 절개로 수술하기도 한다. 고환고정술에 있어 가장 중요한 점은 고환을 음낭까지 긴장 없이 내릴 수 있을 정도로 충분한 길이를 확보하는 것이다.

수술은 기본적으로 네 단계로 이루어진다. 첫째, 고환

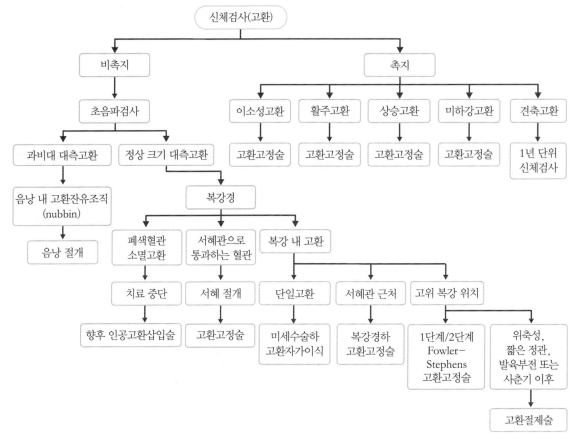

그림 34-9 잠복고환의 치료 알고리즘

과 정삭을 주변 조직과 분리하여 유동성을 확보하고, 둘째, 열려 있는 초상돌기에 대해 고위결찰을 시행하며, 셋째, 고환을 음낭 바닥까지 당김 없이 내려 주기 위해 후복막 위쪽으로 계속 박리하거나 정삭과 정관을 분리한다. 마지막으로 같은 쪽 음낭에 얇은 주머니를 만들어 고환을 넣고 고정한다. 이러한 기본적인 술기만으로 정삭의 길이가 충분하지 않을 경우에는 서혜관 바닥의 하복벽혈관inferior epigastric vessel을 절단하거나 그 밑으로 정삭을 통과시켜 음낭까지의 거리를 줄이는 Prentiss술식을 시행하며, 고환을 얇은 서혜륜 또는 치골결합 부위까지 최대한 내려 놓았다가 6~12개월 후에 이차수술을 시행할 수도 있다. 또한 정관동맥으로부터의 곁순환이 잘 발달된 경우에는 고환동맥을 자르고 내려 주는 Fowler-Stephens 고환고정술을 시행하기도 하며, 현미경수술로 고환동맥을 하복벽혈관에 연결시키는 고환자가이식술을 시행할 수도 있다.

② 비촉지성 잠복고환

비촉지성 잠복고환의 수술에서 중요한 것은 고환의 유무와 상태이므로 마취를 한 상태에서 고환을 다시 한 번 확인해야 하고, 그래도 만져지지 않는 경우에는 탐색수술이나 진단적 복강경을 하게 된다. 비촉지성 잠복고환의 복강경 소견으로는 첫째, 정삭혈관이 내서혜륜을 통과하여 내려간 경우이다. 이때에는 서혜부 혹은 음낭 절개를 해서 고환이 정상이면 고환고정술을 하지만 고환잔유물이나 흔적만이 남아 있는 경우에는 절제한다. 둘째, 정삭혈관이 복강 내에서 맹단으로 끝나는 경우로, 이는 소멸고환을 시사하기 때문에 추가 시술 없이 수술을 중단한다. 마지막으로 고환이 복강 내에서 발견되는 경우인데, 고환의 크기와 복강 내 위치, 정삭혈관의 길이, 환자의 나이, 반대쪽 고환 및 의사의 경험을 고려하여 수술방법을 결정한다.

다음 세 가지 중 하나의 방법으로 고환고정술을 시행

하며 수술성공률은 67~84%로 알려져 있다.

- Fowler-Stephens 고환고정술: 고환동맥이 포함된 내정계혈관을 절제하여 길이를 확보하는 술식으로, 고환의 생존은 고환올림근동맥과 정관동맥의 혈류 공급에 의존하는 방법이다. 단일 단계 수술법은 내정계혈관의 절제와 고환고정을 한꺼번에 하는 방법이다. 두 단계 수술법은 일차수술로 내정계혈관을 결찰하고 약 6개월 동안 복강 내에서 고환으로의 곁혈류 공급의 증대를 도모한 후, 이차수술로 고환을 음낭까지 내려 주는데, 이때 일차수술은 복강경으로 할 수도 있다.

- 복강경을 이용한 고정고정술: 복강경수술은 확대된 시야에서 시술하므로 광범위하게 박리하면서도 혈관손상을 최소화할 수 있고 최단거리의 주행 방향을 확보할 수 있다는 장점이 있다. 복강경하 고환고정술은 내정계혈관을 보존한 상태로 고환을 음낭까지 내려 주는 방법과 Fowler-Stephens 고환고정술의 일차수술만 혹은 전체를 복강경으로 하는 방법이 있다. 복강경의 도움하에 미세혈관 자가이식을 병행하기도 한다.

- 미세수술을 이용한 자가이식술: 고환이 복강 내 깊숙이 위치하는 특별한 경우에 시행한다. 우선 고환과 정삭을 절제하여 음낭 내에 고정시킨 다음, 고환혈관을 아랫배벽혈관에 미세수술로 연결하여 혈류를 재개통시키는 자가이식술이다. 성공률은 비교적 높지만 미세수술을 통한 혈관 연결에 필요한 고도의 기술과 노력이 요구되고 술후 세심한 처치가 따라야 하기 때문에 쉽게 선택되는 방법은 아니다.

③ 고환절제술

고환의 위축이 심하거나 형태학적 이상이 심하여 고환의 기능을 기대할 수 없는 경우에는 고환절제술을 시행한다.

④ 고환고정술의 합병증과 재수술

고환고정술의 합병증으로는 고환의 뒷당겨짐, 혈종, 장골서혜신경손상, 정삭의 꼬임, 정관손상 또는 고환위축 등이 있다. 고환의 위축은 가장 심각한 합병증으로, 정삭을 과도하게 박리 혹은 전기소작하거나 정삭혈관의 꼬임, 또는 Fowler-Stephens 고환고정술 후에 발생한다. 고환의 뒷당겨짐은 보통 후복막박리를 충분하게 하

지 않아 생기며 고환이 외서혜륜 아래의 음낭 위나 치골결절 근처로 당겨 올라가게 된다. 재수술을 할 때에는 이전 수술 부위를 피해서 절개한 후 정상조직에서부터 흉터조직 쪽으로 접근하고 단단한 흉터조직은 정삭혈관이 손상받지 않도록 정상조직을 포함시켜 박리해서 고환고정술을 시행해야 한다.

2) 호르몬치료

호르몬치료에는 외인성 hCG와 외인성 황체형성호르몬분비호르몬luteinizing hormone-releasing hormone; LHRH 작용제 혹은 성선자극호르몬분비호르몬GnRH 작용제가 주로 이용되고 있다. 호르몬치료의 근거는 잠복고환이 시상하부-뇌하수체-성선축hypothalamic-pituitary-gonadal axis의 이상으로 생기며, 남성호르몬에 의해 고환하강이 조정되고 고환에서 합성된 고농도의 활성 대사산물이 관여한다는 실험 결과에 근거를 두고 있다. hCG는 뇌하수체의 LH처럼 Leydig세포에 직접 작용하는 반면, GnRH는 시상하부 자극을 통해 LH를 분비함으로써 고환에서의 테스토스테론 생산을 증가시킨다. 호르몬은 정삭과 고환올림근에 영향을 주어 고환의 자연하강을 유도하고 수정능을 높이는 것으로 추정하고 있다. Leydig세포를 충분히 자극하기 위해서는 최소 10,000IU 이상의 hCG 용량이 필요하며, 15,000IU를 넘지 않는 범위에서 체표면적당 1,500IU를 주 2회 4주간 근육주사한다. GnRH는 하루 1.2mg을 4주간 코에 분무하여 치료한다.

치료성적은 환아의 나이와 투여 용량, 의사 등에 따라 다양하게 보고되고 있다. 일반적으로 20% 정도의 치료성공률을 보이며, 치료된 환아의 약 25%에서는 고환이 다시 상승할 수 있어 주기적인 관찰이 필요하다. 호르몬치료는 연령이 높은 소아, 견축고환, 상승고환 또는 음낭 가까이 위치한 잠복고환에서 효과적이며, 양측의 비촉지성 잠복고환에서도 고려해 볼 수 있다. 호르몬치료는 이전에 잠복고환이나 탈장의 수술을 받았거나, 이소성고환 및 말린자두배증후군과 같이 해부학적으로 반응을 보일 수 없는 경우와 사춘기 이후에서는 금기이며, 면역 억제된 환자에서는 가역적으로 면역세포의 수를 감소시키므로 사용해서는 안 된다.

부작용으로 음낭의 주름과 색소침착이 증가하며 드물게 음경이 커지고 음모가 자랄 수 있다. 또한 식욕 및 체

중 증가를 보이고, 과량을 사용했을 경우 골성장판이 조기에 닫혀 장골 성장이 지연되는 심각한 부작용을 초래하기도 한다. hCG치료 후 비영구적이지만 고환조직 변성이 생기고, 치료를 중단하면 정조세포의 세포자멸사를 유발한다는 보고도 있다. 더욱이 중추신경계에 대한 영향에 대해서는 밝혀진 바 없으며 정조세포 수의 증가와 가임력 향상 목적의 치료에 대해서는 논란이 있다.

(9) 추적관찰

수술이나 치료에 앞서 잠복고환은 성인이 되어 불임 또는 고환암의 발생 가능성이 있다는 점을 부모에게 주지시켜야 한다. 출생 후 자연 하강한 잠복고환이나 고환고정술을 시행한 경우에도 고환의 재상승 여부, 고환의 위치와 크기 등을 주기적으로 추적관찰하는 것이 좋다. 사춘기 이후에는 환자가 자가검진을 통해 이상을 발견할 수 있도록 교육한다. 견축고환은 사춘기까지 혹은 더 이상 오르내리지 않을 때까지 정기적으로 검사해야 한다.

2. 고환꼬임

(1) 정의

고환꼬임은 고환 및 부고환이 정삭을 축으로 꼬여 일정 시간 내에 교정해 주지 않으면 혈류가 차단되어 고환 위축으로 이어지기 때문에 급성음낭증*acute scrotum*을 일으키는 여러 병 중에 응급처치를 요하는 병이다. 고환꼬임은 고환 성장이 급속히 일어나는 사춘기 전후에 흔하며, 신생아기에도 발생할 수 있다.

(2) 기전

고환꼬임이 일어나는 정확한 기전은 밝혀지지 않았지만, 고환의 종추기형*bell clapper deformity*, 사춘기 때 고환의 빠른 성장, 고환올림근반사를 유발하는 갑작스러운 운동이나 외상, 추운 날씨와 잠복고환 등이 유발인자로 알려져 있다.

고환꼬임은 고환초막내꼬임*intravaginal torsion*과 고환초막외꼬임*extravaginal torsion*으로 나뉜다. 고환초막내꼬임은 고환, 부고환, 고환길잡이 등의 후방고정이 정상적으로 되지 않아 고환이 고환초막 안에서 종의 추 모양으로 자유로이 매달려 있는 형태가 되어 고환꼬임이 일

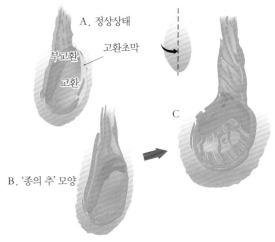

그림 34-10 고환꼬임의 기전 고환의 종추기형

어나기 쉬운 형태가 된다(그림 34-10). 정삭에 나선형으로 배열되어 있는 고환올림근이 수축하면 고환을 위쪽으로 당기면서 동시에 회전을 일으키는데, 이때 정삭이 지나치게 돌아 꼬임이 발생한다. 더욱이 고환의 무게가 증가하는 사춘기 이후에는 더 쉽게 꼬일 수 있다.

고환초막외꼬임은 음낭 아래쪽 고환길잡이의 음낭벽에 대한 부착이 불완전하여 고환, 부고환, 고환초막이 전체적으로 꼬여 발생하게 되는 것을 말하며, 특히 신생아나 잠복고환의 경우에 주로 발생한다.

(3) 증상

급성고환꼬임은 어느 나이에나 발생할 수 있지만, 고환초막내꼬임은 12~16세에서 가장 많이 발생하고 고환초막외꼬임은 신생아기에 잘 발생한다.

고막꼬임은 운동이나 외상에 의해서도 발생할 수 있으나, 수면 중에 자연적으로 발생한다. 갑작스러운 심한 통증이 음낭과 아랫배에 나타나는 것이 특징적이며, 통증이 점진적으로 지속되거나 심하지 않은 경우도 있다. 급성꼬임에서는 구역과 구토가 수반되기도 하며 통증으로 인해 걷기가 힘들어진다. 신생아는 안절부절못하며 잘 먹지 못하는 증상으로 나타난다.

일부 환자는 음낭의 통증과 부기가 반복적으로 발생하는 것을 경험하기도 하는데, 이는 간헐적인 고환꼬임이 발생했다가 자연적으로 회복되는 것을 의미한다. 이 경우에도 고환위축이나 기능장애를 초래할 수 있기 때문에

고환꼬임과 동일하게 간주해서 수술적 교정을 하여 고환 위축을 예방해야 한다.

(4) 진단

급성음낭증의 감별진단은 세심한 병력청취와 함께 신체검사가 매우 중요하다. 신체검사 소견으로 가장 흔한 것은 전반적인 고환 부위의 압통과 고환올림근반사의 소실이다. 증상이 있는 쪽 고환은 정삭의 꼬임으로 길이가 짧아져 고환이 음낭 위쪽에 수평으로 누워 있는 소견을 보이고 고환올림근반사가 없어지게 된다. 또한 급성부고환염과 달리 고환을 들어 올려도 통증이 줄어들지 않는다. 하지만 환자들이 꼬임이 생긴 지 상당 시간이 지나서 내원하므로 급성음낭수종, 부기 등으로 인해 이러한 소견들이 불분명한 경우가 많다.

고환꼬임에 대한 진단검사들은 고환꼬임이 없음을 확인하여 불필요한 수술을 피하기 위해 시행한다. 소변검사는 주로 부고환염에서 흔히 보이는 농뇨 여부를 확인하기 위해 시행한다. 고환꼬임에서는 대부분 소변검사에서 정상이지만 농뇨가 동반되어 진단에 혼란을 초래하기도 한다. 색도플러초음파검사는 비침습적이면서 검사시간이 짧다는 장점 외에 고환의 해부학적 검사와 혈류를 동시에 측정할 수 있고 높은 민감도와 특이도를 보여 가장 보편적으로 이용되고 있다. 색도플러초음파검사에서 고환 내 혈류가 보이지 않거나 감소된 소견, 고환실질의 에코가 비균질하거나 반대쪽 정상 고환과 비교하여 차이가 있는 것이 고환꼬임의 일반적인 소견이다(그림 34-11).

또한 ^{99m}Tc-pertechnate 동위원소를 이용한 고환스캔은 정확한 진단방법으로 알려져 있으나, 음낭벽의 충혈을 고환의 혈류로 잘못 인식할 수 있고 작은 음낭과 고환의 경우에는 정확한 영상을 얻기가 어렵다는 단점, 검사시간이 많이 소요되고 야간에는 쉽게 이용할 수 없다는 제한점 등으로 현재는 거의 사용되지 않고 있다.

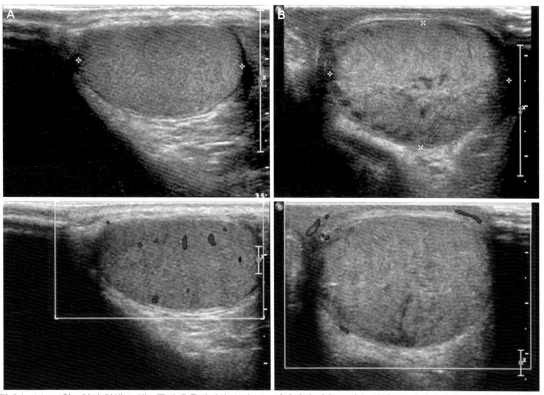

그림 34-11 고환꼬임의 회색조·색도플러 초음파검사 소견 A. 정상적인 좌측 고환은 회색조초음파검사에서 실질이 균질한 에코를 보이고, 색도플러초음파검사에서 고환 내 혈류가 잘 관찰된다. B. 고환꼬임이 발생한 우측 고환은 회색조초음파검사에서 불균질한 에코를 보이고, 색도플러초음파검사에서 고환 내 혈류가 확인되지 않는다.

(5) 감별진단

급성음낭증을 일으키는 모든 질환을 감별해야 하는데, 고환수꼬임, 급성부고환염, 급성고환염, 서혜부감돈탈장 등이 이에 속한다.

고환수*testicular appendix*는 Müller관의 흔적기관으로, 고환상극과 부고환 사이에 위치하며 크기는 3~5mm로 직경이 작은 좁은 목을 통해 고환이나 부고환에 달려 있어 꼬이기가 쉽다. 고환수꼬임은 고환 통증의 흔한 원인 중 하나이며 주로 2~12세 사이에 발생한다. 임상적으로 급작스럽고 국소적인 음낭 통증을 호소하며, 고환꼬임보다 증상이 경미하고, 통증이 고환 위쪽에 국한되는 경향을 보이며, 대개 구역, 구토 등은 동반되지 않는다. 발병 초기에는 음낭벽을 고환에 밀착시켜 보면 괴사한 고환 곁자취가 파란 점처럼 보이는 blue dot징후가 나타난다. 시간이 경과하면 고환과 부고환이 전체적으로 부어 고환꼬임과 구분하기 어렵다. 고환꼬임 진단에서 언급된 여러 가지 방법으로 고환꼬임과 구분하기 어려우면 확실한 진단과 빠른 회복을 위해 음낭 탐색 수술을 시행해야 한다. 고환수꼬임이 확실하면 수술 필요 없고 1~2주일 경과하면 회복된다.

부고환염은 구역, 구토보다는 고열이 동반된다. 특히 부고환염에서는 고환을 들어 올릴 때 통증이 호전되는 Prehn징후가 나타난다. 소변검사에서 농뇨나 세균뇨가 나타나며 혈액검사에서 백혈구 증가 소견을 보이고, 도플러초음파검사에서는 고환으로의 혈류가 증가되어 있다. 또한 볼거리고환염도 감별해야 하는데, 볼거리를 시작한 후 3~4일 내에 고열을 동반하면서 증상이 생기는 경우 진단할 수 있다.

(6) 치료

고환꼬임은 증상이 시작된 이후 비가역적인 고환의 허혈손상이 4시간 이내에 생길 수 있어 가능한 한 빨리 치료하는 것이 매우 중요하다.

병력과 신체검사에서 일단 고환꼬임이 의심되면 손으로 꼬임을 풀어 주는 맨손교정을 해야 하며, 1% 리도카인 10~20mL를 정삭에 주입하면 훨씬 쉽게 할 수 있다. 일반적으로 고환은 안쪽 방향으로 회전하는 경향이 있으므로 고환을 각각 바깥쪽 방향으로 돌려 풀어 주어야 한다. 그러나 이와 반대 방향으로 꼬임이 일어날 수 있음도

염두에 두어야 한다. 꼬임이 풀리면 정삭의 길이가 길어지고 고환이 음낭 내 제자리로 돌아와서 환자는 편안함을 느낀다. 맨손교정으로 고환꼬임이 성공적으로 풀렸다 하더라도 고환꼬임이 다시 발생할 수 있으므로 수술적 고정을 시행해야 한다.

수술적 접근은 음낭 절개를 하여 정삭의 꼬임 여부와 정도, 고환 색깔 변화 여부 등을 확인하고, 고환꼬임을 풀어 준 후 고환 색깔이 정상화되는지를 관찰하여 고환 절제 여부를 결정하는데, 고환백막에 절개를 가해 출혈 여부를 확인하는 것도 유용한 방법이다. 고환꼬임에 대한 수술 시에는 병변 쪽뿐만 아니라 반대쪽 고환의 상태도 반드시 확인해야 한다. 고환꼬임 환자의 약 30%는 반대쪽 고환꼬임이 발생할 수 있으므로 반대쪽 고환고정술을 함께 시행하는 것이 바람직하다.

(7) 예후

고환꼬임의 지속시간이 길수록, 정삭의 꼬임 정도가 심할수록 고환을 살릴 가능성이 낮아지고 고환위축의 발생이 증가한다. 통증 발생 4시간 이내 5%, 12시간 이내 20%, 24시간 이내 60%, 48시간 이내 90%에서 고환절제술이 필요하다. 고환고정술 후 고환위축은 통증 발생 12시간 이내는 10%인 반면, 24시간 이상 경과하면 75%에서 발생한다.

Ⅳ 음낭이상

1. 음낭수종*hydrocele*

음낭수종은 음낭질환 중 대표적인 병으로, 고환 또는 정삭을 따라 고환초막*tunica vaginalis* 내에 장액성 액체가 고이는 병이다. 발생하는 원인에 따라 소아에서 발견되는 경우와 성인에서 발생하는 경우로 구분하고, 교통성 여부에 따라 교통성과 비교통성으로 나뉜다. 초상돌기의 닫힘 여부 및 위치에 따라 음낭 내 음낭수종*scrotal hydrocele*, 정삭의 음낭수종*cord hydrocele*, 열린 음낭수종 *communicating hydrocele* 등으로 구분할 수 있다. 소아 음낭수종은 복막의 일부인 초상돌기가 고환하강이 완료된 후에도 지속되거나 늦게 닫혀 고환초막 안에 장액성 액

체가 갇혀서 발생하는데, 출생 시에 흔히 보이고 양측인 경우가 많다.

신체검사에서 음낭 또는 서혜부 팽창이 있으며, 심하게 커지며 대개 통증은 없다. 투과조명transillumination이 잘되고 음낭초음파검사로 확진된다. 일반적으로 개방성 초상돌기는 대부분 생후 1~2년 내에 막히기 때문에 그때까지 기다려 볼 수 있다. 소아에서 장액성 액체를 흡인하는 것은 감염과 출혈의 위험성이 있고 열린 초상돌기가 있으면 복막염까지 진행될 수 있으므로 금기이다. 수술은 서혜부 절개를 통해 열린 초상돌기를 고위결찰하게 된다.

(1) 열린 음낭수종

열린 음낭수종은 초상돌기가 계속 열려 있어 복막강액이 음낭까지 자유롭게 드나드는 것을 말하며, 자세나 활동에 따라 크기가 달라질 수 있다. 음낭종창이 심하면 고환이 쉽게 만져지지 않기 때문에 잠복고환과의 감별이 필요하다. 열린 음낭수종은 병력과 신체검사로 쉽게 진단할 수 있지만 초음파검사나 보호자의 관찰이 진단에 도움이 되기도 한다.

치료는 서혜부 절개를 통해 초상돌기를 정삭에서 분리한 후 고위결찰한다. 수술 후 합병증으로는 정관손상, 재발, 고환위축 등이 있다. 임상적으로 한쪽 열린 음낭수종 환자의 5~20%에서는 반대쪽 초상돌기도 열려 있고, 특히 나이가 어릴수록 가능성이 높다. 따라서 수술 전에 보호자에게 반대쪽 음낭수종의 발병 가능성을 언급할 필요가 있고, 의심이 될 때에는 고위결찰 전에 열린 초상돌기 내로 복강경을 삽입하여 반대쪽 내서혜륜을 확인한다. 뇌실복강션트ventriculoperitoneal shunt를 시행했거나 복막투석 등 복수가 증가할 경우에는 임상적으로 한쪽에만 음낭수종이 있더라도 양측 모두 수술을 시행해야 한다.

(2) 정삭의 음낭수종

정삭의 음낭수종은 초상돌기가 부분적으로 닫혀 정삭 일부에서 낭종물cystic mass이 국한적으로 발생하는데, 경우에 따라 복강과 연결된 경우도 있다. 대개 무통성이고 음낭 위쪽에 서혜관종물로 만져지며, 투과조명검사에서 빛이 잘 통과된다. 서혜부탈장, 정삭에서 발생하는

육종, 고환 주위 조직 등과 감별해야 하고, 열린 음낭수종과 마찬가지로 서혜부 절개를 통해 수술을 시행하며, 초상돌기가 열려 있으면 고위결찰을 함께 시행한다.

(3) 음낭 내 음낭수종

음낭 내 음낭수종은 40대 이후 성인에서 흔히 발생하는데, 소아의 열린 음낭수종과 달리 성인에서는 고환초막 내 액체 생성과 흡수의 불균형으로 발생한다. 고환염, 부고환염, 손상, 종양, 뇌실복강션트, 복막투석 환자 등에서 생길 수 있으나 원인을 모르는 경우가 대부분이다. 치료는 음낭절개를 통해 고환초막을 절제한다. 성인의 경우 음낭흡입술 후 경화요법을 시행하기도 하지만, 수술에 비해 효과적이지 못하고 소아에서 흔히 발생하는 열린 음낭수종의 경우에는 시행해서는 안 된다.

2. 서혜부탈장

소아의 서혜부탈장은 열린 음낭수종과 같은 기전으로 발생하며, 탈장낭 안에서 소장, 방광, 그물막omentum 등이 발견될 수 있다. 열린 음낭수종이 탈장으로 이행되는 것은 아니다. 즉 소아의 모든 서혜부탈장은 열린 초상돌기를 가지고 있지만, 초상돌기가 열려 있다고 해서 모두 탈장이 되는 것은 아니다. 따라서 치료시기도 열린 음낭수종과 다를 수 있는데, 성인과는 달리 소아에서는 증상이 없더라도 서혜부탈장으로 진단이 되면 바로 수술적 치료가 필요하다. 비록 응급상황이 아니더라도 감돈과 교액의 위험을 없애기 위해 수술은 가능한 한 빨리 이루어져야 한다. 수술은 서혜부 절개를 통해 탈장낭을 고위결찰하는 개복수술이 시행되는데, 최근에는 복강경수술이 소아에서도 시행되고 있다.

V 정계정맥류

1. 정의

정계정맥류는 고환으로부터 정맥혈이 들어가는 정삭의 덩굴정맥얼기가 매우 늘어나고 구불구불해지는 것을 말한다. 젊은 남성의 15% 정도에서, 불임 남성의 25%

에서 발견되며 대부분 좌측에서 발생한다. 청소년기 이전에는 드물고, 임상적으로 확실한 정계정맥류는 자연 소실되지 않는다. 또한 성인에서 새롭게 발생하는 경우가 드물기 때문에 청소년기의 발생률이 성인에서의 빈도와 거의 같다.

2. 발생기전

정계정맥류는 85~90%가 좌측에서 발생하며, 우측에서 만져지는 정계정맥류는 양측성인 경우가 대부분이다. 정계정맥류가 좌측에 많이 생기는 것은 좌측 내정계정맥의 특이한 해부학적 구조로 설명할 수 있다. 우측 내정계정맥은 하대정맥으로 직접 들어가지만, 좌측은 직각으로 연결된 신정맥을 경유하여 하대정맥으로 들어가기 때문에 대정맥까지의 길이가 길고 혈류의 저항이 커지게 된다. 또한 좌측 신정맥이 대동맥과 상부장간막동맥 사이에 위치하여 눌러서 신정맥 내 압력이 높아질 수 있다. 정계정맥류 환자의 좌측 내정계정맥은 판막이 없거나 기능장애를 보이며, 발생기에 존재하던 곁정맥들이 지속적으로 남아 정계정맥류를 일으키는 것으로 생각되고 있다.

3. 고환에 미치는 영향

정계정맥류는 정자 발생에 악영향을 미칠 수 있다. 이는 부신과 신장의 독성대사물질 역류, 정맥혈의 울혈로 인한 고환의 열손상 유발, 고환정맥의 저류에 따른 이차적인 저산소증, 고환 속 테스토스테론 감소 및 고환 속 과도한 관류로 인한 손상 등에 의한 것이다. 정계정맥류에 의한 고환손상은 고환발육장애, 정액의 비정상 소견, Leydig세포의 기전 및 조직학적 변화 등으로 나타난다. 불임 환자의 고환의 조직학적 변화는 정계정맥류가 있는 쪽이 더 심하지만 양측 고환 모두에서 관찰된다. 고환손상을 확인하기 위해서는 정액검사가 이상적이지만, 청소년기 환자에서는 고환용적을 간접적인 판단 지침으로 삼고 있다. 정계정맥류에 의한 고환발육장애는 수술 후 55~70%에서 회복된다.

4. 진단

성인 정계정맥류는 대체로 증상이 없으며 불임검사 과정에서 발견되는 수가 많고, 청소년은 신체검사에서 벌레를 넣은 주머니 같은 음낭내종물로 진단되는 경우가 흔하다. 주요 호소증상이 음낭종물인 경우에는 서혜부탈장, 음낭수종, 정액류 등과 감별해야 한다. 청소년기에 통증을 동반하는 정계정맥류는 드물지만 음낭 또는 서혜부에서 통증을 느끼며, 대부분 누운자세를 취하면 증상이 소실된다.

신체검사는 누운자세와 선자세 모두에서 시행하며 복압을 높이는 Valsalva법이 진단에 도움이 된다. 정계정맥류는 진찰 소견에 따라 3등급으로 나눈다. 1등급은 종물이 작고 Valsalva법을 시행해야만 만져지고, 2등급은 중등도 크기로 Valsalva법을 시행하지 않고도 만져지며, 3등급은 크고 육안적으로도 쉽게 식별할 수 있다. 정계정맥류의 중요한 신체검사로 고환의 용적과 경도 측정이 있다. 고환용적은 일반적으로 고환측정기orchidometer나 초음파를 이용하여 양측 고환을 모두 측정한다. 색도플러 초음파검사는 고환용적뿐만 아니라 정계정맥류의 정도를 평상 상태와 Valsalva법을 한 상태에서 비교하여 정확하게 진단할 수 있다. 고도의 정계정맥류에서 GnRH 자극에 대한 황체형성호르몬, 난포자극호르몬 분비의 과민반응을 보는 GnRH 자극검사도 있으나, 그 결과와 향후 가임력의 관계가 분명하지 않아 시행하고 있지 않다.

5. 치료

정계정맥류를 수술로 교정할 경우 가임력이 향상된다는 것은 널리 밝혀져 있다. 임신이 정계정맥류에 의해서만 결정되는 것은 아니지만 불임 남성에서 수술적 교정 후 평균 43%에서 임신에 성공했다고 보고되어 있다. 또한 무증상 정계정맥류나 청소년기에 발견된 정계정맥류도 고환의 위축이 동반되거나 정도가 심한 경우에는 치료를 고려해야 한다. 따라서 중등도 이상의 정계정맥류가 보이는 환자 중 비정상적인 정액 수치를 보이는 불임 남성, 양측 고환용적의 차이가 2mL 혹은 20% 이상인 경우, 3등급의 심한 정계정맥류에 통증이 동반된 경우에는 수술적 교정의 대상이 된다.

치료방법으로는 후복막, 서혜부 또는 서혜부 아래를 절개하여 정삭의 정맥을 결찰한다. 후복막접근 복강경하 결찰술을 시행할 수 있으며, 서혜부 또는 서혜부 아래쪽으로의 접근법은 현미경 등을 이용하여 정삭 내의 정맥들뿐만 아니라 고환길잡이 혈관들도 결찰한다. 경피적 색전술을 고려해 볼 수 있으나, 소아에서는 전신마취가 필요하고 기술적인 어려움과 합병증의 가능성이 많아 재발된 경우를 제외하고는 잘 사용하지 않는다.

6. 합병증

수술 후 합병증으로 음낭수종, 정계정맥류 재발 등이 있으며 매우 드물게 고환위축이 생기기도 한다. 음낭수종은 후복막수술 시, 특히 고환혈관을 모두 결찰한 경우에 흔하게 발생하며 색전술을 시행했을 때 가장 적게 발생한다. 정계정맥류의 재발률은 서혜부 또는 서혜부 아래쪽으로 접근하여 현미경으로 수술한 경우가 가장 낮다. 색전술의 경우 조영제 알레르기, 코일의 이동 및 예기치 않은 혈관의 폐색 등이 유발될 수 있다.

추천문헌

Choi JB, Han KH, Lee YH, Ha US, Cho KJ, Kim JC, Koh JS. The incidence of testicular torsion and testicular salvage rate in Korea over 10 years: A nationwide population-based study. Investig Clin Urol 2022;63:448-454

Ergashev K, Chung JM, Lee SD. Concealed index for concealed penis in prepubertal children. Investig Clin Urol 2021;62:217-223

Han JH, Lee JP, Lee JS, Song SH, Kim KS. Fate of the micropenis and constitutional small penis: do they grow to normalcy in puberty? J Pediatr Urol 2019;15:526

Kim JY, Chung JM. Korean Society of Pediatric Urology. Comprehension and Practice Patterns of Korean Urologists for Retractile and Gliding Testes. J Korean Med Sci 2022;37:e98

Lee S, Park BK, Chung MK, Chung JM, Lee SD. Predictive Parameters of Testicular Salvage of Pediatric Testicular Torsion: A 6-Year Experience of a Single Center. Urogenit Tract Infect 2016;11:25-29

Oh JH, Chung HS, Yu HS, Kang TW, Kwon D, Kim SO. Hydrocelectomy via scrotal incision is a valuable alternative to the traditional inguinal approach for hydrocele treatment in boys. Investig Clin Urol 2018;59:416-421

Oh KT, Kim SW, Kang SK, Kim SH, Lee CN, Han SW, et al. An Analysis of Major Causes of Surgical Failure Using Bähren System in Intraoperative Venography During Varicocelectomy. Yonsei Med J 2021;62:928-935

Park K. Medical perspectives on the clinical value of male circumcision. J Korean Med Assoc 2016;59:785-792

Ryu DS, Cho WY, Chung JM, Kang DI, Lee SD, Park S. Comparison of penile length at 6-24 months between children with unilateral cryptorchidism and a healthy normal cohort. Investig Clin Urol 2018;59:55-60

Ryu YJ, Choi YH, Kim JY, Cheon JE, Kim WS, Kim IO, et al. A preliminary study of shear-wave elastography for the evaluation of varicocele in adolescents and young adults. Ultrasonography 2022;41:131-139

Yang SS, Tsai JD, Kanematsu A, Han CH. Asian guidelines for urinary tract infection in children. J Infect Chemother 2021;27:1543-1554

성분화이상

송상훈 집필/김건석 감수

성분화이상*disorders of sex development; DSD*은 출생 직후 생식기의 모양이 남성 또는 여성으로 확실히 구분되지 않는 모호 생식기를 보여 진단되기도 하며, 사춘기에 이차 성징의 결핍이나 불임 진단 과정에서 진단되기도 한다. 최근 분자생물학 및 유전자 연구의 발전을 통해 성분화이상에 대한 새로운 사실이 많이 밝혀짐에 따라 과거에 사용하던 가성반음양, 가성남녀중간몸증, 간성 등의 용어는 더 이상 사용하지 않고 성선의 형태와 염색체 핵형을 바탕으로 병태생리를 확인할 수 있는 46XX DSD, ovotesticular DSD 등의 용어로 대체하게 되었다. 여기서는 성분화이상의 원인과 분류 및 그 대표적 질환의 임상양상을 알아본다.

Ⅰ 성분화이상의 분류와 원인

성분화이상의 원인은 염색체나 유전자, 성선, 내부생식기관, 외부생식기관 사이의 연속적인 진행 과정 중 어느 한 단계의 이상으로 발생한 것이다. 각 분류별 원인을 정리하면 표 35-1과 같다.

1. 성선발달장애
disorders of gonadal differentiation and development

염색체 이상이 근본적인 원인이라고 할 수 있다. 이로 인해 성선 발달에 이상이 초래되고 순차적으로 비정상적인 내부 및 외부생식기관이 발달된다.

(1) 정세관 발생이상*seminiferous tubule dysgenesis*
(Klinefelter syndrome and variants)

클라인펠터증후군은 성분화이상 질환 중 가장 일반적인 주요 질환이다. 남성이 하나의 Y염색체와 적어도 2개의 X염색체를 가진 경우 클라인펠터증후군으로 정의한다. 고전적인 47,XXY는 감수 분열성 비분리*meiotic nondisjunction*의 결과로 발생하며 출생 남아 600명당 1명꼴로 발생한다. 47,XXY 남성은 정세관이 퇴화하고 유리질*hyaline*로 대체된다. 그 결과 고환이 단단하고 작아서 장경이 대개 3.5cm 미만이다. 혈중 테스토스테론 수치는 정상치보다 낮으며 성선자극호르몬 수치는 상승되어 있다. 혈중 에스트라디올은 높은 경향을 보이며 그 결과 여성형유방이 나타난다. 대다수의 환자가 무정자증을 나타내며 정자가 발견되는 경우는 46,XY/47,XXY 모자이크현상을 의심할 수 있다. 남성호르몬이 감소되

표 35-1 성분화이상의 분류

분류	원인	
1. Disorders of Gonadal Differentiation	Seminiferous tubule dysgenesis	
	Klinefelter Syndrome	
	46,XX male	
	Syndromes of gonadal dysgenesis	Turner syndrome Pure gonadal dysgenesis Mixed gonadal dysgenesis Partial gonadal dysgenesis 　(dysgenetic male pseudohermaphroditism) Bilateral vanishing testis/testicular regression syndrome
2. Ovotesticular DSD (True hermaphroditism)		
3. 46,XX DSD (Masculinized Female)	Congenital adrenal hyperplasia(21-hydroxylase, 11β-hydroxylase, 3β-hydroxysteroid dehydrogenase deficiencies)	
	Maternal androgens	
4. 46,XY DSD (Undermasculinized Male)	Leydig cell agenesis, unresponsiveness	
	Disorders of testosterone biosynthesis	
	Variants of congenital adrenal hyperplasia affecting corticosteroid and testosterone synthesis	StAR deficiency(congenital lipoid adrenal hyperplasia) Cytochrome P450 oxidoreductase (POR) deficiency 3β-hydroxysteroid dehdrogenase deficiency 17β-hydorxylase deficiency
	Disorders of androgen-dependent target tissue	Androgen receptor and postreceptor defects Syndrome of complete (severe) androgen insensitivity Syndrome of partial androgen insensitivity Mild androgen insensitivity syndrome(MAIS)
	Disorders of testosterone metabolism by peripheral tissues	5α-Reductase deficiency Disorders of synthesis, secretion, or response to müllerian-inhibiting substance
	Persistent müllerian duct syndrome	
5. Unclassified Forms	In females	Mayer-Rokitansky-Kuster-Hauser syndrome

어 있어 정상적인 이차성징의 발현이 방해를 받는다. 근육 발달이 미미하고 지방 분포가 여성형에 가깝다. 정상적인 겨드랑이 털과 음모를 보일 수 있지만, 안면부 수염은 매우 부족하다. 평균에 비해 신장이 크고 소아기부터 다리 길이가 상대적으로 길지만 이외에는 소아기에 분별할 수 있는 신체적 특성은 거의 없다. 클라인펠터증후군 환자의 치료는 성욕 회복을 위한 남성호르몬 보충요법과 유방성형술 등을 선택적으로 시행하는 것이다. 고환종양과 유방암의 발생에 대한 감시도 필요하다.

(2) 46,XX 남성male

남성 20,000명당 1명꼴로 발생하는 46,XX 남성은 클라인펠터증후군과 밀접한 관련이 있을 수 있다. XX 남성은 X염색체를 2개 가지고 있으며 Y염색체가 없음에도 불구하고 고환이 발달하는 것이 특징적이다. 대부분의 환자가 정상적인 남성의 외성기를 가지고 있으나 10%에서는 요도하열이 나타나고 모든 환자가 불임이다. 전체 불임 남성 중 2%가 XX 남성으로 알려져 있으며, 90%의 환자에서 sex-determining region Y gene(SRY)가 양성이다. 이 경우 성기의 이상은 잘 나타나지 않으나 클라인펠터증후군과 유사한 형태로서 성선기능저하증, 여성형유방, 무정자증, 정세관의 유리체화, 사춘기에 비정상적인 호르몬 수치 등이 나타나지만, 클라인펠터증후군과 달리 키가 작고(평균 신장 168cm) 골격의 비율이 정상적이다. 46,XX 남성의 발생기전이 여러 가지 알려졌는데 가장 흔한 것은 SRY를 포함하는 Y염색체의 일부분이 X염색체로 전좌되는 경우이다. XX 남성의 치료는 클라인펠터증후군의 치료와 유사하다. 남성호르몬 보충요법이 일부 환자에서 효과를 볼 수 있으며 유방축소술이 도움이 될 수 있다. 이들 환자에서 유방암이나 고환종양의 발생 위험도가 증가할 수 있다. 이들은 생식세포가 부족하므로 불임 환자에서 세포질 내 직접 정자주입술 *intracytoplasmic sperm injection; ICSI*을 위한 고환조직검사는 도움이 되지 않는다.

(3) 성선발생장애증후군*syndromes of gonadal dysgenesis*

1) 터너증후군

터너증후군은 정상적으로 기능하는 X염색체가 1개뿐인 것이 특징이며, 여성형 형질, 작은 키, 이차성징의 결여, 넓은 가슴, 익상경*webbed neck*, 출생 시 말단 부종, 손발톱의 저성장, 다수의 반점, 대동맥협착, 이엽성 대동맥판, 신장기형 등의 다양한 신체기형의 특징적인 임상양상을 보인다. X염색체의 PAR(pseudoautosomal region)의 short stature homeobox(SHOX) 유전자의 결실이 작은 키의 원인으로 작용한다고 알려져 있다. 터너증후군은 여아 2,500명 중 1명에서 발생한다. 환자의 반수가 모든 세포 안에 45XO염색체형을 갖는데 생식발생 시비분리 또는 체세포분열 시의 이상으로 인해 발생한다고 알려졌다. 모자이크 현상이 30~40%의 환자에서 발견되는데 10~15%가 45XO/46XX로 대부분을 차지하고, 2~5% 정도에서는 45XO/46XY 형태이다. 터너증후군 환자에서는 Y염색체의 존재 여부가 매우 중요한데, Y염색체가 존재할 경우 남성화의 가능성이 있고 생식아세포종*gonodoblastoma*의 발생 가능성이 있기 때문이다. 특징적인 흔적성선은 흰색의 섬유성 구조물로 길이 2~3cm, 너비 0.5cm이며, 자궁광인대*broad ligament* 내에 위치한다. 여성호르몬과 남성호르몬이 모두 감소해 있으며, FSH/LH 모두 증가되어 있다. 대부분의 환자에서 이차성징은 발현되지 않으며 음모와 액모는 부족하나 외성기와 질은 분화가 정상적으로 이루어지고 가슴의 크기는 작다. 터너증후군은 일차성 무월경증의 흔한 원인이 되며 이차성징이 발현되지 않아서 진단되는 경우가 많다. 하지만 30%의 환자에서는 자발적인 사춘기 발달이 나타날 수 있다.

터너증후군 환자 중 Y염색체가 있는 환자에서 생식아세포종*gonodoblastoma*의 발생률이 12% 정도로 알려져 있으며, 생식아세포종의 50~60%에서 미분화세포종*dysgerminoma* 또는 다른 생식세포신생물과 관련이 있고 남성화와 관련이 있다고 알려져 있다. 생식아세포종이 발생하는 연령은 매우 다양하고 26개월에도 발생한다고 보고되었기 때문에 Y모자이크 형태를 가진 터너증후군 환자에서는 적절한 예방적 성선 절제가 추천된다. 터너증후군 환자의 33~60%가 신장의 구조나 위치의 기형을 보이게 되는데 이는 특히 전형적인 45XO 핵형의 환자에서 주로 나타난다. 이들 중 마제신이 10%, 중복신장이나 신장무형성증이 20%, 신장회전이상이 15%를 차지한다.

터너증후군의 치료는 최근 상당히 발전했다. 신생아기에는 숨어 있는 Y염색체 물질을 찾기 위한 FISH, PCR 검사 등을 시행하고 필요 시 적절한 예방적 성선절제술이 필요하며, 신장이나 심장의 기형을 진단하기 위한 초음파검사가 시행되어야 한다. 유아기 성장호르몬 투약으로 충분한 신장 발달을 이룰 수 있다. 적절한 나이가 되면 외부 호르몬 투약으로 사춘기를 유도하게 되고 정상 여성호르몬 수치를 유지하기 위한 치료를 지속하게 된다. 보조생식술의 발전에 따라 터너증후군 환자도 임신이 가능해졌으나 여전히 자발적 임신은 매우 드물다.

2) 46,XX 순수성선발생장애*pure gonadal dysgenesis*

46,XX 순수성선발생장애는 터너증후군과 밀접한 관련이 있다. 이들은 정상적인 여성의 외부 생식기, 정상적인 Müller관, Wolf관 구조의 부재, 정상 신장, 양측성 흔적성선, 성적 유치증*sexual infantilism*, 정상 46,XX 핵형을 특징으로 한다. 흔적성선으로 인해 혈중 성선자극호르몬은 상승되어 있다. 이들은 터너증후군의 신체증후를 전혀 나타내지 않고 성선의 발생부전만을 나타내기 때문에 일부 연구자들이 '순수'성선 발생장애라고 명명하게 되었다. 이들은 적절한 주기적 여성호르몬과 황체화 호르몬의 투약을 필요로 한다. 터너증후군과 달리 키 성장에는 문제가 없으므로 성장호르몬치료는 필요하지 않고 Y염색체를 갖지 않으므로 성선절제는 필요없다.

3) 혼합성선발생장애*mixed gonadal dysgenesis*

혼합성선발생장애는 주로 복강 내에 위치하는 편측의 고환과 반대측의 흔적성선(그림 35-1)을 특징으로 하

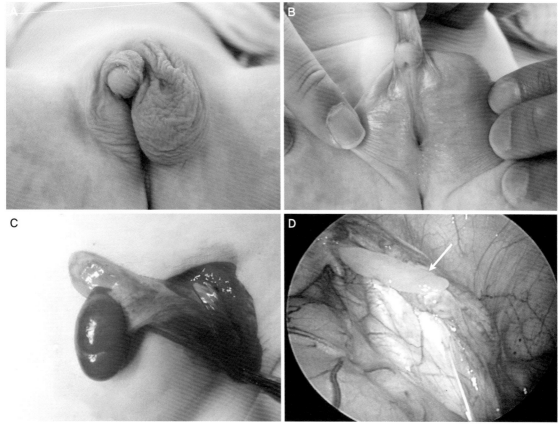

그림 35-1 혼합성선발생장애 A. 외형. 우측 음낭은 비어 있고 좌측 고환은 만져진다. B. 음낭형 요도하열. C. 좌측 고환. 백막의 발달이 저하되어 있으나 정상 고환이다. D. 우측 복강 내 흔적성선(화살표).

며, 남성화가 불완전하게 진행되어 Müller관 구조물이 잔존한다. 가장 흔한 염색체형은 45XO/46XY이며 드물게 45XO, 46XY, 47XXY 등을 포함한 모자이크형태 *mosaicism*를 보이기도 한다. 표현형은 터너증후군을 보이는 여성형부터 모호성기까지 다양하게 나타나며 드물게 정상 남성형태를 보이기도 한다. 신생아기에 모호한 성기를 보이는 원인 중 선천부신과다형성증 다음으로 흔한 원인으로 선천부신과다형성증과 감별이 필요하다. 대다수의 환자에서 음경의 발달은 다양하게 나타나고, 음순음낭유합과 비뇨생식동, 잠복고환을 보인다. 거의 대부분의 환자가 자궁, 질, 나팔관을 갖고 있다. 고환쪽은 대개 정관, 부고환 등이 발달되어 있고 Müller관 구조물은 흔적만 남아 있다. 고환은 고샅부 또는 음낭에서 만져지며 음순음낭을 발달시키기 때문에 비대칭적인 음순음낭 모양이 특징이다.

음낭에 위치한 고환은 조직학적으로 정상에 가깝지만

연령이 증가함에 따라 정세관 발달이 나빠지고 Leydig세포의 기능이 떨어진다. 반대쪽 흔적성선(그림 35-1)은 난소처럼 복막 내에 위치하며 속생식기관은 Müller관 구조물을 가지고 있다. 생식아세포종이나 미분화세포종 같은 성선종양이 약 15~30%에서 발생하는데, 흔적성선에서 흔하다.

혼합성선발생장애환자는 Wilms종양의 발생률이 높다. WT1 유전자의 돌연변이로 인해 발생하는 De-nys-Drash증후군의 경우 조기 단백뇨와 고혈압, 신부전의 진행을 특징으로 하는 신장병증이 나타난다. 이들에서 발생하는 Wilms종양은 favorable triphasic histology를 보이지만 양측성으로 나타나는 경우가 많다. 외부생식기는 모호하거나 요도하열, 잠복고환 등으로 나타난다. 많은 수의 Denys-Drash증후군 환자가 혼합성선발생장애를 나타내는 것으로 알려졌다. Denys-Drash증후군과 비슷한 양상으로 WT1 유전자의 돌연변이로 발현되는 Frasier증후군은 focal segmental glomerulosclerosis가 좀 더 늦은 연령대에 발현되어 점진적으로 신부전으로 진행하는 신장병증을 보이며 Wilms종양의 위험도가 더 높아지지는 않는다. 생식아세포종이 Denys-Drash증후군의 경우보다 Frasier증후군에서 더 빈번하게 나타나 성선종양이 발생할 확률이 60%에 이른다.

혼합성선발생장애의 치료는 성결정, 적절한 성선절제, Wilms종양에 대한 선별검사가 중요하다. 신생아기에 진단되었다면 성결정은 외부성기와 성선의 상태에 따라 결정되어야 한다. 전통적으로 전체 혼합성선발생장애 환자의 2/3가 여성으로 키워졌다. 환자가 터너증후군의 특징을 보이고 키 성장이 5% 미만일 경우 성장호르몬 치료가 필요하다. 남성으로 성결정을 하고 고환을 음낭 내로 내릴 수 있을 경우 생식아세포종의 발생에 대한 주의 깊은 스크리닝(신체검사와 초음파검사)을 시행하거나 예방적인 성선절제술 및 남성호르몬 대체요법 중 선택해 시행해야만 한다.

4) 부분성선발생장애partial gonadal dysgenesis

부분성선발생장애는 혼합성선발생장애와 매우 비슷하지만 양측 모두 이형성고환을 나타내는 경우를 말한다. 부분성선발생장애와 같이 45,X/46,XY 또는 46,XY 핵형을 나타낸다. 이형성고환이 테스토스테론을 생성할 수 있는 능력에 따라 다양한 정도의 외성기 발달을 나타낼 수 있다. 또 Müllerian inhibiting substance(MIS)의 분비 정도에 따라 다양한 양상의 Müller관 구조물이 존재한다. 부분성선발생장애 환자는 성선의 악성신생물의 발생 위험성이 높아, 40세가 되면 생식아세포종이나 미분화세포종의 발생률이 46%라고 보고된 바 있다. 혼합성선발생장애와 유사하게 성결정 및 고환종양 발생에 대한 감시를 시행해야 한다.

5) 46,XY 완전(순수)성선발생장애
complete (pure) gonadal dysgenesis(Swyer syndrome)

46,XY 완전(순수)성선발생장애 환자는 정상 여성형 외부성기와 잘 발달된 Müller관 구조물, 양측의 흔적성선, 모자이크 형태의 핵형을 특징으로 한다. 고환결정인자가 없기 때문에 모호한 성기가 나타나는 일은 없지만 성적유치증sexual infantilism이 임상적인 문제가 된다. 46,XY 완전(순수)성선발생장애는 SRY 유전자의 이상으로 SRY의 기능이 소실되거나 SRY 유전자의 하위

기전으로 작용해야 하는 기타 유전자의 기능소실로 인해 SRY 단백이 기능을 하지 못하기 때문으로 생각된다. 어떠한 경우이든, 고환결정인자의 부재로 인해 성선은 난소로 분화되게 된다. 현재까지 SRY 유전자의 돌연변이가 46,XY 완전(순수)성선발생장애의 원인이 되는 경우는 10~15% 정도였다. 대부분의 환자가 10대에 사춘기 지연으로 증상이 발현된다. 무월경을 보이며 가슴 발달도 소실된다. 혈중 성선자극호르몬 농도는 비정상적으로 증가한다. 이들은 생식세포종양 발생의 위험이 높으며 30세에 35%의 종양 발생 위험도가 있는 것으로 보고되었다. 생식아세포종이 가장 흔하고 종종 양측성으로 나타난다. 46,XY 완전(순수)성선발생장애 환자에서는 양측 흔적성선을 제거해야 하며 적절한 주기적 여성호르몬 및 황체화호르몬 보충요법이 필요하다.

2. 난소고환증 성분화이상ovotesticular DSD

성선이 고환과 난소를 양쪽에 하나씩 가지고 있거나 난소와 고환조직이 하나의 성선 내에 공존하는 난소고환ovotestis의 형태를 지닌다. 배 부분 외부생식기는 모호한 형태를 갖게 되지만 다양한 정도로 남성화가 진행되며 75%의 환자가 남성으로 키워지게 된다. 염색체형은 46XX가 60%를 차지하고 46,XX/46,XY 및 46,XX/46,XXY 섞임증mosaicism이 33%, 46XY가 7%를 차지한다. 내부생식기관은 생식샘 상태에 좌우된다. 난소가 있는 쪽은 자궁관과 반쪽 자궁이 존재하며 고환이 있는 쪽은 정관과 부고환이 있고 Müller관 구조물은 없다. 난소고환의 경우 남성과 여성의 내부생식기관 구조물이 공존하며 발달된 정도는 난소나 고환조직이 차지하는 정도에 비례한다. 한쪽 성선 상태에 따라 내부생식기관의 발달이 일치된 소견을 보이는 것은 태아 초기 성선 호르몬이 혈액을 타고 전신 순환하지 않고 국소확산local diffusion하기 때문이다. 난소를 가진 난소고환증 성분화이상에서 성인이 되어 난포가 성숙되면서 임신이 된 경우도 드물게 보고되어 있다. 그러나 고환은 초기에 Leydig세포도 보이고 정세관도 형성되어 있지만 나이가 들면서 사이질interstitium의 섬유성 변화fibrosis가 진행되면서 생식능력이 없어진다. 내분비기능에서도 난소는 에스트로겐estrogen과 프로게스테론의 생산이 성인까

지 유지되는 반면, 고환은 어릴 때는 hCG 자극검사에 반응을 보이지만 나이가 들면서 테스토스테론 생산능력이 크게 감소되어 사춘기나 성인이 되면 호르몬 보충요법이 필요하다. 난소고환증 성분화이상의 성선에서 고환종양의 발생빈도는 4%로 고위험군은 아니지만 추적관찰이 필요하며 주로 성선모세포종gonadoblastoma과 미분화세포종dysgerminoma이 발생한다. 외부생식기관의 모양은 모호하며 요도하열hypospadias을 가지고 있다. 고환이 있는 쪽의 음순음낭주름labio-scrotal fold은 잘 발달되어 모양이 비대칭적이다. 염색체검사, 영상의학검사, 내분비검사를 우선 시행한다. 최종 진단은 조직학적 검사를 통해서만 할 수 있다. 난소고환증 성분화이상은 성결정에 있어서 가장 선택의 폭이 넓지만, 또한 성결정이 치료에 있어 가장 중요하다. 성결정은 외부생식기의 기능 가능성과 복강경 검사나 수술을 통해 확인되는 내부성선과 생식관의 상태에 따라 좌우된다. 전통적으로는 남성으로 성결정한 경우가 많으며 이러한 경우 모든 난소조직과 Müller관을 제거하고 고환을 음낭으로 내려 주어야 한다. 사춘기 때 고환종양의 발생가능성과 고환기능 부전의 가능성을 고려하여 고환절제를 시행하고 호르몬 보충을 시작해야 한다.

3. 46,XX 성분화이상*masculinized female*

46,XX 성분화이상은 난소를 가진 46,XX 환자가 부분적으로 남성화된 표현형과 모호한 성기를 갖게 되는 질환이다. CAH가 단연코 가장 흔한 46,XX 성분화이상의 원인이며, CAH는 신생아에서 가장 흔한 모호성기의 원인이기도 하다. 흔치 않은 원인으로는 산모의 남성호르몬 복용과 산모에게 발생한 남성호르몬 분비 종양 등이 있다.

(1) 선천부신과다형성*congenital adrenal hyperplasia; CAH*
선천부신과다형성은 46,XX 성분화이상의 가장 흔한 원인이다. 약 5,000~15,000명 중 1명꼴로 발생하는 것으로 알려져 있으며 지연발병하는 경우까지 포함하면 소아의 유전성 대사장애 중 가장 흔한 병이라고 할 수 있다. 부신피질*adrenal cortex*의 코티솔*cortisol* 생산 과정에서 특정 효소가 결핍되어 축적된 전구물질*precursor*

이 모두 남성호르몬으로 변환되어 남성화 과정이 나타난다. 21-hydroxylase 결핍이 90% 이상을 차지하며, 11β-hydroxylase 결핍이 10% 미만을, 그리고 매우 드물게 3β-hydroxysteroid dehydrogenase 결핍이 있다. 남성화된다는 점은 유사하지만, 21-hydroxylase 결핍에서는 염분손실이 일어나 저혈압이 우려되는 반면, 11β-hydroxylase 결핍에서는 deoxycorticosterone의 생성으로 염분보존이 일어나 고혈압이 발생한다. 임상적으로 선천부신과다형성이 의심되면 가장 흔한 21-hydroxylase 결핍을 먼저 의심해야 한다.

1) 21-hydroxylase 결핍 병리기전
21-hydroxylase가 차단되면 11-deoxycortisol과 코티솔의 농도가 감소하게 되고 코티솔이 적어 뇌하수체에 음성되먹임*negative feedback* 작용이 발생하여 부신피질자극호르몬*adrenocorticotropic hormone; ACTH*의 분비를 증가시킨다. ACTH는 다시 코티솔의 생성 과정을 활성화시키지만 생성 차단 전 단계 물질인 17-hydroxyprogesterone과 androstenedione만 증가되고 코티솔은 생성되지 않아 또 다시 음성되먹임이 일어난다. 이렇게 반복되는 악순환을 ACTH 추진이라고 하며 축적된 전 단계 물질 모두 남성호르몬으로 변환되어 생식기관의 남성화가 진행된다(그림 35-2).

2) 21-hydroxylase 결핍 임상양상
임상양상은 크게 세 가지 범주로 분류한다. 염분손실과 남성화가 모두 나타나는 경우, 염분손실은 보이지 않고 남성화만 보이는 경우, 그리고 염분손실과 남성화 모두 관찰되지 않는 경우로 분류한다. 남성화된 정도는 21-hydroxylase 결핍의 정도에 비례하여 다양하게 나타난다. 경증에서는 음핵의 비대만 있고 질과 요도는 분리되어 있다. 심한 경우 음핵이 매우 커져 있고 질과 요도는 내부에서 합류하여 하나의 비뇨생식동 입구만 사타구니에서 관찰된다. 음순음낭주름이 발달되고 색소침착이 심하다. 내분비치료를 하지 않고 지내면 남성호르몬의 작용으로 이른 시기에 뼈 나이가 증가되어 처음에는 또래에 비해 키가 크고 근육이 발달되지만 결국 뼈끝*epiphysis*이 빨리 닫히므로 최종적으로는 정상인보다 작은 키를 갖게 된다. 21-hydroxylase 결핍의 75%는 염분손실형으로 알도스테론*aldosterone*도 결핍되어 있다. 염분손실형의 경우 출생 후 몸무게가 증가하지 않고 점차

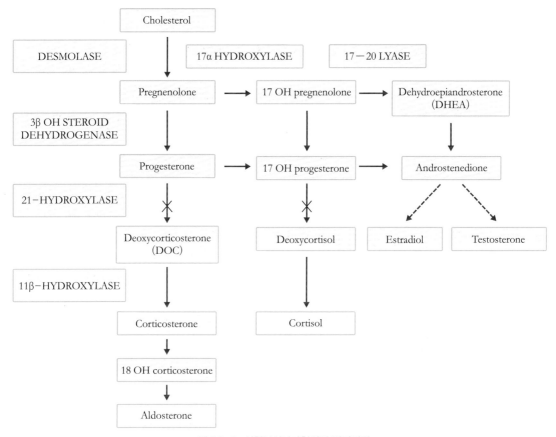

그림 35-2 선천부신과다형성의 병리기전

감소하고 탈수증상이 나타나며 심한 경우 출생 10~21일 사이에 부신위기adrenal crisis를 초래한다. 그러므로 mineralocorticoid를 공급하지 않으면 심한 탈수와 저나트륨혈증, 고칼륨혈증으로 생명이 위태로울 수 있다. 간혹 심한 구토 증상으로 인해 유문협착pyloric stenosis으로 오진하는 경우도 있다.

3) 21-hydroxylase 결핍 진단

차단 이전 물질인 혈중 17-hydroxyprogesterone과 androstenedione의 증가로 알 수 있다. 17-hydroxy-progesterone은 특별히 과민한 지표로 종종 정상치의 수백 배로 증가되어 있다. 차단 이후 물질인 11-deoxy-cortisol이나 코티솔은 감소되어 있지만 정상 범위의 낮은 수치를 보여 진단적 가치가 높지 않다. 염분손실형은 저나트륨혈증hyponatremia과 고칼륨혈증hyperkalemia을 보이며 혈중 레닌renin의 증가와 레닌/알도스테론 비의 증가로 진단할 수 있다. 46,XX 성분화이상의 대표적

질환인 선천부신과다형성(21-hydroxylase 결핍) 환아에서 음핵의 비대와 질 합류점의 정도는 태아기 남성호르몬의 노출 정도와 시기에 좌우된다.

4) 21-hydroxylase 결핍 치료

21-hydroxylase 결핍으로 발생한 ACTH 추진을 차단하면 더 이상의 남성화와 대사장애를 막을 수 있다. 외부에서 코티솔을 공급하면 음성되먹임을 차단할 수 있다. 21-hydroxylase 결손의 75%는 염분손실형으로 알도스테론이 생성되지 않으므로 광물부신피질호르몬도 동시에 공급해야 한다. 수술적 치료는 커진 음핵을 줄여 주고 요도와 질을 박리하여 고샅부로 내려 준다. 선천부신과다형성 환아의 95%에서는 비뇨생식동과 질이 만나는 지점이 고샅부 가까이에 낮게 있다. 이때 요도와 질을 당겨 내려주는 질성형술이 용이하나 5%에서는 합류점이 높기 때문에 복잡한 수술방법이 필요하다. 음핵은 수술로 줄이더라도 내분비치료를 계속하지 않으면 다시 커질 수 있다.

4. 46,XY 성분화이상 undermasculinized male

46,XY 성분화이상은 분화된 고환을 갖고 있으면서 충분히 남성화되지 못하고 겉모습이 여성화되어 보인다. 가장 흔한 원인은 남성호르몬의 생산결핍보다는 표적조직에서 남성호르몬에 대한 수용체 결함이다(그림 35-3).

(1) 완전남성호르몬수용체 결함

syndrome of complete androgen insensitivity

46,XY 성분화이상의 가장 흔한 형태로, 말초 표적기관의 수용체 결함이 원인이다. 남성호르몬 작용이 없어 외부생식기관은 완전한 여성형이다. 일명 고환여성화증후군 *testicular feminization syndrome*이라고 부르기도 한다. 고환에서 MIS가 정상적으로 작용하여 Müller관 구조물들은 모두 퇴화되어 자궁관 또는 자궁이 위축되거나 없으며 아랫부분에 질만 일부분 남아 있다. Wolff관 구조물은 테스토스테론에 무반응이므로 정관 및 정낭, 전립선은 발달되지 않고 흔적기관으로 남아 있다.

출생 후 외부생식기관의 모양이 모호하지 않으므로 여성으로 자연스럽게 성장하다가 사춘기를 거치면서 무월경으로 진단되는 경우가 많다. 또한 고샅부탈장수술을 하다가 우연히 고환이 발견되어 진단되는 경우도 많다. 고환은 한쪽 또는 양쪽 탈장의 주머니 속에 있으며 대음순에서 촉지되기도 한다. 고환조직검사에서 Leydig세포 증식이 보이고, 정세관은 미분화 상태로 매우 이른 시기에 정자 생산은 중단된다. 혈중 테스토스테론은 높게 유지되나 이용할 수 없는 상태이므로 LH는 상승하고 대신 FSH는 정상을 유지하며, 테스토스테론은 에스트로겐으로 전환되어 높은 estradiol치를 보인다.

배속고환은 약 10%에서 악성화의 위험성이 있으므로 제거하는 것이 안전하다. 그러나 그대로 두었을 때 테스토스테론이 에스트로겐으로 전환되어 호르몬보충요법의 필요성이 줄어드는 유리한 측면도 있기 때문에 제거 시기에 대해서는 논란이 있다. 사춘기까지는 고환이 악성으로 변성될 위험성은 매우 낮아 사춘기 이후에 고환 절제를 하자는 주장도 많다. 조기에 고환을 절제한 경우 사춘기 시작 무렵부터 여성호르몬 보충요법을 시행한다. 질성형술은 대개 필요하지 않으나 성교가 불가능할 경우에는 시술한다.

(2) 부분남성호르몬수용체 결함

syndrome of partial androgen resistance

정확한 발생수는 말할 수 없지만 46,XY 성분화이상에서 경증의 불완전한 남성화를 포함한다면 환자 수는 상당히 많다고 할 수 있다. 과거에 Lubs, Rosewater, Gilbert-Dreyfus syndrome, Reifenstein syndrome으로 불리던 병이 여기에 해당된다. 임상적으로 수용체의 차단된 정도에 따라 다양한 스펙트럼의 표현형을 보인

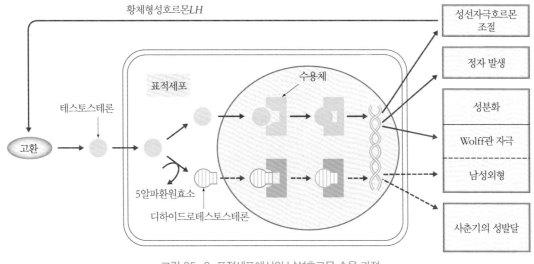

그림 35-3 표적세포에서의 남성호르몬 수용 과정

다. 남성형에 가까운 경증의 요도하열에서부터 여성형에 가까운 경증의 음핵비대까지 다양하다. 이때 성을 결정해야 하는데, 현재로서는 수용체의 차단 정도를 정확히 평가할 수 있는 검사 방법이 없다. 그러므로 미래의 음경 성장 가능성을 예측할 수 없어 성분화이상병 중에서 성을 결정하기가 가장 어렵다고 할 수 있다. 남아로 결정한 경우 사춘기 때 남성화가 실망스러울 수 있으며 다른 병과 달리 남성호르몬을 투여한다 하더라도 음경이 성장하지 않는다. 성을 결정할 때 그 당시의 음경 크기를 기준으로 결정하며 작아서 애매할 경우 시범적으로 테스토스테론을 주사하여 음경이 커지는 반응을 보고 성장 가능성을 판단한다. 여성으로 결정할 경우 남성화의 진행을 막기 위하여 고환을 제거한다. 남성으로 결정할 경우에는 요도하열 등 음경 이상을 교정하고 고환의 악성화 가능성이 있으므로 추적관찰한다.

(3) 표적기관 조직 내 제2형 5알파환원효소 결핍

남성호르몬수용체는 정상이나 남성호르몬 전환효소의 이상으로 발생하며 최초에 거짓질회음음낭요도하열 *pseudovaginal perineoscrotal hypospadias*로 보고되었다. 출생할 때 요도하열, 작은음경증*micropenis*, 갈림음낭*bifid scrotum*에 막힌 질 모양으로 모호한 생식기관을 보인다. Müller관 구조물은 퇴화되며 Wolff관 구조물은 정상적으로 분화된다. 고환은 흔히 서혜부 또는 음낭에 위치한다. 전환효소의 결핍으로 테스토스테론이 DHT로 전환되지 못하여 발생한 병으로 hCG자극검사 후 혈중 DHT의 생성이 테스토스테론에 비해 낮은 것으로 확진한다. 혈중 테스토스테론치는 정상이거나 약간 상승되어 있다. 병의 자연경과를 고려할 때 조기진단이 특히 중요하며, 유아기라면 남아로 성을 결정하고 고용량 테스토스테론 또는 DHT치료로 음경 크기를 증대시킨 후 요도하열 교정술을 시행한다. 유아기에 진단하지 못하면 바깥생식기관의 형태에 따라 여아로 키워지게 되나 사춘기가 되면 테스토스테론이 급격히 증가하면서 바깥생식기관이 커지고 음낭이 발달하는 등 남성화가 진행된다. 그 이유는 DHT보다는 약하지만 테스토스테론이 과량 분비되면 남성화를 유발하고 다른 형태인 제1형 5알파환원효소의 교차반응*cross-react*으로 일부 테스토스테론이 DHT로 전환되기 때문이다.

II 성분화이상의 진단

진찰에서 성선의 촉지와 음낭음순의 모양이 대칭적인지의 여부가 진단 과정의 중요한 열쇠이다. 예외적인 경우도 있지만 진찰과 염색체검사로 대략 추정 진단할 수 있다. 그다음에 세분된 진단을 위하여 좀 더 자세한 검사를 시행한다(그림 35-4).

기본검사로는 병력, 신체검사(특히 성선의 촉진), 염색체검사, 골반초음파검사 및 17-hydroxypro-gester-one, 남성호르몬검사 등이 있다. 대부분의 성분화이상은 열성유전이다. 그러므로 가족력에서 가족, 친지 중 신생아기 사망이나 성분화이상, 사춘기 발달이상, 불임 환자가 있는지 알아본다. 임신 중 호르몬제제 등 약물 복용 여부도 물어본다. 나이가 들어 방문한 경우 신체적·정신적·성적 발달 과정 등에 대한 문진이 필요하다. 얼굴과 전신골격에서 터너증후군처럼 특정 증후군에 해당되는 모습을 보이는지 관찰한다. 외부생식기관의 검사에서는 성선의 촉진, 음경의 발육 정도, 음낭의 크기 및 피부 색소침착, 요도구멍의 위치, 음모의 분포 등을 관찰한다. 성선의 촉진은 감별진단에 중요하므로 고샅부와 음낭에서 자세히 만져 본다. 음경의 크기는 성을 결정하는 데 중요한 요인이므로 당긴 음경 길이*stretched penile length*를 측정하고 두 손가락으로 잡아서 음경 부피의 길이를 본다. 음경이 크면 태아기 때 테스토스테론의 작용이 어느 정도 있었음을 의미한다. 음낭이 비대칭인 경우 주머니가 크고 피부 과다색소침착이 있는 쪽에 고환이 있을 가능성이 높다. 대칭적이면서 고환이 만져지지 않으며 색소침착이 심하면 부신생식기증후군을 의심해야 한다.

G-밴드 핵형분석*G-banded karyotyping*은 성분화이상 환자의 표준적인 염색체검사 방법이다. 핵형분석에서 섞임증을 진단하는 것은 쉽지 않다. 최소한 30개 이상의 림프구를 조사할 경우 섞임증을 95%의 정확도로 진단할 수 있다. 핵형으로 병을 추정하면 46XX는 46,XX 성분화이상일 가능성이 높으며 드물게 난소고환증 성분화이상일 수 있다. 46XY는 모든 46,XY 성분화이상이 여기에 속한다. 뿐만 아니라 XY형 성선발생장애, 난소고환증 성분화이상에서도 발견된다. 46XY/46XX 또는 그 유사조합형은 난소고환증 성분화이상이고 46XY/45XO

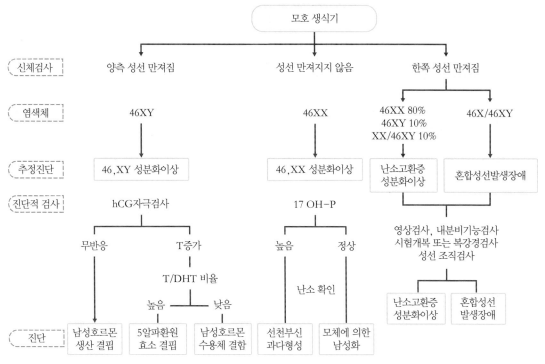

그림 35-4 모호생식기의 진단 과정

는 혼합성선발생장애가 대부분이다.

생화학적 검사는 선천부신과다형성을 진단하는 데 가장 중요한 검사이다. 가장 흔한 21-hydroxylase 결핍증을 진단하기 위하여 혈액 내 전해질과 17-hydroxy-progesterone을 측정한다. 필요하면 24시간 소변에서 17-ketosteroid와 프레그난트리올pregnanetriol 검사를 시행한다. 기본적인 내분비학적 검사로 LH, FSH, 테스토스테론, 여성호르몬 검사를 한다. 혈중 테스토스테론은 사춘기 이전까지 바닥 상태지만 유아기 중 출생 후 일주일까지, LH 파동이 있는 생후 1개월에서 6개월까지는 일시적으로 증가되어 기초 테스토스테론의 측정만으로도 고환조직의 기능을 알 수 있다. 그러나 나머지 시기에는 hCG자극검사를 해야만 고환의 기능을 평가할 수 있다. 46,XY 성분화이상이 의심되면 DHT도 같이 측정하여 hCG 자극 후 테스토스테론/DHT 생산비를 구하여 5알파환원효소 결핍을 진단한다.

영상검사의 목적은 골반 내 자궁의 유무를 알아보고 생식선의 위치를 확인하는 데 있다. 초음파검사는 비침습적 검사로 가장 우선적으로 시행된다. 성선 및 골반

내 자궁 등 내부생식기관에 대한 정보를 얻을 수 있다. 46,XX 성분화이상에서는 자궁이 비교적 쉽게 관찰되며 비뇨생식동과 질의 합류점이 높은 경우 질에 소변이 차서 질이 팽창되는 소견을 보인다. 46,XX 성분화이상을 제외하고는 자궁이 흔적기관 상태이거나 작아서 관찰하기가 쉽지 않다. 난소는 방광 뒤쪽에 존재하지만 정상 여아에서도 초음파로 관찰하기란 쉽지 않다. 음낭이나 고샅부에서 만져지는 성선의 메아리발생echogenecity을 관찰한다. 생식기관조영술은 진단적 가치보다 수술적 치료를 계획할 때 매우 유용하다. 대개 초음파검사 등 기본적인 검사가 진행된 후 시행한다. 진단적 측면에서 질과 자궁의 존재 여부, 조영제가 자궁관이나 정관으로 채워지는 모양을 관찰하여 내부 구조에 대한 정보를 얻을 수 있다. 그러나 질구조물은 대부분의 성분화이상 환아에서 크기 차이는 있지만 모두 존재하기 때문에 감별진단에 결정적인 정보는 아니다. 선천부신과다형성처럼 여성화성형술을 계획한 경우 비뇨생식동과 질이 합류하는 위치, 질의 크기가 매우 중요한 정보이므로 수술 전에 반드시 시행한다. 기술적인 문제로 충분한 정보를 얻을 수 없

다면 전신마취상태에서 요도내시경으로 비뇨생식동에서 질 입구를 확인하여 생식기관조영술을 시행한다.

난소고환증 성분화이상과 혼합성선발생장애가 의심되는 경우 성선 상태를 확인해야만 최종 감별진단이 가능하다. 시험개복으로 성선의 모양을 살펴보고 생검을 시행하며 내부 생식기관인 자궁의 존재 유무와 모양을 관찰한다. 시험개복은 진단이 목적이지만 수술 전에 예견되는 상황에 대한 치료계획을 보호자와 충분히 상의한 경우 근본적인 교정수술로 바로 진행할 수 있다. 능숙한 병리과 의사에 의하여 신선동결생검fresh frozen biopsy을 통해 성선발생장애나 불일치 성선으로 확실히 판명되면 제거수술을 시행한다. 최근에는 개복수술 대신 덜 침습적인 복강경시술을 많이 이용한다. 46,XX 성분화이상은 염색체검사와 생화학적 검사로 진단할 수 있으므로 고환조직생검은 필요가 없다.

성분화이상을 가진 환아에서 수술적 치료목표는 결정된 성에 맞는 외부 성기의 모양을 유지하고 사회적으로 남성 또는 여성으로 생활할 수 있도록 해 주는 것이다. 이를 위해 다음과 같은 기준을 가지고 여러 전문가와 상의하여 이상적인 성결정을 할 수 있도록 해야 한다.

III 성결정에서의 고려 사항

1. 진단 시 연령

나이는 성을 결정하는 단일 인자 중 가장 중요하다. 일반적으로 성주체성sexual identity은 생후 18개월 전후에 굳어지는 것으로 알려져 있고 아무리 늦어도 30개월까지는 확고하게 형성된다. 따라서 이 시기 이후에 그동안 키워 오던 성을 바꾼다는 것은 심각한 정신적인 문제를 일으키므로 그대로 유지하도록 한다. 그러나 성결정이 확실히 잘못되었고 정신과적 자문 결과 환자 자신도 바꾸기를 강력히 원한다면 성을 바꿀 수도 있다.

2. 음경의 크기

신생아 때 성분화이상의 증상을 보이면 현실적으로 음경의 크기가 성결정의 가장 중요한 고려 사항이다. 남성으로서 살아가기 위해서는 음경이 외견상 보기에도 적절한 크기를 유지해야 하며 성생활이 가능해야 한다. 신생아에서 당긴 음경의 길이가 최소한 2.5cm 이상은 되어야 하며 두께도 적당해야 남아로 성을 결정할 수 있다. 46,XY 성분화이상에서 크기가 애매한 경우 남성호르몬을 투여하여 음경의 반응을 통해서 미래의 성장 가능성을 예측할 수 있다. 음경의 크기만 적절하면 심한 요도하열이라도 충분히 교정할 수 있다.

3. 임신능력

모든 46,XX 성분화이상은 잠재적 임신능력을 가지고 있으므로 여성으로 키워야 한다. 하지만 심하게 남성화된 음경을 가지고 남아로 성장했다면 성결정에 중요한 시기가 이미 지났기 때문에 계속 남아로 키워야 한다. 임신능력은 난소고환증 성분화이상에서 임신이 보고된 증례도 있지만 일반적으로 46,XX 성분화이상 외에는 기대할 수 없으므로 성결정에서 중요한 고려 사항은 아니다.

4. 성선의 악성화

질환별 성선의 악성화 위험도는 성결정에서 중요하다. 성결정에도 영향을 미칠 뿐 아니라 증후군이나 질환별, 그리고 유전체 형태에 따라 남겨둔 성선의 위험도를 파악하고 있어야 추적관찰 계획과 제거 여부를 결정할 수 있다. 46,XY형의 성선발생장애에서는 흔적생식샘의 악성화 가능성이 높으므로 성선을 제거하고 여성으로 결정하는 것이 바람직하다. 가벼운 남성호르몬 수용체 결함, 혼합성선발생장애, 난소고환증 성분화이상에서 종양이 발생할 가능성은 있지만 고환을 음낭으로 내릴 수 있고 조직학적으로 이상이 없다면 남성으로 성을 결정할 수 있다. 추적관찰만 잘 한다면 성선의 악성화 가능성은 실제로 높지 않기 때문에 중요한 고려 사항은 아니다.

5. 내분비기능

성선의 내분비기능은 성결정 시 결정적인 요소는 아니다. 필요하다면 남성 또는 여성 호르몬 보충요법이 가능하기 때문이다. 그러나 성선의 내분비기능과 맞는 성을 결정할 수 있다면 외부 호르몬 공급을 줄일 수 있으므로 바람직하다. 46,XX 성분화이상의 경우 난소는 정상적으로 기능하며 난소고환증 성분화이상의 경우 거의 정상 수준에 가까운 여성호르몬 생산이 이루어진다. 난소고환증 성분화이상과 혼합성선발생장애에서는 고환이 어렸을 때 비해 크기는 성장하지만 점차 기능은 저하되어 대부분 사춘기 때 남성호르몬 보충요법이 필요하다.

6. 뇌의 성분화

성에 대한 인식은 성장환경 등 외적인 영향이 강하지만 태아기부터 내인성으로 형성된다고도 볼 수 있다. 테스토스테론에 의하여 태아 뇌에 각인되어 남성 성향이 형성된다는 내인 이론이 잘 알려져 있다(androgen imprinting). 대부분 여아로 성이 결정되는 선천부신과다형성 환아에서 자동차, 로봇, 총 등을 가지고 노는 것을 좋아하는 등 말괄량이 소녀tomboy 성향을 보이는 것이 대표적인 예다. 성장 후 일부에서 동성애 성향까지 보인다는 보고도 있지만 아직까지 여아로 결정하여 얻을 수 있는 여러 가지 장점을 뒤집을 정도로 중요한 요소라고 보기는 어렵다. 하지만 최근 테스토스테론 노출에 의한 뇌의 성분화에 대한 학문적 관심은 점차 높아지고 있다.

Ⅳ 성분화이상의 치료

1. 수술치료

(1) 여성화수술
고환조직 및 부속 남성생식기관을 제거하고 외부 생식기관 여성화 성형술을 시행한다. 커진 음핵을 줄이는 단축음핵성형술reduction clitoplasty은 심리적 성의 혼란을 고려해 생후 3~6개월에 시행한다. 질성형술은 요도와 질이 합류하는 위치에 따라 수술 방법이나 시기가 다르다. 합류점이 낮으면 질을 끌어내리기 쉽기 때문에 빠른 시기에 음핵성형술과 같이 시행한다. 합류점이 높을 때는 조기에 시행할 수도 있지만 질의 크기가 작고 끌어내리기가 어렵기 때문에 초경 유무에 따라 사춘기 전이나 성인기에 권장된다. 질성형술을 받은 후에도 질협착vaginal stenosis은 흔히 발생하기 때문에 초경이 시작되기 전에 질확장술을 한 번 더 시행한다.

(2) 남성화수술
난소 및 여성 내부 생식기관인 자궁관, 자궁을 제거하고 고환고정술을 시행한다. 난소고환증 성분화이상에서 난소고환인 경우 난소조직 부분만 잘라내고 남은 고환을 음낭으로 내려 준다. 1세 무렵에 요도하열수술을 시행한다.

2. 내분비치료

진단 후부터 내분비치료의 대상이 되는 병은 부신호르몬의 공급을 받아야 하는 선천부신증후군이다. 일반적으로 성분화이상질환에서는 성선기능이 저하되어 있기 때문에 사춘기부터 성호르몬의 공급이 필요하다. 남성에서는 테스토스테론을, 여성에서는 여성호르몬과 프로게스테론을 투여한다.

김성진, 왕종순. 성분화장애 60례에 대한 임상적 고찰. 대한비뇨회지 1980;21:52-58 (확인 요)

김청수, 김시황, 최황. 간성(Intersex). 대한비뇨회지 1986;27:152-158

이민종, 한상원, 이진성, 최승강. 성분화환자에서의 SRY유전자검색. 대한비뇨회지 1997;38:299-305

정재영, 유한욱, 김규래, 김건석. 진성반음양과 혼합 성선이발생증의 감별진단에 있어 성선의 병리조직학적 특성. 대한비뇨회지 2002;43:877-886

Aaronson IA. The investigation and management of the infant with ambiguous genitalia: a surgeon's perspective. Curr Probl Pediatr 2001;31:168-194

Brown J, Warne G. Practical management of the intersex infant. J Pediatr Endocrinol Metab 2005;18:3-23

Cools M, Nordenström A, Robeva R, Hall J, Westerveld P, Flück C, et al. Caring for individuals with a difference of sex development (DSD): a Consensus Statement. Nat Rev Endocrinol 2018;14:415–429

Diamond DA, Yu RN. Sexual differentiation: normal and ab-normal. In: Wein AJ, Kavoussi LR, Novick AC, Partin AW, Peters CA, editors. Campbell-Walsh Urology. 10th ed. Philadelphia: Elsevier Saunders, 2012;3597-3628

Diamond M. Sex, gender, and identity over the years: a chang-ing perspective. Child Adolesc Psychiatr Clin N Am 2004;13:591-607

Hrabovszky Z, Hutson JM. Androgen imprinting of the brain in animal models and humans with inter-sex disorders: review and recommendations. J Urol 2002;168:2142-2148

Hyun G, Kolon TF. A practical approach to intersex in the newborn period. Urol Clin North Am 2004;31:435-443, viii

Kim KS, Kim JW. Disorders of sex development. KJU 2012;53:1-8

Lee PA. A perspective on the approach to the intersex child born with genital ambiguity. J Pediatr Endocrinol Metab 2004;17:133-140

Mouriquand PDE, Gorduza DB, Gay CL, Meyer-Bahlburg HFL, Baker L, Baskin LS, et al. Surgery in disorders of sex development (DSD) with a gender issue: Jf (why), when, and how? J. Pediatr Urol 2016;12:139-149

여성비뇨의학

신주현 집필/이정주 감수

Ⅰ 골반장기탈출증

여성의 하부요로는 자궁과 질에 인접해 있어서 구조적으로나 생리적으로 남성과 다른 측면이 있다. 특히 여성 하부요로와 자궁, 질은 호르몬의 영향을 받을 뿐만 아니라 출산이나 폐경, 골반 내의 수술로 인한 합병증 등에 의해서도 영향을 받는다. 따라서 여성의 하부요로질환을 이해하기 위해서는 하부요로뿐만 아니라 주위 장기와의 구조적·기능적 연관성을 이해해야 한다. 이 장에서는 여성의 하부요로질환 중에서 골반장기탈출증, 여성요도질환, 요로생식기 누공질환 등을 다루도록 한다.

골반장기탈출증*pelvic organ prolapse*이란 골반장기의 하강으로 질이나 자궁경부가 돌출되는 것으로, 골반장기를 지지하는 근육, 근막, 인대 등의 손상으로 발생한다. 요도를 지지하는 구조가 같이 소실되면 복압성요실금을 동반하는 경우가 많다. 더구나 비뇨의학과적으로는 배뇨곤란과 신장손상을 초래하므로 많은 주의를 요한다.

1. 골반장기의 해부학과 병인론

(1) 골반저

골반장기탈출증은 요도과운동성, 방광류*cystocele*, 직장류*rectocele*, 장류*enterocele*, 자궁탈출증*urterine prolapse* 등을 지칭하며(표 36-1), 이는 모두 정상적인 골반 지지 구조의 약화나 손상 때문에 발생한다. 이를 통틀어 골반저이완*pelvic floor relaxation*이라고 한다. 다산력, 노화, 호르몬 결핍, 비만, 골반저의 신경성기능부전, 결체조직 성분의 이상, 극심한 신체활동 등의 인자들과 관련이 많다.

골반저이완은 젊은, 비활동적인, 출산의 기왕력이 없는 여성에서도 발견되므로 그 원인을 단순히 설명하기 어렵다. 이 외에도 골반장기수술의 기왕력이 있는 환자의 일부에서 골반장기탈출증이 발생할 수 있다. 예를 들면 자궁적출술 시 질천장*vaginal fornix*을 잘 고정하지 않고 맹낭*cul-de-sac*을 잘 막지 않으면 후에 장류나 질원개

표 36-1 골반장기탈출증의 분류

질전벽(전부)	방광류	중앙부*central* 측부형*lateral* 복합형*mixed*
질첨부(중부)	장류 자궁탈출증 질원개탈출증	
질후벽(후부)	직장류	
회음체 손상		

(질둥근천장)탈출이 발생할 수 있다. 방광경부현수술도 질축vaginal axis의 변화를 일으켜 장류 발생의 위험성을 증가시킬 수 있다.

골반인대들은 실제로 진성인대가 아니고 골반 구조물들을 덮고 있는 내골반근막endopelvic fascia이 압축된 것으로 신경과 혈관들이 포함되어 있으며, 골반가로막pelvic diaphragm과 함께 골반장기를 지지하는 역할을 함으로써 골반 저근과 인대들은 함께 골반장기를 지지한다.

(2) 질

질은 해부학적으로 근위부, 중앙부, 원위부로 나뉜다.

1) 근위부

질원개vaginal vault 혹은 질단vaginal cuff이라고 불리며, 기인대와 자궁천골인대를 포함하는 자궁주위조직parametrium에 의해 고정되어 있다. 자궁이나 질원개의 탈출증은 이 부위의 약화 때문에 발생한다.

2) 중앙부

옆 부위가 상외측 질구superior lateral vaginal sulcus를 만드는 골반근막건궁arcus tendineus fascia pelvis; ATFP에 부착되어 있고, 치골자궁경부근막pubocervical fascia이 ATFP 사이에 뻗어 있어 질전벽과 방광을 지지한다.

3) 원위부

앞쪽으로는 요도와 치골결합, 옆쪽으로는 항문올림근, 뒤쪽으로는 회음부 근육 등의 주위 구조물에 단단히 부착되어 있다. 요도와 방광경부 밑의 근막은 잘 발달되어 매우 두껍다. 질 지지의 결함은 한 가지 원인 때문에 일어날 수 있지만, 여러 조건이 복합되어 발생할 수 있고 그 정도도 다양하다.

2. 임상증상과 검사

(1) 임상증상

골반장기탈출증으로 생길 수 있는 임상증상들은 탈출된 부위에 일치하지 않는 경우가 많으며, 탈출 정도와 증상의 심각도가 비례하지 않는 경우도 많다.

1) 하부요로증상

동반될 수 있는 하부요로증상은 복압성요실금, 빈뇨, 야간뇨, 절박성요실금, 배뇨곤란 등이다. 복압성요실금과 절박성요실금을 동시에 호소하는 경우도 드물지 않

다. 이러한 복합성요실금은 특별히 나이가 많을수록 빈도가 높다.

심한 탈출증을 보이는 환자 중 탈출증이 약화되면 요실금증상이 오히려 줄어드는 경우가 많고, 또 탈출증을 정복하면 전에 요실금증상을 보이지 않던 중증 탈출증 환자의 80%에서 요실금증상을 보일 수 있다. 이는 방광류에 의한 요도의 꼬임이나 요도의 압박으로 발생하는 잠복성요실금 혹은 잠재성요실금이며, 치료 시 이를 반드시 고려해야 한다. 또한 골반장기탈출증 환자에서 수신증이 발생할 수 있으나 발생률은 매우 낮다.

2) 국소적 증상

환자가 직접 느끼거나 의료진이 관찰할 수 있는 질 탈출vaginal bulging, 질 부위의 압박감과 불쾌감(pelvic pressure or discomfort), 골반 무거움, 동통, 뭔가가 빠져나오는 느낌, 하복부동통, 회음부 통증 등을 호소할 수 있다.

3) 배변과 관계된 증상

변실금이 골반장기탈출증과 동반될 수 있다. 이는 질 식분만 시 발생한 항문괄약근 혹은 골반저의 신경손상 등에 기인하는 것으로 생각된다. 직장류가 있는 환자에서는 변비, 배변 시 배에 세게 힘 주는 증상 등이 나타날 수 있다.

4) 성기능장애

골반장기의 이완과 그에 대한 수술이 감각을 변화시키고 질을 막거나 전체 질 용적을 변화시킬 수 있기 때문에 성기능에 영향을 미치는 것은 분명하다. 진단 과정 중 이에 대한 평가를 함께 시행해야 한다.

(2) 검사 방법

쇄석위에서는 요실금이나 골반장기탈출증이 명확하지 않거나 정도가 덜 하게 관찰될 수 있으므로 반직립위semi-upright 혹은 직립위upright를 취해 관찰하는 것도 좋다.

골반진찰 시 Sims질경 혹은 각이 없는 Grave질경을 사용한다. 힘 줄 때 보이는 질전벽의 탈출증은 거의 항상 방광류이며, 장류는 질첨부 부근 전벽에서는 거의 발생하지 않는다.

방광류는 위치에 따라 질점막주름이 소실되는 중앙부 방광류central cystocele와 상외측 질구가 촉지되지 않는

측부 방광류lateral cystocele로 나뉜다.

Q-tip검사는 복압 상승 시 30도 이상 변화될 때 비정상으로 간주하여 요도과운동성을 평가하는 데 도움된다. 그러나 과운동성이 심한 환자도 요도폐색에 의한 요실금 증상이 없을 수 있고, 내인성요도괄약근기능부전 환자는 과운동성 없이 심한 요실금을 나타낼 수 있으므로 Q-tip 검사는 요자제 능력 자체에 대한 검사로 볼 수 없다. 요누출은 환자에게 힘을 주거나 기침을 세게 하도록 하면서 평가한다. 만일 심한 탈출증이 있는 환자에서 요누출이 관찰되지 않으면 요도를 막지 않는 범위에서 탈출을 정복한 후 검사한다.

복압 상승 시 관찰되는 질후벽의 돌출은 장류 혹은 직장류이다. 질벽이 처녀막 부위나 그 아래로 내려간 경우는 보통 직장류이고, 질첨부 근처의 탈출은 장류 혹은 고위 직장류이다. 장류를 확인하려면 한 손가락은 직장에 넣고, 다른 손가락은 질후벽에 넣는다.

(3) 임상적 분류(POPQ분류법)

표준화된 탈출 정도를 평가하기 위해 국제요실금학회 International Continence Society; ICS에서 고안한 골반장기탈출증을 정량화한 Pelvic Organ Prolapse Quantifi-cation(POPQ) 분류법이 사용된다.

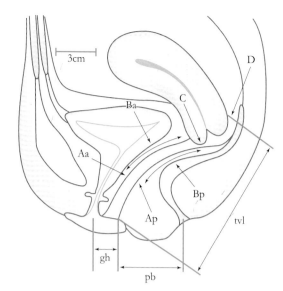

그림 36-1 POPQ 분류법의 기준점 Aa: point A anterior(질 전벽의 처녀막에서 3cm 근위부의 지점), Ap: point A posterior(질후벽의 처녀막에서 3cm 근위부의 지점), Ba: point B anterior(Aa와 질첨부 사이에서 돌출된 부위의 가장 낮은 점), Bp: point B posterior(Ap와 질첨부 사이에서 돌출된 부위의 가장 낮은 점), C: 자궁경부 혹은 vaginal cuff. D: Douglas강(자궁경부가 존재하는 경우), gh: 생식기 틈새(요도구의 중간 부위에서 뒤쪽 처녀막까지의 길이), pb: 회음체(생식기 틈새의 뒤에서 항문 중간 부위까지의 길이), tvl: 전체 질 길이.

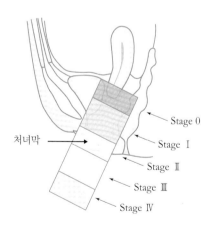

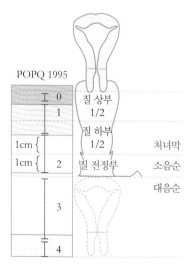

분류법 기준	
Stage 0	Aa, Ap, Ba, Bp=−3cm and C or ≤ − (tvl−2)cm
Stage Ⅰ	Stage 0 criteria not met and leading edge < −1cm
Stage Ⅱ	Leading edge ≥ −1cm but ≤ +1cm
Stage Ⅲ	Leading edge > +1cm but < +(tvl−2)cm
Stage Ⅳ	Leading edge ≥ +(tvl−2)cm

그림 36-2 POPQ 분류법의 staging 표기법 및 도식도

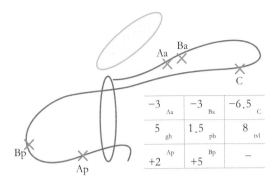

-3 Aa	-3 Ba	-6.5 C
5 gh	1.5 pb	8 tvl
$+2$ Ap	$+5$ Bp	$-$

그림 36-3 **현저한 후방지지 결손의 도식** 탈출된 가장 낮은 부위는 질후벽의 Bp(+5) 지점이다. Ap 지점은 처녀막에서 2cm 원위부에 위치하고(+2), 질단은 처녀막보다 6.5cm 위에 있다(−6.5). 정상적인 지지 상태에서는 질단 지점의 값이 전체 질 길이의 음의 값인 −8이어야 하므로 질단이 1.5cm 하강한 상태이다.

POPQ 병기는 처녀막을 기준점으로 하여 처녀막을 0으로, 처녀막을 넘지 않은 경우를 음수로, 처녀막을 넘어서 돌출된 경우를 양수로 표기하며 cm로 표시한다(그림 36-1).

각각의 항목이 측정되면 0기(탈출증이 없는 경우), 1기(탈출된 장기의 가장 원위부가 처녀막 위치보다 1cm 이상 상방에 있는 경우), 2기(탈출된 장기의 가장 원위부가 처녀막 위치보다 1cm 미만 상하방에 있는 경우), 3기(탈출된 장기의 가장 원위부가 처녀막 위치보다 1cm 이상 하강했지만 전체 질 길이에서 2cm를 뺀 수치 이상으로는 하강하지 않은 경우), 4기(완전 질외 반이 있는 경우)로 분류한다(그림 36-2). 예를 들면 후방지지 결손의 도식은 그림 36-3과 같이 표시한다.

3. 진단

(1) 방광류*cystocele*

방광류는 골반장기탈출증 중 질전벽의 지지가 약해 방광이 질로 탈출되는 질환을 말한다. 영상검사에서는 방광기저부가 치골결합 밑으로 하강되어 보인다.

중앙부 방광류는 치골자궁경부근막의 중앙부 부위가 손상되어 발생하고 질전벽의 돌출과 질점막주름의 손실로 특징지어지는데, 이때 상외측 질구는 정상이다. 반면에 측부 방광류는 골반근막건궁*ATFP*에 부착 장애로 발생하며 정상적인 질점막주름을 보이나 상외측 질구는 소실되는 특징을 보인다. 대부분의 경우 이 두 가지 결함이

동시에 존재하며, 수술 시 이 두 가지 방광류는 동시에 교정해야 한다.

방광류는 크기가 작은 경우에 방광류증상보다 방광경부 지지 약화가 동반되어 생길 수 있는 복압성요실금을 주로 호소한다. 크기가 큰 방광류가 있는 환자들은 방광과 요도 사이에 생긴 심한 굴곡 때문에 요도가 막혀 배뇨곤란 및 잔뇨감을 호소할 수 있다. 이러한 환자들은 누워 있을 때나 탈출된 장기를 교정했을 때 요실금이 관찰된다. 중등도의 방광류 환자에서는 방광이 정상적인 수축력을 가지고 있으면 배뇨후잔뇨량이 비교적 적다.

(2) 직장류*rectocele*

직장류는 직장질중격 손상으로 직장이 질쪽으로 탈출된 것이며, 출산이 가장 흔한 원인이다.

직장질중격 내에서 가장 중요한 근막은 Denonvilliers' fascia이며 질후벽의 안쪽 층과 연합되어 있고, 출산 시 미부와 측부에서 회음체와의 연결이 손상되는 것으로 발생한다. 직장류로 인해서 배변기능장애, 성기능장애, 탈장증상이 발생한다. 가장 흔한 증상은 배변기능장애로 변의 배출을 위해서 손가락으로 질을 눌러서 변의 정체를 해결하는 현상이 나타난다.

(3) 장류*enterocele*

장류는 보통 소장을 포함하는 복강주머니가 직장전벽과 질후벽 사이에 있는 직장질공간으로 빠져나오는 진성탈장이다. 임상적으로는 장류는 질첨부 근처의 질후벽탈출증처럼 보인다. 자궁절제술 후 발생하는 장류는 보통 질전벽과 방광후벽 사이에서 보인다.

(4) 자궁탈출증*prolapse of uterus*

자궁탈출증 환자들은 서 있을 때나 쪼그리고 앉아 있을 때 질부에 종물감을 호소하며, 일상적인 골반진찰 시 자궁탈출증이 발견되기도 한다. 설명하기 힘든 출혈이나 자궁경부 입구를 통해 출혈이 있는 경우에는 반드시 자궁내막생검을 시행해야 한다.

(5) 질원개탈출증*vaginal vault prolapse*

자궁적출술 후에 지지조직인 기인대*cardinal ligament*와 자궁천골인대*uterosacral ligament*가 늘어나거나 질원개에

서 떨어져 발생한다. 증상은 자궁탈출증과 비슷하며, 복압이 상승할 때 질에서 종물이 만져지거나 하복부동통, 성교통 등이 나타난다. 간혹 배뇨곤란이나 요폐, 재발성 요로감염, 복압성요실금 등이 주요 증상일 수 있다.

4. 치료

해부학적 결손과 증상이 일치하지 않는 경우가 많아서 다른 수술과 같이 증상에 따른 수술 적응증을 명확하게 구분하기는 어렵다. 골반장기탈출증의 수술 계획에서는 POPQ 평가 결과와 돌출된 질부의 반복적인 궤양병변이나 미란이 발생하는 경우, 배변장애를 동반하거나 페서리치료가 실패한 경우 등의 합병증 발생 시 수술의 적응증이 된다.

(1) 질전벽 지지결손의 교정

1) 중앙부 결손 수술

① 질전벽봉합술anterior colporrhaphy

질전벽봉합술은 Kelly주름형성이라고도 불리며, 질전벽을 외요도구 입구까지 절개한 후 양측 요도골반인대와 방광골반인대를 봉합하는 수술방법이다. 일반적인 성공률은 39~75%로 외부적 보강 없이 약화된 조직을 봉합하기 때문에 재발이 높다.

2) 측부와 중앙부 복합 결손 수술

① 복식접근(치골후질주위교정술)

경도나 중등도 방광류의 원인인 측부 결손의 경우에는 질주위교정술paravaginal repair이나 Burch수술로 복강 내로 접근한 후 건궁arcus tendinous을 확인하고 질주위 측부 결손을 교정한다. 질원개탈출증이 발생할 수 있으며, 복압성요실금을 치료할 수 없다.

② 질식질주위교정술

치골자궁경부근막을 골반의 양측 벽에서 분리하여 폐쇄근막obturator fascia과 건궁을 노출시킨 후 4~6개 봉합사를 사용하여 폐쇄근막이 외측에, 치골자궁경부근막이 내측에 위치하도록 건궁 사이에서 봉합을 시행한다. 이 수술은 질상부탈출증의 재발률이 높지만 일반적으로 결손이 심하지 않을 때 사용된다.

③ 네 부위 현수술

네 부위 현수술four-corner suspension은 복압성요실금,

요도과운동성이 동반된 경도나 중등도의 측부 결손 방광류 환자에게 적용된다. 등급 3 중등도 측부 방광류의 경우 항문올림근과 요도골반인대를 질벽에 봉합하여 복압성요실금을 교정하기 위해 중부요도를 고정하고, 양측 요도골반인대와 방광골반인대를 각 질벽에 봉합한다.

④ 질 경유 메시 삽입을 통한 방광탈출교정술

약화된 조직을 보강하기 위해 골반 내 비흡수성메시 non-absorbable synthetic polypropylene mesh를 이용하여 보강하는 방법이다. 방광 뒷부분을 노출시키고 메시mesh의 한쪽 팔은 폐쇄근에, 다른쪽은 골반근막건궁을 통과해서 걸어 준다. 메시의 몸통은 방광목 부위부터 방광 근위부 근막에 넓게 고정해 준다. 장기 수술 성공률은 76~93%로 높게 보고되고 있으나 미국 FDA에서는 메시로 인한 합병증과 그 위험성에 대한 경고를 했고, 메시의 질 미란erosion이 가장 흔한 합병증이다. 수술 전 메시로 인한 위험성과 유용성에 대한 환자 상담 후 결정해야 한다.

⑤ 복강경 혹은 로봇보조 천골질고정술sacrocolpopexy

메시천골고정술은 일반적으로 골반장기탈출증 중 자궁 및 자궁경부 탈출이 심한 환자에서 사용하는 표준 술기 방법으로, 심한 방광류에서 질첨부의 하강이 동반되기 때문에 적용할 수 있다. 복강 내 메시는 안전성이 입증되어 있으며 로봇이나 복강경을 이용해 방광과 자궁 사이를 충분히 박리하여 최대한 방광목 부위까지 접근하여 메시를 고정하고 질원개를 천골갑sacral promontory 부위로 당겨 고정시켜 준다.

(2) 질첨부 지지결손의 교정

1) 장류의 치료

질식 내지 복식으로 치료 가능하며 낭을 노출시켜 입구를 상부에서 봉합하고 자궁천골인대에 봉합한다. 맹낭 cul-de-sac을 폐쇄시킨다.

2) 질원개탈출증 교정술

① 천극인대고정술sacrospinous ligament fixation

천극인대고정술은 주로 전자궁탈출증total procidentia, 자궁적출술 후 질원개탈출증이나 장류를 교정하는 데 사용된다.

② 자궁천골인대현수술uterosacral ligament suspension

자궁천골인대현수술의 장점은 정상 질각을 유지하며

신경과 혈관구조물 주위의 봉합에 의한 손상을 피할 수 있다는 것이다.

③ 장골미골현수술iliococcygeus suspension

이 시술은 천극인대고정술과 유사하지만, 천극인대 대신 좌골척추ischial spine 바로 아래 장골미골 근막과 근육iliococcygeus fascia and muscle에 고정하는 방법이다. 천극인대 고정으로 발생할 수 있는 음부pudendal 신경혈관 다발의 손상을 피할 수 있다는 장점이 있다.

④ 천골질고정술sacrocolpopexy

복식접근인 천골고정술sacropexy은 헐거워진 맹낭을 고정하기 위해 prolene메시, 고어텍스, 근막을 이용하여 질원개를 천골갑에 고정하는 술식이다. 고식적인 개복을 통한 천골질고정술보다는 복강경 내지 로봇을 이용한 천골질고정술이 많아지고 있으며 성공률은 85~98%에 달하며 메시미란의 합병증이 없다.

(3) 질후벽과 회음체

직장류는 폐쇄성배변증상, 골반처짐으로 인한 무거움과 불편감, 질후벽의 외부 탈출, 넓어진 질내경이 있는 경우 치료의 적응증으로 여긴다. 직장류수술 이후에도 잔변감, 변비는 지속될 수 있는데 이는 운동장애 또는 puburectalis가 배변 동안 이완되지 못하는 기능장애가 독립적으로 있기 때문이다.

제5차 실금에 대한 국제협력에서는 항문거근성형술levatorplasty 없이 정중봉합을 통한 후방교정을 하는 것이 부위 특이적 후방봉합방식보다 객관적으로 나은 예후를 보이며, level 1, 2 근거 수준으로 정중부근막봉합을 권장하고 있다. 항문올림근levator ani muscle봉합방식은 술후 높은 성교통 발생의 위험으로 인해 권장되지 않으며, 메시를 이용하는 방법은 질 내 노출과 성교통으로 최근 사용하고 있지 않다.

질강을 통한 질후벽봉합술transvaginal posterior colporrhaphy과 회음봉합술perineorrhaphy이 있다. 질후벽봉합술은 중앙에서 직장주위근막에 주름형성을 하고 항문올림근 후방을 좁혀 질강을 좁히며 회음체perineal body를 강화하는 것이다. 후방질 상피를 절개하고, 직장주변 부착부pararectal attachment로부터 골반측벽까지 보일 정도로 충분히 외측으로 박리를 한다. 이후 약해진 직장질근

막recto-vaginal fascia을 쌈지봉합법으로 기저부를 보강하고 나머지 정중선은 흡수성사를 이용해서 interrupted 또는 continuous 봉합한다. 회음봉합술은 직장질조직을 회음부의 중심건central tendon에 부착시키고 보강하여 새로운 회음체를 재건하는 방법이다.

II 여성 외음부 양성질환

여성 외음부의 양성종물은 흔하게 볼 수 있는 것으로, 200명당 1명 정도의 유병률을 보이지만 질 안쪽으로 위치하는 경우가 많아 모르고 지나는 경우도 많다. 일반적으로 증상이 없는 경우가 많으며 신체검사 도중 우연히 발견되기도 하는데, 비교적 흔한 증상으로는 불편감, 만져지는 종물, 그리고 요실금이나 배뇨곤란 같은 하부요로증상이 있다. 병력이나 면밀한 신체검사로 간단히 진단할 수 있지만 요도게실과 감별진단을 위해서는 영상의학검사와 요도방광경검사가 필요하다. 컴퓨터단층촬영, 배뇨방광요도조영술voiding cystourethrogram; VCUG이 시행되나 낭종성 병변의 특성과 주변 조직과의 관계를 알기 위해서는 자기공명영상MRI이 가장 우수하며, 확진을 위해 수술로 제거 후 병리조직검사로 확인한다.

1. 발생학적 기원의 낭종성 병변

(1) 스킨선 낭종Skene's duct cyst

요도 원위부 하부에 위치한 스킨선Skene's gland의 관이 폐색되어 낭종 내지 농양처럼 관찰된다. 농양의 경우 압통을 호소할 수 있고 염증이 발생하면 일부 환자에서는 화농성 액체가 스킨선 개구부를 통해서 유출되어 있는 경우도 있다. 요도게실과 감별은 신체 진찰만으로도 가능하며 이 병변들은 상대적으로 요도의 원위부에 위치하며 요도구의 형태를 변형시키는 모습을 보이는 반면, 게실은 요도의 중간부 혹은 근위부에 발생하며 요도구 형태를 변화시키지 않는다. 또한 요도내강과 연결되어 있지 않다. 작은 경우는 치료가 필요 없으나 증상이 있거나 큰 경우는 수술적 제거로 치료한다.

(2) Müller낭종*Müllerian cyst*

Müller상피조직*Müllerian epithelium*이 편평상피세포로 대치되지 않고 남아서 생기는 것으로, 질의 전외측에 생기는 것이 일반적이다. 질에서 볼 수 있는 낭종 중 흔한 것으로 대부분은 증상이 없으며 치료가 필요하지 않다.

(3) Gartner낭종*Gartner's cyst*

중신관*mesonephric duct*이 남아 생기는 것으로 자궁경부부터 질개구부까지의 질 전외측에 발생한다. 중신관의 잔유물이기 때문에 무기능성 상극신장으로부터 이소성 요관이 배액되는 경우도 있다. 크거나 증상이 있을 때는 절제를 통한 수술적 제거가 원칙이나 무증상인 경우 추적관찰만으로도 충분하며 흡입요법이나 경화요법이 효과적일 수 있다. 기능성 신장과 연결된 이소성요관이 배액되는 경우는 환자에 따라서 치료를 개별화해야 한다.

(4) 바르톨린선낭종*Bartholin's gland cyst*

바르톨린선은 남성의 구부요도선*bulbourethral gland*과 상동 기관으로 반복적인 성적 자극으로 분비물이 쌓이면 커질 수 있으며, 질 외측으로 무통성 낭종이 일측성으로 나타나는 것이 일반적이다. 작거나 증상이 없으면 치료할 필요가 없으나 통증, 반복되는 농양성 병변 혹은 질 입구를 폐색할 정도로 커진 경우에는 주머니형성술*marsupialization*을 시행한다.

2. 여성 요도 양성병변

(1) 요도카룬클*urethral caruncle*

요도카룬클은 여성요도에서 가장 흔한 양성종물로 폐경 이후에 흔히 발견된다. 주로 외요도구의 6시 방향에서 발생하며 나무딸기 모양의 붉은색 종물로 관찰된다. 병리학적으로는 다수의 염증세포가 침윤된 결합조직으로 이루어져 있고 상피세포로 덮여 있는 양성종물이다. 임상증상은 배뇨 시 통증, 성교통, 빈뇨 및 혈뇨 등을 포함하며 종물 접촉 시 심한 통증과 속옷에 점출혈이 나타날 수 있다. 요도카룬클은 요도종양, 요도점막탈출증과 감별이 필요하다(그림 36-4). 치료는 따뜻한 좌욕, 에스트로겐크림 도포를 통한 대증요법을 일차적으로 고려하고, 출혈의 증상이 심한 경우 절제술을 시행한다.

(2) 요도점막탈출증*urethral prolapse*

요도점막이 환상으로 뒤집어져 요도구 밖으로 빠져나와 도넛 모양의 붉은 종물로 보이는 경우가 많으며, 대개는 증상이 없으나 속옷에 피가 묻거나 동통이나 배뇨증상을 동반할 수도 있다. 사춘기 전 여아와 폐경 후 여성에서 많으며, 여성호르몬제나 스테로이드 국소 도포, 온수 좌욕 등 보존적 치료로 호전되지 않는 경우 수술적으로 환상 절제를 하고 정상요도 부위를 질 전정 또는 점막 부위에 봉합한다.

(3) 요도게실*urethral diverticulum*

요도게실은 비뇨기계 증상을 가진 여성의 0.6~1.7%

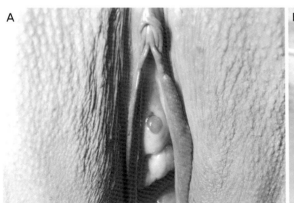
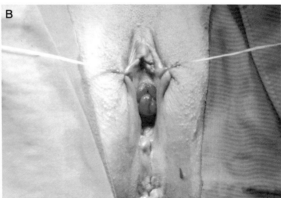

그림 36-4 요도카룬클(A)과 요도점막탈출증(B)

에서 발견되는 것으로 추정된다. 약 90%에서 중부 또는 원위부 요도에 위치하는데, 요도 주위 분비선의 반복적인 감염이나 폐색에 의해 발생한다는 견해가 지배적이다.

1) 증상

오랫동안 성교통, 배뇨통, 재발성방광염, 배뇨후요점적 및 요도분비물 등의 특징적 증상을 가지고 있으며, 정상 소변검사 소견과 함께 요도 통증을 호소하기도 한다. 신체검사에서 요도 주위에 압통을 동반하는 종물이 발견되고 손가락으로 누르면 요도구를 통해 분비물이 배출되기도 한다. 요도게실의 합병증으로는 요실금이 흔하고, 25~33%에서는 재발성요로감염의 소견이 나타나는데 가장 흔한 원인균은 대장균이다. 이 외에 결석과 드물게 종양이 발견되기도 한다.

2) 진단

과거력과 진찰만으로 예비진단이 가능하지만, 확진은 요도방광경검사나 영상진단검사로 이루어진다. 요도방광경검사에서 게실이 요도에 개구하는 부위를 확인할 수 있으며 서 있는 상태에서 배뇨방광요도조영술을 시행하면 게실 안에 조영제가 남아 있는 소견이 나타난다(그림 36-5). 자기공명영상검사를 통해 게실 수와 형태를 자세히 알 수 있다(그림 36-6).

3) 치료

증상이 없고 결석이나 종양이 동반되지 않으면 치료는

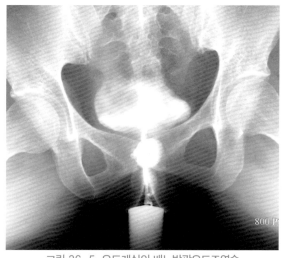

그림 36-5 요도게실의 배뇨방광요도조영술

필요하지 않으나, 대부분의 경우 감염이 동반되므로 수술에 의한 게실 제거가 근본적인 치료이다. 요도지지 조직의 약화가 의심되는 큰 요도게실의 경우에는 수술 후 복압성요실금의 발생 가능성이 높으므로 수술 전에 요역동학검사를 시행해야 한다. 복압성요실금이 동반된 경우 요도게실절제술과 동시에 요실금수술을 시행한다. 수술 방법은 쇄석위에서 질전벽을 절개하여 게실 전체를 제거하고 게실과 요도의 연결 부위를 봉합한다. 수술 후 감염에 의한 누공 발생을 억제하기 위해 사전에 충분한 항생

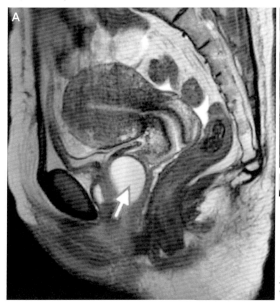

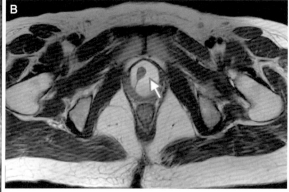

그림 36-6 요도게실의 자기공명영상 A. 시상면 소견, B. 횡단면 소견.

제를 투여해야 한다. 수술 후 2~3주에 배뇨중방광요도조영술을 시행해서 요도에 조영제 누출이 있으면 도뇨관 재삽입이 필요할 수 있다.

3. 기타 종물성 병변

(1) 표피낭종epidermal cyst
수술적 처치나 회음부절제 후 함몰된 표피 조직으로부터 이차적으로 발생하는 경우가 많다. 그러므로 발생 부위도 이전 수술 부위에 따라 다양하며 치즈 비슷한 삼출액을 가지고 있고, 자기공명영상으로는 불균질한 낭종으로 나타난다. 무증상인 경우가 많으며 증상이 없으면 치료가 필요 없다.

(2) 질평활근종
질벽의 평활근에서 기원하는 양성종양으로 질 내 종물로 발견되는 경우가 많다. 신체검사에서 비교적 운동성이 있고 압통이 없는 질전벽 종물로 관찰되며 요도게실과 감별해야 한다. 대부분 40~50대에 호발하며 에스트로겐과 관련이 있어 폐경기에는 크기가 줄어들기도 한다. 치료는 수술적 제거로 악성종물의 가능성을 확인해야 한다.

Ⅲ 요로생식기 누공

요로계 누공은 크게 요로여성생식기누공urogynecologic fistula, 요로장누공uroenteric fistula, 요로혈관계누공urovascular fistula, 기타 요로누공other urinary fistula으로 나누어진다. 요로계 누공 중 방광과 주위 장기 사이의 누공은 방광질누공vesicovaginal fistula; VVF과 방광장누공vesicoenteric fistula이 대표적이다.

1. 방광질누공

(1) 원인 및 임상양상
방광질누공의 주된 원인은 의인성으로 자궁절제술 후 방광질누공이 가장 흔하다. 다른 원인으로는 난산 등 산과적 문제, 자궁경부암 혹은 방광암 같은 악성종양, 방사

표 36-2 방광질누공의 원인

• 선천성(드문 경우)	• 방사선치료
• 염증성	• 경복부전자궁적출술
• 감염(결핵, 주혈흡충증)	• 질수술
• 방광 또는 질의 이물	• 비뇨기과 시술
• 장기간 도뇨관 유치	• 산과적 외상
• 자궁내막증	• 지연분만
• 손상	• 겸자분만
• 골반수술	• 제왕절개
• 자궁경부암, 방광암	• 기타 종양

선치료, 염증성 장질환, 이물질 등이다. 가장 흔한 증상은 질을 통한 요누출로 산부인과 수술 후 수일부터 수 주 사이에 시작되는 것이 전형적이며, 흔히 질 음부 및 서혜부에 소변으로 인한 자극과 악취가 동반된다(표 36-2).

(2) 진단
세심한 진찰이 가장 중요하며 호발 부위는 질을 자른 부위 근처이다. 요검사, 요배양검사 후 배설성요로조영술, 방광 및 질 내시경, 역행성요로조영술을 시행하여 10% 정도에서 동반될 수 있는 요관질누공을 감별해야 하며, 악성종양이 의심되면 조직검사를 동시에 시행한다. 누공의 존재와 위치를 아는 데는 배뇨방광요도조영술이, 주위 조직과 원인질환을 자세히 평가하는 데는 컴퓨터단층촬영이나 자기공명영상이 도움이 된다. 진단이 애매한 경우에는 간편화된 이중색소검사를 하는데, 경구 phenazopyridine을 복용하여 소변 색깔이 오렌지색으로 되기를 기다렸다가 질 탐폰을 삽입한다. 이후 방광에 도관을 넣고 메틸렌블루methylene blue 희석액으로 채워 10분 정도 기다렸다가 방광을 비우고 탐폰을 제거하여 판독한다. 탐폰이 청색을 띠면 방광질누공, 탐폰 위쪽이 오렌지색을 띠면 요관질누공을 의심한다(그림 36-7).

(3) 치료
매우 작은 누공일 때에는 보존적 치료나 최소침습적 치료를 시도해 볼 수 있다. 누공 부위의 전기소작술electric cauterization처치 또는 섬유소 봉함제fibrin sealant를 누공에 직접 주입한 후 수 주간 도뇨관 유치로 치유할 수 있다. 일반적으로 이러한 보존적 치료는 크기 2~3mm 이하로 작고 비스듬한 누공으로 장기간 치료 및 실패의 가능성에 대해 환자가 충분히 동의한 경우에 가능하다.

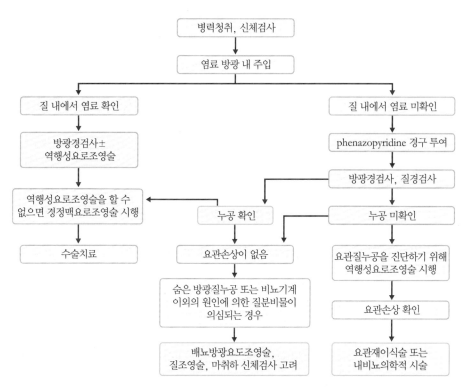

```
                          병력청취, 신체검사
                                  │
                          염료 방광 내 주입
              ┌───────────────────┴───────────────────┐
        질 내에서 염료 확인                        질 내에서 염료 미확인
              │                                          │
        방광경검사±                            phenazopyridine 경구 투여
        역행성요로조영술                                  │
              │                                 방광경검사, 질경검사
    역행성요로조영술을 할 수          ┌───────────────┴───────────┐
    없으면 경정맥요로조영술 시행 ◄──┘                            │
              │                      누공 확인              누공 미확인
        수술치료                        │                      │
                              요관손상이 없음      요관질누공을 진단하기 위해
                                    │              역행성요로조영술 시행
                          숨은 방광질누공 또는 비뇨기계          │
                          이외의 원인에 의한 질분비물이     요관손상 확인
                          의심되는 경우                      │
                                    │              요관재이식술 또는
                          배뇨방광요도조영술,         내비뇨의학적 시술
                          질조영술, 마취하 신체검사 고려
```

그림 36-7 여성 요로생식기 누공 평가를 위한 알고리즘

누공이 클 경우에는 이러한 방법은 성공률이 낮아 대부분 근본적 교정수술이 필요하다. 수술적 교정 시기*immediate vs. delayed repair*를 두고 논란이 있는데, 환자의 특성에 따라 급성염증, 부종 등이 없고 의인성 손상일 때에는 조기 교정수술을 선호하는 경향이 있다. 그러나 대부분 수일에서 수 주 후 발견되는 경우가 흔하므로, 일단 이 시기를 놓치면 괴사조직이 없어지고 염증, 부종이 가라앉은 상태가 되도록 최소한 3~4개월은 기다렸다가 교정수술을 하는 것이 일반적이다. 악성종양이나 방사선치료와 관련이 있을 때는 요로전환술 등 다른 수술방법도 고려해야 한다.

누공교정수술에는 질을 통한 접근, 하복부를 통한 접근 및 양측 동시 접근법이 있다. 질을 통한 수술은 규모가 작고 회복이 빠른 반면 골반 내 조직의 유연성이 낮을 때는 적용이 어렵다. 하복부를 통한 수술은 시야가 좋고 누공관의 노출이 용이하며 방광의 이중봉합이 가능하고 그물막*omentum*을 이용한 보강이 가능하나 수술이 커지는 단점이 있다. 최소침습수술의 발전으로 로봇 내지 복강경을 이용한 방법을 적용하고 있으며, 기방광접근법

*pneumovesicoscopy*도 있다. 이 수술법은 누공의 크기와 위치, 요관구와의 관계, 조직 상태와 수술자의 경험 등을 고려하여 적절히 결정해야 한다.

2. 요관질누공*ureterovaginal fistula*

부인과 수술은 요관질누공의 가장 흔한 원인이 되며, 완전자궁적출술은 요관손상의 가장 흔한 원인이 된다. 수술 후 설명할 수 없는 복통, 복부종물, 발열이 있다면 요관손상을 의심할 수 있다. 환자는 수술 후 수일이나 수 주 후에 요누출이 나타나고 배액관을 통해 다량의 요누출이 생기는데, 보통 정상적으로 배뇨하지만 질에서 요누출이 지속될 수 있다.

배설성요로조영술이나 역행성요로조영술로 손상 여부를 알 수 있다. 요관부목이나 경피적신루설치술을 우선 시행하여 신장기능을 보존할 수 있다. 이후에도 요누출이 지속된다면 요관재이식술을 시행할 수 있으며, 요관 결손부위가 크다면 Boari피판술식을 할 수 있다.

3. 방광자궁누공 *vesicouterine fistula*

빈도는 드물지만 하부절개 제왕절개수술 중 가장 많이 발생한다. 방광경검사와 방광조영술, 자궁난관조영술, 자기공명영상, 컴퓨터단층촬영으로도 확인할 수 있다. 작은 경우 방광도뇨관을 유치하고 고주파요법을 할 수 있다. 임신을 원하지 않으면 복식자궁절제술과 방광봉합을 시행하고, 임신을 원하면 자궁보존수술을 고려할 수 있다.

4. 요도질누공 *urethrovaginal fistula*

요도게실절제술, 질전벽봉합술, 방광경부 및 요도의 손상 및 외상 후 수술 과정의 합병증으로 발생할 수 있다. 골반장기탈출 치료를 위한 메시 내지 장기간 유치한 페서리가 누공을 유발할 수 있다. 다른 원인으로 골반 내 방사선치료와 악성 질 종물이 원인이 될 수 있다. 누공의 크기에 따라 요실금을 경미하거나 심하게 호소할 수 있으며, 괄약근 아래 하부요도 누공은 무증상이거나 요흐름이 퍼지는 정도이다. 골반검사와 요도경검사를 통해 누공의 위치와 정도를 확인하며, 20% 정도에서 방광질누공을 동반하기 때문에 하부요로 전체를 검사해야 한다.

질 조직의 상태에 따라서 수술적 치료가 어려울 수 있다. 역U 모양의 질 절개를 넣고 누공을 흡수성사로 봉합한 다음, 결손부위가 큰 경우 대음순 피판*labial martius flap*을 이용해서 누공의 후벽을 보강해 준 후 질벽을 봉합해서 수술을 마무리하고 2주 이상 도뇨관을 유치한다.

5. 방광장누공

방광장누공은 드문 질환으로 S자결장*sigmoid colon*, 직장, 회장, 맹장 등과의 누공이 발생할 수 있는데, 방광천장과 S자결장과의 누공이 가장 흔하다. 원인으로는 게실염이 전체 원인의 70%로 대부분을 차지하며 Crohn병, 대장 및 직장의 악성종양과 같은 장질환이 유발요인이다.

하부요로증상으로는 공기뇨*pneumaturia*, 빈뇨, 요절박, 치골상부통증, 반복적 요로감염, 혈뇨 등이 흔하게 나타나며 오한, 발열, 설사 등은 드물다. 배변뇨는 환자의 약 40%에서 관찰되는데 진단에 확정적이며, 원인질환에 의한 증상은 환자의 1/3가량에서만 나타난다.

진단을 위해서는 우선 병을 의심하는 것이 중요하다. 요검사에서 대장균 또는 복합 세균감염 소견이 흔하며, 방광조영술 및 방광경검사가 진단에 유용하다. 컴퓨터단층촬영이나 자기공명영상, 바륨관장검사, 대장 및 직장경검사를 시행할 수 있다.

원인질환이 양성질환이면서 증상이 비교적 경미한 환자만 장기간 총비경구영양법과 금식을 하면서 항생제를 사용하는 방법을 권장한다. 재발이 흔한 Crohn병이나 염증성 장질환에서 선호되는 방법이다. 그러나 방광장누공의 자연치유는 극히 기대하기 힘들기 때문에 거의 수술적 치료가 필요하다. 골반의 심한 염증이 동반되거나 농양이 있는 경우 위장관대치술을 하고, 원인질환과 환자 상태를 고려하여 다단계 접근방법으로 교정할 수 있다.

대한배뇨장애요실금학회, 배뇨장애와 요실금. 4판. 군자출판사, 2021;135-145, 629-673

Abrams P, Andersson KE, Apostolidis A, Birder L, Bliss D, Brubaker L, et al. 6th International Consultation on Incontinence. Recommendations of the International Scientific Committee: Evaluation and treatment of urinary incontinence, pelvic organ prolapse and fecal incontinence. Neurourol Urodyn 2018;37:2271-2272

Barber MD, Maher C. Epidemiology and outcome assessment of pelvic organ prolapse. Int Urogynecol J 2013;24:1783-1790

Bland DR, Earle BB, Vitolins MZ, Burke G. Use of the pelvic organ prolapse staging system of the International Continence Society, American Urogynecologic Society, and the Society of Gynecologic Surgeons in perimenopausal women. Am J Obstet Gynecol 1999;181:1324-1328

Brown HW, Hegde A, Huebner M, Neels H, Barnes HC, Marquini GV, et al. International urogynecology consultation chapter 1 committee 2: Epidemiology of pelvic organ prolapse: prevalence, incidence, natural history, and service needs. Int Urogynecol J 2022;33:173-187

Rogers RG, Pauls RN, Thakar R, Morin M, Kuhn A, Petri E, et al. An International Urogynecological Association (IUGA)/International Continence Society (ICS) joint report on the terminology for the assessment of sexual health of women with pelvic floor dysfunction. Neurourol Urodyn 2018;37:1220-1240

골반통 및 방광통증후군

배재현 집필/서영진 감수

| 골반통

골반통이란 남녀의 골반 관련된 기관 또는 구조물에서 느껴지는 만성적 또는 지속적인 통증을 말한다. 만성골반통은 신체적·정신적으로도 다양한 부정적인 영향을 미치는데, 하부요로기능이상, 성기능장애를 비롯하여 골반저기능이상, 부인과적 기능이상 등이 수반될 수 있다.

과거에 남성의 경우 만성비세균성전립선염, 전립선통 *prostatodynia*으로, 여성의 경우 요도증후군으로 분류하던 비뇨생식기의 통증 중 상당수는 근래에 방광통증후군 *bladder pain syndrome* 혹은 간질성방광염*interstitial cystitis*의 하나로 여겨지고 있다.

1. 골반통의 원인 및 병태생리

골반통, 특히 만성골반통의 경우 원인이 명확하지 않은 경우가 대부분이다. 일반적으로 감염이나 염증반응이 시발이 되어 반복적인 통증 자극이 중추신경계의 통증 반응기전에 기여하면서 만성화되는 것으로 추정된다. 골반통은 비뇨기계 기관뿐만 아니라 골반강 내 모든 장기(소화기, 자궁, 난소, 그 외 부속 기관)에서 기인할 수 있으며 근골격계, 정신신경학적 이상도 원인으로 거론된다.

흔한 비뇨의학과적 원인의 통증은 급성 또는 만성 방광염, 요도염, 방광 또는 요도경련, 요도협착, 여성호르몬의 저하, 정동장애, 신경학적 또는 해부학적 이상을 들 수 있다. 또한 균집락이 중증이 아닌 경도의 성장으로 요로감염을 일으켜 통증을 유발하기도 하는 한편, 스트레스로 인한 시상하부*hypothalamic*−뇌하수체*pituitary*−부신축*adrenal axis* 기능이상이나 부신피질호르몬*adrenocortical hormone* 이상 등이 원인이 될 수 있다. 특히 만성골반통 환자들은 그렇지 않은 환자들에 비해 불안, 우울증, 불쾌감, 적대감, 불안정 성향이 더 높으며 이와 같은 심리 상태에서 증상이 심하게 나타난다.

최근 신경염증반응*neuroinflammation*이 중요한 골반통의 원인으로 대두되고 있는데, 신경염증은 대개 조직의 손상 후 발생하지만, 손상이 없는 경우에도 발생할 수 있으므로 감염이나 손상 없이 만성통증이 발생할 수 있다. 대부분의 만성골반통은 진단 당시에는 손상, 염증 또는 감염 등 현재 진행 중인 질환은 발견되지 않지만, 일부에서는 반복적인 손상, 감염, 염증이 선행되기도 한다. 일단 통증 자극이 발생하면 말초감각의 통증 전달 수용체와 감각 전달 경로가 직접적으로 자극을 받기도 하지만, 급성의 통증 반응기전이 활성화되면서 구심성 신호*afferent signal*가 증폭된다. 이런 변화에 의해 평소에는 활성을 나타내지 않는 구심성 신경이 활성화될 수 있는데, 이와 같은 반응은 주로 급성통증 반응에서 볼 수 있다. 하지만 구심성 자극이 증폭되면 만성통증 반응기전을 자극하여 통증 자극이 없는 데도 불구하고 지속적인 만성통증을 느끼게 된다.

한 가지 만성통증후군을 가지고 있는 환자는 또 다른 만성통증이 생길 가능성이 높으며, 어떤 통증질환에서는 전달물질이나 수용체의 유전적 변형도 볼 수 있다. 그러나 이런 변형이 발생하는 데 있어 환경적·사회적 영향 또한 무시할 수 없으므로 복합적인 영향이 있을 것으로 생각된다.

2. 골반통의 분류

골반통을 호소하는 환자에서 현재 염증반응이나 감염이 진행되고 있는 뚜렷한 국소적 이상이 발견되지 않으면서 병소를 확실히 알 수 없는 경우 통증증후군이라고 명한다. 유럽비뇨의학회의 만성골반통 진료지침에 의하면 이런 통증이 말단 장기의 한 부분에 국한될 때 그 장기의 이름을 붙일 수 있으며, 원인 및 병소가 확실하지 않은 경우의 비뇨의학과적 통증증후군으로 전립선통증후군prostatic pain syndrome, 방광통증후군bladder pain syndrome, 고환통증후군testicular pain syndrome, 부고환통증후군epididymal pain syndrome, 회음부통증후군perineal pain syndrome, 음경통증후군penile pain syndrome, 정관절제술후통증후군postvasectomy pain syndrome, 요도통증후군urethral pain syndrome 등으로 구분하고 있다.

3. 골반통의 평가, 접근 및 치료(UPOINTS 분류법)

골반통은 통증 부위도 다양하고 원인이 복합적이며 확실하지 않은 경우가 많으므로 정확한 진단이 어려우며, 그에 따라 치료도 어느 한 가지에 국한하기 어렵다. 이에 각각의 환자의 표현형에 따른 접근 및 치료방법이 제안되었는데, 환자의 증상을 6개 영역으로 분류하여 평가하고 치료하는 방법이다. 각 영역별 첫 글자를 따서 UPOINT 분류법이라고 칭하는데, 배뇨영역Urinary, 정신사회영역Psychosocial, 특정장기영역Organ specific, 감염영역Infection, 신경학적 영역Neurologic, 압통영역

Tenderness이 포함되어 있다. 최근에는 여기에 성적 영역Sexology을 추가하여 총 7개 영역을 포함하는 이른바 UPOINTS 분류법이 권장되고 있다.

(1) 배뇨영역

배뇨영역을 평가하기 위해서는 환자의 하부요로증상, 전립선비대증, 야간뇨에 대한 평가가 필요하다. 즉 경직장전립선초음파, 최대요속/잔뇨측정, 국제전립선증상점수표, 배뇨일지 등을 확인해야 한다. 배뇨영역 증상이 확인된 경우, 식이조절요법으로 수분 섭취량 조절, 카페인 제한, 자극적 음식 제한 등을 고려해야 하며 약물치료로는 증상에 따라 알파차단제, 항콜린제, 베타3작용제, 항이뇨호르몬제제 등을 단독 혹은 복합 요법으로 시도해 볼 수 있다.

(2) 정신사회영역

환자의 정신사회영역을 평가하기 위해서는 우울증, 불안장애, 스트레스의 과거력 및 동반 유무를 확인해야 하며, 이를 위해서는 환자에 대한 관심과 상담이 전제되어야 한다. 이 영역에 이상이 의심되는 경우 증상에 따라 항우울제 혹은 항불안제를 처방할 수 있으나, 필요한 경우 정신건강의학과 전문의에게 의뢰해야 한다.

(3) 특정장기영역

특정장기로 인해 골반통이 발생할 수 있는데, 대표적인 비뇨기계 장기로는 전립선과 방광을 들 수 있다. 전립선영역을 평가하기 위해서는 직장수지검사를 통해 전립선의 특정 부위에서 국소적인 압통이 있는지 확인해야 하며, 전립선분비물에서 염증세포 혹은 혈액이 검출되는지 확인해야 한다. 또한 경직장초음파에서 전립선 내에 과도한 석회화가 있는지 확인하고, 필요한 경우 방광경을 통해 전립선의 폐색 여부를 확인해야 한다. 방광영역을 확인하기 위해서는 방광충만 시에 방광 통증이 있는지 확인하고 자극 증상의 유무 및 필요한 경우 방광경을 통해 방광 내 허너궤양Hunner's ulcer 유무를 확인해야 한다. 전립선이상이 발견된 경우 필요에 따라 전립선비대증의 약물 혹은 수술적 치료를 시행할 수 있으며, 비스테로이드성 소염제, 항히스타민제제, 전립선마사지 등을 시행할 수 있다. 방광영역의 통증이 의심되는 경우 방광

통증후군/간질성방광염의 치료가 필요할 수 있다.

(4) 감염영역

골반통에서 감염 여부를 확인하는 것은 가장 기본적인 검사라고 할 수 있다. 골반염의 과거력이 있는지 확인하고 소변배양검사를 시행해야 한다. 남성의 경우 전립선 분비물배양검사를 시행하고, 여성의 경우 질분비물을 채취하고 골반내진을 시행한다. 필요한 경우 골반 CT 혹은 MRI를 시행할 수 있다. 감염영역의 이상이 의심되는 경우 배양검사상 음성인 경우에도 2~4주간 항생제치료를 시행할 수 있으며 효과가 있는 경우 치료기간을 연장한다. 배양검사상 양성으로 확인된 경우 6~12주간 항생제를 사용하고 농양이 발견된 경우 배액이 필요할 수 있다.

(5) 신경학적 영역

신경학적 영역은 과민성대장증상, 섬유근육통의 병력을 확인하고 전신통증후군systemic pain syndrome을 감별해야 한다. 골반내진 시 천수신경반사 및 감각신경의 이상 유무를 확인하고 필요한 경우 소화기내과, 재활의학과, 신경과, 통증의학과와 협진을 고려해야 한다. 전신통증을 완화하기 위해 gabapentin, pregabalin, amitriptyline 등의 약물치료를 시도해 볼 수 있다.

(6) 압통영역

압통 여부를 확인하기 위해서는 신체검사가 매우 중요하다. 특정 부위 압박 혹은 기타 자극에 의해 특수한 감각이나 증상을 일으킬 수 있는 발통점을 찾아봐야 한다. 발통점이 회음부에 있는 경우 도넛 방석, 좌욕 등을 권유해 볼 수 있으며 근육스트레칭 및 바이오피드백을 시행할 수 있다.

(7) 성적 영역

성적 영역을 평가하기 위해서는 발기부전 여부, 새벽 발기 유무, 성교통, 성욕감퇴의 병력을 확인해야 하며 국제발기능측정 설문지(IIEF), 남성갱년기증상 설문지를 작성하게 하고 혈중 남성호르몬testosterone 농도를 측정해야 한다. 이상이 발견된 경우 금연, 운동, 스트레스 조절 등의 행동치료를 권유하고, 약물치료로는 발기유도제

(PDE5 억제제), 남성호르몬 보충요법을 고려해야 한다.

II 방광통증후군/간질성방광염

1. 정의, 용어 및 역사적 관점

간질성방광염은 다양한 원인에 의해 발생 가능한 만성적 방광염증질환으로, 질환이 진행되면서 방광벽의 섬유성 변화로 방광용적이 감소하고 따라서 빈뇨, 요절박, 방광충만 시 하복부 동통을 특징으로 하는 질환이다. 국제요실금학회는 방광통증후군이란 용어와 간질성방광염이란 용어를 같이 사용하고 있다. 그러나 방광통증후군은 방광충만과 연관된 치골상부의 통증성 불편감이 있는 것으로 요로감염이나 다른 명백한 병인이 없어야 하고, 주간빈뇨와 야간뇨를 호소하는 경우로 정의하고 있다. 간질성방광염은 방광점막의 출혈 소견인 구상화glomerulation 병변이나 허너궤양 같은 특징적인 방광경검사 소견이 있는 경우로 정의하고 있다.

간질성방광염으로 정의한 경우 유병률은 높지 않고 여성에서 2~9배 더 높게 보고되었으나, 방광통증후군으로 정의한 경우 국외 및 국내에서 진행된 역학조사에 따르면 유병률이 8~15%로 보고되어 드물지 않은 질환으로 최근 사회적 관심이 높아지고 있다.

2. 원인 및 병태생리

간질성방광염의 원인은 다양하게 제시되고 있지만, 최근 신체 내 자가면역기전에 의해 방광점막을 싸고 있는 상피세포의 투과성이 증가하여 소변 내 독성물질이 방광의 점막을 뚫고 근육층 내로 침투하여 염증을 일으킨다는 이론이 주목받고 있다. 이 밖에 림프계폐색, 신경계 질환, 혈관질환, 정신적 압박, 자가면역질환, 방광점막의 glycosaminoglycans(GAGs)층의 결여 등이 원인이라는 주장이 있다. 비만세포mast cell는 매개체의 분비를 통해 간질성방광염의 발생에 주된 역할을 하는 것으로 보인다.

주된 변화는 방광 깊은층의 섬유성 변화이며, 이에 따라 방광용적이 감소한다. 심한 경우에는 요관방광이행부

의 정상 기능이 파괴되어 방광요관역류를 일으키고 신장에 영향을 미칠 수도 있다.

현미경적으로 점막은 얇아지거나 탈락될 수 있고, 고유판*lamina propria*의 모세혈관은 울혈되어 있으며, 염증 소견이 나타난다. 근육은 다양한 양의 섬유조직으로 변성되어 있으며, 림프관의 확장과 비만세포의 증가 및 림프구의 침윤을 보인다.

3. 진단

정의에 따라 자극성 배뇨증상 및 동통이 있고, 다른 방광질환이 존재하지 않으면 방광통증후군으로, 방광경검사에서 방광점막의 출혈 혹은 허너궤양이 존재하면 간질성방광염으로 진단할 수 있다. 그러나 방광염, 방광종양 등을 감별하는 것이 매우 중요하므로 소변검사, 소변세포검사를 시행해야 하고, 종양이 의심되는 경우 방광조직검사를 시행해야 한다. 필요한 경우 CT 혹은 MRI를 시행하여 골반 내 다른 장기의 이상 유무를 확인해야 한다. 최초 방광경검사에서는 방광점막이 정상으로 보일 수 있으나, 방광을 팽창시킨 후 물을 배출시킨 다음 방광경으로 다시 관찰하면 방광의 팽창 부위에 점상출혈이나 허너궤양이 나타나는 경우가 많으므로 주의를 요한다.

4. 치료

방광통증후군/간질성방광염에 대한 치료법은 비특이적이며 경험적이라고 말할 수 있으며 증상의 개선을 목표로 한다. 일단 방광통증후군으로 진단되면 다음 단계로 환자에게 질환에 대한 이해와 교육을 통해 먼저 환자를 안심시키는 것이 중요하다. 방광 내 허너궤양이 발견된 경우 전신마취하에 경요도절제술을 시행하는 것이 증상을 유의하게 호전시킬 수 있으며, 방광수압확장술만 시행하는 것은 더 이상 권장되지 않는다. 허너궤양이 없는 경우 우선적으로 다양한 경구용 약물치료를 시도하고 효과가 미흡한 경우 방광 내 약물주입요법을 시행한다. 최근 유럽비뇨의학회 지침서에 따르면, 일차적 치료법으로 경구용 약제 amitriptyline과 pentosan polysulfate(PPS)가 권장되고 있으며, 방광 내 주입요법으로 PPS, 방광수압확장술 시 보툴리눔독소*botulinum toxin*를

주입하는 것이 권장되고 있다. 이차적 치료법으로는 경구용 약제 cimetidine, cyclosporine A를 권장하고 있으며, 방광 내 치료로 hyaluronic acid와 chondroitin sulfate가 권장되고 있다.

Ⅲ 만성비세균성전립선염/ 만성골반통증후군

과거 전립선염을 감염에 의한 세균성 질환으로만 생각했는데, 전립선염을 유발하는 비세균적 요인이 알려지기 시작하면서 1995년에 미국국립보건원*National Institute of Health; NIH* 산하 전립선염연구회에서 제시한 새로운 분류가 현재 사용되고 있다(표 12-5 참조). 여기에서는 카테고리 Ⅲ에 해당하는 만성비세균성전립선염/만성골반통증후군에 대해 알아보자.

1. 역학

만성비세균성전립선염은 사춘기 이전에는 드물게 발생하지만, 성인에서는 50%가 평생 동안 한 번은 증상을 경험하게 된다. 1990년대 이후 미국의 통계에 의하면 5~16%의 유병률을 보이며, 우리나라에서는 개원 비뇨의학과 내원 환자의 15~25%가 전립선염 환자로 추정될 만큼 매우 흔한 비뇨기계 질환이다.

2. 원인 및 병태생리

염증성 만성골반통증후군(카테고리 ⅢA)의 원인은 아직까지 명확히 규명되지 않았다. 그러나 자가면역질환, 전립선관 내로의 요역류, 바이러스 등이 원인이라는 가설이 있고, 비염증성 만성골반통증후군(카테고리 ⅢB)의 병인도 아직 밝혀지지 않았으나 방광경부와 전립선요도의 기능이상이나 골반긴장근육통 또는 스트레스 등이 원인이라 생각하고 있다. 중추신경계와 하부요로 말초신경계의 부조화 때문에 만성골반통증후군이 발생할 수 있다. 그 외에 만성골반통증후군의 원인으로 일종의 정신신체적인 질환의 한 종류를 고려할 수 있는데, 만성골반통증후군 환자에서 우울증의 빈도가 높은 것을 예로 들 수 있

다. 하지만 만성골반통증후군이 치료되지 않아 이차적으로 정신질환이 발생했을 가능성도 있다. 만성골반통증후군은 이상의 원인들 중에서 한 가지 원인 때문에 발병하는 것이 아니라 염증과 요역류, 자가면역질환과 골반 부위의 손상 등의 여러 가지 요소가 서로 복합적으로 작용해 발병한다고 생각하는 것이 적절하다.

3. 평가 및 진단

만성골반통증후군의 진단은 세균배양검사에서 세균이 검출되지 않고 3개월 이상 지속되는 만성요로생식기 통증이라는 정의에 준해 내릴 수 있다. 이 중 염증형(카테고리 ⅢA)과 비염증형(카테고리 ⅢB)은 전립선액에서 검출되는 백혈구 수로 나눌 수 있다.

만성골반통증후군을 진단할 때에는 유사한 증상의 치료 가능한 다른 원인이 있는지를 먼저 검사해야 한다. 감별해야 할 병으로는 세균성전립선염, 비뇨기계 종양(방광암, 전립선암), 하부요로결석, 간질성방광염 또는 방사선방광염, 신경인성방광, 요도염과 부고환염 등의 감염, 염증성 장질환, 직장이나 항문 주위 병(농양, 항문열창, 치핵 등), 서혜부탈장, 요도협착 등이 있다.

미국전립선염연구회에서 전립선염의 다양한 증상들을 정량화해 통증 또는 불쾌감, 배뇨증상, 삶의 질에 미치는 영향의 세 가지 분야로 나누어 모두 아홉 가지 항목으로 이루어진 미국국립보건원 만성전립선염 증상점수표(표 12-7 참조)를 제시했다. 통증 또는 불쾌감 점수가 0~21점, 배뇨증상 점수가 0~10점, 삶의 질 점수가 0~12점으로 분류되어 총 점수 0~43점으로 구성되어 있다. 점수가 높을수록 증상이 심한 것을 의미한다.

4. 치료

급성세균성전립선염과 만성세균성전립선염의 원인은 세균이므로 항생제치료가 우선이다. 하지만 세균이 검출되지 않는 만성비세균성전립선염/만성골반통증후군은 아직 근치적 치료법이 없어 여러 가지 다양한 치료방법이 시도되고 있다. 행동치료로는 규칙적인 성생활, 온좌욕을 권장할 수 있고, 약물치료로는 항생제, 알파차단제, 항염증제, 진통제, 근육이완제 등을 고려할 수 있다.

만성비세균성전립선염/만성골반통증후군은 매우 다양한 원인과 증상을 가지기 때문에 최근 이를 해결하고자 환자의 표현형에 따른 7개의 UPOINTS 개념이 제안되었다. 7개 영역의 평가 및 치료방법에 대해서는 이 책의 '3. 골반통의 평가, 접근 및 치료(UPOINTS 분류법)'(468~469쪽)에 기술되어 있다. 이 방법을 이용해 치료를 시도한 최근 연구에서 제한적이지만 높은 치료성과를 보였으며, 향후 만성비세균성전립선염/만성골반통증후군의 치료 전망을 밝히는 개념으로 주목받고 있다.

추천문헌

대한배뇨장애요실금학회. 배뇨장애와 요실금. 에이플러스, 2015;476-496

European Association of Urology. EAU guidelines on chronic pelvic pain. Eur Urol 2010;57:35-48

Interstitial Cystitis Guidelines Panel of the American Urological Association Education and Research, Inc. AUA guideline for the diagnosis and treatment of interstitial cystitis/bladder pain syndrome. J Urol 2011;185:2162-2170

Liu B, Su M, Zhan H, Yang F, Li W, Zhou X. Adding a sexual dysfunction domain to UPOINT system improves association with symptoms in women with interstitial cystitis and bladder pain syndrome. Urology 2014;84:1308-1313

Nickel JC, Shoskes D. Phenotypic approach to the management of chronic prostatitis/chronic pelvic pain syndrome. Curr Urol Rep 2009;10:307-312

Prostatitis Expert Reference Group(PERG). Diagnosis and treatment of chronic bacterial prostatitis and chronic prostatitis/chronic pelvic pain syndrome: a consensus guideline. BJU Int 2015;116:509-525

신장의 병태생리 및 신이식

조석 집필/하유신 감수

선천성 및 후천성의 다양한 신질환은 신장기능이나 환자의 건강을 위협하게 되어 보존적 요법이나 중재적 시술, 수술적 요법으로 치료하게 된다. 진행되는 신질환에 의해 궁극적으로 신장기능이 상실되면 투석을 할 수밖에 없는데, 신이식*renal transplantation*을 시행하면 반복적인 투석의 부담에서 벗어날 수 있지만, 그에 따른 면역억제제의 사용으로 인한 부작용이나 거부반응의 문제가 있다. 하지만 신이식 후의 성적이 갈수록 향상되어 현재는 신이식의 기술적 성공보다는 공여신의 확보가 관건이다. 이 장에서는 다양한 신질환의 병태생리를 포함한 진단 및 치료, 신부전과 신이식에 대해 살펴보고자 한다.

Ⅰ 신장의 기능

1. 사구체여과율*glomerular filtration rate; GFR*

신장의 가장 중요한 기능은 사구체여과 과정이다. 정상적인 상태에서 사구체여과율은 혈압과 신혈류량의 변동에도 불구하고 자가조절*autoregulation*과 요세관사구체피드백*tubuloglomerular feedback*에 의해 일정하게 유지된다. 사구체여과율의 임상적 측정은 24시간 크레아티닌

creatinine 청소율을 측정하거나 혈중 크레아티닌 측정에 의한다. 혈중 크레아티닌은 다양한 변수에 의해 개인차가 있을 수 있으므로 수학적으로 이를 보정하여 사용하는데, 흔히 사용되는 방법들은 다음과 같다.

• Cockcroft-Gault 공식

크레아티닌 제거율(mL/min)=(140−나이)×체중/(72×혈중 크레아티닌)(여성인 경우 ×0.85)

간단하지만 신장기능이 저하된 경우에는 정확도가 떨어진다.

• Modification of Diet in Renal Disease(MDRD) 공식

사구체여과율(mL/min/1.73m^2)=186×(혈중 크레아티닌)$^{-1.154}$×(나이)$^{-0.203}$(여성인 경우 ×0.742)

신장기능이 저하된 경우 좀 더 정확한 신장기능을 예측할 수 있다.

• Chronic Kidney Disease Epidemiology Collaboration(CKDEPI)

사구체여과율(mL/min/1.73m^2)=141×(혈중 크레아티닌/κ)^α×0.993^{Age}×1.018(여성)×1.159(흑인)

(κ = 남성 0.9; 여성 0.7, α = 남성 −0.411; 여성 −0.329)

신장기능이 저하되지 않은 경우도 정확도가 높아 최근 널리 사용되고 있다.

II 주요 신질환

1. 신혈관성고혈압 *renovascular hypertension*

동맥의 죽상경화증이 원인인 경우 심장혈관 및 뇌혈관 질환의 합병증과의 연관 관계가 존재한다. 질병의 원인과 진행 상태에 따라 고혈압 치료제를 사용하거나, 혈관 중재술이나 신절제술 등을 통해 혈압을 조절하고 약물치료의 효과를 높일 수 있다. 신혈관성고혈압은 신동맥의 혈류 감소에 따른 신허혈이 주된 문제로, 혈류를 감소시키는 신혈관 병소 및 신허혈 과정에서 일어나는 여러 기전을 이해하는 것이 중요하다.

(1) 병태생리

레닌-안지오텐신-알도스테론계 *renin-angiotensin-aldosterone system; RAAS*는 체내에서 혈압을 조절하는 강력한 호르몬기구로, 주로 혈관수축작용과 나트륨, 칼륨 등의 전해질 균형을 조절함으로써 신혈류량 및 혈압의 상승과 하강에 관여한다. 레닌은 주로 근위세관의 사구체옆세포 *juxtaglomerular cell*에서 분비되며, 분비된 레닌은 간에서 생산된 안지오텐시노겐 *angiotensinogen*을 안지오텐신 I로 분해하는 역할을 한다. 이러한 레닌의 기능은 RAAS에 있어 가장 결정적인 단계이므로 레닌 분비를 조절함으로써 RAAS의 활성화를 조절할 수 있다. 안지오텐신 I은 안지오텐신전환효소 *angiotensin converting enzyme; ACE*에 의해 안지오텐신 II로 전환된다. 변환된 안지오텐신 II는 혈관평활근을 수축시켜 말초혈관 저항을 높임으로써 혈압을 높이며, 신장 속 혈관의 저항과 혈관사이세포 *mesangial cell*의 긴장을 조절함으로써 사구체 여과율을 유지하고, 부신에서 알도스테론의 분비를 촉진시킴으로써 나트륨의 재흡수를 증진시킨다. 따라서 안지오텐신 II가 레닌-안지오텐신-알도스테론계의 가장 중요한 활성 요소이다. 이러한 과정을 통해 혈압이 조절되므로 RAAS의 활성화 과정 중 문제가 발생하면 고혈압이 발병하게 된다.

(2) 원인

신혈관 병소를 일으키는 2개의 주된 병리 소견은 죽상경화증과 섬유근육형성이상이다. 신혈관성고혈압을 유

발하는 신허혈이 발생할 정도로 신혈류량이 감소하려면 적어도 70% 정도의 혈관내경협착이 있어야 한다.

1) 죽상경화증 *atherosclerosis*

모든 신혈관 병소의 60~80% 정도가 죽상경화증에 의해 발생하며, 신혈관뿐만 아니라 전신에 혈관질환이 발현되는 경우가 흔하다. 즉 말초혈관질환이나 심혈관질환이 있는 환자에서 신동맥협착이 흔하며, 당뇨 환자에서 더 흔히 발견된다. 여성보다는 남성에서 많이 나타나며 고령 환자가 대부분이다. 병소는 신동맥 근위부 1/3에서 주로 보이며, 환자의 40~50%가 진단 후 2년 이내에 혈관협착이 진행되어 신허혈로 인해 신장실질의 기능을 잃게 되며, 때로 내막파열에 의한 박리혈종 *dissecting hematoma*이나 혈전 등에 의해 병소가 악화될 수 있다.

2) 섬유근육형성이상 *fibromuscular dysplasia*

섬유증식 병소의 위치에 따라 중막 *medial*섬유증식, 외막하 *perimedial*섬유증식, 내막 *intimal*섬유증식으로 구분한다. 섬유증식 병소의 70~85%를 차지하는 가장 흔한 형태인 중막섬유증식은 25~50세 여성에서 많이 발생하며 양측성인 경우가 있다. 혈관 구성 근육이 교원질로 대체되는 변화가 나타나며 혈관조영술에서 신혈관의 원위부 1/2나 분지에서 특징적인 '염주 모양 *string of beads*' 소견을 보인다. 혈관박리, 혈종 및 파열 등은 잘 발생하지 않으며, 완전폐색으로의 진행은 드물다.

3) 기타

기타 신혈관질환으로 신동맥류, 중간대동맥증후군 *middle aortic syndrome*, 동맥주위섬유화증 *periarterial fibrosis* 등이 있다. 동맥을 침범하는 병소로는 다발성동맥염, Takayasu동맥염 *Takayasu arteritis*, 동정맥루 *arteriovenous fistula* 등이 있다.

(3) 병력 및 진찰

고혈압 초기에는 별 증상이 없는 경우가 많고 있더라도 비특이적이므로 진단에 어려움이 있다. 발현 시기가 진단에 도움을 줄 수 있는데, 가족력이 없이 30세 이전이나 55세 이후에 새로 발생한 고혈압은 신혈관성고혈압과 관련이 많다. 특히 30세 이전에는 섬유근육형성이상이, 55세 이후에는 죽상경화증이 원인인 경우가 많다. 본태성고혈압이 서서히, 그리고 경도의 고혈압에서 시작하는 것과 달리 갑자기 발생하거나 중등도 이상의 고혈

압에서부터 시작되면 신혈관성고혈압일 가능성이 높다. 2개 이상의 약물치료에도 고혈압이 잘 조절되지 않으면 신혈관성고혈압을 의심할 수 있다. 임상증상에서 폐부종, 전신 죽상경화증, 점차적인 신장기능 저하 등의 소견과 함께 나타나는 고혈압은 신혈관성고혈압일 가능성이 높다.

진찰에서 신혈관성고혈압을 의심할 수 있는 소견으로는 중등도 이상의 고혈압, 상복부잡음, 심한 고혈압 망막병, 전신 죽상경화증 등이 있다.

(4) 진단

과거 신혈관성고혈압이 의심되는 환자에서 진단적 목적으로 사용되던 경정맥요로조영술, 혈중 레닌활성도, 신스캔renal scan 등의 검사는 최근 정확도와 특이도가 높아진 비침습적인 검사로 대체되고 있다.

비침습적인 방법으로 신혈관협착을 진단할 수 있는 검사로는 이중초음파검사duplex ultrasonography, 자기공명혈관조영술magnetic resonance angiography, 컴퓨터단층촬영 혈관조영술CT angiography 등이 있다. 이중초음파검사는 다른 검사에 비해 신독성의 조영제 사용이 필요치 않고 항고혈압약제의 중단이 필요치 않은 장점이 있지만, 검사에 시간이 걸리고 술자에 의존적인 단점이 있다. 자기공명혈관조영술의 경우 100%의 민감도와 71~96%의 특이도를 갖지만, 신장기능이 매우 저하된 환자(사구체여과율GFR<30mL/min)에서 신장기원전신섬유화증nephrogenic systemic fibrosis 유발의 위험이 있다. 컴퓨터단층촬영 혈관조영술의 경우 98%의 민감도와 94%의 특이도를 갖지만, 신부전이 있는 경우 민감도와 특이도가 하락하며 조영제로 인한 신독성 증가의 위험이 있다.

따라서 아직까지는 고식적인 신혈관조영술이 신혈관성고혈압 진단의 표준으로 제시된다.

(5) 치료

신혈관성고혈압 치료의 목표는 고혈압 조절 및 신장기능 보호이다. 경피혈관성형술이나 혈관재건술을 하여 신혈관성고혈압이 치료 또는 호전된 예는 환자의 상태, 술자의 술기에 따라 60~90%로 보고되고 있다. 일반적으로 나이가 젊을수록, 고혈압 발생 기간이 짧을수록, 죽상경화증보다는 섬유근육형성이상에서 더 좋은 결과를

기대할 수 있다. 혈관재개통술의 결과를 좌우하는 가장 중요한 요소는 환자 및 질병 진행 상태에 알맞은 시술 시기로, 시술 전에 신장기능이 얼마나 잘 보존되어 있는지가 결과에 중요한 영향을 미친다.

1) 약물치료

신혈관성고혈압 환자에서 약물치료의 가장 적합한 대상은 신장기능이 보존되어 있고 혈압이 잘 조절되는 경도의 고혈압 환자이며, 고령의 건강 위험요소가 많은 환자, 중막섬유증식 환자 등도 적합하다. 안지오텐신 전환효소 차단제, 안지오텐신 수용체 차단제가 일차치료제로 사용되며 칼슘통로차단제도 사용된다. 이 외에도 이뇨제, 알파 또는 베타차단제, 혈관확장제들도 사용하며, 항산화제antioxidants, 항혈소판제제나 스타틴statin도 신혈류를 개선하고 신장조직이 손상되는 것을 막는다고 알려져 사용되고 있다. 또한 약물뿐만 아니라 당뇨를 잘 조절하고 금연하는 등 신혈관의 위험요소들을 철저히 차단하도록 권유해야 한다. 약물로 혈압이 조절되어도 신장기능은 악화될 수 있으므로 무엇보다도 신장기능에 대한 주기적이고 철저한 모니터링이 필요하다. 약물치료의 목적은 단순한 혈압조절이 아닌 전신 심혈관질환 발생을 감소시키는 데 두어야 한다.

2) 경피혈관성형술percutaneous transluminal angioplasty

주로 대퇴동맥을 통해 카테터를 삽입한 후 신동맥 내 협착 부위를 풍선을 이용하여 확장시키는 방법이다. 특히 섬유근육이형성의 93%에서 효과가 있어서, 혈압이 정상으로 돌아오고 신장기능이 보존되므로 우선적으로 고려해야 한다. 대동맥에 인접한 입구 협착이나 신동맥 전체가 협착된 경우에는 확장술을 시술하기 어렵다.

3) 혈관 내 스텐트삽입술endovascular stenting

대개 경피혈관성형술을 시행한 후에 재협착의 빈도를 줄여 치료효과를 높이기 위해 협착된 신동맥 내에 추가적으로 스텐트를 삽입하는 경우가 있다. 특히 죽상경화증을 가진 신동맥 협착 환자에서 경피혈관성형술이 점차 많이 시행되고 있으나 장기적인 결과가 기대에 비해 좋지 못해 혈관 내 스텐트삽입술을 함께 시행하는 경우가 많다.

4) 혈관재건술

안지오텐신 전환효소 차단제, 안지오텐신 수용체 차단제, 스타틴 등 약제의 발달과 경피혈관성형술의 발달

로 수술을 통한 교정이 필요한 환자의 수는 감소하고 있다. 수술의 이환율과 합병증 등을 고려하여 중재적 시술이 실패했거나 병소의 길이가 긴 경우(>10mm) 주로 사용된다. 병소가 있는 신장의 기능이 양호하면 동맥내막절제술endarterectomy, 단단연결술, 우회로조성술bypass surgery 등의 혈관재건수술을 한다. 죽상경화증이 없는 건강한 복부대동맥을 가진 환자에서는 주로 내장골동맥hypogastric artery이나 복재정맥saphenous vein의 유리이식free graft을 이용한 신대동맥 우회로조성술aortorenal bypass이 이용된다.

2. 신혈관질환 및 중재술

(1) 이행혈관aberrant vessels 및
부혈관accessory, ectopic, supplementary vessels

이소성신장 또는 회전이상신장, 융합신장 등에서는 흔히 신동맥의 수나 주행 방향이 정상과 다른 것을 볼 수 있다. 또한 정상 신장에서도 30% 정도는 신동맥이 여러 개이다. 이행혈관은 통상 가늘고, 신문hilum에 이르는 것과 신장실질로 직접 들어가는 것이 있다. 선택적 신동맥조영술로 진단하며 흔히 하부 신장 분절segment이 이행혈관에 의해 혈액을 공급받는다. 간혹 이행혈관이 신우요관이행부 또는 신배누두부를 압박하여 수신증이나 신배수종의 원인이 된다.

(2) 신동맥류renal artery aneurysm

선천성 외에도 염증, 외상, 퇴행성 요인 등에 의해 발생한다. 신동맥이 전후 분지로 갈라지는 부위에 잘 발생하나 발생 부위와 크기, 수는 다양하다. 발견 당시 증상이 없는 경우가 많으나(3/4) 동맥류가 커지면 통증(6~15%), 육안적 혹은 현미경적 혈뇨(5~30%), 고혈압(10~55%) 등의 증상을 일으킬 수 있다. 신장 부위를 청진했을 때 잡음이 있을 경우 진단에 도움이 되며, 신동맥조영술로 확진한다. 크기가 작은 경우 자연파열의 위험은 낮으나(0.3%), 3cm 이상의 크기에서는 18%까지 자연파열의 위험이 증가한다. 급격하게 크기의 증가가 관찰되거나, 임신한 여성, 임신을 고려하는 여성에서는 파열의 위험이 높아 주의해야 하며, 신동맥협착으로 인한 조절되지 않는 고혈압이나 통증, 혈뇨, 신허혈이나 신경

색 등의 합병증이 있는 경우 치료를 고려해야 한다.

(3) 신동정맥기형renal arteriovenous malformation 및
신동정맥루renal arteriovenous fistula

신동정맥루의 20~30%가 선천성이며, 선천성을 신동정맥기형이라고 부른다. 후천성은 외상, 염증, 신장수술, 신장침생검 등으로 생길 수 있는데, 최근에 증가하는 경향이다. 여성에 3배, 오른쪽에 더 많고, 선천적이라도 30~40세가 넘어 증상이 나타난다. 다수의 가는 혈관이 정맥류 모양으로 꾸불꾸불하고 엉켜 있는 모습이 특징이다. 혈뇨로 인해 발견되는 경우가 많다. 지름길shunt을 통해 대량의 정맥환류가 일어나므로 심박출량의 증가와 좌심실 비대에 따른 심부전을 가져온다. 동정맥류 부위의 신장은 상대적인 허혈로 레닌 매개 고혈압이 50%에서 발생한다. 3차원 도플러초음파 또는 자기공명혈관조영술이 비침습적 진단 방법이 될 수 있으나, 선택적 신동맥조영술이 가장 정확한 진단법이고 진단과 동시에 선택적 신동맥색전술로 치료를 할 수 있다. 심혈관계의 악화를 유발할 수 있어 병변 부위가 넓을 경우에는 부분신절제술 또는 신절제술이 선택되기도 한다.

(4) 신혈관중재술

1) 신동맥색전술embolization

혈관 내 카테터를 통한 신동맥색전술은 신장의 동정맥루나 동정맥기형에서 가장 좋은 치료법이다. 선택적 신동맥조영술을 통해 병변 부위의 동맥분지를 정확히 확인할 수 있으며, microcoil을 이용하여 다른 부위의 경색 없이 안전하게 폐색시킬 수 있다. 신장의 출혈 부위에 대한 신동맥색전술도 gelfoam이나 coil을 이용하여 시행할 수 있다. 신장암이나 혈관근지방종의 경우에도 시행되는데, 이 경우에는 시술 후 거의 모든 환자에서 통증, 오심, 구토, 발열, 백혈구 증가 등의 색전술후증후군postembolization syndrome이 나타나는데, 이는 성공적인 종양색전에 따른 괴사에 의한 것이다.

2) 신동맥성형술 및 스텐트 유치

신혈관협착은 이차성고혈압 및 점진적인 신부전의 원인이므로 외과적 재개통을 시키게 되는데, 최근에는 경피적 혈관을 통해 신동맥확장 및 스텐트를 유치하는 방법이 확립되었다. 경피적신동맥성형술은 신동맥협착 중

에서도 주로 대동맥에 바로 인접한 부위가 아닌 곳에 협착이 발생하는 섬유근육형성이상의 경우에 가장 좋은 치료법이다. 시술 후 항혈소판제제를 6주간 유지해야 하며 성공적인 재개통률은 90% 이상이지만 장기적으로는 20~30%의 재발률을 보인다.

3) 신혈관을 통한 기타 시술

치료저항성 고혈압의 치료로 신동맥에 카테터를 통해 고주파에너지를 전달하여 선택적으로 교감신경의 활성도를 저하시키는 방법이 최근 개발되었다. 그 외 신동맥류가 있는 경우 스텐트를 이식하는 방법도 사용된다. 카테터를 통해 tissue plasminogen activator(t-PA)를 주입하여 fibrin을 용해하는 방법도 사용되는데, 주로 말초혈관의 폐색에 이용되며 신동맥에는 제한적으로 이용된다.

3. 다낭신

이 책의 '제31장 소아의 신장 및 요관 질환, II 낭종성 신질환' 부분에서 다루고 있다.

III 신부전

1. 급성신장손상

(1) 원인 및 병태생리

1) 정의

기존에 급성신부전acute renal failure; ARF으로 알려진 급성신장손상acute kidney injury은 수 시간에서 수일 내로 급격히 신장이 여과기능을 소실하는 임상증후군이다. 혈중 질소대사 산물과 같은 저분자 물질의 축적으로 확인될 수 있으며, 다른 일반적인 임상양상으로 요배출의 저하, 산, 염기 평형의 장애, 전해질 평형의 장애 등이 나타날 수 있다. 급성신장손상의 새로운 정의(Kidney Disase:Improving Global Outcomes; KDIGO)에 의하면 ① 48시간 내 혈중 크레아티닌이 0.3mg/dL 상승하거나, ② 지난 일주일간 최저 혈중 크레아티닌에 비해 1.5배 이상 상승하거나, ③ 6시간 이상 지속적으로 요배출이 0.5mL/kg/hr 미만을 보이는 경우 중 한 가지를 만족하는 경우에 진단할 수 있다.

2) 분류 및 병태생리

원인에 따라 크게 신전성 급성신장손상(55%), 내인성 급성신장손상(40%), 신후성 급성신장손상(5%)으로 분류한다.

① 신전성 급성신장손상prerenal acute kidney injury

급성신장손상의 가장 흔한 형태로, 혈액량 감소로 인한 신장의 관류 저하 때문에 발생한다. 신전성 급성신장손상은 신장 외 전신적인 패혈증, 심혈관계 쇼크, 저체액증이나 출혈과 같은 자극에 의해 나타난다. 정상에서는 혈액량 감소에 대한 보상기전이 작동하나 한계가 있어 전신동맥압이 80mmHg 이하로 떨어지면 사구체여과율이 감소해 질소혈증azotemia이 발생한다.

② 내인성 급성신장손상intrinsic acute kidney injury

주요 원인질환으로 급성요세관괴사acute tubular necro-

표 38-1 급성신장손상을 유발할 수 있는 약

방사선 조영제	
진통제	Nonsteroidal anti-inflammatory drugs
면역억제제	Cyclosporine-A Tacrolimus Intravenous immunoglobulin
항생제	Aminoglycosides Amphotericin B Polymyxin, colistin Vancomycin Quinolones Acyclovir
항암제	Cisplatin Methotrexate Ifosfamide
마취제	Methoxyflurane Enflurane
이뇨제	Mercurials
위궤양치료제	Cimetidine
유기용매	Glycols Toluene
중금속 및 독소	해충제(chlordane) 제초제(paraquat)
화학물질	Aniline Cresol
환락제	Heroin Amphetamine
기타	안지오텐신 전환효소 억제제 EDTA

sis; ATN, 급성사구체신염*acute glomerulonephritis*, 급성 간질신장염*acute interstitial nephritis*이 있다. 이 중 급성 요세관괴사가 가장 흔하며(60~70%), 요세관괴사를 일으키는 대표적인 신독성 물질로는 조영제, 항암제나 면역억제제, 항생제 등이 있으며 이 외에도 매우 다양한 약물이 원인이 될 수 있다(표 38-1).

③ 신후성 급성신장손상*postrenal acute kidney injury*

요로폐색으로 인한 신장손상은 전체 급성신장손상의 약 5% 미만을 차지한다. 한쪽 신장만으로도 질소폐기물을 충분히 배출할 수 있으므로 양쪽 요로폐색 또는 단일신의 요로폐색에서 나타날 수 있으며, 소아에서 후부요도판막*posterior urethral valve*, 신경인성방광 또는 남성에서 전립선질환 등으로 인한 방광출구폐색에서도 나타날 수 있다.

3) 진단

급성신장손상으로 진단되면 신전·내인·신후 급성신장손상을 감별진단해야 한다. 가장 우선시되는 검사는 신장초음파검사로, 양측성 수신증 등 하부요로폐색 소견이 관찰되는 경우 신후성 급성신장손상일 가능성이 크다.

대개 이러한 특이 소견이 없는 경우 신전성 급성신장손상일 가능성이 가장 크다. 급성신장손상의 20%에서 다른 급성질환의 치료를 위해 사용한 약이 유발하는 경우이므로 이에 대해 유발 가능한 약에 대한 검토가 반드시 필요하다. 이러한 약제들이 확인된 경우 투여를 중지하거나 투여 계획을 변경하거나 손상을 일으키지 않는 약물로 대체해야 한다. 특히 방사선 조영제의 경우 급성신장손상의 위험 환자군인 심혈관계 이상이나 하부요로계 폐색을 동반한 환자에서 흔히 사용될 수 있으므로 주의할 필요가 있다.

(2) 치료

1) 신전성 급성신장손상

신전성 급성신장손상의 치료원칙은 유발원인의 제거와 정상적인 생리적 평형의 유지, 그리고 신장의 혈류를 회복하는 것이다. 적절한 열량과 탄수화물, 지질의 보충이 있어야 한다. 적절한 단백질 보충도 필요하며, 고칼륨혈증(>6mmol/L)은 즉각 인슐린과 당 보충을 통해 교정해야 하며, 칼륨혈증이 7mmol/L 이상이거나 심전도검사상 고칼륨혈증의 소견이 보이면 calcium gluco-

nate(10mL, 10% 용액 IV) 투여를 고려해야 한다.

이러한 수액치료에도 불구하고 소변량감소가 교정이 안 될 때는 도파민*dopamine* 1~3μg/kg/min을 사용하여 신혈류를 증가시킬 수 있으나 도파민 정맥주사가 급성신장손상의 예후에 큰 영향을 주지는 못한다.

2) 내인성 급성신장손상

감염 치료 및 원인이 된 독성 물질과 약물 등을 제거 또는 중단시키고 수액치료를 시행하며, 적당한 수액치료에도 요량이 증가되지 않으면 mannitol, furosemide 등의 이뇨제를 사용한다. Mannitol에 반응이 없으면 furosemide 80~400mg을 주사하고 배설되는 요량만큼 식염수로 보충한다. Furosemide나 mannitol 투여로 시간당 40mL 이상으로 요량이 증가하면 반응이 있는 것으로 생각한다.

3) 신후성 급성신장손상

가능한 빠르게 경피적신장창냄술이나 방광경하 요관부목*ureteral stent* 삽입 또는 도뇨관 삽입 등의 요로전환술을 시행하여 폐색을 해소해 주고, 궁극적으로 폐색의 원인을 교정해 준다.

4) 기타 보존요법

간신장증후군은 간기능 상실이 심한 상태에서 급성신장손상이 나타나는 경우이며, 전형적으로는 진행되는 핍뇨와 매우 낮은 요나트륨 농도(<10mmol/L)가 나타난다. 복합적 간기능상실의 경우 알부민 보충과 함께 유발질환을 제거하는 것이 급성신장손상이 나타나는 것을 방지할 수 있다.

횡문근융해증*rhabdomyolysis*은 집중환자치료환경에서 급성신장손상의 5~10%를 차지한다. 즉각적인 수액보충, 유발 원인의 제거 및 구획증후군*compartment syndrome*의 교정과 소변의 알칼리화(pH>6.5)를 통해 요량을 300ml/hr 이상으로 유지해야 한다.

2. 만성신질환

(1) 정의

만성신질환*chronic kidney disease*은 3개월 이상 신장의 구조 및 기능에 대한 손상이 나타난 것으로, 사구체여과율의 감소가 60mL/min/1.73m²로 정의된다. 병리적으로 신장단위질량*nephron mass*의 감소로 인해 사구체여과율이 비가역적으로 감소한 상태가 나타난다.

장기간에 걸쳐 계속적인 신이식이나 투석을 받지 않으면 생명을 유지할 수 없는 상태의 만성신질환을 말기신부전*end stage renal disease; ESRD*이라 한다. 원인질환에 상관없이 사구체여과율의 감소로 인해 발생하는 증상과 신체적·생화학적 이상 소견을 총칭하여 요독증*uremia*이라 한다.

(2) 증상

대부분의 환자는 신장단위(신원)의 약 80% 이상이 소실되거나 사구체여과율이 약 25mL/min 이하로 감소될 때까지는 증상이 없다. 그만큼 잔여 신장단위의 적응력이 뛰어나기 때문이다.

증상은 다양하여 가려움, 전신쇠약증, 기억력 감퇴, 피곤, 부종 등이 나타난다. 요량이 줄어들고, 전해질 이상이 나타나 대사성산증*metabolic acidosis*이 나타나며, 고칼륨혈증이 나타난다. 그 밖에 조혈계 이상으로 인한 신성빈혈*renal anemia*, 심장혈관계 이상으로 허혈심장병*ischemic heart disease*, 고혈압, 그리고 신성골형성장애*renal osteodystrophy*, 소화기 이상과 영양 장애, 신경계·피부·내분비이상 등으로 인한 전신증상이 나타날 수 있다.

(3) 위험인자 및 원인질환

말기신부전의 원인질환 빈도는 당뇨신장병증*diabetic nephropathy*, 고혈압사구체경화증*hypertensive glomerulo-sclerosis*, 만성사구체신염*chronic glomerulonephritis*, 낭종성 신질환*cystic renal disease* 등의 순이다.

이러한 원인질환을 확인하는 것이 특정한 치료를 시작하는 데 있어 중요할 수 있으나, 대개 질환 자체는 적절한 치료에도 불구하고 진행되기 마련이다. 신장기능이 점차 상실될수록 환자는 체액과다와 관련된 전해질 불균형, 산염기 불균형 및 질소대사산물의 축적이 진행되며 일부 환자들에 있어서는 혈액투석이나 신이식이 필요하게 된다.

(4) 진단

30세 이하 정상인의 사구체여과율은 대략 125mL/min/1.73m^{2}이다. 30세 이후로는 대략 해마다 1mL/min/173m^{2}씩 감소하게 된다. 만성신부전에서는 신장기능이 저하되어 있으므로 사구체여과율 측정에 Cockcroft−Gault 공식보다는 Modification of Diet in Renal Disease(MDRD) 공식이나, Chronic Kidney Disease Epidemiology Collaboration(CKDEPI) 공식을 사용하는 것이 좋다.

고혈압, 당뇨 등을 포함한 기저질환 및 복용 약물의 종류를 포함한 상세한 문진과 진찰, 혈액화학검사, 신장기능검사, 신생검 등으로 진단하며 각종 영상의학검사로 신장의 크기, 요로폐색의 유무 및 원인 등을 밝히고 신장기능 상실의 정도를 확인한다.

(5) 치료

나트륨과 수분이 축적되어 세포액이 증가하면 혈관 내 체액의 증가는 고혈압으로 나타나며, 간질 조직의 증가로 부종이 생긴다. 고혈압은 반드시 치료하고 나트륨 섭취를 제한함으로써 부종을 치료한다. 말기신부전 환자에게는 수분 섭취를 1일 1L 미만으로 제한하는 것이 좋다. 단백질제한요법으로 대사성산증을 치료하고, 칼륨 섭취를 제한하여 고칼륨혈증을 예방한다. 다양한 영양실조가 올 수 있으므로 환자는 전문 영양사가 제공하는 식이요법을 따라야 한다. 동반된 당뇨와 지질이상을 조절해야 하며 지질이상 조절을 위해서는 스타틴*statin*계 약제를 사용한다. 말기신부전에는 투석치료를 해야 하고, 신이식을 시행할 수도 있다. 투석의 목표는 첫째, 요독증상 완화, 둘째, 삶의 질 회복, 셋째, 중요 장기의 기능상실을 최소화하는 것이다. 투석의 종류에는 혈액투석과 복막투석이 있다.

IV 신이식

1. 신수여자의 선택

모든 신수여 대상자에서 면밀한 술전 평가는 이식신과 환자의 생존에 필수적이며 주기적으로 반복 시행해야 한다. 요로계의 이상이 있을 경우 술전 평가가 필수적이며 요역동학검사가 시행될 수 있다. 약물치료나 청결간헐적도뇨*CIC*가 실패할 경우 요로전환술을 시행할 수 있다. 유전성 다낭성신질환의 경우 공간이 부족하거나 감염, 종양 등의 합병증이 의심되는 경우 신절제를 이식 전이나 이식과 동시에 시행해야 한다. 신이식의 주요 위험인자로는 고령, 당뇨병, 심혈관계질환, 만성폐질환과 악성종양 등이 있다. 최근에는 성공률의 향상으로 이식의 금기를 줄여 나가 현성 감염이나 악성종양 외에는 절대 금기로 보기 어렵다. 연령은 금기사항은 아니나 연령 증가에 따라 증가되는 위험성을 주지시킬 필요는 있다. 신이식 후 원래 갖고 있던 신질환이 재발되는 경우는 흔하나 이식신의 손실로 이어지는 경우는 드물다. 다만 조기 신손실로 이어지는 높은 재발률을 보이는 극소수의 질환은 금기로 볼 수 있다. 신수여자를 결정하는 데는 실패할 수 있는 요인과 사망률에 대한 위험요소를 고려하는 것이 중요하다.

2. 신공여자의 선택

신공여자가 살아 있으면 생체신이식이라 하고 뇌사 후라면 사체신이식이라 한다.

생체신이식은 혈연성과 비혈연성으로 나뉜다. 신공여자는 수술로 인한 중대한 합병증이나 잔존신의 기능이 떨어질 위험이 없어야 하며, 신수여자에게 전파될 어떤 병도 없이 건강해야 하므로 B형, C형 간염바이러스, 인간면역결핍바이러스*human immunodeficiency virus; HIV*, 거대세포바이러스*cytomegalovirus; CMV* 및 결핵 등의 감염병에 대한 평가가 이루어져야 하고, 암치료력 자체는 금기사항은 아니나 활동성 암, 전이암 병력이나 높은 재발률을 보이는 림프종 같은 경우는 금기이다. 연령은 고령일수록 성공률이 낮아지나 연령 자체보다는 이식신의 건강상태가 더 중요하다. 그 외 중요한 위험인자로는 오랜 병력의 당뇨나 망막혈관손상을 동반한 심한 고혈압이 있는 경우이다. 이식신의 예후는 생체신이 사체신보다 우수하나 보존 및 면역억제 도입치료법 등이 향상되어 두 군의 차이가 좁혀지고 있다. 신공여자–신수여자 간 인간백혈구항원*human leukocyte antigen; HLA* 유전자의 불일치도가 낮을수록 이식신의 예후가 좋은 것으로 알려져 있으나, 이 또한 면역억제제의 발달로 인해 점차 중요성이 감소하고 있다.

사체신공여는 이식지정의료기관으로 지정된 기관에서 뇌사판정위원회의 승인하에 시행된다. 이식 대기자는 인

적 사항과 해당 장기별 수술 전 관리, 인간백혈구항원이 입력된 경우에 짝짓기 대상이 되며, 적출된 장기는 국립장기이식관리센터의 장기별 이식 대상자 선정기준에 따라 수혜자에게 이식된다.

3. 신이식과 조직적합검사

수술에 필요한 검사 외에 거부반응을 방지하기 위해 면역학적 사항을 고려해야 한다.

(1) 혈액형(ABO형 및 Rh형)
수혈 가능한 형이 바람직하나 기술의 발달로 부적합한 것이 절대 금기사항은 아니다.

(2) 직접교차적합검사*direct lymphocyte crossmatch*
초급성거부반응*hyperacute rejection*을 막기 위해 이식 전 시행되어야 하는 검사이다. 신수여자 혈청 내의 세포독성항체*cytotoxic antibody*는 인간백혈구항원에 감작되어 발생하며, 공여자의 림프구와 수용자의 혈청을 혼합해서 검사하여 양성이면 이미 세포독성항체가 존재하는 것이므로 이식할 수 없다.

(3) 조직적합검사*histocompatibility test*
조직적합항원검사의 하나로 HLA-A, HLA-B, HLA-D, HLA-DR의 네 가지 유전자의 인간백혈구항원을 검사하는데, 각각에는 수많은 아형이 있다. 그중 HLA-A, B, DR 항원의 적합성은 불일치항원 수가 적을수록 이식성적이 좋다고 하나, 모든 항원이 불일치라도 현재는 금기가 아니다.

4. 신이식술

신이식은 신장기능상실 환자에 대한 근본수술이나 신공여자의 확보, 거부반응의 조기진단, 면역억제제의 문제 등 해결해야 할 사항들이 남아 있다. 그러나 신이식의 술기는 완성 단계에 도달했다.

신이식은 ① 신공여자의 신절제, ② 신장의 관류 세정, ③ 신혈관 및 요관의 연결 등 세 가지 술기로 나뉜다. 신공여자의 신절제는 사체신이식과 생체신이식에서

약간 다르나 기본적 술기는 일반 신절제와 차이가 없다. 생체신이식의 순서는 다음과 같다. 먼저 공여자의 신장을 적출하기 전에 제반 혈액, 영상 및 면역학적 검사 등을 통해 신공여의 금기증이 있는지 여부를 확인한다. 공여자의 건강을 평가하여 적합하면 신장기능을 측정하고, 정맥신우조영술(배설성요로조영술)과 신혈관촬영을 하여 비뇨기계통과 신혈류 상태를 측정한다. 신공여자에게는 신장기능이 더 좋은 쪽을 남긴다. 생체신이식에서 신절제 술식으로는 복강경공여자신절제술laparoscopic donor nephrectomy이 이식 후 이식신의 기능에 큰 차이가 없고, 공여자의 술후 진통제 투여량이 적으며, 빠른 일상으로의 복귀가 가능한 점 등의 장점이 있어 권장된다. 신절제 시 신혈관을 박리하기 전에 충분한 수액과 mannitol을 투여하여 이식술 전후의 신장기능을 최대화시킨다. 신절제 후 신동맥에 카테터를 삽입하고 세정액으로 씻고 냉각한다. 신장은 장골와iliac fossa에 이식한다. 신동맥과 내장골동맥을 단단연결하고 신정맥을 외장골정맥과 단측연결하는 것이 기본적 술식이나 혈관의 상태에 따라 다른 방법을 적용한다. 요관은 점막하 터널submucosal tunnel을 이용하여 방광에 연결한다(그림 38-1).

사체신의 보존은 저온에서는 24시간인 데 반해 역동성 관류 시에는 48시간까지 가능하다.

5. 신이식술 후 처치

(1) 면역억제제

모든 면역억제제는 용량 의존적인 신독성 및 부작용이 있으므로 적절한 면역억제효과를 얻으면서도 부작용을 줄이기 위해 다른 기전의 약제 간 병합요법을 시행하게 되며 혈중 농도를 감시해야 한다. 대표적인 면역억제제는 세 가지를 꼽을 수 있으며, 이 약제들을 병합하게 된다. 첫 번째, calcineurin억제제(CNI)인 tacrolimus(좀 더 선호)와 cyclosporine가 있다. 두 번째, 핵산대사억제제로 mycophenolate mofetil(MMF), azathioprine이 있으며, MMF의 경우 enteric-coated form(EC-MPS)이 선호되며 이전에 주로 사용되던 azathioprine은 대부분의 센터에서 MMF로 대체되었다. 세 번째, 스테로이드로 이식 전후의 표준약제이며 3~12개월 후 중단할 수 있다. 이 외에 대체요법으로 표준위험군에서는 m-TOR억제제인 sirolimus, everolimus 등의 약제가 사용될 수 있으며, 고위험군에서는 T-cell depleting 치료나 interleukin-2 수용체에 대한 항체를 사용할 수 있다.

(2) 거부반응

거부반응은 병태생리적으로 항체매개성거부반응antibody-mediated rejection; AMR, T세포매개성거부반응T-cell-mediated rejection; TCR, 간질섬유성 변화 및 세관위축interstitial fibrosis and tubular atrophy; IFTA으로 분류한다. 신이식 초기에는 전통적으로 발열, 요량 감소, 신장기능 저하 및 이식신 비대 등의 거부반응을 보였다. 그러나 면역억제제의 발전에 따라 상당수의 경우 전신증상이 없거나 경미하며, T세포매개성거부반응은 감소했다. 반면 항체매개성거부반응은 오히려 증가하는 추세를 보인다.

1) 항체매개성거부반응

신수여자의 몸에 이미 존재하고 있던 항체에 의해 발생하며 급성체액성거부반응acute humoral rejection; AHR으로 불리기도 한다. 이식 직후 발생하는 초급성거부반응은 신절제술이 치료방법이나 이식 전에 교차검사로 예측 가능하다. 3개월 이내에 주로 발생하는 급성거부반

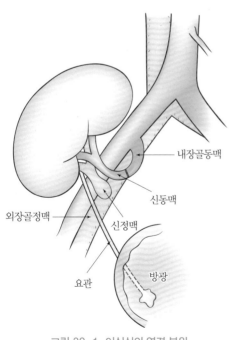

그림 38-1 이식신의 연결 부위

내장골동맥

신동맥

외장골정맥

신정맥

요관

방광

응*acute AMR*은 이식신의 다양한 병리 소견을 보인다. 치료방법은 항체를 중화하는 면역글로불린, 항체를 제거하는 혈장교환*plasmapheresis*, 항체 생성을 차단하는 rituximab, bortezomib과 T세포를 고갈시키는 기전으로 항흉선세포 글로불린*anti-thymocyte globulin; ATG*의 병합요법 또는 스테로이드 충격치료*methylprednisolone pulse therapy* 등이 있다. 만성적으로 항체매개성거부반응*chronic AMR*이 진행되기도 하는데, 독성항체가 만성적이고 반복적인 조직손상으로 인해 이식신 사구체기저막의 변화 등을 초래한다.

항체매개성거부반응에 대해 현재 제시되고 있는 대응 방법들이 일부에서 효과를 보이기는 하나, 그 효과가 불충분하거나 근거가 부족하다. 따라서 이식 전 충분한 스크리닝을 시행하고 규칙적으로 공여자 특이 항체*donor-specific antibody*를 모니터링하고 부적절한 면역억제를 피하여 예방하는 것이 중요하다.

2) T세포매개성거부반응

급성세포성거부반응*acute cellular rejection; ACR*으로도 불리며, 이식 후 1주에서 3개월 사이에 호발한다. 주로 T림프구에 의한 세포면역반응으로 발생한다. 스테로이드 충격치료가 기본이며, 치료에 저항하는 경우 면역억제를 강화하여 시행하거나 thymoglobulin을 사용한다.

(3) 이식 후 합병증

술기로 인한 합병증은 신동정맥 폐쇄 또는 협착, 요관 요누출 또는 연결부위 폐쇄 및 림프낭(림프류)*lymphocele* 등이다. 신동맥협착은 이식신 동맥의 죽상경화증 또는 작은 내경 등이 위험인자이나, 술기 및 면역학적 원인 때문에도 발생한다. 이중 또는 색도플러초음파촬영술 *duplex or color doppler ultrasonography*로 진단하고 이식 신동맥조영술로 확진한다. 치료는 경피경관혈관성형술 *percutaneous transluminal angioplasty*을 시도해 볼 수 있으나, 협착부위가 여러 군데이거나 긴 경우 또는 혈관성

형술에 실패한 경우 수술적 교정을 고려한다.

요로합병증은 요누출, 요로연결부협착, 요관폐색 등으로 초음파나 신스캔*renal scan*으로 진단하며 신우조영술, 방광조영술로 확진한다. 경미한 경우 도뇨관이나 스텐트, 경피신루설치술*percutaneous nephrostomy* 등을 이용하여 요로계 압력을 낮추는 보존적 치료를 시도할 수 있으나, 이런 보존적 치료가 실패하거나 많은 양의 요누출이 확인되거나 협착, 폐색이 지속되는 경우 수술적 교정이 필요하다.

원발 급성신부전과 급성요세관괴사는 냉장보관 시의 허혈과 긴 연결시간과 연관된다. 술기와 관계없는 합병증으로 cyclosporine A 신독성, 폐렴 등의 감염증, 간장애, 악성종양 등이 발생할 수 있으므로 주의한다. 이식 환자는 면역요법을 계속 받으므로 감염증 중에서도 거대세포바이러스*cytomegalovirus*폐렴, 폐포자충*Pneumocystis carinii*폐렴 및 림프종이나 Kaposi육종*Kaposi sarcoma*과 같은 악성종양 발생률도 증가한다(1~2%). 이식 후 신장 기능 상실의 원인으로는 거부반응이 가장 많으며 사인은 감염이 제일 많다.

(4) 예후

유럽비뇨의학회 진료지침은 1년 및 5년 이식신 생존율이 각각 최소 85%, 70%는 되어야 한다고 권고하고 있으며, 국내 이식신 생존율은 1년이 90~95%, 5년이 80~85%로 우수한 편이다. Cyclosporine A의 도입으로 성공률이 크게 향상되었으며 HLA-DR 항원의 적합도가 이식신의 예후에 중요한 것으로 나타났다. 그러나 tacrolimus 및 interleukin-2 수용체 차단제 등의 도입으로 인해 신이식의 성적이 더욱 향상되어 인간백혈구항원*HLA* 일치도의 중요성은 퇴색되었다고 할 수 있다. 이식은 환자의 사회복귀율도 높여 주고 투석요법에 비해 환자의 삶의 질을 정상인과 거의 비슷한 수준까지 올려 준다.

ASTRAL Investigators, Wheatley K, Ives N, Gray R, Kalra PA, Moss JG, et al. Revascularization versus medical therapy for renal-artery stenosis. N Engl J Med 2009;12:1953-1962

Augustine J, Wee AC, Krishnamurthi V, Goldfarb DA. Renal Insufficiency and Ischemic Nephropathy. In: Partin AW, Dmochowski RR, Kavoussi LR, Peters CA, Wein AJ, editors. Campbell-Walsh-Wein Urology. 12th ed. Philadelphia: Elsevier; 2021; 2566-2584

Baumgartner I, Lerman LO. Renovascular hypertension: screening and modern management. European Heart J 2011;32:1590-1598

Cornell LD, Smith RN, Colvin RB. Kidney transplantation: mechanisms of rejection and acceptance. Annu Rev Pathol 2008;3:189-220

EAU guidelines, Renal transplantation. https://uroweb.org/guidelines/renal-transplantation, 2022

Go AS, Chertow GM, Fan D, McCulloch CE, Hsu CY. Chronic kidney disease and the risks of death, cardiovascular events and hospitalization. N Engl J Med 2004;351:1296-1305

Gordon RL. Vascular interventional radiology. In: McAninch JW, editors. Lue TF. Smith & Tanagho's General Urology. 18th ed. New York: McGraw-Hill Companies, 2013;103-111

Halloran PF. Immunosuppressive drugs for kidney transplantation. N Engl J Med 2004;351:2715-2729

KIDGO AKI Workgroup. KDIGO clinical practice guidelines for acute kidney injury. Kidney Int Suppl 2012;2:1-138

Mehta AN, Fenves A. Current options in renovascular hypertension. Proc (Bayl Univ Med Cent) 2010;23:246-249

39 CHAPTER

부신 및 후복막 질환

강성구 집필/주관중 감수

부신adrenal gland은 후복막강retroperitoneum의 장기로 양측 모두 11번 또는 12번 늑골 높이에 위치하며, 좌측은 요추 1개의 높이만큼 낮게 위치한다. 기능이 다른 피질cortex과 수질medulla로 구성되어 있으며, Gerota근막에 둘러싸인 신장의 상내측superomedial에 위치한다. 형태는 얇은 판상의 삼각형에 가깝고 너비는 2~3cm, 길이는 4~6cm, 무게는 5(2~6)g 정도이다(그림 39-1).

표면은 선조직에 의한 가벼운 요철이 있는 황금색으로 주위지방질에 비해 더 주황빛을 가지고 있어 육안으로

구분된다. 절단면의 외측에는 황금색 피질이 있고, 내측에는 갈색의 수질이 있다. 우측 부신의 인접한 구조물은 전외측anterolateral으로는 간 밑면, 전내측anteromedial으로는 십이지장, 내측으로 하대정맥inferior vena cava의 외측 가장자리, 후방으로는 허리근psoas muscle이다. 좌측 부신의 인접한 구조물은 전측anterior으로는 비장과 췌장, 내측medial으로는 대동맥, 후방posterior으로는 허리근이다. 피질은 중배엽에서 유래하고 전체 부신의 약 90%를 차지한다. 표층으로부터 사구대zona glomerulosa,

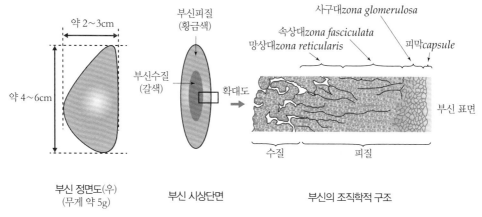

그림 39-1 부신의 해부 및 조직학적 구조

483

속상대zona fasciculata, 망상대zona reticularis 3층으로 되어 있다(그림 39-1). 수질은 외배엽에서 유래하고 가장 안쪽에 위치한다.

부신의 혈관주행에서 가장 중요한 점은 부신에는 굵은 지배동맥main artery은 없고, 50~60줄기의 가는 동맥이 부신 표면에서 수질을 향해 유입되며, 수질에서 한 줄기의 굵은 부신정맥이 되어 유출되는 것이다. 이 과정에서 여러 가지 호르몬이 부신정맥으로 유입된다. 부신의 정맥계에서 주목할 만한 점은 좌측 부신정맥은 좌측 신정맥으로 유입되고 우측 부신정맥은 직접 하대정맥으로 유입되는 것이다. 이러한 정맥 유입 부위를 아는 것은 부신 수술 때 상당히 중요하다. 부신의 림프계는 복부대동맥의 림프계로 흘러 들어간다.

부신을 영상화하기 위한 방법으로는 복부컴퓨터단층촬영, 자기공명영상, 복부초음파, 혈관조영술 등이 사용될 수 있다. 복부컴퓨터단층촬영은 부신을 영상화하기 위해 가장 널리 사용되는 방식으로 명확하게 시각화할 수 있어 우수한 형태학적 정보를 제공하지만 기능적 정보는 제공하지 않는다. 정상 부신 조직의 밀도는 비조영 복부컴퓨터단층촬영 영상에서 10HU(Housfield Unit)이하이다. 자기공명영상은 복부컴퓨터단층촬영보다는 열등하지만 유용한 보조 수단으로, 일부 비정상적인 병리 사례에서 유용하다. T1 강조영상에서 정상 부신은 간 및 신장 피질 조직보다 덜 강한 균일한 중간 신호를 보이며, T2 강조영상에서 부신은 세포 내 지질이 존재하여 후복막 지방 조직과 구별이 어렵다.

부신은 피질에서 광물부신피질호르몬mineralocorticoid과 당질부신피질호르몬glucocorticoid을 분비하고 수질에서 카테콜아민catecholamine을 분비한다. 피질은 3층으로 되어 있는데, 가장 외측의 사구대는 주로 광물부신피질호르몬(알도스테론aldosterone)을 분비하고 내측의 속상대와 망상대는 주로 당질부신피질호르몬(코티솔cortisol)과 안드로겐androgen을 분비한다. 피질은 부신피질자극호르몬adrenocorticotropic hormone; ACTH에 의해 제어되고 수질은 교감신경에 의해 자극을 받고 있다. ACTH는 코티솔과 안드로겐 분비를 지배한다. 이에 대해 알도스테론은 레닌-안지오텐신-알도스테론계에 의해 통제되고 ACTH의 영향을 많이 받지는 않는다.

부신수질에서는 교감신경 자극에 의해 phenylalanine

보다 도파민을 거쳐 카테콜아민(노르아드레날린, 아드레날린)이 생합성된다. 카테콜아민은 혈액 속에 방출되고 말초혈관을 수축하여 혈압을 상승시킨다. COMT, MAO 등의 효소에 의해 homovanillic acid(HVA)나 vanillyl-mandelic acid(VMA)가 되고 대부분은 담즙 속으로 배출된다. 그중 4% 미만이 소변으로 배출되기 때문에 HVA나 VMA는 부신수질 기능의 지표가 된다. 요중 노르아드레날린, 아드레날린도 중요한 지표로, 산성 농축한 소변을 이용해서 측정한다.

Ⅰ 부신피질질환

1. 일차알도스테론증primary aldosteronism

일차알도스테론증이란 광물부신피질호르몬인 알도스테론의 과잉분비에 의해 발생하는 증후군으로, 1955년 Conn은 고혈압과 저칼륨혈증이 있는 여성에서 일차알도스테론증을 처음으로 설명했고, 환자의 상태는 4cm 크기의 편측 부신종양 제거 후 크게 호전되었다. 일차알도스테론증은 이차성 고혈압의 가장 흔한 형태로, 일차 진료 기관에서 고혈압 환자의 3~13%, 삼차 진료기관에서 최대 30%에 이른다. 일차알도스테론증은 부신 자체에서 알도스테론을 과잉생산하여 발생한다. 남성보다 여성에서 2배 정도 흔하며 보통 30~60대에 발생한다. 일차알도스테론증의 발생률은 1% 정도이다.

(1) 병태생리

일차알도스테론증의 하위 유형 간의 감별은 적절한 치료를 위해 필수적이다. 알도스테론생선선종aldosterone producing adenoma; APA과 양측부신피질사구대과다형성증(특발성고알도스테론증idiopathic hyteraldosteronism; IHA)이 95% 이상을 차지하는 가장 흔한 유형이며, 각각 일차알도스테론증의 35%, 60%를 차지한다. 양측부신피질사구대과다형성증의 명확한 병태생리학은 알려져 있지 않으나, 임상적으로 알도스테론생선선종 환자에 비해 고혈압이 덜 심하고, 저칼륨혈증 발생 가능성이 더 낮다.

알도스테론생성부신암의 빈도는 0.5~1.0%이다. 예전에는 모든 고혈압 환자의 0.1~0.3%를 차지한다고 했지만, 단순한 본태성고혈압으로 치료되어 진단하지 못한 일차알도스테론증의 진단율이 높아짐에 따라 그 빈도가 증가했다. 이차성 고혈압을 초래하는 대표적인 질환으로, 치료가 가능한 내분비성 고혈압이지만 진단 및 치료가 늦어지면 알도스테론에 의해 심장, 혈관, 신장 등의 장기에 장해가 생겨 불량한 예후를 초래할 가능성이 있기 때문에 조기에 발견해서 적절한 치료를 하는 것이 중요하다.

과도한 알도스테론의 분비는 신장의 원위곱슬세관distal convoluted tubule과 소장에 작용하여 신장에서 나트륨 재흡수와 수소이온 배설을 증가시키고 요칼륨 배설을 촉진한다. 이로 인해 저칼륨혈증, 고나트륨혈증이 생기고 신장의 농축능력을 저하시켜 다뇨증을 유발한다. 세포외액의 증가로 인해 혈중 레닌 분비가 억제되며, 혈청량이 감소해도 저하된 레닌 활성도는 증가하지 않는다. 이차알도스테론증은 레닌-안지오텐신계renin-angiotensin system의 활성화에 따라 알도스테론의 분비가 이차적으로 증가된 상태를 말한다. 주로 신동맥협착, 간경변증, 울혈성 심장기능상실, 신증후군, 정상적 임신과 같이 유효 순환혈액량이 감소된 상태에서 증가하게 된다.

(2) 임상증상과 징후

일차알도스테론증은 불응성 고혈압을 가지고 있는 30~60대 환자에서 의심해 봐야 한다. 부종을 동반하지 않는 고혈압이 특징이며, 나트륨 재흡수 증가와 세포외액의 증가로 인해 발생하며 두통을 흔히 호소한다. 저칼륨혈증은 일차알도스테론증의 흔한 소견으로 알려져 있지만, 최근 연구 결과에서는 새로 진단된 환자의 63~91%가 진단 당시 정상칼륨혈증normokalemia을 보였다. 저칼륨혈증으로 인한 증상으로는 근육약화, 피로, 사지마비, 강직성 경련tetanic convulsion, 다뇨증 및 다식증 등이 있다.

(3) 진단

일반적으로 일차알도스테론증의 진단은 선별검사, 확진검사 및 원인질환 분류의 3단계를 거칠 것을 권장하고 있다. 선별검사가 필요한 환자는 저칼륨혈증이 발견된 고혈압 환자, 항고혈압제에 반응이 없는 환자, 부신우연종이 발견된 고혈압 환자, 청소년 및 젊은 나이에 발생한 고혈압 환자, 50세 이전에 뇌혈관질환이 발생한 고혈압 환자, 이차성고혈압이 의심되는 고혈압 환자 등이다. 선별검사 시작 전 저칼륨혈증을 교정하고, 모든 금기 약물을 중단해야 한다. 대부분의 고혈압약제는 사용할 수 있지만 미네랄로코르티코이드 수용체 길항제 사용은 금기이다.

일차알도스테론증의 진단기준은 부종이 없는 확장기 고혈압, 체액 감소 시 레닌 활성도의 감소와 혈액량의 증가에도 억제되지 않는 알도스테론의 분비 증가이다. 일차알도스테론증을 진단하기 위해서는 먼저 저레닌혈증을 동반한 다른 종류의 고혈압과 감별해야 하며, 감별된 이후에는 수술로 치료가 가능한 부신선종인지 약물로 치료해야 하는 부신과다형성adrenal hyperplasia인지를 감별해야 한다. 최근에 들어서는 혈중 알도스테론 농도plasma aldosterone concentration; PAC와 혈중 레닌 활성plasma renin activity; PRA을 측정하고 PAC/PRA비를 이용해서 고혈압 환자의 선별screening이 행해지기도 한다. PAC/PRA비가 높은 수치(200 이상)일 때 원발성알도스테론증을 의심하여 furosemide 입위부하시험을 해서 PRA의 강한 억제를 증명한다. 그 외 생화학적 특징으로 요중 17-hydroxycorticosteroid(17-OHCS), 17-ketosteroid(17-KS) 배설량이 정상 범위 이내인 것을 들 수 있다.

혈중 알도스테론치에 영향을 미치는 약제로는 경구용 피임약 혹은 여성호르몬 제제 등이 있으며 이런 약제는 진단을 위해 1주일 이상 중단해야 한다. 이뇨제는 혈액량을 줄이고 이차알도스테론증을 일으켜 저칼륨증을 유발할 수 있으므로 복용을 중단해야 한다. 검사실 소견은 알도스테론 증가로 인해 나트륨이 증가되고 칼륨은 3mEq/L 이하로 감소한다. 확진은 요 및 혈중 알도스테론치를 검사하여 증가를 확인하는 것으로, 알도스테론과 레닌을 함께 측정하여 알도스테론과 레닌의 비가 20:1 이하이면 가능하다. 또한 24시간 요 알도스테론이 증가되어 있음을 확인하는 것으로도 확진이 가능하다.

3mm 간격의 박편thin section 복부컴퓨터단층촬영이 부신선종의 위치를 확인하는 데 유용하다. 복부컴퓨터단층촬영에서 부신선종이 보이지 않으면 부신정맥에서 혈액을 채취하여 알도스테론 혹은 코티솔을 측정하여 부신선종과 부신과다형성을 감별할 수 있다.

(4) 감별진단

고혈압과 저칼륨혈증이 있는 환자는 일차 혹은 이차 알도스테론증의 가능성이 있다. 이들을 감별하는 방법은 혈중 레닌의 활성도를 측정하는 것이다. 일차알도스테론증과 달리 이차알도스테론증은 신혈관성고혈압이 있으며 저칼륨성 알칼리증을 동반하나 레닌치는 증가되어 있는 특징이 있다.

(5) 치료

일차알스테론증의 치료목표는 미네랄로코르티코이드와 관련된 이환율을 조절하고 예방하는 것이다. 따라서 치료에 사용되는 방법은 미네랄로코르티코이드 생성의 근원을 제거하거나 표적 기관에 대한 알도스테론의 영향을 차단하는 것으로 나누어진다.

알도스테론생선선종의 경우 환측 부신을 외과적으로 절제한다. 부신선종의 치료는 복강경을 이용한 부신절제가 가장 좋은 치료법이며 완치율은 90% 이상이다. 수술전 스피로노락톤spironolactone을 하루 200~400mg 투여하여 혈압을 조절하고 칼륨 농도를 정상화시켜야 한다. 전해질 이상은 수술 후 즉시 소실되나 혈압은 고혈압성 말초혈관 병변이 강하면 수개월간 정상화되지 않을 수도 있다. 수술 후의 스테로이드 보충은 필요 시 시행된다.

수술로 교정이 가능하지 않은 환자들의 경우 보존적 치료로 혈압 및 전해질 조절이 행해진다. 알도스테론 수용체 길항제인 스피로노락톤과 에플레레논eplerenone은 혈압을 낮추는 데 성공적이다. 양측 부신과다형성(일차알도스테론증)은 양측 부신을 절제하더라도 고혈압이 개선되지 않고 전해질 이상이 지속될 수 있어 약물치료가 추천된다.

2. Cushing증후군 *Cushing's syndrome*

Cushing증후군은 코티솔의 만성적인 생성 과잉이 지속되고 그에 따른 특징적인 임상증상 및 신체 소견을 보이는 질환이다. 전체 고혈압 환자에서 Cushing증후군의 비율은 약 0.2%이며 중년 여성이 많고 남녀비는 약 1:3이다.

(1) 원인

Cushing증후군의 발생원인은 외인성, 내인성으로 나눌 수 있으며, 내인성은 다시 ACTH 의존성, ACTH 비의존성으로 나눌 수 있다. 외인성은 몸 밖에서 글로코코르티코이드 투여로 인해 발생하며, 내인성 Cushing증후군의 원인에 따른 분류는 표 39-1에 제시되어 있다.

외인성 Cushing증후군은 스테로이드의 경구, 국소 또는 흡입 제제 사용으로 인해 발생할 수 있으며, 따라서 모든 Cushing증후군 환자를 파악할 때 주의 깊은 병력청취가 중요하다. 임상의는 환자가 자신이 스테로이드 사용을 모르고 있을 가능성에 대해서도 인식하고 있어야 한다.

부신피질호르몬 의존성 Cushing증후군은 부신 외의 원인으로 인한 혈중 corticotropin의 증가로 인해 발생하며 내인성 Cushing증후군의 80~85%를 차지한다. Cushing병*Cushing's disease*, 이소성 부신피질호르몬증후군과 이소성 부신자극호르몬유리호르몬*corticotropin-releasing hormone; CRH*증후군이 있다.

ACTH 의존성 Cushing증후군의 대부분이 뇌하수체 선종에서의 ACTH 과잉분비에 의한 Cushing병이다. Cushing병은 내인성 Cushing증후군의 70~80%를 차

표 39-1 내인성 Cushing증후군의 분류

ACTH 의존성 Cushing증후군	Cushing병 (70~80%) 이소성 ACTH증후군에 의한 것 (10~15%) 이소성 CRH 생성 종양에 의한 것 (<1%) 그 외: GRP(gastrin releasing peptide) 생성 종양에 의한 것
ACTH 비의존성 Cushing증후군	부신선종 (10~20%) 부신대결절성 과다형성 부신소결절성 과다형성 원발성 색소성 부신결절성 형성이상 부신암 그 외: GIP(gastric inhibitory polypeptide)에 대한 감수성 증가, IL-1 수용체 과잉 발견, 베타아드레날린 수용체 이상 발생

지하는 가장 흔한 원인이며, 직경이 10mm 이하인 뇌하수체미세선종pituitary microadenoma이 가장 흔한 원인이다. 이소성 부신피질호르몬증후군은 뇌하수체 이외의 조직에서 발생한 종양에 의해 부신피질호르몬이 과다분비됨으로써 발생하며, 흔한 원인으로는 기관지, 흉선 및 위장관의 유암종carcinoid, 췌장의 섬세포암islet cell tumor, 갑상선수질암 및 갈색세포종 등이 있다. 이소성 CRH 증후군은 시상하부 이외에서 발생한 CRH 분비 종양이 원인이다.

부신피질호르몬 비의존성 Cushing증후군은 일차성 부신피질질환에 의해 발생하며, 부신선종adrenal adenoma, 부신암adrenal carcinoma과 드물게는 양측 미세결절micronodular 혹은 거대결절증식macronodular hyperplasia이 원인이다. 부신선종은 내인성 Cushing증후군 원인의 10~20%를 차지하며 대부분 편측에서 발생한다.

(2) 임상증상 및 징후

Cushing증후군의 임상적 특징은 영향을 받는 환자마다 상당한 차이를 보인다. 유병기간, 심한 정도, 동반된 안드로겐의 과다 유무 등에 따라서도 달라지므로 초기에 병의 가능성을 의심하는 것이 진단에 있어서 가장 중요하다. 중심 비만, 달 모양 얼굴, 물소 혹, 근위부 근육 약화, 복부 줄무늬 등은 고전적으로 묘사되는 Cushing증후군의 증상으로, 비특이적이다. 다양한 증상과 유병률은 표 39-2에 제시되어 있다.

다음 증상 중 세 가지 이상의 증상이 있다면 Cushing증후군을 의심해 봐야 한다. 첫째, 코티솔이 과다하게 분비됨으로 인해 당이 지방으로 전환된다. 이로 인해 얼굴, 목, 몸통, 복부 등의 특정 부위에 지방이 축적되지만 사지에는 지방이 축적되지 않는 중심성 비만이 나타난다. 달 모양 얼굴moon face이 나타나며 쇄골상부와 목 뒷덜미에 지방이 축적되어 물소 혹buffalo hump 모양이 된다(그림 39-2). 둘째, 복부와 대퇴부에 피부가 늘어나서 붉은 선이 나타나며, 함몰되어 나타나기도 하고, 얼굴은 붉게 보인다. 셋째, 대부분 중등도의 고혈압이 나타나는데 고혈압이 심할 수도 있다. 고혈압이 발생하는 원인은 레닌 농도의 증가, 코티솔의 증가로 인한 나트륨 저류 효과, 다른 광물부신피질호르몬의 과다분비와 카테콜아민에 대한 혈관의 반응 증가 등이다. 넷째, 근위부 근육 위

표 39-2 Cushing증후군의 임상증상 및 징후

증상과 징후	유병률
중심 비만 달 모양 얼굴moon face 안면 다혈증 성욕 감퇴	90~100%
자색선Purple striae 월경 장애 다모증 발기 부전 고혈압	70~90%
근 위축 목덜미 물소 혹buffalo hump 멍 포도당 불내성, 당뇨 골감소증, 골다공증 감정적 기복상태, 우울증	50~70%
두통 등 통증 상하지 부종 반복되는 감염 저칼륨혈성 알칼리증 신결석	20~50%
여드름 탈모	0~20%

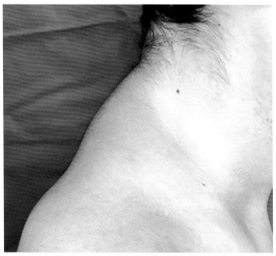

그림 39-2 물소 혹 모양의 목

축으로 인해 전신 쇠약감이 나타나며 앉은자세에서 일어나기 어렵다. 다섯째, 감정이 불안정하고 과민해지며, 불면증과 때에 따라서는 정신병적 성격을 나타내기도 한다. 여섯째, 골다공증과 늑골이나 척추의 압박골절이 나타나기도 한다. 일곱째, 80%의 환자에서 식후 혈당이

높아지며 20% 정도에서는 공복 시 혈당이 높아진다. 여덟째, 다소 차이는 있지만 Cushing증후군을 가진 여성에서 부신남성호르몬의 과다분비로 인한 임상증상, 즉 모발선의 후퇴, 남성형 모발과다증, 작은 유방, 근육의 과다발달과 음성의 남성화 등이 나타난다. 그러나 일반적으로 이런 임상적 양상만 가지고 원인을 감별하는 것은 불가능하다.

(3) 진단

내분비학적 검사로 혈중 코티솔 수치가 높음을 증명한다. 통상 코티솔 수치는 이른 아침에 높고 야간에 낮기 때문에 이른 아침의 안정 시 혈중 코티솔 수치가 정상보다 높은 수치이거나 심야에 높은 수치인 경우 Cushing증후군을 의심한다.

1) Cushing증후군 진단을 위한 검사실검사

① 24시간 요 코티솔 검사

고코티솔혈증에 대한 가장 믿을 만한 검사로 24시간 요 유리코티솔과 크레아티닌creatinine을 측정한다. 요 코티솔이 정상($10\sim50\mu g/24hr$)보다 2배 이상 증가되어 있으면 Cushing증후군으로 진단한다. 급성질환이나 우울증, 알코올중독 환자에서는 위양성을 보일 수 있으므로 유의해야 한다. 그러나 비만증은 요 코티솔이 정상 이상으로 증가되지 않는다.

② 저용량 dexamethasone 억제검사

강력한 당질부신피질호르몬인 dexamethasone은 뇌하수체 부신피질호르몬 분비를 억제하여 부신 코티솔 생산을 감소시키는 역할을 한다. 밤 11시에 dexamethasone 1mg 복용 후 다음날 아침 $8\sim9$시에 혈중 코티솔이 $1.8\mu g/dL$ 이상이라면 진단할 수 있다. 기존 48시간 동안 저용량의 dexamethasone을 복용 후 시행했던 검사는 실용성이 떨어져 이차검사로 고려해 볼 수 있다.

③ 야간 타액 코티솔 검사

코티솔은 일중 변화가 있어 야간 타액 코티솔 검사로 Cushing증후군을 진단할 수 있다. 야간 타액 코티솔이 $4.7\mu g/dL$ 이상일때 진단 가능이 가능하다.

2) Cushing증후군의 원인을 감별하기 위한 검사실검사

① 혈중 부신피질호르몬 농도

혈중 부신피질호르몬 농도 측정은 부신피질호르몬 의존성과 부신피질호르몬 비의존성의 감별에 유용하다.

혈중 부신피질호르몬 농도는 부신 Cushing증후군에서는 아주 낮거나 거의 측정되지 않는 반면에(5pg/mL 이하), 뇌하수체 Cushing증후군에서는 중등도로 증가되며($10\sim200$pg/mL), 이소성 Cushing증후군에서는 매우 높게 나타난다(200pg/mL).

② 고용량 dexamethasone 억제검사

뇌하수체 Cushing증후군과 부신 또는 이소성 Cushing증후군을 감별하는 표준 2일 검사는 dexamethasone $2\mu g$, 하룻밤 검사는 $8\mu g$을 투여하는 것 외에는 저용량 dexamethasone 억제검사와 방법은 같다.

③ 부신자극호르몬유리호르몬 자극검사

체중 1kg당 $1\mu g$의 부신자극호르몬을 한 번에 주사한다. 뇌하수체 Cushing증후군은 부신피질호르몬과 코티솔이 증가하나 이소성 부신 Cushing증후군은 부신피질호르몬과 코티솔 분비에 반응이 없다. 이 검사만은 유용성이 별로 없지만 저용량 dexamethasone 억제검사와 병행했을 때는 감별할 수 있다.

3) 영상진단

Cushing병이 의심되는 경우 뇌하수체 자기공명영상을 촬영하지만 직경이 작은 미세선종microadenoma이 많아 진단율은 60% 이하이다. 영상의학적으로 뇌하수체선종의 식별이 곤란한 경우 뇌하수체 정맥 또는 해면정맥동에서의 선택적 정맥 샘플링이 행해지고 말초혈중의 ACTH 농도와 비(c/p ratio) 측정을 시행할 수 있다. 이때 CRH 시험을 동시에 해서 최고치 비교를 하는 방법도 있다. ACTH 의존성으로 Cushing증후군이 감별되지 않는다면 이소성 ACTH증후군을 생각하고 종양성 병변의 전신 검색을 한다. 이 경우 폐암이나 유암종이 많기 때문에 흉복부컴퓨터단층촬영이나 각종 내시경검사를 시행한다.

한편 ACTH 비의존성 진단에서는 대부분이 부신종양이고 크기가 3cm 이상이므로 복부컴퓨터단층촬영으로 부신 병변의 유무를 확인한다. 선종 측에는 원형 혹은 타원형의 혹이 확인되고 맞은 편은 위축되어 있다. 영상에서 부신에 병변이 없다면 Cushing증후군의 원인으로 의인성 또는 원발색소침착결절부신피질병primary pigmented nodular adrenocortical disease; PPNAD을 의심해야 한다.

(4) 외과적 치료

치료의 원칙은 종양의 절제이다.

1) Cushing병

양측 부신피질과다형성adrenocortical hyperplasia의 가장 흔한 원인 중 하나인 뇌하수체미세종양은 경접형동뇌하수체절제술transsphenoidal hypophysectomy이 가장 이상적인 치료법이며 60~80%에서 완치된다. 25%에서 재발하기 때문에 장기적인 추적관찰이 필요하다. 하지만 완전 절제가 곤란한 경우에는 방사선치료나 내과적 치료(ACTH 분비 억제를 목적으로 한 reserpine, bromocriptine 투여)가 이루어진다. 원발성 종양을 치료하려는 시도가 적어도 한 번 이상 실패했을 때 양측 부신절제술을 시행해 볼 수 있으며, 수년 후 Nelson증후군(뇌하수체종양의 발생에 의한 시야 장애나 고ACTH 상태에 의한 색소침착)이 나타날 수 있다.

2) 부신종양

부신선종은 환측 부신절제 혹은 종양절제를 시행한다. 침습이 적은 복강경하수술이 주로 시행되고 있다. 어느 쪽도 수술이 불가능하거나 재발한 경우에는 내과적 치료가 선택되고 metyrapone, mitotane 등의 부신스테로이드 합성 저해 약물의 사용이 고려된다. 원발 병소가 완전히 절제된 후에는 수술 일과성 부신피질기능 저하가 생기기 때문에 당질부신피질호르몬 보충을 한다. 부신기능 회복에는 개인차가 있지만 약 10개월이 걸린다. 양측 부신절제를 시행한 경우 수술 후 평생 부신피질호르몬의 보충이 필요하다.

3) 이소성 부신피질호르몬증후군

일차종양에 대한 수술적 절제가 가장 좋은 치료법이나 대부분이 악성종양이거나 코티솔과다증이 심해 치료가 어려운 경우가 많다. 잔류암이 있거나 전이암이 있는 경우 수술이 불가능하므로 부신억제제나 필요에 따라서는 양측 부신절제술을 고려해 볼 수도 있다.

(5) 내과적 치료

약물을 이용한 내과적 치료는 수술을 시행할 수 없거나 다른 치료에 실패한 환자에서 고코티솔혈증을 조절하기 위해 스테로이드 합성 억제제를 사용할 수 있다. metyrapone, aminoglutethimide, trilostane, keto-conazole, etomidate 등이 사용된다.

(6) 예후

Cushing증후군 환자의 기대 수명은 정상 코티솔 수치를 가진 환자의 수명보다 짧다. 고코티솔혈증의 정상화는 이 위험을 감소시킬 수 있지만 근절할 수는 없다. 성공적으로 부신절제술을 한 경우 양성 부신선종으로 인한 Cushing증후군 환자의 5년 생존율은 95%이다. 뇌하수체선종으로 인한 Cushing병 환자는 수술이 성공적일 경우 유사한 생존율을 보이나, 선종이 이소성이거나 해면정맥동을 침범할 경우 경접형동뇌하수체절제술을 시행하면 15~20%의 환자에서 재발한다. 고코티솔혈증 환자는 치료 수일 또는 수 주 내에 대부분의 증상과 증후가 사라지지만 골다공증은 지속되며 고혈압과 당뇨는 호전된다. 이소성 부신피질호르몬증후군과 부신암은 예후가 아주 나쁘며 진단 후 수개월 내에 사망에 이른다.

3. 부신피질암adrenocortical carcinoma

부신피질암은 100만 명당 0.7~2.0명의 발병률을 보이는 드문 악성종양이지만, 예후는 불량하다. 이 암은 보통 발견되었을 때 크고 진행된 상태이기 때문에 치유가 어렵다. 10세 이전과 40~50대에서 호발한다. 남성에 비해 여성에서 더 흔히 발생하며 기능성 부신피질암이 더 많다.

(1) 증상 및 징후

부신피질암은 기능성, 비기능성으로 나눌 수 있으며, 기능성 부신피질암이 전체의 50~79%를 차지한다. 기능성 부신피질암은 당질부신피질호르몬 분비종양, 테스토스테론 분비종양, 여성호르몬 분비종양 및 알도스테론 분비종양이 있으며 양성종양과 마찬가지로 호르몬 분비과다로 인한 증상이나 징후가 나타난다. 기능성 부신피질암 중에서는 당질부신피질호르몬을 생성해서 Cushing증후군을 보이는 암이 가장 많으며 33~53%가 해당된다. 다음으로 남성화종양이 10~20%를 차지한다. 알도스테론증을 보이는 암은 드물지만 저칼륨혈증, 알칼리증 등의 증상은 강하다.

비기능성 부신피질암은 특이한 증상이 적고 복부 팽만감, 허리 통증, 메스꺼움, 구토 등의 증상이 나타나고, 종양에 의한 압박 증상, 전이 출현 등을 계기로 재발되는

표 39-3 부신피질암의 병기(2017년 TNM 분류)

종양 병기 (T)	TX	일차종양이 평가되어 있지 않을 때
	T0	일차종양이 보이지 않음
	T1	최대 지름이 5cm 이하이고, 부신 외 침범이 없는 종양
	T2	최대 지름이 5cm를 넘고, 부신 외 침범이 없는 종양
	T3	종양 크기에 상관없이 국소침범이 있으나 주변 장기 침범은 없는 종양
	T4	종양 크기에 상관없이 주변 장기(신장, 횡격막, 췌장, 비장 또는 간) 또는 대혈관(신정맥 또는 대정맥) 침범이 있는 종양
림프절 병기(N)	NX	부위림프절이 평가되어 있지 않을 때
	N0	부위림프절에 전이가 없음
	N1	부위림프절에 전이가 있음
먼곳전이 병기(M)	M0	먼곳전이가 없음
	M1	먼곳전이가 있음

일이 많아 진단 시 이미 병기가 진행된 단계에서 발견되는 경향이 있다.

부신피질암의 병기는 표 39-3와 같으며 대부분 진단 당시 50% 이상에서 국소침범이나 전이가 있다.

(2) 진단

부신피질암은 부신호르몬 과잉의 징후 및 증상에 대한 평가에 초점을 맞춘 철저한 병력 및 신체 진찰로 시작해야 한다. 진단은 종양 지름의 크기 혹은 악성 소견을 동반한 부신종양을 컴퓨터단층촬영이나 자기공명영상 등의 영상의학검사로 확인하는 것이 중요하다. 부신피질암은 양성부신종양보다 큰 경향이 있으며 평균 크기는 10~12cm이다. 90% 이상의 부신피질암이 5cm 이상이다. 확정된 종양표지자는 없으나 기능성 부신피질암에서는 의심되는 생성 호르몬이나 그 대사물질을 측정한다. 비기능성 부신피질암에서는 영상의학적 진단에 의존하는 면이 크며, 일반적으로 종양 지름은 크고 내부는 불균일하고 출혈이나 괴사, 석회화 등이 확인된다.

(3) 영상진단

부신 원발 병소에 대해서는 앞서 서술했듯이 컴퓨터단층촬영, 자기공명영상 등의 영상의학적 진단에 의한 평가가 필요하다. 원발 병소에 대해 컴퓨터단층촬영 혹은

초음파 유도하의 침생검을 시행하여 양성과 악성의 감별을 시도하는 것도 가능하지만 때로 병리학적으로 선종과의 감별이 곤란한 경우가 있다. 전이 부위는 복막, 폐, 간, 뼈를 중심으로 림프절, 췌장, 비장, 후복막, 흉막, 반대측 부신 등 어디든 해당된다. 전신 검색으로 전이 부위를 충분히 검토하는 것으로 효과적인 고식적 치료를 할 수 있다.

(4) 치료

1) 수술치료

종양을 완전히 절제하는 것이 가장 효과적인 치료법이다. 부신피질암 환자의 대다수는 진행된 질병을 가지고 있기 때문에 완전히 절제하기 위해서는 넓은 노출이 필요해 복강경절제술보다는 개복수술이 선호된다. 넓게 노출시킨 상태에서 국소림프절뿐만 아니라 필요에 따라 신장이나 비장과 같은 주위 장기도 절제해야 한다. 수술 후 잔류 종양에 대하여 스테로이드 합성 억제제를 투여하면 임상증상은 호전시킬 수 있으나 종양의 성장을 억제하지는 못한다. 방사선치료는 골전이 또는 중추신경계 전이 환자에서 사용할 수 있으며, 보조방사선치료는 국소재발을 억제하는 데 효과가 있으나 생존율을 증가시키지는 못하는 것으로 알려져 있다.

2) 약물치료

Mitotane은 부신피질암치료에 가장 일반적으로 사용되는 화학요법제이다. 국소재발이나 전이종양 치료에 사용되나 수술 후 보존적 치료를 위해 사용되기도 한다. 용량은 6~12g을 3~4회에 나누어 복용한다. 약물 부작용은 약 80%의 환자에서 위장관장애(식욕 부진, 구토, 구역, 설사), 신경근육계장애(기억력 감소, 기면, 현기증, 혼몽), 피부발진 등이 나타나나 약물을 중단하면 증상은 호전된다. 치료 중 신피질의 위축을 야기할 수 있으므로 코티솔과 알도스테론 측정이 필요하다. Mitotane의 전반적인 반응률은 14~36%로 보고되고 있으나 생존율을 연장시키지는 못한다. Mitotane에 반응하지 않는 환자에서는 ketoconazole, metyrapone이나 aminoglutethimide를 단독 또는 병용하여 사용할 수 있다.

(5) 예후

부신피질암의 5년 생존율은 20~47%로 좋지 않다. 진

행 단계 외에도 12cm 이상의 종양 크기, 연령, 양성 수술 절제면, 높은 유사분열 속도, 코티솔 생산, 종양 괴사, 비정형 유사분열 수치 등이 예후에 영향을 미치는 인자이다. 종양을 완전 절제해도 5년 생존율은 50%에 지나지 않으며, 대부분이 재발하는데 이로 인해 사망한다. 진단 시 전이가 있거나 완전절제가 불가능한 경우에는 1년 이상 생존하기 어렵다.

II 부신수질질환

1. 갈색세포종*pheochromocytoma*

갈색세포종은 카테콜아민을 생성 및 저축하는 크롬친화세포*chromaffin cell* 유래 종양이다. 고혈압의 드문 원인 중 하나로 전체 고혈압 환자의 0.5%를 차지하는데, 수술적 절제를 통해 치료 가능한 고혈압 원인 중 하나이다. 갈색세포종은 80~90%가 양성종양이고 희귀한 질환이지만, 임상의가 정확한 진단과 적절한 치료를 한다면 완치가 가능하기 때문에 임상적으로 매우 중요한 질환이다. 갈색세포종은 90%가 부신수질에서 발생하며 좌측보다 우측에서 더 많이 발생한다. 모든 연령층의 남녀에서 발견되나 40~50대에 호발하고, 가족성 종양은 더 어린 나이에 발생하는 경향이 있다. 성별의 차이는 보이지 않는다.

갈색세포종은 고전적으로 "10% 종양[10%는 부신경절에서 발생하는 이소성 갈색세포종(부신경절종*paraganglioma*), 10%는 양측성, 10%는 가족성, 10%는 소아 발생, 10%는 악성]"으로 불리지만, 최근 보고에 따르면 부신경절에서 최대 25%까지, 가족성 사례는 30%까지 보고되었다.

대부분은 산발적이지만 일부 가족 내 발생을 보이고 보통염색체 우성 유전형식을 취한다. 양측 부신에 발생한다면 다발성내분비선종*multiple endocrine neoplasia; MEN*을 의심하고 가족 내 발생의 유무나 다른 내분비선종과의 관련성을 의심해 볼 필요가 있다. 갑상선수질암*medullary thyroid cancer*을 합병하는 것을 MEN2형이라고 하고 나아가 부갑상선과다 형성을 동반하는 것을 MEN2A형, 구순이나 혀, 안검 등의 점막에 다발성 점막종을 동반하는 것을 MEN2B형이라고 부른다. 종양은 흔히 피복된 구형 내지 계란형으로 대부분이 200g 이하지만 때로는 몇 kg의 거대한 것도 있다.

(1) 증상과 징후

두통, 일시적인 갑작스러운 발한, 빈맥은 갈색세포종의 전형적인 세 가지 증상이다. 표 39-4는 갈색세포종의 일반적인 임상증상을 보여 준다.

종양은 아드레날린이나 노르아드레날린 등의 카테콜아민을 과량으로 방출하기 때문에 고혈압 등의 순환기계 증상이 나타나고, 나아가 고혈당이나 지질이상증, 대사 항진에 의한 증상을 보이게 된다. 고혈압은 항상 혈압이 높은 지속형과 간헐적으로 출현하는 발작형으로 분류된다. 발작형 고혈압은 30~50% 환자에서 보고되며, 심한 승압작용 때문에 고혈압성 뇌증이나 뇌출혈, 급성좌심부전을 일으키기도 한다. 발작형에서는 두통, 두근거림, 흉부압박감, 발한, 오심, 구토 등의 증상이 나타나고 안면과 사지는 창백하고 차다. 체중 감소, 변비도 보일 수 있다. 지속형에서는 습관에 따른 증상 출현은 강하지 않다. 환자는 특정 체위 혹은 기침, 재채기 등 복압이 상승하는 기전에 의해 발작이 유발되기도 한다. 혈압의 변동이 심하고, 발작형은 평상시에는 정상 혈압이지만 발작시에는 혈압이 180/100mmHg까지 오르기도 한다. 동성빈맥, 좌실비대 등 여러 가지 부정맥도 보인다.

카테콜아민 대사계의 영향으로 인해 기초대사 항진,

표 39-4 갈색세포종의 증상 빈도

증상	빈도
두통	60~90%
심계 항진	50~70%
발한	55~75%
창백	40~45%
구역	20~40%
홍조	10~20%
체중 감소	20~40%
피로감	25~40%
불안, 공황	20~40%
지속형 고혈압	50~60%
발작형 고혈압	30%
기립성 저혈압	10~50%
고혈당	40%

인슐린 분비 억제, 당 생성이나 지방분해 촉진 등을 볼 수 있다. 이 때문에 체중은 감소 경향을 보이며, 당부하시험에서는 대부분의 사례에서 내당능이 저하하고 약 50%에서 혈당이 상승한다. 혈중 총콜레스테롤이나 유리지방산도 상승한다.

(2) 생화학적 검사(그림 39-3)

갈색세포종 환자에서 카테콜아민의 분비는 지속적일 수 있지만, 일시적으로 분비되거나 불규칙하게 분비되는 경우가 많고, 특히 증상이 없는 경우 미미할 수도 있다. 따라서 혈중과 요 카테콜아민의 단편적인 측정은 종양의 진단에 도움이 되지 않는다. 그렇지만 다음과 같은 원칙은 존재한다. 첫째, 고혈압 환자에서 갈색세포종은 발생빈도가 약 0.1%로 너무 낮기 때문에 선별검사는 권장되지 않는다. 둘째, 지속적인 고혈압을 가진 갈색세포종 환자는 요 및 혈중에서 카테콜아민과 그 대사물이 증가되어 있다. 80% 이상의 환자에서 총카테콜아민이 2배 이상(epinephrine+norepinephrine>2,000ng/L) 증가되어 있다. 셋째, 단지 일시적인 고혈압을 가진 환자는 혈중 및 요 24시간 카테콜아민이 정상을 나타낸다. 넷째, 일반적인 방법으로 진단이 가능하나 드물게 갈색세포종의 진단이 모호한 경우를 제외하고 억제나 자극 검사는 권장되지 않는다.

보통 갈색세포종을 가진 환자의 90% 이상에서 epinephrine, norepinephrine, metanephrine과 vanillyl-mandelic acid(VMA)가 증가한다. 임상적으로 갈색세포

종이 의심되나 1회 요검사 결과가 정상이거나 임상소견과 관계없이 1회 요검사 결과가 증가되어 있으면 24시간 요 카테콜아민, metanephrine 및 VMA를 측정한다. 종양에서 불규칙하게 분비되는 카테콜아민과 달리 그 대사물인 metanephrine은 지속적으로 방출되므로 갈색세포종의 선별검사로 혈중 유리 metanephrine 측정을 권장하고 있다. 다양한 종류의 약물에 의해 혈중 카테콜아민의 농도가 변하며, 특히 알파 및 베타 아드레날린 차단제나 clonidine 투여는 반드시 중지해야 하며, 흔히 사용하는 삼환계항우울제는 교감신경말단에서 아민의 재흡수를 길항하여 더 많은 norepinephrine이 혈중에 출현하므로 주의해야 한다.

혈중 카테콜아민은 갈색세포종을 가진 경우 대부분의 환자에서 증가되어 있으나 위양성의 가능성이 많아 진단에 이용하기에는 한계가 있다. 지속되는 고혈압을 가진 갈색세포종 환자의 경우 85%에서 혈중 카테콜아민이 2,000ng/L 이상 증가되어 있다. 단지 발작적 고혈압만 가진 갈색세포종의 경우에는 75%에서만 혈중 카테콜아민이 2,000ng/L 이상 증가되어 있다. 600~2,000ng/L의 혈중 카테콜아민을 보이는 경우는 갈색세포종 없이 스트레스나 불안한 환자에서 나타나는 현상이다.

(3) 영상의학검사

임상적으로 갈색세포종이 의심되는 경우에는 복부컴퓨터단층촬영이나 자기공명영상을 통해 종양의 위치를 확인한다. 두 검사 방법은 비슷한 민감도와 특이도를 보인다. 복부컴퓨터단층촬영에서는 비특이적이며 균질한 부신종물이 나타나는데 다른 양성 또는 악성 종양과 확실하게 구분되지 않는다(그림 39-4). 조영제를 사용하지 않은 CT에서 10HU 이상(평균 35HU)을 보인다. 드물게는 엄청나게 큰 크기를 보이는 경우도 있으며 낭종성 괴사를 나타내는 경우도 있다.

갈색세포종을 진단하는 데 자기공명영상은 복부컴퓨터단층촬영과 비슷한 역할을 한다. 특징적으로 자기공명영상에서는 T2 강조영상에서 높은 신호강도를 나타내는데, 이는 부신출혈 등 다른 경우에는 거의 나타나지 않는 특징적인 소견이다. 교감신경줄기 등 부신 외에서 갈색세포종이 발생한 경우는 복막 뒤에 있는 종물로 보이며, 크기가 클 때는 주위 장기들을 미는 것 같은 소견을 보인

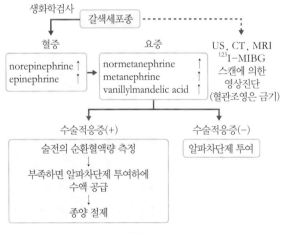

그림 39-3 갈색세포종의 진단 순서

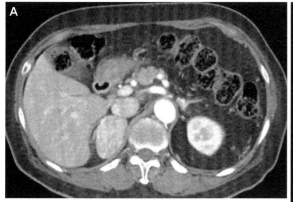

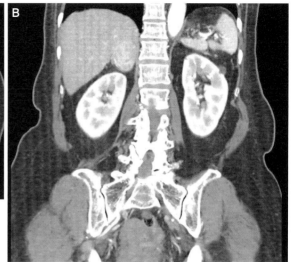

그림 39-4 갈색세포종의 복부컴퓨터단층촬영 A. 축영상,
B. 관상영상.

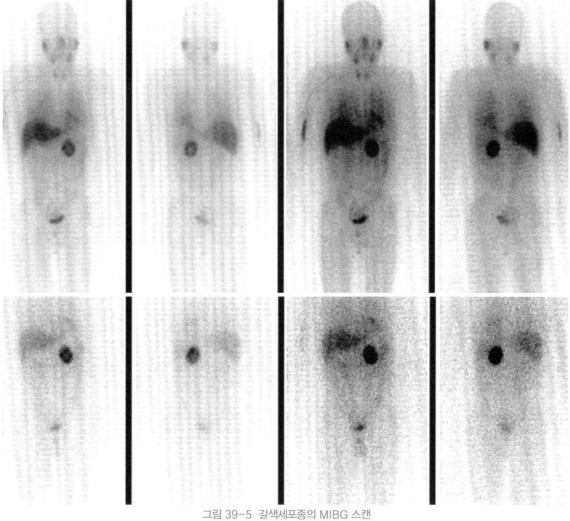

그림 39-5 갈색세포종의 MIBG 스캔

다. 종물의 크기가 2cm 미만인 경우는 드물고 대부분은 3cm 이상이다. 전반적으로 자기공명영상이 복부컴퓨터단층촬영에 비해 부신 또는 부신 외의 갈색세포종의 진단에 더 나은 것으로 보고되고 있다.

MIBG 스캔은 갈색세포종의 위치를 확인하는 데 중요한 역할을 한다(그림 39-5). MIBG 스캔은 갈색세포종, 신경절세포종ganglioneuroma, 신경모세포종과 그 밖의 신경능종양 등의 진단에 이용된다. MIBG 스캔은 갈색세포종 환자의 85~90%에서 양성으로 나타나지만 선별검사로 쓰기에는 제한이 있다. 이 검사의 장점은 위양성이 드물며 증가된 카테콜아민의 소견을 보이는 경우 진단적 가치가 있다. 작은 종양, 부신 외 갈색세포종, 양측 종양 및 전이성 종양도 진단이 가능하다.

(4) 진단적 접근

임상적으로 강력히 의심이 되는 경우나 요 카테콜아민이 2배 이상 증가된 경우 부신 복부컴퓨터단층촬영을 해야 한다. 만일 복부컴퓨터단층촬영 결과 일측성이고 대측이 정상이라면 진단이 가능하다. 가족성 증후군이나 종양이 의심되는 경우에는 MIBG 스캔을 시행하여 병의 범위를 확인해야 한다. 부신 복부컴퓨터단층촬영에서 특이 소견을 보이지 않는 경우에는 흉부나 복부 자기공명영상이나 MIBG 스캔을 시행하여 종양의 위치를 확인해야 한다.

(5) 치료

외과적 치료는 기본적으로 종양의 완전 절제가 원칙이며, 수술 전 준비가 매우 중요하다. 카테콜아민의 과다분비로 인해 위험한 혈압 상승 및 심장 부정맥이 초래될 수 있고, 혈관 내의 용적이 감소되어 있어 이들을 미리 교정하지 않으면 마취 유도 시 또는 수술 중, 특히 종양을 만질 때 혈압이 크게 오르거나 낮아질 수 있다. 수술 전에는 알파차단제를 최소 1주간 또는 혈압이 조절될 때까지 투여한다. 초기 용량은 10mg을 하루 두 번 투약하고 앉은자세에서 혈압 120~130mmHg을 목표로 10~20mg씩 증량한다. 수축기 혈압 80mmHg 이상의 경미한 자세성 저혈압은 허용된다. 베타차단제는 일반적으로 불필요하나 빈맥이나 부정맥이 있으면 투여한다. 적절한 알파차단제 투여 전에는 베타차단제 복용을 시작

해서는 안 된다. 이후 필요 시 카테콜아민 합성차단제 복용을 시도해 볼 수 있으며, 이후에도 적절한 혈압 조절이 안 될 경우 칼슘 채널 차단제를 투여해야 한다. 수술 후 저혈압 예방을 위해 수술 전날 충분한 혈관 내 용적 증가가 필요하다.

수술 중 종양을 다루는 중에는 혈압의 변동이 심하거나 부정맥이 나타날 수 있으므로 경험이 많은 마취과 의사의 도움을 받는 것이 좋다. 수술 중에는 동맥압, 중심정맥압, 심전도 검사의 모니터링이 필요하며 혈액 손실에 대해서는 적절한 보충이 필요하다. 수술 중 혈압이 증가하고 부정맥이 생기는 주된 원인은 마취 유도, 기관지삽관, 종양에 대한 직접적인 처치이다.

최근에는 복강경을 이용한 술기가 발달함에 따라 대부분의 경우 갈색세포종도 복강경으로 절제한다. 수술적 절제의 가장 중요한 원칙은 종양조직의 조작을 최소화하고 부신정맥을 빨리 분리하며 종양이 파열되지 않도록 하는 것이다.

(6) 예후

외과적 절제 후 갈색세포종 환자는 좋은 예후를 보인다. 수술로 인한 사망률은 3% 이하이며, 일반적으로 고혈압은 수술 후 해결되지만, 16% 환자에서 재발할 수 있으므로 주의 깊은 경과관찰이 필요하다. 수술 후에도 치료되지 않는 고혈압은 일차고혈압이 있었거나 지속적인 혈압의 상승으로 인한 비가역적 혈관손상 또는 신장손상으로 인한 것으로 생각된다.

2. 부신우연종

부신우연종은 부신 질환을 의심할 만한 임상증상 없이, 다른 이유로 시행한 영상검사에서 발견된 부신종물을 말한다. 일반적으로 1cm 미만의 종물은 부신우연종으로 간주하지 않는 경우가 흔하며, 부신호르몬 과잉의 임상적 증상이나 징후가 없다면 1cm 이상의 종물에서 추가적인 진단검사를 권고한다.

우리나라에서 부신우연종의 유병률은 정확하게 조사된 적이 없고 외국 자료에 의하면 1~8%의 유병률이 보고된다. 나이에 따라 증가하고 성별에 따른 차이가 없다. 최근 영상기술이 발전함에 따라 부신우연종의 발견

표 39-5 부신우연종에서 구별해야 할 질환

선종
전이암
림프종
갈색세포종
신경모세포종
부신피질암
혈종
골수지방종
부신 증식
부신 낭종
육아종 질환
혈관종
신경절세포종

이 증가하고 있다. 감별해야 할 질환은 아주 다양하며 양성선종, 기능성 부신종양, 골수지방종과 신경모세포종과 같은 부신 병소 및 전이성 종양 등이 있다(표 39-5).

(1) 대사적 평가

부신우연종의 70~80%는 비분비성 부신종양으로 명확한 임상증상이 거의 없고, 대부분 양성선종이다. 진단을 위해서는 면밀한 병력청취와 신체검사가 아주 중요하다. 비만, 남성화, 당 의존성 및 고혈압 등의 진단에 중요한 단서가 된다. 반드시 당과 칼륨을 포함한 전해질검사를 해야 한다. 저칼륨증이 있으면 알도스테론증에 대한 추가적 검사가 필요하다. 크롬친화성 갈색세포종과 감별하기 위해 요 metanephrine과 normetanephrine을 측정하며 Cushing증후군을 감별하기 위해서는 24시간 유리코티솔을 측정하면 된다.

(2) 영상의학검사

컴퓨터단층촬영이나 자기공명영상에서 낭종성이면 양성이며, 주기적인 관찰을 하면 된다. 양성부신낭종은 조영증강이 되지 않는 얇은 막을 가지며 컴퓨터단층촬영에서 액체와 같은 감쇠fluid attenuation와 50% 정도에서는 변연부에서 얇은 석회화가 관찰되기도 한다.

악성을 시사하는 특징적 소견은 종물이 4~6cm 이상으로 크거나 출혈과 괴사가 동반되고 자기공명영상에서 종물 내부의 출혈로 인해 T1과 T2 조영증강에서 흔히 비균질하게 보인다.

컴퓨터단층촬영에서 Hounsfield 단위가 30 미만인 지방을 포함한 종물은 지방과 골수 성분을 지닌 양성 무기능성 부신종양, 즉 골수지방종myelolipoma을 나타낸다.

(3) 진단적 접근

전이성 부신종양이나 악성으로 알려진 경우에는 컴퓨터단층촬영 유도하 경피적 생검을 하는 것이 좋다. 크기가 5cm 이상이고 기능성 부신종물이면 복강경하 부신절제술을 하는 것이 좋다. 5cm 미만의 무기능성 부신종물은 영상의학적 검사를 통해 추적관찰을 하면 되지만 불규칙한 경계를 가지거나 출혈이 있고 추적관찰 중 종물이 점차 커지면 수술적으로 절제하는 것이 원칙이다. 종물의 크기가 3~5cm이며 아주 젊은 환자인 경우 영상의학적 추적관찰의 부담을 줄이기 위해 수술적으로 절제할 수 있다. 3cm 미만의 종물은 6개월 간격으로 추적관찰한다.

3. 신경모세포종neuroblastoma

신경모세포종도 갈색세포종과 마찬가지로 신경능선 유래의 신경외배엽계 종양이므로 교감신경줄기sympathetic chain 어느 곳에서나 발생할 수 있다. 카테콜아민 생성의 악성종양으로 신경모세포종의 75% 정도는 후복막에서 발생하며, 이 중 50% 정도는 부신에서 발생하고 종격동이나 드물게 경부에서도 발견된다. 부신에서 발생하는 경우 예후가 아주 불량하다.

소아기에는 백혈병, 중추신경계 종양 다음으로 흔한 종양이다. 진단 시 평균 연령은 2.5세이고, 드물게는 50대 이후에 발생하기도 하며, 이때 발생한 경우는 예후가 양호한 편이다. 소아에서 흔히 전이하는 곳은 두개골, 장골, 국소 림프절, 간 및 폐 등이다. 근육과 심장의 이상, 간비대 등이 신경모세포종과 동반된다.

(1) 증상 및 징후

주로 부모나 의사 혹은 환자 자신이 복부 종물을 만져서 알게 된다. 약 70%의 환자는 발견 당시에 이미 전이가 되어 있다. 전이로 인한 증상으로는 열, 권태감, 뼈 통증, 성장 지연, 설사나 변비 등이 있다. 흔히 옆구리에서 종물이 만져지며, 중앙선을 넘어갈 정도로 종물이 큰 경우에는 육안으로 보이는 경우도 있다. 종물은 대부분 단단하며 고정되어 있고 결절이 만져진다. 두개골로 전이된 경우에는 이로 인해 안구돌출이 있을 수 있고, 뼈로도 전이가 되며 간으로 전이된 경우에는 종물이 만져질 수 있다. 고혈압도 흔히 볼 수 있는 징후이다.

(2) 검사실검사

종양 내 출혈과 골수 내 광범위한 침범으로 인해 빈혈이 나타나며 요검사나 신장기능은 정상이다. 신경모세포종 환자의 70% 정도에서 norepinephrine과 epinephrine이 증가되어 있기 때문에 이를 진단하기 위해 요 VMA와 homovanillic acid 측정이 필수적이다. 치료 중 이 두 물질을 순차적으로 측정함으로써 종양표지자로 사용할 수 있으며, 정상 수치면 호전됨을 알 수 있고 증가되면 잔류종양이 있거나 진행 중임을 시사한다.

(3) 영상의학검사

단순 복부 사진에서 종물이 보이며 이로 인해 신장이나 기타 장기들이 밀린 것이 보이기도 하며 특징적으로 석회화가 나타난다. 복부컴퓨터단층촬영 및 자기공명영상으로 종양의 크기, 혈관침범 유무, 국소침범 유무 및 먼곳전이를 진단할 수 있다. 폐로의 전이 유무를 알기 위해서는 흉부컴퓨터단층촬영, 뼈전이를 확인하기 위해서는 뼈스캔을 한다. ^{131}I-MIBG를 이용한 동위원소스캔은 종양의 병기 결정을 위해 유용하다.

(4) 감별진단

소아에서 흔한 Wilms종양과 감별해야 한다. 배설성 요로조영에서 Wilms종양은 신장 내 종양의 특징인 신배 모양의 왜곡을 보이는 데 비해, 신경모세포종은 종물에 의해 단지 신장을 아래쪽으로 밀어내는 소견을 보인다. 복부컴퓨터단층촬영상 종양 내 석회화와 혈관을 둘러싸는 모습이 Wilms종양과 감별하는 데 중요하다. 수신증, 다낭성신질환과 신생아 부신출혈 등을 신경모세포종과 감별해야 하는데, 복부컴퓨터단층촬영이 유용하다. 신경모세포종에서는 소변으로 많은 양의 카테콜아민, 특히 VMA가 배설되므로 다른 병과의 감별에 유용하다.

(5) 치료

병기(표 39-6)에 따라 치료방법이 다르며 병기 Ⅰ, Ⅱ, Ⅳ-S와 같이 저위험군인 경우는 수술적 절제가 표준적 치료법이다. 병기 Ⅲ, Ⅳ와 같은 고위험군의 경우 먼저 화학요법을 시행한 후 잔류종양을 수술적으로 절제하거나 방사선치료를 한다. 잔류종양을 위해 화학요법이나 수술 및 방사선치료를 한 후 고위험군 환자에서 생존율을 향상시키기 위해 골수이식을 하기도 하고, 13-cis-retinoic acid 투여를 표준방법으로 쓰고 있다.

(6) 예후

병기 Ⅰ, Ⅱ에서는 80%의 생존율을 나타내지만 전체적 생존율은 15%를 넘지 못할 정도로 예후가 불량하다. 영아에서 가장 좋은 예후를 나타내며 2년 생존율은 60%에 이른다. 또한 종양이 인접 지역 확산 유무에 관계없이 일차 위치에 국한되어 있으면 80%의 완치율을 보인다.

표 39-6 국제신경모세포종의 병기 분류

Stage Ⅰ	종양이 일차 부위에 국한된 경우, 완전한 수술적 절제(현미경적 종양의 발견 유무에 상관없이)로 동측과 대측 림프절 모두 현미경적으로 침범되어 있지 않은 경우
Stage ⅡA	종양이 일차 부위에 국한되어 있으나 수술로 완전히 절제가 되지 않은 경우로, 동측과 대측 림프절 모두 현미경적으로 침범되어 있지 않은 경우
Stage ⅡB	종양이 일차 부위에 국한되어 있으나 수술로 완전히 절제가 되지 않은 경우로, 동측 림프절이 침범되어 있으며 대측 림프절은 현미경적으로 침범되어 있지 않은 경우
Stage Ⅲ	종양이 국소림프절침범 유무에 상관없이 정중면을 넘은 경우, 일측 종양과 대측 림프절침범이 있는 경우, 정중면에 있는 종양에서 양측 림프절이 침범된 경우
Stage Ⅳ	종양이 멀리 떨어진 림프절, 뼈, 골수, 간 또는 다른 기관에까지 전이된 경우(Stage Ⅳ-S 제외)
Stage Ⅳ-S	1세 미만의 영아에서 종양의 단계는 Ⅰ 또는 ⅡA, ⅡB에 속하면서 간, 피부, 골수에 전이된 경우

III 후복막질환

1. 후복막섬유화증 retroperitoneal fibrosis; RPF

하부요추 부위 후복막 조직의 만성 염증성 변화로 인한 섬유성 변화는 일측 혹은 양측 요관이 둘러싸서 요관폐색을 유발한다. 주로 50~60세에서 발생하며 20만 명당 1명꼴로 발생한다. 원인을 알 수 없는 경우가 많으나, 악성질환(림프종, 유방암, 대장암 등)에 의해 발생할 수 있으므로 악성질환에 의한 후복막섬유성 변화를 감별해야 한다.

증상으로 하부요통, 전신쇠약, 식욕 감퇴, 체중 감소 등이 있으며, 요관폐색으로 요독증이 발생할 수 있다. 대부분 배설성요로조영으로 진단할 수 있다. 양측 중간 요관이 내측으로 밀리면서 요추 4, 5번 부위가 좁아지고, 좁아진 요관상부요로는 확장되어 있다. 신초음파에서 수신증과 요관을 에워싼 저에코 혹은 동일에코 종물이 보일 수도 있다. 신초음파는 진단과 경과관찰에 도움이 된다. 컴퓨터단층촬영이나 자기공명영상은 후복막섬유성 변화의 범위와 주변 장기를 평가하고 원인을 감별하는 데 필요하다.

수신증이 심하지 않으면 약물치료로 스테로이드를 시도해 볼 수 있으나, 대부분 수술이 필요하다. 수술은 요관을 박리하여 복막 내에 유치하거나, 그물막omentum으로 요관을 둘러싸서 재발을 억제한다. 수술 시 섬유 종물을 조직검사하여 악성종양이 있는지 확인한다. 복강경을 이용하여 요관박리술을 시행할 수도 있다.

2. 후복막종양 retroperitoneal tumor

(1) 원발성 후복막종양

후복막종양의 80%는 악성이다. 육종이 1/3을 차지하고, 림프종, 양성종양의 순으로 발생한다. 후복막종양은 어느 정도 자라서 인접 장기를 침범하거나 압박한 이후에 증상이 나타나기 때문에 증상이 나타난 시기에는 종양이 매우 커져 있는 경우가 많다. 증상은 비특이적이고 종물이 만져질 수 있다. 흔히 복통, 허리 통증, 구역, 구토, 체중 감소 등이 나타난다. 후복막종양은 복부컴퓨터단층촬영과 자기공명영상으로 쉽게 진단된다(그림 39-6).

육종의 가장 좋은 치료는 완전한 수술적 절제이며 종양의 완전 절제를 위해 인접 장기를 같이 절제하기도 한다. 그러나 후복막육종은 영상진단과 수술 술기의 발달에도 불구하고 완전 절제율은 60~80%이며 5년 생존율은 39~68%이다. 재발하면 다시 절제하거나 화학요법,

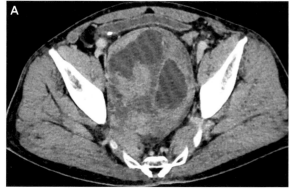
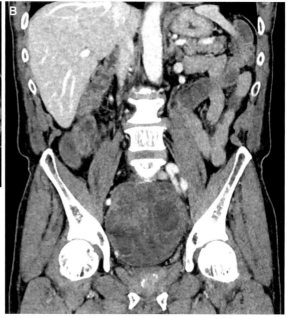

그림 39-6 후복막종양의 복부컴퓨터단층촬영 A. 축영상, B. 관상영상.

방사선치료를 시행한다. 완전 절제 여부와 분화도가 생존율에 영향을 미치며 수술적 치료 외에 화학요법, 방사선요법을 시행할 수도 있다. 림프종은 약물 혹은 방사선으로 치료하며 진단을 위해 조직검사가 필요하다.

(2) 전이 후복막종양

자궁경부암, 전립선암, 방광암, 난소암 등 골반기관을 침범하는 악성종양이 흔히 후복막전이를 유발한다. 그 외 후복막 공간으로 전이하는 악성종양은 림프종, 유방암, 위암, 대장암, 폐암 등이다. 전이 경로는 인접 장기에서 직접 침범하거나 후복막림프절을 통한 전이다. 전이 후복막종양의 비뇨의학적 소견은 요관폐색으로 수신증이 70%에서 발생한다. 요관으로 전이된 환자의 90%는 다른 기관에도 전이가 있다.

임상증상은 요관폐색으로 인한 증상이 나타난다. 옆구리 통증 혹은 허리 통증이 흔한 증상이고 요로감염이 동반되면 패혈증에 빠질 수 있다. 양측 요관침범으로 소변량 감소와 무뇨, 요독증이 나타날 수 있다. 요관점막을 침범하면 육안적 혈뇨가 나타난다.

배설성요로조영술로 수신증의 정도를 알 수 있으며, 복부컴퓨터단층촬영은 요관 주위 연조직을 볼 수 있고, 컴퓨터단층촬영술하 침생검을 할 수 있다.

요관폐색의 치료는 요로전환이다. 환자의 상태에 따라 일시적 혹은 영구적 요로전환을 실시한다. 요관부목의 유치는 일시적이고 간단한 요로전환이며, 신루설치술은 요관부목의 유치가 어려울 경우 시행한다. 전립선암 환자를 제외한 전이 후복막종양 환자는 요관폐색 진단 후 6개월 내에 대부분 사망한다.

추천문헌

Adler JT, Meyer-Rochow GY, Chen H, Benn DE, Robinson BG, Sippel RS, et al. Pheochromocytoma: current approaches and future directions. Oncologist 2008;13:779-793

Arnaldi G, Angeli A, Atkinson AB, Bertagna X, Cavagnini F, Chrousos GP, et al. Diagnosis and Complications of Cushing's Syndrome: A Consensus Statement. J Clin Endocrinol Metab 2003;88:5593-5602

Avisse C, Marcus C, Patey M, Ladam-Marcus V, Delattre JF, Flament JB. Surgical anatomy and embryology of the adrenal glands. Surg Clin North Am 2000;80:403-415

Caoili EM, Korobkin M, Francis IR, Cohan RH, Platt JF, Dunnick NR, et al. Adrenal masses: characterization with combined unenhanced and delayed enhanced CT. Radiology 2002;222:629-633

Eisenhofer G, Goldstein DS, Walther MM, Friberg P, Lenders JWM, Keiser HR, et al. Biochemical diagnosis of pheochromocytoma: how to distinguish true-from false-positive test results. J Clin Endocrinol Metab 2003;88:2656-2666

Elamin MB, Murad MH, Mullan R, Erickson D, Harris K, Nadeem S, el al. Accuracy of diagnostic tests for Cushing's syndrome: a systematic review and metaanalyses. J Clin Endocrinol Metab 2008;93:1553-1562

Grumbach MM, Biller BMK, Braunstein GD, Campbell KK, Carney JA, Godley PA, et al. Management of the clinically inapparent adrenal mass (incidentaloma). Ann Intern Med 2003;138:424-429

Hur KY, Kim JH, Kim BJ, Kim MS, Lee EJ, Kim SW. Clinical guidelines for the diagnosis and treatment of Cushing's disease in Korea. Endocrinol Metab 2015;30:7-18

Karagiannis A, Mikhailidis DP, Athyros VG, Harsoulis F. Pheochromocytoma: an update on genetics and management. Endocr Relat Cancer 2007;14:935-956

Lenders JWM, Eisenhofer G, Mannelli M, Pacak K. Phaeochromocytoma. Lancet 2005;366:665-675

남성의 생식생리와 남성불임

송승훈, 김동석 집필/김수웅 감수

세계보건기구World Health Organization; WHO는 신체 건강한 젊은 남녀가 정상적으로 동거하면서 피임하지 않는 성생활을 1년간 지속했음에도 불구하고 임신이 되지 않은 경우를 불임으로 정의했다. 이 정의를 따를 때 불임 부부의 비율은 10~15%이다. 불임의 원인 중 여성 단독 요인이 40~50%, 남성 단독 요인이 20% 정도이며, 남성과 여성 모두에 문제가 있는 경우가 30~40%를 차지한다. 그러므로 남성 측 요인이 불임 원인의 약 절반을 차지한다. 또한 남성불임에 대한 검사가 여성에서의 검사에 비해 간단하고 소요 비용이 적으므로 불임부부에서 남성 측 요인을 먼저 평가하는 것이 권장된다. 그러나 최근 세포질내정자주입intracytoplasmic sperm injection; ICSI을 중심으로 빠르게 발전하고 있는 보조생식술assisted reproductive technology은 남성과 여성의 불임을 좀 더 깊이 있게 연구하고 치료하여 자연 임신을 유도하기보다는 남성의 정자만을 획득하여 난자와 결합을 통해 수정을 성공시키는 데 집중되는 경향을 보이고 있다. 정상적인 성생활을 통한 임신과 이를 통한 출산의 의미는 매우 중요한 인류의 가치라고 할 수 있으며, 모든 남성불임환자들에서 정확한 진단과 적극적인 치료를 통한 자연 생식능력의 회복이 먼저 시도되어야 한다. 이 장에서는 남성의 생식생리를 간단하게 설명하고 남성불임의 원인, 진단, 치료를 중요 질환 중심으로 설명하고자 한다.

Ⅰ 남성의 생식생리

남성생식의 내분비조절 중심축은 시상하부-뇌하수체-고환으로 이루어진다. 종합적 통제 기능을 가지고 있는 시상하부와 뇌하수체에서 분비되는 생식샘자극호르몬을 통해 고환에서 남성의 성기능과 생식에 필수적인 남성호르몬인 테스토스테론 생성과 정자 발생을 조절한다.

1. 생식생리의 호르몬 조절

고환은 정자 발생이 이루어지는 정세관seminiferous tubule과 테스토스테론을 생성하는 Leydig세포의 두 요소를 지니는데 고환의 정상 기능을 위해서는 뇌하수체에서 분비되는 두 생식샘자극호르몬, 즉 난포자극호르몬follicle-stimulating hormone; FSH과 황체형성호르몬luteinizing hormone; LH의 작용을 필요로 한다. 먼저 시상하부에서 생식샘자극호르몬분비호르몬gonadotropin-releasing hormone; GnRH을 합성하는데 GnRH는 뇌하수체 전엽

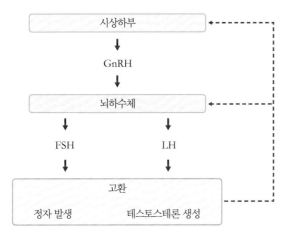

시상하부

↓

GnRH

↓

뇌하수체

↓   ↓

FSH   LH

↓   ↓

고환

정자 발생   테스토스테론 생성

그림 40-1 남성생식생리의 호르몬 조절

작용이 매우 활발한 기관으로 신체 바깥으로 돌출된 위치와 음낭피부의 넓은 표면적을 이용한 발한작용으로 심부체온보다 2~3℃ 정도 낮게 유지된다. 성인남성의 고환에서는 매일 1~2억 개의 정자가 생성된다. 정자는 사춘기인 평균 13세 이후부터 발생하기 시작하여 일생 동안 계속되나 나이가 들면서 서서히 감소한다. 정자 발생 과정에는 뇌하수체에서 분비되는 생식샘자극호르몬 및 Sertoli세포에서 분비되는 여러 가지 성장인자가 관여하는데 정자 발생 과정에서는 생식세포germ cell뿐만 아니라 Sertoli세포와 Leydig세포도 중요한 기능을 담당한다.

(1) 생식세포

남성 생식세포는 3회 이상의 유사분열mitosis과 2회의 감수분열meiosis을 거치며 성숙정자로 되는데 정조세포 spermatogonium에서 성숙정자까지 약 64~70일이 소요되며 이후 12~21일에 걸쳐 부고환과 사정관을 거치면서 마지막 성숙 단계를 가진다. 생식세포는 정세관의 기저막으로부터 정세관 내강을 향하여 분열 순서대로 정렬되어 있다(그림 40-2A). 정조세포(2n)는 증식단계를 거친후 유사분열에 의하여 1차 정모세포primary spermatocyte: 2n로 변화한다. 1차 정모세포는 다시 감수분열에 의하여 홑배수체haploid인 2개의 2차 정모세포(n)로 변화하고, 2차 정모세포는 2개의 정자세포spermatid로 분열한다(그림 40-2B). 이후 정자세포는 형태적·기능적 변화인 정자형성 spermiogenesis을 거쳐서 비로소 정자가 된다. 정자는 구조적으로 머리, 중간, 꼬리로 뚜렷이 구분되는데 유전적 정보가 담겨 있는 머리에는 DNA가 응축되어 있고 크기는 3~6μm이다. 중간에는 운동성을 제공하기 위한

에서 FSH와 LH를 박동성으로 분비시킨다. 분비된 FSH와 LH는 각각 고환의 Sertoli세포와 간질세포인 Leydig세포에 작용하여 세포대사활동을 자극한다. FSH의 주 표적기관은 고환의 정세관 내에 존재하는 Sertoli세포로 정자 발생을 조절하며 혈중 FSH치는 정세관의 상태와 활동성을 나타내는 지표로도 쓰이고 있다. LH는 고환의 Leydig세포를 자극해 주요 남성호르몬인 테스토스테론을 분비하는데 남성호르몬의 농도가 과다하게 증가하면 음성되먹임negative feedback을 통해 GnRH 및 뇌하수체 호르몬 분비가 줄어들고, 이에 따라 테스토스테론의 분비도 저하된다(그림 40-1).

2. 정자 발생과 고환세포

고환은 고농도의 남성호르몬 및 정자를 생산하는 대사

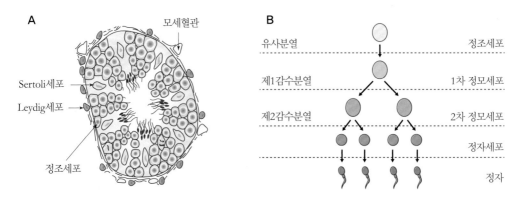

그림 40-2 정자 발생 A. 정세관의 단면, B. 정자 발생 과정.

에너지원으로 ATP를 생성하는 미토콘드리아가 다수 존재한다. 생성된 정자는 부고환, 정관에서 저장되며 활동성이 억제된 상태로 몇 주간 생존할 수 있으나 사정된 정자는 여성생식기관에서 2~3일 정도 생존 가능하다.

(2) Sertoli세포

Sertoli세포는 기저막에 붙어 정세관의 내강을 유지하고, 미성숙정자를 보호하며, 생식세포의 성숙에 필요한 물질을 공급하는 지주세포 역할을 한다. 정세관의 세르톨리세포 간에는 치밀이음*tight junction*에 의해 형성된 혈액고환장벽*blood-testis barrier*이 있어 정세관 내부의 생식세포들은 혈액과 차단된다. 혈액고환장벽은 세포분열 활동이 매우 활발한 정세관 내부를 면역인식기전으로부터 보호하여 분열 중인 미숙한 생식세포들이 외부 이물질로 인식되어 손상되는 것을 막아 준다.

(3) Leydig세포

Leydig세포는 고환의 간질에 위치하며, 뇌하수체 전엽으로부터 박동성으로 분비되는 LH에 의하여 테스토스테론을 분비하는데 정세관 내 테스토스테론 농도는 혈중에 비해 10~100배 정도로 훨씬 높다. 테스토스테론 분비는 일정한 일중리듬을 가지고 있어, 혈중 테스토스테론은 아침에 최고치를, 저녁에는 최저치를 보인다. 테스토스테론은 남성의 전신에 걸쳐 광범위한 생리작용을 하는데 대표적으로 남성생식기의 분화, 성숙, 2차 성징의 발현 및 GnRH의 분비조절 등에 관여한다. 분비된 테스토스테론은 말초조직에서 디히드로테스토스테론*dihydro-testosterone*과 여성호르몬인 에스트라디올로 전환된다. 급작스럽고 완전히 성호르몬 생산이 중단되는 여성 폐경과는 달리 남성의 혈중 테스토스테론은 나이가 들어가면서 점차 감소하는 양상을 보인다.

3. 수정*fertilization*

수정이란 난자와 정자가 만나서 하나의 접합자를 형성하는 과정이다(그림 40-3). 수정을 통해 반수의 염색체를 가진 난자와 정자가 수정란을 형성하여 2배수체가 되고 유전자의 혼합에 의해 부모의 유전형질이 자손에게 전달되게 되는 발생학적 의미를 가진다. 정자는 고환이나 부

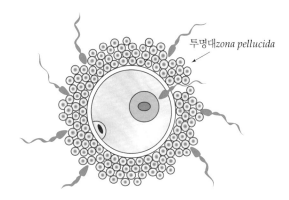

투명대*zona pellucida*

그림 40-3 정자와 난자의 수정

고환 내부에 있는 동안은 운동성 등이 억제되고 아직 수정능력이 없으나 사정 후 여러 형태학적·기능적 변화를 거치게 된다. 정자가 여성생식기관을 통과하면서 생리생화학적으로 활성화되는 현상을 수정능획득*capacitation*이라고 한다. 수정능획득 과정에서 정자의 꼬리는 초기의 약하고 원만한 물결운동에서 강력한 채찍질 모양의 운동으로 변화하여 난자와의 수정 가능성을 높인다. 사정 정자는 질을 통과하면서 약 75~90%가 사멸하고 나머지가 자궁경부를 통과하여 자궁과 난관에 도달하게 된다. 정자의 첨단체*acrosome*에는 hyaluronidase와 단백질 분해 요소가 다량 저장되어 있다. 배란된 난자의 당단백질로 구성된 두꺼운 층은 투명대*zona pellucida*로 싸여 있는데 이를 통과하기 위해 정자의 첨단체에 저장된 여러 효소들이 방출되는 과정이 필요하며 이를 첨단체반응이라 한다. 투명대를 통과한 정자가 난자와 융합하여 수정이 일어난 직후에는 칼슘이온들이 세포막으로 확산되어 들어오면서 피층반응*cortical reaction*이 일어나 첫 번째 정자가 난자를 수정한 후 다른 정자가 난자에 들어가는 것을 막아 준다.

II 남성불임

남성불임 환자들에서 정확한 진단과 적극적인 치료를 통한 자연생식능력의 회복이 먼저 시도되어야 한다. 동시에 교정 불가능한 남성불임 상태를 진단하고 여성 요인을 함께 고려하여 불필요한 치료를 피하고 보조생식술을 선택할 수 있도록 상담하는 것도 비뇨의학과 의사의

중요한 역할이다.

1. 원인

남성불임의 원인 질환은 정계정맥류가 약 30% 정도로 가장 흔하고, 정로폐쇄가 약 15% 정도를 차지하는 것으로 알려져 있으며, 약 30% 정도에서는 원인 미상이다. 정자를 생산하는 고환을 중심으로 구분하면 고환 전 원인, 고환 원인, 고환 후 원인으로 나눌 수 있다.

(1) 고환 전 원인

고환의 정자 발생과 남성호르몬 분비를 조절하는 시상하부와 뇌하수체의 질환으로 정자 발생 장애가 발생한 경우이다. 선천적으로 시상하부의 GnRH 분비가 결핍되는 경우 후각 상실이 동반되면 칼만증후군*Kallmann syndrome*으로 칭하고, 그렇지 않은 경우는 특발저생식샘자극호르몬생식샘저하증*idiopathic hypogonadotropic hypogonadism*으로 분류한다. 후천적 뇌하수체저하증은 주로 종양이나 수술, 방사선치료의 합병증 등으로 발생한다. 남성갱년기증후군의 치료를 위한 남성호르몬 보충요법에서 남성호르몬의 투여가 과도한 경우 시상하부-뇌하수체-고환 축의 음성되먹임*negative feedback*을 통해 저생식샘자극호르몬생식샘저하증을 유발할 수 있으므로 임신을 시도하는 남성에서 남성호르몬 보충요법은 금기이다.

(2) 고환 원인

1) 정계정맥류

고환으로부터 유입되는 정계정맥이 확장된 상태를 이르며, 정맥의 좌우 해부학적 차이로 95% 이상 좌측에서 발생한다. 성인 남성의 10~15%에서 발견되며, 불임으로 검사받는 남성의 30~35%에서 발견된다. 정계정맥류가 정자 발생에 장애를 초래하는 기전은 확실치 않으나 고환 온도가 정계정맥류로 인해 상승하고, 고환의 저관류*hypoperfusion* 및 저산소증*hypoxia* 발생 등이 주요 병태생리로 거론된다. 또한 최근에는 정계정맥류가 산화스트레스*oxidative stress*를 증가시키고 정자 DNA 파편화*sperm DNA fragmentation*를 유발시켜 남성불임의 원인이 될 수 있다는 연구들이 보고되고 있다.

2) 염색체이상

남성 500명 중 1명의 빈도로 발생하는 클라인펠터증후군*Klinefelter Syndrome*이 가장 흔한 염색체이상이다. 대부분 47,XXY이지만 10% 정도에서는 XY/XXY의 모자이크 형태를 보인다. 신체검사에서 정상보다 큰 키, 여성형 유방, 단단하고 위축된 고환이 관찰되고, 특징적으로 고환의 기능이 저하되어 무정자증 및 성선저하증 소견을 보인다. 하지만 대체로 겉모습으로는 판별이 어렵기 때문에 성인이 되어 남성불임검사 시행 과정에서 진단받는 경우가 많다.

3) 생식세포무형성*germinal cell aplasia*

고환생검에서 정세관 내 생식세포는 없고 Sertoli세포만 관찰되는 경우로 Sertoli cell-only syndrome이라고도 부른다. Y염색체의 미세결실 등이 원인으로 거론되나 아직까지 원인이 확실하지 않은 경우도 많다. 생식세포무형성이라도 미세수술적 고환조직정자채취술*microsurgical testicular sperm extraction, microsurgical-TESE*을 시행하여 고환조직을 세밀히 검사하면 일부에서 정자가 발견될 수 있고 얻어 낸 고환정자를 이용해 세포질 내 정자 주입을 통한 보조생식술을 시도할 수 있다.

4) 기타

잠복고환*cryptorchidism*이나 볼거리고환염*mumps orchitis*, 고환염전, 외상 및 신부전, 간질환, 당뇨와 같은 전신질환, 그리고 고환암, 림프종과 같은 악성종양에서도 정자 발생 장애가 발생할 수 있다. 항암치료나 방사선치료는 세포분열이 왕성한 생식세포에도 악영향을 미쳐 정자생성기능을 저하시키며 심한 경우 영구불임을 유발할 수 있으므로 치료 전 정자냉동 등을 통한 가임력 보존에 대한 고려가 필요하다.

(3) 고환 후 원인

시상하부-뇌하수체-고환 축이 정상적으로 가동하여 고환에서 정자가 생산되지만 이후 수송 과정에 문제가 발생한 경우이다. 부고환, 정관, 사정관의 폐쇄, 선천양측정관무발생*congenital bilateral agenesis of vas deferens; CBAVD*, 사정기능장애 등이 이에 해당된다.

2. 진단

WHO의 정의에 따라 1년간 정상적인 성생활을 했음에도 불구하고 임신에 도달하지 못하는 경우 불임으로 진단하고 부부에 대한 불임검사를 시행한다. 최근에는 결혼 시기가 늦어지고 있음을 감안하여 임신 시도 기간이 짧더라도 부부가 원하는 경우 기초적인 검사가 권장된다. 남성불임의 기본 진단검사는 병력청취, 신체검사, 정액검사와 호르몬검사로 이루어지며 그 결과에 따라 추가 검사 시행 여부가 결정된다.

(1) 병력청취

1) 생식력
피임을 하지 않은 상태에서의 불임기간, 과거 피임법, 배우자의 유산을 포함한 임신 유무를 조사한다. 일반적으로 배란된 난자의 생존 기간은 24시간 이내이고, 사정 정자는 여성의 생식기관에서 2~3일 이상 생존하는 것으로 알려져 있어 임신 확률을 증가시키기 위해 배란예정일을 중심으로 이틀 정도의 간격으로 성관계를 맺도록 교육하는 것도 이러한 사실에 근거를 두고 있다.

2) 과거력
고환기능장애를 초래할 수 있는 잠복고환, 볼거리고환염, 고환꼬임testicular torsion, 고환손상 및 정로폐쇄를 유발할 수 있는 부고환염, 결핵, 성병 등의 과거력을 조사한다. 정로폐쇄나 사정기능장애를 초래할 수 있는 음낭, 서혜부inguinal, 후복막강수술력 여부도 확인한다.

3) 기타
환경(방사선이나 고열에 노출되는 직업 등)이나 독성물질, 약물에 대한 노출 여부 및 항암치료, 방사선치료 여부를 확인한다. 근육량을 증가시키기 위해 사용하는 테스토스테론 제제는 고환의 정자 발생 기능에 악영향을 줄 수 있으므로, 남성호르몬 투여 여부도 확인이 필요하다.

(2) 신체검사
키, 골격, 근육 발달 상태, 남성화의 정도 등을 전체적으로 살펴본다. 음낭에 대한 신체검사가 가장 중요하며 고환용적 측정, 정관의 촉진, 정계정맥류 유무 관찰이 필수적이다. 고환용적의 80% 이상은 정자 발생에 관여하는 정세관 등이 차지하므로 비정상적으로 작은 고환은 정자 발생 기능의 이상을 시사한다. 한국남성의 정상 고환 크기에 대한 자료는 충분하지 않지만, 18~20cc 전후를 정상 고환 크기로 보고 있다. 초음파를 이용하면 좀 더 정확한 측정이 가능하지만 외래에서는 다양한 용적을 지닌 고환 모형으로 제작된 고환측정기orchidometer를 주로 이용한다. 드문 질환이지만 선천양측정관무발생CBVAD은 신체검사 중 정관의 촉진으로 진단이 가능하다. 정계정맥류는 가장 흔한 교정 가능한 남성불임의 원인 질환이므로 신체검사를 통해 반드시 확인해야 한다. 이를 위해 환자가 서 있는 상태에서 긴장을 풀게 하고 신체검사를 시행한다. 정계정맥류의 등급은 Valsalva 조작maneuver 시에만 만져지는 경우 grade 1, 가만히 서 있는 상태에서 만져지는 경우 grade 2, 가만히 서 있는 상태에서 육안으로 늘어난 정맥들이 관찰되는 경우 grade 3으로 판정한다.

(3) 정액검사semen analysis
정액검사는 남성의 생식능력을 평가하는 데 가장 기본적이면서도 중요한 검사이다. 정액검사 결과는 금욕기간, 채취방법, 신체상태 등의 영향을 받을 수 있고 변동성이 클 수 있어서 첫 번째 검사에서 이상 소견을 보이는 경우에는 적어도 2주~1달 이상 간격으로 2회 이상의 반복검사가 권장된다. 정액검사는 가임기 남성의 생식능력에 대한 일차적인 정보를 제공해 주며, 이를 바탕으로 남성불임 환자들을 분류하고 이차 검사 및 치료에 대한 계획을 수립하는 데 필수적인 역할을 한다.

1) 정액채취
2~7일의 금욕기간을 가진 후 자위를 통해 정액을 채취하며 이를 위해 적절한 성자극이 가능한 독립 공간이 필요하다. 병원 검사실에서의 채취를 어려워하는 환자들은 집에서 정액을 받은 후 1시간 내에 체온으로 검체의 온도를 유지하면서 가져오도록 한다. 콘돔 사용은 권장되지 않으며, 불가피한 경우 살정제가 포함되지 않은 콘돔을 사용한다. 채취한 정액검체는 채취 후 15~20분 정도의 액화liquefaction 과정 후 채취 후 1시간 이내에 육안 및 현미경 검사를 시행한다. 배양기가 없는 경우에는 실온에서 액화를 기다리되 온도가 너무 떨어지지 않도록 주의한다.

2) 육안검사

정액은 밝은 유백색 빛을 띠며 밤꽃 냄새가 나고, 균질하며 실온에서 15~20분 이내에 액화된다. 정액의 양이 1.5mL 미만으로 작은 경우에는 금욕기간과 정액 채취 과정이 적절했는지를 확인해야 한다. 정액의 pH는 7.2~7.8 정도이다.

3) 현미경검사

① 정자밀도

정액이 액화된 뒤 정자의 밀도를 측정한다. 미리 정해진 격자가 있어 계수가 용이한 Makler chamber나 혈구계산판을 사용한다. 액화 후 잘 혼합된 정액 한 방울을 Makler chamber 중앙에 떨어뜨린 후 1mm^2 안에 100개의 정사각형이 그려진 덮개유리를 덮고 200배 시야에서 정자의 수와 운동성을 측정한다. 100개의 정사각형 중 10개의 정사각형에 포함된 정자 수에 ×10^6/mL를 붙이면 정자밀도가 된다.

② 정자운동성

정자는 운동성에 따라 4군으로 분류하는데, 빠르게 전진하는 정자를 a군(초당 25μm/s 이상), 느리게 전진하는 정자를 b군(초당 5μm이상, 25μm 미만), 제자리에서 움직이는 정자를 c군(초당 5μm 미만), 움직이지 않는 정자를 d군으로 분류한다. 최소한 4곳이나 6곳을 찾아보면서 100개의 정자를 각각의 그룹으로 분류한다.

③ 정자 모양

정상 모양을 가진 정자의 기준은 머리가 2.5~3.5μm × 4~5.5μm 크기의 타원형을 이루며 매끄럽고, 첨단체가 머리의 40~70%를 차지하고, 목, 중간, 꼬리 부위에 이상이 없는 것을 말한다. 1999년에 발표된 제4판 WHO 매뉴얼부터 Kruger가 제시한 엄격기준strict crite-ria을 채택하여 과거 일반기준을 적용하면 정상으로 평가되던 경계선상의 정자들을 대부분 비정상으로 분류하게 되었다.

④ 정자생존력viability

정자운동성이 낮은 경우 선별적으로 생존력검사를 시행한다. 일반적으로 Eosin Y 염색과 Nigrosin의 대조염색을 시행하여 붉은 오렌지색으로 염색된 정자는 죽은 정자로 판단한다.

4) 컴퓨터정액검사computer-assisted semen analysis; CASA

일반 정액검사에서는 얻을 수 없는 정자운동성과 관련된 지표들(곡선속도, 직선속도, 선형도 등)을 제공해 주지만 정자밀도나 정액 내 부유물, 시료 준비 등에 따라 결과가 달라져 표준화가 쉽지 않으며 실제 임상에서 일반 정액검사에 비해 장점이 뚜렷하지 않는 것이 CASA의 한계점으로 지적된다.

5) 정액검사의 평가

2010년 발표된 제5판 WHO 매뉴얼이 현재 가장 많이 널리 사용되고 있는 정액검사의 기준이며(표 40-1), 2021년 제6판 WHO 매뉴얼이 발표되었다. 2010년 WHO 매뉴얼은 임신 시도 1년 이내에 배우자의 임신이 확인된 1,953명의 서양 남성에서 얻은 정액을 WHO가 권장하는 표준방법으로 검사한 결과에 근거를 두고 있어 과거와는 달리 근거중심evidence-based의 기준치를 제시했다. 2021년 제6판 WHO 매뉴얼은 임신 시도 1년 이내에 배우자의 임신이 확인된 3,589명의 정액검사 결과를 분석하여 기준치를 제시했고, 2010년 매뉴얼에서 누락되었던 지역의 남성들이 포함됨으로써 전 세계 남성의 수치를 더 잘 반영할 수 있게 되었다. 그러나 WHO 정액검사 기준치는 임신 시도 1년 이내에 배우자의 임신이

표 40-1 WHO가 제시한 정액지표의 정상 기준치(2010년, 2021년 기준치)

정액지표	WHO 제5판(2010)	WHO 제6판(2021)
정액량(mL)	≥ 1.5	≥ 1.4
pH	≥ 7.2	≥ 7.2
정자밀도(×10^6 정자/mL)	≥ 15	≥ 16
총 정자 수(×10^6 정자/사정액)	≥ 39	≥ 39
정자운동성	≥ 32% a와 b군 또는 ≥ 40% a, b와 c군	≥ 30% a와 b군 또는 ≥ 42% a, b와 c군
정자 모양(정상 %): 엄격기준	≥ 4%	≥ 4%
생존력(생존 %)	≥ 58%	≥ 54%

확인된 남성들을 대상으로 도출된 값이기 때문에 일부 검사 결과치가 기준치보다 낮다고 해서 남성불임이라고 단정지을 수 없고 결과가 무정자증이 아닌 한 이 수치로써 가임과 불임을 명확하게 예측할 수는 없다. 그러므로 정액검사는 남성의 생식능력을 평가하는 가장 기본적이고 중요한 검사지만 신중한 해석이 필요하다.

(4) 호르몬검사

고환기능 및 내분비이상으로 인한 남성불임을 평가하기 위해 생식호르몬을 검사할 수 있다. 정자밀도가 10×10^6/mL 이하인 경우, 발기부전이나 성욕감퇴 등과 같은 성기능이상이 있을 때, 고환용적의 감소나 여성유방증gynecomastia과 같이 내분비장애가 의심되는 경우에 호르몬검사가 권장되며, 실제 임상에서는 정액검사와 함께 초기 검사로 시행되는 경우가 많다. 일반적으로 혈중 테스토스테론과 FSH를 측정하며 테스토스테론의 일중 변동을 고려하여 아침 채혈을 권장한다. FSH의 비정상적인 증가는 고환의 정자 발생 기능에 장애가 있음을 의미하지만 정상 FSH치가 정상 정자 발생 기능을 보장하지는 않는다. 테스토스테론이 낮은 경우에는 재검이 필요하며 LH와 프로락틴치의 측정도 추가한다. LH와 FSH 수치가 모두 낮으면 칼만증후군과 같은 저생식샘자극호르몬생식샘저하증을 시사하며 뇌하수체에서 분비되는 갑상샘자극호르몬과 부신피질자극호르몬 등에 대한 평가도 이루어져야 한다. 불임남성에서 가장 빈번하게 발견되는 호르몬이상은 FSH 수치만 증가하는 경우이고, 남성호르몬과 정자를 생산하는 고환의 두 기능이 모두 손상을 입은 일차고환부전의 경우에는 LH와 FSH 수치가 모두 상승한 고생식샘자극호르몬생식샘저하증 소견을 나타낸다.

(5) 추가 검사

1) 고환생검

고환생검은 고환의 정자 발생 상태를 알기 위해 시행하며 폐쇄무정자증obstructive azoospermia과 비폐쇄무정자증nonobstructive azoospermia을 구분할 수 있다. 고환용적과 FSH 수치가 정상이면서 무정자증을 보이는 환자에서 폐쇄무정자증을 진단하기 위한 목적으로 주로 시행된다. 그러나 비폐쇄무정자증이 강하게 의심되는 환자에서 진단 목적의 단독 고환생검은 권장되지 않고, 미세수술적 고환조직정자채취술microsurgical-TESE과 함께 고환생검을 시행한다.

2) 영상검사

불임남성에서 시행하는 영상검사의 주된 목적은 정자 배출 경로의 폐쇄 여부를 알아보는 데 있다.

① 경직장초음파검사transrectal ultrasonography

7Mhz 고해상 경직장초음파검사로 전립선과 정낭, 정관팽대부 등의 해부학적 구조를 관찰할 수 있다. 임상적으로 사정관폐쇄ejaculatory duct obstruction가 의심되는 경우 우선적으로 시행된다. 사정관폐쇄로 인한 폐쇄무정자증의 경우 방광 후부에서 정낭을 가로로 스캔했을 때 직경이 1.5cm 이상의 정낭 확장 소견 및 전립선 중앙낭종midline cyst이 관찰될 수 있다.

② 정관조영술vasography

정관 또는 사정관의 폐쇄를 확인할 수 있는 검사이나 비교적 침습적인 검사로 진단 목적만으로는 잘 시행되지 않는다. 폐쇄무정자증 진단 후 정관문합술vasovasostomy이나 부고환정관연결술epididymovasostomy 시행 시 복부 측 정관의 개통 여부를 확인하기 위해 vasography를 주로 시행한다.

(6) 무정자증(그림 40-4)

남성불임의 가장 심한 형태로 정액검사에서 정자가 전혀 발견되지 않는 경우에 무정자증으로 진단하며, 드물지만 일반적인 현미경검사에서는 정자가 관찰되지 않으나 원심분리를 통해서 극소수의 사정된 정자가 발견되는 잠복정자증cryptozoospermia과의 구분이 필요하다.

무정자증의 진단 알고리즘은 정관의 촉진 여부로 시작된다. 정액 양이 1mL 미만인 경우에는 사정 후 요검사로 우선 역행사정을 배제한 이후 사정관폐쇄 진단을 위한 경직장초음파검사 시행이 권장된다. 정액 양이 1mL 이상인 경우는 고환의 용적과 혈중 FSH 수치의 정상 여부에 따라 폐쇄무정자증과 비폐쇄무정자증을 대략적으로 추정진단이 가능하나 확진을 위해서는 고환조직검사가 필요하다.

폐쇄무정자증은 무정자증의 약 40%를 차지하며 정액 내에는 정자가 없지만 고환에서 정상적인 정자가 발생되고 있으므로 폐쇄된 정로의 수술적 교정이나 체외수정

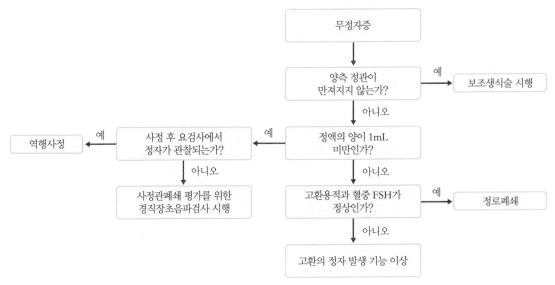

그림 40-4 무정자증 환자의 진단 알고리즘

울 통해 임신 성공이 가능하므로 비교적 좋은 예후를 가진다. 반면 비폐쇄무정자증은 무정자증의 약 60%를 차지하며 고환에서 정자 발생 기능이 심하게 저하되어 있으며 근본적인 치료가 어려운 경우가 많다. 수술현미경을 이용한 미세수술적 고환조직정자채취술microsurgical-TESE 등을 통해 정자가 확보되는 경우에는 체외수정을 통한 임신이 가능하지만 정자가 채취되지 않는 경우 영구불임 상태가 되므로 좋지 않은 예후를 가지게 된다.

3. 치료

남성불임 치료방법은 약물치료를 통해 정자 질 및 수정 능력을 개선시키는 내과적 치료와 정로폐쇄의 수술적 개통과 같은 외과적 교정술을 시행하는 수술적 치료로 분류할 수 있다.

(1) 내과적 치료

남성불임의 내과적 치료는 내분비 질환, 감염, 사정장애 등 원인질환에 대해 특정약물을 투여하는 특이요법과 특발성남성불임에 대해 경험적 약물을 투여하는 비특이요법이 있다.

1) 특이요법

시상하부나 뇌하수체 질환으로 발생한 저생식샘자극호르몬생식샘저하증의 호르몬치료가 대표적 예이다. 시상하부질환인 경우 GnRH 펌프 등을 이용할 수 있지만 비용-효과 측면에서 생식샘자극호르몬치료가 권장된다. LH 작용을 가진 human chorionic gonadotropin(hCG)를 대개 먼저 사용하고, 1,500~2,500IU를 주 2~3회 투여한다. 사춘기 이후에 발병한 경우 hCG 단독요법으로 정자 발생을 유도할 수 있지만 대부분 FSH 추가가 필요하다. LH와 FSH 두 작용을 지닌 human menopausal gonadotropin(hMG)을 사용할 수 있으나 최근에는 재조합recombinant FSH를 흔히 사용하며 75IU 또는 150IU를 주 2~3회 투여한다. 정자 발생이 유도될 가능성은 60~70%로 알려져 있으며 보통 6개월에서 1년 이상의 치료기간이 필요하다. 생식샘자극호르몬으로 정자 발생이 성공적으로 유도되더라도 대개 정자밀도가 정상치보다 낮으나 자연임신이 가능할 수 있다.

역행사정 환자에게 imipramine, ephedrine, pseudoephedrine 등의 약물을 사용하여 방광경부를 수축함으로써 정액이 방광으로 역류하는 것을 막아 주는 효과를 얻을 수 있다. 당뇨병 또는 진행성 신경질환의 초기 단계에서 치료효과가 좋은 편이나 방광경부수술의 기왕력과 같은 구조적 원인의 경우 치료효과가 낮다. 경우에 따라 소변에서 채취한 정자를 처리하여 인공수정 또는 체외수정을 통한 임신 시도가 가능하며 이 경우 중탄산나트륨

(NaHCO3)과 같은 중화제를 사용해 정자손상을 줄일 수 있다.

2) 비특이요법

남성불임의 약 30%를 차지하는 원인불명의 환자에서 경험적 약물을 이용한 비특이요법을 시행할 수 있다. 선택적 에스트로겐 수용체 조절제*selective estrogen receptor modulator; SERM*인 clomiphene citrate와 항산화제 *antioxidant*가 대표적인 경험적 약물로, 약제비용이 저렴하고 부작용이 경미한 장점이 있지만 정액지표의 개선과 임신율 향상 효과는 연구마다 다양하다. 대부분 치료 효과를 객관적으로 평가하기 힘들고 대규모 무작위대조시험의 연구 결과도 아직 부족하여 객관적인 치료효과에 대해서는 논란이 있다.

(2) 외과적 치료

남성불임에 대한 수술적 치료는 정관복원술과 같이 폐쇄부위를 개통하기 위한 외과적 수술과 정계정맥류절제술과 같이 정자 상태의 개선을 위한 외과적 수술이 있다. 폐쇄성 원인의 남성불임에서 수술로 교정치료가 가능한 경우 이를 통한 임신 시도를 일차적으로 시행할 수 있으며, 수술적 교정이 불가능한 폐쇄무정자증이나 비폐쇄무정자증의 경우는 고환이나 부고환에서 정자를 채취하여 보조생식술을 시행하게 된다.

1) 정계정맥류절제술*varicocelectomy*

모든 정계정맥류가 치료 대상이 되는 것은 아니며 의미 있는 치료효과를 얻기 위해서는 수술적 치료대상군을 잘 정하는 것이 필요하다. 일반적으로 불임부부의 남성의 신체검사에서 정계정맥류가 뚜렷하게 확인되고, 정액지표에 이상이 있으면서 여성 측에 문제가 없거나, 교정 가능한 문제를 가지고 있는 경우 정계정맥류절제술의 적응증이 된다. 정계정맥류 교정방법은 늘어난 정맥혈관을 막아 주거나 결찰하는 것으로, 크게 경피색전술, 절개수술법, 복강경수술법으로 나누어진다. 경피색전술*percutaneous embolization*은 내정삭정맥*internal spermatic vein*에 경화제나 코일 등을 주입하여 정맥혈의 역류를 차단하는 방법이다. 국소마취나 수면마취로 시행이 가능하고 덜 침습적이기는 하지만 생식세포의 방사선 노출, 혈관합병증의 우려와 15~25%의 재발률이 있어 수술적 치료가 실패했을 때 이차적으로

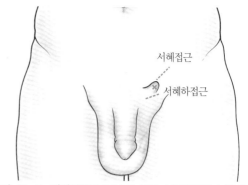

그림 40-5 정계정맥류절제술을 위한 서혜접근법과 서혜하접근법의 절개 X: 외서혜륜

시도하는 방법으로 권장되고 있다.

① 절개정계정맥류절제술*open varicocelectomy*

초기에 시도되었던 음낭접근법은 고환동맥의 손상 위험성이 높고 처리해야 할 정맥의 수가 너무 많아 현재는 잘 시행되지 않는다. 후복막접근법*retroperitoneal approach*을 이용한 고위결찰술*high ligation*은 내서혜륜*internal inguinal ring* 상부에서 정삭을 박리하여 내정삭정맥을 처리하는 술식이다. 결찰해야 할 정맥이 비교적 크고 숫자가 적기 때문에 수술이 쉬운 장점이 있으나 수술 후 정계정맥류가 소실되지 않거나 재발할 확률이 11~15%로 보고된다. 서혜접근법과 서혜하*subinguinal*접근법이 일반적으로 이용되는 술식이다(그림 40-5). 서혜하접근법은 외서혜륜 직하부에서 절개를 가하여 외복사근건막 *external oblique aponeurosis*을 열지 않고 정삭으로 접근하므로 술후 통증을 줄여 줄 수 있다. 두 접근법 모두 정삭을 우회함으로써 재발의 원인이 될 수 있는 외정삭정맥과 고환도대정맥*gubernacular vein*을 처리해 줄 수 있다.

② 미세수술정계정맥류절제술*microsurgical varicocelectomy*

서혜접근법과 서혜하접근법은 절개수술과 동일하지만 수술현미경을 이용하여 정관정맥을 제외한 모든 정맥을 처리하고 고환동맥과 림프관을 보존함으로써 수술 성공률을 획기적으로 향상시키고 재발률을 최소화시킨 술식으로, 현재 정계정맥류의 표준적인 치료법으로 인정받고 있다(그림 40-6). 수술 중 고환동맥의 박동이 잘 관찰되지 않는 경우 1% papaverine 용액이나 도플러초음파를 이용하여 고환동맥을 더 잘 찾아내는 데 도움이 될 수 있다. 재발률은 1~2% 정도로 매우 낮으며 림프관의 보존

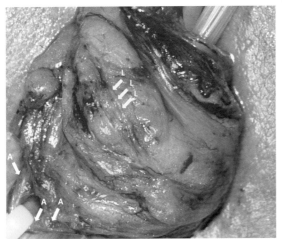

그림 40-6 미세수술정계정맥류절제술 수술현미경을 이용하여 고환동맥(A)과 림프관(L)을 보존하고 확장된 정맥들을 결찰한다.

으로 음낭수종의 발생도 최소화할 수 있다. 서혜하접근법은 서혜접근법에 비하여 술후 통증을 경감시킬 수 있으나 동맥이 분지되는 경우가 흔하고 처리해야 할 정맥의 수가 많다.

③ 복강경정계정맥류절제술*laparoscopic varicocelectomy*

수술의 원리는 기존의 후복막접근법과 동일하며, 복강경을 이용하여 고환동맥과 림프관의 보존이 어느 정도 가능하다. 소아청소년 환자에서 주로 시행되는 편이며 미세수술법과 비교하여 술후 통증의 정도나 절개창의 크기에서 뚜렷한 장점은 확실치 않다.

④ 수술 성적

정계정맥류절제술은 불임환자의 정액지표와 임신율

향상에, 통증이나 불쾌감을 호소하는 환자들에서는 증상 해소에 목적을 둔다. 술후 60~80%에서 정자의 밀도와 운동성과 같은 정액지표의 향상을 기대할 수 있다. 정계정맥류를 지닌 불임남성이 정계정맥류절제술을 시행받았을 때 기대되는 임신율은 여성 측 요인을 제외할 때 1년째 35~45%, 2년째는 약 70%에 이르는 것으로 알려져 있다.

2) 정관정관연결술

30

정관정관연결술*vasovasostomy*은 이전 정관절제술*vasectomy*로 막힌 정관부위를 잘라 내고 수술현미경을 이용하여 이층연결술 또는 변형 단층연결술을 시행하는 수술이다. 수술의 성공을 위해서는 양측 정관 단면 부위의 점막과 점막을 새지 않도록 정확하게 잘 연결하는 것이 중요하다. 일반적으로 수술 후 개통률은 80~90% 정도로 보고되며, 수술 성적에 영향을 미칠 수 있는 것들 중 가장 중요한 인자는 정관절제술로부터 정관복원술을 받기까지 소요된 기간이다. 보통 정관절제술을 시행받고 10년이 경과하면 수술 성적이 현저히 저하되는 것으로 알려져 있다. 일차 정관정관연결술 후 정로 개통에 실패하는 경우에 환자 상태에 따라 정관복원술의 재시도를 할 수 있다.

3) 부고환정관연결술

부고환정관연결술은 부고환부위의 폐쇄로 인한 폐쇄무정자증의 치료법이다. 신체검사에서 고환과 정관이 정상적으로 만져지고 혈중 FSH치는 정상이다. 정상 고환용적과 FSH치가 고환의 정상 정자 발생 기능을 보장하는 것은 아니므로 부고환정관연결술 전에 고환생검을 시행

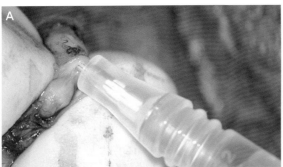 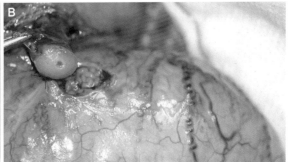

그림 40-7 부고환정관연결술 A. 복부측 정관 및 사정관 개통 여부를 확인하기 위해 생리식염수를 이용한 vasography를 시행한다. B. 수술현미경을 이용해 부고환의 꼬리부터 탐색을 시작하여 부고환관의 확장이 뚜렷한 부분을 찾아 세심히 박리하고, 나일론 10-0을 이용하여 정관을 하나의 부고환관에 연결한다.

해서 고환의 정자 발생 기능이 정상임이 확인해야 한다.

굴곡정관과 직선정관의 연결부위를 찾아 정관을 부분 절개하고 생리식염수를 이용한 vasography를 시행한다. 수술현미경을 이용해 부고환의 꼬리부터 탐색을 시작하여 부고환관의 확장이 뚜렷한 부분을 찾는다. 부고환관은 하나의 관으로 이루어져 있고 매우 섬세한 조직이므로 연결에 적합한 하나의 부고환을 손상 없이 박리하고 절개하여 정자를 탐색하는 과정이 이 수술에서 시간이 많이 소요되고 중요한 부분이며 고도의 미세술기를 요구한다. 부고환액에서 운동성과 관계없이 꼬리를 갖춘 온전한 모양의 정자가 관찰되면 하나의 부고환관과 정관을 연결해 준다(그림 40-7).

4) 사정관폐쇄의 수술치료

사정관폐쇄는 매우 드문 질환이지만 수술로 교정 가능하다는 점에서 중요한 남성불임의 원인 중 하나이다. 사정관폐쇄가 있는 경우 사정액의 60% 이상을 차지하는 정낭액과 정관을 통해 배출되는 정자가 막혀 사정액에 전립선액만 포함된다. 그 결과 1mL 미만의 소량, 산성, 수액성상, 무정자증의 특징적인 정액 소견을 나타낸다. 신체검사에서 정상적인 고환과 정관을 확인하고, 사정 후 요검사로 역행사정을 배제한 이후 경직장초음파로 정낭의 전후 직경이 1.5cm를 넘는 정낭 확장 소견을 보이

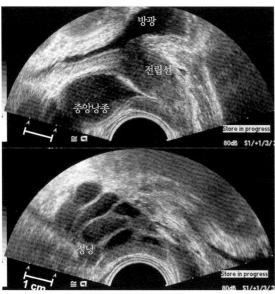

그림 40-8 사정관폐쇄 환자의 경직장초음파 소견 비정상적으로 확장된 정낭과 중앙낭종이 관찰된다.

면 사정관폐쇄의 잠정진단이 내려진다(그림 40-8). 확진을 위해서는 정낭액을 흡입하여 운동성 정자를 관찰하는데, 정상적으로 정낭 내에서는 정자가 거의 발견되지 않는다. 경요도절제술이 계획된 환자들에서는 확장된 정낭이나 중앙낭종(사정관폐쇄의 가장 흔한 원인이다)을 흡인 후 수용성 조영제와 염색제인 10% 메틸렌블루 등을 혼합하여 정낭조영술seminal vesiculography을 시행하기도 한다. 정낭조영술은 향후 수술에 필요한 해부학적 정보를 제공해 주며 같이 주입된 염색제는 경요도절제술이 성공적으로 시행된 경우 요도로 유출되어 적절한 수술의 지침을 제공한다.

사정관폐쇄의 표준치료법은 사정관의 경요도절제술이다. 중앙낭종을 단순 절개하는 간단한 술식으로부터 술전 주입된 염색제가 요도로 출현할 때까지 전립선을 깊이 절제하는 방법까지 그 범위가 다양하다. 대부분 환자들의 연령이 젊어 전립선이 크지 않으므로 절제의 방향이나 깊이가 적절하지 못한 경우 인접한 직장, 요도괄약근, 방광경부에 중한 손상을 야기할 수 있으므로 주의가 필요하다.

(3) 정자채취술

수술적 교정이 불가능한 폐쇄무정자증이나 비폐쇄무정자증 환자는 부고환이나 고환에서 정자를 직접 채취하여 미세수정(세포질 내 정자주입술intracytoplasmic sperm injection; ICSI) 시행이 가능하다.

고환조직정자채취술TESE은 고환조직에서 정자를 확보하는 가장 기본적인 수술방법으로 주로 수술적 교정이 어려운 폐쇄무정자증 환자에서 시행된다. 고환생검보다 좀 더 많은 양의 고환조직 채취가 필요하고 채취한 고환조직은 연구실에서 조심스럽게 처리하여 미세수정에 사용할 성숙정자를 고르는 작업을 진행하게 된다. 현재까지 근본적 치료가 어려운 비폐쇄무정자증 환자의 일부에서는 고환에 정상적인 정자 발생을 하는 작은 부위가 존재하는 경우가 있어 정자 채취를 시도해 볼 수 있다. 미세수술적 고환조직정자채취술microsurgical TESE은 수술현미경으로 고환 전체를 관찰하면서 정자 발생이 남아 있는 곳(다른 부위보다 뿌옇고 확장된 정세관)을 선별하여 정자 채취를 시도하는 수술방법으로 고환손상의 잠재적 가능성을 줄이며 보다 높은 정자 채취 성공률이 보고

되어 비폐쇄무정자증 환자에서 표준적인 접근방법으로 시행되고 있다. 그 외에 고환정자흡인술testicular sperm aspiration; TESA, 경피적부고환정자흡인술percutaneous epididymal sperm aspiration; PESA, 미세수술 무고환정자흡인술microsurgical epididymal sperm aspiration; MESA 등의 방법으로 정자 채취를 시도할 수 있다.

추천문헌

손환철, 송승훈, 서주태, 이충현, 박남철, 김수웅, 등. 남성 불임의 진단과 치료, 대한남성과학회. 남성과학. 제3판. 서울: 군자출판사, 2016; 49-176

Agarwal A, Baskaran S, Parekh N, Cho CL, Henkel R, Vij S, et al. Male infertility. Lancet 2021;397:319–333

Esteves SC, Miyaoka R, Orosz JE, Agarwal A. An update on sperm retrieval techniques for azoospermic males. Clinics(Sao Paulo) 2013;68 Suppl 1:99-110

Goldstein M, Gilbert BR, Dicker AP, Dwosh J, Gnecco C. Microsurgical Inguinal Varicocelectomy With Delivery of the Testis: An Artery and Lymphatic Sparing Technique. J Urol 1992;148:1808–1811

Neto FT, Bach PV, Najari BB, Li PS, Goldstein M. Spermatogenesis in humans and its affecting factors. Semin Cell Dev Biol 2016; 59: 10-26

Niederberger CS, Ohlander SJ, Pagani RL. Male Infertility. In: Partin AW, Dmochowski RR, Kavoussi LR, Peters CA, Wein AJ, editors. Campbell-Walsh-Wein Urology. 12th ed. Philadelphia: Elsevier; 2021; 1428-1452

Schlegel PN, Sigman M, Collura B, De Jonge CJ, Eisenberg ML, Lamb DJ, et al. Diagnosis and Treatment of Infertility in Men: AUA/ASRM Guideline Part I. J Urol 2021;205:36–43

Silverthorn DU. Reproduction and Development In: Siverthorn DU. Human Physiology. 5th ed. London: Pearson Benjamin Cummings; 2009; 698-878

Wang J, Xia SJ, Liu ZH, Tao, Ge JF, Xu CM, et al. Inguinal and subinguinal micro-varicocelectomy, the optimal surgical management of varicocele: a meta-analysis. Asian J Androl 2015;17:74–80

World Health Organization. WHO Laboratory Manual for the Examination and Processing of Human Semen. 6th ed. Geneva: WHO Press, 2021. Available online: https://www.who.int/publications/i/item/9789240030787

41
CHAPTER

남성의 성생리와 성기능이상

이원기, 조민철 집필/류지간 감수

I 남성의 성생리

남성의 성생리는 적절한 내분비 환경을 바탕으로 신경 혈관계가 복합적으로 작용하여 나타나는 현상이다. 남성의 성생리에 대한 기초연구는 1960년대 수면 중 발기에 대한 연구로 시작되었으며, 1970~1990년대에 음경발기의 해부학적 구조와 생리학적 기전이 밝혀지면서 성기능장애 치료에 획기적 발전을 가져왔다. 이 장에서는 남성의 성생리에 있어 가장 중요한 기관인 음경의 해부학적 구조 및 음경발기의 기전에 대해 알아보고자 한다.

1. 음경의 구조

(1) 음경

음경은 1개의 요도해면체corpus spongiosum와 2개의 음경해면체corpus cavernosum로 이루어진 원통형 해면조직이며, 걸이인대suspensory ligament에 의해 치골하부에 부착되어 있다. 요도해면체는 요도를 싸고 있으며, 근위부는 비뇨생식가로막의 아래쪽에서 시작하며 원위부는 확대되어 음경귀두glans penis를 형성한다. 음경해면체는 음경사이막에 의해 2개로 나누어지지만, 혈관들에 의해 서로 교통하기 때문에 기능적으로는 단일 발기 단위이

다. 음경해면체는 발기 시에 혈액으로 가득 차게 되는 해면체강과 해면체강을 지지하는 해면체강 기둥sinusoidal trabeculae으로 구성되어 있다.

음경은 바깥쪽부터 음경피부, dartos근막fascia(표재음경근막superficial fascia of the penis), 심부음경근막deep fascia of the penis 혹은 Buck근막Buck's fascia, 음경백막tunica albuginea 순으로 구성되어 있다(그림 41-1). 음경피부는 피하지방이 없어서 매우 얇고 표재성 근막과 느슨하게 부착되어 있어 이동성과 팽창성이 좋아 발기 및

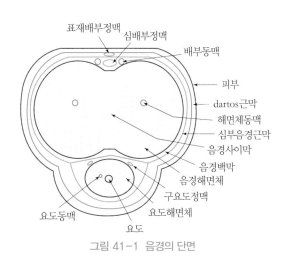

그림 41-1 음경의 단면

성교 시 유용하다. 심부음경근막은 음경해면체와 요도해면체를 둘러싸고 있으며, 동시에 음경해면체와 요도해면체를 분리시키는 탄력층elastic layer이다. 음경백막은 콜라겐과 탄력섬유elastin로 구성된 단단한 막으로, 외종층outer longitudinal layer과 내환상층inner circular layer의 2층으로 이루어져 있다. 음경백막은 음경해면체를 싸고 있으며 발기 시의 높은 압력을 지탱하는 역할을 한다.

(2) 음경의 혈관

음경의 동맥혈류는 크게 2개의 동맥에서 오는데, 표재동맥혈류인 표재음경동맥superficial penile artery은 외음부동맥external pudendal artery에서 기시되며, 음경피부와 귀두포피에 혈액을 공급한다(그림 41-2). 심부동맥혈류는 내음부동맥internal pudendal artery에서 기시되며, 음경동맥penile artery을 거쳐 요도구urethral bulb 가까이에서 구요도동맥bulbourethral artery, 요도동맥urethral artery, 음경해면체동맥cavernosal artery; deep artery of penis으로 다시 분지된다. 구요도동맥은 구부요도, 구해면체

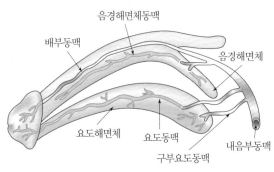

음경해면체동맥
배부동맥
음경해면체
요도해면체 요도동맥
구부요도동맥
내음부동맥

그림 41-2 음경의 동맥혈류

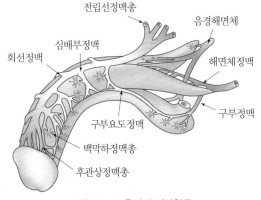

전립선정맥총
음경해면체
심배부정맥
회선정맥 해면체정맥
구부요도정맥 구부정맥
백막하정맥총
후관상정맥총

그림 41-3 음경의 정맥혈류

근과 요도해면체의 근위부 1/4에 혈액을 공급하며, 요도동맥은 요도해면체에 혈액을 공급한다. 음경해면체동맥은 음경발기 시의 혈류 공급을 담당한다. 배부동맥dorsal artery은 음경해면체동맥에서 기원하여 귀두와 포피에 혈액을 공급하며, 음경백막을 통과하는 회선동맥circumflex artery 분지를 내어 음경해면체와 요도해면체에도 혈액을 공급한다.

음경의 정맥혈류는 표층, 중간층, 심층의 세 가지 경로로 배출된다(그림 41-3). 표층인 음경피부와 피하조직의 정맥혈은 표재배부정맥superficial dorsal vein을 통해 주로 좌측 대복재정맥great saphenous vein으로 배출된다. 중간층인 귀두, 요도해면체 및 음경해면체 원위부 2/3의 정맥혈은 심배부정맥deep dorsal vein과 회선정맥circumflex vein을 통해 전립선정맥총prostate plexus, 방광정맥총vesical plexus, 내장골정맥internal iliac vein을 차례로 거쳐 배출된다. 심층의 정맥은 음경 근위부 1/3의 해면체강sinusoid에 모인 혈액을 배출하는데, 양쪽 음경해면체정맥을 경유하여 내음부정맥internal pudendal vein을 거쳐서 내장골정맥으로 합류된다.

(3) 음경의 신경

1) 중추신경계

시각, 후각, 청각 등에 의해 일어나는 음경발기는 주로 중추신경계의 자극에 의해 일어난다. 중추신경계 중에서 변연계limbic system와 시상하부hypothalamus가 음경발기기능에 관여하는 중추이다. 변연계의 여러 부위 중 해마hippocampus가 음경발기에 중요한 역할을 하는데, 외부의 자극뿐만 아니라 성적 상상에 의한 발기에도 관여한다. 시상하부에서는 내시각교차전구역medial preoptic area; MPOA과 뇌실곁핵paraventricular nucleus; PVN이 발기유도에 중요한 역할을 하며, 성적 반응과 관련된 자율신경을 조절하는 역할도 한다.

2) 자율신경계

음경해면체와 음경혈관은 교감신경과 부교감신경의 지배를 받는다(그림 41-4). 음경으로 가는 교감신경중추는 흉요수절(T11-L2)에 위치하며, 척추전로prevertebral pathway와 척추주위로paravertebral pathway의 두 가지 경로를 거쳐 음경을 지배한다. 척추전로는 하복신경hypogastric nerve, 골반신경총pelvic plexus, 해면체신경

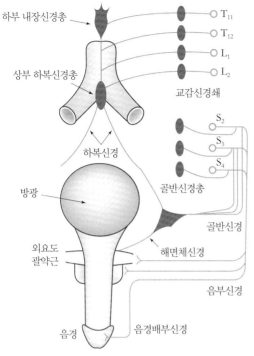

하부 내장신경총

상부 하복신경총

교감신경쇄

하복신경

방광

외요도
괄약근

골반신경총

골반신경

해면체신경

음부신경

음경

음경배부신경

그림 41-4 음경발기에 관여하는 자율신경 및 체신경

cavernous nerve 등으로 이루어져 있으며, 척추주위로는 요천추 부위에서 교감신경사슬을 형성한 후 골반신경 *pelvic nerve*이나 음부신경*pudendal nerve*을 거쳐 골반신경 총과 해면체신경으로 간다. 부교감신경중추는 천추분절 (S2-S4)에 위치하며, 골반신경, 골반신경총을 거쳐 해면 체신경으로 간다.

3) 체신경계

골반저의 괄약근, 좌골해면체근*ischiocavernosus mus-cle*, 구해면체근*bulbocavernosus muscle*과 같은 회음부 근

육은 체신경의 지배를 받는다. 음경발기에 관여하는 체 신경중추는 주로 제2천수(S2)에 위치하는 Onuf핵*Onuf's nucleus*이며, 음부신경을 거쳐 회음부 근육을 지배한다 (그림 41-4). Onuf 핵은 남성에서 주로 발달되어 있는 성 적 차이*sexual dimorphism*가 있는 핵으로, 발달 과정에서 남성호르몬의 양이 영향을 주는 것으로 생각된다. 음경 배부신경*dorsal nerve of penis*은 음부신경의 분지이며, 음 경피부와 귀두의 감각신경을 담당한다.

2. 음경발기의 기전

(1) 음경발기의 혈류역동학

음경발기는 음경해면체 내에 혈액이 유입된 후 유지되 면서 나타나는 현상이다(그림 41-5). 음경해면체 평활근 이 이완되면 해면체강이 확장된다. 확장된 해면체강 내 로 해면체동맥을 통한 동맥혈의 유입이 증가하면 음경 해면체가 팽창하게 된다. 발기가 유지되기 위해서는 음 경해면체로부터 빠져나가는 정맥혈이 적절히 차단되어 야 하는데, 음경백막 밑을 지나는 정맥은 팽창된 음경해 면체와 음경백막 사이에서 압박되어 차단된다. 정맥혈의 유출이 감소되면서 음경해면체내압을 증가시켜 정맥들 을 더욱 누르게 되고, 음경해면체내압이 점차 수축기 혈 압에 가까워짐에 따라 동맥혈의 유입도 서서히 감소하게 된다. 이러한 과정을 통해 장력에 제한이 있는 음경백막 이 팽창할 수 있는 한계까지 음경의 크기가 급격히 증가 한다. 발기 과정에서 음경귀두와 요도해면체의 동맥혈류 도 증가하지만, 음경귀두는 백막이나 정맥차단장치가 없 고 요도해면체 백막은 얇기 때문에 정맥차단 효과가 미

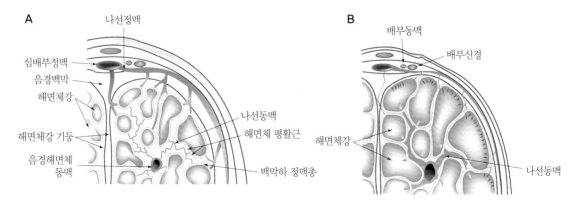

A

나선정맥

심배부정맥

음경백막

해면체강

해면체강 기둥

음경해면체
동맥

나선동맥

해면체 평활근

백막하 정맥총

B

배부동맥

배부신경

해면체강

나선동맥

그림 41-5 이완기(A)와 발기기(B)의 음경해면체 내부

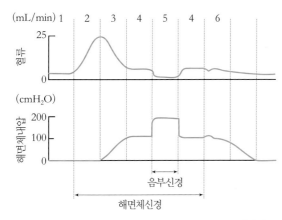

그림 41-6 혈류역동학에 따른 음경의 발기 과정 1 이완기, 2 충만기, 3 팽창기, 4 완전발기기, 5 강직발기기, 6 발기소실기.

미하다. 하지만 완전발기 시에는 정맥들이 어느 정도 압박을 받기 때문에 음경귀두는 어느 정도 커지고, 요도해면체내압도 일정 부분 증가한다.

음경의 발기 과정은 혈류 역동학에 따라 6단계(이완기→충만기→팽창기→완전발기기→강직발기기→발기소실기)로 구분할 수 있다(그림 41-6). 이완기는 음경조직의 영양 유지를 위한 최소량의 혈액이 공급되는 단계이며, 충만기는 혈류량이 급격히 증가되는 단계로 해면체내압의 변화 없이 음경 길이의 증가가 일어나는 단계이다. 팽창기는 음경백막이 어느 정도 팽창된 상태에서 해면체내압이 증가하는 단계로 음경은 급격히 팽창하여 최장 길이에 도달하고 혈류의 유입 속도는 점차 감소하게 된다. 완전발기기는 정맥의 대부분이 압박되어 혈액의 유입 속도가 일정하게 유지되며 해면체내압도 일정하게 유지되어 동맥의 유입량과 정맥의 유출량이 일치하는 단계이다. 강직발기기는 좌골해면체근이 수축하여 음경해면체내압이 전신 수축기 혈압보다 높게 증가하는 시기로 매우 단단한 강직성 발기가 일어나며 이때 해면체동맥의 혈류는 거의 차단되어 있다. 발기소실기는 사정 또는 성적 자극이 중단된 이후의 시기로 음경해면체 평활근이 수축하면서 동맥의 혈류가 감소하여 이완기로 돌아가는 단계이다.

(2) 음경발기의 신경생리

1) 신경생리학적 분류

음경의 발기는 음경 내의 혈류역동학 기전에 의해 일어나지만, 이에 앞서 다양한 신경계의 작용이 함께 일어

난다. 발기는 신경학적으로 크게 세 가지 형태로 분류할 수 있다. 첫 번째는 음경에 대한 직접적인 자극에 의해 나타나는 반사성 발기reflexogenic erection이다. 반사성 발기는 음경에서의 자극이 척수의 발기중추(T11-L2, S2-S4)에 전달된 후, 중추신경계를 거치지 않고 해면체신경을 통해 다시 음경발기를 유발하는 것이다. 두 번째는 시각, 후각, 촉각, 성적 상상 등에 의해 중추신경계가 자극되어 나타나는 정신적 발기psychogenic erection이다. 중추신경계의 변연계와 시상하부가 주된 역할을 하며, 그 중에서도 내시각교차전구역, 뇌실곁핵, 전시상하부영역anterior hypothalamic region, 내측 편도medial amygdala 등이 중요한 역할을 한다. 다양한 신경전달물질이 관여하는데, 도파민dopamine, 옥시토신oxytocin, 산화질소nitric oxide 등은 발기를 자극하며, 세로토닌serotonin과 프로락틴prolactin 등은 발기를 저해하는 작용을 한다. 이러한 중추신경계의 자극은 척수를 거쳐 말초신경을 통해 발기를 유발한다. 세 번째는 불수의적으로 발생하는 야간수면 중 발기nocturnal penile erection로, 주로 REM(rapid eye movement) 수면 시에 나타난다. 야간수면 중 발기의 기전은 아직 불분명하지만, 뇌척수간neuraxis 전체를 아우르는 통합 조절에 의존하는 것으로 알려져 있으며, 반사성 발기나 정신적 발기와는 구별되는 중추조절기전이 관여하는 것으로 추정된다. 이러한 야간수면 중 발기는 음경해면체에 영양을 공급하고 팽창력을 유지하며 섬유성 변화를 예방하는 생리적 현상으로 여겨진다.

2) 말초신경계

음경은 부교감신경, 교감신경, 체신경의 세 가지 신경계의 영향을 받으며, 해면체신경은 음경을 지배하며 발기의 가장 주된 신경이다(그림 41-4). 부교감신경은 천추분절(S2-S4)에서 시작하며 음경발기를 유발하는 가장 주된 신경계이고, 교감신경은 흉요수절(T11-L2)에서 시작하며 주로 발기된 음경이 평상 상태로 회복되는 것에 관여한다. 체신경 또한 음경발기에 관여하는데, 제2천수(S2)에 위치하는 Onuf핵이 주로 관여한다. Onuf핵은 음부신경을 통하여 좌골해면체근을 수축시켜 발기된 음경의 해면체를 압박하여 더욱 단단한 발기를 유도하며 구해면체근의 율동수축을 유도하여 사정에 중요한 역할을 한다.

3) 음경해면체 내 신경전달기전

부교감신경성 자극에 의해 해면체신경이 활성화되면 신경말단에서 아세틸콜린*acetylcholine*을 분비하여 음경해면체 내 혈관의 내피세포에서 산화질소를 분비하게 만든다. 산화질소는 음경발기에서 가장 중요한 신경전달물질이며, guanylyl cyclase를 활성화시켜 세포 내 cGMP(- cyclic guanosine monophosphate)의 생산을 증가시켜 해면체 평활근의 이완을 유도한다(그림 41-7). 산화질소 외에도 내피세포에서 분비되는 다른 물질들도 음경발기에 관여하는데, 프로스타글란딘*prostaglandin*, 혈관내피세포분비이완물질*endothelium derived relaxing factor; EDRF*, 혈관내피세포분비수축물질*endothelium derived contrac-*

tion factor; EDCF 등이 있다. cGMP와 유사한 기전으로 cAMP(cyclic adenosine monophosphate)도 음경해면체 평활근의 이완을 유발하는 것으로 알려져 있는데 프로스타글란딘 E1*prostaglandin E1; PGE1* 및 칼시토닌유전자관련펩티드*calcitonin gene-related peptide* 등이 대표적인 물질이다.

발기된 음경의 이완은 발기를 유도하는 신경전달물질들의 분비가 멈추고 cGMP가 분해되어 활성도가 감소함으로써 나타난다. 아울러 사정 시 활성화된 교감신경은 음경해면체 평활근을 수축시켜 음경해면체 내의 혈액을 배출시킨다.

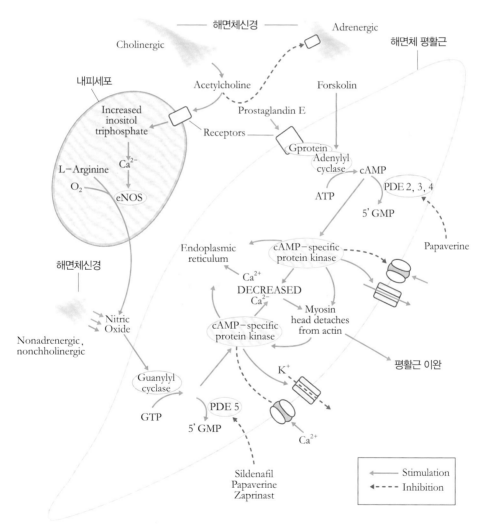

그림 41-7 발기에 관여하는 음경의 신경전달물질과 그 작용

II 발기부전

발기부전erectile dysfunction은 만족스러운 성생활을 누리는 데 필요한 발기가 충분하지 않거나, 발기가 충분하더라도 이를 적절하게 유지하지 못하는 상태를 의미한다. 발기부전은 당뇨나 고혈압, 대사증후군 등 다양한 질환과 관련이 있다. 특히 심혈관계 질환과 밀접한 관계가 있기 때문에 전신질환의 차원에서 발기부전을 바라보아야 한다. 아울러 정신-심리적·사회적 건강에 영향을 줄 수 있으며, 환자와 그 파트너의 삶의 질에 심각한 영향을 주게 된다. 이 장에서는 발기부전의 원인과 진단, 치료에 대하여 알아보고자 한다.

1. 원인

(1) 발기부전의 유병률

발기부전은 전 세계 남성 인구의 약 10~20% 정도가 겪고 있는 것으로 추정되며, 남성성기능장애 중에서 조루premature ejaculation에 이어 두번째로 유병률이 높다. 국내에서는 40세 이상의 성인 남성의 약 40%가 발기부전을 호소하여 대략 200만 명 이상의 환자가 있을 것으로 추정된다. 연령의 증가에 따라 빈도가 증가하여 60대의 경우 30대에 비해 약 11배 정도 발생이 증가한다.

(2) 발기부전의 원인

발기부전의 원인은 매우 다양하며, 일반적으로 심인성psychogenic, 기질성organic, 혼합성mixed 발기부전의 세 가지로 구분할 수 있다(표 41-1). 하지만 환자들의 대부분은 혼합 형태의 발기부전을 갖고 있기 때문에 한 가지 유형의 가능성이 크다고 하더라도 다른 유형의 원인이 영향을 미칠 가능성을 반드시 염두에 두어야 한다.

1) 심인성 발기부전

심인성 발기부전은 발기부전의 원인이 심리적·정신적 또는 대인관계 문제들에 있는 경우로, 사회심리학적 인자들이 원인으로 확인될 때 진단이 가능하다. 주의해야 할 점은 기질적 원인이 불확실하다고 해서 배제진단으로 사용해서는 안 된다는 것이다.

유병률은 대략 40% 정도로 추정되며, 기질적 원인과 복합적인 경우는 대략 20% 정도로 추정된다.

표 41-1 발기부전의 대표적인 원인들

구분		
혈관계 이상	cigarette smoking Lack of regular physical exercise Obesity Cardiovascular diseases Diabetes mellitus; hyperlipidemia; metabolic syndrome Major pelvic surgery or radiotherapy	
신경계 이상	중추 신경계	Degenerative disorders Spinal cord trauma or diseases Storke
	말초 신경계	Diabetes mellitus Chronic renal failure, chronic liver failure Polyneuropathy Major pelvic surgery or radiotherapy
해부학적 이상	Hypospadias Phimosis Peyronie's disease	
호르몬 이상	Diabetes mellitus; Metabolic Syndrome Hypogonadism Hyperthyroidism Hyper-and hypocortisolism	
약물 관련	Antihypertensives(thiazide diuretics, beta-blockers) Antidepressants(selective serotonin reuptake inhibitors, tricyclics) Antipsychotics Antiandrogens(GnRH analogues and antagonists; 5-ARIs) Recreational drugs(anabolic steroids, excessive alcohol intake)	
심인성	Generalised type(lack of arousability and disorders of sexual intimacy) Situational type(partner-related, performance-related distress)	
외상	Penile fracture Pelvic fractures	

심인성 발기부전은 일반적으로 갑작스럽게 나타나면서 완전하고도 즉각적인 발기의 소실을 특징으로 하며, 상대방과 환경에 따라 발기부전의 정도가 다양하게 나타난다. 야간 수면 중 발기는 유지되는 경우가 많다.

2) 혈관인성 발기부전

동맥성 발기부전은 음경동맥으로 흐르는 혈류의 장애로 인하여 발기를 유발할 만큼의 충분한 혈액을 음경해면체가 공급받지 못해 발생한다. 혈관손상이나 선천적 원인으로도 발생하지만 대부분의 경우 전신적인 동맥질환과 함께 발생한다.

정맥성 발기부전은 발기부전의 가장 흔한 원인이다. 발기 시에 정맥차단기전이 불완전하여 음경 밖으로의 정맥혈의 유출이 음경 내로의 동맥혈의 유입보다 많은 경우에 발생한다. 해면체 섬유성 변화 등으로 인한 해면체 평활근의 불완전한 이완이 가장 흔한 원인이며, 백막의 퇴행성 변화, 섬유탄력성 구조의 변화, 정맥 누공 등에 의해서도 발생한다.

3) 신경인성 발기부전

신경인성 발기부전은 뇌나 척수 질환, 말초신경질환, 혹은 수술이나 외상 등으로 인하여 발기에 관여하는 신경조절기전이 손상되어 발생한다. 유병율은 약 10~19% 정도로 추정되나 복합적 원인을 포함하면 실제로는 더 높을 것으로 생각된다.

척수손상 환자의 경우, 상부척추 이상의 손상일 때는 반사성 발기는 대부분 유지되지만 심인성 발기는 대부분 불가능하다. 반면 하부척추손상일 때는 반사성 발기가 소실되는 경우가 많으며 심인성 발기는 신경손상 정도에 따라 가능할 수 있다.

4) 내분비성 발기부전

내분비성 발기부전은 발기와 관련된 내분비계 장애로 발생하며, 대부분 중년 이후의 남성에서 발생한다. 남성 호르몬의 저하, 고프로락틴혈증hyperprolactinemia, 갑상선질환, 부신질환 및 칼슘대사이상 등이 원인이 될 수 있다. 내분비성 발기부전은 과거력과 증상, 신체검사만으로 진단하는 것이 쉽지 않으며, 의심이 된다면 혈액검사나 영상검사 등이 필요한 경우가 많다. 하지만 명확한 원인이 있는 경우 일부는 효과적으로 치료가 가능하므로 진단 시에 반드시 염두에 두어야 한다.

5) 기타

① 약물

많은 종류의 약물들이 발기부전의 원인이 될 수 있으며, 전체 성기능장애의 약 25%가 약물 부작용에 의한 것으로 추정된다.

심혈관계 질환에 사용하는 다양한 약제들은 발기부전을 유발할 수 있으며, 투약하는 약물 수에 비례하여 위험도가 증가하는 경향이 있다. 이뇨제diuretics나 베타차단제beta blocker는 발기능에 악영향을 주는 대표적인 약제들이다. 항정신병제antipsychotics, 항우울제, 항불안제 등의 향정신성 약제는 발기부전을 포함하여 다양한 성기

능장애를 유발할 수 있다. 음주나 흡연, 마약 등의 습관성 약물recreational agent들은 흔히 성적 쾌감을 고조시키며 최음효과가 있는 것으로 알려져 있으나 과다 복용이나 장기 복용은 성기능장애를 유발한다.

② 심혈관계 질환

음경해면체에 유입되는 혈액의 양과 유입된 혈액의 유지에 의해 발기능이 결정되기 때문에 음경해면체는 넓은 의미에서 혈관의 한 형태로 볼 수 있다. 따라서 발기부전이 심혈관질환과 밀접한 관련이 있음을 쉽게 유추할 수 있다. 고혈압이 있는 남성은 그렇지 않은 남성보다 약 2배 정도 발기부전의 발생이 증가하며, 심장질환이 있는 경우 약 4배 정도 발기부전의 발생이 증가한다.

더욱 흥미로운 사실은 발기부전의 존재와 정도가 향후 심장질환의 발생이나 사망을 예측할 수 있는 전조증상일 수 있다는 것이다. 발기부전이 있는 남성은 그렇지 않은 남성보다 향후 심혈관질환의 발생 가능성이 50% 정도 높은 것으로 알려져 있다. 특히 당뇨병 환자에서 발기부전이 동반될 경우 발기부전이 없는 당뇨병 환자에 비해 향후 심혈관질환이 발생할 가능성이 2배 이상 높다. 발기부전이 심할수록 관상동맥질환의 중등도가 증가하며, 일반적으로 발기부전 증상은 흉통 등의 관상동맥질환증상보다 2~3년 먼저 발생하고, 심근경색 등의 심혈관사고보다 3~5년 먼저 발생한다.

따라서 발기부전은 음경에 국한된 질환이 아니라 심혈관질환의 일부분으로 보아야 하며, 발기부전의 유무와 정도는 심혈관계 건강상태를 점검하는 중요한 계기가 될 수 있다.

③ 당뇨

기질성 발기부전의 원인 중에서 가장 흔한 단일질환은 당뇨병이다. 말초신경의 이상과 죽상경화증이 주된 병인이며, 자율신경계의 이상에 의한 신경전달물질의 분비장애와 음경조직 내의 혈관막힘, 해면체 평활근 및 내피세포의 변성에 의한 혈액누출, 심리적 스트레스 등이 관여한다.

④ 비뇨기계 질환

전립선비대증benign prostatic hyperplasia 또는 하부요로증상lower urinary tract symptoms은 다양한 측면에서 발기부전과 병태생리기전을 공유한다. 평활근이완에 관여하는 산화질소nitric oxide—환식일인산구아노신cyclic guanosine monophosphate 신호전달의 감소, Rho-kinase 신호전달의 증가, 자율신경 과활동성autonomic hyperactivity, 골반죽상경화증의 진행, 만성염증 등이 공통 병인으로 추정된다. 따라서 전립선비대증 또는 하부요로증상과 발기부전은 서로 독립적인 위험요소이다. 국내의 한 역학조사에 의하면, 중등도 이상의 하부요로증상이 있는 남성은 발기부전이 있을 가능성이 4~9배 높았고, 발기부전이 있는 남성은 중등도 이상의 하부요로증상이 있을 가능성이 5배 높았다.

만성전립선염/만성골반통증후군이나 방광통증후군/간질성방광염, 조루증 등과 발기부전과의 연관성도 잘 알려져 있다.

2. 진단

발기부전의 진단은 병력청취, 신체검사, 검사실검사, 전문검사로 이루어져 있다. 발기부전 진단을 위한 검사는 환자의 신체적 상태, 정신·사회적 상태, 치료 동기 등에 따라 적절하게 시행해야personalized approach 한다. 따라서 환자에게 열린 마음으로 적극적으로 접근하는 자세가 필요하다.

(1) 기본검사
1) 병력청취

정신성적 병력psychosexual history을 포함한 자세한 병력청취는 성기능장애의 진단 과정에서 가장 먼저 시행하며, 또한 가장 중요한 단계이다. 발기장애의 기간과 정도, 성욕 감소 여부, 새벽 발기 여부 등이 포함되어야 한다. 가능하다면 환자의 배우자를 함께 면담하는 것이 보다 정확한 병력청취에 도움이 된다.

최근에는 발기부전의 증상을 객관적으로 점수화하기 위한 설문들이 개발되었는데, 그중에서도 국제발기능측정 설문지international index of erectile function; IIEF가 가장 대표적이다(표 41-2). 15개의 문항으로 이루어져 있으며, 5개의 영역(발기능, 절정감, 성욕, 성교 만족도, 전반적 성생활 만족도)으로 구분되어 있다. 절대적인 점수 기준치는 없으나, 발기능의 경우 26~30점이면 정상, 22~25점은 경도, 17~21점은 경중등도, 11~16점은 중등도, 6~10점은 중증으로 분류하는 경우가 많다.

IIEF는 연구 목적에는 적합하지만, 설문 내용이 길어 진료 환경에서 사용하기에는 어려움이 있다. 이에 IIEF의 2, 4, 5, 7, 15 번 문항만 따로 떼어내어 간소화시킨 IIEF-5(Sexual Health Inventory for Men, SHIM으로 불리기도 함)가 개발되었으며, 진료 환경에서 널리 사용되고 있다(표 41-3).

2) 신체검사
비뇨생식기 및 내분비계, 심혈관계, 신경계 등에 대한 신체검사를 시행한다.

3) 검사실검사
환자의 증상과 파악된 위험요인에 따라 선택적으로 검사실검사를 시행한다. 기초혈액검사, 전혈구계산complete blood count; CBC, 생화학검사serum chemistry, 공복혈당fasting serum glucose, 당화혈색소glycosylated hemoglobin; HbA1C, 혈중 지질lipid profile, 테스토스테론testosterone은 최근 검사 결과가 없다면 기본적으로 시행한다. 중년 이상에서는 전립선특이항원prostate-specific antigen검사가 필요하다.

(2) 전문검사
대부분의 발기부전 환자들은 기본검사 이후 치료를 받게 된다. 하지만 일부 환자들은 추가적인 전문검사가 필요한데 일반적으로 전문검사의 적응증은 표 41-4와 같다.

1) 시청각 성자극 및 야간 수면 중 발기 검사
시청각 성자극 발기검사audiovisual sexual stimulation test; AVSS는 에로영화 등과 같은 시청각 자극에 의한 발기 여부를 확인하는 검사이다. 심인성 발기부전과 기질성 발기부전을 감별하는 선별검사로서 쉽고 간단하며 저렴한 검사라는 장점이 있지만, 정신장애나 전신상태 불량자, 고령 환자, 시청각 자극 과다 노출자의 경우에는 위음성 결과가 도출될 수 있다.

야간 수면 중 발기검사nocturnal penile tumescence and rigidity test; NPTR는 우표검사, 스냅게이지밴드검사, Rigiscan 기계를 이용한 검사 등이 있으며, Rigiscan을 이용한 검사가 가장 흔하게 사용된다. 음경원위부tip of penis의 강직도가 최소한 60% 이상 되면서 적어도 10분은 유지되어야 기질성 발기부전을 배제할 수 있다. 일반적으로 3일간, 적어도 2일은 측정하여 가장 좋은 결과를

표 41-2 국제발기능측정 설문지/International index of erectile function

1. 지난 4주 동안 성행위 시 몇 번이나 발기가 가능했습니까?
   0＝성행위가 없었다, 1＝거의 전혀, 혹은 전혀, 2＝가끔씩(총 횟수의 50% 훨씬 미만), 3＝때때로(총 횟수의 50% 정도),
   4＝대부분(총 횟수의 50% 훨씬 이상), 5＝항상 혹은 거의 항상

2. 지난 4주 동안 성적 자극으로 발기되었을 때 성교가 가능한 정도로 충분한 발기는 몇 번이나 있었습니까?
   0＝성행위가 없었다, 1＝거의 전혀, 혹은 전혀, 2＝가끔씩(총 횟수의 50% 훨씬 미만), 3＝때때로(총 횟수의 50% 정도),
   4＝대부분(총 횟수의 50% 훨씬 이상), 5＝항상 혹은 거의 항상

3. 지난 4주 동안 성교를 시도할 때, 몇 번이나 파트너의 질 내로 삽입할 수 있었습니까?
   0＝성행위가 없었다, 1＝거의 전혀, 혹은 전혀, 2＝가끔씩(총 횟수의 50% 훨씬 미만), 3＝때때로(총 횟수의 50% 정도),
   4＝대부분(총 횟수의 50% 훨씬 이상), 5＝항상 혹은 거의 항상

4. 지난 4주 동안 성교하는 중에 발기상태가 끝까지 유지된 적이 몇 번이나 있었습니까?
   0＝성교를 시도하지 않았다, 1＝거의 전혀, 혹은 전혀, 2＝가끔씩(총 횟수의 50% 훨씬 미만),
   3＝때때로(총 횟수의 50% 정도), 4＝대부분(총 횟수의 50% 훨씬 이상), 5＝항상 혹은 거의 항상

5. 지난 4주 동안 성교 시에 성교를 끝마칠 때까지 발기상태를 유지하는 것은 얼마나 어려웠습니까?
   0＝성교를 시도하지 않았다, 1＝지극히 어려웠다, 2＝매우 어려웠다, 3＝어려웠다, 4＝약간 어려웠다,
   5＝전혀 어렵지 않았다

6. 지난 4주 동안 성교를 몇 번이나 시도했습니까?
   0＝시도하지 않았다, 1＝1~2회, 2＝3~4회, 3＝5~6회, 4＝7~10회, 5＝11회 이상

7. 지난 4주 동안 성교를 시도했을 때 몇 번이나 만족감을 느꼈습니까?
   0＝성교를 시도하지 않았다, 1＝거의 전혀, 혹은 전혀, 2＝가끔씩(총 횟수의 50% 훨씬 미만),
   3＝때때로(총 횟수의 50% 정도), 4＝대부분(총 횟수의 50% 훨씬 이상), 5＝항상 혹은 거의 항상

8. 지난 4주 동안 성교 시 귀하의 즐거움은 어느 정도였습니까?
   0＝성교를 하지 않았다, 1＝전혀, 2＝별로 즐겁지 않았다, 3＝보통, 4＝매우 즐거웠다, 5＝지극히

9. 지난 4주 동안 성적 자극이 있거나 또는 성교를 했을 때 몇 번이나 사정을 했습니까?
   0＝성자극이나 성교가 없었다, 1＝거의 전혀, 혹은 전혀, 2＝가끔씩(총 횟수의 50% 훨씬 미만),
   3＝때때로(총 횟수의 50% 정도), 4＝대부분(총 횟수의 50% 훨씬 이상), 5＝항상 혹은 거의 항상

10. 지난 4주 동안 성적 자극이 있거나 또는 성교를 할 때, 사정을 했든지 또는 사정을 한 했든지 간에 몇 번이나 오르가슴(절정
    감)을 느꼈습니까?
    0＝성자극이나 성교가 없었다, 1＝거의 전혀, 혹은 전혀, 2＝가끔씩(총 횟수의 50% 훨씬 미만),
    3＝때때로(총 횟수의 50% 정도), 4＝대부분(총 횟수의 50% 훨씬 이상), 5＝항상 혹은 거의 항상

11. 지난 4주 동안 얼마나 자주 성욕을 느꼈습니까?
    1＝거의 전혀, 혹은 전혀, 2＝가끔씩(총 횟수의 50% 훨씬 미만), 3＝때때로(총 횟수의 50% 정도),
    4＝대부분(총 횟수의 50% 훨씬 이상), 5＝항상 혹은 거의 항상

12. 지난 4주 동안 귀하의 성욕의 정도는 어느 정도였다고 생각하십니까?
    1＝매우 낮거나 전혀 없었다, 2＝낮았다, 3＝그저 그랬다, 4＝높았다, 5＝매우 높았다

13. 지난 4주 동안 대체로 귀하의 성생활에 대해서 얼마나 만족했습니까?
    1＝전혀 혹은 매우 만족하지 못했다, 2＝대체로 만족하지 못했다, 3＝그저 그렇다, 혹은 보통이다,
    4＝대체로 만족한다, 5＝매우 만족했다

14. 지난 4주 동안 귀하의 파트너와의 성관계에 대해서 얼마나 만족했습니까?
    1＝전혀 혹은 매우 만족하지 못했다, 2＝대체로 만족하지 못했다, 3＝그저 그렇다, 혹은 보통이다,
    4＝대체로 만족한다, 5＝매우 만족했다

15. 지난 4주 동안 발기할 수 있고, 발기 상태를 유지할 수 있다는 것에 대한 귀하의 자신감은 어느 정도라고 생각하십니까?
    1＝매우 낮다, 2＝낮다, 3＝그저 그렇다, 4＝높다, 5＝매우 높다

영역	문항번호
Ⅰ. 발기능	1, 2, 3, 4, 5, 15
Ⅱ. 절정감	9, 10
Ⅲ. 성욕	11, 12
Ⅳ. 성교 만족도	6, 7, 8
Ⅴ. 전반적 성생활 만족도	13, 14

표 41-3 국제발기능측정 설문지-5*International index of erectile function-5*

1. 지난 6개월 동안 삽입할 정도로 발기가 되고 발기생태가 유지되고 있다는 것에 대한 귀하의 자신감을 어느 정도라고 생각하십니까?

   1 = 매우 낮다,   2 = 낮다,   3 = 그저 그렇다,   4 = 높다,   5 = 매우 높다

2. 지난 6개월 동안 성적 자극으로 발기되었을 때 성교가 가능할 정도로 충분한 발기가 몇 번이나 있었습니까?

   0 = 성행위가 없었다,   1 = 거의 전혀, 혹은 전혀,   2 = 가끔씩(총 횟수의 50% 훨씬 미만),   3 = 때때로(총 횟수의 50% 정도),
   4 = 대부분(총 횟수의 50% 훨씬 이상),   5 = 항상 혹은 거의 항상

3. 지난 6개월 동안 성교하는 중에 발기상태가 끝까지 유지된 적은 몇 번이나 있었습니까?

   0 = 성교를 시도하지 않았다,   1 = 거의 전혀, 혹은 전혀,   2 = 가끔씩(총 횟수의 50% 훨씬 미만),
   3 = 때때로(총 횟수의 50% 정도),   4 = 대부분(총 횟수의 50% 훨씬 이상),   5 = 항상 혹은 거의 항상

4. 지난 6개월 동안 성교 시에 성교를 끝마칠 때까지 발기상태를 유지하는 것이 얼마나 어려웠습니까?

   0 = 성교를 시도하지 않았다,   1 = 지극히 어려웠다,   2 = 매우 어려웠다,   3 = 어려웠다,   4 = 약간 어려웠다,
   5 = 전혀 어렵지 않았다

5. 지난 6개월 동안 성교를 시도했을 때 몇 번이나 만족감을 느꼈습니까?

   0 = 성교를 시도하지 않았다,   1 = 거의 전혀, 혹은 전혀,   2 = 가끔씩(총 횟수의 50% 훨씬 미만),
   3 = 때때로(총 횟수의 50% 정도),   4 = 대부분(총 횟수의 50% 훨씬 이상),   5 = 항상 혹은 거의 항상

   17~21: 경증 발기부전
   12~16: 경증 내지 중등도 발기부전
   8~11: 중등도 발기부전
   1~7: 중증 발기부전

표 41-4 발기부전에 대한 전문 검사가 필요한 대표적인 예

일차적 발기부전(심인성 또는 기질성 발기부전으로 확진되지 않은 경우)
골반, 회음부 외상의 병력이 있는 젊고 혈관수술을 통해 치료 가능성이 있는 환자
음경부 변형이 있으며(Peyronie병, 선천성 음경만곡 등) 외과적 교정을 요하는 환자
복합성 정신장애 또는 정신성적 장애가 있는 환자
복합성 내분비장애가 있는 환자
환자 또는 환자 보호자의 요구가 있을 때
의료법률적인 이유(음경보형물삽입술, 성적 학대 등)

바탕으로 한다. 하지만 우울증, 수면 장애, 수면 중 무호흡, 주기적 하지 경련 등 야간 발기에 영향을 줄 수 있는 요인들에 의한 영향과 결과 해석의 방법이 다양하므로 신중한 결과 해석이 필요하다.

2) 해면체 내 주사검사

프로스타글란딘 E1*PGE1*과 같은 혈관확장제를 해면체 내에 주입 후 발기 상태를 평가하는 것이다(intracavernous injection test). 발기부전의 원인이 혈관성인지 유무를 감별하며, 동시에 음경해면체 내 자가약물주사요법의 치료 가능성을 알아보는 데도 도움이 된다. 일반적으로 주사 후 10분 이내에 구부러지지 않는 정도 이상의 발기가 나타나고 30분 이상 유지되는 경우, 음경해면체 내 정맥차단기전은 정상이라고 해석할 수 있다. 하지만 이러한

경우에도 경도의 동맥성 발기부전 가능성을 배제하지 못한다는 단점이 있다. 발기가 불완전한 경우는 진단적 가치가 없으며, 발기가 되지 않는 경우라고 해서 반드시 혈관계 이상이라고 볼 수 없다.

3) 음경복합초음파촬영술

음경의 혈류상태를 비교적 쉽고 정확하게 파악할 수 있는 방법이며, 혈관성 발기장애가 의심되는 경우 널리 시행되고 있다. 음경복합초음파촬영술*penile duplex doppler ultrasonography*은 우선적으로 초음파 영상을 통하여 음경 내부의 조직인 백막, 해면체 등의 구조적인 이상 유무를 관찰한 후, 발기유발제를 통한 음경발기를 유도하면서 음경해면체동맥의 최고 수축기 유속*peak systolic velocity; PSV*과 확장 말기 유속*end-diastolic velocity; EDV*

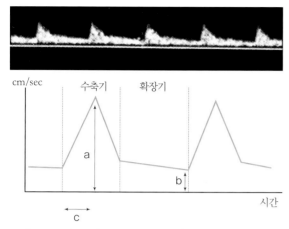

그림 41-8 음경복합초음파 소견 a: 최고 수축기 유속, b: 확장 말기 유속, c: 혈류 가속 시간.

을 측정한다(그림 41-8). 일반적으로 PSV는 30cm/s 이상이면 정상으로 간주하며, 그 이하에서는 동맥부전을 의심할 수 있다. PSV가 정상이면서 EDV가 3cm/s 이상인 경우에는 정맥차단기전의 장애를 의심할 수 있다. 또 다른 인자인 RI(resistance index)는 (PSV−EDV)/PSV로 계산하는데, 0.8 이하에서는 정맥차단기전의 장애를 의심할 수 있다. 음경복합초음파촬영 결과가 정상이라면 혈관계에 대한 추가적인 검사는 필요 없다.

4) 음경해면체내압측정술, 음경해면체조영술, 내음부동맥조영술

음경해면체내압측정술infusion cavernosometry, 음경해면체조영술cavernosography, 내음부동맥조영술internal pudendal arteriography은 인위적으로 해면체 내에 수액이나 조영제를 투입하여 정맥차단기전의 기능을 확인하는 검사로 침습적인 검사이다. 혈관재건수술 시행 전, 혹은 시행 후 추적관찰 시, 또는 정맥혈의 누출을 반드시 확인해야 하는 경우 등에서 선택적으로 시행해야 한다.

3. 치료

엄격한 의미에서 발기부전은 질환disease이라기보다는 증상symptom이라고 볼 수 있다. 또한 대부분의 발기부전은 그 원인에 대한 치료를 하더라도 호전되지 않는 경우가 많다. 따라서 치료에서 가장 중요한 것은 의사와 환자 사이의 적극적 소통이다. 의사는 적용 가능한 치료법의 종류와 장단점, 치료비용 등을 충분히 설명해야 하

고, 환자는 원하는 치료목적과 선호하는 치료방법, 심리상태 및 치료만족도 등을 정확하게 알려야 한다. 이러한 소통에 기반하여 각각의 치료법은 단계적 또는 복합적으로 고려되어야 한다(그림 41-9).

(1) 치료의 종류
1) 생활습관 개선

발기부전과 관련된 교정 가능한 생활습관에는 흡연 및 음주, 비만, 운동 부족, 스트레스 등이 있다.

흡연자는 비흡연자에 비해 발기부전의 발생률이 약 1.5~2배 정도 증가하며, 한 대규모 연구에 의하면, 발기부전이 있는 흡연자들이 금연을 하면 6개월 후에 절반 정도의 환자에서 발기부전의 호전이 관찰되었다. 소량의 음주는 발기기능 및 성욕의 향상을 가져올 수도 있지만, 다량의 장기간 음주는 이를 억제할 수 있다. 뚱뚱한 사람은 정상인에 비해 약 2배 정도 발기부전의 발생률이 증가한다. 운동 부족은 발기부전의 원인이 될 수 있으며, 적당량의 유산소 운동을 한 번에 40분 정도, 1주일에 3~4번씩 적어도 3개월 유지하는 것이 도움이 된다. 스트레스에 대한 상담 및 치료가 중요한데, 부족한 상담이라도 시행하지 않는 것보다는 치료효과가 있으므로 의사는 이에 대해 지속적인 관심을 가져야 한다. 규칙적인 성생활 역시 성기능의 유지 및 발기부전의 호전에 도움이 된다.

생활습관 개선lifestyle modification은 발기부전의 치료뿐만 아니라 예방에도 도움이 되며, 다른 치료법과 병행하는 것이 효과가 더 크다.

2) 정신과적 치료

정신과적 치료에는 정신치료, 행동치료, 인지치료, 최면치료, 마음 챙김요법, 집단치료 등이 있다. 최근에는 인지행동치료cognitive and behavioural therapy; CBT가 많이 사용되고 있다. 다른 치료법과 병행하는 것이 효과가 더 크다.

3) PDE5 억제제

PDE5 억제제phosphodiesterase 5 inhibitor는 발기부전 치료에서 가장 많이 사용되는 경구용 약물이다. cGMP는 음경해면체 평활근의 이완을 유도하여 발기를 유발시킨다. PDE는 cGMP를 분해하는 작용을 하며, 음경에서는 PDE5가 주된 작용을 한다. 따라서 PDE5 억제제는 cGMP의 농도를 증가시킴으로써 발기강도와 유지시

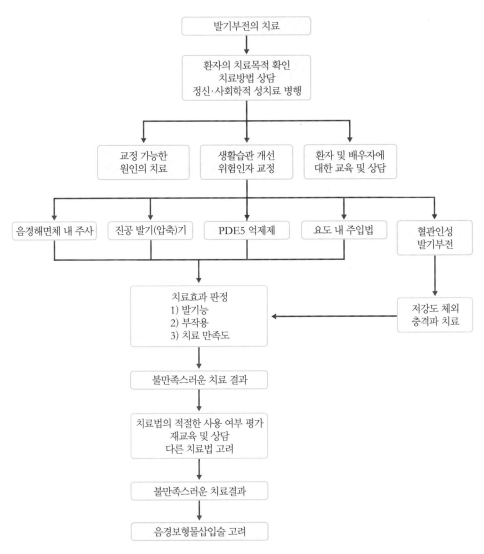

그림 41-9 발기부전 환자의 치료전략

표 41-5 대표적인 PDE5 억제제들의 약동학

구분	Sildenafil	Vardenafil	Tadalafil	Udenafil	Mirodenafil	Avanafil
Tmax(hr)	1.0	0.8	2	1.4	1.3	0.5
작용시간	4~5	4~5	36	12	4~6	7~10
반감기	4	4~5	17.5	10	2.5	1.5

간을 증대시킨다.

현재까지 여러 종류의 약제들이 개발되었으며, 전반적인 치료효과와 부작용 측면에서 볼 때 어느 것이 다른 것보다 더 우수하다고 할 수는 없다. 따라서 약제의 초기선택은 성생활의 빈도와 패턴, 환자의 선호도 등을 감안

하여 결정해야 한다. 약동학적 관점에서 볼 때, avanafil이 복용 후 가장 빠른 시간 안에 효과가 나타나기 시작하며, tadalafil이 가장 천천히 효과가 나타난다(표 41-5). 효소 아형에 대한 선택성에 대해서는, sildenafil, vardenafil, udenafil, mirodenafil은 망막세포의 광감작에 작

표 41-6 대표적인 PDE5 억제제들의 효소 아형에 대한 선택성

IC50(nM) (선택성 vs PDE5)	Sildenafil	Vardenafil	Tadalafil	Udenafil	Mirodenafil	Avanafil
PDE1	281 (80)	70 (500)	>30,000 (>4,450)	870 (149)	16,400 (48,500)	53,000 (10,192)
PDE3	16,200 (4,630)	>1,000 (7,140)	>100,000 (>14,800)	52,000 (8,904)	86,500 (256,000)	>100,000 >(19,231)
PDE5	3.50(1)	0.14(1)	6.74(1)	5.84(1)	0.34(1)	5.2(1)
PDE6	37(11)	3.5(25)	1,260(187)	53.3(9)	10.2(30)	630(121)
PDE11	2,730 (780)	162 (1,150)	37 (5)	17,520 (3,000)	3,750 (1,442)	>100,000 >(19,231)

표 41-7 PDE5 억제제의 금기

질산화물nitrate
칼륨 통로 개방제Potassium channel opener: diazoxide, minoxidil, nicorandil
불안정 협심증Unstable angina pectoris
3개월 이내의 심근경색recent myocardial infarction(<3 mo)
6개월 이내의 뇌졸중recent stroke(<6 mo)
심근기능 저하myocardial insufficiency(New York Heart Association stage >2)
저혈압hypotension
조절되지 않는 혈압poorly controlled blood pressure
심각한 간기능 또는 신장기능 저하significant hepatic or renal insufficiency
전방 허혈시각신경병증anterior ischemic optic neuropathy

용하는 PDE6에 대해 낮은 선택성을 보이며, tadalafil은 근육에 많이 분포하는 PDE11에 대해 낮은 선택성을 보인다(표 41-6).

부작용은 대부분 안면 홍조, 코막힘, 두통 등과 같은 말초성 혈관 확장에 의한 것이며, 약제 간 발생률은 비슷하다. 다만 PDE6에 대해 낮은 선택성을 갖는 약제들은 시각장애의 가능성이 상대적으로 높으며, PDE11에 대해 낮은 선택성을 갖는 약제들은 근육통의 가능성이 상대적으로 높다.

PDE5 억제제의 우수한 효과에도 불구하고, 약 30~35%의 환자들은 PDE5 억제제에 효과가 없다. 이런 경우에는 다음 단계의 치료법을 시행하기 전에 PDE5 억제제의 사용이 적절하게 이루어졌는지 반드시 평가해야 한다. 적절하지 못한 복약 시간, 불충분한 성자극, 알코올이나 병용약물 등에 의한 것이라면, 이러한 원인들이 먼저 교정되어야 한다.

PDE5는 혈관 평활근에도 존재하기 때문에 혈관 확장과 같은 심혈관계 이상을 초래할 수 있다. 따라서 PDE5 억제제는 질산화물nitrate 복용 환자나 심근경색의 과거력이 있는 환자 등에서는 금기이다(표 41-7).

4) 진공압축기

진공압축기vacuum erection device; VED는 진공실린더를 음경에 부착하고 실린더와 연결된 펌프로 음압을 가하여 발기를 유발하고 압박고리로 발기를 수동적으로 유지시킨다(그림 41-10). 발기부전의 원인에 관계없이 적용할 수 있는 치료법이다. 90% 이상에서 발기유발이 가능하고, 30~90% 정도의 환자 만족도가 보고된다. 부작용으로는 발기가 충분히 유발되지 않거나 빨리 이완될 수 있으며, 음경의 꺾임pivot 현상이 나타날 수 있다. 또한 압박링에 의한 음경통 및 사정통, 사정장애가 나타날 수 있다. 부작용을 줄이기 위해서는 사용 시간을 30분 이내로 제한하는 것이 좋으며, 출혈성 소인이나 항응고제를 사용하는 환자에서는 주의가 필요하다.

5) 저강도 체외충격파치료

저강도 체외충격파치료low-intensity extracorporeal shock wave therapy; LI-SWT는 저강도의 충격파를 음경

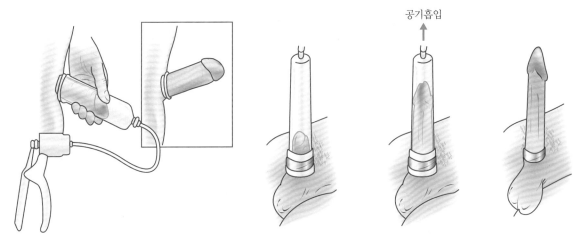

공기흡입

그림 41-10 진공압축기와 사용 방법

에 투사하여 혈관인성 발기부전을 치료하는 것으로, 40~80%의 환자 만족도가 보고된다. 정확한 기전은 아직 불분명하지만, 혈관신생*neovascularization*, 신경 재생 *nerve regeneration*, 항염작용*anti-inflammation*, 조직 투과성*tissue permeability* 등이 작용할 것으로 생각한다. 최근 연구 결과들은 발기부전 치료방법으로서의 LI-SWT의 가능성을 보여 주고 있지만, 아직 정확한 치료 기준과 방법은 없다.

6) 음경해면체 내 주사요법

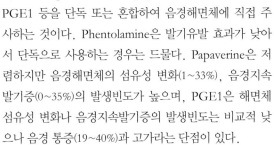

음경해면체 내 주사요법*intracavernous injection*은 phentolamine, papaverine, PGE1 등을 단독 또는 혼합하여 음경해면체에 직접 주사하는 것이다. Phentolamine은 발기유발 효과가 낮아서 단독으로 사용하는 경우는 드물다. Papaverine은 저렴하지만 음경해면체의 섬유성 변화(1~33%), 음경지속발기증(0~35%)의 발생빈도가 높으며, PGE1은 해면체 섬유성 변화나 음경지속발기증의 발생빈도는 비교적 낮으나 음경 통증(19~40%)과 고가라는 단점이 있다.

발기유발제의 자가주사법은 발기장애의 원인과 관계 없이 시도해 볼 수 있는 치료법으로 비혈관성 원인의 경우 80% 이상에서 반응을 보인다. 처음에는 지속발기증 *priapism*의 위험 때문에 최소 용량으로 시작해야 하며, 30~60분 정도 유지되는 용량으로 조절한다.

단기적으로는 지속발기증 및 어지러움 등의 가능성을, 장기적으로는 음경해면체의 섬유성 변화 및 경결 형성 등의 가능성을 염두에 두어야 한다. Monoamine ox-idase inhibitor를 투여받고 있거나 겸상적혈구빈혈*sickle cell anemia*, 다발성 골수종*multiple myeloma*, 백혈병*leukemia* 환자들은 피해야 한다. 또한 출혈성 소인이 있거나 Peyronie병, 일차성 음경지속발기증, 정신질환이 있는 경우에도 주의가 필요하다.

7) 요도 내 주입법

PGE1 성분이 주로 사용되며, 30~70% 정도의 환자에서 성교에 충분한 발기가 유발된다. 주사를 하지 않는다는 장점이 있으나, 음경해면체 내 주사요법보다 효과는 떨어진다. 음경동통이나 요도작열감 등이 30~40%에서 나타나며, 어지러움 등이 나타날 가능성이 있다.

8) 음경보형물삽입술

음경보형물삽입술*penile prosthesis implantation*은 음경해면체 내에 보형물을 삽입하여 발기를 임의대로 유발할 수 있는 방법이다. 발기부전치료의 가장 확실한 방법이기는 하지만, 침습적이고 비가역적인 방법이다. 따라서 다른 치료법에 실패했거나 시행할 수 없는 경우에 마지막 방법으로 시행해야 하며, 환자에게 충분한 설명을 해야 하고 환자의 동의가 필요하다(표 41-8).

음경보형물은 크게 비팽창형*non-inflatable*(semi-rigid)과 팽창형*inflatable*(두조각 또는 세조각)으로 나눌 수 있다. 비팽창형 음경보형물은 외형상 항상 발기가 되어 있고 촉감이 단단하며 미란(erosion)의 발생 위험이 높다는 단점이 있으나 술기가 쉽고 비용이 상대적으로 저렴하며, 기계 고장률이 낮다는 장점이 있다. 팽창형은 발기와 이완을 조절할 수 있어 질적인 면에서 우수하나 기계 고장

표 41-8 음경보형물삽입술 전에 환자에게 알려야 하는 대표적인 내용

발기부전의 다른 치료방법들에 대한 설명한다.
적용 가능한 보형물들의 종류 및 특징을 설명한다.
수술 후에는 평생 보형물에 의존해야 한다.
사정이나 쾌감은 유지되나, 음경감각 저하가 올 수 있다.
귀두 부분은 단단해지지 않는다.
음경 길이가 1cm 정도 짧아질 수 있고, 둘레도 감소할 수 있다.
음경만곡 등 음경 모양의 변화가 올 수 있다.
기계고장, 감염, 미란 등이 발생하면 재수술이 필요하다.
수술 후 통증이 다양한 강도로 나타날 수 있다.
성파트너의 동의서가 필요하다.

률이 상대적으로 높다.

음경보형물삽입술의 주된 합병증은 기계 고장과 감염이다. 특히 감염은 의사의 세심한 주의가 필요하며, 발생 시에는 즉각 보형물을 제거해야 하며 치료 후 6개월 이후에 재삽입하는 것이 원칙이다. 다른 합병증으로 통증, 혈종, 미란, 자가 팽창, 음경 단축 및 섬유성 변화, 요도발진, 보형물의 이동 등이 있다.

9) 음경혈관재건수술

음경동맥재건술은 다른 부위의 혈관질환 증거가 없는 건강한 환자에서 신경손상 없이 국소적 동맥폐색만 확인되는 경우에 제한적으로 사용될 수 있다. 하복벽동맥을 음경해면체동맥에 연결하는 것이 이론적으로 이상적이기는 하나 장기간 결과는 만족스럽지 못하며, 수술방법이나 수술결과에 대하여 아직 명확하게 정립되어 있지 않다. 정맥폐색의 경우에는 혈관재건수술은 추천되지 않는다.

(2) 음경 재활

근치적 전립선절제술 후 발생하는 발기부전의 주요 원인으로 신경과 동맥손상, 해면체 산소화장애, 음경조직의 섬유성 변화, 정맥폐쇄부전 등이 알려져 있다. 음경 재활penile rehabilitation은 근치적 전립선절제술 후 음경의 발기능을 조기에 최대한 회복시키기 위한 방법으로, 음경해면체 조직의 산소화 증가, 내피세포기능 보존, 음경해면체 평활근의 구조적 변화 예방 등에 초점을 맞추고 있다. 수술 후 조기에 경구용 약물요법, 해면체 내 주사요법, 진공압축기 및 복합요법 등이 흔히 사용된다. 많은 연구 결과들이 음경 재활의 유용성을 보여 주고 있

지만, 이에 대한 반론도 있으며 아직 명확한 치료 기준은 확립되어 있지 않다.

III 음경지속발기증

음경지속발기증은 여러 원인에 의해 비정상적으로 발기가 지속되는 상태를 의미하며, 보통 성적 자극 이후 혹은 특별한 자극 없이 4시간 이상 발기가 지속되는 것으로 정의된다. 주로 40~50대에서 발병하고 연간 남성 100,000명당 5명 정도의 발생률이 보고되었다. 비뇨의학적 응급질환으로 음경해면체 섬유성 변화 및 발기부전을 초래할 수 있으므로 정확한 진단 및 치료가 필요하다. 하지만 현재까지 임상적으로 권고 수준 단계에서 진단 및 치료가 이루어지고 있어 추가적인 연구들이 필요하다.

1. 원인 및 분류

음경지속발기증은 허혈성/저혈류성ischemic/low-flow, 비허혈성/고혈류성non-ischemic/high-flow, 재발성/간헐성shuttering/intermittent으로 구분된다. 이들 중 정맥 차단에 의한 허혈성 음경지속발기증이 가장 흔하고, 전형적으로 발기강직도는 최대이며 발기지속 6~8시간째부터 통증을 동반한다. 대부분 해면체 내 주사요법 후에 발생하고, 그 외 겸상적혈구빈혈, 만성골수백혈병 및 혈전성 질환 등의 혈액질환이 원인이 될 수 있다. 비허혈성 음경지속발기증은 음경각crura에의 기마손상straddle injury과 같은 회음부나 음경 손상에 의해 주로 발생하며, 발기는 지속되나 발기강직도가 최대는 아니며 통증은 동반하지 않는다. 해면체동맥의 손상 후 세동맥-동양혈관루arteriolar-sinusoidal fistula가 형성되어 손상된 동맥으로부터 동양혈관강 내로 지속적으로 동맥혈류가 유입되어 발기가 지속된다. 간헐성 음경지속발기증은 허혈성 음경지속발기증의 특수한 형태로 발기해소와 지속발기증이 반복적으로 나타나며, 주로 겸상적혈구빈혈 등의 혈액질환 환자에서 자주 나타난다. 전형적으로 4시간까지 지속되는 발기로 인해 수면에서 깨어나며 허혈에 의해 통증이 악화된다.

표 41-9 음경지속발기증의 분류에 따른 특성 및 치료방법

분류	허혈성 음경지속발기증	비허혈성 음경지속발기증
발생원인	해면체 내 주사요법, 성적 자극, 혈액질환 등	회음부손상
병태생리	정맥폐색 및 혈액정체로 인한 허혈, 산증	음경해면체와 손상된 해면체동맥과의 누공
발생빈도	흔함	드묾
임상양상	동통을 동반한 딱딱한 음경	비동통성의 부분발기(60~70% 강직도)
혈류역동학적 특성	저혈류성, 정맥폐색형	고혈류성, 동맥성
음경혈액가스검사	검은색의 정맥혈 pO_2 <30mmHg pCO_2 >60mmHg pH <7.25	선홍색의 동맥혈 pO_2 >90mmHg pCO_2 <40mmHg pH >7.4
응급처치	필요함	필요치 않음
치료방법	치료적 혈액흡인 알파아드레날린작용제 단락수술shunt operation	추적관찰 선택적 혈관조영술 및 혈관색전술

2. 진단

음경지속발기증을 효과적으로 치료하기 위해서는 발생 원인, 혈류역동학적 특징, 지속시간 등을 파악하여 적절한 진단이 이루어져야 한다. 허혈성 및 비허혈성 음경지속발기증을 구분하는 것이 중요하며, 진단 및 분류에 병력청취와 신체검진, 혈액 및 요 검사, 해면체 흡인 혈액분석, 음경도플러초음파가 도움이 된다. 정확한 진단을 위한 대표적인 임상 및 검사실 소견은 표 41-9에 요약되어 있다.

3. 치료

음경지속발기증은 분류에 따라 체계적이고 단계적인 치료를 시행해야 한다. 특히 허혈성 음경지속발기증은 치료가 지연될 경우 음경해면체 섬유성 변화 및 발기부전이 발생할 수 있으므로 신속한 치료가 필요하다. 허혈성 음경지속발기증의 일차치료법인 음경해면체 혈액흡인은 혈액가스검사를 위한 진단적 목적과 동시에 일차적 치료법으로 수행된다. 음경해면체 혈액 천자흡인술은 18G 이상의 바늘을 음경음낭접합부 위치의 3시나 9시 방향에서 음경해면체 내에 진입시켜 선홍색 동맥혈이 나올 때까지 흡인하는 것이다. 혈액흡인으로 발기해소가 되지 않을 경우에는 phenylephrine 등의 알파아드레날린 작용제를 음경해면체 내에 투여할 수 있고, 이때 혈압

상승 및 심박수의 변화 여부를 확인해야 한다. 상기 치료에도 반응이 없는 경우에는 음경해면체 내 혈액이 요도해면체로 배출되도록 단락수술shunt operation을 시행한다. 비허혈성 음경지속발기증은 응급치료를 요하지 않으며 추적관찰만으로도 약 62%의 환자에서 자연소실이 된다. 선택적 동맥색전술을 시도할 때는 자연소실의 가능성, 30% 정도의 재발률, 발기부전과 같은 합병증의 발생 가능성을 반드시 염두에 두어야 한다. 간헐성 음경지속발기증은 보통 4시간 이내에 자연스레 소실되지만, 추후 재발이나 허혈성 음경지속발기증 발생을 방지하기 위해 항남성호르몬제, 알파아드레날린작용제, 근이완제인 baclofen 등을 시도해 볼 수 있다. 일부 연구에서는 저용량의 PDE5 억제제가 음경지속발기증 치료에 도움이 된다고 보고되었다.

IV 사정장애

사정장애는 신경인성 요인, 심인성 요인, 그리고 해부학적 이상에 의해 조루증, 사정불능증, 역행성 사정, 사정통 등의 다양한 형태로 나타날 수 있다. 사정장애 정도에 따라 주관적인 만족도가 개인마다 차이가 있기 때문에 평가 및 치료는 만족도에 초점을 맞추고 있다. 이 절에서는 사정반응과 관련된 신경해부학적 조절기전을 알아보고, 이를 토대로 여러 사정장애의 병태생리 및 치료

에 대해 다루고자 한다.

1. 누정 및 사정의 해부와 생리

사정 과정은 자율신경계 및 체신경에 의해 조절되며, 누정emission 및 방출expulsion의 두 단계로 이루어진다 (표 41-10). 누정기에는 정자 및 부속성선accessory sex gland에서 생성된 정액seminal fluid이 연속적인 상피세포 분비운동epithelial secretion과 정관, 정낭, 전립선 평활근 세포의 수축에 의해 후부요도로 분출된다. 누정의 결과로 후부요도 압력이 올라가게 되면 더 이상 참을 수 없는 느낌을 가지게 되며, 이때 정액이 요도에서 요도구로 분출이 되는 방출이 일어난다. 이때 방광경부는 폐쇄되어 역행성 사정을 막는다. 정상적인 사정이 일어나기 위해서는 교감신경, 부교감신경, 체신경의 긴밀한 조화가 필요하다. 누정에는 T10-L2의 교감 및 부교감 신경이 작용하고, 방출에는 음부신경 내 S2-S4의 체신경과 부교감신경이 작용한다. 사정반응 조절에는 감각수용체 구심 신경경로, 대뇌 감각 및 운동 영역, 척수사정중추spinal ejaculation generator(L3-5), 그리고 복합적인 원심신경경로들이 관여한다. 또한 사정에는 여러 신경전달물질이 관여하는데 도파민, 옥시토신은 사정을 촉진하는 과정에 작용하고, 세로토닌(5-HT), gamma-aminobutyric acid(GABA), 산화질소nitric oxide는 사정을 억제하는 과정에 작용한다고 알려져 있다.

2. 조루증

조루증premature ejaculation은 성인 남성의 약 30%에서 발생하는 가장 흔한 사정장애이다. 국제성의학회 International Society for Sexual Medicine; ISSM는 삽입부터 사정까지의 기간이 짧고 사정 조절 능력이 부족하며 이로 인해 환자 및 파트너의 부정적인 자존감이 동반된 경우를 조루증으로 정의하고 있다. 일차성 조루증은 첫 성관계 시부터 조루증이 거의 항상 발생하고 삽입 후 1분 이내 사정하는 경우로 정의되며, 이차성 조루증은 이전에는 질 내 성교 시 사정기능이 정상이었지만 추후 조루증이 발생하여 3분 이내 사정하는 경우로 정의된다. 최근에는 이따금씩 경험하는 일시적natural variable 조루증, 삽입부터 사정까지의 시간은 정상이지만 주관적으로 조루증을 호소하는 주관적subjective 조루증도 조루증의 한 형태로 구분된다. 조루증의 원인은 심인성 요인과 신경생물학적 요인으로 나눌 수 있다. 신경생물학적 요인들로는 세로토닌과 같은 중추신경계 신경전달물질들의 기능장애, 과흥분성 사정반사, 과도한 각성, 내분비 장애 등이 있다. 심인성 요인으로는 스트레스, 자존감, 삶의 질 저하 등이 있다. 이차성 조루증의 경우 성행위 불안sexual performance anxiety이나 발기부전에 기인한 경우가 흔하다. 진단은 자가 측정한 삽입부터 사정까지의 시간(질내사정 지연시간), 자가 설문지, 병력청취, 신체검진 등을 통해 이루어진다. 조루증의 치료는 크게 심리치료, 행동치료, 약물치료로 나눌 수 있다. 행동치료에는 사정이 임박한 경우에 성행위를 중지했다가 이후 다시 시작하는 탈민감치료인 정지-시작법stop-start method, 귀두를 압착하는squeezing 방법 등이 있으나 효과가 떨어지고 재발률이 높다. 약물요법으로는 귀두의 감각을 떨어뜨리는 국소도포 마취제, 선택적 세로토닌재흡수억제제 selective serotonin reuptake inhibitor; SSRI 등이 있다. 특히 반감기가 짧은 SSRI 제제인 dapoxetine이 조루증 치료에 공식적으로 허가를 받아 가장 널리 사용되고 있다.

표 41-10 사정 과정

	정의	정자 및 부속성선(정낭, 전립선, 구부요도선 등)에서 생성된 산물, 즉 정액이 전립선 요도로 분출되는 현상
누정	관련 신경 및 해부 구조	부교감신경: 부속성선의 상피세포에서 정액을 분비 교감신경: 정로seminal tract와 방광경부의 평활근 수축
	정의	정액이 요도에서 요도구로 분출되는 현상
방출	관련 신경 및 해부 구조	체신경: 외요도괄약근의 이완, 구해면체근육 및 좌골해면체근육의 박동성 수축 교감신경: 방광경부의 평활근 수축

교감신경: hypogastric nerve, 부교감신경: pelvic splanchnic nerve, 체신경: pudendal nerve

3. 지루증·사정불능증

지루증delayed ejaculation 및 사정불능증anejaculation
은 충분한 성적 자극 후에도 지속적이고 반복적으로 극
치감의 지연이나 부재로 곤란을 겪는 경우를 말한다. 정
확한 기준은 없지만 삽입 후 25분 이상 사정이 지연되는
경우로 받아들여진다. 유병률은 3% 이내로 보고되고 있
고, 원인은 아직 명확하게 규명되어 있지 않으나 심인성
요인, 신경이상, 내분비계이상, SSRI 제제와 같은 약물
이 관련이 있다고 알려져 있다. 심리요법, 약물요법, 음
경진동자극 등의 다양한 치료방법이 제시되고 있으나 아
직 효과적인 치료법은 없는 실정이다. 현재 시도되는 약
물은 도파민 작용제, 알파교감신경 작용제, 세로토닌-
노르에피네프린 재흡수억제제serotonin-norepinephrine
reuptake inhibitors 등이 있다.

4. 역행성 사정

역행성 사정retrograde ejaculation은 경요도전립선절제
술, 방광경부수술, 당뇨로 인한 자율신경병증, 알파차
단제 투여 등으로 유발되는 방광경부의 기능부전에 의해
일어난다. 경요도전립선절제술의 경우 술후 과반수의 환
자들에서 역행성사정이 발생한다고 알려져 있다. 진단은
사정 후 채취한 소변검사에서 고배율의 현미경 시야에서
5~10개의 정자가 관찰되면 역행성 사정의 진단이 가능
하다. 치료는 일차적으로 약물요법을 시행할 수 있는데
ephedrine이나 pseudoephedrine과 같은 알파교감신경
작용제나 imipramine 같은 삼환계 항우울제를 시도해 볼
수 있다. 약물요법에 반응이 없고 임신을 원하는 경우에
는 사정 후 방광 내 소변에서 정자를 채취해서 인공수정
을 시도할 수 있다.

V Peyronie병

Peyronie병은 음경백막의 섬유성 변화 경결plaque로
인해 발기 시 음경 통증, 음경만곡, 음경단축을 특징으
로 하는 진행성 질환이다. 유병률은 3~9%이며, 50대
초반의 중년 남성에서 호발한다. 많은 연구에도 불구하
고 아직 이 질환의 병태생리에 대한 이해가 부족하고, 이
로 인해 효과적인 약물요법도 없는 실정이다.

1. 원인

원인은 아직 명확하게 규명되지 않았지만, 성교 시 외
상, 유전적 소인, 섬유성 변화 인자의 과발현 등이 병인
으로 제시되고 있고, 그 외 Dupuytren 구축Dupuytren's
contracture과 같은 구축성 질환이나 당뇨병과의 관련성
도 보고되었다. 발병 기전은 음경백막의 종섬유층longi-
tudinal layer에 미세 손상이 발생했을 때 회복 과정에서
이상 조절이 일어나 과도한 섬유성 변화가 발생하기 때
문으로 알려져 있다. 실제로 이러한 선행성 외상은 약
40%의 환자들에서 보고된 바 있다.

2. 증상 및 임상경과

Peyronie병의 특징적인 증상으로는 발기 시 음경 통
증, 음경만곡, 음경단축, 발기부전을 들 수 있다. 음경
만곡의 경우 대부분의 경결이 음경백막의 종섬유층이 존
재하는 음경 배부dorsal에 생기기 때문에 배부 쪽으로 만
곡을 보이는 경우가 많다. 임상경과는 초기 활성기와 후
기 안정기의 두 단계로 나뉜다. 활성기에는 섬유성 변화
과정에 의해 경결이 발생하고 동통이나 음경변형과 같은
증상이 진행하며, 12~18개월 정도 지속될 수 있다. 이
후 안정기에는 증상들의 추가적인 변화가 없다. 발기 시
통증은 초기 활성기에 나타나며 안정기로 접어든 이후에
는 거의 모든 환자에서 소실된다. 음경만곡이 자연적으
로 호전되는 경우는 극히 드물며, 대부분의 환자에서 유
지되거나 진행된다.

3. 진단

신체검진, 병력청취, 초음파검사 등을 시행한다. 음경
변형의 정도 및 발생시기, 발기부전이나 통증의 동반 여
부를 파악하는 것이 가장 중요하며, 이에 따라 치료 방
법 및 시기가 결정된다. 특히 발기 시 통증 여부 및 음경
만곡의 진행 여부가 활성기 또는 안정기인지를 판정하는
데 중요한 기준이 된다. 음경만곡은 완전발기 시 환자 자

신이 사진을 찍어서 평가할 수 있고, 발기부전이 동반된 경우 혈관확장제를 음경해면체 내에 주사해서 인위적인 음경발기를 유발 후에 측정할 수도 있다. 일반적으로 수술적 치료를 고려할 때는 음경복합초음파검사를 통해 환자의 발기상태를 평가하는 것이 수술방법을 선택하는 데 도움이 될 수 있다.

4. 치료

Peyronie병의 치료는 크게 비수술적 치료와 수술적 치료로 구분된다. 비수술적 치료는 질환의 초기 활성기, 즉 음경 통증이 있고 음경만곡을 포함한 음경변형이 진행 중인 경우에 시도해 볼 수 있다. 또한 경결의 크기가 2cm 이하이며 광범위한 석회화가 없고 음경변형이 경미한 경우, 그리고 유병기간이 6개월 이하로 짧은 경우에 시도해 볼 수 있다. 수술적 치료는 음경 통증이 소실되고

음경변형의 변화가 없는 안정기에 적용하는 것이 원칙이며, 중등도 또는 중증의 음경기형이나 발기부전으로 성교가 어려운 경우에 시도될 수 있다. 일반적으로 발병 후 12~18개월이 경과되고, 적어도 6개월 이상 음경변형이 안정화되었을 때 음경변형으로 인해 환자 및 파트너에게 성생활의 만족도 저하 및 불편감이 동반된 경우에 고려할 수 있다(그림 41-11).

(1) 비수술적 치료

비수술적 치료로는 경구용 약물요법, 병변 내 약물주사요법 및 국소도포요법*topical drug application* 등이 있으나 아직 Peyronie병을 근본적으로 개선할 수 있는 효과적인 치료법은 없는 실정이다. 2015년 미국비뇨의학회 진료지침*AUA guideline*에서 기존 경구요법이나 국소도포치료법 중 통증 경감 목적의 NSAID 외에는 사용을 권장하지 않고 있다. 현재까지 시도된 경구용 약물요법으

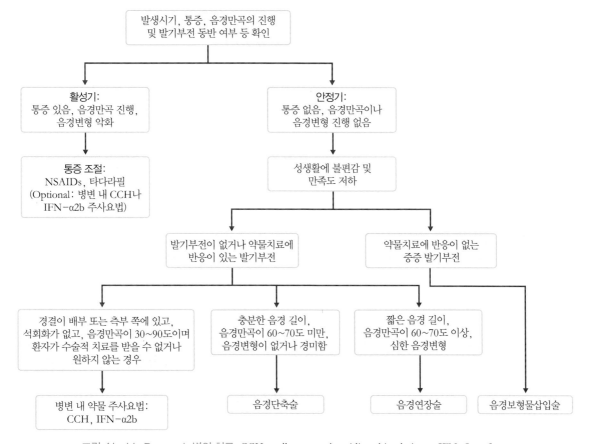

그림 41-11 Peyronie병의 치료 CCH: collagenase clostridium histolyticum, IFN: Interferon

로는 vitamin E, potassium para-aminobenzoate(vitamin B complex), tamoxifen, colchicine, acetyl-L-carnitine, pentoxifylline 등이 있지만, 이 중 위약대조연구에서 효과가 증명된 약물은 potassium para-aminobenzoate와 pentoxifylline 등이다. 그러나 대부분의 연구가 소규모의 환자를 대상으로 했고 그 효과도 경미해서 추가적인 연구가 필요하다.

병변 내 약물주사요법으로는 섬유성 변화 과정을 억제하기 위해 칼슘통로차단제인 verapamil이 비교적 흔히 사용되었으나, 무작위대조군 연구에서는 음경만곡의 개선 효과가 입증되지 않아 그 사용의 문헌 근거는 부족하다. 진료지침에서는 국소부작용을 감안하여 시도해 볼 수 있다고 기술하고 있다. Interferon-α2b의 경우 위약대조연구에서 경미한 음경만곡효과가 규명이 되었지만, 가격이 비싸고 부작용으로 열, 오한, 근육통 등이 나타날 수 있다는 단점이 있다. 미국에서 collagenase clostridium histolyticum이 비교적 많은 수의 환자를 대상으로 한 임상시험에서 음경만곡 및 경결 정도의 개선효과가 입증되어 미국식약청의 승인을 받아 사용되고 있다. 특히 수술적 치료를 원하지 않는 30~90도의 배부 및 측부의 음경만곡이 동반된 안정기 단계의 환자들에서 collagenase clostridium histolyticum을 이용한 병변 내 약물주입요법이 이용될 수 있다. 국내에는 아직 출시되지 않았으며 비싼 가격이 걸림돌이 될 것으로 생각된다.

(2) 수술적 치료

수술적 치료를 고려하는 경우 음경기형 및 발기부전의 정도를 반드시 평가해야 하며, 이에 따라 수술적 치료의 경우 음경단축술, 음경연장술 혹은 음경보형물삽입술 등의 치료방침이 결정된다(그림 41-11). 더불어 술후 음경만곡의 지속 또는 재발, 음경 길이 단축, 발기력 저하, 음경감각 저하 등의 발생을 반드시 환자에게 설명하고 치료법을 결정해야 한다. 음경단축술은 섬유성 변화 경결 반대편의 음경백막을 절제 또는 절개하거나 백막을 그대로 유지하면서 주름을 형성하여 봉합함으로써 반대편의 음경 길이를 단축시켜 양측 음경 길이를 맞추어 주는 술식이다. 음경단축술은 음경만곡이 60~70도 미만인 경우 적용될 수 있으며 많은 수술 경험 없이도 비교적 쉽게 시술할 수 있는 장점이 있다. 음경단축술 중 흔히 시행되고 있는 주름성형술plication의 경우 수술성 공률은 85% 이상이고 음경만곡의 재발이나 음경피부의 감각저하hypoesthesia가 약 10% 정도에서 발생할 수 있다. 또한 술후 발기부전이 빈도는 낮지만, 1.0~1.5cm의 음경 길이의 단축이 22~69% 환자에서 보고되었다. 음경연장술은 음경백막의 경결을 제거 또는 절개를 가한 뒤 이식편을 접합하여 결손을 보완하는 술식이다. 만곡이 60~70도 이상이거나 음경 길이가 짧은 경우, 음경함몰hinge이나 모래시계hourglass 변형이 동반된 경우 음경연장술을 고려할 수 있다. 이식편의 재료로는 복재정맥, 진피 등의 자가 이식편, 사체 또는 소의 심장막pericardium이나 돼지의 소장점막하층porcine small intestine submucosa 등의 동종·이종 이식편, 타코실Tachosil 등의 인공 콜라겐 지혈제 및 Dacron과 같은 합성 이식편이 이용되고 있다. 음경연장술의 치료 성적은 78~100%의 환자들에서 음경만곡이 교정되었고, 술후 발기력 저하는 5.3~37.8%의 환자들에서 관찰되었다. 따라서 음경연장술은 음경 길이를 보존할 수 있는 장점이 있지만 술후 발기력 저하의 가능성이 높으므로 적절한 환자의 선택이 필요하다. 음경보형물삽입술은 발기력이 현저히 저하되어 기존의 경구 약물요법, 국소주사요법 또는 진공압축기에도 반응이 없는 경우에 시행된다. 일반적으로 팽창형inflatable 보형물이 굴곡형malleable 보형물에 비해 자연스럽고 실린더의 높은 압력으로 음경만곡을 교정하기가 용이해서 더 선호되지만 환자 만족도는 유의한 차이가 없다.

대한남성과학회. 남성건강 15대 질환 길라잡이. 군자출판사, 2015;1-24

대한남성과학회. 남성과학. 제3판. 군자출판사, 2016;185-222, 225-430, 433-490

Andersson KE. Mechanisms of penile erection and basis for pharmacological treatment of erectile dysfunction. Pharmacol Rev 2011;63:811-859

Bivalacqua TJ, Allen BK, Brock G, Broderick GA, Kohler TS, Mulhall JP, et al. Acute Ischemic Priapism: An AUA/SMSNA Guideline. J Urol 2021;206:1114-1121

Giuliano F. Neurophysiology of erection and ejaculation. J Sex Med 2011;8:310-315

Gratzke C, Angulo J, Chitaley K, Dai YT, Kim NN, Paick JS, et al. Anatomy, physiology, and pathophysiology of erectile dysfunction. J Sex Med 2010;7:445-475

Hehemann MC, Kashanian JA. Can lifestyle modification affect men's erectile function? Transl Androl Urol 2016;5:187-194

Lowy M, Ramanathan V. Erectile dysfunction: causes, assessment and management options. Aust Prescr 2022;45:159-161

Liu C, Lopez DS, Chen M, Wang R. Penile Rehabilitation Therapy Following Radical Prostatectomy: A Meta-Analysis. J Sex Med 2017;14:1496-1503

McMahon CG. Erectile dysfunction. Intern Med J 2014;44:18-26

Mobley DF, Khera M, Baum N. Recent advances in the treatment of erectile dysfunction. Postgrad Med J 2017;93:679-685

Narang GL, Figler BD, Coward RM. Preoperative counseling and expectation management for inflatable penile prosthesis implantation. Transl Androl Urol 2017;6:S869-S880

Nehra A, Alterowitz R, Culkin DJ, Faraday MM, Hakim LS, Heidelbaugh JJ, et al. Peyronie's Disease: AUA Guideline. J Urol 2015;194:745-753

Ryu JK, Cho KS, Kim SJ, Oh KJ, Kam SC, Seo KK, et al. Korean Society for Sexual Medicine and Andrology (KSSMA) Guideline on Erectile Dysfunction. World J Mens Health 2013;31:83-102

Salonia A, Bettocchi C, Boeri L, Capogrosso P, Carvalho J, Cilesiz NC, et.al. European association of urology guidelines on sexual and reproductive health-2021 update: male sexual dysfunction. Eur Urol 2021;80:333-357

Salonia A, Eardley I, Giuliano F, Hatzichristou D, Moncada I, Vardi Y, et al. European Association of Urology guidelines on priapism. Eur Urol 2014;65:480-489

Shindel AW, Althof SE, Carrier S, Chou R, McMahon CG, Mulhall JP, et al. Disorders of Ejaculation: An AUA/SMSNA Guideline. J Urol 2022;207:504-512

42
CHAPTER

여성의 성생리와 성기능이상

김수진 집필/윤하나, 허정식 감수

I 여성의 성생리

1. 여성 성기의 해부학적 구조

여성의 성기능 및 성기능이상에 대한 진단과 치료를 위해서는 골반의 해부학적 이해가 필요하다. 여성의 골반은 방광, 자궁, 골반저와 같은 다양한 장기와 구조물들이 유기적으로 밀접하게 연관되어 기능하고 있다. 여성의 성기능에 대한 이해를 돕기 위해 외부 성기와 내부

성기(그림 42-1), 골반저근육으로 분류하여 살펴보고자 한다.

(1) 외부 성기

외부생식기는 외음*vulva*으로 앞쪽에 치골교합*bony symphysis pubis*, 뒤쪽에 항문괄약근, 외측에 좌골결절*is-chial tuberosity*을 경계로 하고 있다. 외음은 음순*labium*, 음순사이공간*labial space*, 발기조직으로 구성되어 있다. 음순은 불두덩*mons pubis*에서 항문괄약근의 앞 사이

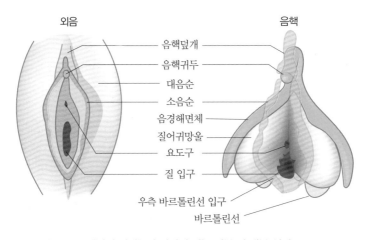

그림 42-1 여성의 성기능과 관련이 있는 외부 및 내부 성기 구조

외음
- 음핵덮개
- 음핵귀두
- 대음순
- 소음순
- 음경해면체
- 질어귀망울
- 요도구
- 질 입구

음핵
- 우측 바르톨린선 입구
- 바르톨린선

에 위치하고 있으며 대음순과 소음순인 두 쌍의 대칭적인 접힌 형태의 피부로 외요도구와 질전정vestibule of the vagina을 보호하는 기능을 한다. 음순은 음부신경의 회음 및 후음순 가지신경이 분포하고 있으며, 내음부동맥의 후음부 및 후음순 가지동맥과 대퇴동맥의 얕은 가지동맥이 음순의 혈액 공급을 담당한다. 외부생식기의 발기 조직은 음핵과 질어귀망울vestibular bulb이다. 소음순의 일부가 음핵의 포피prepuce를 형성한다. 음핵은 귀두glans, 체부corpus, 음경각crura으로 구성되며, 음경각은 남성의 음경해면체와 동일한 구조로 혈관평활근으로 구성이 되어 있는 발기 조직이다. 골반신경과 하복신경의 자율신경과 음부신경 및 천골척수와 관계된 음부신경이 관계된 체성감각신경 등이 풍부하게 분포하여 촉각, 압력, 온도에 매우 민감하다. 장골하복 음부iliohypogastic pudendal 동맥이 음핵에 혈액을 공급하는 주된 동맥이며 성적 자극에 의해 각성이 되면 음경각의 혈관평활근이 이완되어 충혈된다.

(2) 내부 성기

내부생식기는 질, 자궁, 난소로 구성된다. 질은 약 7~9cm 길이의 원통형 구조로 질전정부터 자궁경부 사이에 위치한다. 질벽은 속샘층inner glandular layer, 고유판lamina propria, 근육층muscularis의 세 층으로 구성되어 있다. 질의 내벽은 에스트로겐에 의해 구조적으로 변화하는 점액성 중층편평상피mucous-type stratified squamous cell epithelium로 구성된다. 고유판 아래에 존재하는 근육층은 바깥세로평활근육outer longitudinal smooth muscle과 속원형근육inner circular muscle으로 이루어진다. 근육층을 둘러싸고 있는 콜라겐과 엘라스틴으로 구성된 섬유층은 질을 지지하는 역할을 하고 성교와 출산 중 질이 이완할 수 있게 한다. 질의 자율신경은 하복신경총hypogastric plexus과 천골신경총sacral plexus으로 구성되는 자궁질신경총uterovaginu plexus이며 부교감신경과 교감신경이 모두 분포한다. 체성감각신경은 음부신경으로부터 분포한다. 자궁질신경총은 여성의 성기능 조절에 중요한 역할을 하기 때문에 자궁적출술 등과 같은 골반 수술을 하는 경우 주의가 필요하다. 질의 근위부는 자궁동맥, 중간 부위는 하복벽동맥hypogastric artery, 질의 말단 부위는 중직장동맥middle hemorrhoidal artery과 음핵동

으로부터 혈액 공급을 받는다.

(3) 골반저근육Pelvic floor muscle

골반을 지지하는 데 중요한 골반저근육은 항문거근levator ani muscle, 비뇨생식가로막urogenital diaphragm, 회음막perineal membrane으로 구성된다. 좌골해면체근ischiocavernous muscle, 구해면체근bulbocavernous muscle, 얕은샅가로근superficial transverse perineal muscle으로 구성된 회음막은 음핵과 질어귀망울의 기능과 밀접한 관계가 있어 여성의 성반응에 관여한다.

2. 중추 및 말초 신경계의 역할

뇌영상 연구를 통해 후두측두골피질occipitotemporal cortex, 상두정소엽superior parietal lobule, 안와전두피질orbitofrontal cortex, 하전두회inferior frontal gyrus, 전대상피질anterior cingulate cortex, 앞뇌섬엽anterior insula, 선조ventral striatum, 편도체amygdala, 시상thalamus, 해마hippocampus가 여성의 성각성에 관계가 있는 것으로 보고되었다. 이와 같은 뇌의 구역이 활성화되면 부교감신경과 교감신경을 통해 음핵과 소음순 등에 존재하는 체성감각신경을 통해 외부 성기의 성적 각성이 가능하다. 저활동성 성욕구장애Hypoactive sexual desire disorder 여성에서 시각적인 성적 자극 후 시행한 뇌의 MRI검사에서 성욕을 억제하는 세로토닌의 조절에 관여하는 전두엽 전부의 활성이 증가함이 보고되었다. 이와 같이 여성의 성기능에 중추신경계가 중요한 역할을 함이 뇌영상 연구를 통해 보고되고 있으나 추후 연구가 더 필요하다.

3. 여성의 성생리

전통적으로 여성의 성반응은 성욕sexual desire, 성각성sexual arousal, 오르가슴orgasm, 해소resolution의 네 단계로 알려져 있으나 이와 같은 체제는 실제 여성의 성반응과 일치하지 않는 경우가 대부분이다. 많은 여성에서 성반응의 각 네 단계가 순차적으로 일어나지 않고 다양한 양상으로 나타나며 오버랩 또는 반복되거나 네 단계 중 나타나지 않는 단계도 있다. 또한 여성의 성반응 네 단계는 주관적인 성생활의 만족도와 관계가 없다. 특히

여성의 성반응은 불안, 우울, 파트너와의 관계에서 오는 문제 등과 같은 심리적인 요인, 신체적인 질환 등과 같은 다양한 요인들에 의해 영향을 받으므로 다양한 관점에서의 접근이 필요하다.

여성의 성각성은 중추 및 말초 신경에서 분비되는 신경전달물질에 의한 성기관의 혈관 및 평활근이 이완되고 이로 인한 질윤활, 질벽의 울혈과 직경의 증가 및 음핵의 길이와 직경의 증가와 관계가 있다. 성적 자극에 의한 이와 같은 여성의 성기관 울혈은 장골하복음부동맥iliohy-pogastric pudendal artery으로의 골반혈류의 증가와 질벽과 음핵의 해면체 평활근의 이완에 의해 일어나게 된다. 성각성에 의한 질어귀망울의 혈류 증가는 소음순의 직경이 증가하며, 음핵의 해면체 혈류 증가는 음핵의 비대와 흥분을 유발한다. 성각성에 의한 질윤활은 자궁샘uterine gland에서 직접 분비되거나 또는 질의 상피밑 혈관바탕vascular bed에서 분비되는 누출액으로 구성된다.

성호르몬인 에스트로겐과 테스토스테론도 여성의 성기능 조절에 관여한다. 에스트라디올은 성기능과 관계 있는 중추 및 말초 신경 전달에 영향을 준다. 에스트라디올은 음부신경의 분포에 영향을 주어 말초의 감각신경의 역치 조절에 기여할 수 있다. 또한 에스트로겐은 혈관을 이완시켜 질, 음핵, 요도의 혈류를 증가시킨다. 폐경후 에스트로겐이 저하된 대부분의 여성이 성욕 저하, 성교통, 오르가슴의 감소를 호소하여 에스트로겐이 여성의 성반응과 영향이 있음을 알 수 있다. 여성의 정상 테스토스테론은 남성의 1/10 수준으로, 남성과 비교하여 낮은 농도이나 테스토스테론은 여성의 성욕 조절에 관계가 있는 다양한 요인 중 하나이다. 그러므로 정상 여성의 테스토스테론 수치보다 테스토스테론이 저하되어 있는 경우 성욕의 저하가 나타날 수 있다.

II 여성성기능장애

1. 여성성기능장애의 분류

그동안 여성성기능장애는 International Classification of Diseases and Statistics(ICD)와 Diagnostic and Statistical Manual of Mental Disorders에 근거한 분류

가 사용되었다. 최근 임상적·심리적·사회적인 면을 다각적으로 고려하여 Fourth International Consultation in Sexual Medicine, The International Society for the Study of Women's Sexual Health, World Association of Sexual Health의 전문가 의견이 반영된 ICD-11에 의한 분류가 사용되고 있다.

(1) 저활동성 성욕구장애

지속적이며 반복적으로 성적 환상 또는 성생활에 대한 욕구가 없어 괴로운 상태이다.

(2) 성각성장애sexual arousal disorder

성생활 또는 성관계 중 성각성이 되지 않아 괴로운 상태이다.

(3) 극치감장애orgasmic disorder

성생활 또는 성관계 중 극치감을 느끼지 못해 괴로운 상태이다.

(4) 성동통장애sexual pain disorder

성관계 중 통증으로 질 내 삽입이 어렵거나 성관계 도중 또는 성관계 후 외음부와 질의 통증으로 성관계가 불가능하고 이와 같은 통증으로 성생활에 대한 불안과 괴로움으로 성생활을 피하게 되는 상태이다.

2. 여성성기능장애의 역학

여러 연구에 의하면 일반적으로 전 세계 여성의 약 40%가 성기능과 관련된 문제로 불편함을 겪고 있는 것으로 보인다. 유럽, 북미, 남미, 아시아 지역 29개국 14,000명의 40~80세 여성을 대상으로 하여 시행한 대면 또는 전화 인터뷰 연구에 의하면 설문에 참여한 여성의 26~43%가 성욕구 저하, 18~41%가 극치감장애를 호소했다. 성욕구 저하가 가장 흔한 여성성기능장애로 알려져 있으나 성욕구 저하, 성각성장애, 극치감장애가 함께 나타나기도 한다. 연구 당시 현재 성생활을 하지 않고 있는 여성을 포함하여 연구 대상을 확대하고 성기능장애와 개인적인 스트레스 및 괴로움과의 연관성에 대해 조사한 연구에서도 상당수의 여성이 성욕구 저하, 성각

성장애, 극치감장애를 호소하고 성기능장애와 관련된 괴로움을 호소했다. 또한 연구에 참여한 전체 여성의 43%가 성기능장애가 있었고, 이 중 22%는 성생활과 관련된 개인적인 괴로움을 겪는 것으로 조사되었다. 1,000명 이상의 여성을 대상으로 한 연구에서는 14~16%의 여성이 성동통장애를 호소했다. 특히 성동통장애는 폐경 후 여성에서 폐경기비뇨생식증후군genitourinary syndrome of menopause으로 인한 질건조에 의해 약 40%가 경험함을 보고했다.

3. 여성성기능장애의 원인

여성성기능장애는 심리적인 문제, 신체적인 질환, 약물 등과 같이 다양한 요인에 의해 영향을 받으므로 다각적인 면에서 접근이 필요하다.

(1) 심리적 요인

스트레스, 우울, 불안과 같은 정신의학적 문제는 여성에서 성기능장애를 유발하는 매우 중요한 요인이다. 특히 성욕구장애는 우울증과 밀접한 관계가 있으며, 많게는 우울증 여성의 80%가 우울증 때문에 성욕구장애가 발생했다고 한다. 그러나 메타 분석 연구에서 우울증이 성욕구장애를 유발하는 위험인자이기도 하지만 반대로 성욕구장애가 우울증의 원인이 될 수 있음을 보고했다. 또한 외음부 통증에 의한 성동통장애를 호소하는 여성에서 높은 수준의 불안이 관찰되었다. 또한 성관계에 대한 두려움이 여성에서 질경련vaginismus의 주된 예측인자였다.

원만하지 못한 파트너와의 관계도 여성의 성기능장애와 밀접한 관계가 있다. 20~56세 성인 여성 약 1,000명을 대상으로 한 연구에 의하면 성생활과 관련된 괴로움은 낮은 심리적 웰빙과 원만하지 못한 파트너와의 관계를 나타내는 요인이었다. 특히 파트너와의 대인관계에 대한 문제는 여성의 성욕구에 중요한 영향을 미친다. 반면에 신체적·심리적 부분은 성각성이나 극치감과 관계가 있는 것으로 보인다, 그러므로 파트너와의 친밀감이 높은 여성이 성생활의 만족도도 높으며 성기능장애와 관련된 괴로움도 덜 느낀다.

(2) 신체적 질환

신체적 질환은 여성의 성기능장애 중 성욕구와 성각성의 문제와 관련이 있는 것으로 보인다. 건강상 문제는 성욕구와 극치감의 저하와 성동통장애와 연관이 있다. 여러 종류의 만성질환이 있는 여성일수록 성생활에 대한 관심과 만족도가 낮다. 임신, 육아, 노화에 따른 심리적·신체적 영향도 여성의 성기능에 영향을 미칠 수 있다. 자궁내막증에 의한 성교통 및 폐경기비뇨생식증후군도 성기능장애의 유발 요인이 될 수 있다.

심혈관질환, 내분비질환, 신경학적 질환도 여성의 성기능장애 발생과 관계가 있다. 고혈압 여성이 혈압이 정상인 여성에 비해 높은 빈도로 성기능장애를 경험하는 것으로 몇몇 연구에 의해 관찰되었으나, 고혈압에 의한 영향인지 베타차단제와 같은 고혈압치료 약물에 의한 것인지 불분명하다. 혈관질환이 있는 여성의 경우 질과 음핵으로의 혈류 감소가 성기능장애를 유발할 가능성이 있는 것으로 보이나 이에 대한 근거는 아직 부족하다. 현재까지의 연구에 의하면 당뇨 여성의 흔한 성기능과 관련된 문제는 질윤활의 감소로 조사되었다. 또한 갑상선기능항진증 또는 고프롤락틴혈증 여성도 성욕구 저하 등과 같은 성기능장애를 호소했다. 이처럼 당뇨, 갑상선질환, 부갑상선질환과 고프롤락틴혈증도 성기능장애와 관계가 있는 것으로 보인다. 척수손상 여성 중 성생활에서 극치감을 느끼는 빈도는 약 50% 이하이며 파킨슨병으로 진단된 여성 중 절반 이상이 성욕구, 성각성, 극치감에서 문제가 있었다. 여성의 성기능 조절에 관여하는 골반근육의 긴장이 항진된 경우에도 성기능장애를 유발할 수 있다. 복압성요실금과 골반장기탈출증도 성기능장애와 관계가 있다.

실제로 흔하게 사용되는 많은 약물들이 여성의 성기능장애와 연관이 있다. 항고혈압제, 항우울제와 항경련제는 성욕구 저하와 관련이 있다. 성각성장애와 연관이 있는 것으로는 항콜린제, 항히스타민제, 항고혈압제, 항우울제가 있으며, 정신의학적 약물과 오피오이드opioid는 극치감장애를 유발할 수 있다.

4. 여성성기능장애의 진단

여성의 성기능장애는 신체적 질환뿐만 아니라 심리적

표 42-1 여성 성적 기능 척도*Female Sexual Function Index; FSFI*

■ 다음 문항은 지난 4주간 귀하의 성적인 느낌과 반응에 관해서 묻는 내용입니다. 이 질문에 대해서 가능한 한 솔직하게 대답해 주십시오. 귀하의 답변에 대해서는 비밀이 보장됩니다. 각 문항에 대해서는 가장 근접한 하나의 답만 고르십시오.

1. 지난 4주 동안, 성욕이나 흥미를 얼마나 자주 느꼈습니까?
   ① 항상 느낀다 ② 대부분 느낀다 ③ 중간 정도 느낀다 ④ 가끔 느낀다 ⑤ 거의 안 느낀다
2. 지난 4주 동안 성욕이나 흥미가 어느 정도였습니까?
   ① 매우 높은 편이다 ② 높은 편이다 ③ 중간 정도 ④ 낮은 편이다 ⑤ 매우 낮은 편이다
   * 성적흥분이란 육체 및 정신적 측면을 포함하는 것이며, 예를 들면 성기의 온감이나 짜릿함, 촉촉함 또는 조여짐을 느끼는 것이다.
3. 지난 4주 동안 성행위(성교 포함)를 하는 동안 성적흥분이 얼마나 자주 되었습니까?
   ① 성행위가 없었다 ② 항상 되었다 ③ 대부분 되었다 ④ 중간 정도 되었다 ⑤ 가끔 되었다 ⑥ 거의 되지 않았다
4. 지난 4주 동안 성행위(성교 포함)하는 동안 성적흥분은 어느 정도였습니까?
   ① 성행위가 없었다 ② 매우 높은 편이다 ③ 높은 편이다 ④ 중간 정도이다 ⑤ 낮은 편이다 ⑥ 매우 낮은 편이다
5. 지난 4주 동안 성행위(성교 포함)를 하는 동안 성적으로 흥분할 수 있다는 자신감은 어느 정도였습니까?
   ① 성행위가 없었다 ② 매우 높은 편이다 ③ 높은 편이다 ④ 중간 정도이다 ⑤ 낮은 편이다 ⑥ 매우 낮은 편이다
6. 지난 4주 동안 성적자극이 있거나 성교를 했을 때, 자신의 성적흥분에 대해 얼마나 만족하십니까?
   ① 성행위가 없었다 ② 항상 만족한다 ③ 대부분 만족한다 ④ 중간 정도이다 ⑤ 대체로 불만족한다 ⑥ 거의 만족하지 못한다
7. 지난 4주 동안 성적자극이 있거나 성교를 했을 때, 윤활액이 얼마나 자주 분비되었습니까?
   ① 성행위가 없었다 ② 항상 분비되었다 ③ 대부분 분비되었다 ④ 중간 정도이다 ⑤ 가끔 분비되었다
   ⑥ 거의 분비되지 않았다
8. 지난 4주 동안 성적자극이 있거나 성교 시작 시 윤활액 분비가 얼마나 어려웠습니까?
   ① 성행위가 없었다 ② 거의 불가능했다 ③ 매우 어려웠다 ④ 어려웠다 ⑤ 약간 어려웠다 ⑥ 어렵지 않았다
9. 지난 4주 동안 성행위(성교 포함)를 마칠 때까지 윤활액의 분비를 얼마나 지속할 수 있었습니까?
   ① 성행위가 없었다 ② 항상 가능했다 ③ 대부분 가능했다 ④ 중간 정도이다 ⑤ 가끔 가능했다 ⑥ 거의 불가능했다
10. 지난 4주 동안 성교를 마칠 때까지 윤활액의 분비가 얼마나 어려웠습니까?
    ① 성행위가 없었다 ② 거의 불가능했다 ③ 매우 어려웠다 ④ 어려웠다 ⑤ 약간 어려웠다 ⑥ 어렵지 않았다
11. 지난 4주 동안 성적자극이 있거나 성교를 했을 때 오르가슴(절정감)을 얼마나 자주 느꼈습니까?
    ① 성행위가 없었다 ② 항상 느꼈다 ③ 대부분 느꼈다 ④ 중간 정도이다 ⑤ 가끔 느꼈다 ⑥ 거의 느끼지 못했다
12. 지난 4주 동안 성적자극이 있거나 성교를 했을 때 오르가슴(절정감)에 도달하는 데 얼마나 어려웠습니까?
    ① 성행위가 없었다 ② 거의 불가능했다 ③ 매우 어려웠다 ④ 어려웠다 ⑤ 약간 어려웠다 ⑥ 어렵지 않았다
13. 지난 4주 동안 성행위나 성교 시 오르가슴(절정감)에 도달할 수 있는 자신의 능력에 대해 얼마나 만족하십니까?
    ① 성행위가 없었다 ② 항상 만족한다 ③ 대체로 만족한다 ④ 중간 정도이다 ⑤ 대체로 불만족한다 ⑥ 거의 만족하지 못한다
14. 지난 4주 동안 성행위 시 파트너와의 정서적 친밀감에 대해서 얼마나 만족하십니까?
    ① 성행위가 없었다 ② 항상 만족한다 ③ 대부분 만족한다 ④ 중간 정도이다 ⑤ 대체로 불만족한다 ⑥ 거의 만족하지 못한다
15. 지난 4주 동안 파트너와의 성관계에 대해서 얼마나 만족하십니까?
    ① 항상 만족한다 ② 대부분 만족한다 ③ 중간 정도이다 ④ 대체로 불만족한다 ⑤ 거의 만족하지 못한다
16. 지난 4주 동안 전반적인 성생활에 대해서 얼마나 만족하십니까?
    ① 항상 만족한다 ② 대부분 만족한다 ③ 중간 정도이다 ④ 대체로 불만족한다 ⑤ 거의 만족하지 못한다
17. 지난 4주 동안 질 내 삽입 시 통증이 얼마나 자주 있었습니까?
    ① 성행위가 없었다 ② 항상 통증이 있었다 ③ 대부분 통증이 있었다 ④ 중간 정도이다 ⑤ 가끔 통증이 있었다
    ⑥ 거의 대부분의 경우 통증이 없었다
18. 지난 4주 동안 성교 중 통증이 얼마나 자주 있었습니까?
    ① 성행위가 없었다 ② 항상 통증이 있었다 ③ 대부분 통증이 있었다 ④ 중간 정도이다 ⑤ 가끔 통증이 있었다
    ⑥ 거의 대부분의 경우 통증이 없었다
19. 지난 4주 동안 질 내 삽입 시 또는 성교 중 통증이 얼마나 자주 있었습니까?
    ① 성행위가 없었다 ② 항상 통증이 있었다 ③ 대부분 통증이 있었다 ④ 중간 정도이다 ⑤ 가끔 통증이 있었다
    ⑥ 거의 대부분의 경우 통증이 없었다

표 42-2 여성 성적 기능 척도 해석 방법

구분	문항	점수	가중치	최소점수	최대점수
성욕구	1,2	1-5	0.6	1.2	6
성각성	3,4,5,6	0-5	0.3	0	6
윤활	7,8,9,10	0-5	0.3	0	6
극치감	11,12,13	0-5	0.4	0	6
만족감	14,15,16	0-5	0.4	0	6
성동통	17,18,19	0-5	0.4	0	6

요인과 밀접하게 관련이 되어 있으므로 과거력에 대한 문진을 하는 경우 파트너와의 관계 등과 같은 심리적 및 정서적인 부분에 대해서도 관심을 가져야 한다. 몇몇 연구에 의하면 성생활에 문제가 있는 여성의 경우 의사와 성기능장애에 대해 상담을 원하지만 대부분의 경우 적절한 상담 기회를 가지지 못한 것으로 조사되었다. 그러므로 성기능장애로 진료가 필요한 여성이 편안하게 상담할 수 있도록 의사의 관심과 노력이 필요하다. 또한 환자가 복용하는 약물 중 성기능장애를 유발할 수 있는 것이 있는지 확인이 필요하다. 성기능장애의 원인을 알아보기 위해 신체검사도 반드시 필요하며 특히 성동통장애가 의심되는 경우 골반검사도 함께 시행해야 한다. 갑상선 기능이상이나 고프롤락틴혈증 등과 같은 질환이 의심되므로 필요한 경우 혈액검사도 필요하다.

여성의 성기능을 측정하는 도구들 중에 Rosen 등에 의해 개발된 여성 성적 기능 척도*the female sexual function index; FSFI*가 흔히 사용되고 있으며, 국내에서는 2002년 한국어판 FSFI가 개발되어 사용되고 있다(표 42-1). 성기능을 여섯 가지 영역, 즉 성욕구, 성각성, 윤활, 극치감, 만족감, 성동통으로 나누어 총 19문항으로 평가하여, 가중치점수에 환산지수를 곱하여 점수가 낮을수록 성기능장애가 심한 것으로 평가한다(표 42-2). 성적욕구와 관련된 문제가 있는지 여부에 대한 영역별 절단점수 *cut off score*가 없으나 상대적으로 점수가 낮을수록 성기능에 문제가 있는 것으로 판단할 수 있다.

5. 여성성기능장애의 치료

여성의 성기능장애는 다양한 요인에 의해 복합적으로 영향을 받으므로 성기능장애의 치료를 위해서도 심리학

적 질환, 신체의 질환, 파트너와의 관계 등과 같은 다각적인 면에서 접근이 필요하다. 특히 여성에서는 정서적·심리적 요인이 성기능장애의 중요한 유발 요인으로 이에 대한 고려가 반드시 필요하며 심리적 상담과 치료를 받아야 한다. 정서적 또는 심리적 요인에 의한 성기능장애가 아닌 경우 여성의 성기능장애 분류에 따른 치료는 다음과 같다.

(1) 저활동성 성욕구장애의 치료

저활동성 성욕구장애는 뇌에서 성적 반응에 대한 흥분과 억제 활동의 불균형에 의해 발생한다. 뇌에서 성욕구를 증가시키는 신경전달물질로는 노에피네프린, 도파민, 멜라노코르틴이 있고 성욕구를 감소시키는 신경전달물질로는 세로토닌, 오피오이드 등이 있다. 성욕구 저하는 성욕을 증가시키는 신경전달물질이 감소하거나 성욕을 저하시키는 신경전달물질이 증가하여 불균형을 이루는 것에 의해 발생할 수 있다. 이와 같이 성욕의 조절에 관여하는 뇌의 신경전달물질의 작용을 이용해 FDA 승인을 받은 치료제로 flinbanserin과 vyleesi가 있다. 이 두 약물은 폐경 전 여성의 저활동성 성욕구장애에 사용 가능하다. Flinbaserin은 postsynaptic 5-HT1A receptor agonist, 5-HT2A receptor antagonist로 성욕 저하를 유발하는 세로토닌을 감소시켜 저하된 성욕을 회복시킨다. Flibanserin은 매일 취침 전 복용하며 술과 함께 복용하지 않도록 해야 한다. 8주간 복용 후에도 성욕 저하가 호전되지 않으면 복용을 중단하고 성욕 저하를 유발하는 다른 요인을 찾아야 한다. Vyleesi(bremelanotide)는 성욕의 증가와 관련이 있는 멜라노코르틴을 증가시켜 증상을 치료하는 melanocortin receptor agonist이다. Vyleesi는 매일 복용해야 하는 flibanserin과는 다르게 성

관계 전 필요 시 피하 주사하는 약물로 술을 마셔도 약물 사용이 가능하다. 조절되지 않는 고혈압 환자나 심혈관계 질환이 있는 경우에는 금기이다. 8주간 사용 후 성욕 저하가 호전되지 않는 경우에는 사용을 중단하고 성욕 저하를 유발하는 다른 요인을 찾아야 한다. 두 약물 모두 폐경 후 여성에서는 유효성에 대한 연구가 없어 현재 폐경 전 여성에서만 사용이 가능하다.

폐경 후 여성에서 성욕 저하가 있는 경우 테스토스테론의 감소가 원인일 수 있다. 여성의 테스토스테론이 감소하는 원인으로는 노화, 폐경, 난소기능 부전, 뇌하수체저하증, 안드로겐 부족 증후군 등이 있으며 폐경 후 여성의 질 원위부 1/3에서 발생되는 안드로겐 수용체 발현의 감소가 성기능 변화와도 상관관계가 있음을 확인할 수 있다. 안드로겐 수치의 변화와 연관된 성기능장애는 주로 성욕장애와 연관성이 있는 것으로 연구되고 있다. 성욕 저하에 대한 테스토스테론치료를 고려하는 경우에는 치료 전 반드시 혈중 테스토스테론 수치를 측정해 여성의 정상 혈중 테스토스테론 농도보다 낮은 경우에만 사용해야 한다. 여성에서 남성호르몬 보충요법은 일부에서 안전성이 보고되고 있으나 혈중 농도가 생리적 범위를 넘거나 환자가 대사증후군·심혈관 질환 위험군에 있는 경우에는 부작용의 위험이 높아진다. 그러므로 여성의 성욕 저하에서 테스토스테론치료는 환자의 상태에 따라 개별화되어야 하며, 주기적으로 합병증과 관련한 문제가 발생하지 않는지 주의가 필요하다.

(2) 성각성장애의 치료

혈류장애에 의한 여성의 성기관으로의 혈류 감소는 여성의 성각성장애와 관련이 있는 것으로 보여 혈류장애 개선을 위해 혈관 확장이나 질평활근을 이완시키는 치료 방법의 적용이 가능하다. Phentolamine은 알파차단제로 질혈류량의 증가를 확인했고 경구 투여보다 질 국소 투여가 더 효과적인 것으로 보고되었다. PDE5 억제제 *phosphodiestaerase 5 inhibitor*의 경우 음핵의 혈류량 증가 효과가 있을 것으로 판단되며, 외성기 혈류량 감소로 성각성장애가 발생한 경우 효과가 있을 것으로 보인다. 여성호르몬은 외성기 혈류량과 깊은 관계가 있어 이러한 약물들은 여성호르몬이 충분한 상태에서 더욱 효과가 있을 것으로 예상되나, 임상적으로 사용하기에는 아직 근거가 부족해 추후 연구가 더 필요하다.

(3) 극치감장애의 치료

극치감의 생리적 과정이 명확하게 밝혀지지 않아 치료에는 한계가 있으며, 심리적 지지 및 성각성 반응 증대를 통한 치료가 고려된다.

(4) 성동통장애의 치료

폐경이나 성각성 부족으로 인한 질 분비물 부족이 주된 원인일 수 있고 윤활제나 여성호르몬 투여, 성각성 증대를 위한 혈관확장제 사용을 검토할 수 있다. 만성적 염증이나 원인을 알 수 없는 통증에 대해서는 진통소염제를 사용할 수 있다.

Berman JR, Adhikari SP, Goldstein I. Anatomy and physiology of female sexual function and dysfunction: classification, evaluation and treatment options. Eur Urol 2000;38:20-29

Han CS, Kim HC, Kang SH, Moon DG, Kim JJ, Choi JY. Validity and Reliability of Korean Version of the Female Sexual Distress Scale (FSDS). Korean J Androl. 2004;22:68-74

Laumann EO, Nicolosi A, Glasser DB, Paik A, Gingell C, Moreira E, Wang T, et al. Sexual problems among women and men aged 40-80y: prevalence and correlates identified in the Global Study of Sexual Attitudes and Behaviors. Int J Impot Res 2005;17:39-57

Levin RJ, Both S, Georgiadis J, Kukkonen T, Park K, Yang CC. The Physiology of Female Sexual Function and the Pathophysiology of Female Sexual Dysfunction (Committee 13A). J Sex Med 2016;13:733-759

Parish SJ, Cottler-Casanova S, Clayton AH, McCabe MP, Coleman E, Reed GM. The Evolution of the Female Sexual Disorder/Dysfunction Definitions, Nomenclature, and Classifications: A Review of DSM, ICSM, ISSWSH, and ICD. Sex Med Rev 2021;9:36-56

Parish SJ, Hahn SR, Goldstein SW, Giraldi A, Kingsberg SA, Larkin L, et al. The International Society for the Study of Women's Sexual Health Process of Care for the Identification of Sexual Concerns and Problems in Women. Mayo Clin Proc 2019;94:842-856

Parish SJ, Simon JA, Davis SR, Giraldi A, Goldstein I, Goldstein SW, et al. International Society for the Study of Women's Sexual Health Clinical Practice Guideline for the Use of Systemic Testosterone for Hypoactive Sexual Desire Disorder in Women. J Sex Med 2021;18:849-867

Portman DJ, Gass ML; Vulvovaginal Atrophy Terminology Consensus Conference Panel. Genitourinary syndrome of menopause: new terminology for vulvovaginal atrophy from the International Society for the Study of Women's Sexual Health and the North American Menopause Society. J Sex Med 2014;11:2865-2872

Wheeler LJ, Guntupalli SR. Female Sexual Dysfunction: Pharmacologic and Therapeutic Interventions. Obstet Gynecol 2020;136:174-186

남성호르몬, 남성갱년기

박현준 집필/손환철 감수

남성호르몬은 중년 이후 남성에서 해마다 조금씩 감소하게 되는데, 일정 수준 이상으로 남성호르몬 수치가 떨어지고 이와 관련된 증상들이 나타나게 되면 남성갱년기라고 한다. 비록 여성에서 발생하는 폐경기처럼 급격한 호르몬의 변화가 생기지는 않으나 성기능 저하, 인지기능 저하, 근육량 감소, 우울감 등과 같은 특징적인 증상들이 나타나게 된다. 남성갱년기는 평균 연령의 증가에 따라 유병률이 증가하고 있기 때문에 이에 대한 연구도 활발히 진행되고 있다.

ㅣ 남성호르몬

1. 남성호르몬의 생성과 분비

남성호르몬 중 가장 대표적인 호르몬은 테스토스테론이다. 테스토스테론은 박동성으로 분비된다. 수면 동안 많이 생성되어 혈중 농도가 하루 중 아침에 가장 높게 측정되며, 이후 시간이 지나면 차차 낮아지게 된다. 그러나 이러한 일중 변화는 노화가 진행되면서 감소된다. 테스토스테론의 분비는 시상하부-뇌하수체-생식선축을 통해 조절된다. 체내에 순환되는 테스토스테론은 대부분 단백질에 결합되어 있다. 성호르몬결합글로불린*sex hormone binding globulin; SHBG*에 약 60%, 알부민에 약 38%가 결합되고, 나머지 2%만이 유리형 테스토스테론*free testosterone*으로 존재하여 안드로겐 수용체에 결합되어 생리적으로 작용한다. 알부민과 결합한 테스토스테론과 유리형 테스토스테론을 함께 생체 이용가능 테스토스테론*bioavailable testosterone*이라고 하며, 실제로 생리적 역할을 수행하는 테스토스테론이다. 중년 이후의 남성에서 매년 유리형 테스토스테론과 알부민결합테스토스테론은 조금씩 감소하고 성호르몬결합글로불린은 증가하여 결과적으로 총 테스토스테론이 감소하는 효과가 일어난다.

2. 남성호르몬의 기능

남성호르몬은 출생 전 성분화와 출생 후 이차성징의 발현, 성기능의 발달과 유지에 매우 중요한 역할을 한다. 전신적으로는 근골격계, 지질대사, 조혈기능, 면역기능, 인지기능과 정서 등에 영향을 미친다. 남성호르몬은 생애 주기 전반에 걸쳐 뼈의 크기, 질량, 재구성 등에 다양한 영향을 미친다. 남성호르몬은 골격의 신장과 성숙에 영향을 주며, 테스토스테론은 특히 칼슘의 재흡수 및 이에 대한 골조직 내로의 유입을 유도하여 장골의 신장, 연골세포의 성숙, 골간단의 골화, 골막 주위의 새로운 골 생성을 유도한다. 남성호르몬은 인지기능을 향상시키고 우울증상을 개선시킨다. 남성호르몬이 조혈작용을 강화하는 효과는 잘 알려져 있다. 사춘기 이전의 남녀는 유사한 혈색소 농도를 보이나 사춘기 이후 남자에서 혈색소가 증가하여 사춘기가 끝나는 시점에서 남녀 간 혈색소 농도의 차이는 3~4%에 이른다. 테스토스테론은 신장에서 조혈호르몬인 erythropoietin의 분비를 증가시키며, 골수에서 조혈전구세포의 발생을 촉진한다. 전립선 성장과 발달에 영향이 크기 때문에 남성호르몬이 과다하게 투여되는 경우에는 전립선비대증이 심해지거나 잠재적인 전립선암을 악화시킬 우려가 있다. 최근에는 남성호르몬 부족이 비만, 인슐린 저항성, 이상지질혈증, 고혈압 등으로 구성되는 대사증후군의 발생 혹은 악화와 관련이 있음이 밝혀졌다.

II 남성갱년기

1. 남성갱년기의 정의와 증상

중년 이후의 남성에서 혈중 테스토스테론이 정상치 이하로 감소되고 이와 관련된 증상이 함께 존재하는 경우에 남성갱년기 혹은 남성갱년기증후군이라 정의한다. 과거에 'partial androgen deficiency in aging male(PADAM)', 'androgen decline in aging male(ADAM)'이란 영문 진단명이 국제학회에서 사용되어 오다가, 요즘은 후기 발현 성선기능저하증이라는 의미로 'late-onset hypogonadism(LOH)', 혹은 'testosterone deficiency syndrome(TDS)'이 가장 널리 사용되고 있다.

남성갱년기 증상은 원발성 혹은 이차성 성선기능저하증이 있는 남성에서 나타날 수 있는 신체·정신-심리적 증상과 유사하다. 그러나 남성갱년기에서 관찰되는 증상은 전형적인 성선저하증보다 증상의 정도가 뚜렷하지 않으며, 남성호르몬 저하 이외의 원인에 의해서도 나타날 수 있는 비특이적 증상 역시 흔히 동반될 수 있다. 이는 중년 이후의 남성에게 흔히 동반되는 만성질환에 의한 경우도 있고, 성장호르몬 등 다른 내분비기능을 포함

표 43-1 남성갱년기의 임상증상

성욕 저하, 발기력의 감소(빈도, 질), 특히 야간발기의 감소
지적활동·인지능력·공간/지남력의 감소, 피로, 우울, 성급함을 수반하는 기분의 변화
수면장애
근육량과 근력의 감소와 관련된 제지방lean body mass의 감소
내장지방visceral fat의 증가
체모의 감소 및 피부 변화
골밀도 감소

한 생리학적 기능의 전반적인 저하 등 증상의 원인이 매우 다양하고 복잡하기 때문이다. 남성갱년기의 대표적 증상은 표 43-1과 같으며, 이 중에서 성욕 저하와 발기부전과 같은 성기능의 변화가 테스토스테론의 저하와 가장 연관이 크다.

(1) 성적 증상

1) 성기능의 변화

테스토스테론 감소의 가장 대표적인 증상이다. 야간발기의 빈도와 성욕이 감소한다. 그리고 성행위의 빈도가 줄어들게 되며, 성행위 시 발기가 이루어지기까지 오래 걸린다. 또 발기가 되더라도 강직도가 약하고 발기지속시간이 짧아지며 사정할 때 극치감이 감소하고 사정액의 양이 줄어들거나 사정에 이르지 못하고 발기가 소실되는 경우도 나타난다. 테스토스테론 저하가 동반되면 그렇지 않은 경우에 비해 경구용 PDE5 억제제phosphodiesterase 5 inhibitor에 대한 치료 반응이 떨어질 수 있다.

2) 생식기능의 변화

남자는 출생 시에 약 7억 개의 Leydig세포를 가지고 있지만, 20세 이후에는 매년 약 600만 개씩 줄어들고 이는 테스토스테론의 생산 저하로 이어진다. 이러한 테스토스테론의 감소가 정자의 운동성을 포함한 수정 능력이나 임신율에도 영향을 미칠 것으로 추정되나 확실하게 밝혀져 있지는 않다.

(2) 신체적 증상

1) 체형 및 근육량의 변화

남성갱년기에서는 여성에서와 마찬가지로 제지방체중lean body mass의 감소와 근육량의 감소가 흔하게 나타나며, 체지방은 증가하게 된다. 이에 따라 체중 감소, 피로, 쇠약감, 육체활동력의 저하가 흔한 증상으로 나

타난다.

2) 골밀도의 저하

남성의 골밀도는 노화에 따라 감소하게 되며, 골다공증 및 척추나 고관절의 골절 빈도가 증가한다. 생체 이용 가능 테스토스테론 또는 유리형 테스토스테론 저하가 골밀도 감소와 관련이 있는 것으로 생각된다.

3) 대사성 질환의 위험도 증가

갱년기 남성에서 테스토스테론의 감소는 경동맥혈관벽의 두께 증가와 관련이 있는 것으로 알려져 있다. 또한 체지방의 증가에 따라 심혈관계 질환이나 인슐린 저항성 및 제2형 당뇨병, 고혈압, 동맥경화성 혈관질환이 나타날 위험도 증가한다.

4) 기타 증상

피부의 두께가 감소하고 윤기가 감소하며 음모, 체모가 감소하거나 여성형유방증이 나타나기도 한다. 안면홍조와 더불어 땀이 많아지고, 상처 회복이 늦어지는 경우도 있다. 이 외에도 기억력과 인지능력 저하, 수면장애, 혈소판 생성 저하, 항암면역반응 저하 등이 동반될 수 있다.

(3) 정신-심리적 증상

상실감, 우울증, 화를 잘냄, 성급함, 불안, 기억력 저하, 집중력 저하, 신경쇠약 등이 잘 생긴다. 테스토스테론이 감소된 노년 남성에서 우울증의 유병률이 증가하며, 치료에 반응이 없는 우울증 환자에서 남성갱년기의 빈도가 높은 경향이 있다. 활력의 감소 및 피로감을 호소하기도 하는데, 이는 심리적인 요인 또는 제지방체중이나 근력 감소에서 기인한 것일 수도 있다. 전반적인 활력이나 행복감, 만족감도 줄어든다. 이와 같이 남성갱년기 환자에서는 심리적·육체적·사회적 면을 총괄하는 건강 관련 삶의 질이 떨어지게 된다.

2. 남성갱년기의 진단

남성갱년기를 진단하기 위해서는 남성갱년기의 정의에 맞추어 혈중 테스토스테론의 저하와 이에 따른 임상 증상을 확인해야 한다.

(1) 호르몬검사

남성갱년기의 진단을 위해서는 남성호르몬의 측정이 가장 중요하다. 테스토스테론치의 측정을 위해 혈액은 오전 중(8~12시 사이)에 채취해야 하며 1주 간격으로 2회 측정하는 것이 이상적이다. 진단의 기준이 되는 혈중 총 테스토스테론의 수치는 미국비뇨의학회에서는 300ng/dL, 세계성의학회 및 갱년기학회에서는 350ng/dL를 제시하고 있다. 테스토스테론 수치에 영향을 주는 변수는 SHBG이다. SHBG는 여러 가지 병리적 상황에서 변화하여 총 테스토스테론치에 변화를 줄 뿐만 아니라 나이가 듦에 따라 증가한다. 따라서 총 테스토스테론치보다는 SHBG나 알부민에 결합되지 않은 유리형 테스토스테론치가 남성호르몬의 신체에 대한 영향을 더 정확히 반영한다고 볼 수 있다. 유리형 테스토스테론치는 SHBG에 대한 총 테스토스테론치의 비(유리형 테스토스테론 지수=총 테스토스테론 농도/SHBG 농도)로 계산할 수 있으며 직접 측정할 수도 있다. 직접 측정법 중에서 면역측정법은 검사실 간의 차이가 있어 정확하지 않은 반면, 평형투석법은 표준검사법으로 인정되고 있으나 시간과 비용이 많이 필요하다. 이러한 이유로 유리형 테스토스테론치를 직접 측정하기보다는 총 테스토스테론과 SHBG, 알부민의 결합계수를 이용하여 유리형 테스토스테론치를 계산하는 방법이 있는데, 계산에 의한 수치와 평형투석법으로 측정한 수치의 일치도가 높은 편이다. International Society for the Study of the Aging Male(ISSAM) 홈페이지에서 계산할 수 있다. 한편 알부민과 느슨하게 결합한 테스토스테론은 유리형 테스토스테론에 비해 양이 많고 쉽게 분리되어 체내에서 작용하기 때문에 단순한 유리형 테스토스테론보다는 생체 이용 가능 테스토스테론의 중요성이 크다.

(2) 남성갱년기증상 설문지

남성갱년기증상을 객관적으로 측정하기 위한 설문지가 사용되고 있다. 현재까지 개발된 대표적인 설문지로는 Saint Louis 대학의 androgen deficiency in aging male(ADAM) 설문지와 aging male symptom(AMS) 설문지가 있다. AMS 설문지는 테스토스테론의 감소로 인한 증상의 선별검사보다는 삶의 질을 평가하는 의미가 더 강하다. ADAM 설문지는 흔한 증상 10개 문항으로

표 43-2 ADAM 설문지

1. 성욕감퇴가 있습니까?
2. 기력이 없습니까?
3. 체력이나 지구력에 감퇴가 있습니까?
4. 키가 줄었습니까?
5. 삶의 즐거움이 줄었다고 느낀 적이 있습니까?
6. 울적하거나 괜히 짜증이 나십니까?
7. 발기가 예전보다 덜 강합니까?
8. 운동능력이 최근에 떨어진 것을 느낀 적이 있습니까?
9. 저녁식사 후 바로 잠에 빠져 드십니까?
10. 일의 수행능력이 최근에 떨어졌습니까?

* 1번 또는 7번에서 '예'로 대답하거나 그 외 나머지 문항 중 3개 이상에서 '예' 라고 한 경우에 남성갱년기로 진단 가능함.

간략히 구성되어 사용이 간편한데, 테스토스테론 저하에 대한 민감도는 높으나 특이도가 낮으며 점수화된 분류가 아니어서 증상의 정도를 평가하기에는 부족하다(표 43-2).

(3) 전립선질환

남성호르몬치료를 고려할 때에는 전립선비대증 및 하부요로폐색 정도와 함께 전립선암의 존재 여부를 평가해야 한다. 국제전립선증상점수international prostate symptom score; IPSS 설문지, 직장수지검사, 경직장전립선초음파검사 및 전립선특이항원prostate specific antigen; PSA 검사 등이 필요하다.

(4) 관련 만성질환

남성갱년기 환자의 진단에서 같이 살펴볼 만성질환들로는 고혈압, 당뇨, 고지혈증, 비만 등이 있다. 이들은 대사증후군의 구성요소일 뿐만 아니라 남성호르몬 및 성기능과도 연관이 있으므로 남성갱년기의 진단 및 치료에 보조적인 역할을 하는 인자이다.

3. 남성갱년기의 치료

고령 인구의 증가와 건강한 노년 생활에 대한 의학적 수요의 증가로 남성호르몬치료에 대한 관심이 증가하고 있다. 혈액검사에서 테스토스테론 저하가 확인되고 남성갱년기증상을 가진 환자라면 테스토스테론 보충요법을 시행할 수 있다.

(1) 테스토스테론 보충요법

테스토스테론치료는 반드시 증상을 호소하는 환자에서 혈중 테스토스테론치의 감소가 확인된 경우에 한해 시작해야 한다. 테스토스테론 보충요법 시 이상적인 호르몬 투여제는 혈중 테스토스테론의 농도를 생리적 상태와 가장 근접하도록 일정하게 유지하는 약물이다. 현재까지 피하삽입제, 근육 내 주사제, 경구용 제제, 경피용 제제, 구강 내 제제 등 다양한 투여 경로를 가진 제제들이 개발되었으며, 각 제제마다 다양한 약동학적 특성을 가지고 있다. 현재 국내에서는 주사제 및 겔 제제가 사용이 가능하다. 이들 제제 중 어느 것이 우월한지는 확실하지 않지만, 일반적으로 단기지속형 제제에서 시작하여 효과와 부작용을 확인한 후 장기지속형 제제로 전환하는 것을 추천한다. 환자에게 각각의 제제에 대한 장단점을 충분하게 설명한 후 약물을 선택하는 것이 좋다.

1) 경구용 제제

초기의 경구용 약물들은 주로 간에서 대사되어 원하는 혈중 수치에 도달하기 어려웠고, 간에서의 대사를 억제하기 위해 알킬화시킨 남성호르몬(methyl testosterone, fluoxymesterone)은 간독성 등의 부작용으로 인해 더 이상 사용되지 않고 있다. 경구용 testosterone undecanoate는 이러한 단점을 극복한 약제로, 림프절을 통해 흡수되므로 간독성이 낮다. 작용시간이 짧아 치료 초기에 효과와 부작용을 파악할 수 있지만, 충분한 효과를 얻기 위한 농도까지 남성호르몬을 상승시키지 못하고 약물 흡수에 변수가 많아 환자에 따라서는 생리적 농도까지 혈중 농도를 유지하기 어려운 단점이 있다. 현재는 생산이 중단되어 사용할 수 없다.

2) 주사제

Testosterone propionate는 반감기가 19시간으로 짧으며 2~3일 간격으로 주사해야 하므로 장기적 호르몬 보충요법으로는 적합하지 않다. 이를 보완한 testosterone enanthate 제제는 2~3주 간격으로 근육 주사하는데, 혈중 테스토스테론치가 주사 초기에는 생리적 농도 이상으로 급격히 상승하고 이후에는 생리적 농도 이하로 떨어지는 단점이 있다. 이러한 단점을 개선시킨 testosterone undecanoate 주사제는 3개월간 지속되는 효과를 보여 널리 사용되고 있다.

3) 겔 제제

과거에는 1% 겔과 2% 겔 두 종류가 있었으나 현재는 2% 겔만이 사용된다. 1일 1회 가급적 오전 동일 시간에 바른다. 깨끗하고 건조한 손상이 없는 피부에 도포해야 하며, 복부 또는 허벅다리 안쪽에 바른다. 음낭이나 성기를 포함한 다른 부위에는 도포하지 않는다. 겔이 건조될 때까지 한 손가락으로 부드럽게 문지르고 도포 부위는 헐거운 옷으로 덮는다. 이 약을 사용한 후에는 손을 비누와 물로 씻어야 한다. 테스토스테론이 최적으로 흡수되도록 목욕이나 샤워는 적어도 도포하고 2시간 이후에 한다. 가장 최근에 나온 겔 제제는 비강 내 점막에 바르는 나잘 겔이다. 양쪽 콧구멍 안쪽 점막에 각각 바른다. 음낭, 음경, 복부, 어깨, 겨드랑이, 위쪽 등 다른 부위에는 사용하지 않는다.

4) 기타 호르몬 치료

Dihydrotestosterone, dehydroepiandrosterone sulphate(DHEAS), androstenediol, hCG, 성장호르몬 등을 이용한 치료는 현재까지 노령층에서 안전성과 효과에 대한 객관적인 자료가 부족하기 때문에 아직 갱년기 남성의 일반적인 치료법으로는 추천되지 않는다.

(2) 남성호르몬 보충요법의 효과

1) 뼈에 대한 효과

골다공증, 골절은 성선기능저하증을 가진 젊은 남성과 남성호르몬이 저하된 노인에서 높은 유병률을 보인다. 남성호르몬 보충요법은 모든 연령의 성선기능저하증 남성에서 뼈의 무기질 밀도를 증가시킨다. 성선기능저하증을 가진 남성에서는 2년마다 골밀도에 대한 평가가 필요하며 골다공증이 의심되는 남성에서는 혈중 테스토스테론 측정이 진단에 도움이 된다.

2) 체성분 구성 및 근력의 변화

남성호르몬을 보충하면 전체 지방 양의 감소 없이 체지방이 감소하고 제지방체중이 증가한다. 이러한 체성분 구성의 변화로 이차적으로 근력 증가와 근육 기능의 증가, 그리고 심혈관 기능의 향상을 가져올 수 있다.

3) 심혈관계 질환에 대한 효과

테스토스테론과 심혈관계 질환의 연관성에 대해서는 일부 논란이 있지만, 대부분의 역학조사에 의하면 정상 이하의 낮은 혈중 테스토스테론은 심혈관계 질환의 위험도를 높이는 것으로 나타났다. 일반적으로 남성호르몬 보충요법은 혈중 콜레스테롤 및 LDL 콜레스테롤low density lipoprotein cholesterol을 낮추고 체지방을 감소시켜 심혈관계 질환의 발생 위험을 낮추는 효과를 기대할 수 있다.

4) 성기능에 대한 효과

남성호르몬 보충요법은 성욕을 증가시키고 발기력을 회복시킨다. 혈중 테스토스테론이 저하된 발기부전 환자는 남성호르몬 보충요법을 시도해 보는 것이 권장되며, 특히 PDE5 억제제만으로는 발기력의 회복이 부족한 환자에서 테스토스테론 보충요법과 같이 치료할 경우 치료효과가 높아진다.

5) 인지기능 및 우울 증상에 대한 효과

남성호르몬 보충요법은 공간 인지 능력이나 언어 구사 능력, 기억력 및 우울증상의 개선에 효과가 있다.

(3) 테스토스테론치료의 금기 및 부작용

테스토스테론치료의 금기 사항으로 전립선암 또는 유방암이 의심되거나 확진된 경우, 중증 적혈구증가증, 수면무호흡증, 중증 심장기능부전이 있다. 그러나 최근에는 수술, 방사선요법으로 치료가 완료된 전립선암 환자에서도 테스토스테론치료를 시행해서 암의 재발 없이 삶의 질 개선과 성기능 개선을 보고한 연구가 늘고 있다.

부작용으로는 체내 수분저류, 수면무호흡증의 악화, 적혈구증가증의 악화, 여성형유방증, 여드름 등이 있다. 테스토스테론 결핍이 진단되고 남성호르몬치료가 결정되면 치료효과와 부작용 판정을 위해 치료 중 주기적인 추적관찰이 필요하다.

(4) 남성갱년기의 극복 방안

남성갱년기증후군에 동반되는 증상들은 일반적인 노화의 증상들과 크게 구분되지 않는 경우가 많고, 해당 연령대에서 흔히 발견될 수 있는 다양한 질환을 동반하는 경우가 많다. 또한 이런 증상 및 질환들은 약물치료 외에 효과를 기대할 수 있다고 근거가 제시되어 있는 식이조절, 운동, 스트레스 감소 등의 생활습관 교정이 이미 제시되어 있다. 이런 치료들을 통해 남성갱년기증후군 환자의 각종 증상과 동반된 질환에 대한 치료효과를 기대할 수 있을 뿐만 아니라 삶의 질 개선도 기대할 수 있다.

따라서 생활습관 교정과 같은 비약물적 치료가 남성호르   몬 보충요법과 함께 이루어지는 것이 좋다.

추천문헌

대한남성과학회. 남성건강 15대 질환 길라잡이. 군자출판사, 2015; 89-108

대한남성과학회. 남성과학. 제3판. 군자출판사, 2016; 579-652

Bhasin S, Brito JP, Cunningham GR, Hayes FJ, Hodis HN, Matsumoto AM, et al. Testosterone Therapy in Men With Hypogonadism: An Endocrine Society Clinical Practice Guideline. J Clin Endocrinol Metab 2018;103:1715-1744

Dean JD, McMahon CG, Guay AT, Morgentaler A, Althof SE, Becher EF, et al. The International Society for Sexual Medicine's Process of Care for the Assessment and Management of Testosterone Deficiency in Adult Men. J Sex Med 2015;12:1660-1686

Dohle GR, Arver S, Bettocchi C, Jones TH, Kliesch S. EAU Guidelines on male hypogonadism. EAU Guidelines. Edn. presented at the EAU Annual Congress Barcelona 2019. ISBN 978-94-92671-04-2. EAU Guidelines Office, Arnhem, The Netherlands

Morgentaler A, Traish A, Hackett G, Jones TH, Ramasamy R. Diagnosis and Treatment of Testosterone Deficiency: Updated Recommendations From the Lisbon 2018 International Consultation for Sexual Medicine. Sex Med Rev 2019;7:636-649

Mulhall JP, Trost LW, Brannigan RE, Kurtz EG, Redmon JB, Chiles KA, et al. Evaluation and Management of Testosterone Deficiency: AUA Guideline. J Urol 2018;200:423-432

Park HJ, Ahn ST, Moon DG. Evolution of Guidelines for Testosterone Replacement Therapy. J Clin Med 2019;8:410

44
CHAPTER

대사증후군과 남성건강

박민구 집필/양상국 감수

대사증후군*metabolic syndrome*은 비만과 인슐린 저항성, 고혈압, 그리고 이상지질혈증을 아우르는 증후군으로 심혈관계 질환의 위험성을 증가시키는 것으로 알려져 있다. 세계적으로 대사증후군의 유병률은 지속적으로 증가하는 추세이며, 2000년대 중반부터 특히 개발도상국을 중심으로 급격히 증가되고 있다. 여러 역학 연구 결과는 대사증후군 및 대사증후군의 요소들이 남성건강 관련 질환의 발생과 깊은 연관성이 있음을 보여 주고 있다. 이 장에서는 그동안의 연구 결과를 바탕으로 대사증후군이 남성건강(남성갱년기, 전립선비대증 및 하부요로증상, 발기부전, 불임)에 미치는 영향에 대해 살펴보고자 한다.

I 대사증후군의 정의

1. 대사증후군의 진단 기준

대사증후군의 정의와 관련하여 여러 기준이 있다(표 44-1). 2001년에 만들어 2005년에 업데이트한 National cholesterol education program-adult treatment panel Ⅲ (NECP-ATP Ⅲ) 기준이 가장 많이 사용되고 있는데, 다음 5개 항목 중 3개 이상을 충족할 때 대사증후군이라 정

의한다.

① 복부 비만
  -여성: 허리둘레>88cm(서양),
    허리둘레>80cm(동양)
  -남성: 허리둘레>102cm(서양),
    허리둘레>90cm(동양)
② 고혈당: 공복혈당≥110mg/dl 또는 혈당 조절을 위해 약물치료 중인 경우
③ 고혈압: 혈압>130/85mmHg 또는 고혈압 약물치료 중인 경우
④ 고중성지방혈증: 중성지방*triglyceride; TG*≥150mg/dL 또는 TG 상승에 대한 약물치료 중인 경우
⑤ 저HDL(high density lipoprotein)콜레스테롤혈증
  -여성: 혈중 HDL < 50 mg/dL
  -남성: 혈중 HDL < 40mg/dL
    또는 저HDL콜레스테롤혈증에 대한 약물치료 중인 경우

II 대사증후군의 역학

성인 남성에서 대사증후군은 매우 흔하며 유병률

표 44-1 대사증후군의 정의들

	WHO(1998)	AACE(2003)	IDF(2005)	NCEP-ATP Ⅲ(2005 개정)
필수 구성 요소	인슐린 저항성 (공복혈당장애, 내당능장애, 2형 당뇨, 혹은 추가적인 인슐린 저항성의 증거)	인슐린 저항성(공복혈당장애, 내당능장애)	복부 비만(허리둘레)	없음
진단기준	필수 구성 요소와 아래 기준 중 ≥2/5 충족 시	필수 구성 요소와 임상적 판단에 근거해 아래 기준 중 어느 것이라도 해당 시	필수 구성 요소와 아래 기준 중 ≥2/4 충족 시	아래 기준 중 ≥3/5 충족 시
비만	WHR >0.9(남성), >0.85(여성) or BMI >30kg/m2	체질량지수≥25kg/m2		허리둘레 >102cm(서양 남성)/ >90cm(동양 남성) 허리둘레 >88cm(서양 여성)/ >80cm(동양 여성)
고혈당 (mg/dL)	+	+	공복혈당≥100	공복혈당 ≥110 (≥100, ADA 기준*)
이상지질혈증 (mg/dL)	TG≥150 or HDL-C <35(남성), <39(여성)	TG≥150 and HDL-C <40(남성), <50(여성)	TG≥150 or Rx HDL<40(남성), <50(여성) or Rx	TG≥150 HDL<40(남성), <50(여성)
고혈압 (mm Hg)	>140/90	>130/85	>130 (수축기), >85 (이완기) or Rx	>130 (수축기), >85 (이완기)
기타 기준	미세알부민뇨†	인슐린 저항성의 다른 증거들§		

WHO: World Health Organization
AACE: American Association of Clinical Endocrinologists
IDF: International Diabetes Foundation
NCEP ATP Ⅲ: National Cholesterol Education Program Adult Treatment Panel Ⅲ
†: 요중 알부민 배설 >20μg/min 또는 알부민/크레아티닌 ≥30mg/g.
§: 2형 당뇨의 가족력, 다낭성 난소 증후군, 비활동성 생활양식, 고령, 2형 당뇨에 취약한 인종
+: 해당 기준에 합당한 경우
*: American Diabetes Association
WHR: Waist to Hip Ratio
HDL: high-density lipoprotein
TG: triglyceride
Rx: 해당 질환에 대한 약물치료 중인 경우

은 급속도로 증가되고 있다. 1988년부터 1994년까지 NHANE Ⅲ(The Third National Health and Nutrition Examination Survey)에 의한 조사 결과를 2001년 NCEP-ATP Ⅲ 기준에 따라 분석해 보면 대략적인 대사증후군의 유병률은 22%이며, 연령이 증가함에 따라 증가되는 것으로 나타났다. 인종별로는 멕시코계 미국인의 경우 가장 높은 유병률(31.9%)을 나타냈으며, 남녀 간 차이는 크지 않았다. 같은 방식으로 1999~2000년까지 1,677명 대해 조사한 연구 결과를 보면 전체적인 대사증후군의 유병률은 26.7%로 증가했으며, 여성에서의 증가율이 남성보다 높은 것으로 나타났다. 2005년 업데이트된 NCEP-ATP Ⅲ 기준에 의해 분석해 보면 성인 남

녀 3,323명에서 남성 유병률은 26.8%, 여성 유병률은 16.6%로 나타났으며, 이들을 8년간 추적관찰했을 때 남성에서 56%, 여성에서 47%의 유병률 증가를 확인할 수 있었다.

Ⅲ 대사증후군과 남성질환

1. 대사증후군과 남성갱년기

중년 이상 남성 2,996명을 대상으로 시행한 European Male Aging Study(EMAS)에서 후기발현저성선증late onset hypogonadism; LOH 남성은 높은 체질량지수*body mass index; BMI*, 두꺼운 허리둘레, 낮은 HDL 수치와 높은 수축기 혈압, 트리글리세라이드, 혈당, 그리고 인슐린 저항성을 나타냈다. Mulligan 등이 45세 이상 남성 2,000여 명을 대상으로 진행한 연구에서는 낮은 혈중 테스토스테론 수치를 나타낼 확률이 정상의 경우에 비해 고혈압 환자에서 1.84배, 고지혈증 환자에서 1.47배, 당뇨 환자에서 2.09배, 비만 환자에서 2.38배 높은 것으로 나타났다. 낮은 혈중 테스토스테론 수치는 Müller 등의 단면 연구 결과 및 Laaksonen 등의 장기 추적관찰 연구에서 대사증후군과 직접적인 연관성이 있는 것으로 나타났다. Liao, Lin 등이 중국인 남성들을 대상으로 시행한 최근 연구에서도 대사증후군 환자의 혈중 테스토스테론 수치는 대사증후군이 아닌 환자들에 비해 유의하게 낮은 것으로 나타났다. 이러한 결과들을 통해 낮은 혈중 테스토스테론 수치는 그것이 유전학적으로 비롯된 것이든, 혹은 수술이나 약물치료와 관련되어 예기치 않게 나타났든지 간에 앞으로 대사증후군의 발생을 예측할 수 있는 신뢰할 만한 인자로 받아들여지고 있다.

(1) 비만

대사증후군의 발병기전은 매우 다양하지만, 복부 비만의 경우 고혈압, 혈중 LDL(low density lipoprotein)의 증가, HDL의 감소, 그리고 혈당 상승과 깊은 관련성이 있기 때문에 대사증후군 발병의 첫 번째 단계로 인식되고 있다. 복부피하지방의 증가보다 내장지방의 증가가 대사증후군 발병에 직접적인 역할을 하는 것으로 알려져 있으며, 내장지방량은 허리둘레와 밀접한 상관관계를 보이기 때문에 대사증후군 진단 시 허리둘레 측정을 통해 복부 비만 정도를 평가하게 된다.

남성에서 비만의 정도와 혈중 테스토스테론 수치와의 밀접한 역의 상관관계에 대해서는 그동안 여러 연구 결과가 있었다. 특히 Haffner, Phillips 및 Seidell 등의 연구 결과들 모두 공통적으로 복부 비만인 경우에 더욱 명확하게 혈중 테스토스테론 수치가 감소하는 것을 확인할 수 있었다. 더욱이 임상적으로 비만은 대사증후군의 중요 요소인 당뇨 발생에 가장 크게 기여하는 것으로 알려져 있다.

(2) 당뇨와 당 항상성 이상

당뇨와 테스토스테론 간의 밀접한 관련성은 전립선암 환자에서 호르몬치료가 인슐린 저항성을 증가시킨다는 사실을 통해 이미 우리 모두 잘 알고 있다. 실제로 Haffner 등의 연구 결과에서 남성의 혈중 테스토스테론 수치는 인슐린 농도 및 인슐린 저항성과 역의 상관관계를 보여 주었다. Dhindsa, Ding, Kapoor 등에 의해 진행된 여러 역학 연구 결과에서도 제2형 당뇨와 낮은 혈중 테스토스테론 수치의 깊은 관련성이 공통적으로 입증된 바 있다. Ogbera 등의 연구를 통해서는 제2형 당뇨병 환자의 1/3에서 LOH가 동반됨을 확인할 수 있다. 또 Stellato 등이 진행한 건강한 남성을 대상으로 한 장기간의 추적연구를 보면 낮은 혈중 테스토스테론 수치가 인슐린 저항성과 제2형 당뇨 발생의 전구 단계와 깊은 관련성을 가지고 있다는 사실을 알 수 있다. 그렇다면 실제로 테스토스테론치료가 당뇨에 미치는 효과는 어떨까? 여러 역학 연구 결과에서 입증되었던 당뇨와 테스토스테론 수치의 밀접한 연관성을 생각해 본다면, 여러 임상연구에서 테스토스테론치료로 인한 당 대사의 변화가 일관성 없는 결과를 나타냈고, 그 효과도 기대했던 바에 미치지 못하는 것은 사실이지만, 3개의 대규모 무작위 임상시험 결과들은 테스토스테론치료가 인슐린 저항성을 낮출 수 있을 것이라는 긍정적인 결과를 보여 주었다. 이에 대해서는 좀 더 많은 연구 결과가 뒷받침되어야 할 것으로 생각된다.

(3) 지질

지질과 혈중 테스토스테론 수치와의 관계에서 호르몬치료(남성호르몬 박탈요법)를 받은 전립선암 환자에서 혈중 콜레스테롤, LDL, TG 수치는 증가하고, 혈중 HDL 수치는 감소한다는 사실은 잘 알려져 있다. 테스토스테론치료(남성호르몬 보충요법)가 지질대사에 미치는 영향과 관련해서는 여러 무작위 임상시험을 바탕으로 Isidori, Whitsel 등에 의한 메타분석 연구 결과들이 발표되었는데, 총 콜레스테롤과 LDL 수치의 유의한 감소를 보여 주었다.

(4) 고혈압

고혈압과 혈중 테스토스테론 수치의 관련성에 대해 살

펴보면, 역학 연구들에서는 유의한 역의 상관관계를 나타내는 것처럼 보이지만, 실제 테스토스테론치료가 혈압에 미치는 영향에 대해서는 명확한 결론이 없다. 경피적 테스토스테론 제재를 이용한 Mårin 등의 첫 번째 임상연구 결과에서는 복부 비만 남성에서 이완기 혈압의 유의한 감소를 가져오는 것으로 나타났으며, Yassin 등에 의한 연구에서는 골다공증 남성에서 테스토스테론치료가 수축기 및 이완기 혈압 모두의 감소를 가져오는 것으로 나타났다. 또 Heufelder 등의 연구 결과를 보면 테스토스테론치료를 식이조절 및 운동과 병행했을 때, 식이조절 또는 운동 중 하나만 시행한 경우보다 대사증후군 남성의 혈압을 보다 안정적으로 감소시키는 것으로 나타났다.

2. 대사증후군과 전립선비대증, 남성의 하부요로증상

대사증후군과 대사증후군 각각의 요소들은 전립선의 증식과 하부요로증상과 깊은 연관성이 있는 것으로 알려져 있다. Gacci 등이 시행한 5,400명 이상의 환자를 포함한 8개 임상연구에 대한 메타분석과 계통적 고찰 결과에서 대사증후군의 진단과 전립선 크기의 증가 사이에 유의한 상관 관계가 있는 것으로 나타났다. 또 De Nunzio 등이 진행한 연구 결과에 따르면, 대사증후군 요소를 가지고 있을 확률이 높은 심장질환 환자나 심장질환 치료를 받고 있는 남성들에서는 전립선비대증과 하부요로증상의 위험도가 유의하게 증가되는 것을 알 수 있었다.

(1) 비만과 전립선비대증

지방량이 증가하면 초음파나 MRI에서 측정되는 전립선의 부피도 증가되는 것으로 알려져 있다. Baltimore Longitudinal Study of Aging(BLSA)의 코호트에 의하면, BMI가 $1kg/m^2$ 증가할 경우 전립선 부피는 0.41mL가 증가했고, Parsons과 Raheem의 분석에 의하면 비만 남성(BMI ≥35kg/m^2)은 체중이 정상인 남성(BMI <25kg/m^2)에 비해 전립선비대증이 나타날 확률이 3.5배 높았다. 비만은 여러 대규모의 코호트에서 진행된 연구(U.S. health professionals follow-up study, n=26,000), 중국에서 진행된 연구(n=500)를 비롯해 미국 prostate cancer pre-

vention trial(PCPT)(n=4,770), NHANES Ⅲ(n=2,800), Second Nord-Trøndelag Health Study(HUNT-2)(n=21,700), Prostate Study Group of the Austrian Society of Urology(n=1,500)의 연구 결과들에서 증상을 동반한 전립선비대증과 하부요로증상의 위험도를 증가시키는 것으로 나타났다. 또 Raheem과 Parsons의 연구 결과를 보면 비만은 전립선비대증 수술의 위험도를 증가시키며, 전립선비대증에 대한 약물치료와 하부요로증상의 위험도를 높이는 것으로 나타났다. PCPT와 REDUCE(reduction by dutasteride of prostate cancer events) 연구 결과를 보면, 비만은 5알파환원효소억제제 $5α$-reductase inhibitor인 finasteride와 dutasteride와 같이 혈중 DHT(dihydrotestosterone) 농도를 감소시키는 약물을 통해 전립선비대증과 하부요로증상의 진행을 억제하는 약제들의 효과를 감소시키는 것으로 알려져 있다.

(2) 당뇨와 당 항상성 이상

높은 인슐린유사성장인자-1insulin-like growth factor-1와 인슐린유사성장인자결합단백질-3insulin-like growth factor binding protein-3의 혈중 농도는 전립선비대증의 진단 및 수술 위험도를 높이는 것으로 알려져 있다. 수천 명의 환자들을 아우르는 여러 다양한 코호트 연구 결과를 보면, 당뇨, 혈중 인슐린 농도의 증가, 공복혈당의 증가는 전립선의 부피 증가와 전립선비대증의 진단 및 이로 인한 수술, 하부요로증상의 발생과 밀접한 관련이 있다.

(3) 고혈압

고혈압과 전립선비대증, 하부요로증상의 상관관계는 아직 명확하지 않다. 6개의 관련 연구들 중에 3개의 연구에서는 하부요로증상의 위험도가 상승한다고 보고되었고, 1개의 연구에서는 전립선비대증수술의 위험도 증가를 보여 주었으며, 2개의 연구에서는 위험도와 관련성이 없는 것으로 나타났다.

(4) TG 상승과 HDL의 감소

전립선비대증 및 하부요로증상과 TG, HDL의 관계는 불분명하다. 6개의 관련 연구에서 3개 연구는 유의한 양의 상관관계를 보여 주었으나, 나머지 3개 연구에서는 유의한 상관관계가 없는 것으로 나타났다.

3. 대사증후군과 발기부전

대사증후군의 위험인자는 대부분 발기부전의 위험인자와 동일하다(표 44-2). 대사증후군, 대사증후군의 다섯 가지 요소, 그리고 심혈관 질환, 이 모두가 발기부전의 위험도를 증가시키는 것으로 알려져 있다. 여러 다양한 기전이 존재하겠지만, 대사증후군으로 인한 산화질소합성경로nitric oxide synthase pathway의 억제inhibition, 혈중 테스토스테론 수치의 감소, 동맥경화로 인한 혈관기능의 저하, 자율신호경로autonomic signaling pathway의 붕괴, 음경해면체 섬유성 변화의 증진 등이 모두 대사증후군으로 인한 발기부전 발생의 기전으로 설명될 수 있다.

(1) 대사증후군과 심혈관계질환

여러 연구를 통해 대사증후군 남성의 경우, 발기부전 발생률이 증가하는 것으로 알려져 있다. 더군다나 발기부전은 심혈관계 질환의 독립적인 위험인자로도 알려져 있다. PCPT 연구에서 위약군에 무작위로 배정된 55세 이상 8,063명의 남성에서 심혈관계 질환 발생 위험도가 발기부전이 없는 남성에 비해 발기부전이 있는 남성에서 45%가량 증가되는 것으로 나타났다(HR 1.45, 95% CI 1.25~1.69). 이 정도의 위험도는 흡연자들이나 심근경색의 가족력이 있는 남성에서의 위험도와 비슷한 수준이라 할 수 있다. 또한 발기부전은 무증상의 죽상동맥경화증, 내피기능부전, 상완동맥 혈관 확장의 감소와도 관련성이 깊은 것으로 알려져 있다.

(2) 비만

여성에서 비만과 복압성요실금과의 관계처럼 비만 남성에서 생활습관 조절을 통한 체중 감소는 발기력을 향상시키는 것으로 알려져 있다. Esposito 등이 이탈리아

표 44-2 대사증후군의 위험인자들

고령
스트레스
우울증
음주 및 흡연
운동 부족과 과체중, 비만
남성호르몬의 감소
만성신질환 및 류머티즘질환

에서 시행한 무작위 임상연구에서 BMI가 30이 넘지만, 당뇨와 혈압, 고지혈증이 없는 30~55세의 발기부전 환자 110명을 칼로리 제한과 운동을 통해 적극적으로 체중을 줄이고자 하는 그룹과 단순히 건강한 음식과 운동에 대한 정보만 알려 준 그룹으로 나누어 2년 동안 관찰했을 때, 적극적으로 조절을 시행한 그룹은 육체적으로 활동적이면서 유의한 체중 감소가 나타났고 대조군에 비해 국제발기능측정 설문지International index of erectile function; IIEF 점수가 유의하게 높아진 것을 확인할 수 있었다. 또한 다변량 분석 결과에서 BMI의 감소와 육체적 활동성이 IIEF 점수 상승에 기여하는 유의한 인자임을 확인할 수 있었다.

(3) 당뇨와 당 항상성 이상

당뇨 자체는 잘 알려진 발기부전의 위험인자이며, 대사증후군의 당뇨 전 단계와 발기부전 간에도 유의한 관련성이 있는 것으로 알려져 있고, 당뇨 환자의 발기부전은 5~10년 정도 먼저 나타나는 것으로 알려져 있다. Knobloyits 등이 시행한 아르헨티나 남성에 대한 연구에서 발기부전은 HOMA(homeostasis model assessment)≥3으로 정의되는 인슐린 저항성의 증가와 유의한 상관관계가 있음이 보고되었고, Chen 등이 중국 남성을 대상으로 한 연구에서도 정량인슐린감수성체크지수quantitative insulin sensitivity check index≤0.37로 정의되는 인슐린 저항성과 유의한 연관성이 있음이 보고된 바 있다.

(4) 고혈압

1994년 Feldman 등의 연구에서 고혈압 남성의 경우 혈압이 정상인 남성보다 발기부전을 경험하게 될 확률이 유의하게 높다는 사실이 보고된 바 있으며, 이는 2006년 Saigal 등의 연구에서도 비슷한 결과로 확인된 바 있다.

(5) 지질

3,250명의 고지혈증 남성을 대상으로 시행한 연구에서 높은 총 콜레스테롤 수치와 낮은 HDL 수치가 4년간의 추적관찰 기간 동안 발기부전 발생의 유의한 위험인자로 나타났으며, 총 콜레스테롤 수치가 40mg/dL 증가할 때마다 발기부전 위험도는 1.32배 증가했고, HDL 수치가 40mg/dL 증가할 때마다 발기부전 위험도가

0.38배 감소하는 것으로 나타났다. 고지혈증 치료제인 스타틴제제는 혈관기능을 호전시키고 심혈관질환의 위험성을 감소키는 것으로 알려져 있는데, 스타틴제제가 콜레스테롤 농도를 낮추게 되면, 죽상경화증 환자의 관상동맥 내피세포의 반응성이 향상되어 발기기능의 호전을 기대할 수 있다. 스타틴치료가 발기에 미치는 영향에 대해서는 대규모 임상연구 결과가 부족하기는 하지만, 발기력의 향상 및 sildenafil에 대한 혈관 반응성을 증가시키고, sildenafil에 반응이 없던 환자들에서 약제의 효과를 증진시키는 결과를 나타낸 바 있다. 일부 연구에서는 스타틴과 fibrate 제제가 각각 1.51배, 1.46배씩 발기부전 위험도를 증가시킨다는 연구 보고도 있었으나, 다른 연구들에서는 큰 영향이 없는 것으로 나타나 이에 대해서는 추가적인 연구가 필요하다.

4. 대사증후군과 남성불임

대사증후군과 대사증후군의 요소들은 불임과 관련이 있는 것으로 알려져 있다. 비만은 정자의 DNA 손상을 야기시키고 정액의 양, 정자 운동성 및 정자 수의 감소와 연관이 있는 것으로 알려져 있으며, 제2형 당뇨도 정액량 감소, 정자 운동성 저하, 사정장애와 관련이 있는 것으로 알려져 있다. 또 대사증후군은 남성호르몬 저하와도 깊은 연관성을 가지고 있다.

(1) 비만

BMI와 정자 수와의 관계를 조사한 21개 연구 13,077명의 남성을 대상으로 Sermondade 등이 시행한 메타분석과 문헌적 고찰 결과를 보면, 과체중(OR 1.28, 95% CI 1.06~1.55)과 비만(OR 2.04, 95% CI 1.59~2.62) 남성은 정상 체중의 남성에 비해 정자 감소증이나 무정자증의 위험성이 증가되는 것으로 나타났다. 2007년 Nguyen 등이 임신을 계획한 남성 26,303명을 대상으로 진행한 연구에서도 과체중(BMI 25~29.9kg/m2)과 비만(BMI 30~34.9kg/m2) 남성들은 각각 20%(OR 1.20, 95% CI 1.04~1.38)와 36%(OR 1.36, 95% CI 1.13~1.63)씩 불임 확률이 높은 것으로 나타났다. Ohwaki 등이 74명의 건강한 남성을 대상으로 일본에서 진행한 전향적 연구에서도 20개월간의 관찰 기간 동안 BMI가 높은 그룹의 남성은 정상인 남성에 비해 아이를 가질 확률이 20% 정도 (HR 0.80, 95% CI 0.67~0.95) 낮은 것으로 나타났다.

(2) 당뇨와 당 항상성 이상

카타르에서 857명의 남성을 대상으로 시행한 단면 조사 연구에서 제2형 당뇨는 불임으로 진단받을 확률을 유의하게 높이는 것으로 나타났다(P= 0.003). 그러나 이는 불임의 명확한 정의나 비만과 같은 혼란 변수에 대한 보정을 시행하지 않은 결과였다. 실제로 제2형 당뇨 남성의 경우 비만을 동반하는 경우가 많고, 이러한 점을 감안하여 다변량 요인을 보정하고 제2형 당뇨를 가진 세부군에 대해 추가적인 분석을 시행해 보면, 비만이 불임과 매우 강한 상관 관계를 나타내는 것을 알 수 있다. 이러한 부분들이 당뇨와 불임과의 관련성에도 영향을 줄 수 있을 것으로 생각된다.

(3) 지질

정자 원형질막 구성에 있어 콜레스테롤은 필수적인 요소로 알려져 있으나, 고콜레스테롤 및 이상지질혈증이 정액의 질 및 불임에 미치는 영향에 대해서는 연구가 많이 없다. Hagiuda 등은 일본 남성 환자의 혈중 TG 수치와 정액의 질 사이의 관계를 평가했는데, 정자의 수와 운동성은 혈중 TG 수치와 유의한 상관관계를 나타내지 않았고, 정자의 형태학적 특성은 혈중 TG 수치와 유의한 양의 상관관계를 나타냈다. Ergun 등이 혈중 지질 농도와 정액의 질의 상관관계에 대해 시행한 연구에서는 VLDL(very LDL) 및 TG 수치 상승이 정자의 운동성 감소와 관련이 있었고, 높은 TG 수치는 정자 발생에 영향을 주는 것으로 나타났다. 이러한 연구 결과는 정자의 질에 혈중 지질 농도가 어떤 식으로든 영향을 줄 수 있음을 시사한다. 정자의 질뿐만 아니라 임신 자체에 미치는 영향을 확인하기 위해 Schisterman 등은 혈중 지질 농도와 임신까지 걸리는 시간의 상관 관계 분석이라는 흥미로운 전향적 코호트 연구를 진행했는데, 남성의 콜레스테롤 수치가 높을수록 임신까지의 시간이 증가하는 것으로 나타났다.

(4) 고혈압

고혈압이 직접적으로 고환에 미치는 영향에 대해서는

더 연구가 필요하지만 몇몇 연구 결과들을 보면 고혈압이 정액 지표에 영향을 줄 수 있음을 시사한다. Guo 등은 고혈압이 있는 남성이 고혈압이 없는 남성에 비해 정액의 양, 정자 수 및 운동성이 떨어진다고 보고했다. Eisen-berg 등이 정액의 질과 건강상태의 연관성에 대해 시행한 연구에서도 순환기계 질환, 특히 고혈압, 말초혈관질환 및 비허혈성 심장질환이 있는 남성의 경우 정액 지표의 이상 비율이 유의하게 높은 것으로 나타났다.

추천문헌

박소영. 고지질혈증과 비만. 대한남성과학회. 남성건강학 2판. 군자출판사, 2013; 481-490

이승욱. 대사증후군. 대한남성과학회. 남성과학 3판, 군자출판사, 2016; 599-609

American Diabetes Association. Standards of medical care in diabetes. Diabetes Care 2005; 28: S4–S36

De Nunzio C, Aronson W, Freedland SJ, Giovannucci E, Parsons JK. The correlation between metabolic syndrome and prostatic diseases. Eur Urol 2012; 61: 560–570

Heufelder AE, Saad F, Bunck MC, Gooren L. Fifty-two-week treatment with diet and exercise plus transdermal testosterone reverses the metabolic syndrome and improves glycemic control in men with newly diagnosed type 2 diabetes and subnormal plasma testosterone. J Androl 2009; 30: 726-733

Kalinchenko SY, Tishova YA, Mskhalaya GJ, Gooren LJ, Giltay EJ, Saad F. Effects of testosterone supplementation on markers of the metabolic syndrome and inflammation in hypogonadal men with the metabolic syndrome: the double-blinded placebo-controlled Moscow study. Clin Endocrinol(Oxf) 2010; 73: 602-612

Parsons JK. Modifiable risk factors for benign prostatic hyperplasia and lower urinary tract symptoms: new approaches to old problems. J Urol 2007; 178: 395–401

Tajar A, Huhtaniemi IT, O'Neill TW, Finn JD, Pye SR, Lee DM, et al. Characteristics of androgen deficiency in late-onset hypogonadism: results from the European Male Aging Study (EMAS). J Clin Endocrinol Metab 2012; 97: 1508-1516

Talwalkar PG, Sreenivas CG, Gulati A, Baxi H. Journey in guidelines for lipid management: From adult treatment panel (ATP)-I to ATP-III and what to expect in ATP-IV. Indian J Endocrinol Metab 2013; 17: 628-635

Tsujimura A. The Relationship between Testosterone Deficiency and Men's Health. World J Mens Health 2013; 31: 126-135

노화와 노인비뇨의학

장영섭 집필/문홍상 감수

노인의학이란 노년에서 질병의 일상적·예방적·치료적·사회적인 면과 관련된 일반의학의 한 분야로, 전 세계적으로 노인인구가 급격히 증가함에 따라 의학의 한 분야로 정착했다. 노령 인구에서 비뇨기질환의 발생률이 높고, 고령화 사회에 대한 관심이 증대되면서 노인비뇨의학에 대한 충분한 이해와 함께 체계적인 관리의 필요성이 대두되고 있다.

Ⅰ 노화의 생물학

노화란 질병과 관계없이 나이가 들어감에 따라 서서히 신체의 구조가 변하는 것으로, 시간이 지남에 따라 생존의 가능성이 감소하게 되어 결국에는 죽음을 맞이하게 되는 것을 말한다. 노화는 크게 시간에 따른 보편적인 변화를 의미하는 정상 노화normal aging와 노화와 관련된 질환이 포함되는 병적 노화pathological aging로 구분할 수 있다. 또한 병적 노화와 대응하는 개념으로 성공적 노화successful aging라는 용어가 있는데, 신체 및 인지기능이 정상이고 장애 및 질환이 없으며 활발한 사회활동이 가능한 상태의 노화를 의미한다.

1. 노화의 생리

생리학적 관점에서 정상 노화는 기관계통의 예비력과 항상성 조절능력의 점진적인 감소이며, 질병 유병률의 증가와 함께 일어난다. 노화에 따른 신경계 변화를 살펴보면, 뇌신경 세포 수 감소가 두드러지고 뇌의 무게와 뇌혈류량이 감소한다. 노화의 진행과 함께 혈관세포에서도 일련의 변화가 나타나 내피세포의 기능 저하 및 평활근세포의 감소, 콜라겐 증가, 엘라스틴 감소 등이 발생하며 심혈관계질환 발생이 더욱 촉진된다. 노화와 관련된 호흡기관의 변화로는 호흡과 관련된 근육의 근력 감소와 연골의 경화에 따른 흉곽의 경직도 증가가 나타나며, 폐활량 등 폐기능을 감소시킨다. 신장은 노화하면서 사구체의 경화가 관찰되며, 만성적인 염증세포의 침윤과 신장 기질의 섬유성 변화가 발생한다. 아직 노화 과정에 대한 정확한 생물학적 기전에 대해서는 알려진 것은 없으나 생명체의 내적·외적 인자들이 관여하는 다인자성 현상인 것만은 확실하다. 호르몬 분비, 외부 스트레스에 대한 반응기전, 세포내외의 기질 및 염색체 구조, DNA 서열, 단백질 합성기전, 산화스트레스 증가와 이로 인한 분자염증반응 등의 다양한 변화들이 원인이 되어 노화가 진행된다고 생각할 수 있다.

2. 노화에 따른 하부요로의 변화 및 하부요로증상의 발생

노화는 여러 경로를 통해 전립선조직의 변화를 초래할 수 있다. 여러 스테로이드 호르몬이나 성장인자가 노화 과정에서 활성화되어 조직의 항상성을 방해하여 세포의 성장, 전립선의 비대 및 악성세포의 발생을 가져오게 된다. 전립선비대증에 의한 방광출구폐색이 하부요로증상의 중요한 원인이고, 이에 따라 이차적으로 불수의적 배뇨근수축의 발생률이 높아지고 잔뇨량이 증가되는 변화가 관찰되기도 한다. 또한 노화가 진행될수록 방광에서는 형태학적·생화학적 변화, 그리고 신경 지배와 수용체의 변화가 발생한다. 노화에 따른 방광의 섬유성 변화 및 근육층의 감소로 인하여 여러 가지 하부요로계의 구조적 변화 및 이로 인한 다양한 하부요로증상이 나타나게 된다. 배뇨근수축력이나 방광용적의 감소와 같은 하부요로의 변화에 의한 요속 감소나 소변을 참는 능력 등이 감소되는 것은 나이가 듦에 따라 나타나는 생리적 변화라고 할 수 있다.

3. 하부요로에 영향을 주는 요로 이외의 인자

당뇨병, 수면장애, 파킨슨병, 심뇌혈관질환, 신경계질환, 고혈압, 알츠하이머병, 골반장기탈출증 등의 동반질환이 하부요로증상의 발생 및 치료에 영향을 줄 수 있으며, 운동능력, 의식상태, 변비, 식습관, 기능장애, 시력저하, 간호가 가능한 보호자의 유무, 화장실 접근성, 복용 약물 등도 하부요로증상에 영향을 미칠 수 있으므로 동반질환 및 사회·환경적 요소들을 포괄적으로 파악하는 것이 중요하다.

II 노화의 인구학

2024년 현재 우리나라도 초고령사회로의 진입을 앞두고 있다. 인구의 고령화로 인해 노화와 관련된 질환이 있는 환자들의 수가 크게 증가하고 있으며, 이에 따른 노인복지정책 또한 다양하게 요구되고 있다.

1. 노인의 인구통계학적 추세 및 역학

일반적으로 고령자는 65세 이상으로, 준고령자는 50~64세로 정의하고 있다. 우리나라는 2000년에 노인 인구가 전체 인구의 7%를 넘어서며 고령화사회에 진입했으며, 2017년에 노인 인구가 14.2%를 기록하며 고령사회로 진입했다. 그리고 2025년경 노인 인구가 전체 인구의 20%를 넘어 초고령사회로 도달할 것으로 예측되고 있다. 2023년 건강보험심사평가원 자료에 의하면 외래 진료에서 다빈도 질환의 경우 65~69세에서 전립선비대증이 20위, 방광염이 46위로 이전에 비해 증가하는 추세이고, 75~79세에서는 전립선비대증이 11위를 차지하여 노인에서 비뇨기계 질환의 비율이 지속적으로 상승하고 있다. 또한 전립선암, 방광암 등의 비뇨기계 종양이 연령이 높아짐에 따라 두드러지게 증가하는 것은 물론 전립선비대증 외에 요실금, 요로감염, 야간뇨 등의 하부요로증상이 노인에서 흔히 나타난다. 노인 인구의 증가로 인하여 비뇨생식기 계통에 문제가 있는 환자는 계속 늘어날 것으로 전망된다.

2. 노화에 따른 정신사회학적 변화

노화는 생물학적 측면뿐만 아니라 정신사회적 측면을 포함하여 포괄적·체계적으로 이해해야 한다. 노화에 따른 정신적 변화를 살펴보면 노화 관련 변화 및 상실, 만성질환, 의존성 증가, 기능 저하, 대인관계 결여 등으로 인한 자존감 손상, 사회적 지위와 영향력의 상실, 인지기능을 포함한 전반적 기능 저하 등으로 인하여 심한 상실감을 느끼게 되고, 이로 인한 인격 변화, 불안, 우울, 공포, 슬픔, 좌절, 분노, 죄책감 등의 상태에 빠지기 쉽다. 노년기의 사회적 변화로는 가족, 친척이나 친구들의 죽음 등으로 인한 사회적 고립, 재정적 문제, 외로움, 인생 목표의 상실 및 거부 등의 문제에 직면하게 된다. 또한 노화로 인하여 역할 변화에 대한 부적응, 생활양식 변화에 대한 부적응, 가족관계의 변화, 외로움, 고립, 성적 문제, 노인학대, 삶에 대한 부정적 자세 등의 문제가 발생할 수 있다. 이를 극복하여 성공적 노화를 위한 다각적이고 구체적인 노력이 절실히 필요하다.

3. 노인의 특성

노인은 신체 장기와 기능의 퇴행성 변화를 보이며, 동시에 다발적 또는 복합적으로 발생하는 질병으로 고통을 겪는 경우가 많다. 노인의 의학적 특성은 다음과 같이 정리할 수 있다. 첫째, 신체적 항상성을 유지하기 어렵다. 둘째, 여러 감각기관의 기능 약화에 따라 일상생활에서 쉽게 다치거나 회복이 느리며, 이로 인한 신체활동량이 떨어진다. 셋째, 소화기관 기능 약화에 따라 영양 상태가 안 좋아지는 경우가 많다. 넷째, 면역기능이 약화되어 작은 감염에도 질병이 진행되어 생명이 위험하게 되는 경우가 많다. 다섯째, 뇌기능의 약화로 지적인 능력이 저하되거나 정신적으로 불안정해질 수 있다. 여섯째, 생식기와 요로계의 조직 변화나 기능 약화로 성기능장애나 요실금 등으로 고생하는 경우가 많다. 일곱째, 수면 생리의 변화로 깊은 잠을 자기가 어렵고, 신체나 생활환경의 변화로 인하여 불면증에 시달리는 경우가 많다. 여덟째, 특정질환에 대한 약물치료나 처치 시 부작용이 생길 가능성이 높다. 아홉째, 여러 가지 질환이 복합적으로 발생하여 약을 중복 또는 과다복용하는 경우가 많다. 열 번째, 사회·문화적인 여건에 따라 고립 또는 빈곤 속에 살고 있어 질병을 제대로 치료 못받거나 방치되고 있는 경우가 많다.

노인 환자는 개개인에 따라 매우 다양한 신체적·정신적·사회적 차이를 보이고 있기 때문에 간단히 체계화시키기 어려운 독특한 의학적 특성을 지니고 있다. 따라서 노인 환자의 진료 시에는 환자 개개인의 특성을 이해하고 진료에 임해야만 보다 정확한 평가가 이루어지고 최선의 진료를 수행할 수 있을 것이다.

4. 노화에 따른 약동학적·약역학적 변화

약동학은 신체에서 시간의 경과에 따른 약물과 그 대사산물의 변화를 보는 것으로, 약물의 흡수, 분포, 대사 및 배설을 연구하는 분야이며, 약역학은 생체에 대한 약물의 생리학적·생화학적 작용과 그 작용기전, 즉 약물이 일으키는 생체의 반응을 연구하는 분야이다.

(1) 노인의 약동학적 특성

노화로 인한 약동학적 변화에는 압수용기 반응의 저하로 인한 기립성 저혈압의 위험 증가, 베타차단제에 대한 반응 감소, 아세틸 콜린·도파민·GABA(gamma-aminobutyric acid) 등과 같은 중추신경계 작용 약물에 대한 민감도 증가 등이 있다. 또한 노화는 신체적·생리적으로 약물의 흡수, 분포, 대사 및 배설 전 과정에 영향을 줄 수 있다.

(2) 흡수

노화에 따라 위장관의 운동은 감소하고 이로 인한 경구약물의 흡수율이 지연 및 저하되어 약물의 혈중 최고 농도의 저하 및 혈중 최고 농도에 도달하는 시간의 지연이 생긴다. 이로 인해 약물의 효과가 발현되는 시간이 지연되나 약물의 효과는 더 긴 시간 동안 지속된다. 흡수에 끼치는 중요한 영향은 노인들에서는 여러 가지 약을 복용함으로써 발생하기도 한다. 퀴놀론계 약물은 제산제, 유제품, 비타민에 들어 있는 칼슘, 마그네슘, 철분과 함께 복용 시 흡수가 저하되고, 위 내 pH를 올리는 위궤양약은 nifedipine이나 amoxicillin의 흡수를 증가시키고 항진균제, ampicillin 등의 흡수를 저해할 수 있다.

(3) 분포

노인 환자에서는 체내 수분 양의 감소 및 전체 체지방의 증가로 인해 수용성 약물(lithium, aminoglycoside, digoxin, alcohol)의 혈중 농도의 증가를 가져오며 빠른 효과 발현 및 약효의 짧은 지속을 보인다. 지용성 약물(diazepam, thiopental, trazodone, propranolol)은 체내 반감기의 증가 효과가 있어 약효가 오래 지속된다. 노인에서는 혈중 단백질 농도가 감소하여 약물의 분포에 영향을 미치는데, 흔히 혈중 알부민 농도가 감소하는 경향이 있어서 노인에서는 diazepam, valproic acid, phenytoin, wafarin 등의 용량을 조절해야 한다.

(4) 대사

약물대사는 간에서 주로 일어나는 1형대사와 신장에서 일어나는 2형대사로 분류한다. 노화가 진행하면 1형대사는 감소하여 대사 약물의 반감기가 길어진다. 특히 노인에서는 cytochrome P450 3A4 효소의 기능 저하로 인해 간대사의 속도가 느려지게 됨에 따라 반감기가 증가하여 acetaminophen, diazepam, ibuprofen, lidocaine, phenytoin, warfarin 등의 약물 효과 시간이 연장된다. lorazepam, oxazepam, temazepam은 2형대사에 의해 이루어지지만 노화에 의하여 1형대사는 감소하고 2형대사가 우세함에 따라 노인에서 벤조디아제핀계 약물의 사용 시 diazepam 사용은 피하는 것이 권유된다.

(5) 배설

신장기능은 30대 중반부터 감소하기 시작하여 10년에 $6 \sim 12mL/min/1.73m^2$ 정도로 떨어지는데, 85세가 되면 25세 때에 비하여 그 기능이 50% 정도로 감소하게 된다. 일반적으로 크레아티닌 청소율은 10년마다 $10mL/min$ 비율로 감소되는 것으로 알려져 있다. 신장기능에 따라 용량 조절이 필요한 흔히 사용하는 약물들로 acyclovir, ciprofloxacin, gabapentin, valacyclovir, nitrofurantoin 등이 있다.

5. 노인비뇨의학의 필요성

노인의학은 단순히 평균수명의 연장에서 벗어나 새로운 가치관과 생산성 창조라는 접근 방향을 설정해 노화의 유전·생명공학은 물론, 다방면에서 성공적 노화의 정의 및 구체적 실현 방법을 찾고자 노력하고 있다. 이런 노력은 노인성 질환과 깊은 연관이 있는 비뇨의학 분야에서도 활발히 이루어지고 있다. 비뇨의학 영역에서 노인의학이 차지하는 비중이 클 뿐만 아니라 고령 인구가 늘어남에 따라 비뇨의학적 문제는 매우 흔하게 발생하기 때문에 노인비뇨의학의 역할과 필요성이 매우 크다.

III 노인비뇨의학 환자의 평가

노인 환자의 평가는 일반적인 의학 영역에 국한되기 때문에 정신·사회적 문제를 포함한 중요한 노인의학적 문제들을 놓치기 쉽다. 따라서 표준화된 평가도구나 설문지를 적절하게 이용하면 평가의 정확성과 효율성을 높일 수 있을 것이다.

1. 포괄적 노인 평가

포괄적 노인 평가는 노쇠한 환자를 대상으로 다양한 전문 분야가 협력하여 신체적·정신적·사회적 손상과 기능적 불능 여부를 선별하고 확인하는 진단 과정이다. 진단의 정확도를 높여 주고, 정신적·신체적 기능을 보존해 주는 효과가 높으며, 노인 환자의 사망률과 입원율을 낮추고, 환자의 의료 이용 만족도를 높여 주는 것으로 알려져 있다. 포괄적 노인 평가의 목표와 목적은 표 45-1에 정리했다. 노인 환자 평가의 기본요소와 평가 내용은 표 45-2에 정리했다. 신체적 건강, 기능 상태, 정신적·심리적 건강, 사회적인 활동 상태, 경제적 여건, 삶의 환경 등을 평가해야 한다. 인지기능, 정서상태, 이동과 보행 능력, 배변 및 배뇨기능, 영양상태, 시력과 청력 등을 확인하는 내용이 반드시 포함되어야 한다. 이를 위해 기존의 다양한 측정 도구를 활용하여 여러 전문 인력이 함께 평가 과정에 참여하는 협동 진료가 이루어져야 한다.

2. 의학적 평가

(1) 일상생활 수행능력

일상생활활동activities of daily living; ADL은 목욕하기, 식사하기, 옷 입기, 배변하기, 몸 움직이기, 걷기 등과 같이 스스로 자신의 몸을 돌보는 데 필요한 가장 기본적인 기능을 의미한다. 도구적 일상생활활동instrumental activities of daily living; IADL은 독립적인 생활을 하는 데 필요한 보다 높은 차원의 기능을 말하며, 요리하기나 장보기, 가벼운 집안일 등이 포함된다. 2002년 한국 노인에 맞는 일상생활활동을 평가할 수 있는 도구인 한국형 일상생활활동(K-ADL)과 한국형 도구적 일상생활활동

표 45-1 포괄적 노인 평가의 목표와 목적

진단의 정확도 향상→기능과 삶의 질 호전
적절한 의학적 치료→불필요한 의료이용 감소
치료결과 향상→장기 치료 계획 수립

표 45-2 노인 환자 평가의 기본요소와 평가 내용

신체적 건강	심리적 건강
환자 문제 목록 작성	인지기능(정신 상태) 측정
질환의 중증도 결정	정서상태(우울) 측정

(K-IADL)이 개발되었다. K-ADL의 문항은 옷 갈아입기, 세수하기, 목욕 또는 샤워하기, 차려 놓은 음식 식사하기, 이부자리에서 일어나 방 밖으로 나가기, 화장실 이용하기, 대소변 흘리지 않고 보기의 7개 항목으로 구성되어 있으며, K-IADL은 몸단장, 집안일, 식사 준비, 빨래하기, 근거리 외출, 교통수단 이용, 물건 사기(쇼핑), 금전 관리, 전화 사용, 약 챙겨 먹기의 10개 항목으로 구성되어 있다.

(2) 균형, 보행 및 이동성 유지 상태

균형은 일상생활활동을 실행할 수 있는 능력에 대단히 큰 영향을 미치는 중요한 기능으로, 노인에서 균형장애는 낙상의 주요한 원인이기도 하다. 이러한 균형능력과 보행 및 이동성 유지 상태에 대해 임상에서 널리 쓰이고 있는 평가 도구로는 time up&go test(TUG), berg balance scale(BBS), 안정보행속도comfortable gait speed; CGS, tinetti gait(TG), modified Emory functional ambulation profile(mEFAP) 등이 있다. TUG검사는 균형능력과 기능적인 운동을 평가하여 넘어짐의 위험을 예측하기 위해 사용되는 검사로 팔걸이가 있는 의자에 앉아 실험자의 출발 신호와 함께 의자에서 일어나 3m 거리를 걸어서 다시 되돌아와 의자에 앉는 시간을 측정하는 방법으로, 20초 이상 소요되거나 검사 중 넘어진다면 어느 정도의 기능 저하를 예측할 수 있다. BBS는 노인의 기능적인 기립 균형을 측정하는 것으로 앉기, 서기 자세, 자세 변화의 3개 영역으로 이루어져 있다. 안정보행속도는 10m를 대상자 본인이 가장 안정적으로 느끼면서 편하게 걷는 속도를 측정하는 것이다. TG는 보행의 시작, 보폭과 걸음걸이의 높이, 걸음걸이의 대칭성, 연속성, 걸음걸이의 경로, 체간의 안정성, 걷는 동안 두발의 위치 등 총 8개의 항목을 평가하는 것으로, 점수가 높을수록 기능이 좋은 것이다. mEFAP는 견고하고 평평한 바닥에서 5m 걷기, 카펫에서 5m 걷기, 의자에서 일어나 3m 걸은 후 다시 의자에 앉기, 규격화된 장애물 가로지르기, 5개 계단 오르내리기 등 5개 항목을 수행하는 데 걸린 시간을 측정하는 것이다.

(3) 영양상태 확인

자택 거주 노인의 약 5~10%, 시설에 있는 노인의 30~60% 정도는 영양불량상태이다. 불량한 체중지표는 체질량지수가 18.5 이하이거나, 체중이 6개월간 평소 체중의 10% 이상 감소하거나 또는 1개월간 5% 이상 감소하는 경우이다. 노인 환자의 영양상태를 신속하게 평가하기 위한 대표적인 도구로는 약식 영양평가mini nutritional assessment; MNA가 있다. MNA는 18개 항목으로 구성되어 있고 정확한 영양상태 파악 및 사망률 예측에 유용하다. 단축형 MNA는 기존의 전체 MNA 중 6문항만 시행하는 도구로 간편하나 정확한 평가가 가능하여 이용하기 용이하다.

3. 인지기능

단시간 내에 간단하게 노인의 인지기능, 치매 여부를 평가하기 위해 개발된 선별검사도구로 간이정신상태검사mini-mental state examination; MMSE가 널리 사용되고 있으며, 국내에서는 MMSE의 언어 영역과 이해 및 판단 영역을 약간 변형시킨 간이정신상태검사 한국판(MMSE-K)이 널리 이용되고 있다. MMSE-K는 시간지남력, 공간지남력, 기억등록, 주의집중 및 계산, 기억회상, 언어기능, 이해 및 판단 등의 7개 항목, 총 30문항으로 이루어져 있으며, 24점 이상은 정상, 20~23점은 치매 의심, 19점 이하는 치매로 구분한다.

4. 우울증

임상 실제에서 우울증은 다양한 증상들과 공존 질환 등으로 인해 그 신단과 평가가 쉽지 않다. 이에 우울증 여부를 보다 쉽고 객관적으로 평가할 수 있는 몇 가지 임상가 및 자기보고형 선별검사도구들이 개발되어 사용되고 있다. 임상가 평가 척도로 대표적인 것은 Hamilton depression rating scale(HDRS)과 Montgomery-Asberg depression rating scale(MADRS) 등이 있고, 이 HDRS는 한글판 K-HDRS로도 활용되고 있다. 우울증 치료 후 K-HDRS와 MADRS 점수가 50% 이상 감소했을 경우 효과가 있는 것으로 보고, K-HDRS와 MADRS 점수가 각각 7점과 10점 이하이면 관해로 규정한다. 자기보고형 척도로는 Beck depression inventory(BDI)와 노인 우울척도가 대표적이다. BDI는 전 세계적으로 제일 많이 사용되는 자기보고형 척도로 21항목으로 이루어져 있으며, 개정된 BDI-II는 국내에서 한글판으로도 활용되고 있다. 고령 인구를 대상으로 특화되어 있는 노인우울척도는 처음에는 30항목으로 구성되었으나, 이후 15항목으로 수정, 개발되었으며, 국내에서는 한글판 노인우울척도가 활용되고 있다.

5. 수술 위험도 및 내과적 최적화

일반적으로 노인 환자는 대수술을 받을 경우에 비록 기저질환이 없더라도 술중 및 술후 합병증의 높은 발생률과 사망률의 증가를 예상할 수 있다. 일반적으로 동반질환, 수술의 종류에 따라 달라지기는 하나 80세 이상에서는 80세 이하보다 이환율(51% 대 28%) 및 사망률(7% 대 2.3%)이 높다. 전신적 위험을 판정하여 술후 합병증의 위험성을 판정하기 위해 사용되는 가장 대표적인 지수는 ASA 신체상태 분류*American society of anesthesiologist physical status classification*이다(표 45-3). 안정적인 환자에서 비응급, 비심장수술을 시행할 때 심장의 위험을 측정하는 데 가장 광범위하게 사용되는 지수로 RCRI(Revised Cardiac Risk Index)가 있다. 이 지수에서는 허혈성 심질환, 울혈성 심부전, 뇌혈관질환, 고위험수술, 인슐린치료가 필요한 당뇨, 술전 신장기능 저하 등 수술에 있어 심장질환 이환 및 사망률을 증가시키는 6개의 독립적인 위험요인을 제시했다. ACS/AGS(The American College of Surgeons and American Geriatrics Society)에서는 폐 관련 위험요인의 확인과 이의 완화를 위한 방법을 제시하고 확인할 것을 권장했는데, 이 위험요인은 환자 관련 요인(60세 이상, 만성폐쇄성 폐질환, ASA 등급 II 이상, 울혈성 심부전 등), 수술 관련 요인(수술 시간 3시간 이상, 전신마취, 응급수술, 술중 수혈 등), 관련되어

표 45-3 ASA 신체상태 분류
1. 정상적인 건강한 환자
2. 경증 전신질환이 있는 환자
3. 중증 전신질환이 있는 환자
4. 지속적으로 생명이 위험한 중증 질환이 있는 환자
5. 수술 없이는 생존을 기대할 수 없는 환자
6. 뇌사 판정이 되고 기증 목적으로 장기 적출이 이루어질 환자

"E" 표시는 응급수술을 요하는 경우에 추가될 수 있다.

표 45-4 노인 수술 환자에서 술전 평가 항목
완전한 과거력과 진찰 소견과 함께 다음평가를 강력히 권유
환자의 인지력과 예정된 수술에 대한 이해 정도를 판단
환자의 우울증에 대한 선별
술후 섬망 발생 위험성 요인 확인
알코올이나 다른 약제에 대한 남용이나 의존성 여부 확인
술전 ACC/AHA에 따른 심장기능 확인
비심장수술 수행에 따른 알고리즘 확인
술후 폐합병증에 대한 위험인자 확인 및 예방을 위한 준비 전략
신체기능상태에 대한 확인
기본 취약 정도 확인
환자의 영양상태에 대한 평가와 술전 심각한 영양적 위험에 대한 중재
자세한 약물 복용력과 술전 조절 고려 여부
다양한 약물 복용 여부
환자의 치료목적과 달성 가능한 예상 치료효과 결정
환자의 가족 및 사회 지지 시스템
노인 환자에서 적절한 술전 진단검사

있는 것처럼 보이나 직접적인 연관이 없는 요인(비만, 조절되는 천식, 당뇨) 이 세 가지로 분류했다. 노인 환자의 수술 안전성 확보와 최적화를 위해 과거력, 진찰 소견과 함께 비뇨의학과 수술 전 평가 항목을 제시하고 있다(표 45-4).

IV 노인증후군

노인 환자에서 나타나는 건강 문제는 각각의 질병과 질병 발현 양상이 모호하고 발현 연관성이 약하여 새로운 개념과 정의가 필요하다. 이에 대한 해법으로 노인 질환의 특성인 기능 쇠퇴를 포함하는 노인증후군*geriatric syndrome*이라는 개념이 도입되었다.

1. 노인증후군의 개념

노인의 경우 만성질환이 다발하고 각종 장기의 기능이 쇠퇴하고, 다수 약물 복용, 정신적·사회적 문제가 복합적으로 작용해 비전형적 증상이 나타나게 되는데, 이러한 일련의 상태를 노인증후군이라 한다. 노인증후군의 특성은 이질적인 요소들과 다양한 특성이 혼합되어 있다는 점이다. 몇 가지 공통 소견을 보이는데, 첫째, 노인

특히 노쇠한 노인에서 유병률이 높다. 둘째, 삶의 질과 기능에 상당한 충격을 준다. 셋째, 여러 원인이 여러 장기에 영향을 미친다. 다발성 원인의 병태기전이 상호작용을 하면서 대개 단일 증상을 나타내게 되고 다양한 합병증이 생긴다. 노인증후군의 대표적인 다섯 가지는 낙상, 압박궤양, 섬망, 기능장애, 요실금이며, 이를 주요 노인증후군으로 구분한다. 이 중 요실금은 노인증후군의 대표적인 양상으로 삶의 질에 중대한 영향을 미치고 이에 대한 사회적 비용도 높은 편으로 비뇨의학적인 적극적 관리가 절실히 필요하다.

2. 노인증후군의 일반적 증상

(1) 노쇠

노쇠는 노화에 따른 운동성, 균형, 근력, 인지, 영양, 지구력 및 신체활동의 전반적인 저하 및 소실로 정의한다. 노쇠는 노인증후군이 발생한 이후에 장애, 의존성 악화, 사망 등 다음 단계로 진행되기 이전의 단계로, 노인증후군과는 별개의 독립적인 상태를 말하기도 하고 주요 노인증후군의 하나로 간주되기도 한다. 노쇠가 진행되면 장애-의존성이 커질 수 있고, 비가역적인 장애가 발생하고 요양원으로의 전원 등으로 삶의 질이 떨어질 수 있으며, 결국에는 사망에까지 이르게 되므로 예방적인 관리가 매우 중요하다. 단백질 및 칼로리 보충, 지중해 식이와 같은 건강 식이, 비타민 D 보충 등의 영양 관리와 주 2~3회 정도의 적절한 운동, 필요 시 남성호르몬 보충요법 등을 통해 노쇠를 예방하거나 치료할 수 있다.

(2) 낙상

65세 이상 노인의 약 1/3에서 1년간 낙상을 경험하게 되고, 80세 이상 노인에서는 절반에서 낙상을 경험하는 것으로 알려져 있다. 특히 85세 이상의 노인에 있어서 손상과 관련된 사망의 2/3가 낙상 때문이다. 낙상의 위험인자로는 고령, 인지기능의 저하, 청력과 시력의 감퇴, 근력 감소, 균형 장애, 다양한 만성질환, 다약물 복용, 비타민 D 부족을 동반한 영양결핍, 낙상 과거력, 어두운 조명이나 미끄러운 바닥 등의 환경적 위험요인 등이 포함된다. 낙상의 예방법으로 균형 운동을 위주로 하는 운동을 추천하는데 낙상의 위험을 17% 정도 감소시

키는 것으로 알려져 있다. 또한 낙상이 주로 집에서 발생하므로 집안의 위험인자에 대한 교정을 통해 많은 경우의 낙상을 예방할 수 있다. 기타 보행 훈련과 보조기구 이용, 약물 조절, 기립성저혈압의 치료, 비타민 D 보충, 시설 관리자 교육, 환경 위험의 교정 등 위험인자에 대한 교정을 통해 낙상을 예방할 수 있다.

(3) 압박궤양

압박궤양이란 인체의 특정 부위 중 흔히 뼈의 돌출 부위와 표피 사이 조직이 장시간의 압력으로 인하여 허혈, 세포 괴사 및 조직 괴사가 발생된 상태를 말한다. 노화가 진행될수록 피부의 혈액 공급이 감소하고 피부의 상피층이 평평해지고 얇아지며, 교원섬유의 탄력성이 감소할 뿐만 아니라 저산소증에 대한 내성이 감소하게 되어 압박궤양이 자주 발생하게 된다. 압박궤양의 예방 방법으로는 발생요인을 조기에 파악하여 제거하는 것이다. 구체적인 예방법으로는 돌출부위 보호, 영양관리, 금연, 규칙적인 체위 변경, 로션 등을 이용해 피부를 부드럽게 유지, 피부를 깨끗하고 건조하게 유지, 베개나 매트리스 등의 압력감소용 기구 사용 등으로 압박궤양의 예방에 노력해야 한다. 압박궤양은 예방뿐만 아니라 조기 진단 및 조기에 적절한 치료를 시행하는 것이 중요하다.

(4) 섬망

섬망은 뇌에서 기인한 다양한 기능이상으로 인해 인지기능 장애와 함께 주의집중력 장애, 의식의 변화 등 다양한 증상이 갑자기 발생할 수 있는 주요 노인증후군의 하나이다. 내분비계 또는 신경계 장애로 나타나거나, 중환자실에서 회복된지 얼마 안 된 경우, 수술을 앞두고 극심한 불안을 느낀 상태, 약물의 부작용 등으로 인해 발생할 수 있다. 섬망은 비록 일시적이고 가역적으로 여겨질 수 있지만, 장애-의존성, 요양병원으로의 전원, 사망률 증가 등 환자와 가족의 삶에 아주 부정적인 영향을 줄 수 있다.

(5) 기능장애

기능장애란 일상생활을 수행하는 데 있어 타인의 도움을 받아야만 하거나 수행이 어려운 상태를 말하며, 다양한 신체적·정신적·사회적 요인에 기인하는 주요 노인증

후군의 하나이다. 기능장애에 대한 평가는 전반적 신체적 기능 상태 확인을 위해 일상생활 동작기능, 보행과 균형 유지 상태 평가, 운동능력, 영양상태 등에 대한 구체적인 평가가 필요하며, 인지기능, 우울증과 같은 정서상태, 사회활동 양상 등의 정신적·심리적 기능상태 확인을 위한 평가 및 가족부양상태, 경제상태, 생활거주 환경, 공적 및 사적 지원 여부 등에 대한 사회적 평가를 포함하는 포괄적인 평가가 필요하다.

3. 요실금

노인 요실금의 발생은 좌절감을 주는 증상으로 정신적·사회적 상태 및 경제적 상태, 신체의 건강에 커다란 영향을 미치게 되며, 요실금의 정도가 심한 경우 가족으로부터 차단되어 요양시설에 격리될 수도 있다. 자택 거주 노인의 15~30%, 요양기관 거주 노인의 50% 정도가 요실금이 있는 것으로 알려져 있다. 요실금은 크게 일과성 요실금과 지속성 혹은 만성 요실금의 두 가지로 구분된다. 노인에서 나타나는 요실금의 약 1/3은 일과성 요실금이고, 급성질환으로 병원에 입원한 노인 환자의 요실금의 절반 이상이 일시적인 일과성 요실금이다. 일과성 요실금의 원인으로 섬망, 치매, 요로감염, 위축성 요도염과 질염, 다양한 약물, 심리적 원인 및 심한 우울증, 지나치게 많은 소변량, 불편한 신체로 인한 제한적인 움직임, 심한 변비 등이 있다. 만성요실금은 복압성, 급박성, 혼합, 일류성, 지속성 및 주로 인지장애와 활동장애로 초래되는 기능성 요실금으로 구분될 수 있다. 요실금의 치료로는 행동치료, 약물치료, 수술적 치료 등이 있다. 행동치료는 환자의 방광을 훈련하여 배뇨습관 및 소변이 새지 않게 생활하는 법을 가르치는 것이다. 치매와 같이 인지기능의 장애가 있는 노인 환자에서는 행동치료의 효과가 한층 떨어질 가능성이 있다. 하지만 행동치료는 시간이 오래 걸릴 수는 있지만, 약물 복용이 힘들거나 약물치료에 적절하지 않은 노인 환자들에게 적용할 수 있는 치료법이다. 노인 환자에서 약물을 사용하기 전에 반드시 고려해야 할 점은, 이미 많은 노인 환자들이 다른 질병으로 인하여 여러 가지 약물 복용을 하고 있다는 점이다. 기존에 복용하고 있는 약물에 대한 정보를 확인한 뒤에 앞으로 처방할 약물에 대하여 철저한 계획을 가

지는 것이 중요하다. 노인 인구 증가에 따른 정신적·사회적·경제적 문제 해결과 국민건강 향상을 위해 요양시설 거주 노인의 체계적인 요실금 관리를 비롯한 노인성 요실금에 대한 국가적 차원의 의료정책이 이루어져야 할 것이다.

V 노인의료에서 고려해야 할 특성

노인의료는 단순한 신체적 질병 관리뿐만 아니라 다양한 질병으로 인한 다약제 복용에 따른 비용 및 부작용의 증가와 정신적·사회적·문화적 측면에 대한 여러 특성에 대한 종합적인 고려가 필요하다.

1. 노인의 성

노인의 성은 생물학적·사회적·문화적으로 포괄적인 개념이며, 노화에 따른 신체적·정신적 성기능장애는 남성과 여성이 차이가 있다. 노인기 성활동에 영향을 미치는 요소로는 결혼상태(기혼, 미혼, 배우자 사별), 건강상태, 과거 성생활 정도, 학력 및 경제력, 환경, 성에 대한 상대방의 관심 정도 등이 있다. 노년기의 성기능장애는 배우자에 의해 서로 영향을 받기 때문에 부부의 질환으로 인식되어야 한다. 노화에 따른 성기능의 변화로는 음경이 발기하는 데 걸리는 시간이 길어지고 자극을 받고서도 음경이 즉시 발기하지 않는다. 사정하기 전의 분비물이 감소하고 매번 성교 때마다 사정이 되는 것은 아니다. 사정이 된다 하더라도 정액량이 감소하고, 사정하는 데 힘이 없어지며, 쾌감이 줄어들거나 모호해진다. 점차적인 쇠약감, 기분장애 및 우울감 등의 정신심리학 증상 및 인지력 감소가 동반되어 나타나는 경우가 발생하며 이는 성욕 감소로 이어지게 된다. 노쇠함에 따라 성애의 요구도 변하게 되는데, 직접적인 성교 행위로 표현되는 성적 욕구는 줄어들며 애무와 포옹 등이 노인들의 성애에서 중요성이 커지게 된다. 노인성 성기능장애의 치료는 성반응에 대한 올바른 지식을 가져야 하며, 특히 고령에서는 직접적인 성교만이 정상적인 성관계라는 생각보다는 상대와의 적절한 스킨십으로도 충분한 성적 만족을 느낄 수 있다는 사고의 전환이 필요하다.

2. 노인 학대

노인 학대라 함은 노인에 대하여 신체적·정신적·정서적·성적 폭력 및 경제적 착취 또는 가혹행위를 하거나 유기 또는 방임을 하는 것을 말하며, 자녀 및 가족 구성원으로부터 학대를 받는 경우가 가장 많다. 노인 학대는 자살로 이어질 확률이 높기 때문에 사회적으로 심각한 문제가 된다. 노인 학대 예방 및 대처 방안으로는 일차적으로 노인 학대를 사회문제로 인식하는 시각이 필요하며, 가족지원 프로그램 개발, 노부모 이해 교육 프로그램 개발, 노부모를 부양하는 저소득가정에 대한 경제적 지원, 재가 노인복지서비스 활용 확대, 다양한 노인 사회 참여 프로그램 개발 등의 포괄적인 정책적 노력이 필요하다.

3. 다중약물 및 투약 최적화

다중약물 투여란 환자에게 임상적으로 적응이 되는 약보다 더 많은 수의 약을 사용하는 것을 의미하며, 노인 환자의 질환 치료에서 다중약물 투여는 흔한 임상적인 문제이다. 그 정의는 아직 명확하지 않으나, 5개 이상의 약물을 60일 이상의 기간 동안 사용하는 것으로 정의하는 경우가 많다. 노인의 약물 사용을 관찰한 한 연구에서 1,544명의 노인을 3년간 추적관찰한 결과 42%의 노인이 다중약물 투여를 하고 있는 것으로 보고하고 있다. 미국 노인인구의 7.8~69.8%에서 다중약물 투여가 보고되었고 점점 증가하는 추세이다. 한국 노인의 다중약물 투여에 관한 보고에서는 40.6~84%로 다른 나라와 비슷한 결과를 보여 주고 있다. 다중약물 투여를 줄이기 위해 여러 가지 방법이 사용되고 있다. Beers 분류는 노인 환자에서 사용에 주의를 요하는 약물을 따로 분류하고 있으며, 노인 환자에서 사용이 적절하지 않은 53개의 약물 또는 약물군을 3개의 범주로 나누고 있다. 다른 도구로는 STOPP(Screening Tool of Older Person's Prescriptions)와 START(Screening Tool to Alert doctors to Right, i.e. appropriate, indicated Treatment) 등이 있다. 노인 환자에서 약물치료로 인한 부작용을 줄이기 위해서는 안전한 근거 중심의 약물 사용, 바른 약물을 정확한 용량으로 단기간 사용, 한 명의 약사나 단일 약국 이용, 약물 복용 후 본인의 모든 증상 보고, 사용하는 모든 약물에 대한 상담 등의 노력이 필요하다.

추천문헌

대한노인요양비뇨의학회·항노화의학 대한전립선학회·대한항노화비뇨통합연구회. 노인비뇨의학. 제2판. 에이플러스기획, 2018

Chih HW, Ching IC, Ching YC. Overview of studies related to geriatric syndrome in Taiwan. Journal of Clinical Gerontology & Geriatrics 2012;3:14-20

Dubeau CE. The aging lower urinary tract. J Urol 2006;175:S11~S15

Fried LP, Ferrucci L, Darer J, Williamson JD, Anderson G. Untangling the concepts of disability, frailty, and comorbidity: implications for improved targeting and care. J Gerontol A Biol Sci Med Sci 2004;59:255-263

George W. Drach and Mary Ann Forciea. G eriatric Urology and Aging Societies. T.L. Griebling ed., Geriatric Urology 2014;1-11

Hey J, Hosker C, Ward J, Kite S, Speechley H. Delirium in palliative care: Detection, documentation and management in three settings. Palliat Support Care 2015;13:1541-1545

Inouye SK, Studenski S, Tinetti ME, Kuchel GA. Geriatric syndromes: clinical, research, and policy implications of a core geriatric concept. J Am Geriatr Soc 2007;55:780-791

Jung HW, Kim SW, Ahn S, Lim JY, Han JW, Kim TH, et al. Prevalence and outcomes of frailty in Korean elderly population: comparisons of a multidimen-sional frailty index with two phenotype models. PLoS One 2014;9:e87958

Kwon IS. Understanding of Aging. J Korean Med Assoc 2007;50:208-215

Olde Rikkert MG, Rigaud AS, van Hoeyweghen RJ, de Graaf J. Geriatric syndromes: Medical misnomer or progress in geriatrics? Neth J Med 2003;61:83-87

Yoo HJ. Clinical implications of geriatric syndromes. J Korean Med Assoc 2014;57:738-742

항노화의 이해 및 치료

감성철 집필/문경현 감수

전 세계적으로 노인 인구가 급증하고 있고, 우리나라도 곧 초고령사회에 진입할 예정이다. 따라서 노화의 과정을 이해하고, 항노화의 현재 위치와 앞으로 나아가야 할 방향에 대해 알아야 한다.

Ⅰ 항노화의학

1. 개론

노화aging는 어느 누구도 피할 수 없는 생체의 변화이며, 시간이 지날수록 비가역적으로 신체의 기능이 악화되어 사망에 이르는 과정을 뜻한다. 광의의 노화는 생물체가 수태된 순간부터 사망까지 배아, 성숙기, 성년기, 노년기의 모든 변화를 의미하고, 통상 많이 사용되는 협의의 노화aging, senescence는 성숙한 이후부터를 말하며 시간이 갈수록 비가역적으로 진행되어 사망에 이르게 되는 과정을 말한다.

사람은 살아가면서 발생하는 여러 대사 과정이 일어나고 이러한 과정이 축적됨에 따라 손상이 발생하게 된다. 이러한 손상은 나이가 들어감에 따라 세포와 조직, 장기가 지속적으로 병변을 축적하게 된다. 또한 유전적인 요인과 환경적인 요인이 작용하여 비록 연령이 같다고 하더라도 개인마다 가지게 되는 병변의 정도가 다르고, 한 개인에서도 장기마다 병변의 정도에 차이가 있게 된다. 이러한 과정은 각 장기에 기능의 저하를 일으킨다. 이로 인하여 뚜렷한 질병이 나타나기도 하지만, 질병으로 발현되지 않고 잠재적 병리로 존재하기도 한다. 따라서 노화는 숫자로서의 나이가 아니라 노화와 연결된 여러 가지 만성질환이 복합적으로 존재하는 다중이환, 신체 및 인지기능의 저하와 이에 따르는 기능이 저하된 상태를 말한다. 즉 노화는 개체가 외부 환경에 적응해 가는 과정 중에 나타나는 부적절한 적응 과정으로 생각되고 있다.

항노화란 노화의 속도를 조절하는 것이며, 항노화의학이란 항노화 약물이나 기술 등을 이용하여 나이가 들어 생기는 만성질환이나 노쇠를 지연시키고 노인의 건강을 증진시킬 수 있는 노화 방지 의료를 뜻한다. 그러나 아직 항노화에 대한 공통적으로 합의된 개념이나 측정 방법은 없는 상태이며, 항노화 대신 성공 노화successful aging, 건강 노화healthy aging, 잘 나이를 먹는 것aging well, 최적 노화optimal aging 등의 용어로 혼용하고 있고, 현재 성공 노화의 의미는 신체, 인지, 사회적 기능이 높으면서 장애가 없는 상태를 말한다. 성공 노화 연구를 분석한 결과를 살펴보면, 성공 노화의 예측 인자로 가장 유의한 것은 건강에 문제가 없고 일상생활 활동이 좋은 경우였으며, 중등도로 유의한 것은 신체활동과 사회 접촉이 많은 경우, 인지 장애가 없는 경우, 질병이 적은 경우였다. 세계보건기구WHO가 2015년에 건강 노화에 대한 개념을 발표했다. 건강 노화란 노인에서 기능적 능력을 발전시키고 유지하면서 행복을 얻을 수 있도록 하는 과정이다. 기능적 능력은 개개인의 내적 능력과 주위 환경 간의 상호작용에 의해 형성된다고 했다. 내적 능력은 정신 및 육체의 능력을 뜻하며, 주위 환경은 가정, 공동체, 사회와 연관이 있다. 즉 항노화를 단순히 '늙지 않는다'는 안티에이징Anti-aging으로 좁게 풀이하는 것이 아니라, 광범위하게 해석하여 단순히 수명 연장이 아니라 삶의 질을 높이자는 것이다.

전 세계적으로 노인 인구의 비중은 급격하게 증가하고 있다. UN 인구통계에 따르면 1990년에 전 세계에서 80세 이상 인구는 5,400만 명이었으나 2019년에는 3배 정도 증가한 1억 4,300만 명 정도로 추산되고 있고, 2050년도에는 또 3배가 증가한 4억 2,600만 명 정도가 될 것으로 예측하고 있다. 또한 우리나라도 고령화가 매우 빠르고 심각하게 진행되고 있다. 연도별 기대수명을 보면 1970년에 62.3세에서 2019년 83.3세로 40여 년 동안 거의 21세가 증가했다. 이러한 추세라면 2040년쯤에는 기대수명이 90세가 넘을 것으로 보인다. 그리고 65세 이상의 인구비율이 20% 이상인 초고령사회의 진입이 2025년으로 예상된다. 이러한 상황을 고려하여 우리나라에서도 과학자와 의료인들이 항노화에 대한 과학적이고 체계적인 연구를 빠르게 진행하여 보다 전문적인 진료를 통해 수명을 늘리고 노인들의 삶의 질을 높여 나가야 할 것이다.

2. 노화의 생물학

노화 과정은 한 가지 요인만으로는 결정되지 않는다. 이를테면 유전자는 그 개체의 수명에 20~30%만 기여하는 것으로 밝혀졌으며, 일란성 쌍생아와 같이 같은 유전자를 가진 사람이라도 환경 요인이 다르기 때문에 노화 과정에서 차이가 날 수 있다. 그렇기 때문에 단백질을 합성하고 유지하는 과정에서 발생한 세포 단계의 노화가 기관, 전신에 영향을 미치게 되어 한 개체의 노화 과정이 진행되는 것이다. 이 과정에서 신체 내부의 요인과 외부의 환경적인 요인이 여러 단계에 복합적으로 작용하게 되며, 그렇기 때문에 나이가 같은 사람도 신체의 노화 상태는 많은 차이를 보이고 심지어 유전자가 같더라도 다른 노화 과정을 겪게 되는 것이다.

2013년 「cell」에 실린 'hallmarks of aging'이라는 논문은 노화의 특징적인 요소로 9개를 제시했다. 유전자의 불안정성genomic instability, 텔로미어의 마모telomere attrition, 후성 유전적 변형epigenetic alterations, 단백질 항상성 상실loss of proteostasis, 영양소 감수성 감소deregulated nutrient sensing, 미토콘드리아 기능 장애mitochondrial dysfunction, 세포 노화cellular senescence, 줄기세포 고갈stem cell exhaustion, 세포 간의 소통 변화altered intercellular communication이다. 그리고 이 9개의 특징을 크게 3단계로 구분했다. 유전자의 불안정성, 텔로미어의 마모, 후성 유전적 변형, 단백질 항상성 상실은 유전자 및 단백질 차원에서 근본적인 손상이 발생되어 노화가 유발되는 것으로 '세포 손상의 일차적인 원인들'에 해당하며, 영양소 감수성 감소, 미토콘드리아의 기능 장애, 세포 노화는 앞선 유전자와 단백질 차원의 손상들이 세포 성장과 대사이상의 형태로 반영되는 것으로 '일차적인 원인들에 대응적 반응'에 해당하고, 마지막으로 줄기세포 고갈과 세포 간의 소통 변화는 개체 전체에서 나타나는 통합된 노화 반응으로 '종합적인 반응'이 일어난다고 했다.

(1) 유전자의 불안정성

사람은 나이가 들어감에 따라 화학적인 자극이나 자외선, 방사선 노출 등의 외부 요인이나 활성산소reactive oxygen species; ROS, DNA 복제 과정 이상 등의 내부 요인에 의해 DNA는 지속적으로 손상을 받게 된다. 이 경우 이를 수리하는 기전이 작동하여 DNA가 복구되어 정상으로 회복되지만, 나이가 많아질수록 DNA의 손상은 점차 늘어나게 되고 복구 기전은 제 기능을 잘 못하게 되면서 손상된 DNA가 점차 늘어나게 되는 것을 유전자의 불안정성이라고 한다.

(2) 텔로미어의 마모

텔로미어란 염색체의 말단에 붙어 있는 반복적인 염기

서열로, 실제 발현되지는 않는 부분이다. DNA 복제 과정에서 DNA말단이 소실되게 되는데, 이로 인해 유전정보가 소실되는 것을 막아 주기 위해 텔로미어가 존재한다. 따라서 DNA가 복제될 때마다 텔로미어는 조금씩 소진되게 되며, 결국 텔로미어가 모두 소진될 경우 유전정보가 포함된 DNA말단도 소실되어 손상된다.

(3) 후성 유전적 변형

인체의 모든 세포는 동일한 유전정보를 지니고 있지만 모든 부위에서 똑같이 발현되지는 않는다. 필요한 단백질만을 생성하려면 특정 유전자에 대해 발현 여부를 결정해 주는 과정을 거치게 되는데 이를 후성유전*epigenetics*이라 한다. 이러한 후성 유전적 변형은 DNA 손상과는 다르게 가역적인 것으로 알려져 있으며, 이를 조절하는 방식으로 노화를 중재할 수 있다는 연구 결과들이 있다.

(4) 단백질 항상성 상실

아미노산들의 결합으로 이루어진 단백질은 유전정보가 발현된 결과물로, 생명활동의 기본이 되는 물질이다. 단백질이 정상적인 기능을 수행하기 위해서는 길게 늘어진 아미노산 가닥이 정확하게 접혀서*folding* 모양을 이루어야 하며, 이를 단백질 항상성*proteostasis*이라 한다. 이와 같은 단백질 항상성에 문제가 생겨서 이상단백질이 증가할 경우 노화와 관련된 질환이 발생할 수 있으며, 대표적으로는 알츠하이머병, 파킨슨병, 백내장 등이 있다.

(5) 영양소 감수성 감소

영양소 감수성 조절기전과 노화와의 관련성은 가장 많은 연구가 이루어진 분야이다. 인체가 성장하기 위해서는 영양소의 공급이 필요하며, 공급된 영양소를 인지하여 세포 성장을 이끄는 과정이 영양소 감수성 조절기전이다. 신체가 섭취한 영양소를 감지하면 인슐린 신호전달체계가 활성화되며, 이 과정에서 인슐린은 혈당을 낮추고 동화작용을 통해 세포 성장을 촉진하고 에너지를 저장하게 된다. 반면 식이를 제한한 경우 신체는 이를 감지하여 이화작용을 통해 에너지를 생성하며 세포 성장을 억제한다. 따라서 영양소를 과다 섭취하거나 영양소 감수성 조절기전에 이상이 발생할 경우 동화작용과 세포 성장을 과도하게 활성화시키게 되고, 이는 신체의 노화로 이어질 수 있다.

(6) 미토콘드리아기능장애

미토콘드리아는 ATP형태로 에너지를 생성하는 세포호흡의 중추이다. 세포가 노화되면서 미토콘드리아 DNA가 손상되고 전자 누출이 증가하지만 이를 복구할 수 있는 능력은 감소하게 되면서, 세포호흡의 효율이 저하되고 정상적인 기능을 하지 못하게 된다. 미토콘드리아의 기능이 악화되면서 세포에는 활성산소가 증가하게 되는데, 활성산소는 세포의 노화를 촉진하는 물질로 잘 알려져 있다. 하지만 활성산소가 전혀 없는 것보다 역치 이하의 활성산소가 있을 경우 수명이 오히려 증가했다는 연구 결과들이 있다. 이는 소량의 활성산소가 있을 경우 세포가 항상성을 유지하기 위해 보상기전이 작동하여 스트레스에 대한 저항성을 높여 주기 때문이라고 여겨지며, 이를 호메시스*hormesis*라고 한다. 따라서 적당한 운동은 역치 이하의 활성산소를 발생시켜 수명을 증가시키지만 과도한 운동은 노화를 촉진시킬 수 있다.

(7) 세포 노화

세포가 노화, 노쇠하게 된다는 의미는 세포가 손상을 입었을 때 증식을 멈춰서 이상세포가 늘어나는 것을 막아 주는 정상적인 과정을 뜻한다. 하지만 고령에서는 세포에 손상이 누적되고 손상의 수복도 잘되지 않기 때문에 노쇠한 세포들이 늘어나는데 면역체계가 약해져서 잘 제거도 되지 않아 조직에 쌓이게 되며, 전구세포도 부족해서 정상세포가 보충되기도 어렵다. 조직에 노쇠한 세포들이 늘어나게 되면 senescence-associated secretory phenotype(SASP)이라는 물질을 분비해서 주변 조직에 염증을 일으켜 전반적인 조직의 노화를 유발하게 된다.

(8) 줄기세포 고갈

조직 내에는 이미 분화해서 조직을 이루고 있는 분화세포들 사이에 줄기세포들이 모여서 분화를 기다리는 틈새*niche*라는 미세환경이 존재한다. 조직의 손상과 같은 자극으로 인해 발생된 여러 인자는 틈새에 존재하는 줄기세포들에 영향을 주어 줄기세포의 분화를 유발한다. 하지만 줄기세포의 과도한 분화로 줄기세포가 빠르게 소모되어 고갈되어 버리면 더 이상 조직의 수복이 어려워지고 이로 인해 여러 질병이 발생할 수 있는데, 대표적으로 빈혈, 골수이형성, 골다공증 등이 있다.

(9) 세포 간의 소통 변화

세포 차원에서의 노화는 측분비paracrine, 내분비endocrine 효과로 다른 세포, 다른 기관에 영향을 주게 되면서 신체 전반에 걸친 노화가 발생하게 된다. 신경세포가 노화하게 되면 호르몬의 변화를 유발하여 전신의 노화가 발생할 수 있으며, 노화된 세포에서 발생하는 SASP 같은 염증 물질로 주변세포에도 노화가 전파될 수 있다.

3. 노화·항노화의 생체표지자

노화는 시간에 따른 생리적 기능 저하로 분자 경로 내의 변화에 의해 뒷받침되는 대부분의 살아 있는 유기체에 영향을 미치며, 많은 비전염성 질병의 가장 심각한 위험 요소이기도 하다. 모든 수준의 생물학적 조직에서 유기체 내의 여러 특징과 특성은 노화 중에 변형되며 이 변형된 특징과 특성들을 노화 생체표지자라고 할 수 있다. 노화 생체표지자를 확인하는 것은 동일한 실제 연령을 가지지만 다양한 노화율을 갖는 사람들의 구분을 용이하게 할 수 있다. 노화의 정량적 생체표지자는 건강한 노화에 대한 평가를 정의하고 더 나아가 수명을 예측할 수 있다.

표현형 생체표지자로 노화 과정의 기초가 되는 기본 분자 과정을 추적관찰하는 것은 어렵다. 표현형 생체표지자는 노화율을 예측할 수 있어야 하고, 사람에게 해가 없고 반복적으로 검사될 수 있어야 하며, 하나 이상의 생리적 과정을 추적관찰할 수 있어야 한다. 신체기능과 인체 측정은 노화의 표현형 생체표지자 중 가장 실용적인 측정방법이다. 이와 관련하여 보행 속도, 기립 균형, 악력, 체질량지수, 허리둘레, 근육량 등이 잘 알려져 있는 일종의 생체표지자이다. 이러한 신체기능 측정은 간단하지만 건강상태와의 관계 측면에서 DNA 메틸화 등의 분자 생체표지자보다 실제적으로 노화를 잘 평가할 수 있다. 인간의 외부 특징에 대한 정량적 표현형은 노화와 중요한 관계를 보여 주며, 실제 3차원적 얼굴 이미지는 개인의 생물학적 연령을 정량화하는 데 이용될 수 있다.

분자 생체표지자로는 여러 가지가 연구되고 있다. 가장 먼저 텔로미어와 DNA가 있다. 실제로 많은 노화 관련 질환에서 텔로미어의 길이 단축이 확인되고 있다. 특히 백혈구 텔로미어의 길이는 노화와 수명뿐만 아니라 심혈관질환, 암 및 신경 장애와 같은 노화 관련 질환과 연관성을 나타낸다. 또한 세포는 손실된 텔로미어를 복제하는 텔로머레이즈telomerase라는 역전사효소를 갖고 있으며, 노화에서는 텔로머레이즈의 활성 억제가, 암에서는 텔로머레이즈 활성 증가가 관찰된다.

DNA 손상과 복구 사이의 연관성은 게놈 재배열 및 노화세포의 축적에 의한 노화와 관련이 있으며, 이는 동물 실험에서 DNA 이중가닥 손상이 노화 병리와 유전자 발현을 유도하는 것이 직접적으로 입증되었다. DNA 손상을 효과적으로 복구하지 못하면 불가역적 휴지기, 노화, 세포 사멸이나 세포 증식으로 암을 유발할 수 있다. DNA 손상의 혈중 표지자로는 cathelin-related antimicrobial peptide(CRAMP), elongation factor-1α (EF-1α), stathmin, N-acetylglucosaminidase와 chitinase 등이 확립되어 있다.

후생유전 변화 또한 하나의 노화 생체표지자가 될 수 있다. 후생유전의 대표적인 변화는 DNA 메틸화 및 히스톤의 아세틸화나 메틸화이다. 후생유전이 암을 비롯한 각종 질환뿐 아니라 노화에도 어떤 역할을 하는 것으로 알려져 있다. DNA 메틸화 패턴의 연령과 관련된 변화는, 특히 후생유전 시계로 측정된 가장 잘 연구된 노화 생체표지자 중 하나이다.

RNA와 전사체transcriptome도 노화 생체표지자로 연구되고 있다. 전사체란 전사 산물 전체를 포괄하거나 특정 발생 단계나 어떠한 환경에서 세포에 존재하는 모든 RNA의 합을 말한다. 세포노화는 수십 개의 유전자를 포함하는 뚜렷한 전사체 특징을 가지고 있다. 수많은 연구에서 다양한 노화 표현형을 전사체의 변화와 분석했으며, 1,000개 이상의 전사체가 연령대가 다른 사람들에게 차등적으로 풍부한 것으로 나타났다. 후생유전과 비교할 때, 연령 관련 전사체 변화는 노화 방지 약물 표적 발견을 위한 훨씬 더 견고한 발판을 제시할 수 있다. 최근 연구에서 1,497개의 유전자를 연령에 따라 차별적으로 발현한 다음 개인의 '전사체 연령'을 산출했으며, 이는 전사체 특성을 이용하여 노화를 측정할 수 있음을 시사한다.

비암호화 RNA는 단백질로 번역되지 않는 RNA 분자를 의미한다. MicroRNA는 염기쌍기전을 통해 대사 및 노화를 포함한 광범위한 생물학적 과정을 조절하는 작은 비암호화 RNA의 한 종류로 나이가 들어감에 따라 현저하게 감소하는 것을 보고하고 있고, 또한 염증과의 연관성을 나타낸다. 긴 비암호화 RNA는 200개 이상의 뉴클레오타이드보다 긴 전사체로 구성되는 비암호화 RNA의 다른 한 종류이다. 최근 연구에서 긴 비암호화 RNA(MIR31HG)가 종양 유전자 유도 노화에서 상향 조절되는 것으로 확인되었으며, 노화 과정에서 다른 긴 비암호화 RNA(AK156230)가 하향 조절되는 것을 확인했으며, 쥐 배아섬유아세포에서 녹다운 시 자가포식 및 세포주기 경로의 조절 장애를 통해 노화를 유도하는 것을 확인했다.

식이 제한은 수명과 건강 기간을 연장하는 가장 보존된 수단으로 노화 조절에서 대사의 중추적 역할과 대사인자가 생체표지자가 될 가능성을 암시한다. 인슐린/인슐린유사 성장인자insulin/insulin like growth factor-1; IGF-1는 대사와 세포증식에 관여하는 호르몬으로 노화나 수명 제어에 관여하는 것으로 보고되고 있다. 서투인sirtuin은 NAD+(nicotinamide adenine dinucleotide) 의존성으로 단백질의 탈아세틸화를 일으키는 효소군이다. 효모, 꼬마선충, 초파리 등에서 서투인을 과발현했을 때 수명이 연장되는 것이 보고되었으며, 칼로리 제한에 의한 수명 연장에도 관여하는 것으로 보고되고 있다. 포유류에서도 노화 관련 질환을 억제하는 결과도 있다. 현재까지 인간의 항노화와 수명 연장에 효과가 있다는 결정적인 증거가 미흡하지만 향후 서투인을 표적으로 하는 항노화 및 수명 연장 방법의 개발이 지속적으로 이루어질 것으로 생각된다.

mTOR(mammalian target of rapamycin)은 면역억제제인 라파마이신의 세포 내 표적단백질로 분자량이 290kDa인 거대한 인산화효소이다. mTOR 신호는 세포의 성장과 증식, 단백질 합성과 지질의 대사 등 다양한 세포 반응에 관여한다. 효모, 꼬마선충, 초파리 등에서 mTOR 발현을 억제하면 칼로리 제한에 의한 수명 연장과 마찬가지인 결과를 나타내고, 또한 노화와 관련된 많은 질환이 mTOR 경로와의 관련성이 보고되고 있다. 이러한 결과는 mTOR이 향후 항노화 및 수명 연장의 유력

한 표적이 될 수 있음을 시사한다.

노화관련 분비표현형senescence-associated secretory phenotype은 세포 노화의 결과이며 세포 주기 정지를 겪더라도 여전히 대사적 활성화 상태이면서 단백질을 분비하는 세포에서 발생할 수 있으며, 노화관련 분비표현형 인자의 주요 구성 요소는 인터루킨, 케모카인 및 성장인자 등과 같은 수용성 신호인자이다. 이러한 노화관련 분비표현형과 관련된 단백질은 시간적 노화와 함께 여러 조직에서 증가하고 무균적 염증과 함께 발생한다.

유사분열 조직에서 노화세포의 점진적인 축적은 노화의 원인 중 하나라고 생각되며, 세포 노화 생체표지자도 노화 생체표지자로 이용될 수 있다. 가장 널리 사용되는 생체표지자로는 노화관련 β-갈락토시다제와 p16(INK4A)이고, 다른 표지자로는 지속적으로 활성화되는 DNA 손상반응, 텔로미어 단축 및 기능 장애, 노화관련 분비표현형 등이 있다.

산화스트레스 또한 오래전부터 노화 생체표지자의 한 종류로 여겨져 오고 있다. 산소로 전자가 전달되면서 순차적으로 생성되는 초과산화이온superoxide ion(O_2-), 과산화수소(H_2O_2), 수산화라디칼hydroxyl radical(OH), 일중항산소singlet oxygen($1O_2$) 등을 활성산소라고 한다. 활성산소는 미생물을 포함한 모든 생물의 세포가 산소에 노출되면 계속적으로 끊임없이 만들어지며, 세포 내 다양한 효소와 지질, DNA를 손상시킨다. 단백질에 대한 산화 손상 생체표지자로는 o-tyrosine, 3-chlorotyrosine과 3-nitrotyrosine 등이 있고, 인지질 산화 손상에 대한 생체표지자로는 8-iso prostaglandin F2α가 있고, 핵산 산화 손상에 대한 생체표지자로는 8-hydroxy-2-deoxyguanosine와 8-hydroxyguanosine 등이 있다.

미토콘드리아는 에너지 대사에 따라 활성산소종을 발생시키며, 활성산소종은 면역 관련 세포에서 방어기전으로 작용하고, 또 해독 작용에서도 발생하지만 전체의 90%는 미토콘드리아에서 발생된다. 미토콘드리아는 융합과 분열을 반복해 서로 보충하는 기능으로 어느 정도 정상을 유지하게 되지만, 활성산소에 지속적으로 노출되게 되면 기능장애가 축적되기 용이해진다. 미토콘드리아는 자연면역에 관여하며, 기능장애 미토콘드리아는 활성산소종과 관계없이 다양한 면에서 노화에 관여할 수 있다.

노화 과정의 복잡한 특성에서 예상한 바와 같이 노화 생체표지자는 다층적이고 다면적이며 혼돈스러운 여러 변수로 구성된다. 다양한 요인이 생물학적 노화 과정에 관여할 수 있지만 이 요인이 인간의 노화를 측정하는 데 유용한 것으로 모두 입증된 것은 아니라는 점을 간과하지 말아야 할 것이다.

II 항노화의 치료적 접근

1. 줄기세포를 이용한 항노화치료 현황

줄기세포stem cell는 증식과 분화의 가능성을 가진 세포의 한 종류이다. 인간은 전형발육능totipotential 줄기세포인 수정란fertilized egg에서 기원한다. 출생 후 줄기세포의 증식과 분화는 개인의 조직과 장기의 발달과 성숙에 기여한다. 노화는 구조적 변화와 기능 저하를 반영하는데, 그중에서도 재생과 복구 능력의 감소가 노화의 주요 특징이다. 나이가 들수록 인체 조직의 줄기세포 노화가 조직 재생 능력 저하의 주요 원인이다. 따라서 노인의 재생 능력과 복구 능력은 첨단 줄기세포 기술을 적용하면 향상될 수 있다. 특히 중간엽줄기세포mesenchymal stem cell; MSC는 강력한 항염증anti-inflammation효과를 가지고 있으므로, 노화와 관련된 염증에 아주 적절한 치료제가 될 수 있다.

(1) 동물실험

2007년 Rando 등이 젊은 쥐와 늙은 쥐의 순환계를 공유하도록 만든 개체결합 parabiosis실험을 통해 젊은 쥐에서 분비되는 물질이 Wnt시그널을 자극함으로써 늙은 쥐의 근육전구세포를 젊게 하여 근육재생이 효율적으로 되게 함을 보고했다. Shen 등은 2011년 모델에서 골수 유래 중간엽줄기세포bone marrow-derived mesenchymal stem cells; BM-MSCs를 정맥주사하여 쥐에서 노화를 지연시키고, 수명을 연장시킨다고 보고했다. 젊은 쥐의 BM-MSCs를 추출하여 늙은 쥐에게 정맥주사했을 때, 늙은 쥐의 BM-MSCs를 맞은 그룹과 비교하면 젊은 쥐의 BM-MSCs를 투여받은 군에서 골밀도 감소가 현저하게 늦어지고 쥐의 수명이 연장된다는 것을 발견했다. 이

러한 연구 결과는 줄기세포의 노화와 관련된 기능과 개수의 감소가 골밀도 감소에 중요한 역할을 할 수 있고 전반적인 수명의 결정 요인이 될 수 있다는 생각을 더욱 뒷받침해 준다.

2015년 국내 연구진은 성체 줄기세포를 정맥주사하면 건강수명healthspan과 절대수명lifespan 연장이 가능하다고 발표했다. 10개월령의 고령 흰쥐에게 100만 개의 인간 지방줄기세포를 매달 한 차례씩 수명이 다할 때까지 정맥 내로 반복 투여한 결과, 자연노화 동물에 비해 젊은 동물과 비슷한 수준으로 인지기능(학습 및 기억력)이 개선되고 뇌와 근육 내의 혈관이 재생되어 근육량 증가로 인해 지구력이 크게 향상됨으로써 건강 유지 기간이 훨씬 늘어나, 실제로 수명이 31.3% 연장되는 효과를 확인했다.

(2) 임상시험

2017년에 발표된 제1상 연구에서 동종이형 인간 중간엽줄기세포allogenic human mesenchymal stem cell; allo-hMSCs 기반 정맥주사치료의 안정성과 잠재적 효과를 평가했다. 주사 후 1개월에 심각한 부작용은 보고되지 않았으며, 치료 3개월과 6개월에 측정한 염증성 생체표지자와 6분 도보 거리 등으로 측정한 기능적 지표 모두에서 우수한 개선을 보였다.

같은 해에 보고된 이중 맹검, 무작위, 위약 대조군 2상 임상시험에서도 allo-hMSC치료는 신체적 기능 영역 측정과 염증성 생체표지자(plasma TNF-alpha 수치)에서 현저한 호전을 보여 주었다. 이와 같이 입증된 우수한 안정성 및 효능 프로파일을 고려할 때, 정맥주사 중배엽줄기세포치료는 여러 노인성 질환과 노화 방지 영역에 사용될 수 있음을 시사한다.

(3) 비뇨기계 항노화줄기세포치료

비뇨기영역에서는 남성성기능 및 배뇨장애 관련 질환에서 줄기세포를 적용한 실험실 연구 및 전임상 동물 실험이 다수 이루어졌으며, 일부 분야에서는 환자 대상의 임상연구까지 진행되었다. 그러나 아직까지 비뇨기영역에서 표준적인 치료방법으로 인정받은 줄기세포치료는 없는 상태이다.

발기부전 줄기세포치료와 관련하여 고령모델, 당뇨

유도성 모델, 해면체신경절단 모델 등 다양한 발기부전 동물 모델을 이용한 전임상 동물실험이 보고되어 있다. 사용된 줄기세포는 무척 다양하다. 지방유래줄기세포 adipose-derived stem cells; ADSCs, 중간엽줄기세포, 내피형성전구세포endothelial progenitor cells; EPCs, 골수유래줄기세포bone marrow stem cells; BMSCs, 소변유래줄기세포urine-derived stem cells; USCs, 근육유래줄기세포muscle-derived stem cells; MDSCs 등 여러 줄기세포를 실험동물 음경해면체 내에 주입 후 발기 기능의 변화를 평가하는 연구가 있다. 줄기세포 주입 2~4주 후의 추적기간 종료 시점에서 평가했을 때 다수 연구에서 음경해면체 내피세포, 평활근세포, 일산화질소 생성효소 NO synthase 발현 증가가 나타났으며, 음경해면체 섬유성 변화와 혈관내피세포 자멸사apoptosis 감소도 관찰되었다. 하지만 주입된 줄기세포가 분화하여 해면체 조직 내에 정착했다는 실험실 증거는 찾지 못했고, 발기 관련 생리 기능 측정에서 확인되는 개선 효과는 줄기세포 유래 성장인자에 의한 측분비효과paracrine effect에 기인한 것으로 추정되고 있다.

배뇨장애영역에서는 복압성요실금을 대상으로 한 줄기세포치료 연구가 가장 활발하게 진행되었다. 복압성요실금은 재채기, 웃음 등 복부 압력이 증가되는 상황에서 요실금증상이 나타나는데, 주로 임신, 출산, 노화 등에 의한 골반근육 약화와 요도괄약근기능 부전이 원인이 되어 발생한다. 그러므로 약화된 근육에 줄기세포를 주입하여 근육기능이 강화되면 요실금이 개선되리라는 기대는 합리적인 생각이라고 할 수 있다.

미국 피츠버그대학 연구팀은 2000년대 초반 실험 쥐에서 횡문근 추출 근육유래줄기세포를 요도괄약근에 주입한 후 면역화학염색을 통해 원래의 괄약근 섬유 사이에 근육유래줄기세포가 성공적으로 정착한 것을 보고했다. 이후 여러 연구팀에서 임상시험이 수행되어 많은 연구 논문이 발표되었다. 개선 효과는 있었으나 수술적 치료에 비하여 낮은 성공률과 추적기간이 길어짐에 따라 치료효과가 감소되는 현상이 공통적으로 관찰되었다. 추적기간 중 가장 긴 것은 4년이었으며, 이 연구에서도 2년 시점의 개선 효과가 4년째에는 감소했지만 시술 전보다는 개선된 상태에 있는 것으로 보고되었다.

이 외에도 배뇨장애 분야에서 과민성방광overactive bladder, 방광근수축력저하underactive bladder, 간질성방광염/방광통증증후근interstitial cystitis/bladder pain syndrome 등의 동물실험 모델에서 다양한 줄기세포를 이용한 연구가 진행되어 부분적인 기능 개선을 보고하고 있으나, 아직 사람을 대상으로 한 연구는 시행되지 않은 상태이다.

2. 항노화 유전자 편집 및 텔로머레이즈

텔로미어는 끝을 의미하는 텔로스telos와 부위를 의미하는 메로스meros에서 유래된 말로, 염색체의 끝부분을 의미한다. 여러 연구에서 밝혀진 바에 따르면, 텔로미어는 염색체의 양 끝에 붙어 있는 반복염기서열이다. DNA중합효소DNA polymerase에 의하여 DNA가 복제될 때마다 텔로미어는 이전과 같은 양으로 충분히 복제되지 않고 조금씩 소실되게 된다. 텔로미어를 완전히 복제하기 위해서는 텔로머레이즈라는 효소가 있어야 하지만, 일반적으로 포유류 체세포의 경우 텔로머레이즈가 발현되지 않기 때문에 텔로미어가 완전히 보존되지 않는다. 결국 이러한 텔로미어가 모두 소실될 경우, DNA를 복제할 때 세포의 기능에 관여하는 DNA의 손상이 발생할 수 있다.

세포노화cell senescence는 복합적으로 발생할 수 있다. 텔로미어의 도태뿐만 아니라 다양한 스트레스 인자들이 세포 노화 과정을 유도할 수 있다. 산화스트레스, 감마선, 자외선이나 DNA 손상 물질 등이 텔로미어 노출을 경유하지 않고도 세포 노화를 유발할 수 있다. 또한 이런 과정들은 하나의 통일된 경로를 통해 일어나지 않는다. 일반적인 상태에서는 세포의 노화는 일반적인 의미의 '노화'와 필연적으로 연결되지 않는다. 실제로 텔로미어 신호의 노출에 의해 세포가 제거되는 것은 일반적인 과정이며, 어떤 세포 및 조직에서는 노화가 아니라 태생기에도 발동되는 기전이기도 하다. 다른 형태의 세포사일 뿐, 세포 노화는 일반적 의미의 노화와 연계되지 않는다. 하지만 세포 노화 기전이 노화와 밀접하게 관련될 수밖에 없는 것은 세포자멸사와 달리 노화세포들은 그 자체로 정체될 뿐, 스스로 제거되지 못하고 면역세포에 의존하여 제거되기 때문이다.

텔로머레이즈는 단백질과 RNA주형으로 이루어진 효

소로, 텔로미어 염기반복telomeric repeat을 추가하는 역할을 하며, 여기에 DNA중합효소가 작동하여 텔로미어를 보충하여 보존하게 된다. 인간의 줄기세포에서 텔로미어와 텔로머레이즈의 존재를 확인해 보면, 텔로머레이즈는 배아세포embryonic cell나 암세포cancer cell에서 높게 확인되었고 텔로미어가 보존이 잘 되어 있었다.

유전자 편집은 생물의 유전체에서 특정 유전자를 잘라 내고 붙이는 방법이다. 특정 염기서열을 인식하여 잘라 내는 제한효소의 고유 기능을 응용한다. 특정 유전자의 염기서열을 인식할 수 있는 핵산분해효소를 합성한 뒤 이를 사용하여 염기를 더하거나 빼는 방법으로 특정 유전자를 편집하게 된다. 이 과정에서 가장 중요한 도구는 유전자 가위이며 지금까지 크게 1세대인 ZFN(Zinc Finger Nuclease), 2세대인 TALEN(Transcriptor Activator-Like Effector Nucleases), 3세대인 CRISPR(Clustered Regularly-Interspaced Short Palindromic Repeats)가 개발되어 사용되고 있다.

CRISPR의 기전은 탐색 guide RNA가 목표 부위를 발견하고, Cas9 단백질이 DNA에서 이중가닥절단double-strand break를 시행하여 특정 염기를 제거하는 것이다. 이후 삽입할 특정 염기를 DNA 복구 기전을 활용하여 삽입하는 것이다. 이 기술의 장점은 DNA 염기서열의 인식을 위하여 RNA를 사용한다는 것이다. RNA는 분자량이 단백질에 비해 현저하게 작고 실험실에서의 조작도 단백질보다 용이하기에 손쉽게 유전자 편집을 수행할 수 있다. 또한 기존의 유전자 가위와 다르게 guide RNA에 의해 인식되는 염기 서열을 증가시킬 수 있어 정밀한 유전자 편집이 가능하다는 장점이 있다.

이러한 유전자 편집 기술은 조기에 암억제인자 발현과 함께 시행되어 쥐에서 평균 수명 연장, 피부 및 장상피 개선 등에 즉각적인 효과가 있음을 동물실험에서 밝혀 냈다. 하지만 텔로머레이즈 역전사효소telomerase reverse transcriptase; TERT의 활성화는 인체에서는 90%가 직접적으로 암과 연관되어 있으며, 나머지 10%에서는 우회적 경로를 통해 텔로머레이즈 복제기전과 연관된다. 즉 반드시 위험을 동반하는 기술임이 분명하기 때문에 함께 암이 발생하지 않기 위한 것이 미래 기술의 주제이다. 현재 이러한 유전자 편집 기술을 이용하여 약으로 개발된 것이 키메라 항원 수용체 T세포chimeric antigen receptor-T; CAR-T면역치료제이다. CAR-T세포는 정상적인 T세포가 암세포의 특정 부분을 찾아내어 파괴할 수 있도록 새로운 유전자를 삽입하여 '키메라'처럼 만든 것이다. 즉 CAR-T면역치료제는 암세포 표면에 발현되는 특정 단백질을 표적으로 하여 이에 결합할 수 있는 수용체인 키메라 항원 수용체를 T세포 표면에 발현하여 체내의 면역세포를 이용하여 암세포를 제거한다. 현재 혈액암에 대한 치료제가 개발되어 미국식품의약국U.S. Food and Drug Administration; FDA의 승인이 나서 치료제로 사용되고 있다.

3. 보존적 치료요법

(1) 항산화보충제

역사적으로 볼 때, 노화에 대한 가장 영향력 있는 이론은 산화스트레스/자유라디칼 이론이다. 대사활동은 유해한 활성산소종의 생성으로 인하여 생체 분자와 세포를 손상시키고 결국 노화와 사망으로 이어질 수 있다고 생각하고 있다. 활성산소는 인간이 살아 숨쉬는 한 끊임없이 생성되고, 정밀한 체내 항산화체계에 의해 조절되고 있다. 활성산소는 양날의 검처럼 과도하게 생성되면 세포를 손상시키지만 적정량의 활성산소는 세포 성장, 호르몬 합성, 염증반응 등에 필수적이다. 따라서 건강상태를 유지하기 위해서는 활성산소를 완전히 제거하는 것이 아니라 최적의 수준으로 균형을 유지하는 것이 중요하다.

만성질환과 노화가 산화스트레스와 관련이 있으며 많은 인체 외 실험과 동물실험, 역학 연구에서 항산화제의 효능이 일부 증명되고 있으나 아직 노화와 수명 연장에 대한 확실한 근거는 부족하다. 동물을 이용한 연구에서 비타민 C와 E, 인도산 울금(강황)에 많이 포함되어 있는 커큐민curcumin, 합성 항산화 화합물과 같은 다양한 항산화보충제 등으로 산화스트레스가 개선되는 것으로 나타났다. 이와 대조적으로 인간을 대상으로 한 무작위 임상시험에서는 항산화보충제의 사용이 기대수명을 연장시키지 못했고, 여성의 피부암과 같은 일부 암의 위험을 증가시킬 수 있으며, 암 환자의 방사선요법 및 화학요법을 방해할 수 있음을 보여 주었다. 이렇게 서로 상반된 결과를 초래하는 이유는 아직 알려져 있지 않지만, 항산화보충제는 인간의 수명 연장과 관련된 유일한 활동인 운동 후 발생하는 활성산소의 생성을 억제하고 둔화시킬 수 있다.

미국 질병예방서비스 특별위원회United States Preventative Services Task Force; USPSTF는 비타민 A,C,E보충제, 종합비타민제, 항산화보충제에 대해 암이나 심혈관 질환에 대한 예방 근거가 불충분한 것으로 분류했다. 특히 의료인이라면 고용량 비타민요법이나 글루타치온, 알파리포산 등의 근거 없이 남용되고 있는 항산화보충요법에 대해 위험성을 고지해야 하며, 대신 충분한 야채와 과일 섭취, 적절한 운동요법을 권고해야 한다.

(2) 칼로리 제한, 단식 및 영양치료

1) 칼로리 제한

칼로리 제한은 섭취되는 칼로리를 제한하는 식이요법이다. 칼로리 제한은 영양 실조 또는 필수 영양소의 감소 없이 평균 일일 칼로리 섭취량을 일반적인 또는 습관적 수준 이하로 줄이는 것을 말한다. 영양 문제가 발생하지 않는 칼로리 제한은 나이를 고려했을 때의 건강을 개선시킨 것으로 드러났으며, 넓은 범위의 동물들과 균류들에게 노화 과정을 느리게 만드는 효과가 있음이 입증되었다.

단식 식단fasting은 하루, 주 또는 월의 특정 시간 동안 전혀 먹지 않거나 섭취를 심각하게 제한하는 것을 말한다. 단식 식단의 실질적인 효과는 규칙적인 식사 시간이 적기 때문에 칼로리가 적을 수 있다. 이러한 식습관 또는 영양 치료nutritional therapy들은 건강을 유지하고 더 오래 살 수 있는 방법으로 연구되고 있다. 지속적인 건강 및 항노화 효과에 대한 관심은 벌레, 게, 달팽이, 초파리 및 설치류를 포함한 다양한 동물종에 대한 수십 년의 연구에서 기원한다. 많은 실험에서 칼로리 제한은 연령과 관련된 질환의 발병을 지연시켰으며, 일부 연구에서는 수명을 연장시켰다. 동물의 이러한 결과를 가지고 현재는 칼로리 제한이나 단식이 사람들의 건강과 수명에 어떤 영향을 미치는지 연구하고 있다. 지금까지의 연구 결과는 상당히 긍정적이지만 종의 특성상의 긴 수명으로 인해 연구는 아직 완전히 끝난 것은 아니다.

인간의 경우 칼로리 제한은 콜레스테롤, 공복기 포도당, 혈압 등을 낮추는 것으로 나타났다. 칼로리 제한은 지금까지 알려진 수명 연장 방법 중 유일하게 효과가 입증된 방법이다. 아직까지 어떻게 해서 칼로리 제한이 수명 연장을 가져오는지는 명확하게 밝혀져 있지 않다. 칼로리 제한이 음식 제한과 다른 점은 칼로리 제한은 충분한 양의 비타민, 미네랄 등을 섭취한다는 것이다. 많은 연구에 따르면 다이어트로 체중을 줄이는 것은 비만 및 과체중을 교정하여 사람들의 건강을 향상시킬 수 있다. 그러나 칼로리 제한과 단식이 노인을 포함하여 과체중이 아닌 사람들에게 어떻게 영향을 미치는지에 대해 아직 명백하게 밝혀진 것은 없다. 또한 이러한 식습관 또는 영양 치료가 안전하거나 장기적으로 실행 가능한지 알지 못하고 있다. 요컨대 대중에게 이러한 식이요법을 권장할 충분한 근거가 없는 상태이다.

2) 단식 및 영양 치료

칼로리 제한은 일일 평균 칼로리 섭취량을 줄이는 일관된 패턴이며, 단식 요법은 주로 식사 빈도에 중점을 둔다. 단식 식단은 비단식 기간 동안 음식물 섭취를 제한하거나 제한하지 않을 수 있다. 칼로리 제한과 단식이 실험실 동물의 수명을 연장하고 노화 관련 질병을 지연시키는 이유를 확실하게 알지 못하고 있다. 현재까지 밝혀진 결과는, 실험 동물에서 칼로리 제한과 단식은 노화 속도를 조절하기 위해 제안된 많은 과정에 영향을 미친다는 것이다. 여기에는 염증, 당 대사, 단백질 구조 유지, 세포 과정에 에너지를 제공하는 능력, DNA 변형이 포함된다.

단식에는 다양한 방법들이 있다. 시간 제한 단식은 매일 제한된 시간 내에서만 음식물을 섭취하고, 다른 시간에는 아무것도 먹지 않는 방법이다. 즉 시간 제한 단식은 음식물 섭취를 매일 몇 시간 내에 하는 것이다. 보통 12시간 이하에서 하는 것을 말한다. 격일 단식은 격일로 먹는 것에 제한이 없으며 그 사이의 날에는 칼로리를 전혀 섭취하지 않거나 최소한으로 섭취하는 방법이다. 이러한 격일 단식은 식이의 구성 및 칼로리와 관계없이 수컷 생쥐의 건강과 생존을 향상시키는 것으로 나타났다. 주기적 단식은 한 달에 한 번 연속 5일과 같이 연속된 여러 날 동안 제한되고 다른 모든 날에는 제한 없이 먹는 방법이다.

단식 및 칼로리 제한이 효과를 나타낼 수 있지만 더 견딜 수 있는 식단이 개발되었다. 단식 모방 식이요법fasting mimicking diet은 이러한 접근 방식 중 하나이다. 이러한 식단은 저칼로리, 당분 및 단백질이 포함된 식단과 필수 불포화지방 및 섬유질 함량이 높은 식단, 그리고 정상적인 식단을 며칠씩 번갈아 사용한다. 따라서 단식 모방 식이요법은 단식과 같이, 포도당 및 IGF-1(Insulin-like Growth Factor-1) 수준 감소 및 주기적으로 케톤체 증가의 효과가 나타난다. 15일마다 4일 동안 이런 종류의 식단을 중년의 쥐에 시작했을 때 내장 지방을 줄이고 수명을 연장할 수 있었다. 다른 연구에서 단식 모방 식이요법으로 매달 5일 동안 상용하게 되면, 인간에게 심각한 부작용 없이 총 체중, 총 체지방 감소, 혈압 및 IGF-1 수치를 낮추었다.

총 에너지 섭취에 큰 영향을 미치지 않는 식이 구성의 변화는 건강 매개 변수와 수명에 영향을 미치는 것으로 나타났다. 이는 칼로리 제한이 건강과 수명을 향상시키는 유일한 식이요법이 아님을 보여 준다. 단순 탄수화물이나 단백질의 제한은 파리의 수명을 연장시켰다. 단백질 제한의 경우는 이러한 효과가 더 증가되었다. 또한 오키나와와 지중해 식단은 기대수명을 연장시키고 건강 기간을 증가시키는 연구 결과를 보여 준다. 오키나와 식단에는 신선한 야채와 과일이 더 많이 포함되며 단백질 함량이 적다. 이 식단의 단백질은 대부분 생선과 콩에서 나온다. 지중해 식단은 신선한 야채, 과일, 콩류 및 올리브 오일을 사용한다. 따라서 두 식단 모두 비타민, 미네랄, 식물성 화학 물질, 비타민 A, E, C, 필수 불포화지방산 및 섬유질이 높다. 이러한 식단이 건강상의 이점을 주는 기전으로 호르몬이 관여할 것으로 여겨진다.

3) 운동 및 생활습관

운동은 노화와 관련된 질환들의 발생을 낮추고 진행을 감소시키는 것으로 알려져 있다. 조깅을 하는 사람들은 그렇지 않은 사람들에 비해서 25~40% 정도 치사율이 감소하고 수명 연장의 효과도 있다고 한다. 여러 연구를 살펴보면, 적극적인 운동은 장애를 감소시키고 수명을 연장시키는 효과가 있다고 한다. 특히 심혈관질환뿐 아니라 일부 종양의 발생을 억제하고 신경계 질환과 감염병의 발생을 억제하는 것으로 보고되고 있다.

규칙적인 운동은 나이가 들수록 감소하는 최대산소섭취량(VO2max), ROS(reactive oxygen species) 생산, 각 장기의 기능을 강화시킨다. 나아가서는 면역 노화를 방지하여 심혈관질환, 당뇨와 같은 면역 노화와 관련된 질환

을 예방할 수 있다. 최근에는 이러한 신체운동이 기억력을 향상시키며 이는 인지기능장애를 예방할 수 있는 것으로 나타났다.

현재까지 동물실험에서 수명 연장에 효과적이라고 보고된 대표적 항노화 전략으로 칼로리 제한과 간헐적 단식과 같은 식이 중재, 유전자 변형, 항노화 약물, 신체운동, 프로바이오틱스 섭취 등이 있다. 제한된 연구 수를 대상으로 한 메타분석이지만 칼로리 제한 및 유전자 변형이 항노화 약물보다 수명 연장에 더 효과적으로 나타났다. 그러나 유전자 변형에 내재된 많은 위험성, 항노화 약물로 인한 면역 저하 및 종양 생성의 가능성 및 인체에 적용할 수 있는 실현성을 고려할 때 칼로리 제한, 간헐적 단식과 같은 식이 중재가 현재까지는 가장 합리적인 항노화 전략이라고 생각한다. 또한 적절한 운동, 일정한 생체리듬 유지, 다양한 프로바이오틱스 섭취는 노화 방지를 위해 개개인이 일상생활에서 쉽게 다가가고 실현할 수 있는 적절한 항노화 전략으로 판단된다.

4) 기타 치료법

지난 20년 동안 수많은 항노화요법들이 소개되었다. 이 중 아직까지 인간의 수명을 유의하게 증가시키는 것은 식이 제한이 유일한 것으로 보고되고 있으나, 최근 호르몬 대체요법도 항노화요법으로 각광받고 있다. 하지만 호르몬 대체요법을 고령의 환자에게 항노화 목적으로 사용하는 것에 대해서는 아직 학계에서 논란이 있다. 항노화 목적으로 현재 연구되고 사용되는 호르몬들은 에스트로겐, 프로게스틴, 에스트리올, 에스트라디올, 프로게스테론, 디하이드로에피안드로스테론, 성장호르몬 등이 있다.

현재 FDA의 승인을 받은 테스토스테론 대체요법의 적응증은 혈중 테스토스테론 수치의 저하가 확인된 성선기능저하증이 유일하다. 이러한 배경은 테스토스테론 대체요법의 심혈관계질환 발생 위험성에 기인한 것인데, 이 때문에 FDA에서는 고환, 뇌하수체, 또는 뇌의 이상으로 발생한 혈중 테스토스테론 수치의 저하 환자에 대해서만 테스토스테론 대체요법을 사용할 것을 권고하고 있고, 단순히 노화에 의한 혈중 테스토스테론 수치 저하에 대해서는 사용을 권고하지 않고 있다. 따라서 의사들이 현재 항노화 목적으로 테스토스테론 대체요법을 시행하고자 한다면 이것은 허가 외 사용*off-label use*임을 인식

하고 있어야 한다.

항노화를 위해 성장호르몬을 사용하기도 한다. 이는 성장호르몬으로 치료한 노인 남성에서 신체 구성 및 골밀도의 유익한 변화가 있다는 연구 결과에 기반한다. 또한 성장호르몬 결핍증의 일부 증상과 노화의 증상이 겹친다는 것에 기인한다. 구체적인 증상들로는 골격근의 질량 및 기능 감소, 기분·에너지의 변화로, 이 증상들로 인해 삶의 질 악화로 이어진다는 것이다. 이후 실행된 동물실험에서 성장호르몬 결핍 및 성장호르몬 내성 쥐의 현저한 수명 연장을 보고했는데, 이는 성장호르몬이 노화를 늦추거나 되돌리는 대신 가속화하는 작용을 할 수 있음을 의미한다. 최근 연구에서는 성장호르몬 치료가 중년 또는 노인의 지방을 줄이고 근육량을 증가시키는 능력을 확인했지만, 이 치료법은 근력에 아무런 이점이 없었고 여러 부작용이 있었다. 현재 합의된 것은 노화의 영향을 줄이거나 되돌리기 위해 내분비적으로 정상인 사람에게 성장호르몬으로 치료하는 것이 정당화되지 않으며 효과가 없다는 것인데, 이익보다 위험이 더 크다.

Ⅲ 항노화의학의 미래

항노화에 대한 개념과 그에 대한 치료는 앞에서 기술한 바와 같이 다양하고 아직까지 진행 단계에 있어 그에 대한 미래 예측은 쉽지 않다. 항노화는 단순히 생존수명의 연장보다는 건강수명에 중점을 둔 '예방-관리-치료' 전 주기 과정에 대한 관심과 그에 대한 예측으로 대신할 것으로 생각된다. 이를 위해 노화와 관련된 질병·증상을 유발하는 여러 요인을 파악하고, 항노화와 관련된 의약품·치료제, '비타민과 미네랄'로 대표되는 식이보조제 및 재생의학을 이용하여 관리 및 치료하며 항노화를 예측할 수 있는 AI 및 빅데이터 분석까지 발전할 것이다. 이를 통해 노화 및 항노화에 대한 통합적이고 복합적인 접근이 필요할 것으로 전망된다.

항노화 예방과 관련하여 노화 및 질병을 일으키는 다양한 유전자에 대한 분석 및 그에 대한 연구가 이루어질 것으로 생각된다. 이런 연구가 지속적으로 이루어지게 된다면 유전자치료를 통해 노화와 관련된 유전자의 이상 부위를 정상화하여 질병에 대한 예방 및 치료가 가능하게 될 수 있을 것으로 생각된다.

인공지능artificial intelligence; AI과 딥 러닝deep learning은 다양한 분야에서 현재 해결하지 못하고 있는 문제들에 대해 새로운 해결방법을 제공할 수 있을 것으로 기대되고 있다. 앞으로 항노화 관리는 다양하고 복합적인 접근방식으로 진전될 것으로 전망된다. 이런 부분에 있어서 인공지능과 딥 러닝 기술은 개개인에 대한 정보를 이용하여 노화 및 기대수명을 예측하고 이에 대한 관리를 제시하는 한 방법으로서 그 역할이 주목된다.

현재 항노화와 관련하여 진단, 치료, 관리 측면에서 명확하게 밝혀진 점은 많지 않다. 하지만 많은 분야에서 다양한 방법으로 항노화에 대한 연구와 실험이 이루어지고 있다. 이러한 연구와 실험은 아직까지 한계가 분명히 있으며, 오랜 기간 꾸준하고 반복적이며 인간에게 적용할 수 있는 근거를 쌓아 가야 할 숙제가 있다. 하지만 앞에서 언급한 여러 항노화 방법 중 일부라도 발전을 보인다면 인류가 항노화에 한 발 더 가까워질 수 있을 것으로 생각된다.

Blackburn EH, Epel ES, Lin J. Human telomere biology: A contributory and interactive factor in aging, disease risks, and protection. Science 2015;350:1193-1198

Brane AC, Tollefsbol TO. Targeting telomeres and telomerase: Studies in aging and disease utilizing CRISPR/Cas9 technology. Cells 2019;8:186

Campisi J, Kapahi P, Lithgow GJ, Melov S, Newman JC, Verdin E. From discoveries in ageing research to therapeutics for healthy ageing. Nature 2019;571:183-192

Dhanjal DS, Bhardwaj S, Sharma R, Bhardwaj K, Kumar D, Chopra C, et al. Plant fortification of the diet for anti-ageing effects: A review. Nutrients 2020;12:3008

Liang Y, Wang Z. Which is the most reasonable anti-aging strategy: Meta-analysis. Adv Exp Med Biol 2018;1086:267-282

López-Otín C, Blasco MA, Partridge L, Serrano M, Kroemer G. The hallmarks of aging. Cell 2013;153:1194-1217

Most J, Tosti V, Redman LM, Fontana L. Calorie restriction in humans: An update. Ageing Res Rev 2017;39:36-45

Ros M, Carrascosa JM. Current nutritional and pharmacological anti-aging interventions. Biochim Biophys Acta Mol Basis Dis 2020;1866:165612

Sansone A, Sansone M, Lenzi A, Romanelli F. Testosterone replacement therapy: The Emperor's New Clothes. Rejuvenation Res 2017;20:9-14

Shetty AK, Kodali M, Upadhya R, Madhu LN. Emerging anti-aging strategies - scientific basis and efficacy. Aging Dis 2018;9:1165-1184

47
CHAPTER

외부생식기 피부질환

정재홍, 이솔암 집필/최훈 감수

대부분의 피부질환이 외부생식기 및 서혜부에 발생할 수 있다. 따라서 외부생식기나 서혜부에 피부 병변이 있을 경우 다른 신체 부위에도 비슷한 병변이 있는지 문진과 시진이 필요하다. 외부생식기에 발생한 피부 병변에 대해 환자들은 성매개감염을 우려하는 경우가 많으므로 자세한 검사와 정확한 진단이 필수적이다.

Ⅰ 습진 및 염증성 피부질환

1. 접촉피부염contact dermatitis

접촉피부염이란 외부물질과의 접촉에 의해 발생하는 피부염을 말하며, 외부생식기 피부에도 자극접촉피부염과 알레르기접촉피부염이 발생할 수 있는데(그림 47-1), 이는 만성자극이나 알레르기가 원인이 된다. 가능성 있는 원인들로는 일정한 농도 이상의 물리적 자극, 분비물, 옷, 기저귀, 화장품, 분무식 탈취제, 질세척제, 피임약, 비누 등이 있다. 접촉피부염은 다양한 형태의 발진을 보일 수 있으므로 세균이나 진균에 의한 감염성 피부질환과의 감별이 쉽지 않고 접촉피부염으로 시작된 병변에 이차감염이 발생할 수 있기 때문에 자세한 병력청

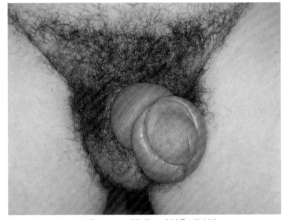

그림 47-1 알레르기접촉피부염

취와 병변 관찰 및 적절한 검사가 필요하다.

치료는 유발 원인을 제거하고 습진의 악화를 막기 위해 가려움증을 조절하는 것이 중요하다. 증상에 따라 경구용 항히스타민제를 사용하며, 감염 징후가 없을 경우 국소스테로이드제로 치료할 수 있다. 그러나 불필요하게 고효능의 스테로이드제를 사용하면 서혜부의 피부 위축이나 위축성 선atrophic striae 등의 부작용이 발행할 수 있다.

2. 국소신경피부염 circumscribed neurodermatitis

가려움증이 다른 부위에는 없으면서 외부생식기나 항문에 집중되어 나타나는 경우로 까짐상처 외에는 별다른 발진이 관찰되지 않아 육안 소견이 비특이적이다. 주로 중년 이후의 남성에게 많으며 심인성 요인이 관여할 때가 많지만, 자극접촉피부염과 알레르기접촉피부염이 원인이 될 수도 있다. 치료는 접촉피부염에 준하여 시행한다. 가려워도 긁는 것을 중단하고 보습과 청결을 유지하는 것이 중요하다.

3. 아토피피부염 atopic dermatitis

아토피피부염은 감작된 음식물이나 흡입물질에 대한 알레르기 반응으로 인해 발생하거나 악화되는 만성습진성질환이다. 아토피피부염의 특징적인 피부 병변은 얼굴, 목, 팔오금 antecubital fossa(그림 47-2), 다리오금 popliteal fossa 부위에서 찾아볼 수 있으며, 음경, 음낭, 서혜부, 음부 등에서 습진이 흔하게 발생한다. 성인이나 동양인에서는 얼굴과 목에만 병변이 있는 경우가 적지 않으므로 면밀한 문진이 감별에 중요하다. 주된 증상은 가려움증과 이로 인한 만성습진이다. 가려움증은 특히 밤에 심해 수면장애를 일으키고 삶의 질을 저하시킬 수 있다. 치료는 국소스테로이드 혹은 국소칼시뉴린억제제를 사용하며 보습이 중요하다. 가려움증에 대해서는 경구 항히스타민제를 사용하며 중증도에 따라 전신 스테로이드나 methotrexate, cyclosporin과 같은 면역조절제를

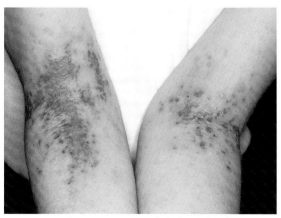

그림 47-2 팔오금 부위의 아토피피부염

사용하기도 한다.

4. 간찰진 intertrigo

간찰진은 피부의 겹치는 두 면이 맞닿는 부위가 마찰로 인해 빨갛게 짓무르고 진물 등이 발생하여 이차적으로 진균, 세균 등의 감염이 발생하게 된다. 비만과 당뇨병이 간찰진의 위험인자인데, 특히 고온 다습한 여름에 잘 발생한다. 병변을 건조시키고 마찰과 이차감염을 방지하는 것이 일차적 치료이며, 적당한 정도의 습포 드레싱 및 약한 강도의 국소스테로이드가 도움이 된다. 감염되었을 경우에는 세균이나 진단에 대한 도말검사 및 배양검사를 통해 원인을 확인하고 적절한 약제를 선택하는 것이 중요하다. 국소항생제나 국소항진균제가 주된 치료이며 경우에 따라 경구 약치료가 필요할 수 있다.

5. 약물발진 drug eruption

대부분의 약물발진은 주로 몸통에서 시작하여 전신으로 퍼져 나가는 것이 일반적이나 드물게 생식기 부위에 먼저 나타나는 경우가 있으며, 고정약물발진 fixed drug eruption의 경우 얼굴 및 사지와 함께 생식기 부위가 호발 부위이므로 환자의 약물 투여력을 청취하는 것이 매우 중요하다. 흔한 원인으로는 ampicillin/페니실린, sulfonamide, cephalosporin, quinolone 등의 항생제와 비스테로이드성 항소염진통제 등이 있다. 그러나 원인 노출과 증상 발현 사이의 기간이 매우 다양하므로 원인을 찾는 것이 쉽지 않다. 치료에는 원인 약제의 투여를 중단하는 것이 가장 중요하며, 증상에 따라 전신·국소 스테로이드나 항히스타민제를 사용한다. 발열 등 전신증상이 동반되거나 피부의 물집 및 점막침범 소견이 보이는 경우 스티븐스존스증후군이나 독성표피괴사용해로 이어질 수 있으므로 입원이 필수적이다.

6. 건선 psoriasis

외부생식기에 생기는 건선은 대개 서혜부, 항문 주위 또는 염증이 있는 부위같이 굴곡진 부위에서 발생하며, 이는 외상부위에 건선이 발생하는 쾨브너 현상 Koebner's

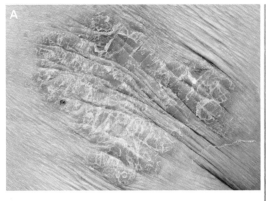

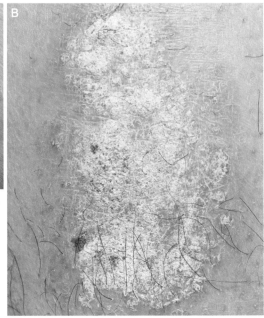

그림 47-3 서혜 부위에 발생한 건선

phenomenon과 관련 있다. 병변은 다른 부위에 발생하는 건선에 비해 선홍색으로 다소 습하고 비늘scale이 없으며 가려움증이 점점 심해지는 경향이 있어 칸디다 등의 진균과의 감별이 필수적이다(그림 47-3).

유사한 병변들이 두피, 팔꿈치, 무릎 등에서 관찰될 수 있고, 30~50%에서는 손발톱 변화가 동반된다. 치료는 경증일 경우 국소약물로 치료하며, 스테로이드제, 비타민 D 유도체가 사용되고, 광선치료로는 단파장 자외선B 요법, 엑시머 레이저가 있다. 중등증 내지 중증 건선의 경우 전신치료인 retinoid, cyclosporin, methotrexate과 같은 면역조절제 및 생물학제제를 사용한다.

7. 지루피부염

지루피부염은 만성염증질환으로 두경부, 겨드랑이, 사타구니 및 둔부와 같이 다양한 부위에 나타날 수 있다. 홍반 위에 발생한 기름기가 있는 황색인설이 특징이며 가려움증이 주 증상이다. 원인은 명확하지 않으며 Malessezia furfur 효모균을 비롯하여 피지과다분비, 면역학적 불균형 상태 등이 복합적으로 작용한다. 치료로는 국소스테로이드제, 국소칼시뉴린억제제 및 항진균제 등이 사용된다.

8. 편평태선lichen planus

편평태선은 표면이 편평한 구진papule 혹은 판plaque을 보이는 피부나 점막의 만성염증질환으로, 음경의 귀두, 음순 또는 질구멍에 잘 생긴다. 병변에는 점차 딱지가 형성되면서 서로 합쳐져 판을 형성한다. 피부에 생기면 대부분 가려움을 호소하나 구강, 외음부 등의 점막에 발생했을 경우에는 궤양이 생기면서 심한 통증을 호소하기도 한다. 만성 경과를 보이며 치료가 쉽지 않다. 경구 항히스타민제나 국소스테로이드제 등 대증적 치료를 시행한다.

9. 경화위축태선lichen sclerosus et atrophicus

생식기 주변에 매우 심한 가려움증과 흉터 및 기능 장애를 유발하는 만성특발성염증질환이다. 초기에는 비특이성 홍반을 보이나 차차 흰색이나 상아색의 위축 구진으로 발전되고 나중에 서로 융합되어 반들거리는 단단한 판이나 위축성 병변이 된다(그림 47-4). 대개는 가려움으로 고통을 받게 되며 오랜 기간 병이 지속되면 흉터, 성교 시 통증, 요도협착 등을 유발할 수 있고 항문 생식기부의 병변은 통증을 수반하는 균열이 나타날 수 있다. 음

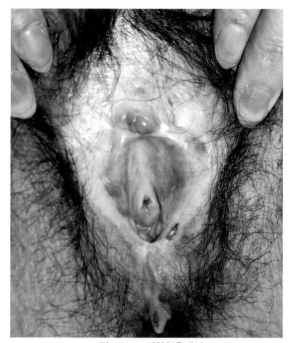

그림 47-4 경화위축태선

부는 외상에 취약하기 때문에 긁게 되면 출혈성 물집, 까짐, 궤양 등이 병변 내에 발생할 수 있다. 주로 여성에게 발생하며 폐경기 여성에서 많다. 음경에 발생한 경우 외요도구나 귀두에 혈관 확장과 더불어 위축성 변화가 초래되고 경우에 따라서는 포경을 유발하기도 하며 심한 경우에는 요도구 주위를 침범하여 요도협착을 초래할 수도 있다. 드물게 편평상피세포암이 발생할 수 있으므로 잘 낫지 않는 궤양이나 지속되는 과다각화성 병변이 생기면 반드시 피부조직검사를 하여 확인하고 악성화 여부에 대한 주기적인 추적관찰을 해야 한다.

치료는 증상에 따라 고효능의 국소스테로이드제를 사용하나 치료에 저항성을 보이는 경우가 많아 acitretin과 같은 경구 약제나 자외선치료, 냉동치료 등 다른 방법이 함께 고려되어야 한다.

II 피부감염

1. 절지동물*arthropod*에 의한 감염

(1) 음모슬증, 사면발이증*pediculosis pubis; pubic louse*
원인은 사면발이이고, 주로 성관계를 통해 전파되나 드물게 이불, 침대, 변기 좌석 등을 통해서도 옮을 수 있다(그림 47-5). 감염자와 밀접접촉 후 수일에서 수개월이 지난 후에야 증상이 나타난다. 원발성 병변은 뚜렷하지 않으나 심한 가려움으로 환자 자신이 긁어서 발생한 이차 피부 병변들을 볼 수 있다. 주로 생식기 부위나 아랫배의 모발에 국한되며 드물게는 겨드랑이, 속눈썹에도 생길 수 있다. 일반적으로 음모에 붙어 있는 서캐를 증명하면 진단되는데, 쉽게 보이지는 않고 자세히 관찰하면 모발의 바닥에 밀착되어 붙어 있는 성충을 발견할 수도 있다. 또한 환자의 속옷에서는 성충의 배설물에 의해 연갈색이나 갈색의 착색반이 여러 개 묻어 있는 것을 쉽게 관찰할 수 있다. 면도나 참빗 등을 이용하여 물리적으로 충체와 알을 제거하는 것이 중요하다. 치료는 permethrin이나 pyrethrin 로션을 사용하며, lindane(1% gamma benzene hexachloride) 로션을 사용할 때에는 약제를 바른 후 8시간 정도 경과한 후에 세척한다. 치료할 때는 밀접접촉자도 같이 해야 하며 입고 있던 옷, 침구 등도 깨끗이 소독해야 한다.

(2) 옴*scabies*
생식기에 국한되는 피부질환은 아니나 성접촉으로도 전파될 수 있다. 옴진드기는 주로 야간에 각질층 내에 굴

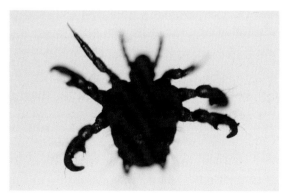

그림 47-5 사면발이

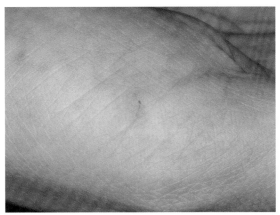

그림 47-6 옴에서 발생하는 수도*burrow*

을 만드는데, 이때 진드기가 분비한 소화액 같은 분비물이 알러지반응을 유발하여 가려움증을 일으킨다(그림 47-6). 가려움증은 환자가 잠자리에 들어 몸이 따뜻해지면 시작된다. 잠복기는 4~6주이나 처음부터 많은 수의 진드기에 감염되면 잠복기가 이보다 훨씬 짧아질 수 있다. 특징적인 가려움증과 터널의 발견, 가족력 등으로 진단할 수 있으며 유심히 살펴보아야 하는 부위는 손가락 사이, 배꼽 주변, 겨드랑이, 사타구니와 같이 접히는 부위이다. 광유*mineral oil*를 이용한 현미경 관찰에서 옴 진드기의 충체나 알, 대변을 검출할 수도 있다.

치료는 일정 기간 동안 주기적으로 5% permethrin 연고(Elimite), lindane 로션, 10% crotamiton 연고, 20~25% benzyl benzoate 용액 등의 약제를 목에서 발끝까지 전신(유아에서는 머리나 얼굴도 포함)에 골고루 도포한다. 치료할 때에는 같이 생활하는 사람 또는 성파트너는 증상에 관계없이 동시에 치료해야 하고, 내복과 침구는 항옴진드기제제를 바르는 동안 같은 것을 사용한 후 세탁하고 세탁 후 3일간 사용하지 않아야 한다. 이와 함께 항히스타민제를 경구 투여하여 가려움을 조절해 주는 것이 좋으며 이차세균감염이 되었을 때에는 적절한 항생제를, 피부염이 심한 경우에는 경구 스테로이드를 1~2주간 투여한다. 치료 후 1주 및 4주 차에 광유현미경검사를 통하여 치료효과를 판정한다.

2. 피부사상균감염*dermatophytic infection*

(1) 완선(서혜백선증)*tinea cruris*

원인으로는 Trichophyton rubrum이 가장 흔하고 발백선과 손발톱백선에서 전파되는 경우가 많다. 백선 환자의 20~30%를 차지하며 환자는 대부분 성인 남성이다. 서혜 부위의 경계가 분명한 반달 모양의 병변이 특징이고 경계부가 구진 및 비늘로 이루어져 있다. 점점 커지면서 중앙에는 이런 병변들이 치유되고 비늘과 과다색소침착이 남는다. 넓적다리 위 안쪽에서 양측성으로 발생하며 회음*perineum*, 둔부까지 퍼지는 경우도 있다(그림 47-7).

진단은 KOH 도말검사 및 배양검사로 가능하며 홍색음선, 지루피부염, 칸디다증, 건선 등과 감별해야 한다. 치료는 특별한 경우가 아니면 국소치료를 원칙으로 항진균 도포제를 4주 이상 지속적으로 사용하며, 육안적으로 병변이 사라지더라도 재발을 막기 위해서는 치료기간을 지키는 것이 중요하다. 습진이 동반된 경우가 많으므로 국소스테로이드를 병용하는 것이 도움이 된다. 치료에 저항하는 경우 항진균제를 2~4주간 경구 투여한다. 예방을 위해 피부를 건조하게 하며 밀착된 속옷을 입지 않는 것이 좋다.

(2) 칸디다증*candidiasis; candidosis; moniliasis*

칸디다증은 *Candida albicans*가 주 원인균으로 주로 피부나 점막에 발생하는 표재성 병이지만 면역이 저하된 환자의 내부 장기를 침범하면 예후가 불량한 경우가

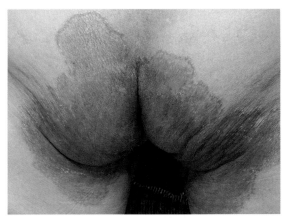

그림 47-7 서혜백선증

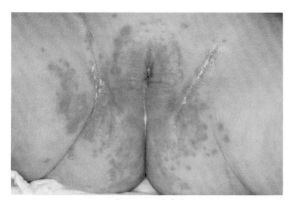

그림 47-8 칸디다증

많다. *Candida albicans*는 건강한 사람의 입안, 질, 창자 등에 상재하는 인체 상재균으로 임신, 당뇨, 비만 등이 유발인자가 되어 칸디다증을 일으킬 수 있다. 광범위 항생제나 에스트로겐을 과다 사용해도 이 균이 증식할 수 있으며 숙주의 면역상태에 변화가 있을 때 주로 내인성 감염을 일으킨다. 대부분 피부나 점막에 국소감염을 일으키지만(그림 47-8), 특히 면역억제제를 투여하고 있거나 질병 자체로 인해 면역이 결핍된 상태에서는 전신감염을 일으킬 수도 있다. 외부생식기관 부위의 피부감염은 주로 성관계 시 질감염에서 이차적으로 발생한다. 칸디다 음부질염은 모든 여성의 2/3 정도가 일생 동안 최소 한 번 이상 걸릴 정도로 흔하며, 보통 가려움증, 화끈감을 동반한 짙은 질분비물을 호소한다. 외부생식기관에서 호발 부위는 넓적다리 안쪽이며 서혜백선증과는 달리 음낭에도 발생할 수 있고 성파트너끼리 서로 이환*ping-pong infection*될 수 있다. KOH 도말검사에서 가성균사*pseudohyphae*와 분아성 난원형 세포를 증명하는 것이 확진에 도움이 되며, 배양검사는 가검물의 종류에 따라 의의가 다르다. 즉 항상 존재하고 있는 입안 등에서 배양되었을 때는 의의가 적지만 균이 존재하지 않는 혈액이나 뇌척수액에서 배양되었을 때는 1개의 집락이라도 의의가 있다. 치료는 임상형에 따라 크게 달라진다. 국소병변의 경우 병변의 청결 및 건조에 유의해야 하며 국소치료는 대부분 nystatin 연고가 효과적이다. 2% miconazole, 1% clotrimazole, 2% ketoconazole, 1% econazole 등의 연고 또는 로션도 효과가 있다. 급성음부질염에서는 azole계 및 polyene계 질정을 삽입하거나 fluconazole 150mg 1일 1회 또는 itraconazole 600mg

을 경구 투여할 수도 있다. 전신감염증이 있을 때는 amphotericin B를 정맥 주사한다.

3. 세균감염

생식기 부위에만 발생하는 세균성 병은 성인성 질환 외에는 특별한 것이 없으며 몸의 다른 부위에 발생하는 질환들이 생식기 부위에도 문제를 일으킬 수 있다. 일반적인 표재성 피부세균감염의 가장 흔한 원인균은 황색포도구균*Staphylococcus aureus*으로 대개는 모낭염*folliculitis*, 농가진*impetigo* 등의 형태로 나타난다. 치료로는 mupirocin이나 fusidic acid 연고 등의 국소도포가 효과적이며, 광범위한 경우에는 dicloxacillin이나 cephalosporin계 항생제 또는 macrolide계인 lincomycin이나 azithromycin 등을 사용한다.

4. 바이러스감염

(1) 생식기사마귀*genital wart*(뾰족콘딜로마*condyloma acuminatum* 등)

생식기사마귀는 인간유두종바이러스*human papilloma virus; HPV* 중에서 HPV 6, 11, 16, 18과 31을 포함한 여러 가지 HPV 아형에 의해 발생한다. 뾰족콘딜로마는 밖으로 성장해 나오는 형으로 남성에서는 생식기관과 항문 주위에 주로 생기며, 여성에서는 음부, 자궁경부, 서혜부 및 항문 등 습윤부에 잘 발생한다(그림 47-9). 초기

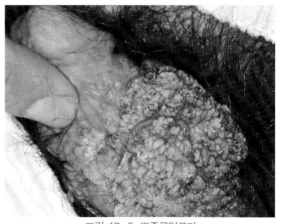

그림 47-9 뾰족콘딜로마

에는 윤기가 나는 작은 구진으로 시작하지만 시간이 지남에 따라 구진들이 합쳐져 닭 벼슬이나 배추꽃 모양이 되기도 한다. 전염력이 강해서 한 번의 성접촉으로 50%가 전염될 수 있으며 대개 성교 2~3개월 후에 병변이 나타난다. 이들 중 상피내암의 조직 소견을 보이는 것을 Bowen모양구진증bowenoid papulosis이라 한다. Bowen병과는 달리 여러 곳에 생기고 자연적으로 없어지기도 하지만 드물게 악성종양으로도 발전할 수도 있다. 생식기사마귀는 성교를 통해 전파되며 피부암이나 자궁경부암의 위험을 높일 수 있으므로 적극적으로 치료해야 한다. 성파트너를 철저히 검사하고 치료해야 하며 눈으로 보이는 사마귀가 없어도 전염성 유무나 HPV DNA 유무를 확실하게 말할 수 없으므로 환자에게도 이를 확인시켜야 한다. 생식기사마귀는 치료가 까다롭고 재발하기 쉽다. 국소면역조절제인 imiquimod가 흔히 사용되며, 수술적 절제, 레이저소작술, podophyllin 도포 등도 사용된다.

(2) 전염연속종molluscum contagiosum

Pox바이러스poxvirus의 일종인 전염연속종 바이러스가 원인으로, 이 바이러스는 인체에 질병을 일으키는 바이러스 중 가장 크고, 전체 인구의 1~5%에서 만연하고 있으며, 전염연속종은 흔히 물사마귀라고도 부르는데, 주로 성인보다는 소아, 남성보다는 여성에 흔하다. 성인에서 생식기 근처에 발생한 경우 성매개감염인 경우가 흔하다. 특징적인 병변은 직경 2~5mm의 매끈한 반

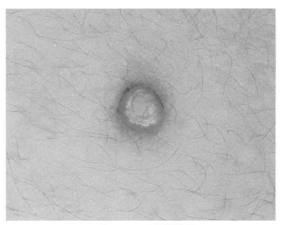

그림 47-10 전염연속종

구형의 피부색 또는 분홍색 구진으로 중심부에 배꼽형성umbilication이 있다(그림 47-10). 호발 부위는 얼굴, 손, 몸통 등이며 피부점막 부위에도 생길 수 있으나 손바닥, 발바닥에는 생기지 않는다. 병변 지속기간은 다양하나 대개는 6~9개월 내에 없어진다. 하지만 경우에 따라서는 몇 년 동안 지속되는 경우도 있다. 임상적으로 배꼽형성이 있는 반구형 모양의 구진으로 쉽게 진단할 수 있다. 확진을 위해서는 배꼽형성 부위를 적출하여 Giemsa 또는 Wright 염색하여 광학현미경으로 특징적인 벽돌 모양의 물렁종소체molluscum body를 관찰한다. 대부분 흉터 없이 자연치유되기 때문에 반드시 치료가 필요한 것은 아니다. 그러나 가려움증이 있어 긁는 경우 자가접종으로 병변이 퍼질 수 있고, 타인에게 전염 우려가 있어 큐렛curette이나 작은 핀셋을 이용하여 긁어냄술(소파술) curettage을 시행하는 것이 좋다. 큰 병변이나 후천면역결핍증후군 환자는 전기지짐, 냉동치료, 레이저 등으로 병변을 제거하기도 하나 흉터 발생에 유의해야 한다.

(3) 음부포진헤르페스genital herpes

대개는 사람의 herpes바이러스 2형human herpes virus type 2; HSV 2형에 의해 발생하지만 구강 성행위의 증가로 HSV 1형에서도 발생 가능하다. 남성은 음경포피, 귀두, 음경 또는 요도 부위에, 여성은 음순, 외음부, 음핵, 자궁경부 등에 단독 또는 군집된 물집이 나타나며 며칠 후에 파열되어 미란erosion을 형성하고 서혜부 림프절염을 동반하기도 한다. 1형에 감염된 경우는 드물어 약 25~50%에서만 재발하며 평균 1년에 1회 정도 재발한다. 그러나 2형에 의한 일차감염인 경우 재발률이 6배정도 더 높은 것으로 보고되었다. 일차감염의 경우 통증, 가려움증, 배뇨곤란, 질 또는 요도분비물 등의 증상을 동반한 피부 병변이 2~4주 지속되나 이차감염의 경우에는 피부 병변의 범위가 더 작고 1~2주 내에 치유된다.

군집한 물집 또는 미란의 특징적인 임상증상으로 쉽게 진단할 수 있으며 바이러스 배양이나 Tzanck 도말검사, 혈액 내 항체검사로 확진할 수 있다.

성접촉을 통해 전파되기 때문에 병변이 있는 동안에는 성접촉을 피해야 하며, 무증상일 때에도 전파가 가능하므로 콘돔을 사용하도록 권장하고, 감염 가능성이 있는 산모는 분만 전 감염 여부를 확인하여 신생아 감염에

대비해야 한다. 병변이 초기인 경우는 acyclovir(200mg) 1일 5회, valacyclovir(500mg) 1일 2회 또는 famciclo-vir(250mg) 1일 2회 등을 5~7일간 경구 투여하고, 면역이 저하된 환자에서는 acyclovir를 정맥 투여한다. 경구 투여 및 정맥주사 모두 증상의 기간을 줄이고 바이러스 전파를 감소시키며, 일차감염일 경우에는 회복을 촉진시키지만, 추후 재발의 빈도를 감소시키지는 못한다. 자주 재발될 때는(1년에 6~12번 이상) 간헐적인 치료방법보다는 acyclovir(400mg 1일 2회 또는 800mg 1일 1회), valacy-clovir(500~1000mg 1일 1회) 또는 famciclovir(250mg 1일 2회) 등으로 수개월 정도 억제요법을 시행하는 것이 효과적이다. 이 방법은 85% 정도 재발을 억제할 수 있고, 95% 정도 바이러스의 양을 감소시킬 수 있다.

III 피부종양

1. 유방 외 Paget병*extramammary Paget's disease*

아포크린선*apocrine gland*이 있는 외음부나 액와 부위에 피부에 발생하는 드문 신생물이다. 일반적으로 기저암이 없으나 내부장기암을 동반하는 경우가 20% 정도 있는 것으로 알려져 있다. 가려움증, 작열감, 통증을 호소하며, 병변은 붉고 비늘을 동반한 반점 혹은 판이 있다. 대부분 음낭, 외음부와 항문 주위에 호발한다. 감별해야 할 질환은 동전 모양 피부염, 접촉피부염, 완선 등이다. 국소스테로이드나 항진균제 치료에 반응하지 않는 경우 이 병의 가능성을 생각해야 한다. 이 질환의 호발부위에 염증피부질환이 지속되면 조직검사를 시행해야 한다. 치료는 병변이 있는 피부와 피하조직을 완전히 절제하는 것이며 재발이 30~60%로 흔하다. 수술이 어려운 병변에 대해서는 방사선치료나 국소 5-FU, imiqui-mod 도포 등이 시도될 수 있다. 내재암이 동반된 경우가 많으므로 이에 대한 평가 및 치료가 반드시 병행되어야 한다.

2. 음경의 전암성 병변

(1) Bowen모양구진증

성기에 발생하는 상피내암으로 병리학적 소견이나 예후는 악성종양의 성격을 가진다. 주로 성적 활동이 왕성한 성인에게 호발하며, 고위험 HPV이 이 질환과 연관된다. 병변은 분홍색이나 자주색, 붉은색이나 갈색의 편평한 구진이 특징이다. 호발 부위는 남성의 음경, 귀두, 서혜부이며 여성은 음문, 서혜, 항문 주위이다. 면역결핍 상태가 호전되면 저절로 좋아지며, 면역억제와 고령이 편평상피세포암으로 진행하는 위험인자이다. 치료는 병변을 절제, 레이저 등으로 완전히 파괴하는 것이 좋다.

(2) 거대뾰족콘딜로마*giant condyloma acuminatum* (Bushke-Lowenstein tumor)

포피나 귀두에 발생하는 꽃양배추*cauliflower* 모양의 병소로 원인은 HPV로 생각된다. 등급이 낮은 편평상피세포암과 감별하기 어렵고, 양성콘딜로마와는 주위 조직을 파괴하는 성향이 있는 것이 다르다. 국소절제술로 치료하지만 종양의 크기가 크면 음경절제술이 필요하고 재발률이 높아 면밀한 추적관찰이 요구된다.

(3) 음경피부뿔*cutaneous penile horn*

피부뿔은 외음부에는 드물게 발생하는 병소로 원발 피부 병변에서 이차적으로 발생하는 경우가 많다. 상피의 과도성장과 각질화*cornification*에 의해 고형융기*solid protuberance*를 형성한다. 20~30% 정도에서는 전암병변이, 20%에서는 침윤성 암병변이 동반된다. 수술적 절제로 치료하는데, 재발할 수 있고 처음 생검에서 양성이더라도 추후 생검이 악성으로 나올 수 있으므로 절제 부위에 대한 철저한 추적관찰이 필요하다.

(4) 백색판증*leukoplakia*

귀두에 발생하는 백색판증은 만성자극, 염증 또는 당뇨병과 연관이 있으며 단일 또는 다발 백색판*white plaque*이 요도구를 침범하기도 한다. 치료는 수술적 절제와 방사선치료가 이용되며 상피내암이나 사마귀모양암*verru-cous carcinoma*이 발생할 수 있으므로 면밀한 추적관찰이 필요하다.

(5) 거짓상피종 각화 및 운모 귀두염pseudoepithelioma-
tous keratotic and micaceous balanitis; PKMB

PKMB는 드물지만 포경인 노인에게 생기는 전암피부질환으로 경화위축태선이나 사마귀모양 편평상피세포암과 연관되어 있다. 증상은 자극감, 작열감, 열상 등이 있을 수 있지만 대부분 무증상이다. 5-FU, podophyllin 같은 국소치료제나 수술적 절제 및 피부이식이 치료법이다. 임상경과는 초기 치료에 반응이 불완전하여 만성적이며 재발이 흔하다. 임상적 관찰 또는 조직학적 검사에서 침윤성 암이 의심될 경우 적극적인 치료가 필요하다.

추천문헌

대한피부과학회 교과서 편찬위원회. 피부과학. 제7판. Mc-Graw-Hill Education, 2020

이승철. 임상의를 위한 피부과학. 대한서적, 2019

Bunker C. Male genital skin disease. Philadelphia : WB Saunders, 2004

Kang SW, Amagai M, Bruckner AL, Enk AH, Margolis DJ, McMichael AJ. et al. Fitzpatrick's Dermatology. 9th edition. New York : McGraw-Hill Education, 2019

찾아보기

제7판

비뇨의학

제4판 1쇄 펴낸날 2007년 4월 10일
제5판 1쇄 펴낸날 2014년 4월 18일
제6판 1쇄 펴낸날 2019년 10월 25일
　　　 2쇄 펴낸날 2023년 10월 25일
제7판 1쇄 펴낸날 2024년 10월 15일

편저자 ǀ 대한비뇨의학회
펴낸이 ǀ 김시연

편집 ǀ 강영혜
디자인 ǀ 본문 이미애, 표지 최정희

펴낸곳 ǀ (주)일조각
등록 ǀ 1953년 9월 3일 제300-1953-1호(구 : 제1-298호)
주소 ǀ 03176 서울시 종로구 경희궁길 39
전화 ǀ 02-734-3545 / 02-733-8811(편집부)
　　　 02-733-5430 / 02-733-5431(영업부)
팩스 ǀ 02-735-9994(편집부) / 02-738-5857(영업부)
이메일 ǀ ilchokak@hanmail.net
홈페이지 ǀ www.ilchokak.co.kr

ISBN 978-89-337-0843-9 93510
값 100,000원

• 편저자와 협의하여 인지를 생략합니다.